中华名医传世经典名著大系

高憩云传世名著

（上册）

〔清〕高憩云　著

林宏洋　点校

天津出版传媒集团

天津科学技术出版社

图书在版编目(CIP)数据

高憩云传世名著 / (清) 高憩云著 ; 林宏洋点校
.-- 天津 : 天津科学技术出版社, 2022.8
(中华名医传世经典名著大系)

ISBN 978-7-5742-0289-4

Ⅰ.①高… Ⅱ.①高… ②林… Ⅲ.①中医典籍—中国—清代 Ⅳ.①R2-52

中国版本图书馆CIP数据核字(2022)第120757号

高憩云传世名著
GAOQIYUN CHUANSHIMINGZHU
策划编辑: 田 原
责任编辑: 梁 旭
责任印制: 兰 毅
出 版: 天津出版传媒集团
天津科学技术出版社
地 址: 天津市西康路35号
邮 编: 300051
电 话: (022)23332392(发行科)23332377(编辑部)
网 址: www.tjkjcbs.com.cn
发 行: 新华书店经销
印 刷: 河北环京美印刷有限公司

开本 710×1000 1/16 印张64 字数772 000
2022年8月第1版第1次印刷
定价: 328.00元(全二册)

中华名医传世经典名著大系专家组

读名家经典 悟中医之道

扫描本书二维码，获取以下**正版专属资源**

本书音频 畅享听书乐趣，让阅读更高效

走近名医 学习名家医案，提升中医思维

方剂歌诀 牢记常用歌诀，领悟方剂智慧

- **读书记录册**
  记录学习心得与体会
- **读者交流群**
  与书友探讨中医话题
- **中医参考书**
  一步步精进中医技能

扫码添加智能阅读向导

帮你找到学习中医的好方法！

操作步骤指南

① 微信扫描上方二维码，选取所需资源。

② 如需重复使用，可再次扫码或将其添加到微信“收藏”。

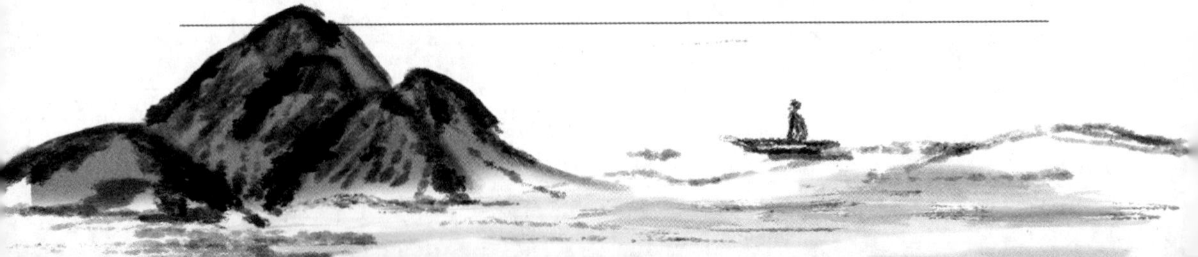

总目录

（上）

（下）

外科医镜

自 叙

呜呼！医学岂易言哉！仆髫年即酷嗜斯道，业成即可养身，兼可济世。年十七受业于表伯赵云泉先生之门，先生固吾邑内科之专门家也。噫！初学时日惟讲内经数页，每讲时先生指划口授，反复辨论，必待仆果了然于心而后已。次年即随先生至公善医局临证。局分内外两科，内科咸推重吾师，其外科为李遇良先生也，亦疡医高手。李与仆一见如故，常与吾师言：内科外科名虽殊而理则一，此子颇有胆识，曷不令其内外兼习耶？师遂令仆襄理外科。斯时仆窃喜外科较易，凡见李立一方，阅一症，罔不注意，胸中服膺弗失，历两年已觉胸有成竹，目无全牛。初固不知天地之大，徒自坐井观天已耳。迨居邑东仓廪桥，迫于家计，遂操是术以养生。初遇小症，未尝不到手辄愈，及遇奇难重症，则束手无方。于是专心刻苦，于前人外科诸书靡不细心研究，历五六平始有门径，意谓从此可升堂入室矣。复经五六年，前之所谓升堂入室者不禁废然自返，知今是而昨又非矣。古云：学医最难，岂不信然。此后每遇一症，必细心研究，果何者为阴，何者为阳，何为阳中之阴，何为阴中之阳，虽治外症，如治内焉。如此又五六年，始觉略有心得，前后统计已阅二十余年矣。医岂易言乎哉！岁丁亥姊丈杨君殿臣在天津创设养病医院，春冬留养病人，夏秋施医舍药。因缺外科一席，再三函邀以承斯乏。是年至戊戌前后十二年，所治外科不下十余万，其间惟乳岩、舌疳、肾岩翻花、筋疬、石疽无法施治，余则所治尚称应手。故常曰：治症不难，辨症难。有命此为是，命彼亦不为非者，几微之介，千里毫厘。今人但知阴症、阳症、阴阳相等症三者而已，而不知阳中有阴，阴中有阳。有状似阴而实阳者，流注、串毒是也；状似阳而实阴者，疔疮、发背、脑疽是也；然流注亦有纯阴症，贴骨流是也；疔疮、发背、脑疽亦有纯阳症，类疔疮、类发背、类脑疽是也。诚能于此中辨明表里阴阳，寒热虚实，则治痈疽大致不外是矣。陈实功云：得其要一言而终，不得其要流弊无穷。旨哉斯言。庚子夏因事来申，适遘拳匪之变，道途梗阻，友人曹君挽留至嘉，长日无事，爰将仆之学医始末以及平时一知半解，古今应验诸方，不揣鄙陋，纂述是编，颜曰医镜，非敢问世，特记所知所见而已，尚祈。

海内诸君，匡我不逮，则幸甚。是为序。

光绪庚子六月江阴憩云高思敬识于嘉兴曹氏芝桥草堂

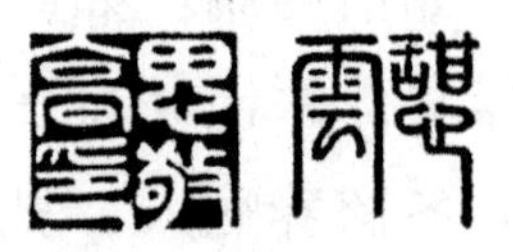

题高憩云先生医镜

猗欤先生，撷医之精。髫年受学，攻苦屏营。
始研内外，胆识并称。继会疡医，世尤鲜能。
寒暑数十，观书积楹。索隐探赜，入室涉庭。
毫末理析，阴阳镜清。神存心手，针石通灵。
津门施技，病者争迎。来时痛苦，去日安平。
活人之功，世莫与争。陈王敛手，华陀同声。
蒐辑方书，绘写图形。著今传后，医镜是名。
爰期救世，挽死为生。仁心仁术，普济群萌。
安得医士，家守一经。毋以人试，懔懔师承。
庶不负乎先生著书之雅意与济物之真诚。

序

语云良相如良医，是不然。良相者燮理阴阳，调和内政。其边疆要塞一委之将帅，而相不与焉。盖非有将相之才，必不能统内外而一之。医也者固合将相之任，而萃之一身者也。近时医家辈出，大都偏重内科，其于外科一门似不屑一试，欲求外科而兼精内科者更戛戛乎。其难之标本不分，阴阳不辨，滥投方药，而医术遂为世界病。吾友高君憩云，心焉悯之，本其生平经验著为外科丛书十二卷，颜其名曰医镜，言人所不能言，发前人所未发，以视近世陈实功、王洪绪辈相去奚可，道理计洵。所谓天资、学力、家学相传而一贯之者也。高君研究此道几五十年，临证约十余万，而于古书又无所不读。每遇一症，不拘成法，动辄得效，一时踵门求诊者阈为之穿，无不释其痛苦而去，诚医中之佼佼者。故其发言也精深博大，不泥于古。先之以论说，次之以方案，终之以手术，卢扁复生亦当心折。此书一出，将不胫而走，为医学放十丈光明。匪特医学之指南，实病家之宝筏也。同人怂恿，付梓问序于余，欣然受命。然笔墨芜荒，乌敢言序，聊赘数语，用志景仰云尔，敢以质之诸君子。

中华民国四年桂月　山西巡按使者金永甫识于山右旅次

序

尝闻医者非仁爱不可托也，非聪明理达不可任也，非廉洁淳良不可信也。矧今之世，人道为重，其所尤重莫过于命。虽脩短有数，死生系天然。而寒暑反常，嗜欲乖节，故淫生六疾，致病不同，患起七情，感伤匪一，理疾者众，误人者多。医道衰微于斯为极。方书浩博，毕生莫殚。江阴高憩云先生技尽六微门，擅桐君之术，功深九折，家传葛氏之方。初宦游津门，当道适有养病所之设，延主医事多年，全活不可胜数。人始知其奇异，求诊者无虚日。嗣经世乱，遂淡宦情，等良相为良医，本仁心行仁术，惟圣人博施犹病故。先生半济为怀，而衣褐食藿之家，重财轻身之辈，疾不以时治疗，急则乱投巫医，夭枉实多，拯济盖寡。乃设同人之院，以便就诊之人。疾疡兼医，痈疽尤善。情无间于贫富，视同墨子兼爱之亲。名未达于公卿，感倍郭玉四难之说。盖自欧风东渐，医道西兴，每厌家鸡而喜野鹜，不知种族攸别，体质迥殊。南北尚不同风，中西复各异俗。第今之医者，或浅学而急速化，或傲物而独师心，或泥古罔识变通，或趋时惟工圆滑，多其药幸获一效，遽身价以自高同此病试，历数医必症，论之互驳，以性命为尝试，致诟病之交加。亦有良师而名不出门，奇方而秘不传世。而西医转乘吾敝，以行其道，加醉心欧俗之豪家贵族复提倡之靡靡从风，将见中医无复问津者矣，良足慨然。今憩云先生学通中外，识达古今，采辑众长，自为家法，特将平生殚精所得以及历证经验之余著为外科医书十种，以标正旨而挽末流。宗凯素不知医久，抱儒门事亲之憾，何以为序，聊述病坊济众之功，获寿世于斯编。休云小道，至医国之妙手岂竟无人，是为序。

旃蒙单阏六月扬州晏宗凯叙

序

吾友高憩云君，苏产也，性颖悟，读书得味，外味行道四十年，奏奇效而活人者殆不可胜数，识者重之。近著《外科十种》，书成问序于余。噫！医岂易言哉！东西各国大学，医术著为专料，我则鄙之为小道，世遂有医卜星相之称，其不见重于社会也久矣。故志趣远大之流以习医为耻，而庸俗腐败者始假之以为衣食计，叩以岐黄精理，辄茫然其莫解。此蔑古者之不足以言医，或读书未成，功名莫遂，不得已于医中讨生活，高谈雄辩，殆非胸中无物者可比。然食古不化，尽信书不如无书。故临症主方贻胶柱刻舟之诮，其草菅人命，视卤莽灭裂者，殆有过之无不及。此泥古者亦不足以言医。求一学理富经验深者，已戛戛乎其难之。况世界交通文明日进，尤当互换知识，求实者粗凭虚者谬不为古所欺，不为今所眩。盖千百中不获一人也。今读憩云先生之《外科十种》，学通古今，理贯中西，经验家非空谈家也，折衷派非守株派也。故其论症选方汇案洵足为后学津梁，其裨于吾道者岂浅鲜哉。是为序。

金台丁国瑞识于天津敬慎医室

序

古谚有之曰：不作良相，当作良医。何？医与相事业相悬，乃世情之等量齐观。其仰慕企望有若是哉。盖良相以济世活人为任，而良医之解人疾苦，固亦无异于良相之存心也。吾邑高君憩云先生，术精岐黄，岁戊子。余橐笔游津上时，先生已先余北游，听鼓是郡。郡多善举，凡局所中设有医席者当道悉委任焉。以是活人无数，名噪一时。而余亦因与谋面，遂订交焉。岁甲寅，余自漠北宦游告倦，作归老计，道出津门。闻先生已弃官，一意医业，业愈进而名愈噪，有非前十余年相见时可窥其万一者，遂复往访。既入其室，见病者相率而来，填咽于门。门以内几无厕足地。室中聊额稠叠，悉系感颂先生盛德，而赞扬医术之神奇。先生手诊目视，口讲指画，曾无少闲。及门诸弟子一视先生意旨，凡书方、撮药、施针灸、执刀圭，各事咸尽其职，无敢或懈。盖先生率以为常于兹已数年矣，且遇有病而贫者，医药兼施，酹金悉却。迨至病愈，犹复量予资助，俾得遂其病后调摄而去。若先生者可谓无愧于谚所称之良医，而能如良相之以济世活人存心者欤。旋出所著《医镜》一书相示，并嘱弁言。是书共计十二卷，盖汇其生平经验方剂，并抒其学识所及，别为论说。且见指摘前人各医书之纰缪，恐贻误后学，而辨证之以惠久远。既编成帙将付剞劂矣。余固无文本，不足当弁言之责，特以交契数十年谊，无可辞爰，叙其梗概，表先生之于医有非寻常可及，以为世之学医者之津梁焉，是为序。

甲寅年八月暨阳张文灏兰舫甫谨序

序

粤稽书契，肇自轩辕，典章文物自昔为昭。迨祖龙肆虐，所谓文以载道者，类皆澌灭殆尽，惟医书岿然独存。汉仲圣出，承先启后，为斯道之中坚，厥后著作如林，盖不胜其纪载矣。然医书纵称繁赜，大抵内治者多，而外科足以寿世者殊鲜。窦汉卿、薛立斋、冯楚瞻诸贤非无外科之著，然不过为内科之附属物，尤不足为专家也明矣。近世如陈远公、王洪绪、顾练江辈各有专书刊行，非语焉不精，即择焉不详，识者惜之。吾师憩云先生天资聪颖，自幼酷嗜医，莅津行道越四十载，活人无算。近创同人医社，治疗岁以万计，而犹惧疡科之失传也。于是编外科丛书二十四卷。授蒙读之，窃叹洋洋大观，真空前绝后之作矣。何则？自来著述家偏于理论者多，而先生独注重经验，故论症、选方、汇案皆其确有心得者。若浮光掠影之谈，丝毫不敢阑入。且说采中西，理参新旧，无门户拘墟之见，故能披靡时流，为当世所推重。夫先生固以外科称者也，其实先生于各科无不研精阐微，而于灵、素诸经几有寝馈不舍之状。每遇疑难大症，群医束手无策，先生独根据学理斟酌病情，批窍导要，言人之所不能言，起死回生，洵非幸致，而世人仅以外科目之也，盖浅之乎视先生矣！虽然先生即仅以外称，而先生之外科盖倜乎远矣。书成嘱蒙序，蒙喜其博大精深也，而金针度人，于今世科学尤近之，其惠于学而福于世也，岂浅鲜哉！谨赘数语，聊以志梗概云尔，乌足以言序。

受业张际和鞠躬谨识于天津城西慈惠寺初高等小学校

序

曩日曾游西湖，澄波万顷，朗鉴须眉，恍如人在镜心，即可以悟道心。吾友高憩云先生外科圣手，所著《医镜》一书，洋洋洒洒数万余言，条序分明，洞见肺腑，烛照无遗，亦如西湖波平似镜，游鱼可数。书以镜名，贯澈晶莹，毫无尘翳。非仅见医学光明，实自写心迹双清也。予与憩云籍共三江，一衣带水，皆历宦途，有志未遂，借医为隐。自客秋丁子良兄邀入研究聚会，常与晤谭，心心相印。憩云与予志向虽同，学力则予退谢不遑，不揣鄙俗，而为之序。

时在光绪三十三年孟春之上澣

会稽章恩培静畬甫识于津郡贾家桥西浣桐书屋

序

医之为道，内科与外科相为表里者也。明乎内而不明乎外，据理推求或不失其要领，知夫外而不知夫内，犹盲人骑瞎马，半夜临深池，欲免颠踬不綦难哉。由是而言，外科较难于内科也明矣。无如世俗者流，往往尊内而薄外，谓外科易学，片长薄技，无足轻重。亦有谓华陀之举留于外洋，中国失传久矣，精微奥妙孰能窥其全豹哉？庸讵知华陀技术固亘古一人，第缅厥源流，实得力西学。考我国周赧王时代，哀及国王创设解剖学馆于亚力山大城内，天下学医者咸赴之。转展相传，渐臻完备。迨汉顺帝时有希拉国人名加林者，幼人该馆，肄业学成，其道大行，西人遂称为解刮之祖。加林殁于汉献帝三年，时年九十。华陀亦汉献帝时人，若非西学灌输，焉能具此绝技？故谓华陀得力西法则可，华陀学留外洋殆呓语耳。吾友高憩云先生学贯中西，术通内外，髫龄即酷嗜医学，且家学相承，天资颖敏，壮岁宦游燕赵间，傲骨嶙峋，不合时尚，遂弃官而专心于此悬壶济世，活人无算，一时有华陀复生之称，良由外科之学已得精微，而内科之学亦探奥窔，再世华陀非过誉也。余自弃举业后，始扺津门，于丙午夏间闻丁君子良创办医药研究会。余素有承先习医之志，遂直接而入会。此时高君为会内外科长，与余见面如旧相识，品行学术辄景慕之。耳濡目染，亲炙六载于兹。奈余不谙外科，而亲见其治法，历试历效，宛如桴鼓。方则阴阳奇偶纤悉无棼，法则药石刀圭皆中肇肯。至于辨症时目力精详，洞见癥结，刀针时手法灵妙，出人意表。更见其施舍药饵，毫不悭吝，以济人为宗旨，以财利为毫末。昔司马温公曰：不为良相，即为良医。良相系一国之安危，良医关生民之寿夭。先生之志，殆即温公之志欤。兹因高君著有外科书五种，有三字经，有医镜，有问答，有六气感症，有药性简歌，有选方，有治验。独出心裁，好古而不泥古，苦心孤诣，几费春秋。因劝其付之剞劂，以为后学津梁，于外科一门，不无小补。余本不善谀词，亦略就所见所闻，举其梗概，藉表同情，爰赘数言，以弁诸首。

中华民国元年壬子岁杪济南府谌耀斋序于秋吟山房

序

嗟夫！医学之不讲也久矣。百工技术尚待专而后精，矧是道为生人之司命者乎！惜乎世人视为小道，鲜有深造，驯致颓废，以至于斯，而村间市井稍能诵药性，读《回春》者，辄尔悬壶，败事误时，惨同撄刃。常兹百度维新，学堂林立，推之工艺，亦莫不有学。而于医之一道，尚付阙如，亦可慨也。夫暨阳高君憩云，本济世心，能活人术，证经历验，学有渊源。尝以古今内治书多无虑，汗牛充栋，而外症一科殊不多觏。且书以诏来兹，如已经见《医宗说约》《外科正宗》《证治全生》《金鉴》《朱肱卫生集》《疡科心得》《疡医大全》《洞天奥旨》《东医宝鉴》等书，亦多未可尽信，不免瑕瑜。或假托神仙，邻于怪诞，或理论偏驳，失之平和，其他错立纷陈，百端淆惑，初机误学，流弊无穷。非精鉴确识之人不可学也。高君究心三十年，临证十余万，悲斯道之将丧，悯挽救之无方，爰著是集，注证论方，使知受病有原因，治疗有轨则。凡十二卷别类分门，首为论说，简阅前编，独标正旨，庶几初学读之不迷门径，用者据之有所取裁，宁非外症之一助欤？余与高君交十余年，观其辨证精微，虚怀灵变，故能神存于心手之间，信于此道，三折肱矣。是编诚临证之指南，外科之医镜也，其可秘之枕中乎！遂怂恿以付之剞劂，而嘉惠学者。高君闻而俞之，而属余弁其首。

光绪癸卯夏日仪徵晏振恪题于大名道署

序

吾友高君憩云，抱济世心，操活人术。予昔供职太医院时偶过津门，即闻有华陀之称。惜忽忽不及造访，深以为憾。壬寅夏，制军袁公设官医局于保阳，因得与高君共事，其间遂订交焉。尝观其为人治疗，不避疠秽，不事矜张，每遇奇难重症，无不应手而瘳。心窃疑其家有秘本，不然何以能如斯之神速耶？及观其立方命意，莫不参用古法，其刀针之神存于心手之际，更有可意会而不可言传者，知前之华陀之称非过誉也。于是朝夕切劘，益我良多。兹出其平日所治诸证并古今应验成方汇为《外科医镜》一书，别类分门，凡十二卷。其中议论宏深，鞭辟入里，若分脑疽、发背为前中后三说尤为独具卓识，发前人之所未发，洵外科第一要义。其与痈疽、肿毒、疔疮、流注等证缕析条分，发挥详尽，所集方案亦皆有确切考证。更参验成方，斟酌损益，化裁尽善，通变达权，岂区区俗学能之哉！允宜速付枣梨，嘉惠后学，而作者之苦心亦可以表见于世矣，是为序。

光绪壬寅岁仲秋月舜卿王志祥题于保阳官医局

序

考之周礼，外科与内科并重，而内科亦与外科相通。自后世医道失传，业内科者既鲜通品，而业外科者尤多俗粗卑鄙之流。憩云高先生于内外两科研究极精，经验亦广，本内科之理，治外之症，指下活人不胜枚举。十数年前仆未觌其面，即闻其名，而神与之交矣。及与晤谈，益信盛名之下无虚士也。兹出其所著医书十种以示余，捧读之下，知皆本所研究与所经验而来者也。因怂恿发梓，以公诸世，不独有裨于外科，仰且有益于内科。诚后学之津梁，亦病家之幸福也。是为之序。

教弟郑文彩霞轩谨识

民国六年阳五月 上浣

序

穴居野处之世人之害多矣，木处而颠，土处而病，若无医药调摄护卫于其间，则人之类灭已久，其何能相生相养，蕃滋四万万？溯自炎帝尝药品，轩岐发医理，伊尹治汤液，至汉末张仲景继前圣之成迹而宗述之，诸大圣济世救人之心亦良苦矣。自兹以下，晋唐之世有王氏、皇甫氏、孙氏诸公，宋元之世有庞、许、钱、陈、刘、张、李、朱各家，明清之世有李、吴、喻、余、叶、徐、陈、尤诸子，皆能各列门户，赫著当时，痛发婆心，济渡生命。迨至于今，而宗派失矣。滥竽亦得铺啜，赝鼎亦称宝贵，将救世济人之道变为欺心骗财之术。欲求古圣人创造医药之真揆，其孰从而求之。幸有澄江高憩云先生乃儒林名士，宦界达人，竟弃仕就医，以承前圣济世救人之道，历南北洋三十余年，所活之人几如恒河沙数。著有秘笈医书十种，稿成而尚未发刊。愚窃意天生神物，不可终于沈埋，于是敦劝先生付之剞劂，以公诸世。俾后学之嗜医者得津梁焉。愚遂不自忝而为之序，以见追随骥尾之意云耳。

津门后学陈会源泽东氏谨识

民国六年阳五月 上浣

序

昔贤云：不为良相，必为良医，此志士仁人不得志于时者之所言也。然已有其术而不能传之于人，使天下后世皆蒙其泽，又非志士仁人之本心也。余之师友高憩云先生研究外科四十余年，颇有心得，在津门施其术，活人无算。庚子避乱嘉兴，闭户著书，愿将心得者公诸于世。乱后旋津，设立同人医社，精心施治，专以救济群生为己任。先生之志大矣哉！余于壬子年开天一山药肆，始得聆先生教言，颇恨相见之晚。于是朝夕过从，知先生学力心术，洵为医中正派。嗣将见所著外科全书十种示余，并嘱余代为校阅。余细读之，其间发言立论由浅入深，由微达显，条分缕析，层出不穷。有令人不厌百回读者，非数十年阅历经验不克臻此境界。因劝先生从速付梓，此书一出，固足为天下后世法程，亦为亿兆灾黎在苦海中得遇慈航也。余爱之羡之，爰乐为之叙。

常武后学张国璋羲人拜叙

民国六年阳五月 上浣

序

尝闻儒有三不朽，太上立德，其次立功，又次立言。三者并重，毫无轩轾于其间也，不知嘉谟懿行，与夫御灾捍患。纵名盖寰区恩周黎庶，不过一时一方，蒙其荫而震其人，与后世无甚关系也。若立言既为今时模范，复为他日法程，将来旁通触类，愈求愈深。著述一时，泽流万世，其效力不几驾功德而益上哉！吾师憩云先生，天资颖悟，过目不忘，髫年即酷嗜外科，恒以济世活人为念。居尝谓吾等曰：医学自汉唐以降，代有名贤，著内科书者不下二三百家，此中精微奥义业阐发无遗蕴矣。著外科书者若睹晨星，寥寥无几。窦汉卿、薛立斋、朱奉仪、冯楚瞻、王肯堂、王焘、张介宾等贤类，皆精于内科，于外科无甚精义，不得谓为专书。申斗垣、陈实功、蒋士吉、王洪绪、陈远公辈虽有专书，第各执己见，互有短长，且僻处偏隅，见闻不广。若顾练江所著，确系全书，大都荟萃群言，无甚要领。高锦庭确独出心裁，颇合时尚，惜偏轻淡利，便南方不宜北地。予也莅津几三十载，平日细心研究此间受病原因以及外发病状，与南方迥然不同。爰将日常所治诸症别类分门，并应验诸方笔之于书，为诸君考证。倘有不妥洽处，望删而润之，弗贻笑海内方家为幸。张筱亭等拜读之下，见其议论湛深，有条不紊，固为当时杰出，而辨症立方详明确当，堪为后学津梁也。因劝先生速付剞劂，以公诸世。想业斯道阅是书者，当不以张筱亭誉之过当也。是为跋。

受业

鲍世庆云卿　孔瑞芝友兰
张际和绍山　吴祖昆仲崑
王作霖春田　郭裕曾季贤
谌　湝筱斋　金世珍少林
张筱亭观瀛　杨福先念安
陈光藻少林　张锡庆耀孙
娄荣光晋贤　陆金鳌海峰
李恩第锡卿　于宝枢仰宸
孙其斌洪年　边春霖幼三
高令甡述卿　吴　斌菊亭

脱帽拜序

跋

许允宗曰：医者，意也。吾意所解，口不能宣也，以妙处不可传，虚著书为无益，是诚因噎废食者矣。向使《灵枢》《素问》诸经不传于世，周秦以下亦无作述之人，则后世学者茫如捕风，于何取法？其于疾病生死之交，鲜不惊疑回惑，误世殃人矣。夫腠理至微，随气用巧，针石之间毫茫即乖，神存于心手之间，此则可得解而不可得言也。若乃血脉经络之交，阴阳表里之会，审乎百病所致之源，各视其宜而施治之，如之何可不言，而与人以规矩耶？澄江高君憩云乃疡科专门家，曾为天津病院医长。其兄诚斋大令与岐交几二十年，尝言憩云天生夙慧，凡于古今诸书，过目辄能成诵，其于外科一道亦颇有心得，惟性情怪僻，不合时趋耳。乙未岁，姬人患烂喉丹痧，势甚危险，同舍刘君雨仁为岐黄高手，频投方剂不效，日渐加剧。因诚齐得延憩云治疗。初视即云：病虽重而无妨。遂进普济消毒饮并约照服必效，否则病重药轻，恐无益也。岐以方中生军至五钱，未敢轻试，当与雨仁商减二钱，服后病如故。复邀再视，则云所言未必如约，何胆怯乃尔。岐直告之，乃将昨方略为更易，既服病若失，始深服其认证之确，识见之高。信于此道三折肱矣。第一二方案未获窥其全豹，时以为憾。庚子拳变，岐避乱申江，适憩云来见，示《外科医镜》一书，并嘱为跋。岐受读之，其中议论渊宏，辨证精确，得医之意，察脉之真。考之古今外科诸书，未有能如斯之发挥彻尽者。至其前后方案，表里攸分，补泻温凉，阴阳相配，所谓法古而不泥古，用意于法之中，变化于法之外也。他日是编刊行海内，其嘉惠后学，岂浅鲜哉！

光绪庚子重阳阳湖盛钟岐星衫甫谨跋于申江旅次

序

自神农著《本草》，而药物以备，黄帝著《内经》，而医事以兴。厥后名贤辈出，代不乏人顾，皆注重内科，互为师法，至疡医一科，虽详于《周礼》，而儒者每视为小道，不甚措意。粗工浅学，则又仅知开口收口，敷药围药诸小技，其精微之理，奥妙之术多不深晓。此外科所以日失其传，而每况愈下，为可惜也。吾师高憩云先生素精外科，在津行道三十余年，活人者屡矣，每慨近日外科失传，思有以振起之。爰将平日所经验者著为外科全书计十种，曰外科医镜，曰外科三字经，曰六气感证，曰外科问答，曰逆症汇录，曰脏腑图说、中西合绘，曰五脏补泻温凉药性歌，曰运气指掌，曰井荣俞经合原歌，理既精深，法尤敏妙。苟习外科者人手一编，研究有得，吾知疡医一科不难再振于今日，是则先生著书之微意也。不揣谫陋，谨叙其内容如上，读者幸注意焉。

受业娄荣光谨序中华
民国六年阳四月 下浣

目 录

丑部　附方卷下 …… 202

卯部　下卷 ……335

辰部　上卷……362

辰部 下卷……393

巳 部 …… 419

子　部

凡　例

书分十二卷，首载论说，次选方，次叙症以及方案，始终系一手经理者方录入，否则概从屏弃，俾免繁冗。

选方必亲知灼见，确有奇验方敢采入。若出自传闻，或试之平淡无奇，概不取录。

古人定名取义，有以部位定者，如搭手、发背、脑疽。是有以病情定者，如鱼口便毒、游风、丹毒是兹。但取其义意相符，不甚胶执。

痈疽、发背、搭手、脑疽以及疔疮诸症为外科最有关系者，方分前、中、后三层，因其变化多端，不得不逐层剖析，学者从此中着意，久久自有心得。

刀针诸法，前人殊多模糊影响之谈，后学殊难领会。兹将平日悉心体会，确有心得者详细剖明，苟临时如法辨认，指下分明，俾免脓熟不破、未熟妄破之弊。

论说语涉不文，惟期明白晓畅，俾学者一望而知，不至无从索，阅者谅之。

药味择寻常随地可购取者始附入方。若有方无药，有药无力购备者概不采入。

西医药方有与华人贴合病情，确有奇效者，兹亦采其数方附后，以备医者参观。

中国走医俗呼走方，其技术却鲜精者。其方法悉祖扁鹊、华陀，确有至便至捷、效验无比者，兹亦采其一二为医者考镜。

序　论

地势高卑天时气候起居服食不同受病亦不同论

说者谓天时地势，气有偏胜。如卑地多潮湿，高地多风燥，闽广江浙，地偏东南，故多雨，晋豫燕齐，地偏西北，故多风。然南省时虞干旱，北省恒患水灾。岂高卑燥湿其言不足凭欤？而不然也。盖一郡之中，西北东南，阴晴不免互异，一乡之内，前后左右，燥湿亦各悬殊，此地势不齐，气候寒湿所由异也。若乃天时，春温夏热秋凉冬寒，此之谓四时正气，反此即谓不正。人苟不善于卫生，疾病即由兹而中。此天时之不正，其气候凉燠有偏胜也。是则天时地势，既各不同，其受病之原因亦自不一。消息盈虚之际，可得解而不得言也。医者果能辨明受病之因，胸中了然，自知邪之所在，据证用药，譬如用兵，专走一路，则足矣，破垒擒王矣。闲尝考之，居近两水间山，其人多病痰饮，两山夹水，恒患瘿瘤，一则土难制水，一则湿盛生痰也。至于饮食，亦有膏粱藜藿之别，嗜肥鲜者热积脾胃，故多痰，甘醴酒者损伤肺系，且生湿。若夫北人食高粱，宿暖炕，南人食白米，卧凉床，其脾胃强弱固自不同，气血寒温因之亦异。故北人偶病燥结，大黄在所必需，南人虽至闭甚，生军未敢轻尝。倘执死方以治活病，必致误世殃人。学者苟能细心体会，触类旁通，而医疗之大法已无余蕴矣。故曰：消息盈虚，可得解而不可得言也。

病分标本治亦分标本说

初病为本，传病为标，尽人而知。而重本、重标、本中本、标中标鲜有解其故者。爰将此义而发明之。假如初感风寒，继受风湿，是风寒为本，风湿为标。然风寒日久，反化为热，热未解而又重感风寒，是为重本，宜解外邪，化内热，荆芥、苏叶、桂枝、芩连主之，此辛凉并用，本标兼顾之治也。如风湿郁久，转化为痰，痰胜生火，火胜生风，是为重标，宜泄内风，清内热，黄连、丹皮、山栀、连翘、羚羊、犀角、钩藤等药主之，此清心泄木，舍本求标之治也。假如初感风寒，继受风湿，复受风寒，是为本中本，宜祛风寒为主，兼燥其湿，此病之宜两顾者也。若初受风寒，继受风湿，复受风湿，是为标中标，宜除风湿为主，兼祛其寒，此病之宜舍轻者也。假如湿盛生痰，痰流肌络，遂致气血壅滞，结而为痈，宜以湿痰为本，气血壅滞为标，病者或又外感风寒，复受风湿，治宜先祛风寒，或祛风湿，俟客邪解散，再治湿痰，此为舍本求标。如或初患痈疡，继受疟痢，疟痢甫愈，复生痈疡，此因虚致病，亦宜标本兼治。若初患痈疡，继患疟痢，疟痢未愈，虚汗淋漓，夜不安卧，此因病致虚，急宜辅正，正足则邪自除。如或初患痈疡，痈疡溃后，忽又寒热交作，治宜速除寒热，此为急则治标。又或初患痈疡，痈疡溃后疼痛不除，治宜先重痈疡，此为缓则治本。若其人身体素亏，风寒外感，若用辛温疏解，则邪虽解而正气益伤，且恐开门逐贼，他贼又乘虚而入，岂不亏而益亏，愈速其毙乎？故治宜扶正为宗，兼解其邪，此亦为标本兼顾之治。其间毫厘千里，辨之者安得不慎。惟古人于疏解分利，诸方参用，人参其旨深远，有非后人所易测识者，如荆防败毒散、当归拈痛汤是已。而不明古人立方之深意者，辄以疏散分利，方用人参未免偏峻，且恐藉寇兵而资盗粮，为此言者诚误人不浅也。可慨也。夫学者倘能细心研究，辨明阴阳虚实表里，寒者温之、汗之，热者清之、化之，风者疏之、散之，湿者燥之、渗之、分利之，虚者补之、托之，实者攻之、下之，慎斯术也，以往其无所失矣。

病分三因治亦分三因说

三因者何？内因、外因、不内外因也。何为外因？风寒暑湿燥火六淫是也。何为内因？喜怒忧思悲恐惊七情是也。何为不内外因？饮食不节，失饱伤饥，起居不时，劳形过力，或又担轻负重，跌扑损伤，刀斫斧砍，水烫火灼，以及蛇啮狗咬，竹木刺伤，其内不本七情，其外不根六淫，是表非表，是里非里，似阴非阴，似阳非阳，此为不内外因也。三者均能令人致病，为痈，为疽，为疮，为疖，为疡，当先看其病生何部，毒发何经，是疮，是疖，是痈，是疽，是疡，然后再究表里阴阳，寒热虚实，或系外因，或本内发，或自不内外因。凡项以上多属风症，风痰、风热、风火、风温，盖风性上行也；腰以下类多湿症，风湿、寒湿、火湿、湿痰，以湿性趋下也。至于腰上、项下、胸背、肩臂等处，病情百出，或因湿聚，或因寒侵，或因湿瘀交阻，或因血滞气凝，或因木失条达，或因金未肃清，或因肾水告乏，或因心火鸱张，或因脾阳不运，或因卫气乖违，或因湿痰互结，或因风湿兼侵，受病原因不外乎是。是在临症之际，细心探索，自有凭依。病既辨明，即可定断，宜疏宜解，宜化宜清，宜温通，宜苦泄，宜润燥火，宜救肺阴，宜如何宣运脾土，宜如何滋养肾阴，心血如何可补，肝郁如何可舒，据症用药，各视其宜。原病之轻重，量药剂之多少，病重药轻，隔靴搔痒，枉费工夫，病轻药重，巨斧敲针，戛然中断。是病已认真，倘轻重失宜，尚有太过不及之弊，矧阴阳莫辨，表里不分，欲去其病，不亦难乎！其由于不内外因者，病情虽分久暂，其所以致病者不外血瘀气阻。经云：气为血帅，血为气辅，是以血病气无不病者，同条共贯，稍一失调，病既生焉。故善治者必气血兼顾，若徒执一途，非法也。其外治或用手法，或敷或掺，其内治总以消瘀理气为主，如复原活血汤最为稳妥，三黄宝蜡丸及七厘散亦可酌用。至若蛇啮狗咬，水烫火伤，详后杂治部分类专方。

真类病论

天下事有异同即有真类。夫类之云者，以事相同，情相若也，其于病症何？莫不然内科有真伤寒、类伤寒之别，真中风、类中风之分，而外科书中鲜所发明此义者。岂前人遗漏之欤？抑痈疽疮疡疖五者可以包括之欤？夫痈疽原有一定之形状，不能指痈为疽、指疽为痈。然亦有难言者，病每介乎两歧，医遂游移，彼此似是而非，莫辨其症，知有真而不知有类故也。试举一二关系最大者言之。假如背生一疮，疮头形如蜂房，根盘一二寸许，六七日脓出肿消，十四日结痂而愈，间有二十一日者，则将谓之为背疽，抑谓为背痈、背疖乎？如谓背疽，自起发至落痂总须百日。谓为背痈，起发落痂亦须四旬。谓为背疖，疖无蜂房之形，根盘亦断无如此之大，此可别之为类发背也。如或头面、腮颧、口角以及手指、足指并手足指了等处，初起大如围棋子，形非热疖，势类疔疮，疮头并不高耸，四围亦浮肿蔓延，甚至稍有寒热，有三四日成脓，有六七日溃破，破后三四日收功，此谓为疔疮乎？抑不谓疔疮乎？如系疔疮，治无如此之易，若非疔疮，而寒热肿势与疔无殊，此可谓之为类疔疮也。若脑疽、搭手、肠痈、附骨痈疽以及横痃、腿痈、流注、骨槽风、牙痈并一切痈疽杂症，莫不有真有类，切不可模糊影响，遗患无穷，兹特并揭之曰真类，病当各求其病源，治之庶不至于有误。

看书不为书泥论

古人著书立说，必有大议论，不知费几许心思，经几番讨论，而后笔之于书。其于医书为尤甚焉。医本仁术，生命攸关，倘率尔操觚，遗人害矣。特南北风土不同，古今天时或异，故同命一症，识解回殊，同立一方，所见各判。是在学者细心玩索，当使书为我用，不可我为书拘。每见近时习俗，胶柱鼓瑟，自窒当机，凡立方命症，总不脱古人窠臼，甚至有指为某症用某书某方治之。偶尔幸中，便自矜诩人，亦谓其学有本原，不中则归咎古人，谓为理固如斯，是此谓拘执死方以治活病，其不至误世殃人者几希！须知一书有一书之见解，各有至理存焉，有优于此而绌于彼者，有略于彼而详于此者，有同时各执一说者，天时人事，有异同也。有一人前后两歧者，学问功候有次序也。有理论显浅，辨症确有见地者，此临症多而阅历深，陈实功、高锦庭是也；有奥妙微言，立方不免偏执者，此识有余而见未广，王洪绪《全生集》是也。是数子者，皆名震一时，功垂后世，立说虽各不同，其救世苦心则一。即如陈实功《外科正宗》，别类分门，其中瑕瑜不免；高锦庭《疡科心得集》清机流利，一片神行，最为世所推重；王洪绪《全生集》无论何症何部，概以阴阳两字括之，理虽如斯，毋乃太简，解悟为难，其用阳和汤、犀黄丸固为阴阳两症之主脑，亦未发明其义，而仆用阳和取效者指不胜屈。盖有是病，方主是药，必参验确而后可施治者也。至论痈疽成形，听其自溃，切不可擅动刀针，此说殊谬，贻误后人不浅。若痈疽成形或有忌用刀针者数穴详列刀针法内。朱奉仪《卫生集》仅有黄芪、四物两方，如症属阳，用之或可有效，设若阴症，其弊当何如？岂其当时所见仅此一种欤？抑拘于一隅者乎？若夫《洞天奥旨》假托神仙事，虽邻于怪诞，而其处方用药，识见高明，用意深远，非渊博通达之人未易测识。仆初视之懵，如近年历练较深，偶试一方，辄著奇效。于以见古人立方用意未可厚诬，学者苟能细心探索，自有深造逢源之始，若以其怪僻，不乐披寻，则作者之苦心无表见于世矣。《东医宝鉴》议少方多，不无偏驳，如时文家之文料；《大成》《典林》《类志》，鲜所发明，第备参稽而已；《医宗说约》言简意赅，惜叙症不多，所见亦小，无足观也；《疡医大全》，辨症详明，集方妥善，其于诸书奥旨颇能发挥殆尽，是为外科必读之书；《外科金鉴》，缕析条分，最便初学，惟篇章漫衍，要领难寻，观者易厌，且药味幽僻，龙涎、狗宝购觅维艰，盖当乾隆初年诏纂医书，医院诸君博采群言以备参考，凡有家藏秘本，内外诸科，罔不搜罗殆尽，是以参苓溲勃，并蓄兼收，细大不捐，惟求其备。学者当师其长而舍其短，看书勿为书泥也。其余外科诸书，或仆有未寓目者，不敢妄加逆亿，贻笑大方也。

病有医误有自误说

古人云：天有不测风云，人有旦夕祸福，岂不信然。夫症发之暴，医药不及，固无论矣，倘不至死，而为庸医所误，卒至不救者，不亦重可悲乎！人生寿夭穷通虽有定数，不能尽咎夫医，然亦有不能不归咎于医者。凡病之善恶，察形观色，本可预决死生，无奈初学茫然，识见猥浅，往往阴阳倒置，轻重失宜，如病轻势重，医者胸无把握，恫以危言，破坏病人心意，错误仓皇，欻然祸至，此一误也。又或病重势轻，医者自骋聪明，视为小疾，病者漫不经心，养痈贻患，时不待人，此又一误也。是不能不归咎于医者也，亦有不误于医而自误者。每见病人信医不坚，轻于更易，或轻身重财，或亲友滥荐，或求治过急，医药杂投，或稍解方书，任意增减，此中情态今时尤甚，自绝生机，其谁之咎？纵幸不死亦危矣殆哉。此又不得归咎于医者也。总之病人托信于医，医者尽心于病，庶不至于两危矣。

医非尽人可学说

且天下有理极微，道至奥。从事有年，未窥门径，未得旨归，至难而不易学者，其惟医乎！夫医者分门别类，虽十有三科总不离乎内外两字。伤寒、温疫、妇人胎产、婴儿痧疹，此病之属于内者；痈疽、肿毒、眼症、咽喉以及跌扑损伤，此症之见诸外者。学医固难，而于外科为尤难。盖明乎内不谙乎外者，尚无关系，第辨夫外不知夫内理，犹盲人骑瞎马，动罹颠蹶，可不惧哉！昔徐洄溪先生尝曰，医之为道，乃古圣人所以洩天地之秘夺，造化之权，以救人之死，其理精妙入神，非聪明敏哲之人不可学也；黄帝、神农、越人、仲景之书，词旨古奥，搜罗广远，非渊博通达之人不可学也；病名以千计，病症以万计，脏腑经络，内服外治方药之书数年不能竟其说，非勤读善记之人不可学也；病情传变在于顷刻，真伪一时难辨，稍或执滞，生死立判，非虚怀灵变之人不可学也；内经以后支分派别，人自为师，不无偏驳，更有怪僻之论，鄙俚之说，纷陈错立，淆惑百端，一或误信，终身不返，非精鉴确识之人不可学也。故为此道者必具过人之资，通人之识，又能屏除俗事，专心数年，更得良师之传授，方能与古圣人之心潜通默契，其难也如此。岂尽人所能学哉！然则学医者必何如而后可？亦惟天资、学力、家学相承三者而已。夫得于天资者，性质聪明，识见敏捷，更得名师传授，先使之熟读内经、本草，复将古今诸书取精舍粗，汇为一帙，勤读善记，如是数年，无少间断，再令随师临症，讨论寻求折衷至当。故学医者必使熟之内经以求其本，熟之本草以究其用，熟之诊视以察其症，熟之治疗以通其变，触类旁通，夫然后医道成矣。而又博熟群书，采择众议，参互考验而施治之。每治一病，必将用方宜忌反覆推求，贯微洞幽，不失细少，如此可为良医。倘具天资，而无学力，浅尝辄止，一曝十寒，纵有名师传授，则亦庸医而已。其由于学力者资禀中人，能勤攻苦，其从师读书，临证诸端，循序渐进，一同前论，惟较有天资者多费几年工夫耳，如此亦可勉为中医。倘聪明自是，不肯深求，终亦庸医而已。其家学相传者，无论其人资禀如何，即中人之资，亦不难精于其事。盖积习明教，更得心传，目染耳濡，有事半功倍之功。再能精习经方，参以实验，纵不能为良医，亦必中医也。而今时医者，既无天资，复无学力，又无家学相承，稍能诵药性，读《回春》者，辄尔悬壶，且署曰内外两科。及视其方案，语多不经，非曰人迎浮滑，即曰气口弦劲，其为弦劲乎？浮滑乎？果能辨之否乎？甚有药肆之流，仅解黄芩祛热，枳壳宽中，便自诩为知医，阴阳莫辨，表里不分，当攻不攻，当补不补，视方药为儿戏，以身命为试尝，此在三江两湖或不多见，燕齐晋豫所在有之。偶堕其术，辄惨同撄刃，展转戕生，可胜诛哉！

痈疽阴阳总辨

痈者，壅也，疽者，沮也。《经》曰：营气不从，逆于肉里，乃生壅肿。营气者，血气也，言气血为邪所阻，逆于肉里，不得流通，致成痈肿耳。夫人之身体原有五层，皮、脉、肉、筋、骨也，以言肉里而不言皮里者，皮脉筋骨四者总不离乎肉者也。此五层本无同异，如人家之门户有内外而已。五层生五症，痈疽疮疡疖，其发于筋骨者为疽，为阴，发于肉者为痈，发于皮里肉外为疡，为阳，发于肤腠者为疮，为疖。阴症有数种，阳症亦有数种。有纯阴纯阳，有阴阳相等，如发背、脑疽初起，未老白头，形同粟粒，但麻痒而不疼，疮口似腐非腐，似溃非溃，色紫黯不华，根盘散漫不收，顶仍平塌，寒热往来，神昏谵语，坐卧不安，十四日后渐溃腐，二十一日大溃，疮口像似蜂房，无脓流血，外皮坚硬不化，浑似牛领之皮，顽腐欲脱未脱，腥臭异常，难溃难敛，此阴症之逆症也。如症属阳，初起亦同粟粒，疼痛有时，根盘松活，疮顶高尖，色鲜红。纵有寒热，朝发夕止，饮食有味，坐卧如常。初候渐见溃腐，势如带子蜂房，两候亦可大溃，脓稠无血，有腐亦易化除，毫无臭秽，易溃易敛，此阳症之顺症也。疔疮亦有阴阳两种，诸书谓五脏疔生五色，此未可泥。初如黍米，或似蚊癍，或似蚤蛟，既麻且痒，疮顶焦黑，四围木肿，而疮头坚硬，依旧塌平，寒热如疟，疼痛刺心，昼夜呼号不止，此毒发心肺两经也。如发肝肾脾经，但觉木痛而已。欲腐不腐，欲溃不溃，四围亦有数孔，浑如带子蜂房，挤之无脓，微有紫血，纵挤有脓，仅如目眵，腥臭难闻，青蝇丛集，更复内热，神昏谵语，烦躁不安，便闭溺赤，饮食不进，其死必不出七日。有不及七日者，如系食肉饮酒走黄者则不在此例。甚有朝发夕死，而三日五日而不死，一月半月终死者，是观受毒之轻重浅深，脏气迟速也，此为疔疽险症，其病多发在虎口、眉上、眼角、颧骨、印堂、鼻梁等处，若顺症初起，亦如粟米，未老白头，遂觉痒痛焮肿，虽肿势蔓延，而头必高耸，三日疮头已有脓意，四围有十数窠旋绕，亦类带子蜂房，惟出脓易且厚，其色黄白，疼痛有时，寒热即解，肿易消，食有味，或生口角、上唇、鼻旁下侧，或手足指掌，手足指了，且两处生疮，治法稍有区别。如或初起微痒微肿，渐次加大，四五日成脓，有六七日成脓者，此当辨明阴阳两经。如在阳经，皮薄易溃易敛；如属阴经，皮厚难溃，难敛，至溃烂后，有似带子蜂房者，有非带子蜂房者，乃受毒之浅深轻重不同，此疔疽之顺症、阳症也，若生在手足指了，三四日成脓，六七日即可完功者，此即前论类疔疮是也。又有一种阴症，生于大腿环跳、伏兔、箕门、股阴等处，初起骨间隐隐酸痛，不甚经意，或一月，或两月，渐渐痛剧，伸不能屈，屈不能伸，外面渐露形象，或一方漫肿，或通腿漫肿，按之但觉疼痛，全无根盘，内则寒热如疟，或仅内热口干，二十八日成脓，渐现一点微红，如此时急用火针刺破，尚可挽回，迟则内膜溃伤，虽有善者，亦无如之何矣。如或脓出稀污，或如败浆中有白沫，此为附骨疽阴症，亦有露形象，后经二三月始成脓者，溃后流稀水，中有粉渣，即败浆脓，此阴症之至阴，百不活一。有生于腰俞、肋间或大腿，初起漫肿无头，根盘大如覆盆，或如覆碗，皮色不变，但觉酸痛，如蟠腰流注、贴骨流等，总系阴虚，寒湿注聚，或湿痰凝结于空穴，间二十八日成脓，即用火针刺溃，十全八九。迟则溃伤内膜，亦百不救一。间有后天足者，或不即死，亦带疾延年耳，此为阴阳相等症也。如或初起寒热交增，随焮红高肿，根盘收束，但不能伸屈举扬，疼痛有时，三四日寒热已清，肿渐高大，七日成形，十四日成脓，溃后脓稠且粘，色或黄白，或是血花，或如豆汁，二十一日完功，此则为痈阳症之顺症也。又有三四日成形，七日成脓，初起于前情形仿佛，惟成脓后不刺，一二日即欲自溃。其时如用刀刺，二三日即可收效，否则不过多延几日耳。此为疡毒阳中之至阳症也。至若暑令，热毒小疖，不足为患，可勿论也。

辨痈疽肿痛虚实

《经》曰：营气不从，逆于肉里，乃生壅肿。又云：痛则不通，不通斯痛。其间肿势痛状固非一端。前论已言其大概，惟虚实之分，阴阳之判尚未逐细剖明，且虚中挟实，实中带虚，尤宜详加分别。红肿高大，根盘收束，阳也，肿之实也。设肿虽高大，根盘散漫，界限不清，似实而挟虚矣，根盘平塌，顶不高尖，此肿之阴者，虚者。设疮头虽不高耸，四围根盘收束，界限分明，此又虚中带实也。若论疼痛早间重者，阳也，实也；旁午痛者，实又挟虚；午后痛者，阴也，虚也；寅丑时痛者，虚中挟实。凡病酸痛，虚也。然流注一症，始终酸痛，不能尽指为虚。无论如何疼痛，凡拒按者为实，喜人抚摩者为虚；与人谈笑时觉痛减者实，恶闻声者虚；食后疼觉剧者实，食后痛能忍者虚；日夜疼痛，不拘时者实，日轻夜重者虚。至如冤孽怪症，变化多端，莫能名状，是在临证者随机应之，无定法也。

辨痈疽致肿原因

《金鉴》辨肿歌云：虚漫实高火焮红，寒肿木硬紫黯青。湿深肉绵浅起疱，风肿宣浮微热痛。痰肿硬棉不红热，郁结更硬若岩棱。气肿皮硬而内软，喜消怒长无热红。瘀血跌扑暴肿热，产后闪挫久瘀经。木硬不热微红色，将溃色紫已成脓。等语所论虽是，然亦不可尽泥。如虚实相兼，风寒交并，湿痰凝滞，风火同侵等症，仅此寥寥数语，殊未足尽，其病情初学亦难领会。爰取斯义而详释之。虚漫实高火焮红者，此指虚漫肿实高肿焮红，火肿而言也。然流注半系实症，且均漫肿，医者须详辨病之久暂，体气虚实而后施治，不可一见漫肿，即定为虚也。寒肿木硬紫黯青者，此说亦不尽然。余常见疔疮恶症多紫黯木硬，究其病原，大都脏腑积热所致，所谓火极似水，此寒肿又宜细心辨别也。湿深肉绵浅起泡者，此论湿深着肌肉筋骨之间，按之如泥，不随手起，如棉花团。如湿浅袭皮肤即起白疱小瘰，甚至脂水淋漓，但论湿之深浅，至如湿挟寒、挟火、挟痰，病状各自不同，寒湿互阻，痛而不移。肿木硬色白，湿火并着有起白疱，皮色鲜明者，有起粟瘰。皮色淡红者，有红肿一片，忽而青紫，皮破流脂，人则憎寒发热，此又当辨湿火轻重之分，受病先后之别，歌语简略，兹特补明之。风肿宣浮微热疼者，系肿势宣浮，根盘松活，忽起忽消。如风挟热，色淡红，时疼痛，有寒热；如挟痰，色白，根盘收束，结核大小不一；如挟湿火，遍起粟瘰，或生潦泡，时痒时疼，寒热如疟。以上诸状，头面、两耳前后、脖项居多，四肢间亦有之，不甚多也。痰症硬绵不红热者，此则纯乎痰结者，然假令痰兼风寒湿火，其情形岂能一致？盖风痰者肿势散漫，有核形同瘰疬，色微红，患一处数处不等，多在腮颐脖项间。寒痰者时有形，时无形，与瘕癥仿佛，第疼痛莫可名状，多患在胸肋、少腹。湿痰者有形大如覆碟，小如鸡卵，状如流注，毫无疼痛，随在可生，难消难溃，痰火者形势红肿顶平，根盘不大，如李如桃，生在脖项、耳侧，妇人小儿居多，是数种病情，不可不辨也。郁结更硬若岩棱者，此专指乳岩、舌疳、肾岩翻花、筋疬、石疽而言，未溃坚硬，如石已溃，则若岩棱也。气肿皮紧而内软，喜消怒长无热红者，此乃专指气阻而言。若系挟痰，状虽类是，惟不能随气消长耳。如气兼湿阻者，按之如泥，不随手起，有时酸痛，用针刺仅流清水，如气为湿阻，又兼瘀血胶滞，皮色略带淡红，亦按之如泥，患在两腿居多，如气兼寒湿交阻，漫肿无头，亦在两腿里外，或腰俞、髀臀一带，不能反侧动转，如风寒湿三气互阻，乃通肿无头，入夜疼痛，不能转侧伸屈，歌语二句殊未详尽，此不得不辨也。跌扑瘀血暴肿热者，此言发之骤，故肿而且热，此暴字之义极宜体玩也。产后闪挫久瘀经者，此闪挫两字不能专指产后而言，如妇人产后恶露未尽，流注关节之间，亦能作肿成疡。或上下床时偶用力闪挫，因而血瘀者，如男子担轻负重，或从高跨低，以致闪挫血凝，其肿势必缓，是久疲经三字亦当细玩。其肿状木硬不红，及至成形，则色紫黯，脓熟矣。余见有被物绊倒，触损皮肉，亦有外皮不破，其血已凝结络管，霎时青紫肿痛，手不可近，又见有皮破血流，漫溢皮膜之间，日渐青紫，由破处延开，血水淋漓疼痛，彻夜不止，非俟青紫坏肉去净始能生长新肉，此义亦不可不知也。

脓干气绝症辨

此症予幼时习闻其说，迨长阅诸书并未提及，岂著书者目中未见是症乎？抑又叙入阴症、虚症中不复叠论欤？然此症关系甚重，何可置而不讲？忆仆初出诊时即留心是症，后果屡遇，亦多不治。大凡此症生于季胁、腰俞、少腹等处为多，以是处与内脏仅隔一膜，溃后每见气血沥尽而亡。大腿、胫骨、肝脾部分间亦有之。其症初起隐隐疼痛，皮色不变，生季胁、腰俞不能反身动转，生少腹亦妨于转侧，腿且屈而不伸。如症在腰俞、季胁，宜用补肝肾药宣通络脉，在少腹者宜用温通及消瘀和络之味可冀消释。如至二十一日始露形，微肿，根盘散漫平塌，势已不能消散，二十八日内脓已成，其时急进《正宗》黄芪内托散加肉桂，去银花。俾疮头耸起，再用刀刺破，破后仍用前方服数剂，亦可收敛。若因循失治，或听其自溃，则不可收拾矣。又或初起类似流火、脚气，少腹毫无形状，第大腿屈伸不舒，外候憎寒壮热，甚至神昏谵语。病家但知内症，延专科诊治，愈治愈剧，迨热退身凉，胯间已结肿成形，脓已熟矣。急速刺破，破后进补托之剂，尚可十救四五，如或听其自溃，或脓挟水泡，或脓自内溃，或从便泄，当此之时，疾已不可为矣。此皆类脓干气绝症也。如真脓干气绝症，或大腿近胯，或腰俞，或胫骨两侧，初起漫肿无头，按之如泥，有按之如水豆腐者，散漫无边，不随手起，腰胯不能动转，腿则伸屈不利，甚至反侧需人。皮色不变，日晡潮热，口渴少液，饮食少进，疼痛不时，入夜转重。初服附桂八味、阳和等汤颇效，再服病遂加剧，用滋阴养胃等方一二剂，不见动静，多服则大便溏泄，状益委顿，攻补两难，至二十八日或三十五日、四十二日始由肿处微露一头，破之脓出清稀，日流一二碗不等，流七八日或十余日，脓忽截然而止，点滴皆无。越一二日后脓忽有，又两三日病仍不减，而其精神益惫，不能支此症。自始至终，不出六十日必死。间有多延数日者，胃气强弱分迟速也。此病亦百不活一，得自积劳之体，风寒湿邪盘踞跟骨骱之间，较附骨症、贴骨流尤重。

论痈疽成形莫畏刀针

凡治痈疽大要，不外初起、将成、已成三者而已。初起宜内消，将成须托化，已成用刀或针，量其浅深而施治之。脓浅用刀当头刺破，脓出肿消，不过六七日或十余日脓净而愈。脓深用火针当头针溃，轻则十余日，重则廿多天脓净收功，断无淹缠不愈之弊。无如病家畏惧刀针，每有内脓热极，不肯延医刺破，听其自溃，遂致轻变重而重转危者，良可悯也。亦有医者不谙刀针，虽遇内脓热极，逡巡畏缩，反饰言此处不宜擅动，迎合病者之心，或外用烂药蚀破，内服托药自溃，惟图敷衍目前，不计贻患日后，此等医者最可痛恨。须知内脓既成，若不即刺破，势必日渐套大，轻则熟极自溃，缠绵时日，重则溃伤筋脉，残废终身，甚至穿透内膜，脓从内泄。肺痈、肝痈每由咳唾而出，肠疽、胃痈脓从二便而流。气体壮实，调养得宜，十中间活一二，若体质素亏，无不日见羸弱，气血沥尽而亡。更有青年体壮，患在腰俞、胸腹诸要害，内外穿溃，有时脓从外流，疮口开大有时，脓从内泄，疮口不流，似乎结痂，屡犯屡痊，有绵延三五六年得不死者，至十年八年而终死者，噫！危矣，殆矣。回溯致危之由，系谁之过欤？惟此等疮症阴症居多，脓熟与否极不易辨。初起骨内隐痛酸疼，或刺痛跳跃，一二月外象似乎漫肿，皮色与好肉无异，疮头并不高尖，仅露一层毛头纸厚，远看如此，细细捺遂无影踪，惟觉微微引手。脉象滑数，斯时内脓已成，急宜用刀刺破深五六分，刺时刀略带斜，不可直戳，防伤内膜。如刺后脓仍不出，可用开关散嗅鼻令嚏，脓即出矣。医者细心考察，放胆为之，则破后可十全八九。倘自家辨认不真，当荐贤同治，或使其内溃，用黄芪透脓散加大黄、元明扮或由外泄，详加讨论，必斟酌尽善而后已。当以救人之命为心，不可稍存嫉妒，自能眼力渐高，手法渐熟，便无太过不及之弊矣。若病家患此疮症，急宜放胆受治，勿稍存畏葸，以致噬脐莫及。总之痈疽既已成形，非刺破不克奏功，倘因循胆怯，听其自溃，鲜不轻致重而重转危者。医家病家各宜省悟，无负余苦口婆心也。

辨脓深浅刀针手法

书谓：薄皮剥起知脓浅，头不高阜脓必浓。又云：皮薄针深伤好肉，肉厚针浅毒犹存。其薄皮剥起脓浅，诚然。若头不高阜，脓必浓者，语殊含混。凡痈疽肿毒至薄皮剥起，或起潦泡，内脓熟极，不用刀破，亦即自溃，此疡毒小疖症本纯阳，破固佳，不破自溃，亦无大害，不过完功有迟速耳。如用刀刺，仅二分深足矣。切莫刺深，深则反妨好肉，且恐伤及血络，血流不止。盖痈疽成形，外皮自然壳起，所以刀深即伤血络，血流不止。设或遇此，切弗惊惶，急令病家以粗草纸蘸凉水贴之，一次不止，再换再贴，至三次无不止者。若脓深之症，辨之较难。医者用左拇指没食指、中指同按患处如半月形，再以右没食指，四指齐下，微微着力，脓头自然悬起，觉中空引手，仿佛水在内泛，此系内脓已熟，若用刀宜轻轻刺破，刀深四分，若用火针，深刺六七分。缘动刀稍一不慎即伤络脉，波及筋骨，致成残废者有之。火针虽深戳不伤筋络，故无此害。虽辨脓之法极难体验，每有膝湾、腓腨、大胯里侧等处，有患处通肿，脓头反不在肿处，在旁侧或下侧，且距肿处一、二、三、四、五、六、七寸，或尺许不等，其脓荟聚豁谷故也。有患处并不甚肿，第筋脉牵强，时或酸瘤跳跃，脓头并不外露，须从酸跳处细心探索，有脓头仅如黄豆粒大，按之引指，仅深四五分，则火针刺深七八分足矣，每见同道竟谓脓深一二寸许，此乃妄言欺人，以为居功炫奇地步，病家切莫误信，遇用刀针时，大法则左手照上，辨脓式微着力，向里挤紧，脓头自然凸起，且中间发空，右手执刀针，必须心手眼三者相应，刀刺抵脓处，刀必落空，针亦然。初学辨此固属不易，然久练自熟，脓之深浅有无，不难一望而知，是在学者临机应变，切不可胶柱鼓瑟也。至若刀针刺戳部位，脓头所在之处如决水，然使其易净易泄。如头顶、耳下、眼瞠、手足指掌俱不能用针，用刀须视其纹路，顺刺容易取效，如乱刺则新肉叠出，收功便费力矣。再腰俞、肚腹、胸肋、肾囊等处用刀针时均宜微斜，直戳恐伤内膜，此要诀不可不知也。

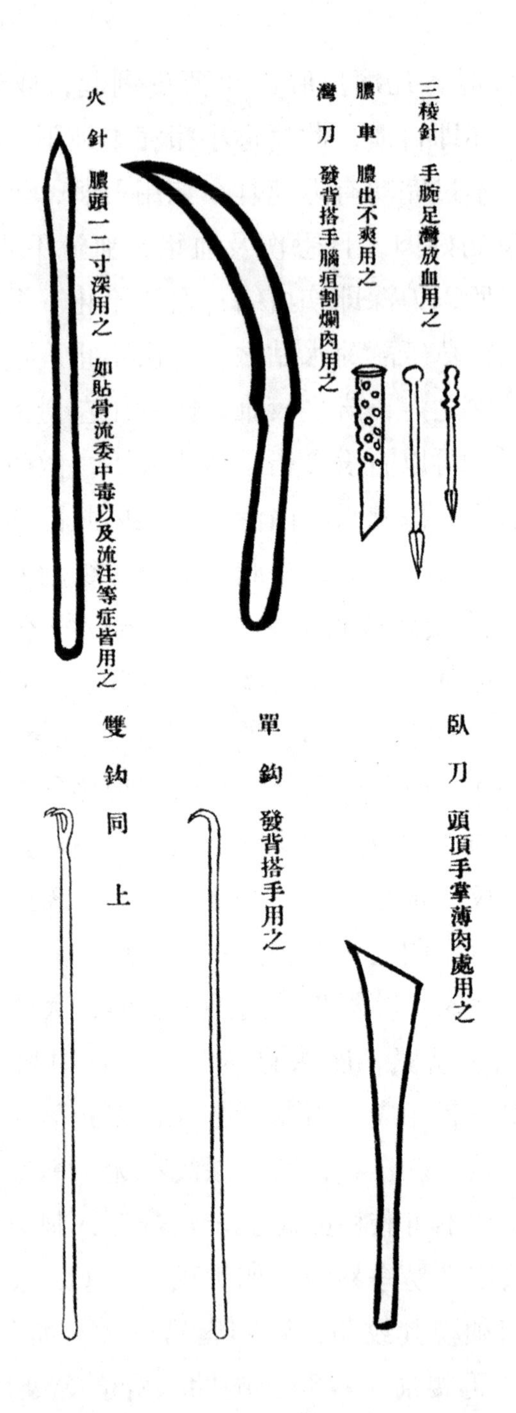
三棱針 手腕足灣放血用之
膿車 膿出不爽用之
灣刀 發背搭手腦疽割爛肉用之
火針 膿頭一二寸深用之 如貼骨流委中毒以及流注等症皆用之
臥刀 頭頂手掌薄肉處用之
單鈎 發背搭手用之
雙鈎 同上

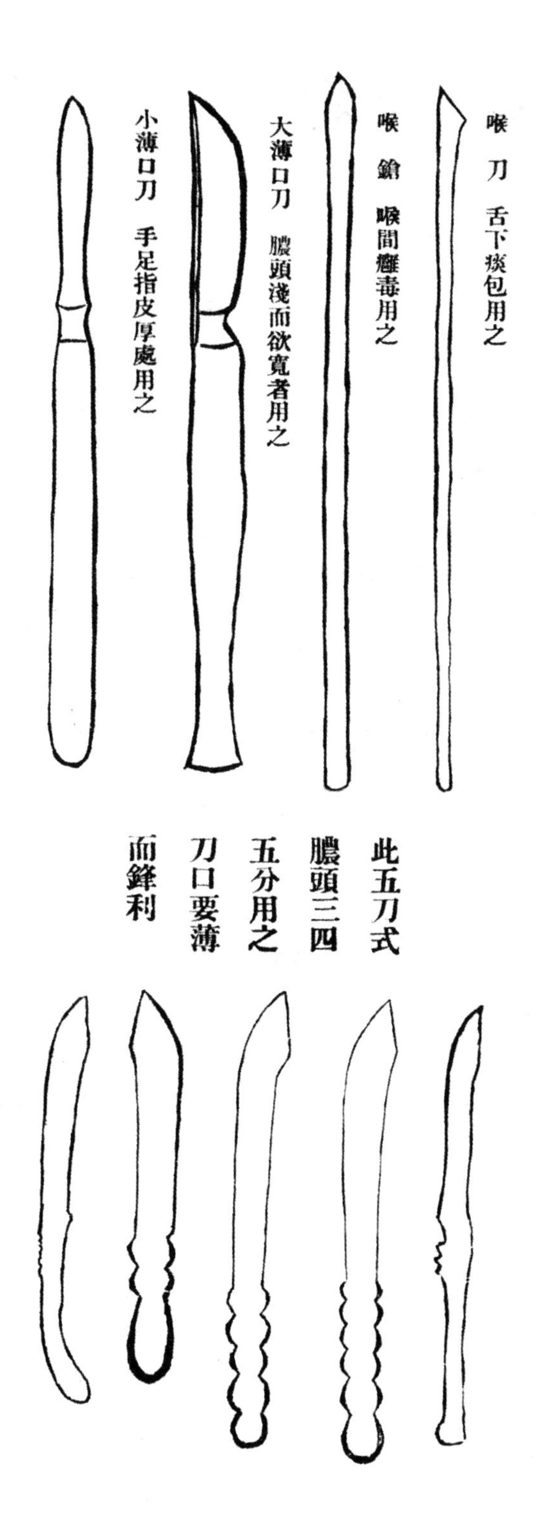
喉刀　舌下痰包用之
喉鎗　喉間癰毒用之
大薄口刀　膿頭淺而欲寬者用之
小薄口刀　手足指皮厚處用之
此五刀式膿頭三四五分用之刀口要薄而鋒利

丑部　选方上卷

自　序

谚云：千方易得，一效难求，又云：非其人不传，非其人不授，斯言也语虽可鄙，确有至理存焉。盖选方实有难言者。选而不详，则良方必多湮没，兼收并蓄，又恐贻误来兹。是以选方较立方为尤难也。予从事斯道几五十年，平日见一方，必悉心体会，且必从而试验之。效则随手录诸日记，不效则置诸高阁，并标明某月某日用过不效字样。数十年内阅书百余种，得方不下万计，其试而有效者亦仅得百之三五耳。无论中西各书，凡遇确著奇效之方，靡不搜罗殆尽，或有家藏秘本，不肯轻易示人者，亦必展转相求，达到目的而后已。故是编所采西医各方如松香、铅粉、黄连、没石等膏方，虽出自西医，其药必取购诸中国。庶几同道用之，当有得心应手之妙，而无利权外溢之虞。爰将所选各方书目略述如下，至神而用之，则存乎其人焉。

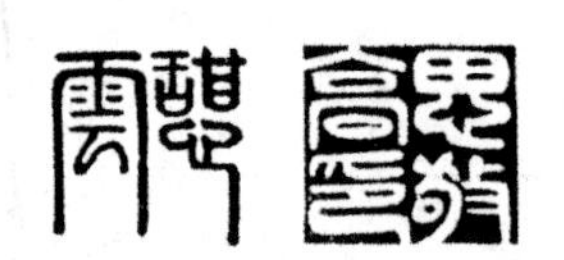

引证中西各种书

西医八种　中西汇通　中西合纂　中西合解
中西八种　万国药方　医林改错　济世良方
卫生鸿宝　良方拔萃　外科大成　外科发挥
疡医大全　全生集　卫生集　回生集
外科正宗　外科金鉴　证治准绳　洞天奥旨
石室秘录　辨症奇闻　辨症录　苏沈良方
窦氏外科　冯氏锦囊　万病回春　串雅内外编
赤水玄珠　肘后百方　千金方　千金翼方
外台秘要　张氏医通　外科心法　东医宝鉴
医学白话　夏子益奇方　冷庐医话　疡科心得集

荆防败毒散

荆芥二钱 防风一钱五分 羌活一钱五分 前胡一钱五分 柴胡一钱五分 桔梗一钱五分 炒枳壳一钱 赤苓四钱 独活一钱五分 党参三钱 川芎一钱 甘草一钱 姜三片 葱白五寸

治痈疽初起，无论阴阳，一切风温挟湿挟痰诸症，但觉憎寒壮热，头疼无汗，舌苔薄白或灰腻，斯时邪正相拒，浑身骨节疼痛，如绳束缚，即用此方汗之。如年轻血气壮旺，可去党参，加紫苏叶二三钱，如发背、腰痈、脑疽初起，可加金银花一二两，连翘四五钱，如在两腿、髀胫一带，加牛膝、秦艽。

歌曰：

荆防败毒治初疮，憎寒壮热汗出良。羌独前柴荆防桔，芎芷参苓甘草强。气血壮旺参可去，紫苏搀入也无妨。发背脑疽或下搭，银翘重用不需商。髀胫腿胯生疡症，秦艽牛膝法当勷。浑身疼痛加萍草，头痛蒺藜蔓荆强。

仙方活命饮

炙山甲一钱半 角刺二钱 归尾三钱 金银花四钱 炙乳香一钱 炙没药一钱 天花粉三钱 广皮一钱 赤芍三钱 防风一钱五 白芷一钱 甘草节二钱 好酒一斤煎服

治一切痈症、类发背、类脑疽、类搭手，两足指之类疔疮。凡初起未成脓者服之，能令内消，纵将成形不能消散，疮头如带子蜂房，稍加黄芪托其成形，惟须视病发何处，系属何经络，临时加引经药，上部略加桔梗载药上行，中部略加柴胡，背膊两旁加羌活，下部加牛膝、木瓜、秦艽、桂枝等，随症论症，不可拘执。

歌曰：

仙方活命饮平剂，疮毒痈疽俱可医。未成即消疼肿去，已成脓化立生肌。穿山皂刺当归尾，草节金银赤芍宜。乳没天花防贝芷，陈皮好酒共煎之。气虚大可参芪佐，便闭川军也可施。年老液伤便燥结，苁蓉郁李两相需。似类非真诸毒症，分经加引必须知。上行桔梗诚难缺，下部木瓜膝桂枝。

自制十六味流气饮

木香一钱 广皮一钱 制香附二钱 苏叶二钱 秦艽四钱 羌活一钱五 川芎一钱 当归三钱 桂枝一钱半 甘草一钱 炒枳壳一钱 独活一钱五 防风一钱五分 桑枝酒炒，五钱 丝瓜络酒炒，一段 荆芥二钱

治一切风湿、风寒、气血阻滞作痛，外面无形，皮色不变，流串不定，或痛在一处，憎寒发热，舌苔薄白，以及流注等症。服之气血流通，即可消散。虚人加党参三四钱以助气血，或加附片一二钱温化之。

歌曰：

自制流气十六味，风湿风寒皆可医。乖违气血常串痛，外面无根不变皮。木香枳壳陈香附，羌独归防荆芥穗。川芎苏叶秦艽草，瓜络桑条桂枝需。或系流注一三五，稍加附片合机宜。体虚人参虽可用，量病加减在临时。

阳和汤

大熟地一两 蛤粉炒鹿角胶三钱 麻黄五分 白芥子三钱 炮姜五分 上肉桂丸一钱

此方虽补载《三字经·流注门》，第加减分两并主治症候颇多，未能详载，兹特逐一表明。庶良方得以传流永久，不负前人孤诣苦心也。光绪三十三年正月高思敬识于津门蝼居之南窗下。

治附骨疽、贴骨流可加附片一二钱，牛膝三四钱，木瓜七八分；遇阴症、脑疽、对口稍佐桔梗、白芷载药上行；遇筋瘪、石疽，与香贝养荣汤相间服之；遇气滞痰凝、流注、瘰疬加半夏、陈皮、香附、浙贝；病人气弱加党参、黄芪，血亏加当归、杭白芍；病在肩膊、手臂加桂枝、片姜黄；病在背脊两旁，加羌活、狗脊；腰俞加杜仲、川断；足踝骨、腓腨、胫骨一带加千年健、巡骨风、白茄根、钻地风等；病在胸膺、两肋加柴胡、白芍；病在巅顶，加藁本、白芷；病在鬓角或两太阳，加柴胡、桔梗、赤芍；病在两颧，加葛根、桔梗；病在耳前后，加白芍、桑叶；病系阴中带阳，可加银花、当归；病系气滞，佐陈皮、香附，血滞佐归尾、红花、泽兰、苏木；如痈疽溃久不敛，脓水清稀，中多水泡，加黄芪、党参、附片、白及；如疼痛不止，可加蜜炙粟壳八分、一钱；如阴虚日晡潮热，加地骨皮、金钗石斛。

歌曰：

阳和鹿角胶桂姜，白芥麻黄熟地勷。流注腿痈阴寒症，鹤膝风生服最良。

大防风汤

党参三钱　炒白术二钱　北口绵黄芪四钱　杜仲二钱　川芎一钱　熟地四钱　羌活一钱　制附片一钱　炮姜五分　全当归三钱　长牛膝三钱　甘草一钱　桑枝五钱　络石藤五钱

此方治附骨痈疽、贴骨流注、鹤膝风以及一切寒湿互阻，湿痰凝滞，凡属虚症，已服阳和汤多剂，疼痛虽去，肿仍不消，连服四五剂，颇著奇效，并治贴骨流溃久不敛，余肿不消，脓水清稀，且多连服一二十剂即肿消脓减，可收功矣。

歌曰：

大防风汤寒邪伤，附骨疽肿色如常。参术黄芪牛膝仲，四物羌甘附子姜。

清热消风散

皂角刺一钱 防风一钱 陈皮五分 花粉一钱五 柴胡一钱 黄芩一钱 白芍一钱五 当归一钱五 黄芪一钱五 金银花一钱五 苍术炒，一钱 红花一钱 连翘三钱 川芎八分 甘草五分

上药十五味，水二钟，煎八分，食远服。若妇人加童便炒香附一钱五分。此方治痈疽疮肿已成未成之际，无表无里，外不恶寒，内不便闭，惟红肿焮痛，高肿有头者，宜服此药以和解之也。如口渴去苍术，花粉可用至三四钱，气虚加党参二三钱。

歌曰：

清热消风散芍芪，银花归粉草陈皮。柴芩翘与红花皂，苍术防芎和解之。已成未成皆可服，焮红高肿极相宜。外不恶寒便不闭，有头疼痛亦相需。

乳香黄芪散

当归一钱 炒白芍一钱 人参一钱 生黄芪一钱 川芎一钱 熟军一钱 乳香五分 没药五分 陈皮一钱 甘草节一钱 蜜炙粟壳一钱去筋膜

上水二钟，煎八分，量病上下，食前后服之。

此方治痈疽、发背诸毒，疔疮疼痛不可忍者，乃气虚不胜毒之故也。服之未成即消，已成即溃，不用刀砭，恶肉自脱，并治打扑损伤，筋骨疼痛之证。果气亏，参、芪不妨加重，惟乳香、没

药各五分足矣，万不可加重，多用恐伤胃气。陈皮宜少不宜多，一钱足矣。能少用才好，多用溃后疮口难敛，切记切记。且须用整广皮，药肆陈皮系川皮、潮皮、建皮，切丝不入药，服之有损无益。

歌曰：

乳香黄芪散乳没，粟壳参芪甘草撮。芎归白芍与陈皮，加上熟军疼即脱。立斋误用熟地黄，洄溪改军是正法。陈皮乳没宜少用，腻胃破气不奏功。

内消散

知母一钱五 浙贝母三钱 南花粉三钱 炙乳香一钱 制半夏三钱 白及一钱五 炙山甲一钱五 皂角刺一钱五 金银花四钱

此方治痈疽、发背、对口、疔疮、一切无名肿毒。水酒煎服，能令内消，化毒为黑水从小便而出，势大者虽未全愈，亦可移深居浅，转重就轻，并治颈项痰毒，焮红坚结，疼痛不能转侧者，尤称效验。然必加桔梗、威灵仙各一二钱。

歌曰：

内消散用化诸毒，毒化从溲色变行。知贝天花乳夏及，穿山角刺共金银。无名肿毒皆可治，早服能教重转轻。颈项痰核尤有效，水酒同煎法更精。

芎芷香苏散

川芎一钱 赤芍一钱 荆芥一钱五 白芷一钱 陈皮一钱 香附一钱五 紫苏叶一钱 甘草一钱 秦艽一钱五 葱白连须二寸

水煎服。如内热甚重，加连翘、黄芩、银花。

凡痈疽肿毒，挟风寒而发者，初起先用此散之。

歌曰：

芎芷香苏散痈疡，初起轻症用之良。风寒不解身寒热，煎服浑如雪见汤。紫苏荆芍陈皮草，香附秦艽芎芷勷。葱白连须仅二寸，服后见汗即安康。

车螯散

紫背车螯一双盐泥固济，火煅通红，地上出火毒用

轻粉二钱 大黄五钱 黄芩五钱 漏芦去须，五钱 瓜蒌根五钱 甘草二钱

上为末，每服二钱，薄荷汤下，速利。酒亦可。

治痈疽初发肿痛，或少年热盛发背等。急宜宣毒利下，热退为度，大人小儿四季皆可服之。

歌曰：

车螯原来是古方，轻粉漏芦草大黄。黄芩花粉车螯煅，研面薄荷汤送良。每服二钱酒亦可，痈疽初起效异常。

一粒金丹

沉香五分 木香五分 乳香五分 巴豆霜一钱五分

各为细末，照称分数和匀，用黑肥枣两个半去皮捣烂为丸，如芡实大。每服一丸，量人虚实。先呷水一口行一次，胃气壮实者只可呷水三四口，不可太过，后用水一口送药下，行尽数次以米饮补之。治一切恶疮痈肿、无名肿毒。

歌曰：

一粒拿丹药四般，巴霜乳木与沉香。黑奉为丸芡实大，量人强弱定主张。呷水一口泻一次，胃强三口也无妨。泻过三次精神败，随用浓煎大米汤。初起痈疽俱可化，无名肿毒亦安康。

防风通圣汤

防风二钱 当归二钱 川芎一钱 大黄三四钱 芒硝冲，钱半 连翘三钱 麻黄一钱 柏梗一钱半 石膏三钱 芍药二钱 白术二钱 滑石三钱 薄荷一钱 山栀二钱 甘草一钱 黄芩一钱五 荆芥二钱

此方治时毒、热毒初起，形寒发热，头疼乏汗，浑身难受，如绳束缚一般，二便闭结，甚至谵语神昏，舌苔焦黄无液，脉左手浮紧或洪滑弦大，右关沉数有力，一切表里俱实之症。用水煎服，壮年照服，幼童减半或分三四次煎服，量体强弱而施。

歌曰：

防风通圣大黄硝，荆芥麻黄栀芍翘。归草黄芩芎滑石，桔梗薄荷白术膏。大满大实方可用，表里稍虚莫乱投。

半表半里中和汤

人参二钱 陈皮二钱 黄芪一钱五分 白术一钱五 当归一钱五 白芷一钱五分 茯苓一钱 川芎一钱 皂角刺炒，一钱 乳香一钱 没药一钱 金银花一钱 甘草节一钱

上水酒各半煎服。

治疮属半阴半阳，似溃非溃，似肿非肿，此因元气虚弱，失于补托所致。

歌曰：

半表半里用中和，草节金银苓芷锄。乳没归芎陈皂刺，气弱参芪白术扶。似溃非溃阴阳半，酒水煎服效无过。

大四妙汤

生黄芪五钱 大当归一两 金银花一两 甘草节二钱

上药水煎，昼夜服尽，自可移深居浅，转重作轻。如已成，气

血素亏，不能穿溃者，加白芷、皂刺、山甲各二钱，一伏时自溃。如已溃后，即宜删去皂刺、山甲。如初起焮痛口渴，加天花粉。此方出《外科说约》、顾世澄《疡医大全》中采之，谓此乃疡科首用捷法，数十年来，凡一切痈疽皆赖此方，增减治法临时酌用。遇大症金银花每加至六两、四两，生黄芪加至两许，当归加至二两，甘草加至三钱。但见疮色不起，脓水清稀，即加肉桂转阴为阳，化毒成脓，如乳痈、乳吹即加蒲公英一两立消，百发百中，万稳万当。如遍身有湿热疮癣者勿用。

歌曰：

大四妙汤四般药，归芪银草无搀杂。气血两虚分两重，有脓不破皂芷甲。

疮色不正脓清稀，加入肉桂转阳也。乳吹乳痈肿难消，蒲公一两极妙法。

醒消丸

乳香一两　没药一两　麝香一钱五分　雄精五钱

上乳、没、雄三味各研秤准，再合和麝香共研。用煮烂黄米饭一两入末捣和为丸，如莱菔子大，如饭嫌干，量加开水可也。晒干忌烘，每服三钱，热陈酒送下，醉盖取汗可也，酒醒痈消痛息。此方专治红痈。

歌曰：

醒消丸主治诸疡，乳没明雄与麝香。黄米煮烂捣成丸，粒如莱菔藉日光。

每服三钱能取汗，酒送醉盖保安康。一切红肿痈疡症，肿消痛息赞奇方。

犀黄丸

真犀黄三分　乳香一两　没药一两　麝香一钱五

上药先将乳、没各研秤准，再合和犀、麝共研，用黄米饭一两，如前法为丸。饭嫌干，酌加开水，晒干忌烘。凡乳岩、瘰疬、痰核、横痃、流注、肺痈、小肠痈等毒，每服三钱，热陈酒送下，患生上部临卧服、下部空心服。此方红痈亦可用。

歌曰：

犀黄主治大不同，麝香乳没著奇功。黄米饭丸太阳晒，莱菔粒大忌火烘。

乳岩瘰疬兼痰核，横痃肺痈并肠痈。每服三分陈酒送，上部临卧下部空。

三黄丸

熟大黄三钱　乳香一两　没药一两　雄精五钱　麝香一钱五　犀黄三分

上将熟大黄酒浸透，隔汤蒸软捣烂，再将余五味研极细和入，再捣千杵为丸如梧桐子大，每服五钱。此丸专治悬痈，红肿热毒，疼痛大痈，杨梅结毒，火毒等症，连服十次，虽甚险者全愈。

歌曰：

三黄丸用犀大黄，乳没雄精并麝香。熟军捣丸梧子样，五钱一付功真强。专治悬痈红肿痛，杨梅结毒治亦良。连服十付功力到，病势虽凶保无妨。

五通丸

广木香　麻黄　乳香　五灵脂　没药

上药等分，各研极细末，再秤准研匀，用黄米饭捣烂入末，再捣为丸如梧子大。另以芎、归、赤芍、连翘、生甘草等药煎汤送丸，每服五钱。凡大痈生于要紧穴道，将在发威之际服此甚效。如与三黄丸间服更妙。

歌曰：

五通木香五般并，麻黄乳没五灵寻。等分共研为细面，黄饭为丸梧子形。

大痈生于要穴道，纵在发威服即轻。另用芎归翘芍草，煎汤送下效真灵。

小金丹

白胶香一两　五灵脂一两五　草乌一两五　地龙一两五　木鳖一两五　没药七钱五分　乳香七钱半　归身七钱半　麝香三钱　墨炭一钱二分

上白胶香以下八味各研极细末，秤准和匀，再入墨炭同研，用糯米粉一两二钱 为厚糊和入诸药，捣千杵为丸如芡实大，此一料约为二百五十丸，晒干忌烘，磁瓶密藏，勿令泄气。临用取一丸，布包放平石上，隔布敲细，取好酒调药令匀，盖好浸一二时许，再用银物研过，热陈酒送服，醉盖取汗。

如流注初起及一切痰核、瘰疬、乳岩、横痃初起，服消乃止。如流注等症成功将溃，及溃久者当以十丸作五日早晚服。服则可杜流走，不至再增。但方内有五灵脂，与人参相反，不可与有参之药同日服也。

歌曰：

小金丹方仅十味，草乌归身五灵配。木鳖地龙乳没等，墨炭白胶台麝随。

糯米糊丸芡实大，布包打碎酒冲兑。醉盖取汗效更速，切忌人参同日服。

专杜流注不走串，并治乳岩并结核。横痃乳痰诸瘰疬，可消鱼口与便毒。

控涎丹

制甘遂 红芽大戟 炒白芥子

上药等分各研，秤准再合研，炼蜜为丸，每服三分，淡姜汤送下，日服三次，凡实痰、流注、瘰疬、横痃，初起宜先服此丹以消之。制甘遂之法：每斤用甘草四两煎汤浸三日，汤黑换河水淘洗，再用清水日淘日浸，每日换水数次，三日后去心再淘浸，四五日取一撮入白瓷盆内，隔一宿水无异色乃沥干，以面裹如团，糠火煨至面团四面皆黄，内药熟透，取出晒干入锅炒透磨粉，其苦寒之性经制，则不苦而甜，不寒而温矣。如药肆已经制过，但须清水浸一二日，并无黑水便可用。制大戟之法：去附枝，水煮透，去骨取皮，切晒磨粉。甘遂与甘草相反，不可与有甘草之药同日服。

专治痰疽、痰核，溃久不痊，以及遍身结核，舌下痰包，喉间梅核，痰饮痰注，经年累月，诸药无功，一切奇形怪状，医所不能辨认，确系因痰作祟者。抑或颈项、胸肋、腰背、筋骨牵引掣痛，时痛时止，流走不定，或手足麻木，气脉不通，此痰在胸膈，不可误认为风瘫，或遍身壅起筋块，如瘤如栗，皮色不变，不疼不痒，但觉酸麻，或自溃烂，串流涎水，绵延不愈，有似漏管，乃痰滞经络所致。痰本水湿，积久化热成痰。此丸专能利水，水去则痰消。探本穷源，痰病无有不愈者，弗畏甘遂、大戟药之猛烈也。

民国三年仲夏澄江高憩云谨识。

歌曰：

控涎丹方真猛烈，白芥甘遂与大戟。照方配合化痰涎，无论内外诸痰癖。小儿三分大人五，老姜煎送赞奇绝。上焦当吐下焦屉，纵有吐泻何须怕。痰疽痰串有数种，痰饮痰注也见松。更有诸般奇怪病，凡痰作祟著奇功。

琥珀蜡矾丸

白矾一两二　黄蜡一两　雄黄一钱二分　琥珀一钱，另研极细　朱砂一钱二　蜂蜜二钱

上将白矾等四味先碾研极细，另将蜜蜡铜杓内溶化，离火片时，候蜡四边稍凝时，方入上药搅匀，共成一块。以一人将药火上微烘，众手急丸小绿豆大，用朱砂为衣，磁罐收贮，每服二三十丸，白汤食后送下，病甚者早晚日进二次最效。

治痈疽发背已成未脓之际，恐毒气不能外出，必致内攻，预服此丸护膜护心，亦且散血解毒，即大小肠痈，蟠腰流注，以及肚腹、背膊、胸膺、胁肋与脏腑贴近一切溃久不敛之症，服之亦能护长内膜，然必多服为是。

歌曰：

玻珀蜡矾丸琥珀，明矾黄蜡与朱砂。雄黄蜂蜜丸成就，护心护膜效堪夸。

透脓散

黄芪四钱　山甲一钱，炒　川芎三钱　当归二钱　皂角刺一钱五分

水两茶钟，煎一半，随病前后服，临时入酒一杯亦好。

治痈疽诸毒，内脓已成，不穿破者服之即破。

此方在胸以上宜加桔梗，后项太阳经宜加羌活，少阳经宜加柴胡，喉结两旁以及腮颧两唇阳明、太阴部分宜加白芷、升麻、葛根、银花等，腰肋宜加柴胡、白芍，股臀宜加羌活、黄柏，两腿外臁加黄柏、青皮、柴胡、白花、牛膝，内臁宜加独活、柴胡、青皮、白芷、泽泻、茯苓、牛膝等分经酌用。

歌曰：

透脓散内用黄芪，山甲芎归总得宜。加上角刺头自破，能令脓毒透红肌。

回阳三建汤

附子一钱 人参一钱 黄芪一钱 当归一钱 川芎一钱 茯苓一钱 枸杞一钱 陈皮一钱 萸肉一钱 木香五分 甘草五分 紫草五分 厚朴五分 苍术五分 红花五分 独活五分 煨姜三片，皂角树根上白皮二钱

水两碗，煎八分，入酒一杯，随病上下食前后服之。

此方治脑疽、发背纯阴之症，皮色紫黯，不痒不疼，并无红热，起十六七日尚无脓意，亦不溃腐，服此方能令疮头起发，腐肉渐化渐脱，然分两太轻，服亦无效。参、芪初各用一两试服，只要胸口不闷，病能受补，可加至三四五两不等。陈皮始终一钱，不可多用。当归可用一二两无妨，其余茯苓可用至六七钱，川芎、附片、木香、独活、苍术、厚朴、枸杞、萸肉、红花、甘草初各用一钱或钱半，至各二钱足矣。如疮不起发，可加肉桂一二钱，无皂角树皮可用角刺一二钱。

歌曰：

回阳三建附参芪，归术芎苓杞独萸。陈朴木红甘紫草，阴疽危症此堪扶。

梅花点舌丹

梅花冰片一钱，细辨轻洁微白者真 西黄一钱，轻虚重叠可揭微香透甲者真 蟾酥取法用大癞虾蟆，以铜镊镊其眉棱高肉上微紧，拔出酥来，凝聚镊里，刮下阴干，虾蟆避风三日，勿令见水，送草园中 熊胆取一粟米大滴水中，若线不散者真各一钱 珍珠豆腐内煮一炷香 麝香原个皮薄带黄毛少饱满而软者真，研去毛各六

分　朱砂辰州镜面者水飞　硼砂白色透明者　血竭红透指甲者真　苦葶苈　乳香箬上去油　没药箬上去油　沉香沉水者真　雄黄透明无石者水飞各二钱

研细，用人乳化蟾酥为丸，每丸重三四厘，金箔为衣，磁瓶收贮，择吉修合，忌鸡犬、妇人见。每用一丸，含舌底运动，不可停止。化去一半时，用白酒尽量饮醉，出汗重者先用酒送下二丸，再噙化一丸，七岁以下小儿用酒化服半丸，孕妇忌服。梅花冰片现在竟无真者。北方用白梅花亦颇近理。此丹颇有效验，然大须服五丸，小儿五岁以内服一丸，十岁以内服两丸，十五岁以内服三丸，治疔疮、发背、对口、瘰疬、乳疖诸般恶毒，初起服之护心解毒，并治大头瘟，咽喉肿痛，小儿走马牙疳等症。

歌曰：

梅花点舌方奇绝，乳没珠黄熊胆竭。沉麝雄黄朱砂面，硼砂蟾酥苦葶苈。

研细酥用人乳化，白梅花与真冰片。大头瘟及咽喉症，发背疔疮并瘰疬。

初起护心且解毒，诸般恶疮同消灭。

蟾酥丸

真蟾酥火酒化　朱砂各三钱　雄黄二钱　轻粉要真扫盆　冰片各一钱　铜绿五分　枯矾五分　胆矾成块如鸡卵大，青碧色如琉璃，系碎纵横解皆成叠方真　寒水石煅　乳香去油　没药去油　麝香各五分　蜗牛即旱螺，二十个

各研细称准，择吉。忌鸡犬、妇人见。将蜗研烂，全蟾酥入药，捣为丸，绿豆大，每服五七丸，重症多至九丸，用葱白五寸捣烂冲，无灰酒送下，出汗为度。或稍吐泻，毒即解。

外治之法，搓条作饼，随症用之。

本方加蜈蚣一条，酒炙黄去头足，血竭一钱，名飞龙夺命丹，

治恶疽、疔毒神效。服后忌茄子、黄瓜、猪、鸡、湿面、发物。

蟾酥丸亦可研面作为掺药，遇疔疮恶毒以及发背、脑疽、搭手等症，似溃非溃之际，掺上少许，纸膏罩之，亦能化险为夷，阴转为阳也。

一名夺命丹，治疔疮、发背、脑疽、乳痈、附骨疽一切恶症歹疮，麻木不疼，或呕吐昏愦，服此即起发，不痛者痛，痛甚者止，昏愦者醒，未成即消，已成即溃，恶症中起死回生之至宝。

歌曰：

蟾酥一名夺命丹，冰麝雄朱轻胆矾。乳没枯矾寒水石，蟾酥蜗牛共捣丸。

更有铜绿宜挑拣，痈疽发背莫轻看。内服不过五七九，无灰酒送保平安。

保安万灵丹

茅术八两 麻黄去根节 羌活 荆芥 防风 细辛 川乌 草乌一味汤泡去皮 川芎 石斛 全蝎 当归 甘草 何首乌 天麻各一两 雄黄六钱

为细末，水泛为丸，朱砂二钱为衣，礶贮，恶疮初起二三日，间或痈疽已成十日前后未出脓者，状若伤寒，头痛烦渴，拘急恶寒，胶体疼痛，恶心呕吐，四肢沉重，皮肤壮热，并用葱白九枝，煎汤送服二钱，盖被出汗为效。未成即消，已成即溃，如病无表里相兼，不必发散，只用热酒送下，服后避风，忌冷物，戒房事，孕妇忌服。

《金鉴》曰：疮疡皆起于营卫不调，气血凝滞，始生痈肿，此药专能发散，又能顺气搜风，通行经络，所谓结者开之也。汗之则疮已，正与此相合。此丸南方水泛，用雄黄为衣，其辛辣窜鼻，令人呕吐，北方蜜丸，朱砂为衣，容易入口，然诸般辛窜之药被蜜粘住，不能发泄，亦非正法，最好雄黄和在一处，水泛为丸，如绿豆大，入口既无气味，药力亦易发泄，仆深体人情起见，非矫情眩异也。

治痈疽、疔毒、对口、发颐、风湿、流注、附骨阴疽、鹤膝风、瘫痪、口眼歪斜、半身不遂、遍身走痛、疝气、头痛、破伤风牙关紧闭，截解风寒，无不应效。

歌曰：

万灵丹方茅术君，麻黄羌活蝎防风。细辛川草乌甘草，荆齐雄黄首乌从。芎归天麻同佐入，水泛为丸服有功。如有表邪葱汤送，无邪何妨热酒冲。房事生冷俱禁忌，倘然见汗务避风。

黎峒丹

血竭三钱 牛黄一钱 阿魏三钱 天竺黄三钱 儿茶三钱 三七三钱 藤黄一钱半 五倍子焙，三钱 乳香二钱，去油 没药三钱，去油 山羊血五钱 千金子三钱，去壳油 朱砂二钱 冰片一钱

共研极细面，糯米糊为丸，金箔为衣，每丸重一钱，陈酒送下一丸。

治一切跌打损伤，并可磨涂诸肿。

歌曰：

黎峒阿魏竭藤黄，天竺儿茶没乳香。三七五倍山羊血，冰片牛黄千金霜。更有朱砂十四味，糯米糊丸金箔勷。一切损伤俱可服，并可涂摩诸肿疡。

万消化坚丸

方八即马前子去皮，麻油熬至浮起取出，洗去油，晒干研，二两 芫花炭五钱 川乌姜制，五钱 草乌姜制，五钱 乳香去油，三钱 没药去油，三钱 当归

二两 延胡二两 全虫酒洗，炒，二两 炙山甲四两

共为细面，神曲糊丸，如梧桐子大，每朝服十四丸，陈酒送。

此方治无名肿毒，以及流注结核，鱼口便毒，乳痰乳癖，与小金丹同功。治痈疽肿毒，立见奇功，孕妇忌服。

歌曰：

万消化坚首方八，川草元胡乳没药。全虫酒洗当归等，芫花炭与穿山甲。神曲糊丸桐子大，早服十四陈酒下。痈疽肿毒见奇功，结核流注皆不怕。乳痰乳癖及乳岩，鱼口便毒退三舍。

舒肝化坚丸

大生地四两 川芎酒炒，二两 白芍酒炒，二两 川楝子连核打，炒二两 当归酒炒，二两 丹参酒炒，二两 牡蛎煅，三两 夏枯草烘，三两 花粉酒炒，二两 香附醋炒，二两 半夏炒，二两 石决明煅，三两 郁金炒，二两 沉香镑，五钱 橘核炒，三两 全虫酒炒，一两五 土贝母去心，二两 茯苓二两 白蒺藜炒，二两 苏梗粉一两 延胡炒，二两 柴胡炒，五钱 青皮炒，二两 两头尖炒，三两

共为面，炼蜜丸如梧子大，每朝服五钱，陈酒送下，治肝经郁火、乳痰、乳癖及颈项失营、马刀郁痰、疬核等症。

歌曰：

化坚肝经郁火甚，乳后乳癖共失营。马刀瘰疬兼痰核，诸凡郁症见奇功。

川楝沉香苓橘核，芎归柴芍夏全虫。牡蛎生地延香附，花粉蒺藜土贝同。

两头尖与苏梗粉，郁金青皮微火烘。研面蜜丸桐子大，五钱早服用酒送。

八反丸

桂心 甘遂 细辛 归身 甘草 白芷 海藻 红花 全虫 虎骨 白及 川乌姜制 半夏 芫花 牙皂 草乌姜制

以上各一两，各炒为面，用核桃肉泡去皮四两，乌梅净肉半斤蒸烂，明矾末八两，量加枣肉，共捣为丸，每服三钱，夏枯草汤下。

治痰核瘰疬。

歌曰：

八反痰核兼瘰疬，桂心虎骨并全蝎。细辛白芷同半夏，川草芫花与白及。归身海藻红花皂，甘遂甘草两相敌。核桃去壳乌梅入，明矾八两加枣肉。共捣为丸枯草送，每服三钱无异说。

五龙丸

山甲土炒 全蝎酒炒 槐米 僵蚕炙 土贝母研，各等分

上为面，釉糊捣丸，如梧子大，每服三钱，陈酒送下，治流注、腿痈之半阴半阳者，服之未成即消，已成即溃，并治鱼口便毒。

歌曰：

五龙丸方五味药，山甲槐米全蝎入。僵蚕土贝共等分，釉糊为丸桐子局。此丸药性极平和，每用三钱陈酒喝。流注腿痈阴阳半，鱼口便毒也可服。未成即消已成溃，既可除根且败毒。

洞天救苦丹

经霜楝树子炒，二两 白芷焙，一两 带子蜂房炙，一两 两头尖二两

上为末，每服二钱，沙糖调陈酒送下。如无经霜楝树子，以川楝子代之。如无带子蜂房，以蜈蚣七条代之。

治乳痰、乳癖未成岩者。

歌曰：

名称洞天救苦丹，专治痰癖并乳岩。经霜楝子蜂房芷，两头尖共药四般。照方配合同为面，沙糖调酒两相参。若无带子蜂房在，七条蜈蚣便可代。

广毒至灵丹

生大黄晒研，三两 生川连晒研，三两 广珠五钱 黄芩盐水炒，一两 朱砂三钱 百部盐水炒，一两 核桃夹盐水炒，一两 肥皂荚灰二两 血余二两 骨余土炒，五钱，即人牙

上为细面，陈酒泛丸，每日朝三钱，夜二钱，陈酒送下。不吃酒，夏枯草汤送下。

治广痘霉癣，梅疮透顶，下疳结毒。

歌曰：

广毒至灵丹骨余，大黄芩连与广珠。朱砂百部核桃夹，肥皂灰荚同血余。依方制炒无惰怠，共为细面酒泛丸。不能喝酒枯草送，每日早晚自安排。

一粒珠方

炙山甲二十四两 珍珠三钱 京牛黄三钱 台麝四钱 梅片四钱 蟾酥一钱五 明雄四钱 朱砂四钱

上照方配合，各用净面戥准蜜丸，每丸重一钱，蜡壳。此方治痈疽发背、对口脑疽，以及鱼口便毒。初起服一二丸或三四丸，酒送下，当可消释。

歌曰：

一粒珠是痈疽宝，无论阴阳极神效。脑疽发背与横痃，初起服

之命堪保。珠黄冰麝甲明雄，蟾酥朱砂须择好。

越鞠饮

苍术炒，钱半　神曲炒，三钱　香附一钱五　山楂二钱　山栀炒，一钱　抚芎炒，一钱　麦芽一钱五　赤苓三钱　橘叶一钱　半夏二钱　砂仁五分　甘草一钱

治六郁牙齿作痛，口舌生疮，或胸膈痞满，呕吐吞酸，或腹胀腿酸等症。

歌曰：

越鞠饮治六般郁，气血痰火湿食因。芎苍香附兼栀曲，橘苓半夏麦砂仁。口舌生疮胸痞满，肚腹膨胀或牙疼。腿酸腰楚浑难受，诸凡郁症效如神。

加减八味地黄丸

怀庆地黄肥大沉水者，酒洗净，磁碗盛之，大砂锅内，竹棒架起，汤浸过碗底原盖盖之，湿纸糊缝，勿令泄气，以火从巳至酉蒸之，候冷取出，晒干称准八两重，再如前法蒸之，乘热杵烂入药

干山药　山萸肉　五味子各四两　牡丹皮　白茯苓　泽泻酒浸蒸，焙，各三两　肉桂二两

上各另为末，入地黄和匀，加炼蜜为丸，如梧桐子大，每服七八十丸，空心白汤食前下。

李氏曰：一贵人病疽，未安而渴作，日饮水数升。予用前方，诸医大笑云：此药若能止渴，我辈不复业医矣。仍用木瓜、乌梅百药煎等渴愈，甚不得已。用此丸三日渴止，久服气血益壮，饮食加倍。

歌曰：

加减八味能止渴，引火归源液即生。大渴引饮身无汗，四肢酸

懒精神乏。山药丹苓萸熟地，泽泻须知用酒蒸。肉桂五味同为面，炼蜜为丸白水吞。

济生犀角地黄汤

犀角镑，钱半 生地黄三钱 赤芍药一钱五 牡丹皮一钱五 升麻五分 黄芩一钱 川连一钱五

上水煎熟，入犀角末服。

治胃经血热妄行，吐血、鼻血、口齿出血以及大便下血。举凡痈疽血热，疮口流血并血箭等症，若因怒而致，加银柴胡；若脾气虚而不能摄，用归脾汤；若肝脾火动而妄行，用加味逍遥散；若脾气虚而不能统，用补中益气汤加炮姜；若血虚有火而妄行，用四物汤加炮姜；若肾经虚火而血妄行，用六味丸，料不应，急加肉桂以引虚火归源。

歌曰：

犀角地黄赤芍丹，栀子升麻及芩连。一切血热妄行症，若因郁怒加银柴。倘果脾虚血不摄，归脾汤用立时安。肝脾火动血妄行，逍遥加味保安宁。脾气虚而不能统，补中益气佐姜行。血虚有火用四物，再加炮姜务认明。肾经虚火须六味，得好肉桂火归经。

黄连消毒饮

黄连五分 黄芩五分 黄柏酒洗，五分 人参五分 知母四分，酒炒，此以苦寒引用通经，为君 羌活一钱 独活五分 防风五分 藁本五分 连翘一钱，以此大辛解本经之结，为臣 黄芪一钱 甘草炙，五分，此以甘温配诸苦寒者三之一，多则滋荣气而补土 当归身一钱，酒洗 生地黄一钱，酒洗，此以辛温之味和血补血 陈皮五分，不去白，补胃气 甘草梢五分，此以甘寒泻肾火之邪，补下焦元气 泽泻七分，渗淡导酒湿扶助秋冬 防己五分，酒洗，除膀胱留热 当归梢五分 苏

木五分，去恶寒 桔梗一钱，使诸药不下沉，为舟楫之用

凡所用之药用酒洗并入酒煎者，用酒热为因为使。

上俱作一服，水三盏煎，减一半去滓，入酒少许再煎，食后温服。投剂之后不得饮水，必再作脓效迟。初患三日者，服之立效。凡疮皆阴中之阳、阳中之阴二症而已。东垣治疽，阳药七分，阴药三分，名曰升阳益胃散，老人宜之。亦名复煎散，或加乳香、没药各一钱。

上东垣论：膏粱肉食之变，治宜苦寒，不宜芳香者，如解里条撮要，内消升麻汤。

孙真人单煮大黄汤，皆为富贵肉食之辈设也。

治痈疽、发背、对口、脑疽一切无名恶毒。凡富贵之家，平日膏粱厚味，嗜酒炙煿，肺气大伤，房劳无度，肾水干涸，初起疮色紫黯，神识昏蒙，毒邪内陷，一切凶险之症能令化险为夷。

歌曰：

黄连消毒柏防芩，羌独参芪归草并。知母陈皮防己藁，草梢生地泻翘寻。

桔梗加入如舟楫，能载诸药往上行。富贵膏粱诸恶症，脑疽发背一时平。

连翘败毒散

羌活一钱 独活一钱 连翘三钱 荆芥二钱 防风一钱五 柴胡一钱 升麻三分 桔梗一钱 甘草一钱 川芎一钱 牛蒡子三钱 苏木一钱 当归尾二钱 红花五分 陈皮一钱 天花粉一钱五

上用水一钟，好酒一钟，同煎至一钟，去滓徐徐温服。如未消，加穿山甲、蛤粉炒一钱，肿至面者加香白芷一钱，漏芦五分；如大便燥实者，加酒浸大黄钱半，壮者倍用之；凡内有热或寒热交

作者，倍用柴胡加酒洗黄芩一钱，酒炒黄连一钱。

治时瘟、风毒、两颔发颐，或而目浮肿，形寒身热，状似大头瘟者，服之能令邪散肿消。

歌曰：

连翘败毒治时瘟，羌独荆防甘桔陈。柴胡归尾红花粉，苏木川芎牛子升。两颔发颐头目肿，形寒身热大头瘟。水酒煎服毒邪散，药果对症显功能。

十全大补汤

人参一钱 黄芪二钱 白芍二钱 肉桂一钱 川芎一钱 熟地三钱 当归二钱 白术一钱 茯苓二钱 炙甘草五分

水二茶钟，姜三片，枣二枚，煎八分，食前服。

治溃疡发热，或恶寒，或作痛，或脓多或清稀，或自汗、盗汗及遍身流注，瘰疬，便毒，诸疮久不作脓，或脓成不溃，溃而不敛。若气血不足之人，结肿未成脓者，宜加陈皮、香附、半夏、连翘，服之自消。

歌曰：

十全大补术参芪，归芍川芎熟地宜。肉桂茯苓甘草炙，姜枣同煎不算奇。发热形寒或作痛，脓多或少或清稀。溃疡日久口不敛，虚汗淋漓饮食微。流注瘰疬久漫肿，气虚色白不成脓。陈皮香附宜加入，半贝连翘酌量需。

八珍汤

川芎一钱 白芍二钱 当归二钱 熟地三钱 人参一钱 白术一钱 茯苓二钱 炙甘草五分

水二茶钟，姜三片，枣二枚，煎八分，食前服。

治溃疡诸症，调和荣卫，顺理阴阳，滋养气血，进饮食，和表里，退虚热，为气血俱虚之要药。

歌曰：

八珍汤擅理阴阳，芎芍当归熟地黄。参苓白术兼甘草，何愁虚弱不康强。痈疽溃后扶荣卫，气血调和饮食香。时有时无微虚热，服过热退即身凉。

补中益气汤

黄芪一钱五　人参一钱　甘草炙，一钱　当归一钱　白术一钱　升麻三分　柴胡五分　陈皮五分

水二茶钟，姜三片，枣二枚，煎一钟，空心热服。

治疮疡元气不足，四肢倦怠，口干发热，饮食无味，或饮食失节，或劳倦身热，脉洪大而无力，或头痛而恶寒，或声高而喘，身热而烦。

歌曰：

补中益气用陈皮，当归升麻参术芪。甘草柴胡姜枣引，元虚不足得和宜。四肢倦怠身寒热，口渴头疼外感微。饮食失节无滋味，气促声高精力疲。

人参养荣汤

白芍一钱半　人参一钱　陈皮一钱　黄芪一钱　桂心一钱　当归一钱　白术一钱　甘草一钱　熟地黄二钱　五味子七粒　茯苓一钱五　远志五分

姜三片，枣二枚，水二茶钟，煎八分，食远服。

治溃疡发热恶寒，四肢倦怠，肌肉消瘦，面色萎黄，呼吸短气，饮食无味，不能收敛，或气血原不足，不能收敛。若大疮愈后多服，不变他症。

歌曰：

人参养荣即十全，除去芎加陈远味。脾肺俱虚血不足，引入姜枣是合剂。面色痿黄形消瘦，饮食无味少精神。溃疡日久口不敛，多服自无变症虞。

人参黄芪汤

人参一钱 黄芪二钱 白术一钱 麦冬一钱 归身一钱 苍术一钱 甘草五分 陈皮五分 升麻三分 神曲一钱 五味子炒，五分 黄柏酒拌炒，三分

水二茶钟，姜三片，枣二枚，煎八分，食远服。

治溃疡虚热，不睡少食，或秽气所触作痛者。

歌曰：

人参黄芪汤更奇，麦冬二术草陈皮。黄柏归身五味子，升麻神曲姜枣随。溃疡正虚邪热甚，不进饮食不能眠。或触秽气增疼痛，神识昏愦杳不知。

托里清中汤

人参一钱 白术二钱 茯苓二钱 麦冬一钱 五味子五分 桔梗一钱 半夏二钱 陈皮五分 木瓜五分 甘草五分

水二茶钟，煨姜三片，枣两枚，煎八分，食远服。

治痈疽脾胃虚弱，咳嗽，痰气不清，饮食少思者。

歌曰：

托里清中汤茯苓，术冬五味桔人参。枣姜半夏陈皮草，专治疮疡肺不清。胃口不开体虚弱，咳嗽痰粘食不进。脾胃可醒能纳谷，并可消痰保肺阴。

托里建中汤

人参二钱 白术二钱 茯苓二钱 半夏一钱半 炮姜一钱 甘草五分 熟附子八分

水二茶钟，煨姜三片，枣二枚，煎八分，不拘时服。治痈疽元气素虚，或因寒凉伤脾损胃，饮食少思，凡餐无味，或作呕泄泻等症，急服以建中气。

歌曰：

托里建中附子强，参苓白术与炮姜。制好半夏同甘草，补气回阳法最良。痈疽元气素不足，呕吐泄泻腹常鸣。更兼寒凉伤脾胃，饮食乏味保能醒。

托里温中汤

白术二钱 茯苓三钱 木香八分 丁香五分 半夏二钱 陈皮一钱 羌活八分 益智仁二钱 干姜炮，八分 人参一钱 白蔻仁一钱 附子二钱 甘草一钱

水二茶钟，姜三片，枣二枚，煎八分，不拘时服。

治痈疽阳弱阴寒，脉虚身冷，或疮为寒变，反致不疼，或脓水清稀，心下痞满，肠鸣腹痛，大便微溏，食则气短，呕逆不得安卧，时发昏愦者。

歌曰：

托里温中益智仁，木香白蔻与人参。苓草术羌附子夏，公丁香及炮姜陈。阳弱阴寒身发冷，疮因寒变反不疼。脓水清稀胸痞满，肠鸣腹痛大便溏。气短神疲频呕逆，昏愦夜卧不安宁。

圣愈汤

熟地五钱 生地五钱 川芎一钱 人参五钱 归身二钱 黄芪盐水炒，三钱

水两茶钟，煎八分，食远服。

治溃疡脓水出多，气血俱虚，脉细空无力，以致心烦不安，睡眠不宁，或五心烦躁等症。

歌曰：

圣愈汤用生熟地，芎归佐入与黄芪。人参须选真地道，内热心烦此可医。脉来虚软空无力，脓水频流精力疲。五心烦躁难安睡，气血双虚补却宜。

保元大成汤

人参三钱 白术三钱 黄芪蜜水拌炒，三钱 茯苓二钱 白芍二钱 陈皮一钱 归身二钱 炙甘草一钱 附子一钱五 山萸肉二钱 五味子一钱 木香五分 砂仁五分

水二茶钟，煨姜三片，去皮大枣三枚，煎八分，食远服。服至精神回，手足暖，脾胃醒，肉色红为度。以上数症乃元气虚脱，已欲变坏之症，非此不回也。

治溃疡元气素虚，精神怯弱，或脓水出多，神无所主，以致睡卧皆倦，六脉虚细，足冷身凉，便溏或秘，胸膈或宽或不宽，舌虽润而少津，口虽食而无味，疮懈不紧，肉色微红，总由不足，大补堪施。

歌曰：

保元大成用木香，归术参苓及枣姜。

山萸五味砂仁芍，附草芪陈同与勷。

精神怯弱毫无主，脉细身凉足也凉。

舌润少津食无味，脓水多流血亦伤。

脾虚睡卧皆倦乏，疮色微红色不扬。

气血双虚成坏症，此方服后顿回阳。

香砂六君子汤

人参二钱 白术二钱 茯苓二钱 陈皮一钱 半夏一钱 甘草一钱 藿香一钱 砂仁五分

姜三片，枣二枚，水两茶钟，煎八分，食远服。

治溃疡脾胃虚弱，恶心呕吐，或饮食不思，完谷不化等症。

歌曰：

香砂六君醒胃气，参苓白术与藿香。

砂仁半夏陈皮等，甘草同煎加枣姜。

完谷不化由脾弱，饮食不进乃胃伤。

胸满恶心或呕吐，脾胃双虚服即康。

醒脾益胃汤

人参二钱 陈皮一钱 茯苓二钱 半夏二钱 山药三钱 白术一钱五 苍术一钱 厚朴一钱 泽泻一钱五 麦芽一钱五 木香八分 山楂一钱 苏子一钱 猪苓二钱 老黄米炒黄，二钱

水两茶钟，姜三片，灯心三十寸，煎八分，食前服。

治溃疡脾胃虚弱，过伤饮食生冷，以致胸膈不宽，时打饱嗝，四肢而目浮肿，及小水不利等症。

歌曰：

醒脾汤用朴山楂，二术二苓参麦芽。

泽泻陈皮山药夏，木香苏子米并加。

溃疡日久气不壮，误餐生冷脾胃弱。

胸膈不宽四肢肿，嗳声连连气不洽。

小水不通固可怕，而目浮肿更堪嗟。

托里定痛汤

归身二钱 熟地黄三钱 乳香一钱 没药一钱 川芎一钱 白芍三钱 肉桂一钱 粟壳泡去筋膜，蜜炒，二钱

水两茶钟，煎八分，随病上下食前后服之。

治痈疽溃后血虚疼痛，不可忍者，服之甚效。

歌曰：

托里定痛散当归，乳没川芎白芍随。

粟壳桂心并熟地，疼痛疮疡频绉眉。

粟壳去筋须蜜炒，肉桂上好奏功伟。

溃破疮疡疼痛甚，水煎立可解忧愁。

神应异功散

木香一钱 官桂一钱 当归二钱 人参二钱 茯苓三钱 陈皮一钱 白术二钱 半夏一钱

丁香五分 肉豆蔻五分 附子一钱 厚朴五分

水两茶钟，姜五斤，枣三枚，煎八分，不拘时服。

此方痈疽阴症及杂症阳气脱陷，与寒气逼阳于外，发热烦躁，口干作渴，投以姜、桂附子之类，津液顿生，烦热顿退，其应如响。

治溃疡阴盛阳虚，发热作渴，手足并冷，脉虚无力，大便自利，至饮沸汤而不知其热者。

歌曰：

异功散中丁木香，参苓桂附可回阳。

当归半夏陈皮朴，肉蔻还加术枣姜。

溃疡阴盛阳虚极，口渴身烧手足凉。

纵饮沸汤不觉热，脉虚无力大便溏。

阳气脱陷难挽救，此方投服保安康。

八仙糕

人参六两　山药六两　茯苓六两　芡实六两　莲肉六两　糯米三升　粳米七升　白糖霜二斤半　白蜜一斤

上将人参等五味各为细末，又将糯、粳米亦为粉，与上药末和匀，摊铺笼内，切成条羔蒸熟，火上烘干，瓷器密贮，每日清早用白汤泡用数条，或干用亦可，但觉饥时随用数条，甚便。服至百日，轻身耐老，壮助元阳，培养脾胃，妙难尽述。

治痈疽脾胃虚弱，精神短少，饮食无味，食不作饥，及平常无病，久病但脾胃虚，食少呕泄者并妙。

歌曰：

八仙糕设却为何，养胃扶脾止泻多。

山药参苓莲芡实，白糖米粉蜜调和。

痈疽脾胃虚弱极，饮食乏力精神无。

肉削肌消频呕泻，此糕常吃效无过。

小儿见之尤喜爱，久吃诸病暗消磨。

胃爱丸

云片白术一两，鲜白者，米泔浸去涩水，切片晒干，同麦芽同炒　怀庆山药一两，肥大上白者切片，用男乳拌湿，候润透晒微焙　上白茯苓一两，切一分厚，用砂仁二钱，共茯苓合碗内饭上蒸熟，只用茯苓　清河人参一两，制毕晒干，共为细末　陈皮用陈老米先炒黄色，方入同炒，微燥，勿焦，六钱　小紫苏蜜拌透，晒干微蒸，片时连根叶切片，五钱　白豆蔻三钱　莲肉去皮心，五钱　炙甘草三钱

上共为细末，用陈老米二合微焙碾粉，泡荷叶汤打糊丸梧子

大，每服八十丸，清米汤不拘时服。

治溃疡脾胃虚弱，饮食诸味不喜，用过开胃进食之药不效者，此脾崩之象，宜服之。食进为吉。

歌曰：

胃爱丸中苓术参，山药紫苏梗叶陈。

建莲甘草蜜丸就，方内应需白蔻仁。

饮食不思脾胃弱，医家无术显功能。

开胃诸方无寸效，此丸频服效如神。

丑部　选方下卷

敷药门

如意金黄散

天花粉上白者，十斤　黄柏　大黄　姜黄各五斤　白芷五斤半　紫厚朴　陈皮　天南星　甘草　苍术各二斤

以上共咀片晒干，用大磨连磨三次，方以密箩筛出，磁器收盛，勿令泄气。凡遇红赤肿痛，焮热未成脓者，俱用葱汤同蜜调敷，如漫肿无头，皮色不变，湿痰流注，附骨痈疽，鹤膝风等症，俱用葱酒煎调，如微热微肿及大疮已成，欲作脓者，并夏月火令，俱用茶调蜜敷，如风热所生，皮肤炕热，红色光亮，形状游走不定者，俱用蜜水调敷。如天泡火丹、赤游丹、黄水疮、恶血攻注等症，俱用芙蓉根叶捣汁调敷，如汤泼火烧，皮肤破烂，麻油调敷，具此诸引理取寒热温凉制之。又在临用之际顺合天时，洞窥病势，使引为当也。

治痈疽发背，诸般疔毒，跌打损伤，湿痰流注，大头时瘟，漆疮火丹，风热天泡，肌肤赤肿，干湿脚气，妇女乳疮，小儿丹毒。凡外科一切诸症，无不随手取效，诚疮家良便方也。

歌曰：

如意金黄散痈疡，芷朴陈皮甘草勷。

姜黄苍术天花粉，黄柏南星与大黄。

一切痈疽并疔毒，蜜水调敷功更强。

亦有葱酒茶调者，看症临时酌量详。

回阳玉龙膏

草乌炒，三两　军姜煨，三两　赤芍炒，一两　白芷一两　南星煨，一两　肉桂五钱

上制，共研细末，热酒调敷，此有姜桂能生血热，血既热，恐不能散而反为害，故用草乌、南星可以破恶气，祛风毒，活死肌，除骨痛，消结回阳，用白芷、赤芍足以散滞血，止痛苦，加酒以行药性，通气血，虽十分冷症，未有不愈者也。

治阴疽不高肿，不焮痛，不发热，不作脓及寒热流注，肢风久损，冷痛痹风，诸湿脚气，手足顽麻，筋骨疼痛及一切皮色不变，漫肿无头，鹤膝等风，但无皮红肌热者，用之皆效。

歌曰：

回阳玉龙敷阴疽，不肿不热不焮疼。

南星赤芍香白芷，肉桂干姜共草乌。

共研细面宜预备，用时当知酒调和。

冷痛风痹诸脚气，顽麻筋骨可消除。

漫肿无头色不变，附骨阴疽也可涂。

散滞行血还止痛，鹤膝风生更堪锄。

冲和膏

紫荆皮五两　独活三两　赤芍二两　石菖蒲一两半，各炒　白芷一两

上为细末，葱汤、热酒俱可调敷。

治痈疽发背，阴阳不和，冷热不匀者宜之。

歌曰：

冲和原本是调和，冷热相凝此药敷。

和气疏风能活血，紫荆独芷芍菖蒲。

发背痈疽俱可用，乳痈对口酒调涂。

已成未成皆得力，色白漫肿渐消磨。

铁桶膏

铜绿五钱　白及五钱　明矾四钱　胆矾四钱　轻粉一钱　郁金一钱　五倍子一两，微炒　原麝三分

上为末，用陈米醋一碗杓内慢火熬至一小杯，候起金色黄泡为度，待温入药末一钱搅成膏，每用时炖温，以新笔涂疮根，绵纸盖之，其疮自生绉纹，渐收渐紧，不至开大为效。

治发背将溃已溃时根脚走散，不收束者。

歌曰：

铁桶专敷发背疮，铜绿明矾胆麝香。

轻粉郁金白及等，五倍焙黄须一两。

将溃已溃根脚散，米醋熬开色微黄。

调和药末搅成膏，隔水温化新笔上。

移毒散

白及一两六钱　紫花地丁八钱，煅　乌鸡骨一钱　朱砂一钱　雄黄一钱　轻粉一钱　五倍子二钱　大黄二钱　牙皂八分

共为细末，醋调敷患之上截，即移至下半截，屡验。仍照人虚实内服药饵。

治一切痈疽毒症发于骨骱节缝间。此药能移之上下，可免残废。

歌曰：

移毒散善移毒疮，骨骱要害移之良。

白及五倍乌鸡骨，轻粉雄黄及大黄。

牙皂朱砂地丁草，共研细面用醋调。

上截移至下半截，纵在要害保无妨。

紫金锭

大黄一两 降香屑五钱 山慈菇三钱 紫大戟五钱 生南星五钱 生半夏五钱 雄黄三钱 麝香三分 炙乳没各三钱

共研细面，以曲糊打和，撚锭子，鲜菊叶汁磨敷，治一切风火肿毒。

歌曰：

紫金能除风火毒，大戟慈姑降香屑。

南星半夏雄黄麝，大黄为君佐乳没。

共研细面糊成锭，菊汁磨涂祸转福。

金不换

千金霜五两 紫参七两五钱 明雄七两五钱 寸香七钱五 五倍子五两 朱砂二两五钱 血竭二两五 大戟五两 茅菇五两 冰片七钱五分

共研细面，糯米粉打糊做条，每重一钱，每料三十四两，约计四百锭上下。

治痈疽肿毒，发背疔疮，一切无名肿毒、对口恶疮以及蛇咬、毒虫咬一切阴阳难辨之症，用醋摩涂，凉茶亦可。并可开水化服，痈疽初起，毒邪内闭，便不通，服之当作泻药。

歌曰：

金不换方本无他，冰射千金血竭花。

茅菇紫参兼五倍，明雄大戟共朱砂。

研面糯粉成为糊，成锭成条瓶贮着。

发背痈疽均可化，疔疮恶毒亦堪拔。

醋摩茶摩酌量施，外敷内服并用之。

此方本名玉枢丹，略为改变莫疑猜。

真君妙贴散

荞面五斤 明净硫黄十斤，为末 白面五斤

上三味共一处，用清水微拌，干湿得宜，赶成薄片微晒，单纸包裹，风中阴干收用。临时研细面，新汲水调敷，如皮破血流湿烂者用麻油调敷，天泡火丹、酒刺者用靛汁调搽，并效。

歌曰：

真君妙贴破二面，水调顽硬不痛脓。

油调湿烂流血痛，靛汁泡丹酒刺风。

此患四时皆可有，不分春夏及秋冬。

男女老少尤不计，那管商宦与农工。

二青散

上青黛一两 青露三两，即芙蓉叶 黄柏一两 白蔹一两 白薇一两 白及一两 水龙骨一两，即多年船底旧油灰 白鲜皮一两 花粉三两 大黄四两 朴硝一两 白芷一两

上十二味为面，用醋蜜调敷，已成者留顶，未成者满敷。此散治一切阳毒，红肿疼痛焮热及一切无名肿毒，皮色红，扪之灼手者均宜。未成者即消。

歌曰：

二青专敷阳毒疮，焮红肿痛用皆良。

黛柏蔹薇芙蓉叶，芷龙及粉大黄硝。

肿毒无名诸阳症，色红皮热莫他商。

醋摩调涂疮顶上，已成留顶未改章。

乌龙膏

木鳖二两，去壳 草乌五钱 小粉四两 半夏二两

上四味于铁铫内，俱慢火炒焦，黑色为度，研细。以新汲水调敷，一日一换，自外向里涂之，须留疮顶，令出毒气。

此膏治一切诸毒红肿，赤晕不消者，用此药敷上极有神效。

歌曰：

乌龙膏用治诸毒，赤晕能收治肿疡。

木鳖草乌小粉夏，凉水调敷功效良。

痈疽发背奇难症，晕如月枷绕周匝。

更有一般无名毒，不计部位并上下。

此方敷上奏神功，只须一日全消化。

平生验过难数计，后人切莫作虚话。

膏药门

加味太乙膏

肉桂 白芷 当归 元参 赤芍 生地 大黄 土木鳖各二两 真阿魏二钱 轻粉四钱 槐柳枝各百段 血余一两 东丹四十两 乳香 没药各五钱

上十味二枝，用真麻油五斤，将药浸内，春五夏三秋七冬十，候日数满足，入净锅内熬，药枯浮起为度。住火片时，滤净渣，将锅拭净再熬。投下血余，漫火至血余浮起为度，以槐柳枝挑似膏溶化之状方算成功。每油一斤，下飞过黄丹六两五钱，徐徐投入，渐加火大。夏秋亢热，每油一斤加丹五钱，不住手搅，以烟尽为度，滴水中试软硬得中，如老加热油，嫩飞丹搅匀，以不老不嫩为式。端下锅来，方下阿魏，预成薄片，散油面上化尽，次下乳没、轻粉

调匀，倾水盆中，柳棍搂成一块，再换冷水浸片时，每分半一块，拈扯百转，又换冷水浸一时取收。用时取一块，铜器溶化，随便摊贴，至妙。

治一切恶疮及跌扑损伤，湿痰流毒，风湿遍身，筋骨走痛，内伤风，郁火，腹胸背攻刺作疼，腿脚酸软，腰膝无力，烫火刀伤，五损内痈，七伤外症，俱用贴患处，男子遗精，女人白带，俱贴脐下，脏毒肠痈亦可丸服，并诸般疮疖，血风癞痒，百药不效者，用之皆效。

歌曰：

加味太乙膏更强，那怕痈疽诸恶疮。
跌扑损伤也可用，湿痰流毒亦堪尝。
肠痈脏毒为丸服，烫火刀伤贴最良。
元参生地桂阿魏，白芷当归没乳香。
赤芍大黄土木鳖，血余轻粉柳槐壐。
麻油八十入锅泡，四十黄丹炼膏良。
照方配合无差错，效如桴鼓妙无双。

巴膏

木鳖子念一个　象皮一两　大穿山甲四十九片，油煎化为度　巴豆仁三十五粒　真芝麻油四斤　山栀子八十个，红者去壳煎化去渣　桃柳杨槐桑各九条撅碎，五种俱用嫩枝

将香油炸枯树枝，用铁丝小网杓捞出树枝，再入木鳖子、象皮、穿山甲、巴豆仁、红栀子炸化，明绢袋滤去渣滓，将前油复入锅内熬沸，撤火稍定，入炒过黄丹搅匀，将锅取起，再入血竭、儿茶、制乳香、制没药各三钱，硼砂五钱细细搅匀，用凉水一盆，将膏倾入水内，用手扯药千遍，再换水数次，拔去火气，收贮磁罐

内。临用重汤炖开摊贴，忌用火烘。此膏贴痈疽、发背、一切无名肿毒极有功效。

歌曰：

巴膏痈疽发背疮，无名肿毒及诸疡。

象皮木鳖穿山甲，巴豆栀子去壳良。

麻油必要真地道，树枝桃杨柳槐桑。

各取九条同煎透，顶好东丹收膏强。

乳没儿茶并血竭，研细硼砂末后加。

水中手扯千余遍，临用重汤炖化烊。

仙传三妙膏

紫荆皮 独活 白芷 赤芍 菖蒲各一两 大黄 黄柏 黄芩 川连 千金子 当归 桃仁 红花 苏木 肉桂 防风 荆芥 羌活 麻黄 细辛 半夏 牙皂 乌药 贝母 牛蒡 花粉 黄芪 银花 连翘 山甲 柴胡 苦参 僵蚕 白附子 鳖甲 全蝎 猬皮 草乌 大戟 天麻 巴豆 蓖麻子 牛膝 防己 良姜 海风藤 白及 白蔹 甘草 血余各五钱 蜈蚣三条 蛇蜕一条

上用香油二十斤，入锅内浸七日夜，再入桃柳桑槐枝各二十一段，每段寸许，熬至药枯，滤去渣，将锅拭净，再以密绢仍滤入锅内，再文武火熬至滴水成珠，大约净油止得一百六十两为准，离火入飞丹八十两，以一手持槐木棍，一手下丹，不住手搅匀，入后药：

乳香 没药各八钱去油 血竭 雄黄各五钱

四味另研先入搅匀，再入十味香珍：

木香 沉香 檀香 降香 枫香 丁香 藿香各五钱 麝香 冰片 珍珠各一钱

十味徐徐添入搅匀，再入樟脑五钱，成膏收贮，效难殚述。此膏贴外症，未成即消，已成即溃，溃后即敛，故名三妙。

治痈疽发背，对口疔疮，无名肿毒，湿痰流注，杨梅结毒，瘰疬乳疽，丹毒癖块，风湿闪挫，骨痛筋挛，金疮出血，跌扑损伤，烫火伤灼，蝎螫蜂叮等症。

歌曰：

仙传三妙有四黄，芩柏千金连大黄。

羌桃苏木红花桂，细辛半夏贝荆防。

鳖甲天麻翘大戟，紫荆独芷芎营当。

柴蝎血余麻巴豆，海风蔹及膝芪蒡。

白附苦参银牙皂，穿山猬己草乌姜。

蜈蚣蛇蜕蓖麻草，花粉僵蚕乌药勦。

应用香油三百两，入锅浸泡七日长。

槐枝以及桃桑柳，熬好飞丹炼膏良。

另有细药十几样，珍珠冰麝竭雄黄。

乳没沉檀降香等，藿木枫丁四种香。

樟脑要知末了兑，成膏密贮好收藏。

不论阴阳诸毒症，那管痈疽发背疮。

已溃未溃皆可用，始知三妙妙无双。

万灵膏药方

川芎 白芷 生地 熟地 当归 白术 苍术 陈皮 香附 枳壳 乌药 半夏 青皮 白蔹 细辛 知母 贝母 杏仁 黄连 黄芩 黄柏 栀子 大黄 柴胡 薄荷 赤芍 木通 桃仁 元参 猪苓 泽泻 桔梗 前胡 良姜 麻黄 牛膝 杜仲 山药 远志 续断 升麻 甘草 连翘 藁本 茵陈 地榆 防风 荆芥 羌活 独活 苦参 僵蚕 天麻 南星 川乌 草乌 芫花 巴豆 桑白皮 金银花 五加皮 威灵仙 白鲜皮 青风藤 益母草 两头尖 五倍子

大枫子 穿山甲 蜈蚣十条 苍耳头七个 桃柳榆槐桑楮枝各三寸

药共七十一味，各用五钱切片，真麻油十二斤浸之，春三日、夏五日、秋七日、冬十日，文武火煎至黑色为度，放冷，用麻布滤去渣，将油再秤。如有十斤，加飞过炒黑色黄丹五斤，依数下丹，决无差失，将油再熬，文火徐徐下丹，用槐柳棍不住手搅，熬至滴水成珠为度，春夏硬，秋冬软，此是要诀，用磁罐内贮之。又用

乳香 没药 血竭 轻粉 潮脑 麝香 龙骨 牛黄 雄黄 螵蛸 赤石脂

以上各一钱为末，用磁罐收贮，临开膏药时擦上些少，生肌止痛，调血气，去风湿，甚为神妙。

按穴贴法

五劳七伤，偏身筋骨疼痛，腰脚软弱，贴膏肓、肾俞、三里穴。

男子遗精、白浊，妇人赤白带下，经水不调，血山崩漏，贴阴交、关元穴。

痰喘气急，咳嗽，贴肺俞、华盖、膻中穴。

左瘫右痪，手足麻木，贴肩井、曲池穴。

小肠疝气贴膀胱穴。

赤白痢症贴丹田穴。

腰骨疼痛贴命门穴。

偏正头风贴风门穴。

心气疼痛贴中脘穴。

走风走气贴章门穴。

寒湿脚气贴三里穴。

疟疾贴臂男左女右。

一切无名肿毒、瘰疬、臁疮、杨梅疮、跌打损伤、痞块，不必寻穴，皆贴患处。贴法：如疮有脓血不净，痂瘢闭碍，须用药水洗

净拭干，候水干方可贴。如贴后有脓汁、黄水、流血，用纸侧傍引出，一日一换，无汁两日一换，至全愈止。凡洗拭换膏药，须预备新药即贴，恐新肉受风之故也。

专治男妇小儿远近五劳七伤，咳嗽，痰喘，气急，左瘫右痪，手足麻木，遍身筋骨疼痛，腰脚软痛，偏正头风，心气疼痛，小肠疝气偏坠，跌打损伤，寒湿脚气，痁疾痞块，男子遗精白浊，妇人赤白带下，月经不调，血山崩漏，无名肿毒，瘰疬臁疮，杨梅顽毒，误服轻粉，至伤筋骨疼痛变为恶疮、肿毒、烂疮，大如盘碟，或流黄水，或流脓血，遍身臭烂，不能行动者，贴之除根，其效如神。

歌曰：

万应灵膏治病多，手足麻木无奈何。

五劳七伤亦能治，左瘫右痪亦调和。

男子遗精并白浊，妇人赤白带下多。

无名肿毒俱堪化，瘰疬臁疮大可涂。

误服轻粉筋骨痛，此膏贴上效无过。

芍芷芎归生熟地，羌独芩连共柴胡。

远枳翘蚕升草膝，青陈苍白泻黄荷。

枫倍两头银半甲，茵陈榆断麻草乌。

巴豆桑皮芫知贝，良姜乌药柏荆蜈。

威灵青风鲜母草，苦参桃杏仲前胡。

香附木通生栀子，细辛藁本加川乌。

桔梗山药防苍耳，南星元参天麻猪。

槐树树枝共六样，更有桃柳桑榆楮。

方用麻油二十斤，泡浸须明三五七。

熬好滴水已成珠，软硬必用磁器贮。

龙骨牛黄必要佳，麝香赤芍乳没药。
螵蛸雄黄净轻粉，潮脑血竭临用加。
研为细而瓷瓶贮，开膏药时微手擦。
内症当知按穴贴，外症用之亦得法。

神应膏

乳香　没药各末一两　皮胶三两　姜汁二碗

先将姜汁砂罐内煎数沸，入皮胶化开，将罐取下，盛灰土，方入乳没末搅匀成膏，用不见烟的狗皮摊膏贴患处，仍用鞋底炙热，时时熨之，神效。忌铁器。(《万病春回》)

治骨节疼痛。

歌曰：

神应膏用狗皮摊，骨节酸疼与风寒。
乳没牛胶姜汁炼，患处鞋熨立时安。

阳和解凝膏

新鲜牛蒡子根叶梗三斤　活白凤花梗四两　川附　桂枝　大黄　当归　肉桂　草乌　川乌　地龙　僵蚕　赤芍　白芷　白蔹　白及各二两　川芎四两　续断　防风　荆芥　五灵脂　木香　香橼　陈皮各一两　乳香研细末　没药研细末，各二两　麝香研细，一两

用菜油十斤，先将牛蒡、白凤仙熬枯去渣，次日除乳香、没药、苏合油、麝香外，余药俱陆续入锅煎枯，去渣滤净，秤准斤两，每油一斤，加炒透桃丹七两，熬至滴水成珠，不黏指为度，掇下锅来，将乳香、没药、苏合油、麝香入膏，搅和半月后摊贴，此膏兼可治疟疾，贴在背脊第三节骨上。

专贴阴毒，凡脑疽、背疽、乳疽、瘰疬及一切烂溃阴疽，俱以

此贴，如红痈勿贴。

歌曰：

阳和解凝鲜牛蒡，凤仙花要白如霜。

二味梗叶全体用，桂附白蔹芷大黄。

芎归赤芍僵蚕等，川草乌陈及荆防。

乳香没药桂灵脂，地龙续断橡木香。

麝香务觅真台麝，阴疮乳症一齐降。

脑疽发背兼瘰疬，溃后阴疽贴更强。

凤仙牛蒡熬去渣，先用菜油泡几夜。

添油一斤丹六两，不嫩不老效堪夸。

云母膏

蜀椒去目及闭口者微炒　白芷　没药　赤芍药　肉桂　当归　盐花　菖蒲　麒麟竭　黄芪　白及　芎䓖　木香　龙胆草　白蔹　防风　厚朴　麝香　桔梗　柴胡　松脂　人参　苍术　黄芩　乳香　附子　茯苓　良姜　合欢皮各五钱　硝石　甘草　云母各四两　桑白皮　槐枝　柳枝　柏叶　水银以绢另包，待膏成以手细弹在上，名养母膏　陈皮各二两　清油四十两　黄丹二十两

上除云母、硝石、麒麟竭、乳香、没药、麝香、盐花、黄丹八味另研，外余药并细切入，油浸七日，文火煎，以柳枝不住手搅，候匝沸乃下火，沸定又上火，如此者三次，以药黑色为度，去渣再熬，后入丹与八味末，仍不住手以柳槐枝搅，滴水成珠，不软不硬为度。磁器收贮，候温。将水银弹上，用时先刮去水银，或服或贴，随宜用之，其功甚大也。治一切痈疽疮疖折伤等症。

歌曰：

云母膏可治痈疽，折伤疮疖也堪施。

赤芍蜀椒盐白芷，参芪朴桔麝松脂。

乳没归芎苓蔹及，良姜桂附胆菖蒲。

柴苓血竭苍防草，云母合欢白皮桑。

柏叶水银陈皮等，硝石木香槐柳条。

清油四升丹仅半，文火煎之膏必良。

黑虎膏

大黄　黄连　黄芩　黄柏　当归各一两　木鳖子五钱　穿山甲三钱　乱发一丸　蛇蜕一条　麻油一斤　黄丹水飞，炒八两，无真的以好光粉代之妙　乳香一两　没药五钱　阿魏一钱五分

上将前九味剉碎，入油浸五七日，煎微黑，滤去渣，入黄丹，慢火熟成膏。候冷入乳香、没药、阿魏末搅匀，油纸摊贴。

歌曰：

黑虎芩连柏大黄，乱发穿山木鳖勷。

蛇蜕当归兼阿魏，乳没丹油炼膏强。

专贴瘰疬诸疮毒，已溃不敛用皆良。

若贴未溃添肉桂，麝香稍佐也无妨。

十香膏

沉香　麝香各一钱　木香　丁香　乳香　甘松　白芷　安息香　藿香　零陵香各五钱为细末　当归　川芎　黄芪　木通　芍药　细辛　升麻　白蔹　独活　川椒　藁本　菖蒲　厚朴　商陆根　木鳖子　官桂各二两，剉　桃仁　柏子仁　松子仁　杏仁各五钱　槐枝　桑枝　柳枝　松枝各二钱，剉　没药　轻粉　雄黄　朱砂　云母石　生犀角　乱发灰　白矾灰各二两另研如粉　真酥　羊肾脂　猪脂各二两　黄丹一斤　清芝麻油三斤

上先用木炭火炼油香熟，下一十六味剉碎药并四枝四仁，熬至紫黑色，出火滤去渣，入酥脂煎十余沸，再以新绵滤过油澄清，拭

销令净，再入火上，煎油沸下丹，用湿柳枝作篦子不住搅，熬一日，滴在水中成珠，不散则成也。离火入十味药末搅匀，再上火入云母等粉八味轻煎令沸出火，不住搅一食时，于磁盒内密封收，每用量疮大小，绯帛上摊贴之。肠胃痈疽可作丸如梧桐子大，每服七丸，空心温酒送下，治五发、恶疮、结核、瘰疬、疳、瘘、疽、痔。

歌曰：

十香膏用十样香，瘰疬阴疽诸恶疮。

疳瘘五发皆取效，痔疮结核用皆良。

零陵藿乳丁沉麝，甘松木芷安息香。

芎归桃杏升独敛，芪芍木通藁本菖。

松柳桑槐枝商陆，雄黄云母没朱砂。

松柏木鳖椒官桂，犀朴蝉酥矾发灰。

猪羊脂肾丹油共，内服外贴奏功强。

此方今人不信用，试之果而妙无双。

太乙膏

没药四钱　清油一斤　黄丹五两　脑子研，一钱　麝香三钱　轻粉　乳香各三钱

上以清油、黄丹熬成膏，用柳枝搅，又用憨葱七枝，渐渐加下，葱尽为度，下火，不住手搅，至滴水不散，却入乳、没、脑、麝、轻粉等味搅匀，磁器内盛用。

治疬子疮神效。

歌曰：

太乙膏专治疬疮，男女无分绕颈上。

经年累月终不愈，此膏贴上保无妨。

乳没清油轻粉净，黄丹脑子及麝香。

熬好成膏柳棍搅，末了还须葱化烊。

万搥青云膏

白松香一斤，去木屑 蓖麻子三百粒，去壳 杏仁三百枚，去皮 铜青三两 乳香 没药各一两五钱 轻粉二钱

上共作一处，用铁槌木砧于日中捣成膏。如燥，少加香油杵之，或用石臼木杵捣亦可。用磁器盛，绯帛摊贴，汤中做，不见火。

治诸般痈肿，未成者贴散，已成脓拔毒追脓，腹中痞块贴块上，疟疾贴大椎（穴名）及身柱（穴名），其效如神。

歌曰：

万搥青云治痈疡，未成消散已成溃。

拔毒呼脓兼止痛，腹中痞块可消磨。

乳没铜青蓖麻子，杏仁轻粉及松香。

共作一处铁搥打，能搥万下最神良。

硇砂膏

硇砂生用，一钱 石矿灰一两，炒黄色 白丁香三钱，炒黄色 黄丹生用，半斤 碱一斤，淋水五碗

前四味研为极细末，将碱水煎作一碗，成膏待冷。以前末入膏和匀，藏磁器中，一应毒物以此膏点之。白丁香即麻雀儿屎，用坚尖者，不用软颓者。

治痈疽肿毒，并治瘰疬，点落疣痣等。

歌曰：

硇砂膏点诸痣瘢，瘰疬痈疽肿毒赅。

黄丹生用矿灰炒，硇砂石碱白丁搀。
四味拿来研细面，碱水成膏不琐繁。
如遇诸般恶毒病，点上毒消并不难。

绿云膏

蓖麻子四十九粒用麻油三两炸枯，去蓖麻 松香八两 用葱八两，生姜二两，仝炼煮透，去葱姜，取香研 铜绿二两 研细 猪苦胆汁取大者三枚

入铜杓内熬匀，捣千余下再烘烊，倾入水，用手扯拔百余遍，愈拔愈绿，青布摊贴，其脓自会倒拔收尽也。

此膏并治疔毒初出，脓流不畅，贴之自能呼脓收毒，消肿定痛。

一名千槌膏，治蟮攻头。

歌曰：

绿云膏治蟮攻头，苦胆公猪只三枚。
蓖麻松香铜绿等，先熬后捣约千槌。
青布摊贴疮顶上，脓能倒拔一齐收。
纵遇疔疮脓不畅，贴之自尔脓频流。
既可呼脓并解毒，肿消疼去不须愁。

九制松香膏

松香上好三斤清水煮烊拔过，倾去水再煮，拔十遍研末，用姜汁、葱汁、白凤仙汁、烧酒、闹杨花汁、商陆根汁、韭菜汁、童便挨次将松香煮透晒干，作八次制过，其第九次好醋少许拌，晒干研细 川乌 草乌 肉桂 白芥子 干姜 蓖麻子各四两 血余八两

另用桐油三斤浸药，春五夏三秋七冬十日，熬枯滤去渣再熬，先入广胶四两溶化，后将制松香末筛入收之，离火入樟冰一两，待

冷入麝香二钱，搅匀收贮，摊贴患处，神效。亦名九汁膏，治风湿第一方。

歌曰：

九制松香本九汁，此膏专门去风湿。

葱姜商陆白凤仙，烧酒闹阳同韭汁。

拈来打汁炼松香，童便好醋挨次滴。

再用肉桂川草乌，血余干姜白芥集。

蓖麻桐油泡七天，熬待广胶溶开协。

麝香樟脑后加添，患处无非布摊贴。

医家认准风湿病，此膏人间称第一。

神异膏

露蜂房要用多蜂儿者为妙，细剪净一两　全蛇蜕盐水洗净焙干　元参去芦，各半两　绵黄芪七钱半　黄丹五两，研细后入　杏仁去皮尖，切小，斤一两　男子乱发洗净焙干如鸡子大　真麻油一斤

上件药先将麻油入银铫中，同乱发于风炉上慢慢文武火熬，候发焦熔尽，以杏仁投入，候杏仁色变黑，好绵滤去渣，再将所热清油入银铫内，然后入黄芪、元参二味，慢火熬一二时，取出铫子，安一冷风炉上，候半时久，火力稍息，旋入露蜂房、蛇蜕二味，将柳枝急搅，移铫于火上，不住手搅，慢火熬至黄紫色，用绵滤过后复入清油在铫内，乘冷投黄丹，急搅片时，又移铫于火上，文武火慢慢熬，不住手用柳枝搅千余转，候药油变黑色，滴于水中，凝结成珠子，则是膏成就矣。若珠子稀，再熬少许，必候得所，然后用磁器内封收待用。或恐偶然熬火太过，稍硬难用，却入少蜡熬，添麻油在内，瓷器盛封，盖于甑上蒸，乘热搅匀，收而用之。膏药熬成后，须用所盛磁器置净水盆中出火毒一昼夜，歇三日方可用。熬

此膏药极难，于火候须耐烦，看火紧慢，火猛即药中火发，千万谨戒。膏药方甚多，效者无出于此。治诸般恶毒疮疖、发背、痈疽，其妙如神。

歌曰：

神异膏治诸恶疮，发背痈疽并肿疡。

未成即消疼肿去，已成脓化长肉牙。

芪杏蜂房全蛇蜕，元参黄丹男子发。

麻油浸透文火熬，柳枝频搅须得法。

膏成必得磁器装，软硬不均添黄蜡。

发背膏药方

滴乳香箬包烧红砖压去油 净没药箬包烧红砖压去油 鲜红血竭 白色儿茶 上好银朱 杭州定粉 上好黄丹各四两 上好铜绿二两

以上各药另碾无声，筛细末共一处，临时照患疮之大小，用夹连四油纸一块，用针多刺小孔，每张秤药末五钱，用真好芝麻油调摊在油纸上，再用油纸一块盖上，周围用线将二纸合缝一处贴疮上，用软绢扎紧，自然止痛，化腐生新。过三日将膏揭开，浓煎葱汤，将疮上洗净，软绢拭干，将膏翻过，用针照前方刺小孔贴之。因药品甚贵，取其又得一面之力也。

无火之人内服十全大补汤，有火之人减去肉桂、姜、枣煎服，兼以饮食滋补，无不取效。至重者用膏二张，百无一失，宝之。

治发背、搭手初起将成，疼痛难忍，已成腐肉不脱，新肉不生，用此定痛，化腐生新，极简便方也。

歌曰：

发背乳没竭儿茶，铜绿丹朱铅粉加。

共计八味同为面，油和须用好芝麻。

上中三搭诸发背，将溃已溃无不佳。

去腐生新能止痛，始知此药实堪夸。

乌龙膏

陈粉子隔年小麦粉

上用砂锅焙炒，初炒如锡，久炒则干，成黄黑为度。冷定即放地上放出火毒，研为末，陈米醋愈陈愈好，调糊熬如黑漆，磁器收贮。临用摊纸上剪贴之，即如冰冷疼痛随止，少刻觉痒干，亦不可动，或缠裹之久则自消，力尽脱落。药易功大，济生者珍之。治一切痈疽发背，无名肿毒，初发焮热未破者，其效如神。

歌曰：

乌龙隔年陈小麦，锅炒浑同黑炭渣。

冷定出火同研面，陈醋调涂毒可拔。

无论痈疽搭背疮，焮热未溃功力大。

一切肿毒无名疡，用过乃知妙方法。

生肌玉红膏

白芷五钱 甘草一两二钱 归身二两 血竭 轻粉各四钱 白占二两 紫草二钱 麻油一斤

先将芷、草、归、紫四味入油浸三日，大杓内慢火熬至药枯，细绢滤清，复入杓内熬至滚，下血竭化尽，次下白占，亦化光。茶钟四个顿水中，将膏分倾四处，俟片时方研极细，轻粉末每分投入一钱和匀，不得加减，致取不效。

治诸般溃烂、棒毒等疮，流脓时先用甘草汤，甚者用猪蹄汤淋洗患上，软绢拭干，挑膏温化，遍搽腐上，外盖太乙膏，早晚洗换一二次，内服大补脾胃之药，以祛腐生肌，疮口自敛。此乃外科中收敛之神方也。

歌曰：

玉红膏称最好方，生肌长肉世无双。

归身竭芷上轻粉，紫草白占甘草勷。

麻油一斤泡四味，然后熬膏用最良。

已溃流脓助气血，腐脱新生此更长。

夹纸膏

炉甘石二两煅用，三黄汤淬干　血竭八钱　黄占一两二钱，三味和猪油熬化贮磁碗内　乌贼骨去壳　青果核炙存性　大黄各三钱　朱砂六钱　龙骨醋煅五钱　白占一两二钱

共为细末，入前油内调匀听用。以油纸摊膏，刺十数孔，贴一二日，翻转再刺孔，贴之奇妙。

治远年臁疮。

歌曰：

夹纸膏贴久臁疮，血竭朱砂甘石勷。

大黄青果乌鲗骨，醋煅龙骨黄白占。

研为细面油调匀，油纸摊膏要刺孔。

贴过三日翻转用，才知膏药有神功。

夹膏神方

紫草八钱　甘草四钱　胡连一两　麻油一斤，将上三味入煎，滤去渣　黄白占各八钱，入油烊化　炉甘石十两，黄连、黄柏、大黄煎汤制煅三次，晒干研细调入油内　铜绿飞　乳香去油　没药去油　樟脑各八钱　上血竭三钱　冰片六分　麝香五分

俱研细末听用。先将麻油炸紫草等，掇下退火，或将油锅放于

井水中，入诸药搅合，摊油纸上夹之，以针刺眼，烂脚不论新久皆效。

歌曰：

又有夹膏神效方，专治新久烂脚疮。

紫草胡连黄白蜡，血竭樟冰草麝香。

乳没炉甘铜冰片，麻油煎开先去渣。

研面调和须搅透，用纸双层名为夹。

将针刺孔两面贴，三日一换手拈拿。

柏油膏

明矾 铜绿各二两 银粉一两 柏油一斤 麻油四两

共入锅煎成红色，下黄蜡四两化尽俟温，不住手搅匀，离火入猪胆汁二个搅匀，收贮，擦疮神效。(《大全》《卢氏信验方》)上三味加制松香等分为末，香油调搽，治黄水疮，凡皮湿破烂者皆治。

治小儿头上肥疮，羊须，奶癣，脓窠，脚上血风疮，妇人钮扣风，裙边疮，耳上湿疮。

歌曰：

柏油膏治小儿疮，奶癣羊须可不妨。

耳上湿疮同可治，男子脓窠脚上疮。

妇人纽扣裙边毒，更兼腿上血风疮。

柏油铜绿矾铅粉，麻油四两添黄蜡。

两枚猪胆同搅和，收贮搽之实在佳。

再佐松香为细面，破烂黄水即生疤。

百部膏

百部 蓖麻仁去壳 白蘚皮 鹤虱 黄柏 当归 生地各一两 黄蜡 雄

黄末各五钱　麻油八两

熬枯去渣，复熬至滴水成珠，再下黄蜡，试水中不散为度。起锅将雄黄末和匀，罐贮。(《心悟》)

《村居急救方》：花椒煎浓汁泡洗，仍以椒研烂敷癣上，数次即愈。

《良朋汇集》：癣疮极痒，无药可愈，马齿苋捣敷立止。并治脚腿，蚂蚁窝加盐少许敷。治顽癣。乃湿热凝聚，虫行皮中，顽厚坚硬者，名牛皮癣。

歌曰：

百部蓖麻白藓皮，雄黄鹤虱归生地。

蓖油黄蜡并黄柏，专治顽癣若牛皮。

湿聚皮中原可去，痒若虫行顷刻离。

用心配合极容易，立竿见影不稀奇。

黄连膏

川连一两　川柏　大黄各三两，俱为末　当归五两

以麻油二斤，煎至归枯，滓滤去，入黄占三两　烊化，再下三黄末搅匀，陈用。莘溪周云阁传。

高味卿方：有苍术、白芷各一两，五倍子、甘草、木鳖子各三钱，当归减半，敷湿热腐烂极灵。一法将此方水煎浓汁，收入煨熟石膏一斤内，晒干研细，或干掺，或陈菜油调涂患处，其收效亦速。

治湿毒脚癣溃烂如神。

歌曰：

黄连膏能治湿毒，大黄黄连归黄柏。

脚癣溃疮效如神，油灼去渣添黄磆。

贝母膏

贝母 生半夏 南星 五倍子 白芷 黄柏 苦参各二钱半 虢丹煅，一钱半 雄黄一钱

上为细末，先以蜂房、白芷、苦参、大腹皮、荆芥煎汤熏洗，拭干即用蜜水调敷两三次后干掺药。

治头秃疮。

歌曰：

贝母膏治头秃疮，柏芷南星半夏勷。

倍子苦参雄贝母，虢丹共面再商量。

白芷蜂房煎水洗，苦参大腹一齐灼。

先用蜜调后干掺，乃知此法妙无涯。

长肌膏

白烛油四两 黄蜡八钱 香油八钱 大枫子五钱，去壳切细 黄连三钱 番木鳖肉切细，二钱 黄柏三钱

上同煎，滤去渣，入后药。

枯矾三钱 轻粉四两 密陀僧五分，各研细

上将前七味煎滤，入后三味拌匀俟凝，看疮口大小做薄饼，簪穿小孔数十贴疮上，或日易之，盐茶汤洗疮，洗饼再贴，以好为度。

治年久诸般烂疮，贴之即愈。

歌曰：

年久诸般恶烂疮，长肌熬好密收藏。

大枫连柏番木鳖，柏油黄蜡备先防。

麻油灼透诸药味，枯矾陀僧轻粉勷。

量疮大小成药饼，先洗茶汤饼后上。

松脂膏

松脂　黄连去须各七钱半　黄芩　苦参各一两　蛇床子二钱半　大黄　白矾　枯矾各半两　水银一钱五分　胡粉半两，合水银少水同研，令无星为度

上为细末研匀，用腊猪脂调敷疮上，大效。

治头疮经年累月不瘥者。

歌曰：

松脂膏仅治头疮，经年不愈情可伤。

芩连水银兼胡粉，苦参矾末及松香。

研为细面常预备，方内应需好大黄。

腊猪油调涂头上，病虽日久也无妨。

万宝代针膏

硼砂　血竭　轻粉各一钱五分　金头蜈蚣一条　蟾酥五分　雄黄一钱　片脑　麝香一字　注：一字：古以唐“开元通宝”钱币抄取药末，将药末填满钱面四字中一字之量，即称一字，约合今之0.4克。下同。

上为细末，用蜜和为膏，看疮有头处，用小针挑破，以药些小纸花上封贴，次早其脓自出，如腋下有要核儿，名暗疔疮，或有走核，可于肿处用针挑破，如前用之。忌鸡、羊、鱼、酒、面等物，吃白粥三日为妙。治诸恶疮、肿核、赤晕已成脓，不肯用针刺脓，用此药代之。但用小针点破疮头，却贴上膏药，脓即自溃。此秘妙良方。

歌曰：

代针万宝秘密方，血竭硼砂明雄黄。

蜈蚣轻粉蟾酥末，最要冰片与麝香。

研为细面蜜为膏，针挑小孔疮头上。

诸疮恶毒已成脓，贴上疮头自然破。

熊胆膏

熊胆研，一钱 腻粉一钱二分半 雄黄研 麝香研，各半钱 槟榔研，一字

上研匀，于腊日用獖猪胆一枚，取汁和药，仍入在胆内，用绵绳系定揉匀，以松明黑焰熏遍黑，挂于阴处，如恶疮有指面大者，用如黍米大贴之，如钱大者用如绿豆大贴之，恐药干难贴，薄以津唾调如稀糊涂之。仍用薄桦皮盖贴，以帛子系之，药不可多。

治一切恶疮。

歌曰：

熊胆膏用槟榔麝，腻粉雄黄一处打。

如遇恶疮指面大，黍米一粒贴消化。

倘嫌药干加唾津，调如稀糊毒即拔。

此方看来似平常，贴之何异手拈拿。

乌金膏

桑枝 槐枝 榆枝 枸杞 枝桃枝 柳枝

上各长一尺，粗如小指，俱一寸，截劈四破，用油四两熬令焦黑，滤去滓，入铅丹半两，蜡一两，复熬令黑色，倾在磁盒内候冷，以新汲水浸出火毒，用以涂疮。

治一切恶疮。

歌曰：

乌金膏更不值钱，桃柳榆槐枸杞尖。

桑树嫩枝各一尺，粗如小指寸一截。

先用油熬滤去渣，收膏须用铅丹蜡。

磁瓶收贮涂恶疮，弗以药贱存忽略。

又乌金膏

巴豆一味去壳，铜杓炒焦黄色，研为细面收贮。

治发背、搭手，将溃已溃，第流血水，不见正脓，疮色紫黯，如带子蜂房，疼痛夜重，用香油调涂四围，疮口只可日上一次，上后毒水频流，顽腐自脱。顶多上三天，不可过多上。

歌曰：

乌金膏敷发背疮，紫黯无脓流血汤。

疼痛澈心夜尤重，此方敷上可无妨。

巴豆一味须预备，炒焦研面油调良。

连上三天腐必脱，内服补剂为要着。

五虎膏

专治无名肿毒，痈疽发背。初起者能消，已成者能溃，已溃者能拔毒收功。惟疔患不可贴，余皆神效。附方于后，以冀广传。

瞎地鞭蛇两条，活入油 大天龙五十条 大蜈蚣一百条 象贝二两 蟾干五十只 全蝎一两五钱 当归四两 穿山甲二两 川乌二两 草乌二两 羌活二两 独活二两 连翘二两 番木鳖四两 大黄四两 麻黄一两五钱 血余四两 白及二两 佩兰叶五钱 银花四两 蝉衣二两 乳香二两，去油 没药三两，去油 小生地五钱 新绛屑二两 生葱六十四两 生姜八两 另用小青油十六两 蓖麻油八两 芝麻油一百二十八两 菜油六十四两

将药入油，煎至药枯，歇火片时，然后去渣，用铁丝罩加丝棉沥尽，熬至滴水成珠，加陶丹五十二两，研细入油再熬，察其老嫩得宜，离火候至微温时，加入当门子研细五钱 冰片研细五钱，搅匀为度。

制药膏法

瞎地鞭蛇市井难得，浙江、湖州府乡间最多。须于三四五月间托弄蛇丐捕来，每条约钱二三百文。此蛇毒力甚猛，虽在滚油中尚能跃出，噬伤人命。宜令蛇丐用线将其头曲扎在七寸间，然后入油。修合之先，买油贮坛，候蛇到放入，用大砖盖好 血余须剃头店剃下者，如脱下之乱发无用 新绛屑系帽店红纬修下者，要熟丝真大红为佳 当门子须托广东字号相好办之，方有真货 佩兰叶系暑药作引子者。苏申药店有鲜干者卖

熬膏宜嫩，如于药店常用之膏相等，即嫌其老，可于摊膏时约膏七八两加麻油二三两，入铜勺内熬数滚，搅极匀，以上纸不走为度。盖以患外症者，每多护痛，贴膏盖不着，实不能见功也。

熬膏须拣宽敞地方，屋内宜备锅盖以防火烛。盖火力不宜过旺也，为过旺油即燃速，投青菜叶数张，然后盖之。如药料秤足，尚嫌油少，加菜油二三斤，或麻油亦可。膏成贮钵，合在泥地上，或用河水浸过一年，至速亦须隔两三个月，去其火气为良。

摊膏宜厚，摊成照之，以不见亮为度。凡贴膏药，宜大如患处。倘贴后更痛，是将溃也。或患处转大，是先毒积于内，至此始形于外也。宜加以稍大膏药贴之，自能见效。此药功用以拔力为最大。故症虽回消，并无后患。此五虎膏药乃宜兴任秉之廉访，第中施济垂数十年矣，效验如神，功莫大焉。

歌曰：

五虎膏治无名毒，痈疽发背真凶恶。
初起能消疼肿去，已成溃腐兼拔毒。
惟有疔疮须禁用，余则痈疽均获福。
方中最重瞎地鞭，取来带活入油煎。
川草乌归羌独活，蝉蜕银花蝎要全。
麻黄贝及天龙地，猩绛胆干乳没蚣。

血余佩兰军山甲，连翘番鳖及姜葱。
菜油麻油油四样，小青蓖麻一气中。
熬好油须丝绵过，收膏必用陶丹东。
麝香冰片末了兑，麝要最高片要真。
老嫩得中膏摊厚，贴上痈疽立见松。
此方传自任廉访，宅中施送积阴功。
方若秘密不传人，后世何以济群生。
配之施送真救世，方知妙药有奇功。

丑部　附方卷上

膏药门

化腐紫霞膏

治发背已成，腐肉不腐及不作脓者，又诸疮内有脓而外不穿溃者俱用此膏。不腐烂自腐，不穿溃者自破，其功甚于乌金膏及碧霞锭子。

轻粉 蓖麻子研，各三钱 血竭二钱 巴豆研，白仁五钱 樟脑一钱 金顶砒五分 螺蛳肉用肉晒干为末，二钱

上各为末，共碾一处，瓷罐收贮。临用时旋用麻油调搽顽硬肉上，以棉纸盖之，或膏贴亦可，至顽者不过二次即软腐为脓。点诸疮顶亦破。

歌曰：

化腐紫霞膏甚奇，蓖仁巴豆与螺蛳。

金砒血竭同樟脑，铜铁敷之也化糜。

黄蜡膏药

黄蜡一或白蜡 猪油四天热减一

假如黄腊一两，猪油应用四两。若黄腊一斤，猪油四斤，后所开数率皆准此例。推之入铜锅内或磁牙器内面须光滑者，微火熬令融合，能润皮保护肉牙，无毒者可专用，若有别项病证，另调他药，以此为主。

歌曰：

黄蜡膏仅猪油蜡，四油一蜡同溶化。若无他毒宜专用，功能润皮护肉牙。

松香膏

黄蜡四两 松香八两 麻油十六两

微火渐消化开，布隔滤去渣，倾入器内，不住手搅令调结，能助生肉牙，贴疮良。

歌曰：

松香麻油一处炸，滤净去渣入黄蜡。

疮疡腐肉业将净，纸摊贴上生肉牙。

密陀僧膏

密陀僧三两 浓醋四两 豆油或花生油九两

乘火急搅，此膏能润皮，治火伤及一切痛疮，加鸦片膏更佳。

歌曰：

密陀僧膏治烫伤，疼痛攒心妙无双。

果油浓醋只三样，再加鸦膏法更强。

水银黑膏浓者色蓝，故又名蓝膏

水银五两浓者一斤 猪油一斤 硫黄末约二三钱用以助开水银，非用其功力，故不须多

入钵内，乳至水银变黑，渐不见为度。此膏不用火炼，先将水银入钵内，加入硫黄及黄蜡膏药三四钱，乳至不见水银，成蓝黑色，加猪油搅和，或用牛羊油代黄蜡，亦能助开水银。可贴可搽，功力解毒。樟脑末搅入，能散瘰疬疔毒，治诸疮癣癞，凡不生肉牙

者，宜贴此膏。凡膏药内有水银者，忌用铜器收贮。

歌曰：

水银黑膏能解毒，硫黄少许同搀入。

研细如泥银星没，荤油共搅成浆粥。

诸疮癣癞奏奇功，瘰疬能消疔去毒。

临用须兑樟脑面，可当膏贴并可搽。

水银红膏

三仙丹一钱　黄蜡膏八钱

和匀，能引脓，生肉牙。法用石板一块，或乌木板一块，将三仙丹、黄蜡膏俱置板上，用阔刀和匀。

歌曰：

水银红膏蜡膏作，松膏也可同搀入。

升丹少许共搅和，又可呼脓又拔毒。

鸦片膏

鸦片膏一钱　猪油八钱

和匀搽患处，能安皮止痛。

歌曰：

鸦片膏即阿芙蓉，熬汁收膏用不同。

荤油调和好收放，临用安皮止痛功。

没石子膏

没石子二钱，研极细末　鸦片膏五分　猪油一两

搅和。此膏功专收敛，医痔疮、脱肛甚效。每用半钱作一粒，手指搽开，日二次。

歌曰：

没石子膏医痔疮，鸦片膏和价不昂。

痔疮脱肛俱可治，此药搽上妙无双。

白矾膏

白矾一钱，研细末 鸦片膏数厘 猪油一两

搅和，医痔疮极效。

歌曰：

白矾膏亦痔疮药，研细白矾鸦片勷。

荤油化开兑二味，痔疮搽上效非常。

铅粉膏

银粉一钱

猪油或瓦士林和匀搽患处，能润皮，收敛。令热者凉，湿者干。

歌曰：

铅粉膏仅一味药，次用猪油入锅灼。

调和或用瓦士林，润皮收干力颇大。

樟脑膏

樟脑二钱至三钱 鸦片膏半钱 热油一两

搅和，搽交节，治风湿痛甚效。

歌曰：

樟脑膏治关节疼，风湿串络外无痕。

阿芙蓉和樟脑片，热油调擦妙如神。

硫黄膏

硫黄末一两 猪油四两

或热麻油亦可，和匀，或助以硝，或助以水银黑膏，能医癣癞。

歌曰：

硫黄膏擦干疥癞，硫黄细面用油调。

水银火硝量加入，诸般疯癣也能好。

蓖麻膏

治骨槽风，内外溃烂，已生多骨，时流臭脓，涂之骨可脱出，即收功矣。

蓖麻子四十粒 明雄一钱 台麝三分

共打烂涂之。

歌曰：

蓖麻膏治骨槽风，多年不愈流臭脓。

朽骨已生腮颊肿，蓖麻台麝与明雄。

同打如泥涂颊上，朽骨脱落妙无穷。

丹散门

白降丹

水银一两四钱 净火硝一两四钱，夏天加三钱 白矾一两，另研 朱砂五钱三分，另研 雄精二钱三分，另研 硼砂四钱，另研 皂白矾一两七钱 白砒二钱，另研 食盐三钱

上药研至不见水银星为度，盛于阳城罐内，用桴炭微火镕化，

火急则水银上升走炉，熬至罐内无白烟起，以竹枝拨之，无药屑拨起，用木杵捶实，则药吸于罐底，谓之结胎，胎成将空罐合上，用棉纸条润以墨水，置以缝间，盐泥封固烤干。如有裂缝，添盐泥密固之，再用宜兴钵头盛水上，放大黄沙，盆中间一孔，将有药罐放在上，空罐在下，入沙盆孔中，水平罐底，然后盆内铺以净灰，轻轻按平，不可动摇，恐伤封口。即要走炉铺毕，取烧红栗炭周围药罐，用扇微扇，炼一炷香，谓之文火，再略重扇，炼一炷香，谓之武火。炭随少随添，勿令间断。而见罐底再炼一炷香即退火，俟盆灰冷定，去灰及封口土，开看下罐内所有白霜，即谓之丹，瓷瓶收贮听用。

治肿疡脓成不穿，用津唾调少许点毒顶，以膏盖之即穿。或用面糊，以竹片拌和为条，切作芝麻大放膏中，对肿头贴之，不用指拌者，新降甚烈，恐沾指疼痛起泡也。

治溃疡毒根坚硬如石，用以消化。

用作点药，如病者怕疼，可用半夏封搀，再加冰片少许，能令肉麻不痛，名夏冰对。配丹或用蟾酥少许搀入亦可不疼。

肌薄骨露无肉之处，及经脉交会之所，神气之所注，气血之所聚，溃后元气有伤，不能收敛，须藉温补涩敛收功者，此丹不可概施，恐拔伤元气。

初降性烈，寻常之症只用后开九一丹为妥，如腐肉厚韧，不化不脱，或三七，或对搀，或九一斟酌用之，用年久性烈已退方可专用，然四围好肉亦须用生肌之药护之。

歌曰：

白降丹药用处多，痈疽发背妙无过。

初起少掺疮头上，立时红活起沉疴。

水银白矾硝盐等，砒皂雄黄朱硼砂。

易用硇砂硼当去，细心炼合效堪夸。

九一丹

生石膏九分 白降丹一分

上共研极细听用。年久烈性已退，八二、七三搀和均可。

治肿疡结核，将丹薄薄糁膏上数个即消。不可太多，多则有伤皮肤。

治溃疡，掺膏上贴之，提脓拔毒，毒尽生肌，比升丹功效数倍。惟臁骨正及踝骨与凡肌薄无肉之处，不能化脓，但有稠水者，忌用此丹，缘提拔甚猛，误用反疼甚则流血。

此丹药用绵纸捻作药线，润以面糊，将丹拌上，插入脓管，能退管收功。

歌曰：

九一丹因丹性烈，九分石膏丹仅一。

化腐提脓毒缓化，临用重轻自损益。

天字消肿

丁香一钱 血竭三钱 白芷三钱 儿茶五钱 草乌五钱 山柰五钱 甘松五钱 荜拨一两 乳香一钱，去油 没药一钱，去油

上各研极细末，再秤准，共研极匀，瓷瓶收贮，勿令泄气。肿疡初起掺膏上贴之，未成者消，已成者溃。

歌曰：

痈疡初起天字方，能化能溃两法彰。

乳没儿茶甘松柰，草乌竭芷拨丁香。

共研细面瓶收贮，用过方知法更良。

地字提毒

延胡索五钱 牙皂一钱 麝香三分 丁香一钱

上药制法同上，掺溃疡膏药中，能呼脓、拔毒、止痛，凡肌薄无肉之地，必用此药，切不可用九一丹。

歌曰：

地字提毒治溃疡，牙皂元胡丁麝香。

痈疽肌薄无肉处，止痛呼脓妙无双。

人字生肌

朱砂一钱研极细，水飞净　川连一钱　炉甘石一钱，以黄连五分煎汁煅淬，研极细，水飞净

上药制法同上，掺膏贴之，能生肌长肉，或即薄掺新肌上缘，有深潭处恐药不能到也。凡掺药，总以极细为主，粗则嵌入嫩肉，亦能作疼，不可不知。

歌曰：

人字本是生肌药，黄连龙骨共朱砂。

甘石煅透黄连淬，研细如尘冰片加。

珍珠散

珍珠一钱，人乳浸三日，夏天需每日换乳，珠质最坚，尤宜研极细如飞面　血竭五分　儿茶五分　石膏一钱　炉甘石一钱　与上制法同　赤石脂煅，一钱　陈年丝吐头煅，五分　冰片一分二厘

上药制法同上，诸毒脓腐已尽，用此掺上，即能生肌长肉，平口收功，神效无比。但珍珠价贵，恐医者不能备，只用上三散亦远胜于升丹也。

歌曰：

珍珠散用陈丝头，血竭儿茶甘石投。

石膏赤石龙脑片，长肉生肌胜一筹。

阴毒内消散

麝香二钱 轻粉三钱 丁香一钱 牙皂二钱 樟木四钱 腰黄三钱 良姜二钱 肉桂一钱 川乌三钱 山甲三钱 白胡椒一钱 乳香二钱 没药二钱 阿魏三钱，瓦上炒，去油

上药制法同上，除毒初起，掺膏上贴之即消，已成即溃，惟疔毒癣疮等毒及孕妇忌贴。

歌曰：

阴毒内消桂良姜，初起膏沾毒即降。

牙皂胡椒乳没甲，雄黄轻粉麝丁香。

阿魏川乌樟脑木，研为细面谨收藏。

阳毒内消散

麝香二钱 冰片二钱 白及四钱 南星四钱 甲片四钱 樟木四钱 轻粉三钱 胆矾三钱 铜绿四钱 漂青黛二钱

歌曰：

阳毒内消用南星，胆矾铜绿麝与冰。

白及穿山漂青黛，轻粉樟木方最灵。

黑龙丹

大熟地一两，炒枯 乌梅肉三钱，炒炭

研细掺膏药上贴之，不过三五日其努肉收进。

治恶疮怪毒，有努肉突出，或翻花红赤，以降药腐化，屡蚀屡突，经年不愈者。

歌曰：

黑龙丹号平安饼，努肉翻花奇怪形。

熟地炒枯乌梅炭，恶疮怪症也堪平。

黑虎丹

当门子一钱 大冰片一钱 公丁香一钱 母丁香一钱，研，微焙 全蝎微焙，研，七个 蜈蚣微焙，研，七条 僵蚕微焙，研，七条 炙山甲七斤 灵磁石生研，一钱五分 大蜘蛛微焙，研，七个

各品生更妙，研极细末，和匀再研，磁瓶收贮，勿令出气，一切外症掺上，膏药贴之。

治拔毒长肉，外科神方，切弗轻视。

歌曰：

黑虎拔毒能长肉，冰麝僵蚕灵磁石。

丁香公母蜈蚣焙，全蝎蜘蛛穿山甲。

各品生研成细面，磁瓶收贮妙难述。

穿粉散

轻粉隔纸微炒 炙山甲 铅粉 黄丹水飞，各等分

研细，香油调敷。《金鉴》：旋耳疮，生耳后摺缝间，如刀裂状，色红，津水随月亏盈，又名月蚀疮。宜此散搽之。

歌曰：

穿粉散敷旋耳疮，研面香油调更良。

轻粉研细隔纸炒，穿山甲共铅粉黄。

漏疮人牙散

人牙灰 油发灰 雄难内金灰各等分 麝香 轻粉各少许

共研细面油调敷。

歌曰：

人牙散专治漏疮，麝香轻粉少许勷。

人牙炙灰油发炭，雄鸡内金亦良方。

共研细面油调上，方虽轻淡世无双。

将军散

大黄一两 青木香三钱 姜黄三钱 槟榔三钱

以上共为细末，用醋蜜和调涂患处，中留一孔透气，干则易，涂二三次即愈。

治涂背疮，耳边发肿，头疼痄腮等症，无不神效。

歌曰：

将军散治背上疮，痄腮耳肿力能降。

青木香与川军等，还有姜黄并槟榔。

四物等分一处研，用醋调涂法果强。

蓐疮三方

凡小儿百日内生疮，名蓐疮，由胎毒所致，又名毒瘴，从身渐延至头齐眉，癞遍则愈。若从头渐至腹者难治。内服犀角丸。

牛黄 犀角 全蝎 羚羊角 炙僵蚕 防风 羌活 天麻 麻黄 胆星 天竺黄 黄连 京墨煅，各三钱

共研细末，神曲打糊为丸，如芡实大，朱砂金箔为衣。每服一丸，薄荷汤下。如外敷药恐毒入内，反生他疾，宜用药煮布衫穿之。以青布做小衫二件，同药煮阴干，早晚换穿，再煮，以愈为度。煮衣之药四味：

大黄八两 甘草四两 当归一两 朴硝一两

乳母宜服煎药十剂。

苦参二钱 连翘一钱 甘草四分 羌活八分 防风一钱 荆芥一钱 牛蒡子一钱 金银花一钱

另：活鲫鱼七个，以儿自尿养器中，待煨熟与儿食之。

歌曰：

儿童百日内蓐疮，满身细粟苦难当。

炽痒不堪难形状，古人留下有三方。

羚羊犀角僵蚕墨，胆星全蝎与麻黄。

羌防天竺天麻等，黄连再配好牛黄。

每味三钱为细面，神曲糊丸首良方。

金箔朱衣芡实大，每服一粒效非常。

煮布衫方歌

歌曰：

煮布衫方无多药，甘草当归硝大黄。煮好阴干早晚换，以愈为度颂奇方。

乳母服方歌

歌曰：

乳母服方翘苦参，银花甘草与防风。羌活牛蒡荆芥穗，服过十剂见神功。

驴蹄散

驴蹄炒，一两　荞麦面一两　白盐半两　生草乌五钱，去皮

上为末，水调作饼子，慢火炙黄，出火毒，研米醋调成膏，用白纸摊贴患处，毒自毛窍而出，其肿自消。

歌曰：

驴蹄散内要驴蹄，草乌荞麦食盐齐。

研面水调如饼样，荞要过罗乌去皮。

醋调成膏纸摊贴，毒从毛孔出尤奇。

万应针头丸

麝香二钱 血竭三钱 轻粉三钱 蟾酥三钱 硇砂三钱 片脑一钱 蜈蚣二条

上为极细末，炼蜜和丸，瓶贮。

治一切脑疽、发背、恶毒、大疮欲死者，一粒即愈。

治如遇疮有头者，用针挑破，微有血出，将药一黍米大放挑开疮内，上用纸周围唾津湿贴于疮上，不过一时即愈。

治两腋见无头疮，即是暗疔。即将两手虎口内白土纹用针挑破，如前法用药封盖。忌鸡、鹅、酒、湿面一切发热之物。

歌曰：

万应针头血竭硇，轻粉蜈蚣冰麝高。

蟾酥舌舔要辣者，研为细面蜜丸好。

发背脑疽诸恶症，针挑微血药沾牢。

此方万不可轻看，用过方知药力超。

追毒丹

巴豆七粒，去皮心，不去油，研如泥 白丁香一钱 轻粉一钱 雄黄二钱 黄丹二钱 上件研和，加白面三钱，滴水为丸，如麦大。

治针破疮，内之，覆以乳香膏，追出脓血毒物。

治漏疮，四壁死肌不去，不可治者，亦以此丹追毒，去死肌，护养新肉，能令即愈。疾小者用一粒，大者加粒数用之。

治疮疽黑陷者，用针刀开疮，内此丹使之溃，然后去败肉排脓，随症治之。痈疽、疔疮、附骨疽并皆可治之。

歌曰：

追毒巴豆与雄黄，黄丹轻粉白丁香。

照方研和加白面，水泛为丸如麦样。

痈疽疔疮附骨疽，追出脓血妙非常。

漏疮四壁坚不化，此丸用上亦神良。

时效针头散

赤石脂五钱　乳香二钱　白丁香二钱　砒霜生，一钱　黄丹一钱　轻粉五分　麝香五分　蜈蚣一条

上为极细末，掺于疮口，歹肉自去矣。若动刀针，其疮虽愈，可有瘢。

治追蚀恶疮、歹肉，兼治瘰疬。

歌曰：

时效针头散础霜，赤石黄丹轻乳香。

蜈蚣一条同搀研，白丁香与麝真香。

掺于疮头去歹肉，此方愈后无瘢伤。

追毒饼

好信石五分　雄黄一钱　雌黄一钱　大朱砂一钱　轻粉少许

上研为细末，糯米糊丸，如麦子大。

治诸疮口闭合，生脓胀痛，将此药放疮内，永不闭脓，水自出，仍贴以膏。

歌曰：

追毒饼用好信石，雄雄黄与大朱砂。

轻粉少许糯米丸，疮已破后口不开。

麦粒大许纳疮口，药力已到脓旋来。

此方一名开口丹，用之颇效莫迟延。

搜毒饼

自然铜二钱五 川芎二钱五 白芷二钱五 黄连二钱五 白蔹二钱五 木香钱五 麝香少许

上为极细末，糯米饭和为锭子用之。或作散末，干上亦可。先用追蚀等锭子蚀去歹肉恶物，止有脓水，皆宜用之。

上方乃溃疡必用之要药，余用之救人无算。凡疮口深而窄者，先以绵花卷捻沾净脓水，却以软饭和成锭子，长短大小一以疮为准。须令疮口浅而阔大者，药汤洗过拭干，只以干末掺之。如疮口干燥，以自死竹蘸豆油点着，以碗承取滴下油沥调前药末，鸡羽蘸涂，脓汁自止，新肉自生，神效。

歌曰：

搜毒用诸歹肉净，麝香木香莲芷并。

川芎白蔹自然铜，研面干掺或做锭。

平肌散

密陀僧一两，煅 花蕊石一两，煅 白芷骨一两，煅 乳香一钱 轻粉一钱

上研为细末，和匀干掺。

治诸疮久不敛口者。

歌曰：

疮久不敛用平肌，花蕊陀僧轻粉宜。

龙骨乳香同研细，掺上生肌也长皮。

生肌散治湿毒

枯白矾一两 槟榔一两 黄丹一钱 血竭一钱 轻粉五分 密陀僧钱五分

上共研为细末。治湿毒疮溃久不敛。

歌曰：

生肌散用竭枯矾，槟榔轻粉和黄丹。

陀僧煅透均为面，湿疮皮破可收干。

黑灵散

牡蛎粉一分 虢丹一分 硫黄一分 露蜂房二分，剉

上同炒令烟尽，为细末，入发灰一分，麝香少许和匀敷之，治一切漏疮。

歌曰：

黑灵散用露蜂房，牡蛎东丹与硫黄。

炒令烟尽为细面，更佐发灰及麝香。

少许和匀敷口上，从此人间少漏疮。

生肌散

木香二钱 黄丹二钱 枯矾五钱 轻粉二钱

上件各为细末，用猪胆汁拌匀晒干，再研细掺于患处。治诸疮口不合。

歌曰：

生肌为疮久不合，轻粉黄丹枯矾末。

还有木香同研面，胆汁拌晒干量夺。

再研过罗扑患处，既能生肌口自合。

神仙蜡矾丸

黄蜡七钱 明白矾一两

共研细末，熔化黄蜡，和矾为丸，如梧子大，每服二十丸，渐加至三十丸，食远用温白汤送下。

治肠痈，内托神妙，不问老幼，皆可服之，无不效验，最止疼痛，不伤脏腑。

歌曰：

神仙蜡矾二味药，一两白矾蜡半足。

溶化为丸桐子大，肠痈内托效堪决。

返魂丹

朱砂两五钱 胆矾两五钱 血竭一两 铜绿一两 蜗牛一两，生用 雄黄一两 枯矾一两 轻粉五钱 没药五钱 蟾酥五钱 麝香少许

上件为细末，将蜗牛、蟾酥另研为泥，和药一处为丸，如芡实大，每服一丸，令病人先嚼葱白三寸，吐在手心，将药丸裹在葱白内，用热酒一盅吞下，如重车行五里许，有汗出即瘥。如不能嚼葱，研烂裹下，极效。治十三种疔疮。

歌曰：

返魂丹须枯白矾，铜绿朱砂共胆矾。

轻粉蜗牛雄黄等，麝香血竭没酥蟾。

研细如麈蜗作糊，大如芡实为一丸。

葱白热酒同吞下，疔疮恶症效非凡。

又返魂丹经云：汗之则疮愈。必用此药汗之

乳香二钱 没药二钱 朱砂二钱 雄黄二钱 轻粉五分 片脑五分 麝香五分 蜗牛不拘 蟾酥一钱 青黛一钱 粉草一钱 硼砂一钱

上为细末，用海羊捣膏为丸，如难成丸，加酒面糊些少，丸如弹子大，每服一丸，兼生葱头一二个，细嚼咽下，疔肿及痈肿毒气入膈者微汗即解。

一方加铜绿、寒水石、轻粉、枯矾各一钱。

歌曰：

又有返魂没乳香，轻粉雄黄冰片麝。

粉草蟾酥共青黛，蜗牛硼砂并朱砂。

蜗牛做糊余细面，酒曲糊丸弹子大。

脑疽发背诸大症，疔疮痈肿当消却。

葱白嚼烂咽吞下，诸般恶症立拈掌。

飞龙夺命丹

轻粉五钱 脑子五钱，无亦可 麝香五钱 血竭一钱 胆矾一钱 寒水石一钱 蟾酥二钱 乳香二钱 没药二钱 朱砂二钱为衣 铜绿二钱 雄黄三钱 蜗牛二十一个，无亦可 蜈蚣一条，酒炙黄，去头足

上为细末，先将海羊连壳研为泥，和前药为丸，如绿豆大，如丸不就，入酒打面糊为丸，每服二丸，先用葱白三寸，令病人嚼烂，吐于手心，男左女右，将药丸裹在葱内，用无灰酒三四盏送下，于避风处以衣盖覆之，约人行五里之久。再用热酒数杯以助药力，发热大汗出为度。初觉二丸即消，如汗不出，重者再服二丸，汗出即效。三五日病重，再进二丸即愈。如疔疮走黄过心者难治，汗出冷者亦死。如病人不能嚼葱，擂碎裹药丸在内，热酒送下。疮在上食后服，疮在下食前服。服此药后忌冷水、黄瓜、茄子、油腻、鸡鱼、湿面，一切发风发疮毒类之物不可食之。又忌妇人洗换。狐臭百发百中，此药活人多矣。

治疔疮、发背、脑疽、乳痈疽、附骨疽、一切无头肿毒恶疮服之便有头，不痛者服之便痛，已成者服之立愈。此乃恶症药中至宝，病危者服之立可回生，万无一失。此乃家传之秘方，一生受用，不敢轻泄，神效之极，甚弗轻视。

歌曰：

飞龙夺命寒水石，血竭蟾酥乳没药。

雄黄朱砂并铜绿，蜗牛三七蚣一只。

诸药研面蜗牛打，丸如绿豆不须大。

疔疮走黄凶险极，此丸服后效堪夸。

万病解毒

麝香五钱 朱砂五钱 山豆根一两 雄黄一两 续随子仁一两 蚤休一两 独角莲一两 红芽大戟两五钱 山慈菇一两 五倍子二两

上研末，秫米糊和匀，杵捣一千余下，即作锭子，随意大小，每服一锭，井水磨化。冬月用薄荷汤磨服，日可进二三服。

治疔疮、痈疽、发背、肿疡、时毒、狐狸毒、鼠莽毒、丹毒、惊毒、瘴毒、风毒、热毒、蛊毒、河豚、疫死牛马猪羊毒、蛇犬、蜈蚣、蜂蝎、百蛊蜇咬诸毒所伤，中恶邪气，无名肿毒，蕨菰毒、础毒、药毒、疮毒、光粉毒、轻粉毒，一切邪热之毒悉皆治之。

歌曰：

万病能解毒诸门，大戟雄黄续随仁。

五倍慈菇朱砂麝，蚤休独角与豆根。

秫米糊和归一处，千捶杵捣锭可成。

痈疽肿毒均能治，百般毒症妙如神。

生肌干脓散

黄连五钱 贝母五钱 真降香五钱 白及五钱 海螵蛸五钱 五倍子五钱 芸香五钱 轻粉五分

上为末，用乳香、没药煎水洗，次掺此药末，外贴膏药。

治瘰疬、马刀脓汁不干者。

歌曰：

生肌干脓用海蛸，五倍降香均要焦。

芸香贝母同轻粉，白及黄连为末高。

脓汁不干诸缓症，岂第疬疮与马刀。

三品锭子

上品锭

白矾一两 信石两零五分 乳香三钱五 没药三钱五 雄黄三钱

治一切痔漏。

歌曰：

三品锭分上中下，上下三方各一样。

上品白矾除痔疮，信石雄黄没乳香。

中品锭

白矾一两 信石两三钱 乳香三钱 没药三钱 雄黄二钱

治五瘿六瘤气核瘰疬

歌曰：

中品乳香矾信石，五瘿六瘤气核疮。

瘰疬顽疲皆能治，已破未破同可商。

下品锭

白矾二钱 信石两五钱 乳香二钱五 没药二钱五 雄黄一钱 治瘰疬气核恶疮六瘤

歌曰：

下品之方上品同，其中分两要参详。

瘰疬恶疮兼气核，五漏六瘤一扫光。

药品参差制一样，秫米成条不要长。

年深年浅皆能治，湿搽干掺自端详。

上三品俱同制度。先将信石打碎如豆大，置甘锅内，上以矾末盖之，瓦片盖上，以炭火煅令烟尽，取出候冷为末，用秫米糊为线挺阴干，随疮大小深浅长短临时裁度，先以铁筒拔毒膏点破，次以药线纴入疮内，药膏贴之，药线消尽，又要换药三四次，年深者五六次，其疮根自腐消。如疮露在外，更用蜜水调搽，湿则干上亦可。

三才绛云锭子

天才锭子

白矾五钱，煅 雄黄三钱 信石二钱，生 硇砂二钱，生 朱砂二钱 胆矾钱五，生 乳香钱五 没药钱五 麝香少许 冰片少许

初开疮口紧峻之药。

歌曰：

绛云锭子首天才，紧峻良方要细裁。

冰麝白矾雄信石，乳没硇朱及胆矾。

瘰疬瘤疮并痔漏，疮口闭塞立能开。

刚上药时稍疼痛，脓管流通自坦然。

地才锭子

煅白矾五钱 雄黄三钱 煅信石二钱 朱砂二钱 生硇砂钱五 生胆星钱五 乳香钱五 没药钱五 儿茶五分 血竭五分 轻粉五分 麝香少许 冰脑少许

次去死肉紧缓之药。

歌曰：

地才方缓除死肉，轻粉儿茶竭乳没。

冰麝硇雄矾信石，朱砂胆矾同为末。

痔漏恶疮腐不去，缓缓除之亦可脱。

此方紧缓两相兼，不令疼苦法才合。

人才锭子

煅白矾五钱 雄黄三钱 赤石脂二钱，煅 儿茶二钱 朱砂二钱 硇砂二钱，水煮干拌 生胆星一钱 乳香一钱 没药一钱 轻粉一钱 血竭一钱 麝香少许 冰片少许

又次生新肌去瘀肉缓慢之药。

歌曰：

人才未必长生肌，腐脱新生法果奇。

地才白信易赤脂，分两参差便不齐。

三方秫糊搓为锭，腐肉已净换生肌。

痔漏痈疽有次序，一丝不紊奏功奇。

上末用秫米糊为锭子如豆大，带扁些阴干。又作药线如麻黄样，先用铁罐膏点疬头令黑，次纴此锭膏药贴之，三日一换，药腐不尽出者可更用下品锭子及针头散，取尽腐肉，止有脓汁不干者，用生肌干脓散掺疮口，膏药贴上，如要生肌，速用生肌散掺疮口上，膏药贴之。

胭脂散

胭脂一分 贝母一分 胡粉一分 硼砂五厘 没药五厘

上研细末，先以温豆浆水洗拭后敷。

治翻花疮。

歌曰：

胭脂散主治翻花，胡粉胭脂贝硼砂。

胭粉贝只一分重，半分硼砂半没药。

疮头当用豆浆洗，拭干然后上此药。

喉科门

牛黄清心丸

九制胆星两　麝香五分　珍珠五分　冰片五分　川连二钱　荆芥二钱　天竺黄二钱　雄黄二钱　犀角二钱　元参三钱　防风一钱　五倍子一钱　桔梗一钱　茯神一钱　当归一钱　京牛黄五分

为细末，甘草四两，熬膏为丸，龙眼大，辰砂二两为衣，晒干，每薄荷汤化下一丸。(《心悟》)《紫珍》有轻粉二分，凡痰涎结聚，心火炎灼致痈毒破烂者宜服之。冶缠喉风、锁喉风。

歌曰：

牛黄清心缠锁喉，胆星冰麝桔当归。

雄黄荆芥防犀角，珠子黄连神五倍。

天竺元参共细面，甘草膏丸不须赘。

薄荷汤送只一丸，缠喉锁喉功立见。

玉液上清丸

薄荷十四两　桔梗四两五钱　砂仁四两五钱　柿霜五两　百药煎五钱　甘草三两半　青黛三钱，飞净　川芎二两八钱　硼砂二钱　元明粉二钱　冰片一钱

为细末，炼蜜丸，芡实大，每一丸，不拘时噙化。明武宗患喉痹，吴旸谷进此方，一丸而愈。(《尤氏喉科》)

治风热上壅，头目不清，咽喉肿痛，口舌生疮，服之生津化痰。

歌曰：

玉液上清治咽喉，口舌生疮亦可配。

薄荷桔梗砂青黛，芎草硼砂百药随。

柿霜冰片元明粉，炼蜜为丸喉内投。

口舌生疮殊有益，上焦风热亦能搜。

元霜散亦名万金散

薄荷叶五钱 僵蚕五钱 青黛飞净，五钱 朴硝五钱 白矾五钱 川连五钱 硼砂五钱

为细末，雄猪胆腊月初取五六枚倒出汁，一半和药拌匀，复灌在胆内。以线扎头，用纸包裹，将地掘阔深一尺，竹竿横吊药胆，上用板铺，以土密盖，立春日取出，挂在风口阴干，去胆壳瓶贮，每两加牛黄、冰片各三分，研细吹喉，神效。

治喉蛾、痹闭并口舌诸症。

歌曰：

元霜首重在明矾，薄朴连蚕硼青黛。

研为细面藏猪胆，悬诸风口慢阴干。

临用再加牛黄片，咽喉百病保平安。

冰硼散

硼砂五钱 元明粉五钱 冰片五分 朱砂六分

研细吹搽患上，甚者日五六次，舌下痰包用针刺破，以此点之。

治慢喉风、哑瘴、喉风一切咽喉、口齿肿痛及悬痈、重舌、钻牙疳等症。

歌曰：

冰硼散治慢喉风，哑瘴咽喉颔下痈。

重舌痰包通可治，朱砂元明合冰硼。

柳华散

蒲黄一两，煅 炒黄柏一两 青黛一两，飞净 煅中白一两 冰片五分 硼砂五钱

共研细末，吹患处，极效。缠舌、喉风、硬舌根而烂两旁亦吹此散。乳蛾针头尾，不可针中间。用刀针出血不止者，三七为末吹之即止。(《心悟》)

治喉疮、乳蛾及口舌生疮、走马牙疳、舌衄、悬痈、咽喉急痛。

歌曰：

柳华喉疮及乳蛾，冰柏硼砂中黛蒲。

牙疳口舌咽喉症，细研瓶收先过罗。

玉锁匙

马牙硝三钱，须明而如牙者 硼砂三钱，用新烊银罐，先硼后硝，层层筒炼，如升枯矾之状，松脆为妙 冰片六分 僵蚕炒研 雄黄各钱半

研匀吹患处，痰涎即出。如痰出肿痛不消，急针患处出恶血，服清利药。咽喉腐烂者加牛黄、珍珠、朱砂各三分。此即《正宗》金锁匙方，而制法较善，弱体服之不泻。《方氏喉科》治喉闭、缠喉风、痰壅、口噤及痧疹、咽喉肿痛、腐烂。

歌曰：

玉锁如同开锁钥，僵蚕冰硼雄马牙。

吹喉吐痰疼肿去，喉风口噤手拈拿。

肿痛不除针患处，腐烂朱砂珠黄加。

痧疹咽喉诸恶症，佐服清咽利膈药。

壁钱散

壁钱即蟢蛛窠七片，取小活蟢蛛二个团作一处，发扎好 白矾七分化开，以蟢窠沥矾，瓦上焙存性

灯草灰和匀，临用时加冰片少许吹喉中，吐出痰涎即愈。再入指甲一二个，瓦上炙黄研匀。更妙指甲一味，加冰片治喉中紫泡瘀塞。凡急症通后，略进薄粥压，邪热不致再发。(《文堂方参全生集》)

治缠喉风、双、单蛾神效。

歌曰：

壁钱散有活蜘蛛，灯草冰矾指甲需。

照方配合吹患处，蛾乳喉风立刻除。

乌云散

巴豆油 将红纸条收油，在上捻作纸钉，在灯火上点著，烟起吹灭，刺入喉中。若牙关紧闭，将烟薰鼻孔，即以糜粥呷之，一时候呕出恶血，无妨。(《张李明医说》)

咽喉症发于六腑者，引手可探，刺破出血而已。若发于五脏者，则受毒牢深，手法药力难到，惟巴豆纸燃着，藉其毒气直达病处。

治单、双乳蛾、咽喉闭塞、水浆不下。

歌曰：

乌云巴豆油一味，纸钉燃着法新奇。

烟起吹灭喉中刺，咽喉刺过立时离。

喉瘤方

麝香一钱 黄连五分 冰片分五厘

共研为末，频吹之。(《心悟》)

治生喉旁，形如圆眼，血丝相裹，不可用刀刺破。

歌曰：

喉瘤切莫用刀刺，冰片黄连麝香是。

形如圆眼喉间针，血丝相裹频吹之。

北庭丹

硇砂五分 人中白五分 青苔一钱 瓦松一钱 溏鸡粪一钱

用烊银罐二个装药，盐泥封固，煅三炷香时入冰麝各一钱研细，将磁针刺破舌菌，用丹少许点上，再以蒲黄盖之，自然消缩。(《清溪秘传》)治舌菌头大蒂小，疼痛红烂。

歌曰：

北庭丹需鸡粪硇，青苔人中瓦松条。

装入银罐盐泥固，约煅清香三炷烧。

煅好研细加冰麝，舌上生菌自然消。

柳花散

黄柏一两 青黛三钱 肉桂一钱 冰片二分

为末，瓶贮，每少许吹患处。(《金鉴》)

口疮色深红，满口白斑微点，陷露龟纹，脉虚不渴，用桂为引导，此从治之法。(《集成》)

口疮久不愈，虚火也。生附子末醋和作饼贴脚心引火下行，自愈。治虚阳口破。

歌曰：

柳花口破属虚阳，舌上龟纹火不降。

引火归原黛柏桂，研细加冰胜寻常。

赴筵散

川连 黄芩 栀子 干姜 黄柏 细辛各等分

共为末，每少许搽患处。（《金鉴》）

口疮色艳红，满口烂斑，腮舌俱肿，脉实口干，用此散吐涎则效。治实火口破。

歌曰：

赴筵散方治口破，芩连栀子细辛柏。

干姜等研搽患处，实火口烂效无过。

烂喉痧妙方

牛黄六分 指甲瓦上焙黄，男女互用，六分 青黛六分 蟢子窠二十个，要墙上者，瓦上焙黄 冰片三分 药珠三分 象牙屑三分，瓦上焙黄，均研细末

吹在患处，极效。

歌曰：

烂喉丹痧有妙药，冰片珍珠黛指甲。

象牙牛黄蟢子窠，研面吹喉病似拔。

紫袍散

石青两 青黛两 朱砂两 白硼砂两 胆矾五钱 人中白煅，五钱 元明粉五钱 冰片三钱 山豆根二钱

共为末，入磁罐塞口，急时用二三厘吹咽喉即愈，神效无比。

治咽喉十八种症。

歌曰：

紫袍咽喉十八般，青黛人中硼砂白。

冰片胆矾元明粉，豆根石青朱砂排。

同为细面磁瓶贮，咽喉吹入似仙丹。

缠喉风秘方

常熟赵氏祖传缠喉风药，甚效，而方极秘。昔日赵氏子与友章某饮，询其方，不答。酒次，赵喉间忽痛不可忍，乃大声曰："为我求猪牙皂角来！"来则细捣，以好酸醋调末入喉四五次，痰大吐，痛立止。章数以告人，传者遂众。用皂角末醋调涂外颈上，干则易之，其乳蛾即破而愈矣。

歌曰：

缠喉风方猪牙皂，取来数条用罐捣。

过罗细面和醋调，缠喉吹下立功效。

急喉痹（即缠喉风，不省人事，牙关紧闭）**方**

白矾五钱 巴豆去壳，三枚

将矾入铫内，慢火熬化为水，入巴豆再熬。如用时，去巴豆，取矾研末，每用少许吹入喉中，顽痰立出即止。

歌曰：

急喉痹即缠喉风，牙关紧闭人事蒙。

白矾巴豆同熬化，吹入喉间顷刻松。

口疳神方

橄榄核煅存性，三钱 凤凰衣即哺退鸡蛋壳，煅存性，三钱 儿茶三钱 人中白三钱共研细末，每用一钱，加冰片三分 吹搽患处，神效。治口疳、喉癣、喉痈。

歌曰：

口疳神方橄榄核，凤衣儿茶人中白。

研为细面加冰片，喉癣喉痈无不合。

走马牙疳方

煅中白两 儿茶两 黄柏六钱 薄荷六钱 青黛六钱 冰片五分

研细，先用温汤漱净，吹药疳上。日用六七次药后涎从外流为吉，涎毒内收为凶。

煎方：

芦荟 银柴胡 胡黄连 川黄连 牛蒡子 元参 桔梗 山栀 石膏 薄荷 羚羊 甘草 升麻各三分

水二钟，淡竹叶十片，煎六分，食后服。此方虽穿腮破唇并宜服之。

走马者，言患迅速，不可迟延故也。多属痘疹余毒所致，且挟有杂病，势甚重笃。其患牙龈肿烂，随变黑腐作臭。有五种不治：口臭涎秽不治；黑腐不脱不治；牙落无血不治；穿腮破唇不治；用药不效不治。

歌曰：

走马牙疳病势凶，薄荷黛柏煅人中。

冰片儿茶同研细，牙疳吹上效如神。

煎方歌

歌曰：

另有煎方柴芦荟，羚羊栀子薄荷同。

胡黄两连升桔梗，元参牛子水二钟。

石膏竹叶兼甘草，穿腮破唇有奇功。

牙疳口疮神效方

珍珠四分　儿茶五分　人中白五分　五倍子焙，五分　白褐子即褐布煅成炭，三分　蚕茧壳煅炭，三分　川黄连三分　黄柏猪胆涂炙，四分　薄荷二分　银针茶二分　冰片一分

上药共研细末，再加入珍珠同研千余下，以纸捻不见星为度，磁瓶收贮。先以凉茶漱口，用布搅凉茶，将患处烂肉轻轻洗净后敷药，内宜用犀角黄连汤加荆穗、苏、薄荷服之，忌荤、糖、发物，最为紧要。余家中大小及亲党用之如神，是以广传。

歌曰：

痘后疹后疳尤重，褐布儿茶柏人中。

珍珠五倍蚕茧壳，连薄银针茶叶同。

研成细面加冰片，症势越凶越有功。

疔疮门

立马回疔丹

蟾酥一钱　硼砂一钱　轻粉五分　蜈蚣两条　雄黄一钱　白丁香五钱　乳香一钱　朱砂一钱　麝香五分　金顶砒五分

以上共细末糊丸如米大，凡遇疔疮针破，以一丸插入孔内，膏药盖之，次后追出脓血疔根为效。

治疔疮初起，已用针刺后或误灸失治，以致疔毒走黄，此险恶症也，急宜用此。

歌曰：

立马回疔已走黄，白丁香麝乳雄黄。

金顶砒酥硼轻粉，朱砂蜈蚣十样药。

研面为丸如米大，疔疮插入效堪夸。

七星剑

野菊花四两 苍耳头三钱 豨莶草三钱 半枝莲三钱 紫地丁五钱 麻黄一钱 草河车又名蚤休，三钱

上用好酒一斤，煎至一碗，滤清热服，被盖出汗为度。若无鲜草，干者亦效。

治十三种疔疮，初起寒热交作，恶心呕吐，麻痒非常，心烦口燥，急宜服之。

歌曰：

七星剑斩十三疔，发热形寒神不清。

麻黄苍耳豨莶菊，河车地丁半枝挺。

如无半枝银花代，走黄疔毒此方灵。

化疔内消散

皂角刺 金银花 知母 天花粉 穿山甲 白及 草河车 生甘草 赤芍 炙乳香 贝母 半夏

上水酒各一碗，煎八分，量病上下食前后服之。治疔疮初起，已针之后，能令内消。

歌曰：

化疔内消知贝甲，银花皂刺并赤芍。

半夏天花兼白及，乳香甘草草河车。

疔疮针后能内化，酒水煎之服更佳。

菊花饮

菊花四两 淡芩四钱 甘草四钱

能治一切疔疮，极平极稳方也。

歌曰：

菊花饮治疔疮药，四两菊花方不大。

黄芩甘草一成用，疔疮服下手拈拿。

束毒金箍散

郁金二钱 白及二钱 白蔹三钱 白芷二钱 大黄三钱 黄柏三钱 轻粉一钱 绿豆粉三钱

上为细末，酸米醋调，箍四边。

治疔疮针刺之，余毒散肿，此药箍之。

歌曰：

束毒金箍敷疔药，轻粉白蔹及芷加。

豆粉大黄郁金柏，酸醋调敷力颇大。

瘰疬门

消疬丸

元参蒸，八两 川贝母去心蒸，一法用竹沥两碗浸透阴干，以沥尽为度，八两 牡蛎火煅醋淬，八两磨细

蜜为丸，每服三钱，白汤送下，日进二服。又一方加甘草一两，忌食栗子、猪头肉、肝、肠、醋、发物。程钟龄曰：此方极效，愈人无算。

治瘰疬初起。

歌曰：

消疬丸治瘰疬初，牡蛎元参贝母和。

磨细蜜丸桐子大，每服三钱开水过。

肠肝栗子诸发物，醋酸猪头永远除。

蹲鸱丸

香梗芋艿十斤

去皮，不见火，切片晒干，磨末，开水泛丸。早晚服三钱，甜酒送下。不饮酒者，米汤下。此法不用膏丹，别药一两料全愈。并治喉癣亦效。(《养生集》)治男妇老幼大小结核、瘰疬、连珠疬串，不疼不痛，或破微疼，赤皮溃烂，久不收口。

歌曰：

蹲鸱丸用香芋艿，去皮磨面水滴丸。

瘰疬结核大小串，久不收口皮溃烂。

早晚三钱甜酒送，纵有疼痛立时安。

痰毒方

蒲公英两五　银花两五　苦参两　粉草两

老酒五斤，将药入瓶内封口，放锅内煮一炷香时取，起出火气，不拘时随量饮，最效。

一方用夏枯草、蒲公英各五钱，水酒各半煎服，治结核、瘰疬满项，又名三妙散，多服极验。

又痰核疬串，羊角一斤剉碎，瓦上炙黄，研末，每早晚调服三钱，服完全愈。已破者制首乌末蜜丸，每服三钱，日二服。(《刘氏简便方》)

治似毒非毒，血毒流结，已未出头，俱可治之。

歌曰：

似毒非毒即痰毒，血毒流结亦能作。

公英苦参银花草，老酒五斤煎煮好。

随量饮酒不必多，已溃未破立能锄。

猫头散

猫头骨一个，炙存性 川芎两 槟榔两 良姜两 甘草两 麝香一钱 冰片一钱

研末，柳树毛和柳树枝亦可熬膏，调前药摊敷，二三日一换，数日全消。

治鼠疮、瘰疬、结核，屡试屡验。

歌曰：

猫头散专治鼠疮，瘰疬结核大可商。

槟榔冰麝猫头骨，川芎甘草及良姜。

研面熬膏均可用，摊敷数日可全消。

瘰疬未破神效方治瘰疬未破者如神，百药不应者累效

杏树叶五分末 万年霜煅，二分，即中白 蝙蝠焙，二分五 白花蛇蜕二分五，存性 蜜蜂七个，焙

上将杏树叶末用清水调，却再入前四件药末调匀敷患处，却将皮纸一片，用针刺孔贴药上。如干，用清水就纸上刷之，每一昼夜换药一次。如面上发热，服清凉饮子数贴，其热自退。

歌曰：

瘰疬未破神效方，白花蛇蜕万年霜。

蝙蝠蜜蜂杏树叶，研面水调敷疮上。

百药无效真灵验，面上发热服清凉。

败散瘰疬方神效

白胶香 海螵蛸 降真香等分

上为末掺患处，外以水纸掩之，一夕而退。

歌曰：

败散瘰疬方神效，白胶螵蛸降真香。

等分研面掺患处，水纸掩之法果良。

已破者

蜜蜂二十一个 蛇蜕七分五 蜈蚣二条

上用香油四两，将前三药入油内，用文武火熬成，入光粉二两，用桑枝七条如筋大者急搅，候冷出火气，七昼夜方可，纸摊作膏贴患处。以上二方得于义门郑氏，累验。不须服药，贴上五七日便消。

歌曰：

已破蜜蜂廿一只，蛇蜕七分蚣两条。

香油四两煎前药，光粉收膏桑枝搅。

膏晾七宵出火气，纸上摊贴效非常。

肺痈门

金鲤汤

金色鲤鱼一尾，重四两，剖去肚肠，勿经水气 贝母二钱

研末，掺鱼肚内扎好，童便半大碗，将鱼浸便内，重汤炖煮，鱼眼突出为度，取起去鳞骨，取净肉浸便内炖热，作二三次，一日食尽一枚，其效甚捷。(《正宗》《全生集》)肺痈愈后戒食鸭蛋、白鲞、红莱菔、黄鱼、甲鱼。

治肺痈已成未成，胸中隐痛，略吐脓血。

歌曰：

金鲤一条重四两，童便半碗贝两钱。

重汤炖煮除鳞骨，肺痈吃下效极速。

肺痈秘方

绿橘叶捣烂，绞汁一盏服之，吐出脓血自愈。《选粹》又方：陈久芥菜汁煎一滚，取上清者时呷之。《文堂方》：白花百合捣汁，每日一碗，时呷，七日见效。《德轩方》：肺痈患者右手难举，不能过项，痰似鱼肠，极臭，每日通草、肥芦根、苡仁、桔梗煎汤代茶，或丝瓜去皮，焙黄研末，元酒服二匙，数次即愈。《全生集》：凡心口上微作痛，或舌下生一粒如细豆，或两脚骨疼痛，咳嗽，口干，咽燥者，皆是肺中生毒。犀黄丸十服全愈。

歌曰：

肺痈秘方叶绿橘，汁服专治吐脓血。

选粹良方陈芥汁，煎滚澄清取来呷。

文堂之方白百合，一味取来捣汁喝。

德轩方用肥芦根，桔梗苡仁通代茶。

或用丝瓜去皮焙，研面再兑黄酒服。

全生集仗犀黄丸，肺痈服之祸转福。

地栗散

地栗（即荸荠）磨粉，看疮大小，日日掺之，即可收功。凡胸旁生红白瘰泡，浸淫疼痒，每处直长一条，连生十余个，名帘珠倒挂，端午日人家檐口所挂刀茅，取下连根叶煅末，香油调搽，五六次愈。（《便易集》）

治胸膺一片，无皮溃烂成漏，流脓血水，经久不愈。

歌曰：

地栗粉上胸口疡，溃烂无皮似漏疮。

流脓流血久不愈，栗粉掺之见功良。

苇茎汤

苇茎一斤 薏苡仁二两 冬瓜仁二两 桃仁去皮，五十枚

用水十碗，先煮苇茎，得五碗，去滓入诸仁，煮取二碗晾温，分五次服，当吐如粥。《千金》云：肺痈当吐脓血，苇茎即汀洲间芦荻之粗种。

治肺痈，又云一本治咳有热，烦满，心胸甲错。

歌曰：

苇茎汤能疗肺痈，自热烦心胸甲错。

冬瓜仁薏桃仁等，水煎温服吐如粥。

牡丹散

牡丹皮 赤芍药 地榆 苦梗 薏苡仁 升麻 黄芩 生甘草各钱五

上作一服，水二盅，煎至一盅，食远服，一方无黄芩，加生姜煎，名曰升麻汤，治肺痈吐脓血作臭乳，胸间作痛。

歌曰：

牡丹肺痈吐脓血，乳上胸旁隐痛觉。

地榆赤芍升芩草，薏仁苦梗煎水呷。

泻白散

桑白皮二钱 地骨皮 炙甘草 贝母去心 紫苑 炒桔梗 酒当归各一钱 瓜蒌仁钱五分

上作一剂，水二盅，姜三片，煎八分，食远服，治肺痈。

薛按：此方乃泻肺邪消毒之剂也，若喘咳唾痰沫，肺脉浮数者，用之有效。如脉大，发热作渴，宜用解毒散解之，而后用此剂；其或唾脓之际，宜排脓；如唾脓后及脉已安静，宜补肺；初起胸膈胀满，气急咳嗽，宜发散表邪。

歌曰：

泻白散治肺痈方，紫苑当归桔蒌霜。

贝母地骨桑皮草，食远服之极高妙。

肠痈门

薏苡附子散

附子炮，二分 败酱草五分 薏苡仁一钱

上为末，每服方寸匕，以水二合煎，顿服，小便当下三回，薏苡附子同煎，败酱用一两一分，每四钱水盅半煎七分，去渣空心服之。

治身肤甲错，腹皮急如腹胀，本无积聚，身热脉数者。

按：此方辛热之剂也，若积久阴冷所致宜用。丹溪云：身甲错，腹皮急，按之濡，如肿状，腹无积聚，身无热，脉数，此肠内有痈，积久阴冷所致。故《金匮》有用附子温之，即此方也。

歌曰：

薏苡附子肠痈毒，腹皮紧急现甲错。

败酱加入方辛热，用水二合煎顿服。

牡丹汤

牡丹皮一钱　瓜蒌仁一钱　桃仁去皮，二钱　芒硝二钱　大黄五钱

上作一服，水二盅，煎至一盅，去滓，入硝再煎数沸，不拘时服之。

治肠痈，小腹肿痞，按之即痛，小便如淋，时时发热、自汗、恶寒，其脉迟紧者，脓未成，可下之，当有血，洪数者，脓已成，不可下也。

按：此方乃破血之剂也，如若身发热，自汗、盗汗、恶寒，小腹作疼痛者，或小便如淋，脉迟者有效。

丹溪云：小腹肿痞，按之疼痛，小便如淋者，或自觉发热，身无汗，复恶寒，其脉迟紧者，脓未成，宜下之，当有血，此内结热所成也。

《金匮》有用大黄利之，即此方也。若无前症，恐不宜用，亦有腹内胀痛，脉滑数，或脓已下，或后重，时时而下，宜用排脓散，太乙膏，蜡矾丸及托里药。

《金鉴》云：此证由湿热气滞凝结而成，或努力瘀血，或产后败瘀蓄积，流注肠中。起初发热恶寒，自汗，小腹微肿作痛，小便如淋，脉俱迟紧，此时痈脓未成，宜下之。

歌曰：

牡丹亦治肠痈毒，硝黄瓜蒌桃仁入。

用水二钟煎去滓，硝末兑下乘温服。

发热恶寒少腹痛，肠痈脓成亦可逐。

倘然初起未成脓，消肿止疼下瘀血。

贴骨流门

内托羌活汤

羌活一钱 黄柏一钱 防风一钱 归尾一钱 藁本一钱 肉桂一钱 黄芪钱五 连翘六分 甘草六分 苍术六钱 陈皮六分

治尻臀患痈，坚硬肿痛，尺脉数无力。

歌曰：

内托羌活宣坚硬，燥湿能托臀下痈。

归芪陈柏同甘草，藁本连翘苍桂风。

附子六物汤

附子一钱 甘草一钱 防已八分 白术八分 茯苓八分 桂枝五分

治湿气流注于足太阳经，骨节酸痛，四肢拘急，小便不利，或手足浮肿。

歌曰：

附子六物风寒湿，流注脾经须服之。

四肢拘急骨节痛，防己术甘苓桂枝。

当归拈痛汤

羌活一钱 当归一钱 防风一钱 茵陈一钱 苍术一钱 苦参一钱 升麻七分 白术七分 葛根五分 甘草五分 黄芩五分 知母五分 泽泻五分 猪苓五分 党参五分 黄柏五分

治湿热下注，腿脚生疮，赤肿作痛，或腰膝酸痛，遍身沉重，或作麻痒，或成血风。

歌曰：

当归拈痛湿热症，羌活人参二术升。

茵陈葛草芩知柏，苦参风泻共猪苓。

麻黄佐经汤

麻黄 葛根 羌活 防风 苍术 茯苓 防己 桂心 细辛 甘草

治风寒暑湿流注足太阳经，腰膝挛痹，胶节肿痛，憎寒发热，自汗盗汗，头痛恶风等症。

歌曰：

麻黄佐经足太阳，风寒湿邪筋骨着。

羌防苓桂兼葛根，细辛防己甘苍术。

内托黄芪汤

黄芪盐水拌炒 当归 柴胡 木瓜 连翘 羌活 肉桂 黄柏 生地各一钱

治腿内近膝患痈，或附骨痈疽，初起肿痛，脉细而弦，按之有力，此太阴、厥阴分也。

歌曰：

内托黄芪归木瓜，羌柴翘桂地柏加。

疽生膝骨肝脾位，酒水煎之服更佳。

独活寄生汤

独活二钱 茯苓 川芎 当归 防风 白芍 细辛 党参 桂心 杜仲 秦艽 牛膝 熟地 甘草 真桑寄生各一钱二分

治肾虚弱，风湿内攻，足膝缓痹挛重。

歌曰：

独活寄生肝肾虚，寒湿注膝肿痛居。

苓桂艽防参细草，地芍归芎仲膝需。

痔疮门

唤痔散

生草乌一钱 刺猬皮烧存性，一钱 枯矾三钱 食盐炒，三钱 元寸五分

上研细末，用温汤洗肛门，以唾津调药三钱，填入肛门，片时痔出，去药，上护痔膏。

凡内痔不得出，用此药填入肛门即出。

歌曰：

唤痔方中生川乌，刺猬食盐矾煅枯。

研为细面加真麝，填入肛门唾津涂。

护痔膏

白及三钱 石膏三钱 黄连三钱 冰片一钱 麝香一钱

共研细末，鸡子清调膏，护四围好肉，再上枯痔散，痔出之后用此膏围四边好肉。

歌曰：

护痔专能护好肉，冰麝石膏连及末。

鸡子调涂痔四外，免伤好肉法果确。

生肌散

乳香一钱 没药一钱 海螵蛸水煮，五钱 黄丹飞，炒四钱 赤石脂煅，

七钱　龙骨煅，三钱　血竭三钱　熊胆三钱　轻粉四钱五　冰片二钱　元寸二钱　珍珠煅，二钱

共研极细末，磁罐收贮，早晚掺二次，渐次渐平。

治痔用枯药脱落之后，孔窍不收者用此。

歌曰：

生肌痔业已分离，乳没螵蛸赤石脂。

黄丹龙骨竭轻粉，熊胆珍珠冰麝需。

研为细面磁瓶贮，洗净拭干掺之宜。

脏连丸

治痔无拘新久，但发时便血作痛，肛门坠重者，用黄连净末八两，公猪大肠头一段，长一尺二寸，温水洗净。将药装入两头，以线扎紧，以酒二斤半同入砂锅，慢火煮之，煮至酒干为度，取起去扎线，捣如泥为丸，桐子大，每服七十丸，空心温酒送下。

歌曰：

脏连方中无他药，尺二肠头纳连末。

用线扎好黄酒蒸，细捣如泥为丸服。

枯痔散

天灵盖用童子者佳，以清泉浸片时捞出煅红，再入清泉水内淬之，如此七次，净四钱　砒霜两　白矾两　轻粉四钱　蟾酥二钱

共研细末，入小铁锅内，上用粗碗盖好，盐泥封固，炭火煅三炷香时待冷揭开，将药研末搽痔上，每日辰、午、申三时先用温水洗净，上药。

治痔出，上护药之后，用此药涂之，年浅者五七日，年久者八九日，痔即干黑，后以落痔汤洗之。

歌曰：

枯痔又方天灵盖，轻粉蟾酥砒白矾。

研细铁锅炭火煅，三炷香完揭开看。

研为细面搽痔上，每日三回莫多换。

毒疮门

八宝散

川大黄 香白芷 独活 天南星 制半夏 天花粉各三钱 大贝母 穿山甲各五钱

共研细末，每药一两，加粉霜三钱，糯米浓汁为丸，如凤仙花子大，朱砂为衣，每服三分。空心白滚汤送下，日一服。即用柳根白皮熬水漱口十余次，不过十余服即痊。其毒从大便而出，不吐不泄，极为平和。

专治一切鱼口便毒，顽疮二三年不愈者，服此如手取之效。

歌曰：

八宝丹方极平常，便毒鱼口及顽疮。

多年不愈颇著效，半芷南星与粉霜。

独活贝母穿山甲，花粉还加川大黄。

糯米汁丸凤子大，朱砂为衣法寻常。

每服三分滚汤送，柳根漱口定安康。

回春脱疳散

黑铅五钱 水银 轻粉各二钱 寒水石三钱五分 硼砂 珍珠各一钱

将铅化开，投水银，研不见星，共为细末，先用花椒、葱艾汤薰洗患处，再撒此药，玉茎如虫蚀生长如初，亦名银粉神丹。或舌头被人咬去，先用乳没煎汤口噙之后上此丹，自然生。(《大全》)此曹振先传，神效。(《金鉴》)生马口下名下疳，生茎上名蛀疳。疳久溃烂者，此方主之。

歌曰：

回春脱疳轻粉铅，珍珠硼砂水银寒。

将铅化开水银下，研不见星他药参。

先用葱艾汤洗净，再掺此药自然安。

绣球风方

儿茶　血竭　五倍　冰片各等分

为末搽之。球风即肾囊风，痒痛，黄水不干，湿痒不可忍，花椒、地肤子、银花煎洗后上此药。(《程氏易简方》《丹方汇编》)蚯蚓泥、真粉、甘石、蛤粉等分研匀扑之。痒不可忍，大杨柳煎汤薰洗，以此方掺之。(《刘氏简便方》)阴囊肿痛，葱白、乳香捣烂涂之。

歌曰：

绣球即是肾囊患，痒痛流脂水不干。

冰片血竭儿茶倍，研面干搽病自安。

保肾法

老杉木烧存性　苏叶为细末敷上，即以苏叶包之

《文堂集方》急救方法。

阴囊烂尽，只存二子，凤仙花子、甘草等分研，麻油调敷即愈。

歌曰：

保肾原来治脱囊，杉木烧焦在一旁。

研成细面先敷上，苏叶包之自然康。

紫裆风方

枇杷叶　观音茶叶　擂酒服。其渣火上略烘，敷裆上，二三次愈。《百救方》：阳物红紫，痒不可忍。《便易集》：阴肿如斗，生诸葛菜舂烂，敷之即消。

歌曰：

紫裆风本阳物红，痒若虫行难忍容。

观音茶与枇杷叶，汁服渣敷定见功。

九龙丹

儿茶　血竭　乳香　没药　青木香　山甲各等分，研细

用归尾三两　红花二两　酒煎膏为丸，梧桐子大，每服二钱，空心热酒送下。

治鱼口便毒，悬痈、横痃初起，未成脓者，肿甚者再服自消。《正宗》无山甲，有巴豆，每服豌豆大九丸。行四五次，方食稀粥。兹从《心悟》本。

歌曰：

九龙不亚正宗功，乳没儿茶归尾红。

青木穿山血竭等，六味研为粉尘同。

膏用归尾红花煮，打和为丸热酒送。

无论横痃与便毒，鱼口悬痈俱见松。

国老膏

大粉草四两，长流水浸透，炭上炙干，再浸，炙净三两　归身三两

水煎，文火熬去渣，再煎稠厚成膏，每日三钱，无灰酒一杯化膏，空心服。《准绳》：悬痈与骑马痈惟制甘草内服外洗。有人患悬痈已破，服两剂疮即愈。

治悬痈生肛门前，初松子大，日后如桃李，此方主之。未成者消，已成者溃，已溃者敛。

歌曰：

国老膏仅归身草，二味水泡文火熬。

不论时候经多少，但见稠厚便成膏。

无灰酒温空心送，每次三钱莫嫌少。

肛门悬痈已未溃，此方多服能痊好。

茜草汤

茜草　当归　银花各五钱　山甲二片　皂角刺研末　甘草节　白蒺藜　小木通各三钱　黄明胶二钱

水酒各一碗煎服，出汗为效。治横痃便毒。

歌曰：

便毒横痃用茜草，草节金银山甲皂。

蒺藜当归木通等，紧要切记黄明胶。

水酒一碗同煎服，出汗自然病即消。

治杨梅疮遍体验方

犀角一两，剉　羚羊角一两，剉　皂刺一两，焙焦　炙山甲一两　生军三两

共为细末，每用五钱，开水冲服。间二日一服，大便时必须择空地，恶气不至染人，慎之。

歌曰：

杨梅遍体犀角军，皂刺羚羊山甲攻。

或剉或焙成细面，五钱早晨开水冲。

治杨梅疔毒方

真轻粉一两

用青纱布包好，用水豆腐煲过，取粉为极细末，将母鸭一只，等其饿极，将此药和饭给鸭食之，过一夜到早乃杀之。不要水洗去脏腑，将鸭斩开，用罐装好，下些熟油、黄酒同炖。其罐口用纸泡湿密封。临时加盐少许，食三两只不妨。此药虽则毒，用豆腐制过，则无碍矣。倘恐药制不清，每早服川椒末七分以去其毒，则自然无余患处矣。或间用土茯苓末、真朱砂少许，加些白糖，用粥水间服亦可。此方曾救多人，服食效验。并无后患。

歌曰：

杨梅疔毒世间稀，一两轻粉法尤奇。

母鸭一只预先养，俟其饿极轻粉填。

次早宰鸭脏腑去，不用水洗瓦罐泥。

须添黄酒熟油炖，炖好加添食盐微。

食过三只病必好，不用踌躇莫忧疑。

芩连消毒饮

防风 荆芥 连翘 柴胡 黄芩 川芎 羌活 桔梗 蓝叶 射干 白芷 牛蒡子 黄连 甘草 青木香 银花

上薄荷泡水煎服。治时毒发热，恶寒，头项肿痛，脉洪数。

歌曰：

芩连消毒治时疡，四时不正疠气伐。

发热怕寒头项肿，便闭脉洪溺赤黄。

羌翘桔芷芩连草，青木芎紫射荆防。

银花牛蒡蓝靛叶，薄荷泡水代煎熬。

广疮膏

黄连 黄蜡各三钱 木鳖子去壳 蕲艾各二钱 韶粉 白蜡各钱五 雄黄一钱 炉甘石 龙骨五分 冰片一分

上用香油一斤，先将木鳖、黄连、艾叶炸透去渣，再兑诸药收膏。治结毒。

歌曰：

广疮膏是贴梅疮，结毒溃伤也可商。

木鳖黄连蕲州艾，芦甘韶粉与雄黄。

龙骨片呢黄白蜡，香油熬成膏自良。

结毒杨梅久不愈，此膏贴上奏功强。

神效方

水银 黄柏 黄连 松脂黄明者 腻粉 土蜂窠壁上者 甘草各等分

上将水银放掌中，以唾津杀为泥，入磁器中，以生麻油和研，生绢滤。如稀饧，和药末再研，如稠饧，先温水洗疮，帛拭干涂之，一切无名疮涂一次即瘥。有黄水者涂之，随手便干。痒不堪忍者，涂之立止。痛甚者，涂之立定。治疥尤佳。抓破敷药。

治一切恶疮医所不能识者。

歌曰：

一切恶疮医不识，神效良方最难得。

土蜂窠本南方有，松香腻粉与连柏。

水银甘草共七味，津唾杀银真妙诀。

麻油和研生绢滤，宛若稀饧药末下。

温水洗疮帛干搽，然后涂之法不差。

疼痒不堪能立止，疥疮搽上妙无涯。

杨梅疮丸药方

白花蛇四寸，酥炙 露蜂房煅，一枚 全蝎四枚，酒浸蜜炙，去足螯 蜈蚣煅，二条 龟板一两，酥炙 雄黄一钱 飞丹一钱 槐花米五分 雨前细茶五分 孩儿茶五分 辰砂为衣，五分 麝香三分，同砂为衣

上用黄米饭为丸，日进二三服，好酒送下，七日后疮即光矣。当加桦皮灰。

歌曰：

杨梅丸药用白蛇，全蝎蜈蚣龟板灼。

朱射雄黄丹槐米，蜂房茶叶及儿茶。

研面丸需黄米饭，日进三服效堪夸。

发霉疮毒方

用雄羊肉一斤，水八碗煮熟，入后药：

川芎 大黄 蝉蜕 麻黄 威灵仙各一两，此味虚人不可多用

共五味，入羊肉内，煎至一大碗。空心服，其羊肉任意食之，盖被取汗，天明洗浴，只用一贴立效。

歌曰：

透发霉疮用羊肉，一觔先煮须待熟。

麻黄蝉蜕威灵仙，大黄川芎一齐入。

以上五味肉汁煎，盖被取汗当沐浴。

薰洗方

治杨梅疮毒流注四肢，或遍身结成大疮，久不能愈者，用此法薰之，极妙。能收轻粉毒。

好艾叶一斤，挼熟 雄黄两 黄丹两 松香四两 苍术八两，米泔制过

上四味为末，入艾拌匀，用黄纸做成药筒五寸长，以火烧着一头，将烟熏疮口，待筒烧过一半，去筒用水银膏贴之，次日又洗又薰之，半月有效。如重二十日有效。

歌曰：

薰洗能收轻粉毒，艾叶雄松丹苍术。

四味研面艾叶拌，做筒烧烟疮口沃。

薰过后贴水银膏，奏效方知神妙术。

乳香散

乳香 腻粉各五分 黄芪去粗皮 龙骨 大黄剉，各三钱 麝香一字

上为细末，以苦竹沥洗疮，拭干掺药，治远年恶疮。

歌曰：

远年恶疮总不愈，大黄剉面腻粉乳。

黄柏去皮龙骨煅，麝香只要些少许。

同为细面过绢罗，洗疮还须竹沥苦。

洗净拭干用药掺，恶疮虽久亦能愈。

酸石榴丸

酸石榷七枚去皮，磁盆内盛，随炊饭甑上蒸烂，绞取汁 羌活去芦 防风去叉 薄荷叶 人参去芦，各一两 芜蔚子 白附子炮 苦参去芦 乌喙 犀角屑各半两 冬消梨二十枚，去皮核，捣搅取汁

上件为末，取前二味汁煎如膏，和丸如梧子大，每服二十丸，温酒送下。不拘时候。

治紫癜风其效如神。

歌曰：

酸石榴除紫癜风，石榴白附喙防风。

芜蔚苦参兼犀角，羌活人参薄荷同。

冬消梨须二十个，消梨石榴捣汁需。

其余研成如细粉，用汁收膏丸作成。

丸药只要桐子大，温酒送服有神功。

硫黄膏

硫黄　白矾各一两　硇砂　白附子各五钱　附子　雄黄各七钱五　蛇蜕一条

上为细末，入研令匀，用清油四两，黄蜡二两，先煎油三五沸下蜡，后入药末煎成膏，每取涂所患处，日三度用。治紫癜风。

歌曰：

硫黄膏涂紫癜风，附子硇砂白附雄。

蛇蜕白矾同细面，四两清油蜡二溶。

溶化成膏涂患处，管教紫癜见奇功。

羌活散

羌活　独活　明矾　白鲜皮　硫黄　狼毒各一两　轻粉二钱五　白附子　黄丹　蛇床子各五钱

上为细末，油调成膏敷之。治顽癣疥，风疮成片流黄水，久不瘥者。

歌曰：

羌活散治顽癣方，疥癞风疮均可上。

狼毒明矾兼白附，轻粉蛇床羌独尝。

白鲜皮与黄丹等，再加硫黄油调强。

一上散

明雄黄 熟硫黄 黑狗脊 蛇床子炒，各半两 寒水石六钱 斑蝥三个，去翅足研碎

上另研雄黄、硫黄、寒水石如粉，次入斑蝥和匀，蛇床子、黑狗脊另为细末同研匀，洗疥癣，令汤透去痂，油调手中，搽热，鼻中嗅两三次搽上，可一上即愈。如痛甚肿满高起者，加寒水石一倍；如不苦痒，只加狗脊；如微痒，只加蛇床子；如疮孔中有虫，加雄黄；如喜火炙汤烫者，加硫黄。只嗅不止亦可愈。

治诸般疥癣必效。

歌曰：

一上诸般疥癣疮，狗脊蛇床熟硫黄。

斑蝥寒水雄黄等，研面油调嗅鼻藏。

五宝散

钟乳石如乳头下垂，打破易碎，似蜻蜓翅者方真，四钱 琥珀 珍珠 净朱砂各三钱 冰片一钱

上各研极细，共一处，再研千转，磁罐密收。用药二钱，加飞罗面八钱研匀，每用土茯苓一斤，水八碗，煎五碗，分五次，每次加药一分，调匀服一日，服完十日自愈。如鼻子崩烂，每日土茯苓内加辛夷三钱同煎，引药力上行，忌海腥、煎炒、发物及房事等件。

治结毒，筋骨疼痛腐烂，口鼻臭秽不堪，诸药不效者，服此即效。

歌曰：

五宝珍珠钟乳石，冰片琥珀净朱砂。

共研细面磁罐贮，再加飞罗面八钱。

土苓一斤煎五碗，五次服完十日愈。

鼻头塌烂辛夷佐，海腥断净病消除。

通鼻散

葫芦壳烧灰存性　石钟乳　胆矾　冰片各等分

上共研细末，吹入鼻内，黄水流出，日吹二三次，不过三四日即通。治结毒溃破，鼻塞不通，或鼻梁崩塌，俱以此散吹之。

歌曰：

通鼻散治鼻孔溃，钟乳葫芦煅成灰。

冰片胆矾各等分，共为细面吹鼻中。

虽然鼻梁已塌坏，吹入鼻内即流通。

结毒灵药

水银两　朱砂　雄黄　硫黄各三钱

上制法亦如红升，灵药五钱，加轻粉和匀研细，小罐盛，以砂封口，临用甘草汤洗净，纱眼内节药，患上再用单油纸或膏药盖之，一日一换，自效。又治诸烂疮及治男妇咽烂者，灵药一钱，加入中白二分研细吹之。日用三次，内服不二散，其疼即止。治结毒腐臭，或咽喉、唇、鼻腐坏并效。

歌曰：

结毒灵药咽喉唇，腐烂腥秽味难闻。

硫砵水银雄黄等，炮制煅炼法红升。

轻粉加之成细面，一切烂疮殊有功。

铅回散

硫黄　黑铅半斤，铜勺化开，倾入水中，取起再化再倾，以铅化为度，澄去水，将化过铅灰倾在三重纸上，下用青灰收干水气，放日中晒干上二味各等分研细末，每服一钱，温酒调下，重者不过三五次即愈。治结毒溃烂，日久不愈，筋骨疼痛，日轻夜重，诸药不效者，服之有功。

歌曰：

铅回亦治结毒症，日久溃烂筋骨疼。

日轻夜重药罔效，此方服下必收功。

硫黄黑铅一斤重，铜杓化开倾水中。

化过铅灰存纸上，青灰收下日晒薰。

各等分两研细面，温酒送下见殊勋。

又方

土茯苓一斤　老生姜四两

上二味同煎八碗，作茶饮之，十日十付，自愈。

治结毒溃烂多年不愈，百药不效者，服之极效。

歌曰：

结毒溃疮另一方，多年不愈保无妨。

土苓一斤姜四两，煎水代茶立奏功。

硫黄不二散

硫黄一钱　靛花五分

共为细末，凉水一大杯调下，其疼立止，饮食可进。

治结毒发于喉内，腐溃疼痛，汤水不能进者，服之即愈。

歌曰：

硫黄不二咽喉间，腐烂疼痛水难咽。

硫黄一钱靛花五，研面水调服立痊。

丑部　附方卷下

淋症门

八正散

大黄　车前子　瞿麦　萹蓄　山栀　木通　甘草各一钱　滑石二钱

治肝经积热，小便不通及一切淋症。

歌曰：

八正散去肝经热，小便不通淋症逼。

瞿扁木通栀滑石，大黄甘草车前及。

芦荟丸

胡连　黄连　芦荟　白芜荑　白雷丸　青皮　鹤虱　麝香各一钱　木香三钱

上为细末，蒸饼糊丸，如麻子大，每服一钱，空心白汤送下。

治下疳烂痛，又治妇人阴蚀作痒及小儿疳积发热，口鼻生疮，牙龈蚀烂等症。

歌曰：

芦荟丸堪治下疳，妇人阴痒此方专。

小儿脾疳身发热，口舌生疮烂不堪。

木香鹤虱芜荑荟，青皮麝香和雷丸。

胡黄二连同细面，蒸饼糊丸服即安。

五淋散

赤茯苓钱五　赤芍药二钱　山栀二钱　当归钱五　甘草钱五

上用灯心二十根水煎服。

治膀胱有热，水道不通，或尿豆汁，或如沙石，或如膏汁，或热沸便血。

歌曰：

五淋原能治五淋，膀胱有热溲不行。

赤芍赤苓山栀草，灯草当归法极平。

清肺散

茯苓二钱 猪苓三钱 泽泻五分 琥珀五分 瞿麦五分 通草六分 木通七分 萹蓄七分 车前子一钱 甘草一钱 灯草二十根

上为细末，每服五钱，水煎服。

治渴而小便不利，乃肺经有热，是绝寒水生化之源，宜用此清化其源，水自生而便自利矣。

歌曰：

清肺原本清化源，小溲不利口极干。

肺经有热生化绝，瞿扁车前通草甘。

猪茯木通兼泽泻，琥珀灯心病可安。

琥珀散

白茯苓 黄芩 茵陈 紫草 瞿麦 茅根 石韦 乌药 琥珀 连翘 车前子各等分

上为极细末，每服二三钱，用灯心汤调下，不拘时候。

治诸般疮疖，表里有热，小便赤涩。

歌曰：

琥珀散去表里热，小便赤涩诸疮疖。

石韦紫草茵陈草，琥珀车前翘乌药。

茅根黄芩苓瞿麦，研面每服三钱足。

风癞门

白附丹

白附子两 白及 白蔹 白茯苓 密陀僧 白石脂 定粉各等分

上为细末，用洗面药洗净，临睡用人乳汁，如无用牛乳或鸡子清调和丸如龙眼大，遂渐用温浆水磨开敷之。治男子妇人面黑瘢点。

歌曰：

白附丹消面黑瘢，蔹及茯苓白石攒。

陀僧定粉牛乳丸，临用温浆水摩开。

白附子散

白附子 密陀僧 茯苓 白芷 定粉各等分

上为末，先用萝卜煎汤洗面，净后用羊乳调，至夜敷患处，次早洗去效。

治面上热疮似癣，或生赤黑瘢点。

歌曰：

白附子消赤黑瘢，似癣如疮心内烦。

芷附陀僧苓定粉，研面调涂容好看。

祛风白芷散

白芷三钱 黄连 黄柏 黄丹各二钱 茯苓钱五 轻粉一钱

上为末，用油调搽之癣疮上，或加孩儿茶二钱，麝香二分亦可。

治面上风癣疮。

歌曰：

祛风白芷面上疮，如癣如疯痒难当。

黄丹连柏苓轻芷，研面油调搽果高。

胡粉散

胡粉炒，微黄 煅白矾 虢丹煅 黄连净 轻粉各二钱 胭脂一钱 麝香少许

上为末，先以温浆水入盐洗拭后掺药，如疮干，麻油调敷，愈。治月蚀疮。

歌曰：

胡粉散治月蚀疮，轻粉黄连矾麝香。

胭脂虢丹研成粉，干用油调湿干上。

耳症门

耳痛散

蛇蜕烧灰存性

研末吹耳内，治耳忽大痛如虫走，或流血，或干痛，立止。秘方也。

歌曰：

耳忽大痛似虫行，流血如泉果不轻。

蛇蜕一条烧存性，用管吹之立安静。

千金不换停耳丹

水龙骨一钱 硼砂五分

为末，吹入耳门，再用绵塞之，二次除根。治耳脓不干。

歌曰：

千金不换停耳丹，脓水淋漓常不干。

水龙骨与硼砂面，耳窍吹入即除灾。

小儿耳烂方

铜绿钱五 枯矾一钱 儿茶钱五 冰片八厘

共为细末，清油开搽。

歌曰：

小儿耳烂用何法，冰矾铜绿对儿茶。

共为细面油调上，耳烂不堪似拈拿。

朱红绵散

煅枯矾三钱 干胭脂三钱 麝香分五厘

共研极细末，磁瓶收盛，用时先以绵绸绞净耳内脓水，再以湿棉花沾药送入耳底自愈。

治耳内流脓，肿痛已消，流脓不止者，急宜此方掺之。

歌曰：

朱红棉散治耳痱，肿痛脂脓久不干。

此方药味甚薄淡，麝香胭脂枯白矾。

风癣门

消风玉容散

绿豆粉三两 白菊花两 白附子两 白芷两 食盐五钱，熬白 冰片五分

共末。研匀收贮，每日洗面代肥皂。(《金鉴》《文堂方》) 头面癣，生白果仁切断，频擦即效。《简便方》：荷叶癣，荔枝核醋磨敷顽癣，黑铅敲薄如纸，用膏药贴之。

治面上风湿癣。

歌曰：

消风玉容风湿癣，菊花白芷绿豆面。

冰片白附盐五钱，研匀收藏日洗面。

顽癣必效散

川槿皮四两 轻粉四钱 雄黄四钱 百药煎四饼 斑蝥一钱 巴豆去油，一钱 大黄两 海桐皮两五钱

上共研末，用阴阳水调，抓损搽上，必待自落。

治多年顽癣，诸药不效者，搽之即效。

歌曰：

顽癣必效癣多年，诸药不效搽即痊。

大黄巴豆与雄黄，轻粉川皮百药煎。

阴阳水调抓损上，斑蝥海桐同细研。

又治顽癣方

川槿皮二钱 轻粉五分 斑蝥七个 大枫子肉七个

用河井水各一钟煎去半，滤清露一宿，以新笔蘸涂患上。

歌曰：

又治顽癣槿皮轻，枫子斑蝥方极灵。

河井水需各一碗，笔蘸涂癣杳无形。

诸疮门

诸疮擦药

硫黄三钱 川椒去子，焙末，三钱 胡椒末，四十九粒 菜油四两 鸡蛋二个煮熟取黄，微炒去油

将前药末共入菜油内熬数沸，擦诸疮，神验。如疥疮加飞矾少许。《酱方秘授》：不拘肥胭、脓疥、湿风、坐板。

歌曰：

诸疮擦药用何方，川椒胡椒与硫黄。

菜油四两蛋去油，疥癞明矾酌量加。

青蛤散

青黛两 蛤粉煅两 煅石膏两 轻粉五钱 黄柏五钱

为细末，麻油调搽(《金鉴》)。《汇精》无轻粉，有倍子，治头面周身忽生黄栗，流脂水痛痒。《便易集》黄水疮，头面流到即生，蚕豆壳烧灰，东丹少许研匀。菜油调涂。《一得山房方》老菱壳烧灰，小磨麻油调搽俱效。《刘氏简便方》黄豆末或绿豆粉搽之，其水立止。治黄水疮、浸淫疮及鼻旁匿疮湿烂。

歌曰：

青蛤浸淫黄水疮，轻粉石膏黄柏勷。

研面麻油勤调上，鼻旁湿烂保无妨。

脓窠疮方

麻黄两 硫黄五钱 樟脑三钱 血竭三钱 川椒三钱 明矾二钱 轻粉二钱 熟猪油一碗

将麻黄、川椒熬焦去渣，入余药末。油内候凝蘸搽。《鲍问按手抄方》《墨宝斋集验方》用红枣肉、葱白头等分捣烂，煎汤候滚，先熏，待汤少冷即洗脓窠，洗久自不疼。掐皮洗去脓，一日即结痂。

歌曰：

脓窠疮用竭麻黄，樟脑明矾轻粉勷。

川椒硫黄猪油炼，候冷蘸擦保安康。

血风疮方

人指甲三钱 血余二钱，即人发 水银铅全水银，煅，二钱 乳香一钱 没药一钱 冰片五分 轻粉五分 白蜡五钱 桐油一盅

先将甲发煎至甲发化，取出研细，待油滴水内不散，离火下诸药和匀，收贮。《何生济生论》：治遍身如粟米，搔痒无度，脂水成片者。

歌曰：

血风如粟遍身见，脂水稠稀成一片。

血余轻冰人指甲，乳没桐油银铅炼。

配法先将甲发煎，末投白占仅五钱。

炼油滴水能不散，离火匀和搽有验。

三妙散

槟榔 苍术 黄柏各等分

共生研，掺脐上，止痒渗湿，亦治湿癣，苏合油涂之。《大全》：

脐中出血，肾火外越也，六味地黄丸加骨碎补服之。《金鉴》：治脐中出水，浸淫成片，属肠胃湿热症也。

歌曰：

三妙脐中出水疮，成片浸淫溻热殃。

苍术槟榔黄柏面，脐中湿痒立安康。

燕窠疮方

黄柏 红枣肉煅，各二钱

上共研细末，香油调搽。《金鉴》《便易集》：韭菜地内曲蟮屎和米泔瓦上煅，百草霜等分，香油调搽。治羊胡子疮生于下颏。

歌曰：

羊胡子即燕窠疮，脂水黄痂下颏上。

黄柏末同红枣煅，研细香油调极良。

诸疮一扫光

苦参 黄柏各一斤 烟胶 木鳖子 蛇床子 点红椒 枫子肉 明矾 枯矾 樟片 水银 轻粉各二两 白砒石五钱

上共为细末，熟猪油二斤四两化开，入药末搅匀作丸龙眼大，磁瓶收好，用时取一丸，烤搽患上。

治一切疮疡，不论新久及身上下，或干或湿，异类殊形，但多痒少痛，并宜用之。

歌曰：

何为诸疮一扫光，怪类奇形不一样。

不论新久身上下，有干有湿痛与痒。

砒石枯白矾鳖子，苦参黄柏及蛇床。

轻粉水银樟脑片，烟胶枫子点红椒。

共为细面猪油炼，搅和为丸龙眼大。
磁罐收藏莫透气，临用一丸烤擦上。

柏叶散

侧柏叶炒黄为末，五钱　蚯蚓粪韭菜地者佳，五钱　黄柏五钱　大黄五钱　赤豆三钱　轻粉三钱

共为细末，香油调擦。

治三焦火甚，致生火丹，或痒或疼。

歌曰：

柏叶散治火丹方，三焦火盛起蛛疮。
或痒或疼莫能解，大黄赤豆柏雄黄。
柏叶轻粉蚯蚓粪，研面香油调更良。

石珍散

煅石膏两　轻粉两　青黛三钱　黄柏三钱

上研细末，以甘草汤洗净，用此掺之，其疼即止。

治天泡疮。三焦风热所生，日久作烂，疼痛不止，脓水淋漓者，用此掺之。

歌曰：

石珍散治天泡疮，夏令暑热头面上。
轻粉石膏黄柏黛，研面掺上毒即降。

三白散

杭粉两　石膏煅，三钱　轻粉一钱

共为细末，韭菜汁调敷纸盖，如无韭菜汁，凉水亦可。治臁疮。

歌曰：

三白散可治臁疮，轻粉石膏杭粉勷。

共为细面调韭汁，上过方知妙无双。

杂方门

增制史国公药酒方

桂枝 秦艽 防风 牛膝 萆薢 当归 虎骨 川芎 川断 杞子 红花 鳖甲 白茄根 豨莶草 老松节 五灵脂 桑枝 樟木 杜仲 狗脊骨 独活 苡仁米 蚕沙 五加皮 姜黄 甘草 槐枝 苍耳子 川乌 柳枝 海风藤

上各二两，先将烧酒浸五日后再入陈酒浸煮，不拘时随量饮之。

治寒湿流经、历节风痹。

歌曰：

增制史国公药酒，寒湿流经快早尝。

风痹历节皆能治，杞子豨莶鳖甲勷。

红花虎骨桑槐柳，五灵杜仲独姜黄。

芎归苍耳茄狗脊，川草乌蚕桂艽防。

海风萆薢苡松节，五加川断膝甘樟。

等分先以烧酒浸，次用绍兴酒煮良。

不拘早晚随量饮，服完诸患自安康。

却病延年药酒

大生地 当归 红花 乌药 刘寄奴 木香 赤芍 丹参 怀山药 川断 白芷 羌活 骨碎补 落得打 甘草 牛膝 破故纸 枳壳 丹皮 石兰 五

加皮 白术 木瓜 秦艽 威灵仙 白芍 苏子 川芎 炙虎骨 葛根 延胡 青皮 煅自然铜 木通 杜仲 花粉

上各味二两，陈酒十五斤浸煮，不拘时服之。治脱力劳伤。

歌曰：

却病延年酒最奇，劳伤脱力也堪医。

归芍葛根延胡草，枳壳木香藤刘寄。

虎骨灵仙艽续断，红花羌活五加皮。

骨碎丹皮落得打，丹参乌药木瓜宜。

通赤石兰芎芷仲，青皮花粉自然地。

破故纸与怀山药，苏子搀和法不离。

每味二两酒十五，先泡后煮功更异。

大麻疯方

陈皮 白芷 苦参 天麻 秦艽 川断 防风 荆芥 羌活 风藤 苡仁 牛膝 当归 海桐皮 苍术 木香 桂枝 连翘 甘草各一钱 黑枣二枚 生姜一片

上水二碗，煎至一碗服之，渣再煎二次服之，丸药每丸药一钱，加枫子膏春秋八厘，夏六厘，冬一分。

丸药方

大胡麻一斤四两 小胡麻一斤四两 牛膝四两 白蒺藜一斤四两 苦参一斤 荆芥八两 当归六两 苡仁四两 防风八两 苍术六两 川断四两 小生地八两近加

共研细面，水泛为丸，每日早午晚三服，每服三钱或二钱，照数加枫子膏捻团搀和，以毛尖茶送下。

枫子膏

大枫子去壳取仁，铜锅内炒至三分红色七分黑色为恰好，如太过无力，不及伤眼。炒后研成细膏，如红沙糖一样。同铜杓盛，向火熬四五滚，倒在纸上，放于土地下，以物盖之待用。如上面有霉，拭去，依法用。百日内切忌房事及食盐，犯之不效。并忌食酱、醋、酒、一切鸡鱼发风动火等物。

昔镇江丁参领染疯疾，得此秘传，治之全愈。又以此医治多人，无不取效如神。但患此证者，眉毛若尽脱落即属难治，如眉毛未脱，虽手足骨节有塌损者，亦皆可取效。若初起未深之证，百试百验。先服汤药四剂，每日一剂，服完再吃丸药愈。

歌曰：

麻疯汤药用甚治，羌芷荆防膝桂枝。
苡仁天麻艽续断，苍翘归草苦参是。
陈皮木香海风枣，桐皮姜引水煎之。
又有丸方无多味，枫膏搀服法尤奇。
每丸一钱分四季，春秋八数夏六厘。
冬令一分须谨记，不多不少乃相宜。
荆防苍术归川断，大小胡麻膝蒺藜。
苦参近加小生地，每服三钱茶送的。
枫膏恰好非容易，动风发物百日期。
最要房事须痛戒，管教麻疯永脱离。

和伤末药

归尾 延胡 紫荆皮 大茴香 川乌姜汁炒 草乌姜汁炒 甘草节 五灵脂酒炒 红花炒 蒲黄 丹参 煅自然铜 山柰 砂仁 甘松

上各二两研末，每服一钱五分，重者二钱，轻者一钱，陈酒调，即用酒送下，尽醉为度，至重之伤三服可愈。治跌打损伤，闪气腰疼，伤筋伤骨。

歌曰：

和伤末药无甚异，川草乌红紫荆皮。

归尾元胡甘草节，自然铜与五灵脂。

蒲黄松柰砂仁等，大茴丹参要配齐。

跌打损伤并闪气，伤筋伤骨也相宜。

或兼腰疼同酒送，至重三付奏功奇。

治疯药酒方

当归五钱 大胡麻两 杞子五钱 防风五钱 萆薢五钱 白芍五钱 丹参七钱 海风藤五钱 五加皮五钱 荆芥五钱 杜仲五钱 牛膝两 川芎五钱 赤芍五钱 甘草三钱 白芷三钱 茅术五钱 生地二两 黄柏三钱 巴戟两 秦艽两 桑枝四两

先用好烧酒二斤，先浸一日后，加原陈酒十五斤，冰糖四两，核桃肉八两，红枣四两，猪板油八两，大口瓶一个，以麻布袋将各药放入袋内扎紧，面糊封瓶口浸三日，再隔汤煮二炷香为度，退之三日，早晚服酒一杯。

歌曰：

疯酒药治诸色疯，胡麻荆芷膝防风。

归芍柏秦巴戟仲，赤芍桑枝地海风。

萆薢五加茅术等，丹参杞子草川芎。

烧酒先泡后汤煮，能令诸疯泯无踪。

治疯丸药方

大胡麻四两 苦参二两 羌活二两 石菖蒲二两 威灵仙二两 独活二两

白附子二两 防风二两 白归身二两 粉甘草二两

各药炮制称准，磨极细末，用酒糊为丸，每日清晨称准二钱，陈酒送下。

歌曰：

治疯丸药味甚少，羌独胡麻苦参好。

菖蒲威灵归白附，防风搀入并甘草。

酒糊为丸治诸疯，每日酒送要起早。

白癜疯擦药方

白及三钱 密陀僧二钱 雄黄二钱 白附子五钱 硫黄二钱 朱砂二钱 雌黄五分 麝香三分 顶梅片三分

共研极细末，用生姜蘸擦之，并擦赤白汗斑。

歌曰：

白癜疯症须搽药，白及冰麝并朱砂。

硫黄雌雄僧白附，共研细面姜蘸擦。

羊痫疯方

甜瓜蒂七个，研细 白矾一钱

无根水调送下即吐痰，过五日再吃一剂全愈。

歌曰：

羊痫疯方极平淡，瓜蒂七个钱白矾。

无根水调能咽下，痰涎吐出立除灾。

再造丸方

蕲蛇去头尾各三寸，酒炙四两 姜黄二两 人参四两 川连二两 麻黄二两 赤芍两炒 藿香炒，二两 白芷土炒，两 青皮二两 虎胫酥，一对 灵仙炒，二两五　豆蔻二两　当归二两　玉桂二两　红花八钱　川芎二两　辰砂两　乳香两，去油　血竭八钱　地龙五钱　牛黄二钱五　北芪二两　碎补两　胆星两　首乌二两　母丁香两　龟板两　木香四钱　细辛两　防风二两，酒炒　羌活二两，酒炒　炙草二两　天麻二两　白芍二两　茯苓二两　乌药两，酒炒　香附两　熟地二两　竺黄两　葛根二两五　寄生二两五　萆薢二两　梅片二钱　麝香五钱　没药两，去油　两头尖二两　松香五钱　琥珀二两　犀尖二两　全蝎二两　沉香两　大黄二两　安息香四两　草蔻二两　僵蚕两　山甲二两

上药五十六味，共研细末，炼蜜为丸，每丸重一钱，金箔为衣，腊壳封固。

谨查此丸，药品性稳妥，善利达，其功最大，真有起死回生之妙，故名再造丸。如中气、中痰二门要紧连中风之症，皆危急万分，害病于顷刻者。惟中湿一门，虽能迟延时刻，而为终身之患。因慎遵古方，精求真正蕲蛇，拣选参桂及各种地道药品，虔诚修合，以伸我仁救急婆心之至意，幸勿视为寻常药饵也。脉象浮数，身热口苦，痰涎者，是中风之症，如脉沉身凉，口无痰涎者，是中气之症。如开口撒手，遗尿声鼾，谓之绝症，切不可服此药。至寻常感冒，风寒，骨节疼痛，头晕，筋掣等症及孕妇均不可服。

专治半身不遂，左瘫右痪，中风不语，口眼歪斜，一切中痰、中气，诸般大症均能奏效。

歌曰：

再造能疗诸中风，半身不遂尤称雄。
参芪龟板姜黄桂，乳没安沉归芷芎。
冰麝大黄天竺竭，两头辛竭藿防风。
辰砂虎胫羌苓草，胆星灵仙青地龙。
牛黄赤芍麻连地，碎补蕲蛇草蔻红。
首乌木香乌丁芍，僵蚕山甲豆蔻松。

犀尖琥珀葛香附，桑寄天麻萆薢同。
以上药味五十六，炼蜜为丸一钱重。
金箔为衣蜡封固，纵成瘫痪立时松。

万灵九转还丹秘方

真鸦片三两，冬研夏炖 西牛黄一钱二分 麝香一钱二分 百草霜九钱

上为细末，研匀后将白米饭一两四钱研如糊，再下前四味，再研匀为丸，每丸三厘重，用朱砂为衣，入大封筒内封固，放在翻转脚炉盖内，将包扎草纸盖好，微微炭火烘三炷香，每炷香摇动炉盖三次，三三见九，名曰九转还丹。香完移过炉盖，待冷折封入磁瓶内听用。凡用此丹，大人每服一丸，小儿八九岁一丸作二次服，四五六七岁一丸作三次服，三岁未周作四次服。无论大人小儿，倘误多服，以浓茶饮之即解，孕妇忌服。修合时务必三日前斋戒，忌妇女、鸡犬见闻。看鸦片真伪法：真者成块，视之如鸦毛片之色，研开如黄泥，嗅之如青草味而带香，尝之黄连之苦，此是真者，伪者亦成块，绿豆色或黑色，研开亦黑色，并不香，虽贱不用。九转还丹治法列后。

治伤寒头痛发热生姜葱白汤下
治伤风无汗恶寒麻黄桂枝汤下
治赤带滑石甘草汤下
治产后瘀血作痛桃仁山栀红花汤下
治阴证身冷自汗干姜肉桂汤下
治胞衣不下童便元酒下
治中风口眼歪斜天麻胆星汤下
治跌打损伤红花汤下
治小儿急慢惊风薄荷汤下，半岁做三四服，二三岁作三服

治初起痞块山楂汤下
治伤正头风羌活白芷汤下
治气劳木香汤下
治霍乱吐泻藿香木瓜生姜汤下
治损劳乳香汤下
治痰结头痛天麻甘菊汤下
治心劳远志汤下
治伤风咳嗽紫苏姜汁汤下
治脾劳当归汤下
治久嗽痰火如寒，陈皮生姜汤，如热，石膏知母汤下
治色劳石燕汤下
治肺虚劳嗽人参麦门冬五味子汤下
治下元虚损淡盐汤下
治冷风哮喘款冬花紫苏汤下
治目赤肿痛防风荆芥汤下
治遍身骨痛羌活独活汤下
治迎风流泪蔓荆子汤下
治半身不遂左桂枝羌活右当归红花汤下
治云翳遮睛石决明汤下
治肚痛砂仁木香汤下
治星障木贼草决明子汤下
治心痛良姜砂仁汤下
治郁痛山栀贝母汤下
治风眼防风荆芥蔓荆子汤下
治疝气痛茴香川椒吴茱萸橘核汤下
治火眼黄连枳壳汤下

治两胁痛乳香汤下

治白泻米饮汤下

治血贯瞳仁元参赤芍汤下

治下部肿痛牛膝米仁木瓜汤下

治努肉攀睛密蒙花汤下

治咽喉肿痛桔梗甘草牛蒡子汤下

一治青盲眼枸杞子甘菊汤下

治赤痢黄连汤下

治白痢木香汤下

治赤白痢黄连木香汤下

治眼目昏花熟地当归汤下

治噤口痢人参升麻黄连石连汤下

治虫牙痛川椒良姜汤下

治火牙痛石膏汤下

治疟疾桃仁杨柳各三钱汤下

治闪腰剉气苏木红花汤下

治小便不通滑石甘草汤

治杨梅疮黄连甘草山栀汤下

治吐血鼻血白芍山栀犀角丹皮汤下

治杨梅结毒土茯苓汤下

治肠风下血槐花炒黑棕榈煅汤下

治遍身生疮金银花苦参汤下

治脱肛人参升麻汤下

治无名肿毒贝母银花连翘汤下

治翻胃如因寒丁香干姜汤下，因热竹茹木瓜汤下

治痈疽未溃皂刺穿山甲汤下

治蛊胀青皮萝卜子汤下

治痰核初起贝母生姜汤下

治水肿茯苓泽泻汤下

治鱼口便毒大黄汤下

治女科经水不调香附艾汤下

治湿痰流注贝母汤下

治血枯经闭当归川芎杭芍熟地汤下

治紧急疔疮菊花根取汁和酒下

治血山崩阿胶续断汤下

治鹤膝风牛膝灵仙汤下

治沙淋白带茯苓半夏生姜汤下

治大麻风麻黄威灵仙防风苦参下

夏天加黄连汤下

歌曰：

万金不传九转丹，牛黄麝香真鸦片。

鸦片夏纯冬要研，草霜同入妙无边。

米饭一两四钱重，每丸三厘轻莫嫌。

任他诸般疑难症，服丸仿佛遇神仙。

大人一丸小儿半，千万不可妄加减。

倘然误服浓茶解，修合莫与妇人见。

诸般药引详明载，务须牢记不赘言。

手足雁来疯方

侧柏叶 败船灰又名水龙骨

先将败船灰研末，桐油调搽，将柏叶烧烟薰之。一二次全愈。

歌曰：

秋犯手足雁来疯，龙骨桐油柏叶薰。

每到雁来病即至，连薰二次即成功。

退管丸药

炙蜂房两五钱　明乳香两五钱，去油　粉儿茶四两　猪脚壳两五钱，炙黑　真象皮二两，炙　刺猬皮两五钱，炙　生人脱二两，炙　胡黄连四钱，焙　黑没药两五钱，去油　生明矾二两　象牙屑六两，焙黄　上血竭四两　马前子二两，油炸　炙山甲二两　炙僵蚕二两

上为细面炼蜜，黄蜡溶化，打糊丸梧子大，空心每服三钱，陈酒送下。

治诸般漏症，年久不愈者。

歌曰：

退管丸药方真妙，蜂房猪脚竭象牙。

象皮乳没生人脱，生矾胡连猬儿茶。

试不效验加三味，僵蚕马钱穿山甲。

黄蜡溶丸酒来送，无论诸管一齐拔。

西黄化毒丹

西牛黄一分　真珍珠三分　上血珀五分　胆南星三分　上辰砂三分

共研细面，均作三服，灯心汤下。治疔疽火毒内陷，神识模糊，不醒人事者。

歌曰：

西黄化毒治疔疽，火毒内陷神识糊。

琥珀西黄真珠粉，辰砂胆星研过罗。

三服匀开灯草送，管教内毒悉消磨。

疡余化毒丹

滴乳石一钱 西黄一分五 珍珠四分 天竺黄六分 陈胆星一钱 血竭一钱 川连五分 朱砂一分

上为细面，加灯心灰四分，每服三分，金银花汤下。

治疔疽余火未清，艰于收口，难敛者。以此化之。

歌曰：

疡余化毒何功能，疔疽溃后余火存。

日久不收口不敛，天竺珍珠胆星陈。

乳石朱砂连竭等，灯草西黄货要真。

研为细面金银送，每服万弗过三分。

痘后化毒丹

西黄一分 珍珠三分 血珀五分 灯草灰二分 胆星三分 冰片一分 天竺黄三分 人中黄五分

共为细面，每服三分，金银露调下。治痘后余毒走络，遍体发疡者。

歌曰：

痘后化毒用何方，胆星人中天竺黄。

血珀珍珠灯草灰，梅花冰片与西黄。

每服三分研极细，金银露调称妙方。

痘后余毒串肌络，遍体发疡用此强。

痄腮方

生大黄两 木香 姜黄 槟榔各三钱

共研末，醋蜜调敷，中留小孔，干则换，三日即愈。

歌曰：

一两大黄痄腮方，木香槟榔与姜黄。

三味九钱同细面，蜜醋调敷法果强。

蚁漏方

穿山甲烧存性 为末，敷之立愈，干用猪脂调敷。（《绛囊撮要》）生项颈间，刺破水出，不能收口，缘食物中误食蚁，故患之。

歌曰：

蚁漏常生项颈中，刺破流水不流脓。

蚂蚁误食口不敛，油调山甲即收功。

结喉痈方

杏仁 甘草 元参 赤芍 红花 雄黄 丹皮 皂角 枳壳麦麸拌炒 泽兰酒炒 山甲土炒焦，各一钱 木香磨汁，五分 桔梗钱五

水煎好，末兑入生大黄四钱，再煎一滚去渣，徐徐咽下即愈（《简便验方》）。朱丹溪曰：疮生结喉之间，号海门第一关，最为恶毒。切忌刀针，急用此方。

歌曰：

结喉生痈穴海门，不能用刀不用针。

赤芍元参红桔草，皂刺穿山丹杏雄。

泽兰枳壳木香等，大黄后兑见奇功。

脱疽方

土蜂窠不论多少

研细，醋调搽，应手而愈（《种福堂方》）。王洪绪曰：手足无名指患，色白而痛者，脱骨疽也。古云：剪去其指，可保其命，不知

此亦疽也。大人阳和汤，小孩小金丹，皆可消之。色红者以蛇头热疖论。《心悟》：脱疽治宜艾灸，肿腐者掺以海浮散贴膏。

脱疽生手足指间，初生如粟黄泡一粒，皮色紫暗，如煮熟红枣，黑色漫浸，腐烂延开，痛如火灼。

歌曰：

脱疽方用土蜂窠，酸醋调搽应手瘥。

手足无名白色痛，小孩金丹大阳和。

赤金箍

五倍子一两，炒黑 陈小粉四两，炒黑 人中白两五钱

共为末，鸡蛋清调搽，四围如干，蜜水润之，肿甚二次即消。贴肿毒恶疮神效。

歌曰：

痈疡肿毒赤金箍，五倍人中小粉敷。

蛋清调搽疮四围，干润蜜水即融和。

消管丸

蜂房五钱 象牙一两 炙乳没各一两 胡连二两，炒净末 穿山甲两，麻油炒，取净末 石决明两，煅研取净末 槐米两，微炒，取净末 珍珠五钱

共末和匀，蜜炼为丸桐子大，早晚一服，滚汤下一钱，至重者四十日愈矣。如漏四边有硬肉突起，加蚕茧二十个，焙焦为末，和人前药服之，神效至极。凡患痔漏，曾服前开之方，其病已愈，仍恐久后不守禁忌，或食猪肝、番茄，纵欲劳形，饮酒、煎炒、烧炙等，每致疮疤复萌，必服此丸，可以断根，名完善丸。方用：

夏枯草十两 连翘五两 甘草节五两 金银花四两

上药共炒磨细末，以净银花一斤熬浓汁，泛丸绿豆大，每早空

心淡盐汤服三钱。若已起漏三五年者两料愈，一二年者一料全愈。

此药不用刀针，不受痛苦，自然管消，真仙方也。

歌曰：

消管方法很通神，不用刀针不受疼。

槐米蜂房象乳没，穿山石决胡连珍。

研面蜜丸桐子大，早晚一钱开水吞。

漏疮四边有硬肉，蚕茧加添妙无穷。

口腹不慎愈后犯，枯草金银翘草同。

磨面为丸绿豆大，一斤金银熬汁成。

早晨空心盐水送，多年痔漏有神功。

此方一名完善丸，千万莫传嗜利人。

治痔漏神方

大蜈蚣一条作七段　五倍子七个，去蓋

将蜈蚣每倍子内放一段，红瓦煅过，研细末收贮，每早晚以洗面水洗痔疮。洗过将药些须搽痔疮上，不可间断，药完全愈。

歌曰：

又有神方治痔疮，蜈蚣一条七五倍。

瓦上焙黄须要脆，痔疮涂上功立奏。

金疮铁扇散

象皮切薄片焙黄色，以干为度，勿令焦　龙骨用上白者，研，各五钱　老材香山峡等省无漆，民间棺殓俱用松香、黄蜡涂棺内，后有迁葬著其旧棺之香蜡，谓老材香。东南各省无之，用数百年陈石灰代之，其效同　寸柏香即松香中黑色者　松香与寸柏香同溶，搅白倾入冷水，取出晒干　飞矾各一两

以上共细末贮磁瓶，遇有刀石破伤者，以药敷伤口，以扇向伤

处搧之立愈。伤处喜凉恶热，夏月宜卧凉地，冬月忌卧热处，伤口不必布包，过暖难于结痂。忌酒色致血热妄行。若伤处发肿，鸡鹅毛蘸黄连水涂之，至敷药时血流，用扇，无血流不用扇。若伤日久溃烂有脓血，黄连汤洗，上药敷之。此方盖明大中丞德得于山右卢医刊以传世，无不奇效。

歌曰：

金疮铁扇老材香，龙骨飞矾松柏香。

象皮薄片小锅焙，共面收藏疗破伤。

萃仙丸

沙苑蒺藜八两 莲须四两 芡实四两 山萸肉四两 枸杞二两 川断二两 龙骨二钱 覆盆子两 杜仲一钱 菟丝子二两

上用金樱子膏二两，白蜜十两，共和为丸，每服五钱，清晨淡盐汤送下。专治遗精。

歌曰：

萃仙丸可治遗精，芡实莲须沙苑寻。

龙骨菟丝覆盆子，枸仲山萸续断明。

金樱熬膏须二两，白蜜同丸两样并。

清晨五钱盐汤送，一料未完病果轻。

治对口仙方

此名夭疽，十有九死，可不慎欤！用鲫鱼一尾去鳞肠捣烂，入头垢五六钱，再捣极匀，蜂蜜半杯搅匀，从外围入里面留一孔出毒气，二次全消，即时止痛。如已成形，有头将出脓，或他医已治不效而出脓者，内服三香定痛饮则能起死回生矣。

歌曰：

对口仙方鱼去肠，捣烂如泥头垢勷。

蜂蜜半杯同搅和，从外围里莫慌张。

须留一孔出毒气，阳可消除阴转阳。

三香定痛饮

木香 黄芪 紫苏 人参 厚朴 甘草 桔梗 官桂 乌药 当归 芍药 白芷 川芎 防风 乳香 没药

原方无分两，临用酌定。上水一钟，姜三片，枣二枚，煎八分，食后服。

歌曰：

三香定痛十六样，乳没归芎苏木香。

参芪桔芷乌药草，官桂防风朴芍勷。

红枣两枚姜三片，临时斟酌延医良。

此方连服两三剂，阴转为阳渐吉昌。

痔漏神效丸方

当归酒炒 川连酒炒 象牙末各二钱 净槐花 小川芎酒炒 滴乳香各二钱，去油 露蜂房一个，槐树者佳，椒树者次之，微火焙

共研细末，黄蜡二两溶化，入前药末，为丸桐子大，每服五六十丸，空心煎漏芦汤送下，至五日漏孔内退出肉管，待二三指长，用剪剪去，再退出，再剪之，内管尽出，自然从内生肌长肉愈矣，神效之极。(《江南锡山谢汉文桢氏传》)

歌曰：

又有痔漏神效方，象牙芎连槐乳香。

当归酒炒芎连洗，蜂房须取椒树上。

共研细面蜡溶化，做成为丸桐子大。

每早服丸五六十，漏芦汤送妙无涯。

痿证方

当归　白芍　杜仲　牛膝　黄芪　白术各一钱，炒　熟地　知母　黄柏各八分

上水煎，空心服之。《秘方集验》：痿症断不可作风治而误用燥热攻风之药，凡不痛者为痿，属虚，痛者为痹，属实。症各有别，盖痿病生于肺热，因血气少，虚火盛，制肺金，肺叶焦枯，宗筋不润，金既不能生水，以致肝木乘旺，脾土受伤，则骨痿软而筋弛纵，四肢难举，不能伸缩转动，状若瘫痪者，须久服此剂。

歌曰：

痿症实由肺太虚，气血空虚火克金。

宗筋不润肺叶枯，金不生水木乘土。

知母当归牛膝仲，熟地柏芪术芍佐。

水煎连服数十付，水到渠成功自妥。

风湿门

蜒蚰散

蜒蚰　银朱

和捣频搽之。

治男妇受水湿之气，毒聚不散，其指麻木焮痛。若延迟不治，必生蛇头指节疔。

歌曰：

水湿不消蜒蚰散，手指麻木痛痒兼。

银朱蜒蚰同捣烂，手指涂搽即平安。

治腰腿中湿冷痛年久不愈屡验方

当归一钱，酒洗 川芎五分 大熟地一钱 白芍一钱，酒炒 牛膝一钱，去芦，焙 木瓜五分 肉桂五分 防风五分 独活五分 石斛一钱，酒洗 方木香三分 白茯苓一钱 炙草三分 生姜一片

黄酒数钟，煎一钟，空心服。

歌曰：

腰腿中湿久痛疼，肉桂木香草斛风。

地芍归芎姜独活，苓膝木瓜酒数钟。

治水臌方

红芽大戟一两，杭州者佳 连珠甘遂一两 芫花一两，酒炒 淡泽泻一两五钱 苦葶苈五钱，另研

先将前四味研细末，后加葶苈末和匀酒煮，糊为丸如梧子大，每服二十丸，量人虚实加减，其药引汤液俱先夜煮好候用，次日五更空心服。

第一日，煎商陆汤送下，取黄水。

第二日，煎灯心汤送下，取黄水。

第三日，煎麦冬汤送下，取腹水。

第四日，用田螺四枚煎酒送下，取腹水。

第五日，用大鲫鱼二尾煎酒送下，取五脏六腑水皆尽。

第七日，煎栀子汤送下，肿消膨散，食忌盐酱、房事，再服善后之药。七日毕方服盐酱，百发百中，可除后患。

开盐酱服药方

赤芍 白术土炒 云茯苓 泽泻

上药各等分研末，用鲜鲫鱼一尾，剖去肠肚，盐放少许，将前四味装鱼腹内，焙干为末，每服二三钱，僵蚕汤送下。

歌曰：

水臌奇方红芽戟，甘遂芫花泽泻及。

以上四味先研面，丸时末兑苦葶苈。

酒煮糊丸桐子大，每日只服二十粒。

七日服丸引七样，服法五更引不一。

此方服时忌盐酱，忌满开时药四样。

赤芍苓术并泽泻，鲫鱼一尾剖去肠。

入腹焙干研细面，每送三钱用蚕汤。

雷音丸方

巴豆二两去仁用皮，每豆二两可得皮三钱，炒黄色 缩砂仁一两，炒 川大黄二钱，半生半炒 干姜三钱，炒黑 广木香三钱 牙皂二个，去筋炒 甘遂钱五，炒黄色

上七味，共研细末，绢罗过，醋打面糊为丸如绿豆大，百草霜为衣，晒干，每早空心姜汤送下三四十丸，每服可泄水一二日，服之日泻日消，大便渐实，小便渐长，直服至水尽为度。但须量人老少壮弱，泻之多寡，加减药之丸数，不可拘执。此药治病多则一料，少则半料即愈，亦兼治酒积、食积，俱获奇效，珍之秘之。此药虽泄而不伤元气，财臌服药后，切忌盐酱一百多日，若一犯盐酱，再病不救矣。甘遂用甘草水浸，三日换一次，要看水无黑色为度，然后用面包向火煨之，面俱黄色而止。但甘遂与甘草相反，在医者善用之。盖甘遂性烈，去其暴也。

歌曰：

雷音亦治水臌方，酒积食积也堪尝。

军姜木香甘遂皂，巴豆需皮不要囊。

缩砂一两为臣药，七味研面罗过勦。

醋糊为丸绿豆大，上衣还须百草霜。

老少壮弱分仔细，此方服后定安康。

骨节风疼方

生川乌大者，三枚 全蝎二十一个，生 生黑豆三十一粒 地龙去泥土，酒洗净，五钱

为末，入麝香一分，糯米饭和丸绿豆大，每服七丸，夜卧酒下，微出冷汗，一二服便瘥。(《赤水玄珠》)

歌曰：

风邪入骱骨节痛，黑豆川乌蝎地龙。

四味生研麝香佐，糯米做饭打成丸。

大如绿豆每七粒，临卧酒下微出汗。

此方服下真奇验，疼痛难忍立时安。

五汁膏

白萝卜五斤，打汁 菜子半斤，打烂拧汁 姜葱韭各五斤，打汁

煎成膏，滴水成珠，外加麻油、东丹、石灰收炼，如汁多加多，汁少加少，熬做膏药贴愈。

治风痛，不拘久近，立时见效。

歌曰：

五汁膏治风痛缠，此膏贴上愁转欢。

姜葱韭同萝卜汁，菜子打烂另安排。

煎膏滴水成珠样，外加麻油合东丹。

石灰收炼量加减，做膏摊贴果平安。

左经丸

大草乌去皮脐　木鳖去壳　白胶香　五灵脂各三两五钱　斑蝥五枚，去头足，醋炒

磨细，用生黑豆去皮，为末一升，醋和丸如芡实大，每服一丸，酒送下。

治手足不遂，筋骨诸痛，遍身风疮。

治筋骨痛，未经针刺者，三五服见效。

此方曾医一人，软瘫风不能行，十日见效，大为奇妙。(《赤水玄珠》)

歌曰：

手足不遂左金方，筋骨疼痛此专长。

斑蝥草乌木鳖子，五灵脂与白胶香。

黑豆去皮同细面，醋和为丸芡实样。

每服一丸温酒送，软瘫疯症亦安康。

风湿臂痛方

防风　全当归各二钱　麻黄五钱　秦艽一钱　木瓜　豨莶草　海风藤　白茄根三钱

酒二斤，沙罐内煎四五滚，在臂上薰洗，每日二次，不可忽略。白凤仙花 浸酒饮亦愈。

歌曰：

风湿臂痛海风藤，茄根秦艽麻黄风。

当归木瓜豨莶草，用酒沙锅数滚到。

每日薰洗仅两次，凤仙花酒服更好。

痛风奇验方

黄芪三两 白术二两 生地一两 元参一两 甘菊五钱

以上水煎服，服一剂少止痛，二剂痛除，三剂全愈，加防风一两更妙。

痛风风入骨中，轻则隐隐骨内痛，重则遍身骨皆痛也，亦有走来走去，在骨节间作痛，不可忍者。此等病虽邪入在骨髓，而骨髓属肾，似宜治肾，然不可徒治肾也，必须治阳明始效。胃经阳明经也，大肠亦阳明经也。论理去阳明之风宜用干葛，去阳明之火宜用石膏、知母，然邪始终在骨髓，必须用气分药提出气分，然后以补肾药补其骨髓，必能去病。

歌曰：

痛风奇验遍身疼，邪入骨髓当补肾。

黄芪三两白术二，生地元参一两重。

五钱菊花服止痛，防风一两见殊勋。

治两手疼痛麻木

当归 川芎 白芷 酒芩炒 黄连 羌活 苍术米泔浸 防风 桔梗 南星 桂枝 半夏俱姜汁制 甘草各等分 生姜三片

水煎服。

歌曰：

两手疼痛兼麻木，桂枝南星并苍术。

归芎桔芷羌防草，芩连半夏姜不杂。

水煎服之能去疼，其中妙理诚难述。

黄水疮神效方

松香二钱，去油 西丹水飞，炒，二钱 官粉二钱，炒黄 轻粉三分，成片者佳 无名异一钱三分，炒，即油匠熬油用者

上药共研极细面，先将疮痂洗净，用芝麻油调涂。

歌曰：

黄水疮之神效方，无名异与好松香。

官粉轻粉西丹等，制法如方莫含糊。

先将疮痂满洗净，再用麻油调上涂。

治癣秘方

血余灰一钱 三仙丹一钱 原麝香一分 铜青一钱 铁线粉三钱 轻粉二钱 冰片二分 胆矾六分 明矾一钱 硫黄一钱 儿茶八分

共为细末，姜醋调搽，或芝麻油调搽。若治面项癣，加珍珠，如久癣皮厚，先用灯心一大把比齐，用纸卷就，露一头向癣拭之，先觉痒，后觉痛，皮肤微有红色，即用药搽，数次即效。

歌曰：

治癣秘方轻粉茶，血余三仙铜冰麝。

明矾胆矾铁线粉，再入硫黄研面搽。

面项癣加珍珠粉，复用灯心一大把。

用纸卷就头稍露，细向皮肤缓缓搽。

先痒后疼方为妥，肤有红色接药搽。

张真人传治鹤膝风神方

生黄芪一斤 远志肉此味最能健膝，三两 牛膝三两 金钗石斛四两

用水十碗，煎二碗，再入金银花一两，煎一碗，一气服之，服后觉两足如火之热，教病人睡了以厚被盖之，汗出至涌泉始可去

被，否则断断不可去也。一服病去大半，再服全愈。不分久暂，俱可如法治之，神效。此病乃立而行房，风湿侵于两膝，故成此症。然治法绝不治肾，止治气而自愈，亦不必治风湿也。

歌曰：

真人张传鹤膝法，远志黄芪牛膝加。

金钗银花方颇大，服过方知妙无涯。

站立如何行房事，始悔当初作事差。

服药之后厚被盖，涌泉得汗效堪夸。

治湿脚气

炒白术 犀角 炒苍术 泽泻酒炒 黄柏酒炒 木通 防己 槟榔 川芎各八分 甘草梢七分

水煎热服，有热加黄芩，热甚及天令热加石膏，痰加竹沥水、姜汁或南星，便闭加桃仁，小便涩加牛膝，足痛胫肿须服防己饮。

歌曰：

湿脚气症足胫肿，也有脓泡也流脂。

木通防己苍白术，草梢芎柏泻榔犀。

热甚石膏微热芩，痰加竹沥并南星。

便闭桃仁润肠胃，溲涩应加牛膝并。

苍术散

苍术米泔水浸一日夜，盐炒五钱 黄柏去粗皮，酒浸一日夜，炙焦，五钱

作一服，用水二钟煎半，食前服，日二三服。

治一切风寒湿热，足、膝、腰、臀、髀疼痛及一切脚气，百发百中。

歌曰：

苍术散治寒湿热，足膝腰髀牵掣疼。

黄柏苍术仅二味，纵兼脚气效通神。

脚痛膝痛方

山楂肉 白蒺藜各等分

上二味，两蒸两晒，为末炼蜜丸如梧桐子大，每服三钱，用白汤送下。或一斤，或二斤，无不愈者。凡不能举步者皆可愈。

歌曰：

脚膝肿痛步难行，白蒺山楂等分研。

蒸晒蜜丸桐子大，欲愈须吞一二斤。

脚心肿痛方

蚯蚓粪水和敷，一夕即愈。因久行立所致。

歌曰：

脚心肿痛因久立，蚯蚓粪敷整一夕。

此方平常不值钱，得效应知方难觅。

湿痰流注方

土茯苓磁锋刮去皮木，打碎，四两 真胆星二钱 川贝母 炙僵蚕 纯银花 炒槐花 五倍子各三钱 橘红 秦艽 防风各一钱 防己八分 木通一钱 白甘遂刮去皮末，七分 皂角子鲜者敲碎，九个 肥皂子鲜者敲碎，十个

虚弱人加石斛、苡仁各一钱

痰在头项胸者加夏枯草一钱

痰在背脊者加羌活五分

痰在胁肋者加柴胡五分

痰在肚腹者加赤芍二钱，泽泻一钱

痰在臂者加独活五分

痰在腿脚者加木瓜二钱，牛膝钱五分

用河水九碗，沙锅内煎三碗，每日早中晚各热服一碗。如痰在心之上者，食后服；痰在心之下者，食前服。如虚弱者分二剂，极虚者分三剂，小儿分四剂，忌食盐、酱、茶、醋、猪肉、鲜鱼、鸡、鹅、鸭一切发物，炒煎、姜、椒、烟酒、生冷，但药内有甘遂，与甘草相反，恐别样丸散内有甘草者切不可服。已破头者，止服四五剂，使气血调治，不致流他处，随服十全大补汤加川贝二钱五分，石斛二钱，滴乳香煅，四分，须服数十剂，方能全愈。若系多火之人，十全汤内减去肉桂。

初起肿痛无头，皮色不变，久而不治，则发热作脓，知觉早者于未破时急服此方十余剂，即能内消，最称灵验。

歌曰：

湿痰流注方更奇，尚未成脓赶早医。

甘遂防风芫倍子，槐花木通土茯需。

银花防已皂子橘，肥皂僵蚕贝胆星。

虚弱人加石斛苡，头项胸腹夏枯宜。

羌活痰在背脊上，胁肋柴胡不用疑。

赤芍泽泻因肚腹，痰居臂膊加独活。

木瓜牛膝行腿脚，河水九碗三碗足。

早中晚上分三回，食前饭后上下决。

虚弱之人二三次，盐酱茶醋俱断绝。

如已溃破十全汤，乳香贝母石斛加。

此方须服数十剂，有火之人桂不加。

乳痈门

一切乳痈初起方

泽兰一两 青皮三钱 白及五钱 橘叶三十片

水煎半碗，加酒半盏冲服，立散。百试百验仙方。

歌曰：

乳痈初起化何难，白及青皮橘泽兰。

水煎半碗酒半盏，服之立效赛神丹。

乳痈神效方

苦瓜蒌二个 穿山甲酥炙，每瓜蒌一个，用一钱，人不壮只用五分 粉甘草六钱

每个用药一半，挖一孔将药装入瓜内，用好酒二斤，水二升同煮至一大碗，临卧热服。渣捣烂，再用酒水各一斤煎，连服。将渣乘热敷满乳，用布捆住，盖被出汗，无不立愈。不论已破未破，只用一服，神效无比。

歌曰：

乳痈神效需何物，穿山酥炙纳瓜蒌。

甘草好酒同煎透，服下出汗立除灾。

吹乳神效方

蚯蚓粪二钱，韭菜地中佳 葱子一钱

共为细末，醋调敷上，干则易之，三次未有不愈者。

用雌鼠粪鼠粪雄者圆，雌者尖，用尖者

同葱白捣烂，热黄酒冲服，盖暖出汗即消。初起者神效。若

十数天后成脓将破者不效。用鹿角烧灰为末，酒送下三钱，出汗即愈。

歌曰：

外吹神效是何方，蚯蚓泥须韭地藏。

葱子一钱同捣面，醋调敷上立安康。

橘香散

麝香一分 陈皮五钱，去白净

研末酒调服二钱，被盖出汗即愈。

治乳痈未结即消，已结即溃，立刻止痛，神效无比。

歌曰：

橘香散亦治乳痈，陈皮去白麝香功。

研面二钱酒调服，盖被得汗自见松。

外敷方

活鲫鱼一尾，连头骨生捣极烂，香腊糟一小团，再研匀敷上一日，待消小即取下，不消再贴，百试百验。乳痈初起二三日立消，天下第一仙方。

歌曰：

乳痈立消外敷方，鲫鱼一尾糟要香。

捣和如泥涂肿处，得效方知法果良。

催乳方

当归 生黄芪 通草各二钱 瞿麦钱五分 木通一钱 穿山甲钱五分，炒研 王不留行钱二分 雄猪七星蹄酒煮

连汤饮。

头胎小儿无乳，有养过数胎，气血不足，亦能无乳。服此方即能催下。

歌曰：

小儿无乳不算奇，山甲木通瞿麦芪。

通草不留当归等，还用雄猪七星蹄。

药蹄酒煮连汤饮，服下乳汁自淋漓。

乳岩方

贝母 连翘 炙草 当归 瓜蒌仁各三钱 柴胡 银花 首乌 蒲公英 白及 白芷 半夏各钱五 橘叶四十片 漏芦 黄连各一钱，酒炒 半枝莲二两，打碎

先将夏枯草半斤，和水酒五碗，煎至三碗，去渣入前药同煎就一大碗，加入乳香末、没药末去油各七钱，不拘时服之，外用五倍子为末，醋调敷。

再服丸方。

夏枯草 蒲公英各四两 金银花 漏芦各二两 贝母 橘叶 甘菊 连翘 白芷 雄鼠粪两头尖 山慈菇 瓜蒌仁 茜草 陈皮 乳香 没药 紫花地丁各一两五钱

上研细面，炼蜜为丸，如梧桐子大，每早晨黄酒送三钱，久服自能消化。

乳中有小块，不消、不痛、不痒，即名乳岩也，宜早治，至六七年后溃不救。

歌曰：

乳岩半贝及柴草，橘叶漏芦归芷翘。

首乌金银瓜蒌等，蒲公英与黄连好。

先用半枝莲打碎，再用夏枯半斤熬。

水酒五碗成三碗，然后诸药一齐熬。

再兑乳没膏滋样，不拘时服功效超。

外用五倍醋调敷，乳岩年浅易见消。

丸药方歌

歌曰：

乳岩丸方宜常服，枯草银花翘甘菊。

公英陈贝地丁草，乳没蒌仁茜芷橘。

漏芦慈菇雄鼠粪，研面蜜丸酒送服。

乳岩初起方

青皮　甘草各等分

共为末，用人参汤人生姜汁调，细细呷之，一日夜五六次，至消乃已。神验。年壮者不必用人参。

歌曰：

乳岩初起休害怕，甘草青皮为末呷。

或用参汤或姜汁，气体壮弱自斟酌。

幼科门

小儿生疖经验方

大黄两　僵蚕三钱　羌活三钱　雄黄二钱　黄连二钱　生栀五钱　黄柏三钱　归尾二钱

地丁草五钱，火化　狼毒五钱，存性　石决明三钱，用瓦灯盏醋煅数次

共为细末，用苦瓜汁水开搽，或苦瓜叶汁亦可。小儿初生三日，以手指蘸鸡蛋清自脑后风门骨至尾闾骨逐节研搽，周而复始，

男左旋，女右旋，须自上至下，有黑毛出如发，愈研愈出，务令出净尽，则可永不出痘，即出亦可轻少，且可免惊风。或六日九日再研，并前后心、手足心、肩井穴，更妙。

夏天满头热疖，敷之可以消化。

歌曰：

小儿热疖用敷方，栀子僵蚕狼大黄。

归尾柏羌地丁草，石决黄连配雄黄。

共研细面瓜汁上，苦瓜菜汁法亦良。

初生三日浑身擦，既免惊风痘不扬。

五虎丹

三仙丹三钱 银朱四分 硼砂四分 冰片四分

共研末，专治小儿烂头、烂脚、胎毒、无名肿毒、癞疮、白泡，用清油搽之。

歌曰：

五虎丹治儿胎毒，肿毒烂头或烂脚。

冰硼三仙银朱等，清油调搽妙难述。

治小儿一切胎毒如癣秃疮、湿疮

老松香五钱 黄丹一钱，微炒 银粉钱二分，炒净 青黛二钱五分 白矾五钱

再入头发灰少许同研极细，麻油调搽，湿者干掺，干者麻油调搽。

歌曰：

小儿胎毒如癣方，秃疮湿疮也可降。

白矾青黛丹铅粉，头发灰佐老松香。

研为细面湿干掺，干者油调搽更良。

紫金锭

防风 薄荷 明雄 天竺黄各六钱 明天麻 全蝎 白附子 钩藤钩 乳香去油 朱砂各五钱 陈胆星两二钱 琥珀一钱 麝香钱五分 真冰片钱五分

共为极细末，神曲一两，打糊成锭，金箔为衣，每用一锭或半锭，淡姜汤磨服。

治小儿急惊风，其效如神。

歌曰：

紫金锭治急惊风，全蝎钩藤胆星陈。

冰麝乳香朱琥珀，天竺天麻白附等。

研面神曲糊成锭，金箔为衣姜汤送。

小儿镇惊丸

牛黄四分 胆星五分 天麻一钱，姜汁炒明净用 白附子五分，姜汁炒 珍珠五分 琥珀三分 雄黄精五分 僵蚕五分，姜汁炒 薄荷叶五分 防风一钱 钩藤钩五分 竺黄精五分 半夏五分，竹沥水浸透 炙草二钱 朱砂五分 全蝎钱五分 麝香二分 梅片二分 金箔二十张

共为细末，用蜜为丸，每丸重二分，用金箔为衣，如寒者用姜汤水化服，热者用薄荷水化服，小儿一岁之内每服半丸，不宜多服。

歌曰：

小儿镇惊果妙方，冰麝全虫雄牛黄。

胆星天麻半白附，琥珀僵蚕防竺黄。

朱砂薄荷珠炙草，金箔为衣须廿张。

共为细面蜜成丸，每重二分服酌量。

白花蛇散

白花蛇酒浸软，去皮骨焙干，二两 犀角屑 青皮 黑牵牛半生半炒，以上二味各五钱

上为末，每服二钱，加腻粉半钱研匀，五更糯米饮调下，已时利下恶物，乃疮之根也。更候十余日再进一服，忌发风壅热物。如已成疮，一月可效，神验。

治久漏瘰疬，发于项腋间，憎寒发热，或痛或不痛。

歌曰：

白花蛇治瘰疬疡，每生腋间颈项上。

憎寒发热势颇凶，有时或疼或不疼。

白花蛇与犀角屑，青皮牵牛并腻粉。

研面五更糯饮下，泻下毒物病根拔。

雌雄散

斑蝥一雌一雄，足翅全新，瓦焙焦，去头翅足 贯众二钱 鹤虱 甘草

上为细末，作两服，饱饭，好茶浓点一盏送下。

治瘰疬。

歌曰：

雌雄散仅四般药，斑蝥雄雄各一只。

贯众鹤虱兼甘草，研面送服须浓茶。

遇仙无比丸

白术 槟榔 防风 黑牵牛半生半炒 密陀僧 郁李仁汤泡去皮 斑蝥去翅足，糯米同炒，去米不用 甘草各五钱

上为细末，面糊为丸，如梧子大，每服二十丸，早晚煎甘草槟榔汤送下。服至一月，觉腹中微疼，于小便中取下疬子毒物有如鱼目状，已破者自合，未破者自消。专治瘰疬。

歌曰：

遇仙无比瘰疬疮，牵牛白术合槟榔。

斑蝥郁李陀僧等，甘草加添八味药。

研为细末面糊丸，甘草槟榔汤送下。

每次廿丸不须多，瘰疬服久自然无。

四圣散

海藻洗 石决明煨 羌活 瞿麦穗各等分

上件共为细末，每服二钱，用米汤调下，清水尽为度。治瘰疬。服白花蛇散转利后服此药调之，永去其根。

歌曰：

四圣方在白蛇后，海藻羌活石决配。

瞿麦四物各等分，每服二钱永除根。

犀角解毒饮

荆芥穗 防风 黄芩各一钱 犀角剉末 甘草各五分 牛蒡子微炒，四钱

水煎时服，神效。

一用灶心土多少，鸡蛋清调敷立愈。一用船底青苔为末调敷。

治赤丹红肿，游走遍体，壮热不安。

歌曰：

犀角解毒赤游丹，红肿游行势不堪。

荆防芩草牛蒡子，剉末犀尖服即安。

或用灶土蛋清扫，船底青苔敷亦好。

寅部　上卷

脑疽发背搭手

脑疽、发背、搭手正属督脉，督脉为诸经之统领，属阳。膀胱为寒水司行之道，属阴。背膊几行惟正中属督脉，余均属膀胱。而搭手悉在膀胱部分，但上搭毒发心肺，中搭毒根心经，下搭又属肝肾，发背亦然。此仅述其部位大致用药，仿此俾有凭依。至于辨症顺逆，则无论其在何部何经，若初一粒白泡，根盘松活，肿不散漫，顶高易起发，亦易生脓，疼痛有时，饮食有味，寒热虽有，次日即清。筋脉虽不活动，不似绳之捆缚。口不渴，心不烦，夜卧如山，此乃顺症，阳证，易治，易愈。若初起浑如黍米，微痒不疼，漫肿不热，顶塌不高，或始起未老白头，中含紫色，坚而且硬，寒热频随，口干烦躁，或肉肿疮不肿，坚结不溃，或溃后色如猪肝，夜不安卧，纳谷无味，此乃逆症，阴症。孔孔流血，或干壳无脓，或顽腐不脱，或神昏谵语，面目黧黑，疼痛不止，新肉不生，或生而迟慢，此乃逆症，阴症，难起发，难溃，难敛。初起有表症，荆防败毒散疏腠理，俾邪有路而出；有里症，内疏黄连汤宣通脏腑，然后仙方活命饮化其内毒，将溃宜托、宜排，已溃辅养气血，稍佐化毒之剂，量症选用，此治之大概也。

脑疽看法

初起形如椒粒，或如黄豆粒脓泡，旋即焮红高凸，疼痛不大，微有寒热，四围坚结，根盘收束。至七天，疮头渐有脓意，两旁虽如带子蜂房，至十四天已脓管通流，脓出黄白稠厚，四围肿势见消，二便调和，饮食如旧，此顺症，阳症。如调理得宜，不过四十天，已结痂敛口如初。起亦如椒粒，四五粒一簇，或十数粒一簇，麻痒相兼，疮色紫黯，初不觉疼，及知疼痛，如汤浇火燎，烦躁难受，饮食不思，身热夜剧，大便闭结，小溲短赤，口苦舌干，形神困顿，日夜呼号，甚至神昏谵语，四围如带子蜂房，触之惟流鲜血，日渐延开，从右耳后延至左耳后，或从左耳后延至右耳后，绵长七八寸上下，亦宽五六寸。至廿一天，正脓尚不能见，所流者似脓非脓，似血非血，味极腥秽。至廿八天，顽腐渐脱，四十天方能脱净，此阴症，险症。治之得法，亦得百天完口。又有一种，初起状似湿疮，黄豆粒大脓泡大小难以数计，有从耳上发内起蔓延后项，有从后项起蔓延发内，极难辨认，治稍大意，每致危险。人有平日后项素患湿疮，常津毒水，屡犯屡痊，漫不加意，一旦发作，后项漫肿，毒水不流，形寒身热，饮食不思，昼夜疼痛，至十四天略见正脓，四围亦如带子蜂房，渐欲溃腐，至廿一天，腐肉始脱，新肉渐生，治之得法，前后完功亦须两月。

脑疽治法

阳症初起焮红坚结，形寒身热，口干苔白，用荆防败毒散加银花、连翘解肌化毒，略见微汗，次日神清气爽，饮食知味，可不必服药。如果得汗后依然形寒身热，口苦便闭，接服内疏黄连汤一二剂，至七八天疮头已露正脓，四围如带子蜂房，接服仙方活命饮加桔梗、生首乌、茄蒂清托；如气体素亏，至十四天脓不畅流，可加黄芪一两或七八钱，至廿一天脓腐已净，新肉已生，接服八珍汤加桔梗、银花、连翘助气血并化内毒，至四十天结痂敛口矣。阴症初起，疮头紫黯，四围亦如带子蜂房，外则形寒身热，或内热口干，便闭溺赤，谵语神昏，入夜尤重，浑身拘急不舒，饮食不进，先用荆防败毒散解其浮邪，次用内疏黄连汤或清营解毒汤化其郁热，或用鲜地黄、黄连、郁金、橘叶、黑栀、丹皮、银花、连翘、解其蓄毒，至廿一天正脓依然不见，胃口不开，疮口时津鲜血。在后项督脉可用阳和汤加黄芪、银花、连翘、当归、白芷、花粉等温托之，并佐藿香、砂仁、广皮等醒其胃口；在两旁膀胱经脉或延耳后少阳经脉，可用回阳三建汤加羌活、柴胡、桔梗、川芎、僵蚕、白芷、忍冬藤、黄芪等托化，至廿八天或三十一二天。腐肉不脱，用利剪当头剪开，若腐肉渐脱，新肉渐生，当用十全大补佐忍冬藤等养气血，兼化余毒。如刚溃疼痛难忍，日夜呼号，可服乳香定痛散或止疼丸四五粒，开水送下。至初起状似湿疮，微痒微疼，亦有寒热往来，此湿热为患，当用当归拈痛汤为主加银花、连翘清化之；至疮口欲溃未溃，亦从此方进退，稍加黄芪亦可；如初起脓泡，满延后项，绵亘尺许，溃后腐肉一片，色黑味秽，确系险症，如饮食能进，大便间日一行，还可施治，如黄芪、党参、当归、白术、银花、甘草、肉桂、附片等酌量而施；若大便溏泄，饮食不思，服上方胸闷不舒，虚不受补，无法施治矣。外治法：阳症初起，当头掺梅花点舌丹面，稍和疽药，纸膏罩之四围，用金不换香油调敷，或用冲和膏蜂蜜调圈，不使散大。至十四日，正脓已见，改掺海浮散，纸膏罩贴。至二十一天，脓已净，新肉已生，改掺九一丹，纸膏罩贴，日一易，间日一易。至四十日结痂敛口矣。阴症初起，疮口掺蟾酥散，稍和疽药，四围用冲和膏蜂蜜调敷。如头发有碍疮口，轻手用利剪去之。至廿一日，正脓不见，孔孔流血，疮口改掺八将散或海浮散，纸膏罩贴，或用松香膏搀二妙散搅和摊纸上，量疮大小贴之。外用棉花一层，软帛束之，日一易或两易。至廿八天后，疮口腐肉欲脱，不脱亦用利剪剪开，疮口掺二妙散，用玉红膏和松香膏搅和摊油纸，量疮口大小贴之。至四十天，腐肉脱净，疮口掺九一丹，外用松香、铅粉、红玉三膏搅和摊贴，日一易。至六十天后间日一易，至七十天后三日一易，五日一易，至百日结痂口敛矣。如系湿热成疮，初起满项脓泡，嗣后腐烂一片。始起用黄连膏摊纸贴之，继用铅粉膏摊纸贴之。总之外科用药，无论内服外上，务要相体裁衣，不可执一拘泥。

脑疽治验

王姓年六旬脑疽

王姓年已六旬，正月初患脑疽，始在右耳后，脓泡大仅高粱粒，微痒，抓破日渐蔓延至左耳后，绵长八九寸，宽六七寸，上侵长发内，下延天柱骨，并无正头，亦不流脓，带子蜂房约以千计。病起两旬，始邀予治。初诊时脉细如丝，精神尚好，饮食不多，日进稀粥数碗，大便不通，身热不大，惟呃逆频频。先用橘皮竹茹汤佐丁香、柿蒂，日诊一次。此方连服三剂，呃逆已除，第疮头仍不起发，四围越散越大，用冲和膏白蜜调圈，内服：

生黄芪六钱 川芎一钱 桔梗一钱五分 炙山甲二钱 角刺二钱 炙乳没各一钱 羌活八分 银胡一钱 银花四钱 甘草一钱

此方连服四剂，疮头仍不起发，改进：

生黄芪一两 银花一两 土炒白术二钱 野党参一两 上肉桂一钱，药汁送下 白芷二钱 紫草二钱 正号鹿角胶二钱 川芎一钱 当归二钱 橘叶一钱 桔梗二钱 羌活一钱 银花八钱 甘草节二钱此方连服五剂，疮头渐觉高肿，脓并不多，且两耳后疮色紫黯，欲溃不溃，欲腐不腐，知系气血两伤，寒邪郁伏，改用：

鹿茸面五分，冲　白归身五钱　紫草一钱五分　野党参一两五　上肉桂丸一钱，药汁送下　木香七分　上口芪一两五　制附片一钱五分　忍冬藤一两五　土炒白术七钱　甘草节三钱

此方又服四五剂，两耳后紫黯渐转红色，未溃者已溃，未腐已腐。嗣后本此方进退约计廿多剂，腐肉已脱，新肉已生，精神颇健，饮食加增。前后共服药五六十剂，停药不服。初起外掺海浮散，纸膏罩，次用红玉膏摊西毛纸上贴之助其气血，腐肉已净，新肉已生。换松香、铅粉、红玉膏三样搅和摊油纸上盖贴，护其好肉。疮口惟上九一丹。前后通计百天，始能完善。

赵姓年五十余对口

赵姓，年五十余，患对口。初经西医割破，疼痛不休，饮食不进，始就予治。斯时根盘一如覆碟，疮口并不流脓。予用活鲫鱼三尾去鳞，佐白糖、头垢三样打烂敷疮之四围，疮口掺蟾酥散，内服：

木香一钱　上肉桂丸八分，药汁送下　制香附一钱五　桔梗一钱五　制附片一钱　乌药一钱五　当归二钱　川芎一钱　黄芪五钱　陈皮一钱　甘草一钱五　炒枳壳一钱　茄蒂三枚　生首乌五钱

此方服两剂，疮头始见正脓，然四围根盘坚硬，夜不能卧，疼痛夜剧，改与：

制半夏三钱　合欢花三钱　整广皮一钱　秫米五钱　夜交藤五钱　藿香一钱五　炙乳没各钱半　炙栗壳一钱

此方服后疼痛顿去，夜亦能卧。第疮头正脓不多，四围坚结不化，疮口改摩水银红膏，四围用硇砂、金不换搀和，香油调敷，

内服：

黄芪一两 当归二钱 忍冬藤五钱 正号鹿角胶二钱 白芷一钱五 羌活八分 土炒白术二钱 川芎一钱五分 桔梗一钱五分 甘草节一钱五 整广皮一钱 茄蒂一枚 生首乌五钱

此方加减连服十数剂，疮口脓已多，日夜畅流，四围肿亦渐消，疮口始终上水银红膏，四十天完功。此乃顺症，并非阴疮，病家已大受惊惶矣。

王姓年七旬脑疽

王姓年已七旬，就予诊时病已月余。手揭疮看时，后项连及两耳根紫黯一片，无脓无血，杳不知疼，饮食不进，神识昏蒙，且频频呃逆，两手脉象沉细，口干舌燥，转展踌躇，竟无法想。不得已外用松香膏和水银红膏摊纸罩贴，长约八九寸，宽五六寸，内服：

生口芪一两 野党参一两 川贝母三钱 炙杷叶三钱 公丁香十只 柿蒂七枚 整广皮一钱五

此方服一剂，次日呃逆减半，疮口上黑肉似欲脱落。嘱照服昨方，疮上仍贴昨药，第三日就诊，腐肉已脱，呃逆已无，嗣后外掺九一丹，玉红膏、铅粉膏、松香膏三样搀贴，内惟服黄芪、党参、白术、白芷、花粉、银花、当归等约二十余剂，前后共病八十天，已完好如初。

黄姓年七旬外脑疽

黄姓年七十外，患脑起疽，未两旬即就予治。见其后项蔓延两耳后，几及腮颔，脓水淋漓，辨不清疮头在何处。细询情形，据述最嗜绍酒并喝浓茶，向来湿热颇盛。每年夏间在两足或股臀一带时起潦泡，抓破即结痂，毫无痛楚。此次项间陡生潦泡数粒，抓破并不结痂，越延越大，日来寒热交增，饮食不进，且浑身难受，背项如负大石。予细察病情，确系风湿为患。然病势如此利害，非大剂清化不克奏功。于是外上松香膏和升丹少许，搀和贴于疮上，内服：

细川连三钱　防风三钱　白芷三钱　银花一两五钱　羌活一钱五　威灵仙三钱　连翘七钱　茵陈草七钱　甘草三钱　桔梗三钱

此方连服两剂，脓水不多，腐肉欲脱，胃气略醒，改用搜风燥湿，托毒扶阳：

生黄芪二两　当归一两　羌活二钱　土炒白术六钱　茵陈草八钱　连翘八钱　忍冬藤一两五　防风四钱　桔梗三钱　甘草三钱　茄蒂两个

此方连服四剂，腐肉已脱，新肉生迟。高年气血两亏，改与峻补：

生口芪四两　上肉桂丸钱半，药汁送下　正号鹿角胶四钱　党参四两　土炒白术一两　连翘一两　归身二两　忍冬藤二两　生地一两，砂仁一钱拌炒　甘草一两　生姜两片　红枣三枚

此方连进五剂，胃口顿开，新肉已生，收功在迩。不料病人不知忍耐，因小事妄动肝火，致饮食不进，胸闷不舒，疮口发懈，速用：

野党参一两　橘叶一钱　制川朴一钱五分　土炒白术四钱　制半夏三钱　白茯苓四钱　南楂炭一钱五　柴胡一钱五　苏梗一钱五　杭白芍五钱

连服两剂，疮口束拢，胸满已舒，能进饮食。随服芪党膏，日各一两，开水送下，不服煎剂。疮口掺九一丹，用玉红、铅粉、松香三样膏摊纸贴之，日易一次。至六七天后间日一易。又十余日，隔四五天一易。前后共计两月，平复如初。

王氏年八旬脑疽

王氏年已八旬，家极寒苦，患脑疽。初起如烧饼大，疮头如带子蜂房。初疮口掺疽药和海浮散，四围用金不换香油调上。先服仙方活命饮加桔梗、羌活化之，连服四五剂，正脓已见，惟日夜疼痛。内服止疼丸，每日十五粒，分三次服。并用黄芪膏日服一二两，开水冲。疮口掺海浮散，罩白玉膏。前后四十天，完好如初。

王义发六旬外脑痈

王义发年六十外，夏患脑痈，第十六日邀予诊治。见其年近古稀，精神尚称中等，饮食尚可，肿势上至辫根，下至天柱骨，左右延及两耳根，按之中空引手，内有脓矣。左右耳根旁又刺一刀，出脓极厚。正中一头早已自溃，日出脓不少。溃处均上升丹粗纸捻，内服：

黄芪四钱 连翘三钱 瓜蒌根三钱 桔梗钱五 赤芍酒炒，三钱 草节一钱 当归三钱 炒白术二钱 忍冬藤三钱

此方连服三剂，肿渐见消，脓亦见少，惟稠粘。外仍上升丹捻，内照此方又三剂。连看五次，以此方为主，略为变通，直至结痂，始终用升丹，计起发至落痂共四十日。

此脑痈阳症、顺症。

丁姓年四十外对口

丁姓男子，年四十外，夏患对口。根盘始如棋子，渐大如杏、如桃、如茄，并无寒热，亦不觉痛楚，两候始就予治。见其身体肥胖，湿痰必多，且疮口已大如钱许，有脓不多，毫无痛楚，按之木硬，非湿痰而何？外用升丹捻插入，内服：

姜半夏二钱 茯苓三钱 陈皮一钱 姜制朴一钱 炒白术三钱 角刺二钱

桔梗一钱 黄柏七分 连翘三钱 甘草一钱

此方服两剂后，疮头如前未大，根盘反坚硬，且加疼痛寒热。病者蹙额曰：先生，病加剧矣。奈何？予笑曰：斯得之矣。此病不痛，根盘木硬，乃湿痰互结，如今湿化痰解，指日告痊，何虑之有？疮口仍用前两药，内改方：

生黄芪四钱 法半夏二钱 炒白术二钱 白茯苓三钱 生米仁四钱 桔梗一钱 角刺钱半 川朴姜制，一钱 陈皮七分

此方连服三剂，疮口脓如泉涌，日放三四次，每次两酒杯。外上升丹，内不服药。如是五六日，疮口已平，脓亦稀少。又两日，已流黄水，患者胃口不醒，改用香砂六君子汤：

党参三钱 木香一钱 白茯苓三钱 炒白术钱半 砂仁研后入，一钱 炙草七分 陈皮五分 姜两片

此方服两剂，诸病悉去，疮口已结痂矣。

此病亦类脑疽，惟方用二陈汤及一切燥湿化痰之味。前人亦未见及，幸病人目不识丁，由予自主。若平日稍看医书，见予之方，必诧为异想天开，必不服此药。病虽不致死，然而淹缠矣。

妇人年近古稀对口疽

妇人年近古稀，夏令患对口疽。初白头，根盘仅如钱大，毫不介意，乃向药肆买拔毒膏贴之，日渐延大。至十四日已大如手掌，发热，神昏，谵语，夜不合眼，疼痛如刀刺，乃邀予治。见其肿势虽大，而根盘松活，疮口仅大如钱，挤之无脓，病情如此，外用点舌丹敷之，内服：

犀角片先煎，一钱 细川连一钱 连翘四钱 桔梗一钱 鲜生地七钱 丹皮三钱 元参四钱 忍冬花三钱 甘草一钱 竹叶十斤 灯心三十寸

此方服一剂，发热减半，谵语无，神识清。外仍上点舌丹，内

改方：

犀角片先煎，七分　丹皮二钱　连翘四钱　瓜蒌根三钱　细川连五分　炒山栀三钱　桔梗一钱　广郁金五分　甘草一钱　鲜首乌六钱　忍冬藤四钱　茄蒂三枝

此方服一剂，内病悉去，疮口渐大，亦渐高大，外上疽药，内服：

鲜首乌六钱　连翘四钱　角刺二钱　鲜生地五钱　桔梗钱半　生芪四钱　瓜蒌根三钱　白芷一钱　赤芍三钱　甘草一钱　忍冬藤四钱　茄蒂三枝

此方连服两剂，疮口已大溃，脓水淋漓不断，疼痛毫无。外上升丹，仍照此方又两剂，脓水渐少。外仍上升丹，内改方：

当归三钱　忍冬藤三钱　生黄芪四钱　连翘二钱　鲜首乌四钱　桔梗七分　丹皮一钱五分　瓜蒌根二钱　川芎一钱　甘草一钱　鲜茄蒂两枝

此方又服两剂，脓水已少。外仍掺升丹，内不服药，疮口不大。越日改白九一丹，不数日收敛。

此阳症脑痈，前后不满四十日落痂。

男子对口疖

男子患对口疖八九日，来就予治，根盘如桃大，色鲜红，按之引手，内脓已有，用刀刺之，外上升丹，内服用：

鲜首乌四钱　瓜蒌根二钱　丹皮一钱五分　连翘三钱　桑叶一钱五分　桔梗一钱　忍冬藤二钱　炒山栀二钱　甘草一钱　鲜茄蒂两枝

此症可不服药，因肿处色红，稍有浮火，故用此方服一剂。越日又来就治，已愈八九。疮口掺升丹，纸膏罩。不数日落痂全愈。

张姓年七十外脑疽

张姓，年七十外，夏令患脑疽，起近一月才邀予治。见其形神

困顿，且昏溃目不张，日惟喝薄粥两碗而已。细看疮形，其根盘上下左右与王义发无二，惟疮头平塌，且已干陷，肉色如隔夜猪肝，无脓无血，亦不痛。其长男并次媳坚欲包与予治。予摇首曰：此病早二十日，予可包治。今已迟晚，且毒已入里，无法挽救，速另请高明。坚求予开方，予免用琥珀、朱神、朱麦冬、连翘、人中黄、莲子心、竹叶等，服后次日似乎神清，坚求予再往一诊。予曰：病入膏肓，扁鹊难医，归去速备后事，至多三日矣。予亦不再往诊。辞后复邀里中一老医治之，看予方大笑。谓：此方并不治外症，且如此大症，用此等不吃紧方，真隔靴搔痒，我可包治。外用纸膏盖之，不知其上何药，内服穿山甲、角刺、黄芪、当归、白芷、甘草等，连服两剂，第三日果殁。予有友人与病家近邻，故知其详。

老医用此等方法，在半月前服之，或可挽救，到此地步，用此方亦鞭长不及马腹耳。

穆姓年八旬脑疽

穆姓，夏令，年近八旬，患脑疽，根盘大如覆碗，形同带子蜂房，不能俯仰转侧，就予诊治。已将三候，发热，口渴，疼痛日夜呼号。外用芙蓉叶打汁扫之，内服：

羚羊一钱　黄连一钱半　生地三钱　丹皮一钱半　菊花三钱　炒山栀钱半　连翘三钱　甘草一钱

此方解其郁火，连两服，发热较减，疼痛亦不似前。用前方去黄连，加桔梗、白芷、角刺。又两服，疮头渐欲腐溃，用乌金膏麻油调摊，油纸上用针戳数孔贴之。至二十八日始大腐溃，内服：

生芪五钱　角刺一钱半　桔梗一钱半　白芷一钱　当归二钱　赤芍一钱半　石决明五钱　紫草钱半　甘草一钱

清托等药，如此四剂，腐肉渐脱，外上疽药，并用玉红膏摊纸上，作膏药罩之。至四十二日，腐始脱尽，有难脱者，用利剪剪之，腐去后中露新肉，五六十日始收敛如大洋钱大。外上九一丹，罩玉红膏，内服：

潞党参五钱　黄芪三钱　炒白术钱半　扁豆三钱　茯神三钱　石斛三钱　麦冬三钱

等收功整百日。

此病稍粗心，万难救活。

杨右脑痈

杨右，八月初患脑痈，起三四日即邀予治。其疮头正中，俗名对口是也。红肿高耸，寒热频随。先用荆防败毒散加银花、连翘得微汗，次日寒热已止，改用：

荆芥钱半　牛蒡三钱　僵蚕三钱　象贝三钱　桔梗钱半　连翘三钱　银花五钱　甘草一钱

此方两服，内病全除，惟疮头更形高大，势将造脓，用：

角刺钱半　白芷一钱　石决明五钱　当归钱半　连翘三钱　赤芍钱半　黄芪五钱　甘草一钱　乳没各一钱　等两剂

脓已熟，用刀当头刺入四分许，出脓两杯，用升丹药捻日换数次，内服托毒之方两剂，前后不满二十一日收功。

此风热为患。类脑疽，类脑痈是也。说脑痈病家不懂，说脑疽病家深知重症，格外小心。并非故意恐吓也，特心中有定见耳。

戴观察年八旬脑疽

戴观察，年八旬，秋间患脑疽，势殊凶笃，十三四日始邀予治。见其身体肥胖，虽高年，精神尚健，细阅疮头，仅钱许大。周围亦同带子蜂房，根盘上至辫根，下至天柱骨，横及两耳根。不能俯仰动转，坐椅上面伏棹，呻吟之声不绝于耳。肿处上贴外国油膏，知已请人治过。索方一阅，方有黄芪、熟地、当归等补托之药。予曰：此方大谬。当此病势鸱张，万不可用。其最小少爷谓予曰：病人年纪高大，不补恐受不住疼痛。予曰：此非补时，如应补时候，些些黄芪、熟地亦无济。必得先解郁火，然后慢慢设法。此病须百日，着急徒然。予为拟用羚羊、鲜地黄、广郁金、橘叶、炒山栀、丹皮、连翘、元参、川连、甘草等。次日即不邀予诊，咸谓予方过凉，仍请前医诊治。嗣闻观察逝世。予长叹者再，盖其少君出仕者四五人，有官直隶、广东、四川，均任著名优缺，同时丁艰返里。其长公子即作楫到家，细询情形，并阅予方，责弟辈当时何不服此？然亦无益。

此病若任予一人医治，还有六七分把握。奈信之不坚，任他人杂药乱投，卒致不起，惜哉。

男子年五十外偏脑疽

男子年五十外，春间患偏脑疽。初绿豆大一粟，麻痒相兼，七日就予诊治。见其疮头平塌，根盘纵横四五寸，寒热频随。予曰：此偏脑疽重症。病者曰：先生此症碍否？予曰：信予一人医治，决无大碍。若游移莫定，则不敢必。病者曰：包与先生治，何如？予曰：你我两人不便面议，必定有一人从中说定。病者立向其友人告知原委，此友即同来，与予面订。询：先生此病何时可以告痊？要价若干？予曰：此病全愈须得百日。若论价，予不计较。其友人曰：送先生二十元如何？予曰：有言不计较。予外用铁桶膏敷之束其根脚，内服荆防败毒散两剂，服后寒热顿去，疮头渐觉高耸。仍内外用前方两剂。疮头渐有腐象，四围亦渐起粟瘰，如带子蜂房。于是外用梅花点舌丹研碎，白蜜敷疮之四围。疮口掺文八将散，内服黄连消毒饮，如是者四五日，疮口渐大，微有脓，四围根盘亦日大一日，通欲溃腐，于是外用紫金膏，麻油调敷，内服：紫草、黄芪、白术、当归、川芎、白芷、桔梗、角刺、甘草节等三四剂，疮口大溃，四围腐渐欲脱。又服前方三四剂，外上疽药，腐肉通欲脱下，用利剪慢慢剪之，其臭味令人掩鼻。外仍上疽药，内从前方，去角刺加花粉，连服六七剂。顽腐已净，新肉已生，外上九一丹，内服八珍汤加扁豆、石斛、砂仁等辅正醒胃。如是十数剂，疮口已平。且渐收敛，外仍上九一丹，内不服药，落痂整百日，不前不后。

此病当日若不包治，中间病势转重，彼必今日邀张，明日易李，杂药纷投，势必致不死不已。予早见及，故允其包治，卒能一手奏功。非徒利也，实欲救其命耳。

男子年六旬外脑疽

男子年六十外，秋令患偏脑疽。初起粟粒微痒，渐次延大，形寒壮热，十四日始就予治。见其肿势绵亘六七寸，疮头似腐非腐，疼痛夜甚。外用梅花点舌丹，凉茶化开，敷于疮口四围，用铁桶膏敷之，内服：

白菊花三钱 丹皮二钱 地丁草三钱 忍冬花三钱 桔梗一钱五分 赤芍三钱 连翘三钱 白芷八分 甘草一钱 鲜茄蒂两枚

此方服两剂，发热轻减，肿势根脚略见收束。仍用此方又两剂，疮口业欲溃开，微有脓，挤之有一杯许。外掺疽药，纸膏罩之，内服：

角刺二钱 白芷一钱 赤芍二钱 生黄芪三钱 桔梗一钱 川芎一钱 花粉二钱 当归三钱 甘草一钱 连翘三钱 夜交藤五钱

此方连服三剂，脓已大溃，日流两酒杯，肿已消，腐尽脱。此处与他处不同，学者须知。又照此方照服三剂，脓腐已净，新肉已生。外用白九一丹掺之，内服：

潞党参三钱 绿豆衣一钱五 当归三钱 生绵芪三钱 炒白术二钱 花粉二钱 忍冬藤二钱 茯苓三钱 甘草一钱 夜交藤五钱

此方连服三剂，疮口已敛如钱大。仍掺白九一丹，内不服药。十数日结痂而愈。

此症非真脑疽，乃类脑疽也。所以收功较速。

脑疽简易数方

初方。初起七日前形寒发热，疮头仅如钱大，根盘纵横二寸，亦有大如手掌，按之松活。浑身身如绳捆缚，或头疼口渴等情，此方主之：

羌独活钱半 桔梗一钱 川芎一钱 荆防风钱半 赤苓四钱 连翘三钱 甘草七分 柴前胡一钱 白芷七分 赤芍三钱 葱白三寸

此方服一剂，稍得汗泄，次日寒热已减，头疼、浑身束缚俱松。如不效，再照进一剂。

二方。前病已交两候，疮头将溃，未溃似腐，疼痛一如鸡啄，疮口如带子蜂房，不甚起发，发热口干等症。

角刺二钱 当归三钱 金银花四钱 赤芍三钱 生石决明打先煎，七钱 瓜蒌根三钱 白芷七分 连翘三钱 炙乳没钱五 甘草七分

鲜茄蒂两三枚，如无茄蒂，鲜首乌可，用四五钱。

此方可服二三剂，如胸脘板闷，可去甘草；如胃气不强，可去乳没。以甘草满中，乳没倒胃。须留意也。

又方。前病两候，疮头紫黯，孔孔流血，肿势蔓延，颈项不能俯仰动展，发热神昏，口渴溺赤，夜不安卧，上焦有郁火，此方

主之：

羚羊片先煎，二钱 细川连一钱 丹皮三钱 炒山栀三钱 鲜生地七钱 桔梗一钱 广郁金一钱 瓜蒌根四钱 元参四钱 甘草节七分 鲜首乌六钱 竹叶十片

茄蒂五枚 此方一剂，不效再进一剂。

三方。前病已及三候，疮口腐溃，或脓血顽腐化而不脱，或坚结不化，此气虚不能托毒外出，宜此方：

生黄芪四钱 当归三钱 连翘三钱 潞党参四钱 白芷八分 忍冬藤三钱 瓜蒌根三钱 角刺钱五 桔梗七分 甘草节七分 鲜首乌五钱

四方。前病几及一月，腐脱净，新生迟慢，或疮口懈大不收，纳谷无味，稍有内热。此气血两亏，余邪留恋未净，宜此主之：

潞党参四钱 生黄芪四钱 炒白术二钱 归身酒洗，三钱 酒炒杭芍三钱 川石斛四钱 川芎六分 茯神四钱 炙草五分 煨姜两片 炙香红枣三枚

五方。前病疮口将敛未敛，忽溏泄腹痛，沓不纳谷，形神困顿。此因盖覆单薄，触受寒邪，或饮食不节，冷热不调，宜此主之：

煨木香一钱 炒白术二钱 土炒淮山药四钱 益智仁一钱五 上肉桂五分，去粗皮，切后入或研冲 砂仁一钱，打后入 煨肉果一钱 茯苓三钱 陈莱菔英二钱 炙草七分 煨姜两片

六方。前病已敛如洋钱大，指日结枷，忽疮口泻开，如腐脱净时疮口仿佛。内热，神昏，谵语。此平时抑郁不遂，火积心包，加之病后忧愤交萦；或家人不知避讳，以不顺手事告之；或病后肝火甚妄，辄与家人争吵，家人不让，辄撄其锋，因之触动积火，势殊凶恶，此方速进一二日即痊。

犀角片磅，先煎，一钱 紫丹参三钱 连翘三钱 元参五钱 鲜生地洗打，一两 细川连一钱 丹皮二钱 甘草一钱 莲子心一钱 竹叶十片

此方只可服一剂。如服后诸病未减，切弗更方，仍照此服一剂。惟黄连、犀角须减半耳。

发背搭手看法

初起粟粒白泡，焮红高肿，根盘收束，疼痛有时，寒热不大，起居便利，二便调和，饮食知味，疮头如带子蜂房。第十天至十四天正脓已见，脓稠厚黄白相兼。至二十一天正脓已出净，腐肉已脱，新肉已生，此顺症、阳症。四十天结痂，初起亦如粟粒，色不红紫黯，根盘散漫，回亘七八寸尺余不等，疮孔难以数计，微痒不甚疼，疼甚每在夜晚。寒热不时，起居艰难，动转不利，二便闭结，谵语神昏，或便溏溲白，杳不纳谷。至二十一天正脓不见，或流鲜血，或流稀脓，顽腐坚结不化，一若牛领之皮。至二十八天顽腐始化，腐脱后新肉生迟，此阴症、险症，十中仅活五六。

发背搭手治法

阳症初起五六天之间，形寒身热，舌白脉洪，宜疏表邪为是，如荆防败毒加连翘、银花，得微汗为度。如十日以外，正脓已见，可用仙方活命加黄芪四五钱托化并施。如口干溺赤，方中花粉当重用，再加木通、萹蓄草，使热毒从小便而泄。如病时疏于防护，偶感外邪，或伤饮食，致头疼身热，腹痛胃呆，可用荆芥炭炒白蒺藜、桑叶、苏梗、神曲、楂炭等，量病轻重酌进。阴症十四天内寒热往来，首用荆防败毒汗之，一二剂后接用回阳三建汤或阳和汤。至廿一天，正脓不见，腐肉不化，当大补气血，用十全大补或大四妙汤加白术、肉桂、附片等，斯时黄芪当用至二三四两不等。倘腐肉虽脱，口不收敛，新肉不生，当用鹿茸、人参峻补元阳，并常服琥珀蜡矾丸护膜护心，不令毒气内攻。倘气血虽虚，虚不受补，且胸闷不舒，纳谷乏味，只可用香砂六君子或爱胃丸改为煎剂。倘便泄内热，谵语神昏，只可用鲜石斛煎水送参苓白术散三四钱。至外面用药，阳证初起，未见脓疮头，掺八将散，纸膏罩之，四围用金不换或藤黄散、如意散，均用蜜水调敷，束其根脚，不致散开。如已见脓，用冲和膏蜜水调敷，疮口掺疽药，搀升丹，仍用纸膏罩之。脓水已净，新肉已生，疮口掺九一丹，外用红玉膏及松香膏、铅粉膏搀和，摊西毛纸贴之。阴证初起未见脓，疮口亦掺八将散，纸膏罩贴，外用铁桶膏酸醋熬开，调敷四围。如敷后周围把紧难受，可用蜜水频扫润之。已见脓疮，口亦掺疽药，搀升丹，纸膏罩之，外用冲和膏蜜水调敷。倘敷后拘紧不舒，稍搀麻油亦可。倘溃后腐肉不脱，疮口疼痛不止，疮口掺海浮散，顽腐上用乌金膏，麻油调上。腐肉已脱，用二妙散麻酱调摊，东洋棉纸两层，如夹纸膏式，用银针戳数十孔贴疮口，外用绊疮膏绊之，上覆棉花，再用软绸束之，使不走动挪移为妙，日易一次。倘新肉已满，势将敛口，亦用红玉膏、松香膏、铅粉膏三样搀和，摊在西毛纸上贴之，疮口稍掺白灵丹或生肌散皆可。

发背搭手治验

杨左年古稀上搭手

杨左，年古稀，上搭手起廿一日，始邀予治。形若蜂房根横半背，紫黯，疮头平塌不起，挤之鲜血迸流，不甚疼痛，但觉不能俯仰动转。疮口掺文八将散，纸膏罩之，四围用铁桶膏箍之，内服：

紫草一钱五分 生口芪四钱 角刺三钱 木香一钱 炒白术三钱 党参四钱 全当归四钱 制附片一钱五 炙甘草一钱 红枣三枚 煨姜两片

此方连进三剂，始觉疼痛，仍前不能俯仰转动，疮头渐欲起发，外用紫金膏，芝麻油调上，疮头以刀刺两下，如十字式，俾脓血得以通流，毒亦有路可泄，仍用前方去附片，加藿香、扁豆以醒胃气。如此四五剂，腐肉将脱，外上升丹、疽药两搀，内服：

党参四钱 当归三钱 砂仁一钱，后下 生口芪三钱 炒白术二钱 川石斛三钱 川芎八分 藿香钱半 炒扁豆三钱 炙甘草一钱 大枣二枚 煨姜两片

此方连服三剂，腐脱新生，外上白九一丹，玉红膏罩之，五十日疮口始平，落痂几近百日。

贾姓年四十八九骑梁发背

贾姓年仅四十八九，患骑梁发背，禀赋素弱，起已两旬，始邀予治。见其根盘纵脊第四椎旁右边斜横左边第二椎旁，横长尺二寸，宽六七寸，疮色紫黯，神识昏蒙，音低气耎，饮食不思，便溏溺短，脉细苔黄，疮上毫无脓水，毒已内陷，无法措手，不能立方。病者老母年已八旬，再三哀恳，不得已先用琥珀蜡矾丸饭汤送下十四粒，一面用：

生北口芪二两 土炒白术一两 紫草三钱 野党参二两 全当归一两 制附片一钱五 正号鹿角胶四钱 忍冬藤一两 甘草节三钱 羌活八分 上肉桂丸一钱，药汁送 连翘一两 桔梗一钱五 土炒山药四钱 莲子肉三钱

此方嘱服一剂，并嘱傍晚再服琥珀蜡矾丸十四粒，服后次日仍照前方进退：

生北口芪三两 全当归一两五 桔梗三钱 野党参三两 上肉桂丸一钱五，药汁送下 连翘一两五 土炒白术一两五 制附片二钱 羌活一钱 忍冬藤一两五钱 紫草四钱 陈皮二钱 正号鹿角胶四钱 甘草节三钱 花粉五钱

此方服后，疮头略津脓水，胃气稍醒，日吃稀粥一二碗，便溏已愈，惟自汗盗汗，复从前方进步：

生北口芪四两　正号鹿角胶五钱　上肉桂丸二钱，药汁送下　野党参四两　制附片三钱　忍冬藤二两　土炒白术三两　紫草五钱　连翘一两五　白茯苓六钱　全当归一两五　浮小麦一两　甘草节三钱　羌活一钱　桔梗一钱五

此方连服三剂，疮口大见起发，已流正脓，顽腐似脱未脱，用利剪剪开，轻手去之，疮口已露新肉，自汗盗汗仍有，遂改方：

生北口芪三两　大熟地一两，砂仁一钱拌炒　野党参二两　浮小麦一两　煅牡蛎一两　棉花子十四粒　红枣三枚

此方连服三剂，虚汗已无，冒然心烦，干恶，夜不能卧，改用：

制半夏五钱　姜汁炒竹茹四钱　莲子心三钱　秫米五钱　整广皮一钱　合欢花三钱　夜交藤一两　姜两片

此方服后，心烦干恶已去，第日夜目不交睫，病家深为着急，予告以无妨。遂用：

生枣仁一两　炒枣仁一两　夜交藤一两

两味煎服，夜即熟睡。嗣后腐肉已净，新肉已生，每日用八珍汤加减：

野党参一两　白茯神四钱　正号鹿角胶二钱　土炒白术一两　大熟地六钱，砂仁一钱拌炒　炙甘草一钱　白归身四钱　土炒白芍四钱　煨姜两片　红枣两枚

此方连服三十多剂，始不服药。此病自起发至完功共一百三十天前后，服芪党约各十余斤，鹿角胶一斤多，疮口初贴水银红膏，后上二妙膏末，后疮口掺八宝丹，外以红玉、铅粉、松香三膏搀和摊贴。

按：此病若不遇予，纵请予不进如此大剂，那能有命？

李姓年六十五发背

李姓，年六十五六，患发背在肾经部位，横亘腰俞，自上至下约长尺许，自左至右宽一尺二寸，疮色紫黯，如带子蜂房，约数千计，不疼无寒热，亦无脓水，惟觉形神困顿，腰负百余斤重石，就予诊时已廿余天。知系阴疽，理宜大剂温托，但病家赤贫，无力延医，亦无钱服药，不得已向药肆去信，暂登彼帐，将来当予给算。外用铁桶膏束其根脚，疮头掺疽药和海浮散，上贴药肆板膏三张，勉强罩齐疮口。内服琥珀蜡矾丸，日三次，饮汤送十四粒，并服：

生口芪四两 上肉桂丸一钱，药汁送下 当归一两五钱 野党参四两 制附片二钱 紫草四钱 土炒白术二两 木香一钱五分 赤芍四钱 炒杜仲一两 独活四钱 甘草节四钱 整广皮一钱五 巴戟肉四钱

此方连服三剂，疮头始觉活动，略津脓水，疮色不似前之黑黯，钳之丝毫不动。再照前方服十五剂，至此病已四十日，疮头才有正脓，顽腐渐脱。至五十余天腐肉始净，疮口渐见新肉，因冒寒凉，忽然腹痛泄泻，日夜廿余次，小溲不畅，而且虚汗淋漓，改用黄芪、党参各四两，烧姜两片，红枣三枚，煎水代茶，接补元气，另用：

土炒白术一两 补骨脂三钱 泽泻二钱 炮姜炭一钱 白茯苓四钱 上肉桂面一钱，冲 制附片二钱 煨木香一钱 益智仁三钱 猪苓三钱 甘草一钱五 车前子六钱，布包

此方服两剂，泄泻已止，腹痛亦好，惟虚汗尚不能止，遂用：

黄芪皮八钱 浮小麦一两 麻黄根二钱 煅牡蛎八钱 防风二钱 甘草一钱 棉花子十四粒 红枣两枚

此方服三剂，虚汗已无，胃口已醒，止不服药。惟有日用芪、党各二两，佐红枣、煨姜煎水常服。疮口腐肉未脱，上海浮散、板膏贴。既已脱净，松香、铅粉、玉红三膏搀和摊贴疮口，稍掺九一丹，至疮口将敛，换掺八宝丹，三日一易。前后服芪、党三十余

斤，并为其添补裤袄，置卖棉被，并病时接济粮食，共花去一百余元。临走回家并送川资，嗣后杳无音信。人心如此，可胜浩叹！

王姓年四十外下搭

王姓，年四十外，患下搭十四天，就予诊治。根盘大如手掌，红晕回亘尺许，疮头似溃非溃，按之坚硬。寒热往来每在下午，疼痛夜剧。脉数苔黄，便闭溺赤。疮头掺疽药和海浮散，纸膏罩贴，内服仙方活命饮加黄柏、连翘，连进三剂，疮头如带子蜂房，外而仍用前药，内服：

生口芪八钱 连翘四钱 炙乳没二钱 炙山甲二钱 黄柏二钱 白芷二钱 角刺二钱 陈皮一钱 花粉四钱 银花六钱 防风二钱 甘草四钱

此方连服三剂，疮口业已大溃，确无正脓，顽腐欲脱。照此方黄芪加倍，并加白术四钱，连服三剂。腐肉已脱，业见新肉，惟饮食少思，午后寒热如疟，疮口改用二妙膏，内服：

柴胡二钱 制半夏三钱 青蒿四钱 野党参八钱 淡芩三钱 甘草一钱五 整广皮一钱 砂仁一钱 姜两片 红枣两枚

此方连服两剂，寒热已除，惟觉口干舌燥，夜不安卧，改服：

钗石斛四钱 干寸冬四钱 南花粉四钱 北沙参四钱 元参四钱 莲子心二钱 朱茯神四钱 甘草一钱五 夜交藤四钱

此方服两剂，口干舌燥已好，夜卧亦安，惟新肉生迟，形神困顿，时有惊惕肉瞤，乃胆火作祟，改进加味温胆：

生龙齿八钱，打，先煎 姜汁炒竹茹四钱 野党参八钱 白茯神四钱 整广皮八分 制半夏四钱 炒枳壳六分 甘草一钱 生姜两片

此方服两剂，诸病霍然，第疮口新肉尚未长满，遂用：

野党土炒，四钱 川芎八分 生地四钱，砂仁一钱拌炒 土炒白术二钱 白归身二钱 炙甘草一钱，土炒 茯苓四钱 土炒白芍四钱 川断四钱 狗脊四钱

煨姜两片　红枣两枚

此方连服十余剂，疮口新肉已平，口亦束小，止不服药。外用红玉、铅粉、松香三膏搀和，摊纸贴之，结痂而愈。前后约计两月。

傅姓年五十中搭

傅姓，年近五十，夏令患中搭。初起仅小米粟粒，微痒不疼，日渐蔓延，根盘长有尺许，宽仅四寸，如带子蜂房者，难以数计。微寒微热，饮食不思，起半月余始邀予治。见以上情形，知为阴阳相等症，病者正气素亏，疮头平塌。外用海浮疽药掺于疮上，纸膏罩贴，内服：

生口芪二两　制川朴二钱　整广皮一钱五　野党参一两五　土炒白术四钱　白芷二钱　正号鹿角胶三钱　忍冬藤八钱　羌活一钱　当归四钱　连翘四钱　甘草二钱

此方连服三剂，疮头高耸，下侧自溃一口，日流稀脓，带子蜂房者渐见松活，并不溃烂。遂照前方加黄芪一两，余不变更。于是日进一剂，约七八天，流脓盆许，大见松机。改进每日服芪、党膏各一两，开水冲送，疮口上海浮散药捻，约计前后四十天。已完好如初。

张姓串搭

张姓，串搭始自左边第三背脊旁，焮红漫肿，蔓延至下第九椎旁，长计尺许，宽仅三寸，邀予诊时已二十天左右，正在夏天，见其病状与大黄瓜无异，惟疮头果在何处不能逆料。盖疮上满起脓泡，如带子蜂房，窠粒约以百计。病人毫无痛苦，眠食如常，疮上用松香膏摊贴保护好肉，四围用如意散，蜂蜜调敷，内服：

炙山甲二钱 银花八钱 整广皮一钱五 角刺二钱 羌活二钱 白芷二钱 当归四钱 连翘四钱 花粉四钱 甘草节四钱 藿香二钱 鲜荷叶一角

此方先服两剂，并每早晚饭汤送琥珀蜡矾丸十四粒。至第三天，下侧觉有脓意，随即刺破，流脓碗许，遂用升丹纸捻插于疮口，上面仍以松香膏罩护，内服：

生黄芪一两 当归三钱 赤苓四钱 银花八钱 川芎一钱 泽泻二钱 连翘四钱 藿香二钱 六一散四钱，布包 荷叶一方

此方连服三剂，脓水已少，肿亦大消，忽寒热交作，右边同左边一样，第三背脊旁串至下第九椎旁，病状长短大小无一不同，焮红坚结，外用冲和膏蜂蜜调敷，内服：

野党参二两 银花五钱 藿香二钱 羌独活钱半 连翘四钱 制川朴一钱五 前柴胡钱半 炒枳壳一钱 淡芩三钱 荆防风钱半 六一散四钱 鲜荷叶一角

此方仅服一剂，寒热已除，惟疮头益见高肿，外面仍用冲和膏蜜水调敷，内改服：

生黄芪八钱 当归三钱 连翘五钱 炙山甲一钱半 羌活七分 白芷一钱五 角刺一钱五 银花五钱 花粉三钱 甘草一钱五

此方连服两剂，病人觉虚火上升，目颧赤。次日阅之，昨日焮红高肿顿见平塌。左边先溃者本将告愈，忽现塌陷，予见之深为诧异，今夜有无梦遗等情？病者自言昨觉心烦难受，摩犀角面钱许开水冲服，今日别无痛苦，惟觉精神疲怠而已。予告以疮头塌陷，非大温补元阳不能弥此缺陷。病者点头称是，遂用：

黄毛鹿茸面一钱，冲 上肉桂一钱 紫草三钱 大山人参四钱 土炒于术四钱 羌活六分 制附片二钱 白归身三钱 炮姜炭一钱 甘草一钱 红枣两枚 山萸肉二钱

此方连服两剂，疮头始觉活动，肿处渐见高耸，按之引手，随

即刺破脓出，与豆汁无异。亦用升丹纸捻，其左边脓水已净，疮口掺九一丹，纸膏罩贴，内服：

野党参八钱　大熟地四钱，砂仁一钱拌炒　土炒白术四钱　川芎一钱　忍冬藤四钱　白茯苓四钱　白归身二钱　羌活八分　杭白芍四钱　炙甘草一钱　煨姜两片　红枣炙焦，两枚

此方连服十余剂，左右均完好如初。

此病名左右串搭，系阳症。本不难治，惟误服犀角，半途出险，至今思之，令人捏一把汗。

王姓年四十外对心发

王姓年不满五十，夏初患对心发。初起如高粱粒大紫红潦泡，微痒。平日向患湿疮，每日必澡堂沐浴，无意间将疮头抓破，乘热水烫洗，至家即憎寒壮热，背上灼手，根盘回亘尺许，饮食不思，昏迷不醒，举家惊惶无措，烦予友邀予诊治。入门见病人伏枕而卧，呻吟之声不绝于耳。细看病状，确系对心发背，势殊凶恶。诊得两手脉象六至有奇，沉按尤甚，表里皆热，舌苔焦黄，二便闭结，疮头仅大钱许，两旁红晕颇大。予先用蟾酥丸五粒研碎油调，敷于疮上，一面用荆防败毒加苏叶、姜、葱、黄连、川军表里双解。此方服后果汗出如雨，寒热已无，二便亦利，惟小解时痛如刀割，此心经移热于小肠，另拟方用：

细川连三钱　萹蓄草五钱　鲜生地七钱　上琥珀一钱，研冲　连翘五钱　地丁草五钱　木通一钱五　泽泻二钱　甘草梢三钱　淡芩三钱　竹叶三钱

此方连服两剂，溲痛已除，疮头渐觉高肿，四围似起潦泡，破之津水。细察情形，病者平日嗜酒嗜茶，并喜汤水淘饭，此湿热内蕴无疑矣。疮头改搽黄连膏，四围用如意金黄散香油调圈，内服：

羌活二钱　茵陈草五钱　泽泻二钱　当归四钱　制川朴一钱五　银花四钱

土炒白术三钱 连翘三钱 桔梗二钱 六一散五钱，布包

此方亦服两剂，疮头渐有脓意，四围如带子蜂房，潦泡已消，反觉形寒身热，疼痛夜重。疮口改用水银红膏，四围用冲和膏，蜜水调圈，内服：

生黄芪七钱 炙乳没钱半 桔梗三钱 炙山甲一钱五 银花五钱 陈皮一钱五 角刺一钱五 连翘五钱 甘草一钱五 公英五钱

此方连服三剂，疮头已有正脓，四围亦渐腐烂，改用二妙散，麻酱调摊纸贴，内服：

生黄芪八钱 南花粉四钱 白芷二钱 野党参八钱 陈皮一钱 川芎一钱 土炒白术二钱 当归三钱 桔梗二钱 甘草二钱 连翘四钱

此方连服五剂，疮口业已畅流，腐肉已脱去小半。又照此方服两剂，觉胸口满闷，大解多日不通，午后微热，胃口不开，改用：

藿香一钱五 制川朴一钱五 青蒿三钱 大腹皮二钱 土炒白术钱半 淡苁蓉五钱 神曲炭三钱 钗石斛四钱 郁李仁五钱 赤苓三钱 荷梗三钱 六一散四钱，布包 砂仁壳一钱五

此方连服两剂，诸病悉去，疮口腐肉脱净，大如手掌。改上红玉、松香两膏，摊纸贴疮口，纸中间稍加水银红膏，如是者十数天，疮口新肉长满，口尚未平，疮口掺生肌散，外仍用前膏和铅粉膏搀和摊贴中间，不用水银红膏矣。内日服加味八珍汤，方用：

大生地砂仁一钱拌炒，四钱 杭白芍四钱 土炒白术二钱 川芎一钱 忍冬藤四钱 白归身二钱 野党参四钱 白茯神四钱 炙甘草一钱 煨姜两片 红枣三枚

此方前后服二十多剂，始完好如初。

宗姓年四十余串搭

宗姓，年四十余，身体肥胖，有洋烟癖。六七月间患串搭，初

似湿疮，在肩下两旁，脓泡一簇，邀某医治之。外用金黄散香油调上，内服利湿解毒多剂，杳不奏功。约起病廿余天始邀予治。予细辨情形，乃串搭，势极凶恶，非寻常搭手可比。两边疮头紫黯不华，根盘各大如覆碟，满起带子蜂房，形寒身热，口燥苔黄，便闭溺赤，夜多谵语，神识昏沉，知毒内陷，不易挽回。疮头掺疽药，四围圈铁桶膏，内服先与护心散三钱，开水送下，并用清心解毒，方用：

上琥珀八分，研冲　川连一钱　朱茯神三钱　萹蓄草四钱　桔梗一钱五　朱寸冬三钱　连翘四钱　银花四钱　甘草一钱　竹叶三钱　灯心三十寸

此方服一剂，神识稍清，谵语亦少，惟疮口毫不转机，改用：

西洋参二钱　桔梗一钱五　花粉三钱　生口芪三钱　连翘三钱　紫草一钱五　上琥珀八分，研冲　银花三钱　茜草一钱五　当归一钱五　竹叶三钱

此方连服两剂，大见转机，精神颇好，饮食多进，疮头高耸，渐有正脓，第流之不爽，疮口改贴水银红膏，四围换敷冲和膏，香油调上，内服：

生口芪七钱　白芷一钱五　连翘五钱　野党参七钱　花粉三钱　桔梗一钱五　角刺一钱五　银花五钱　甘草一钱五

此方连服三剂，脓管通流，每日计有碗许，如是者五六日。每日照前方进退，嗣见脓水将净，新肉不生，疮口大如茶碗，深有寸许，知系药力太小，恐误病机，遂用：

生口芪三两　当归一两　桔梗一钱五　野党参三两　花粉四钱　陈皮一钱　银花一两　白芷二钱

此方连服三剂，疮口新肉顿生，已将平口，遂用八珍汤加桔梗、银花调理，外用生肌散掺于疮口，纸膏罩贴，前后约计两月，始能竣事。

寅部　下卷

发背搭手治验

张姓年四十外上搭

张姓，年四十七八，秋间患上搭病，起十余日即就予治。见其疮色紫黯，长有六寸，宽仅三寸，状如带子蜂房。疮头掺疽药，纸膏罩四围，用冲和膏香油调圈，内服仙方活命饮加桔梗、连翘连服三剂，疮口大仅钱许，已有正脓，疼痛夜剧，用：

炙乳香一钱五　生黄芪五钱　桔梗一钱五　炙粟壳一钱五　当归二钱　川芎一钱　银花三钱　花粉三钱　甘草一钱五

此方服两剂，夜已不疼，惟四围腐肉欲脱，味极腥秽，外用石炭酸日洗两次，洗后贴水银红膏，内服：

生黄芪七钱　桔梗一钱五　川芎一钱　野党参五钱　银花五钱　白芷一钱五　土炒白术三钱　当归一钱五　甘草一钱五　炙乳没钱半　荷梗去刺，尺许

此方连服三剂，腐肉已脱，秽气已无，惟新肉刚生，疮口深有六七分，遂用红玉、铅粉两膏搀和，摊纸贴疮口，内服：

野党参一两　生口芪一两　当归三钱　土炒白术三钱　紫草一钱　土炒杭芍四钱　大生地八钱，砂仁一钱同炒　川芎一钱　炙甘草一钱　桔梗一钱五　忍冬藤四钱

此方连服四剂，疮口新肉已平。疮口掺生肌散，以玉红、铅粉、松香三膏搀和摊贴，内不服药，惟每日开水冲服黄芪膏一两，前后计四十天完好如初。

高姓年五十外下搭

高姓，年五十三四，春间患下搭，起七八天即就予治。疮头大如钱许，紫黯不华，确有数孔，不津脓水，四围红晕，长有七八寸，宽四寸有奇。内则憎寒壮热，口苦舌干，形神困顿，二便闭结，来势不善。疮头稍掺疽药，纸膏罩。用冲和膏香油调圈四围，先用加味荆防散疏通表里，方用：

荆防风钱半 银花五钱 熟军三钱 羌独活钱半 川连三钱 淡芩三钱 前柴胡钱半 连翘五钱 花粉三钱 甘草一钱五

此方服一剂，寒热已除，形神稍好，二便业已通利，改用仙方活命饮加减：

炙山甲二钱 归尾二钱 银花四钱 角刺二钱 赤芍四钱 黄柏二钱 炙乳没一钱 连翘四钱 防风二钱 白芷二钱 陈皮二钱 甘草节二钱

此方连服五剂，疮头高耸，根盘已大如手掌，势将溃腐，外用乌金膏香油调上，疮头四围用铁桶膏，酸醋调圈，内照上方加生口芪八钱，连服三剂。至十八天，疮头已流正脓，腐肉欲脱，仍照前方服之三五剂，腐肉脱净，新肉顿生，疮口掺九一丹，用铅粉、红玉、松香三膏搀和，摊纸贴之，内不服药，惟每日开水冲服黄芪膏一二两，前后不满四十天，已结痂而愈。

周右年六十外背疽

周右，年六十外，正背疽十四日才觉高肿起发，疮口形如蜂房，纵横五六寸，挤之孔孔流血，不能动转反侧，内热口渴，邀予诊治。见其病情如此，乃外用紫金膏，香油调涂疮顶，其四围未破处用铁桶膏束其根脚，内服：

生黄芪四钱 茯苓四钱 瓜蒌根三钱 炒白术三钱 连翘三钱 甘草一钱 全当归四钱 忍冬藤四钱 绿豆衣三钱

此方连服两剂，内热口渴已除，肿势仍然，而疮头高耸，顽腐将脱，仍用此方服两剂，外仍上前药。越日又邀予诊，见疮口顽腐欲脱，用剪剪去大半，疮口上疽药和升丹，以玉红膏摊纸罩之，内服：

潞党参四钱 全当归酒炒，三钱 白芷一钱 生黄芪三钱 瓜蒌根三钱 川芎一钱 金银花四钱 连翘三钱 甘草一钱 夜交藤三钱 绿豆衣一钱五分

此方连服三剂，又邀予诊。顽腐已欲脱，用钳钳之，下如掌大一块，味极腥秽，外用仍上前药，内仍服此方又两剂，新肉已生，疮口日渐束小。病家本极寒苦，无力服药，遂不服，外仍上疽药和升丹。如此六七日，又邀予诊，见新肉已将长满，惟疮口尚有掌大，外上白九一丹，亦以玉红膏摊纸罩之。又六七日，新肉业与皮平，疮口仍不收敛，嘱病家曰：无论有力无力，必得再服补托药才得完功，不然淹缠无日。病家亦依予言。外仍上前两药，内拟方：

真潞党参四钱 大生地四钱 云茯神人乳蒸，三钱 炙绵芪三钱 杭白芍酒炒，三钱 土炒淮山药三钱 当归身酒炒，三钱 炒白术二钱 炙甘草一钱 煨姜两片 炙香红枣三枚

此方连服三剂，疮口似觉束小，仍服此方，仍上前两药。越数日邀予诊，见疮口尚有长二寸宽一寸余，惟日来稍有内热，外仍用前两药，内改方：

野党参土炒，四钱 炒白术二钱 瓜蒌根二钱 带心麦冬四钱 杭白芍酒炒，三钱 丹皮钱半 炒归身三钱 朱茯神三钱 钗石斛三钱 炙草一钱 莲子心一钱五分 竹叶十片

此方服两剂，内热已净，疮口更见束小，外掺八宝生肌散，以玉红膏罩之，内仍服此方。两剂后嘱弗服药。疮口间日换一次，三四次后落则换，不落不换，如此十数日结痂，已八十余日。

此对心正发背，始终予一手治理，故八十日可以完功，若更手

医治，则一百日必不可少。

张渭川母六十外偏发背

张渭川母某氏，年六十外，患上偏发背，起廿一日，始邀予治。斯时疮头腐而未溃，形同覆盆，根横半背，按之中空，有脓不多，用利剪当头剪开。此气血两亏，内热神昏，纳谷乏味，口渴夜不安卧。疮口掺升丹，罩以纸膏，内服两方，前后进之：

潞党参四钱　云茯苓四钱　金银花三钱　生黄芪四钱　当归三钱　甘草一钱　炒白术三钱　连翘三钱　夜交藤四钱　鲜石斛四钱　朱麦冬三钱　朱茯神三钱　瓜蒌根二钱　炒丹皮二钱　谷芽钱五分　中生地四钱　甘草一钱　莲子心五分

以上两方，一辅正托毒，一养阴和胃，相继各服三剂，又邀予诊。内症悉除，饮食亦增，脓亦渐多。仍用前两方参进六七服，脓少腐肉已脱，新肉渐生，外仍用升丹、玉红膏，内不服药。嗣因气恼触动肝火，疮口竟流鲜血，邀予诊治，急用：

鲜生地洗打，七钱　炒山栀三钱　枯芩二钱　生白芍四钱　当归四钱　甘草一钱　牡丹皮三钱　柴胡七分　莲子心一钱　竹叶十片

此方连服两剂，疮口血虽止，而所长新肉黯淡不华。仍然神昏内热，夜不安卧，杳不思纳，且溏泄频频，急进：

制附片一钱　酸枣仁炒杵，四钱　上肉桂去粗皮，切后入，七分　煨肉果钱半　朱茯神三钱　紫蔻仁研冲，一钱　土炒于术三钱　远志肉钱半　炙草一钱　煨姜两片　炙香红枣三枚

此方连服两剂，诸病顿愈，疮色转正，外上白九一丹，仍罩玉红膏，内不服药。又十数日，疮口始平，外上八宝生肌散，玉红膏罩之。又十数日结痂，落痂几近百日。

此本背痈阳症，初失治，厥后气血两亏，动辄变病，故如此

迟延。

周姓左年三十外上搭

周左，年三十外，上搭手始起三五日即邀予诊。见其形寒身热，疮头高耸，似已腐溃，亦如蜂房带子状，疼痛日夜呼号，根盘大如覆碗。外用点舌丹四五粒研碎，以凉茶调敷疮顶，内服：

桔梗一钱 银花三钱 陈皮一钱 象贝母四钱 角刺二钱 防风钱半 连翘四钱 川芎一钱 甘草一钱

此方连服两剂，痛顿减，肿渐消，脓出稠粘且多。疮口上升丹、疽药两和，纸膏罩，内服前方两剂，后不服药，腐渐净，肿全消，已长新肉。至廿一日，疮口已平，上白九一丹，玉红膏罩之，不数日结痂。落痂在三十四五天。

此即类搭手症。

男子年四十中搭

男子年四十左右，患中搭手，起十四五日才就予治。根横半背，形等蜂房，挤之脓血无多，疮口掺文八将散，四围用铁桶膏箍之，内服：

生黄芪四钱 连翘四钱 茯苓三钱 角刺二钱 紫草钱半 当归三钱 忍冬花三钱 炒白术三钱 白芷八分 甘草一钱 竹叶十片

此方服两剂，毫无动静，疮头用利剪剪开，流紫血不少，以疽药掺之，内服：

生黄芪四钱 角刺二钱 防风钱半 炒白术三钱 瓜蒌根三钱 陈皮七分 全当归三钱 连翘三钱 甘草一钱

此方服两剂，疮头渐腐。外用紫金膏，芝麻油调上，日换一次，内仍服前方，略为加减，如此三四日，腐肉欲脱，用剪剪去，外上升丹，内改方：

生黄芪四钱 炒白术三钱 酒杭白芍三钱 潞党参三钱 砂仁后入，七分 大生地砂仁拌炒，六钱 当归三钱 茯苓三钱 炙草一钱

连进三服，腐肉脱净，外上白九一丹，玉红膏罩之，内照此方又服两剂，新肉顿长，外仍前方，内不服药。至五十日疮口始平，改掺八宝丹，仍罩玉红膏，七十日结痂，落痂在百日外。此人不善调养，且系手艺人，劳动太早，故完功较迟耳。

俞右五十外上搭

俞右，年五十外，夏秋间右肩膊忽生如黄豆大一粒，奇痒。抓破日渐肿大，第七日即邀予治。斯时根盘已大如手掌，疮头平塌，憎寒壮热，浑身如以绳捆缚，不能动转反侧。外上点舌丹末，纸膏罩之，内服：

荆防钱半 前柴胡一钱 金银花三钱 川抚芎一钱 羌独活钱半 桔梗钱半 连翘四钱 赤苓四钱 炒枳壳一钱 甘草一钱 藿香二钱、姜两片 葱白三寸

服两剂热退身凉，惟疮形日大，疮顶仍掺点舌丹末，四围以铁桶膏箍之，内改方：

炙山甲片钱半 防风钱半 陈皮七分 角刺钱半 归尾三钱 忍冬花三钱 白芷一钱 赤芍三钱 炙乳没一钱 象贝母三钱 甘草一钱 桔梗一钱 绍酒一斤煎之。

此方连进四剂，疮口渐觉溃腐，挤之有脓，外掺疽药、升丹，内改方：

角刺二钱 生芪四钱 赤芍三钱 瓜蒌根三钱 桔梗一钱 当归三钱 川芎一钱 甘草一钱 白芷一钱 忍冬藤三钱

此方连服三剂，脓已大溃，日出碗许，外掺升丹，内改方：

生黄芪四钱 当归三钱 炒白术三钱 连翘三钱 瓜蒌根三钱 甘草一钱 桔梗一钱 赤芍二钱 忍冬藤三钱

此方连服三剂，脓亦稀少，疮口将平，外上白九一丹，玉红膏罩之，内不服药。起自落痂共四十日。此搭手阳症。

缪姓古稀外中搭

缪姓男子，年古稀外，右背膊起一白泡，微痒微痛，向药肆买拔毒膏贴之，三四易，肿日大而痛日甚，十四日邀予诊治。见肿势纵横七八寸，根盘与好肉界限分明。虽望八之年，精神尚健，饮食亦佳，而呻吟之声不绝于耳。遂用小刀于疮头刺十字式，深六七分，纵横各寸许，稍流紫血，疮口上文八将散，四围用铁桶膏箍之，内服：

生黄芪四钱 桔梗一钱 白芷一钱 当归三钱 象贝母三钱 连翘三钱 角刺二钱 赤芍二钱 陈皮五分 甘草一钱 忍冬藤三钱

此方连进三剂，疮头大见起发，少有脓意，疼痛略减，仍服此方又三剂，外照前法。至二十一日疮头渐觉溃腐，外上紫金膏，不服药。四五日腐肉渐脱，用利剪慢慢剪去，其臭味亦不可近。外上升丹、玉红膏罩之。至二十五日，腐肉始净，新肉渐生，疮口上白九一丹，玉红膏罩之，内服：

生绵芪四钱 茯苓三钱 炒扁豆三钱 潞党参三钱 白归身三钱 砂仁后入，七分 炒白术二钱 炒白芍二钱 川石斛三钱 炙草一钱 夜交藤三钱

此方连服十数剂，疮口长平，前后已将两月。疮口上八宝丹、玉红膏罩之，如此二十余天才结痂，落痂亦在百日左右。

予乳母之祖母六旬外背疽

予乳母之叔祖母，年六旬外，夏令背上生疽，十四日就予诊

治。形如蜂房，根盘亦纵横六七寸，疼痛日夜呼号，疮头高耸，已有脓腐，挤之脓出数匙。外上升丹，日二三易，不数日脓净肿消，疮口新肉已满，改掺八宝丹，罩玉红膏，数易结痂，四十日落痂。

此类发背。首尾未用汤剂。

陈左年四十外下背疽

陈左，年四十外，腰俞下尻骨上正中生疽，形若蜂房，不能动转反侧，根盘大如手掌，并不甚高肿，极痛。外用疽药掺之，内服仙方活命饮：

炙甲片钱半　角刺钱半　防风一钱　白芷一钱　炙乳没七分　归尾三钱　象贝母三钱　赤芍三钱　陈皮七分　草节一钱　忍冬藤三钱　绍酒一斤煎药

此方连服三剂，肿消痛止，疮口蜂房亦渐无形。仍上前药。仍服此方又三剂，已霍然。

此疽来势弗善，收功如此之易，实出人意外。

马左腰俞疽

马左，夏令腰俞偏左生疽，起经廿一日才就予治。斯时疮头虽腐，而根盘坚硬，漫延几纵横七八寸。年将七旬，精神尚健，饮食不多，内热胸闷，外用紫金膏敷于疮头，内服：

藿香钱半　姜制朴钱半　泽泻钱半　陈皮七分　大腹皮二钱　六一散　紫蔻仁研后入，一钱　赤苓四钱　通草一钱　鲜荷叶一角

此方两剂。胃气较强，疮口腐虽渐化，尚不能脱，外仍上前药，内改方：

角刺二钱　藿香二钱　白芷一钱　生黄芪四钱　益元散布包，四钱　川芎钱半　炒白术三钱　当归三钱　紫草钱半　草节一钱

此方连服三剂，腐渐脱，用剪当头剪开，慢慢将腐剪去，外上

升丹，内仍此方又两剂，腐肉仍剪去不少，尚未之净，外仍上前药，内改方：

生黄芪四钱 砂仁后入，一钱 炒扁豆三钱 潞党参三钱 炒白术三钱 藿香钱半 白归身三钱 茯神三钱 炙草七分 夜交藤酒炒，五钱

上服三剂，腐始脱净，新肉已生，忽感暑热头痛身热，水泻日四五次，胃气又钝。外上升丹、白九一丹两和，玉红膏罩之，内改方：

陈香薷一钱 赤苓三钱 粉葛根一钱 生黄芪四钱 川芎七分 姜制朴一钱 泽泻一钱 蔓荆子钱半 六一散布包，四钱 连翘二钱 鲜车前草一棵

此方服两剂，新邪已去，疮口新肉渐与口平，上白九一丹，玉红膏罩之，内服：

党参四钱 炒白术二钱 砂仁后入，一钱 炒扁豆皮二钱 藿香钱半 川石斛三钱 云茯神三钱 神曲二钱 土炒淮山药三钱 甘草一钱 煨姜两片 红枣三枚

此方连服三剂，疮口已渐收小，内不服药。外掺八宝丹，玉红膏罩之。又月余才结痂，落痂共计亦八十余日。

李湘泉夫人上搭

李湘泉先生之夫人，深秋背生上搭手，起十四日始邀予治。疮头亦似蜂房，根盘纵横三寸许，挤之有脓不多，外上升丹，内服：

当归三钱 忍冬花三钱 角刺钱半 桔梗一钱 连翘三钱 生黄芪三钱 瓜蒌根三钱 甘草一钱

此服三剂，脓水较多，内外均照前方又两剂，脓少腐将净，外上升丹，内改方：

生黄芪三钱 桔梗一钱 连翘二钱 全当归二钱 炒白术钱半 甘草七分 瓜蒌根三钱 忍冬藤二钱

此方服两剂脓净，新肉渐与口平，外上白九一丹，玉红膏罩之，不数日口敛痂结，落痂亦四十日左右。

陆某如夫人背疽

陆某，忘其号，其如夫人夏令患背疽，邀予看时已二十余日。疮头顽腐似脱非脱。内热口渴，又兼泄泻，为疮科所忌，外掺升丹，罩玉红膏，内服：

范志曲三钱 赤苓四钱 炒白术三钱 炒扁豆二钱 泽泻钱半 益元散布包，四钱 藿香钱半 姜川朴一钱 车前子布包，三钱 鲜荷梗一尺，去刺

此方服两剂，热退泻止，仍上升丹，罩玉红膏，内改方：

生黄芪四钱 炒白术二钱 泽泻一钱 潞党参三钱 茯神三钱 藿香钱半 炒扁豆三钱 范志曲钱半 六一散布包，三钱 鲜荷梗去刺，一尺

此方连服两剂，内病悉净，疮口腐肉已脱，仍上升丹，罩玉红膏，内改方：

党参三钱 生黄芪三钱 川石斛三钱 炒扁豆二钱 炒白术钱半 全归酒炒，二钱 土炒淮山药三钱 朱神四钱 酒炒杭白芍二钱 炙草一钱 夜交藤四钱

此方服两剂，腐净新生。外掺白九一丹，罩玉红膏，内仍照服两剂，嗣不服药。如此六七日，疮口已平，上八宝丹、玉红膏罩之，不数日结痂。落痂共计五十余日。以其刚腐溃时上外国药油，又兼泄泻，故迟愈旬日。

此本阳症，若无别病，四十日收功。

世兄卢香荪腰疽

世兄卢香苏二尹，八月二十一二腰间忽生黍米大白泡，微痒，根盘仅有钱许，而红晕几横半背。予曰：此发背重症，不可大意，

最好移榻至医院调治，方可无虞。且谆谆告以第一戒忌房事。予因其有宠妾仅十八九，故有此告。不料其阳奉阴违，适予有事出门，因转嘱学生王紫林代为诊视，疮头敷点舌丹，四围敷铁桶膏，煎药。卢自开方，盖卢于内科亦颇有见解者。及予从外返津，看其病状较前更甚，昼夜呼号，肿势纵横八九寸，疮头形似蜂房，色亦紫黯，于是外用紫金膏，麻油调上疮头，用纸捻蘸升丹插入，内服黄芪、银花、连翘、角刺、白芷、花粉、当归、甘草等三剂，顽腐渐脱，用二妙丹麻油调摊纸上贴之，至二十一日脓腐渐净，疮口大有两手掌外，上白九一丹，玉红膏罩之，内仍服辅正托毒药，疮口已渐收敛。忽一口疮变紫黯塌陷，予知其犯戒忌，必死无疑，且日泄泻四五次，自服健脾扶正方亦无效验。临死三日前与予言曰：天作孽，犹可违，自作孽，不可活！予斯时惟有哼哈而已。前后不及四十日。若果移榻至医院，断不至死。不听予言，卒致不起，哀哉！

此症本属阳症，变难治，无奈宠妾在前，且朝夕侍候，非姬不可，此妾可谓催命鬼。

李星年四十外手发背搭手

李星年四十外，夏秋间患手发背，左手自腕起至指掌之内外浑同蜂房一片，已半月始就予治。见其病势虽凶，尚可施治。惟气血太亏，殊难着手，于是嘱其每日来阅一次，手掌内外将顽腐剪去不少，外上升丹，内服：

党参四钱　连翘二钱　茯苓四钱　生芪三钱　忍冬花二钱　甘草一钱　当归三钱　炒白术三钱

此方连服六七剂，疮口腐肉已净，均长新肉，外上白九一丹，罩玉红膏，内乃改方：

党参四钱　砂仁拌炒熟地四钱　白归身酒炒，二钱　土炒扁豆衣三钱　茯神四钱　杭白芍桂枝三分拌炒，二钱　炙黄芪二钱　炒白术二钱　炙草一钱　桑枝酒炒，五钱　丝瓜络一段

此方连服四五剂，手掌内外已愈八九。忽左背膊生两疽，大小毗连，如葫芦式，按之中空不疼，无非气血两伤。外用点舌丹敷疮口，内服：

上黄芪七钱　桔梗一钱　肉桂五分　煎汁拌炒杭白芍四钱　野党参七钱　茯神四钱　紫草钱半　炒白术四钱　制附片钱半　炙草一钱　大枣三枚　煨姜两片

连服三剂，背膊顿肿如覆盆，且知疼痛，知其药力已到，颇有转机。照此方又服两剂，肿处已欲溃腐，仍服此方又两剂。越日来诊，见疮头忽变紫黯塌陷，此必犯房事或走泄，乃有此变。予顿足曰：危矣！如此情状，真无法想。勉拟十全大补汤与服。临行，病者曰：我几时来看？予答曰：恐汝再来此不易。代雇车送其回去。越日，彼遣子来告曰：病已稍好，能请一往诊否？乃嘱王紫林往看，亦尽人事而已，又越五六日而毙。

此病予一片婆心，病家穷苦，衣食不周，予帮钱数竿并恳友人协助，盖因其一家大小六七口指此一人度日，一人不死，即一家不死，不料其自不小心，遂致不起，可慨也夫！

男子年八十外下发背

男子年八十外，秋九月患下背疽，十四日才就予治。见其疮头平塌，色黯不华，根盘大如八寸碟，形如蜂房，疮孔似腐非腐，重挤则流鲜血，势颇棘手。外箍铁桶膏，内服活命饮：

角刺钱半　防风一钱五　炙乳没七分　炙甲片钱半　白芷一钱　瓜蒌根三钱　连翘三钱　当归三钱　象贝母三钱　陈皮七分　赤芍三钱　甘草一钱

绍酒一斤煎服。

此方连服两剂，疮头稍觉起发，照此方又服两剂，疮头势欲溃腐。乃外上乌金膏，麻油调涂疮头，内服：

生黄芪七钱 白芷二钱 瓜蒌根四钱 角刺三钱 当归四钱 草节钱五分 潞党参六钱 赤芍酒炒，三钱 忍冬藤四钱

此方连服三剂，疮已大溃，用利剪剪去腐肉不少，外上升丹，内照此方去角刺，加白术三钱，服三剂，腐肉已净，新肉已生，疮口纵横尚有三四寸，仍上升丹，内服：

潞党参四钱 砂仁研后入，一钱 炒白芍三钱 炒白术三钱 炒扁豆四钱 茯神三钱 砂仁拌炒熟地四钱 当归酒炒，三钱 炙草一钱 桑枝五钱 夜交藤四钱

连服四五剂，疮口渐敛，外上白九一丹，玉红膏罩，内仍此方服三剂，疮口已收小一半。满拟不久告痊，乃病者不慎口腹，忽变水泻腹痛，疮亦塌陷。予力辞不治，病家求之至再，乃用香砂六君汤加扁豆皮、车前子服之，无效。四五日而殁。

此病已到功亏一篑地步，忽变致死，殊可惜。

李姓年五十外中搭

李姓年五十二三，春间患中搭，起廿余日始邀予治。见其根盘大如手掌，四围并无红晕，疮头如带子蜂房，脓尚不见。而且日晡潮热，头痛如劈，夜不成寐，饮食不进，日夜呼号。诊得两手脉象均带缓细，口燥舌干，苔白如粉。此系病时不善调理，外感寒凉。法当疏解，疮口掺疽药，纸膏罩。内服：

蔓荆子二钱 制半夏四钱 荆芥穗三钱 细辛四分 白芷二钱 紫苏叶三钱 藁本一钱五 炒白蒺藜四钱 川芎一钱 佩兰叶一钱

此方服一剂，头痛大减，晚上略能安睡进饮食，口依然如昨，

遂改用：

生黄芪五钱　当归二钱　炒白蒺藜四钱　炙山甲一钱五

炙乳没钱五　整广皮一钱　角刺一钱五　川芎一钱　蔓荆子二钱　甘草一钱五

此方连服两剂，疮头已流正脓，腐肉渐脱，饮食渐增，晚上安卧如常，遂改用：

生黄芪一两　当归二钱　连翘四钱　野党参八钱　白芷二钱　夜交藤四钱　上肉桂丸药汁送下，六分　忍冬藤六钱　甘草二钱

此方连服十余剂，疮口脓腐俱净，新肉已生，疮口改掺九一丹，用铅粉、玉红、松香三膏掺和，摊纸贴之。内服十全大补廿余剂，始能完功如初。此病本不难治，惟头痛如劈，苔白如粉尔，时最难用药，稍一大意，难免误人性命。其余补正托毒，乃题中应有之意，无足重轻。看外科全在临时拿定主意，稍一游移，则后悔莫及矣。

张姓年六十外下搭

张姓，年六十外，向患目疾，左目业已失明。春间腰俞患下搭，起廿余日始邀予治。见其患处疮色紫黯，疮头稍津血水，回亘尺许。细察病情，系阴虚湿痰盘踞，非大剂温托不可。病者闻予言，遂扬言曰：我平日肝火太旺，温热药一点不敢吃。予曰：无妨，此一时彼一时也。肝火太旺者，以肾水干枯，不能涵养肝木。肾系水脏，命门真火已衰，若用凉剂，只可另请高明，予不敢奉命。于是病家婉转劝导病人，终不之信。予遂大书八字，明修栈道，暗渡陈仓，与诸亲友观之，皆曰是，遂假写一方，贴合病者之意，另立方内服：

正号鹿角胶四钱　紫草二钱　土炒白术四钱　上肉桂开水泡，兑服八分

木香一钱　茯苓四钱　制附片二钱　当归二钱　制半夏四钱　整广皮一钱　炒白芥子二钱　甘草一钱

此方连服两剂，疮头渐觉高肿，紫黯依然未退，病者精神甚好。病者深赞予立方甚好，于是诸亲友将真方与病者阅之。咋舌曰：我服此药较从前诸方格外灵验，岂真果服此温药乎？予答曰：此方尚未妥善，不能达到目的，致足下疮上情形未能起色。必得大剂参、茸始能完善。病者闻之，默然不发一语。逆料病家无此力量，遂告以敝处参茸均有，虽不甚佳，然亦颇可用得，且价值极廉。目下姑勿计较，如病愈悉听尊裁，决无要索。病者听予言，直谓予曰：仆命倚靠先生，惟先生是命。于是用：

黄毛血茸片研冲，五分　巴戟肉三钱　紫草茸三钱　炒杜仲三钱　川断三钱　上肉桂丸药汁送下，一钱　制附片二钱　大山人参另炖，兑二钱　当归三钱　木香一钱　整广皮一钱　甘草一钱

此方连服三剂，疮色紫黯转变淡红，第疮头尚不高发，遂照前方加生口芪、野党各二两，连服五剂，疮头始见正脓，四围尚未溃烂，遂改用：

炙山甲二钱　野党参四两　制附片一钱五　角刺二钱　生口芪四两　制半夏四钱　鹿茸面冲，一钱　土炒白术一两　白茯苓八钱　广皮一钱　当归八钱　甘草三钱

此方连服三剂，疮口脓已不多，腐肉已脱。于是用十全大补加附片、巴戟、独活、枸杞等连服廿余剂，疮口已敛，止不服药。外面用药初疽药，中二妙膏末掺九一丹，铅粉、玉红、松香三膏搀和摊贴。此病起至落痂共一百三十天。

杨姓年四十外下搭

杨姓，年四十七八，深秋患下搭，家极寒苦，无力医药，起两

旬余始就予治。见其疮色紫黯，大如伏瓜，微有寒热，纳谷不多，精神尚健，疮头如带子蜂房，约有数百，脉洪有力。当头掺疽药和红升丹，纸膏罩，四围圈冲和膏，蜜水调敷，内服托里排脓，用：

生口芪二两　角刺二钱　当归四钱　野党参二两　白芷二钱　忍冬藤二两　炙山甲二钱　花粉四钱　甘草二钱　连翘四钱

此方连服三剂，疮头确见正脓，四围腐肉欲脱，外上悉照前法，内服照此方略为加减，又服十数剂，腐肉脱净，新肉已生，疮口纵横各九寸，形势不算不大。无奈家穷无力服药，予遂代购芪、党膏各一斤，嘱病家早晚开水冲服一二两不拘，疮口掺九一丹，外亦用三膏搀和，纸膏罩，日换一次，至七日后间日换一次，至二十天后三天换一次。至月余外，疮口掺生肌散，外用敛口膏摊纸贴，自始至终治有半载有奇，才能告竣。

此病每日助洋四角，因其上有八旬老父，下有儿女四五人，皆未成丁，前后计助七十天，不过念余元耳。

疔　疮

疔疮一症，发于眉心、额角、眼角最为凶恶且迅速。龙泉、虎须、嘴唇、口角诸处虽凶恶，较之额角、眉心稍慢，至虎口、托盘、手指、手了、足指、足了较嘴唇口角尤慢。然闻虎口患疔，朝发夕死，较眉心、额角更迅速，不知何故。此但耳闻，并未目击。总之此症每出于不自觉，如知觉早，赶速医治，并能力戒荤酒，可十全七八。若因循失治，且不慎口腹，卒致无法挽救十有四五。最难看者，初起如蚊咬、班蛇蟠咬迹，起并不疼，惟微麻微痒。当此即贴疔膏，即忌荤酒，不三四日泯然无迹，弥患无形。如已知疼痛，即延医看视，不可大意。且避风忌口六七日，亦可告痊。若手足指上及手足指了成脓者多，消散者十中仅一二。先宜分三阴三阳，用药总以清火败毒为主。若成脓，但能于阳面侧面刺破最好，开刀不可过深，且必俟脓熟极方可刺，手了尚无他患，手指每新肉凸出，揩之鲜血迸流，尤不可早用刀刺。

疔疮看法

疔疮初起形如粟粒，疮头高起，微觉疼痛，好肉四围根盘束拢，第三日即有正脓。次日疔根挤出，肿已消，人亦轻爽，并无寒热，有亦不大。此大顺症，七天完功，至迟十天。初起形同椒粒，或紫或青，疮头并不高起，好肉惟觉麻痒，四围隐隐散肿，所谓肉肿疮不肿。疮头两边有无数粟粒，挤之无脓，有亦不多，仅如黄豆粒一点。病人则形寒身热，饮食不思，口苦舌燥，甚则神昏谵语，二便不通，此险症，不易调治。又有一种，每生额角、眉棱、颧骨等处。初起如蚊咬一样，微微作痒，人不在意，至第三日便觉头重目昏，憎寒壮热，第四日已谵语神昏，毒已内陷，至六七日已人冥途。又有一种，初起如潦泡，在上下唇四白，或两口角，微觉麻痒，次日潦泡无迹，惟觉两唇翻肿，甚至两眼合缝，神昏谵语，身热如灼，二便不通，第五六日毙命。以上两症，均系逆症，极难措手。又有一种名暗疔，在腋下、尾闾、粪门、足心等处。初起紫黑燎泡，身并不热，惟觉疼痛心烦，疔头渐见塌陷，稍津血水，饮食不思，昏昏沈睡，此亦凶险症，无法可施。又有一种名红丝疔，初起指掌或脉门忽起椒粒脓泡，微痒不疼，抓破顿生红线一条，直侵腋下。治之得法，虽凶险不致丧命。

疔疮治法

初起形如粟粒时，疮头掺八将散或蟾酥散，纸膏罩贴。如形寒发热，用菊花饮加引经药服之，四围敷金不换。如疔头已有脓，仍用菊花饮加角刺、白芷、银花、公英、地丁草等，并佐引经药服之。疮口脓已净，疔根已出，疔头掺九一丹，四围圈束毒金箍散，蜜水调。如初起形同椒粒，色紫黯不华，木痛微痒，肉肿疔不肿者，毒已走散，疔头用油泡苍耳虫少许涂之，四围用束毒金箍散、金不换两样搀和，蜜水调敷，或用菊花叶、丝瓜叶打汁调敷，尤妙。内服护心散，开水调服，并用七星剑煎服。发热加黄芩、川连、栀子等；便闭溺赤加川军、乌犀角、木通、连翘等；如谵语神昏，兼服紫雪散一二钱；如毒已内陷，可用犀角地黄汤煎服以尽人事。初起白燎泡在两唇四白或口角等处，初觉时便用鲜人龙打烂涂之，内服菊花饮。如初起疔时误食猪肉，致疔毒走黄，亦用鲜人龙打烂涂之，内服甘露根，又名水芭蕉根，要半斤，至少五六两，一块洗净打烂，拧汁灌之。暗疔本属无法，勉用梅花点舌丹五六粒研碎涂于疔上，不必膏罩。内服护心散，并用七星剑、菊花饮相兼并进，冀救万一。如红丝疔初起，用银针连戳十数下，破皮不伤肉，切不可深刺。或用磁锋尖锐者就红线砭之，见血不见血均可，砭刺后用金不换香油调上，内服清营解毒汤，十中可救八九。

疔疮治验

边姓妇年四十外红丝疔

边妇年四十外，左手脉门患红丝疔，红线直贯腋下乳旁，第五天始邀予治。询其病状，据病家自言，此病初起脉门仅一粟粒，麻痒不疼，红线一条直侵腋下，人则昏迷不醒，浑身灼热，至今日未进粒谷，大便不通，小溲赤如血，初尚知溺，后竟不觉。请西医疗治，仅扫红色药水，大都埃颠酒而已。予细察病情并诊，脉象洪大无伦，一息七至。见其原疔处已泯然无痕，臑臂通肿，色紫红，觉无法可施，勉外用束毒金箍散蜜水调敷肿处，原疔头以八将散掺之，纸膏罩贴，内服护心散开水调，频频灌之，并用七星剑合菊花饮煎服，方用：

麻黄一钱 豨莶草三钱 草河车三钱 白菊花四两 地丁草七钱 金银花一两五钱 苍耳子一钱五 淡芩五钱 甘草一钱五

此方服一剂，毫无动静。至晚间，病家踵予寓问：前方可再服一剂否？予答曰：无妨。并嘱再灌服护心散三五钱。次早复邀予诊，见病人情形依然昏迷不醒，惟原疔处突然肿如杏核样，按之引手。当用刀刺破，仅流脓一酒杯。用蟾酥散沾纸捻插之。臑臂肿处仍用束毒金箍散蜜调敷，内服：

乌犀角面一钱，冲 连翘七钱 淡芩三钱 羚羊面一钱五，冲 川连三钱 白菊花三两 银花一两 地丁草五钱 甘草三钱

此方服后第三日，复邀予治。见病人已清醒，见予便曰：先生乃救命恩人。疔头拔去纸捻，脓出如注，约有碗许。于是疔头改用八将散纸捻，臑臂肿处渐有皱纹。惟大便不通，小溲短赤，饮食乏味，疮口以及臑臂肿处用药照旧，内服：

生黄芪三钱 连翘五钱 藿香一钱五 忍冬藤五钱 当归一钱五 砂仁五分，打后下 淡茯苓五钱 整广皮七分 甘草一钱

此方连服两剂，肿已消，脓已少，二便和，饮食知味，内不服药，臑臂亦不敷药。疮口不用纸捻，仅掺八将散，数日即愈。

韩姓男子鼻观疔疮

韩姓男子，业剃头。冬间鼻观患疔疮，起刚一整日即邀予治。见其鼻观口唇之上疔头大如粟粒，四围漫肿，嘴唇上翻，形神狼狈，寒热往来接连不断。诊其脉象竟有七至，舌色焦黄，便闭溺赤，如此情形，势殊不善。疔头用油调人龙面，两颐腮、颧骨一带蜜调金不换敷之，内服：

白菊花四两　银花一两五　草河车三钱　淡芩四钱　地丁草五钱　桔梗三钱　甘草三钱

此方服一剂，次日复邀予治，见疔头如昨，四围漫肿亦如昨。惟寒热已减，二便仍不通利，阅苔焦黄，业起芒刺，诊得右关有力，沉按尤甚，知胃腑确有实热，遂改用：

川军五钱，开水泡，拧汁冲　制川朴二钱　白菊花二两　炒枳实一钱五　元明粉二钱，冲　淡芩三钱　桔梗一钱五　连翘五钱　甘草二钱

此方亦服一剂，当晚泻下浊物不少，秽气薰人，不可向迩。次日又邀予治，见病人坐床上，喜笑自若如无病，然面上敷药业已洗去，疔头已泯然无迹。如此重症，服两剂药居然消去，真意想不到。

王姓年四十上下锁口疔

王姓友人之厨役，年四十上下，秋间患锁口疔，起第三日始就予治。见其疔头大如豆粒，漫肿延及颧腮一带，势极凶恶，憎寒壮热，饮食不思，诊得脉象数而有力，疔头掺八将散，四围敷金不换，内服护心散，并用：

金银花一两　白芷一钱五　川芎一钱　桔梗三钱　角刺一钱五　葛根一钱五　淡芩三钱　连翘五钱　地丁草三钱　甘草一钱五　蒲公英四两，煎汤代水

病人去后，旋友人来信，询其病状，如果不能全愈，拟雇车送

其回去。予覆信力劝不可。病虽凶，尚可施治，嘱其务服此方。次日复来就治，见其肿势并未散大，疔头与昨无异，于是掺敷照旧，汤药亦未更动，嘱其照服。第三日又来就治，见腮颧肿势较消，细阅疔头，稍沾脓意，遂轻轻挤出，脓尚不少，且稠厚黄白，疔头改掺蝉酥散，纸膏罩，四围改敷金箍散，内服：

蒲公英五钱 花粉三钱 淡芩一钱五 银花五钱 连翘三钱 菊花三钱 白芷 一钱五 桔梗一钱五 甘草一钱五

此方连服两剂，肿已消，脓已净，疔头改掺九一丹，内不服药，前后十天，完好如初。

此病若任友人雇车送病人回去，病家距津百余里，一路秋风燥日，如何能受？故予力任能治，遂保其性命。否则道途苦楚，无人诊治，尚有生乎？

孔姓年五十外唇疔

孔氏年五十外，夏天患唇疔，刚起一整日即邀予治。见其上唇焮肿，唇边如带子蜂房，约有数十窠，疔头塌陷已如空壳，此名满天星，又名百鸟朝王，势极凶险。人则憎寒壮热，免强支撑，饮食汤水均不能进，便闭溺赤。予睹此情形，亦甚害怕。疔头掺疽药，用黄连膏摊棉纸贴之，四围用束毒金箍散蜜水调敷，内服：

角刺二钱 银花四钱 桔梗一钱五 炙山甲一钱 公英四钱 川芎一钱 白芷二钱 花粉四钱 连翘四钱 葛根二钱 升麻六分 甘草一钱 当归二钱

此方服一剂，次日又邀予治。病人自言比昨日较好，予细察病情，毫无动静，疔头仍照昨上药，内服照昨方加生口芪三钱，因其气不充足，不能托毒外发。第三日复邀予治，见上唇内外如带子蜂房者均已流脓，于是轻轻挤去，仍用疽药掺疔上，改用红玉膏抹纸上当纸膏罩护，内服：

生口芪三钱 桔梗一钱五 花粉三钱 白芷一钱五 银花三钱 连翘三钱 升麻五分 公英三钱 甘草一钱五

此方连服两剂，唇内外肿已消，脓已净，内不服药，外仅用红玉膏抹纸罩之，不数日已霍然。

孙姓女孩暗疔

孙姓女孩，仅两周岁，春间尾闾忽患暗疔，当晚即邀予治。见其疔头仅豆粒大，紫黑潦泡，四围并不肿，第身热如灼，啼哭不休。予告其家长曰：此名暗疔，乃死症，无法可施。予不上药，亦不立方。其家长曰：生死由命，务求先生设法。外敷内服，死亦无怨。于是外敷蟾酥散香油调敷疔头，内服：

乌犀角面三分，冲 连翘一钱五 鲜生地三钱 川连五分 人中黄一钱 赤芍一钱五 银花三钱 地丁草一钱五 茜草一钱五

此方服后，次早其家长踵予寓，笑容可掬，谓予曰：病大见好，务请先生早临一诊。予答曰：未必准能见好，且随往一视。见疔头塌陷，万不能生。谓病家曰：此病就在今日午前午后，请速料量，予无能为力。病家面面相觑，予大步踏出门矣，至午后果殁。

王姓男孩暗疔

王姓小孩，仅弥月。左足掌心患暗疔，当日邀予诊治。见其疔头青紫，用银针挑破，稍津黑血，四围漫肿，上延足跗胫骨一带。予告以船小载重，无法挽回。病家央求至再，勉外用金不换香油调敷，内用梅花点舌丹一粒，开水化灌服。次日询其家人，谓昨晚已殁。

田姓年二十一二锁口疔

田姓，年廿一二，灯节前一日口角患疔疮，掌灯后就予诊治。见其口角上唇交界处起一粟粒潦泡，疔头掺人龙面，纸膏罩，四围敷金不换香油调，内与蟾酥丸五粒，葱汤送取汗。当嘱其疔势极重，第一戒房事，其次忌荤酒，稍一不慎，性命攸关。次早八九点钟即邀予治。见昨日唇边潦泡已泯然无迹。上唇漫肿，渐延耳根，知毒已走散，无法可施，遂用金箍散蜜水调圈四围，并嘱病家赶买甘露根非拾两半斤不可，少则无济。买来洗净打烂，拧汁灌服，十中可救二三，并大剂七星剑加引经药煎服，方用：

麻黄一钱五 草河车三钱 菊花四两 苍耳子三钱 半枝莲五钱 桔梗三钱 豨莶草三钱 地丁草一两 白芷三钱 甘草三钱 银花一两五钱

方写毕，嘱其清早赶服，傍晚务必给我一信，详细情形逐一语我。至晚无信，越日已晚九十点钟，病家遣使叠次相邀。细问病状，并言昨方未服甘露根，亦未买到。予顿足叹曰：若此势已危矣！予亦不愿往视，请速访高明。使者去后，继病者胞弟复踵寓邀请，不得已随去诊视。面目肿势已失本来，诊脉细而无根，诊毕病家求予立方。予曰：病势如此，无法定方。病父再三央恳，勉拟一方，以尽人事，方用：

犀角片一钱五，先煎 银花五钱 连翘五钱 川连三钱 桔梗三钱 甘草三钱 元参五钱 公英五钱

此方服一剂，病势依然不去。次日又邀予诊，予坚不愿往。闻于十八日黎明即殁。

王姓年六旬唇疔

王姓年近六旬，年终上唇患疔疮，饭前始觉上唇麻痒，起一粟粒，午后邀予治。见病人谈笑自若如无病，然细视疔根，大如拇

指，疔头高起好肉，知系顺症。然上下眼胞以及颧骨、地仓一带似觉微肿，皮色均带青暗。此必暴怒伤肝，肝火遏抑，且喜身无寒热，饮食知味。当嘱病人千万弗食荤酒，犯之有性命之虞，于是疔头用点舌丹面香油调上，四围用金不换蜜水调圈，内服：

双钩藤八钱，后下　桑叶四钱　黑山栀四钱　甘菊四两　葛根二钱　白芷二钱　淡芩四钱　桔梗二钱　甘草二钱

此方服后，至掌灯后复邀予治。见其病情与早晨无异，惟大发寒热，病家深以为虑。予告以决无大害，内服外敷悉按前法。次早复邀予诊，寒热已退，精神疲怠，迥不如昨，诊脉沉数有力，右关尤甚，遂改用：

川军四钱　羚羊片二钱，先煎　黑山栀四钱　银花六钱　菊花四两　桔梗二钱　连翘四钱　淡芩四钱　白芷二钱　公英八钱　甘草二钱

此方服一剂，越日又来邀诊，疔头已泯然无迹，四围肿亦全消。其实不必 服药，病家防余邪未净，坚请立方，方用：

甘菊一两　花粉三钱　丹皮一钱五　淡芩三钱　银花三钱　连翘三钱　公英三钱　桔梗一钱五　甘草一钱五

此方连服两剂，病已霍然。此病本脾胃稍有积热，嗣因暴怒伤肝，致成此患。若照疔治之殆矣。

张姓颧疔

张姓年二十二岁，夏令患颧疔，晚间左颧起一粟粒，觉麻痒，旋即憎寒壮热，浑身发重，懒于动弹。次日即邀予治，见其颧上有一白脓泡，四围焮肿，知系疔疮重症，疔头贴苍耳虫，四围圈金不换，内服菊花饮加味：

白菊花四两　桔梗三钱　甘草二钱　淡芩四钱　地骨皮三钱

两颧系大肠经脉，疔头白泡名曰刃疔，肺经毒发无疑。此方服

一剂，疔头已见正脓，疔头随即钳出，比黄豆粒大，内仍服前方，外用蟾酥散掺于疮口，五日即痊。

李姓锁口疔

李姓年四十外，秋间患锁口疔，起已七日，始就予治。见其疔头平塌，旁有四五个如椒粒脓泡，两唇漫肿，不能饮食，形寒身热，口苦心烦，二便闭结。疔头掺蟾酥散，四围圈束毒金箍散，嘱病人千万莫沾荤酒。同来人代答曰：彼吃长斋有年，先生尽可放心。于是内服加味七星剑：

麻黄七分 地丁草三钱 银花七钱 白菊花七钱 草河车三钱 桔梗一钱五 稀莶草五钱 苍耳草一钱五 川军五钱 甘草三钱 白芷一钱五

此方服一剂，寒热已除，疔头已出正脓，二便通利，于是外掺敷仍照前法，内改服：

银花五钱 花粉三钱 地丁草三钱 连翘三钱 白芷一钱五 甘草一钱五 桔梗一钱五 公英五钱 升麻五分

此方连服两剂，病已全愈。此疔本脾经积毒，起发甚慢，与他经疔毒不同。

徐大颧疔

徐大，夏秋之交左颧患疔疮四日，人已昏愦，始邀予治。适予有事他出，傍晚方回。室人告予谓徐姓疔疮甚重，其妻母并其子女接踵相邀，促予速往。予入门见病人睡帐，有红头蝇数十丛集帐门，已知不妙。及细察病状，颧骨上一粒系疔头，色紫黯低陷，四围有四五十孔旋绕，谚谓百鸟朝王者是。并不甚高肿，按之木硬木痛，两眼胞、两嘴唇肿势极甚，有微光。所谓肉肿疮不肿是也。大便闭结，小解赤如血。问病人心中如何难受，惟含糊哼哈而已。予谓病家曰：此疔业已走黄，实无法治，辞不开方。病人妻母并子女均长跪予前不起，务求援手。见此情状，不禁悽然泪下。乃自责曰：医生两字，欲于死中救活，方合此两字。若治本不死病症，何为医生？于是嘱病家赶紧觅甘露根，最好一斤左右，极少亦须半斤。适邻家有此，遂取来打汁灌下，并服护心散，又用犀角、生军、银花、连翘、川连、地丁草、元明粉、鲜生地等相继灌下，予亦不返寓，帮同服侍病人。至三更时分，大解满沾床褥，所下尽黑浊秽物，连三次，病人始稍明白，喊腹中饥饿。予嘱病家预备米汤，至此即将米汤与服。天明细视，颧骨低陷处似觉高起红活，眼胞、两嘴唇似觉肿势收束，不似昨光亮蔓延矣。疔头上拔疔散，余肿敷束毒金箍散，内服人中黄、银花、连翘、地丁、菊花、丹皮等，连看五六天，病已霍然。

此病已垂危，本不可治。因病家如此哀求，故勉为设法。然予亦不敢准有把握。生军、犀角等故清心解毒，若少用恐亦无济。当日用六钱，用开水泡，拧汁冲服，故力量如此之大。如胆小则此方断不敢服，其病尚能生乎？甘露根见《慈恩玉历》。初予亦不甚信，此次用之如此效验，大概其功居多。

范葆生肩疔

范葆生，予友也，年终帮予房主收帐。是岁月小廿九除夕，早晨见其眉上一粒，浑似蚊咬，额角隐隐微肿。予谓其此系疔疮，其势甚凶恶，不可轻视，务忌酒及荤油，当与疔膏贴之。讵料其甫出门，即将膏揭去。且告人曰：高某最为吓人，幸我稍知医理者，不然为其吓坏。些些小病，即指为疔疮，天下有如许疔疮？甚以予言为非。稍停大发寒热，始信不谬。另代其雇轿送至伊家。盖伊住处距予家仅二里许耳，当为其开方，用银花、地丁草、蚤休、菊花、桑叶、桔梗、连翘、甘草等，嘱其明日稍好，固毋庸当，倘不好，不论初一元旦，务须付信于予，予必往治，彼惟唯唯。元旦日病家虽不见轻，亦未加剧。且举家避元旦，不肯邀予。初二早伊父来，询其病状，谓稍好。予午前即往诊治，见疔头陷伏，紧靠疮之四围，并不肿，而额角及两腮均浮肿不堪，疼痛澈心，昼夜呼闹。予即嘱其父赶找甘露根，其父托人各处找寻无着，大解亦不通。予因用黄连、连翘、羚羊、地丁草、象贝母、菊花、桔梗、甘草、生军等。旁一人谓予曰：先生此症碍否？予曰：此病甚险，只好尽心而已。如诸君意中有高明，尽可请来一治，不要耽误。予见其举家及亲友均惶乱异常，故此辞之。予走后即邀张固之治之，张于内科尚称明白，于此症实门外汉。彼亦直任不辞，且曰：病势虽重，决不致殒命。连阅三次，至初五日早晨而殁。

此病若信任予治，尚有万一希冀。奈病家心神无定，卒致不起，其始误于自己，其后误于亲友。

黄某氏三十外虎须疔

黄某氏，年三十外，初患虎须疔，百般医治无效，第六日始邀予诊。见疔头虽不高耸，亦不塌陷，四围仿佛带子蜂房，木痛，发热，神昏，口渴，溺红。疔头掺拔毒散，四围用人龙打烂敷之，内服护心散及甘露根汁并银花、连翘、川连、白芷、粉葛根、花粉、人中黄等连两剂，肿势渐消，发热已祛。再宗前方去川连，加桔梗、地丁草两剂，肿已消，脓已净。嗣又内热口渴，夜不安卧，用朱茯神、莲子心、忍冬藤、丹皮、西洋参、大麦冬、竹叶、元参等两剂，诸病顿愈。

胡姓小孩唇疔

胡小孩，年五岁，夏令忽上嘴唇肿起甚剧，并无疮头，乃风热乘脾，翻唇疔是。外用活粪蛆两三条洗净，加明矾黄豆大一粒，蟾酥末一厘打和敷在肿上，不两三时，肿上流出毒水，次早已消去无形，内服葛根、荆芥、白芷、石膏、黄芩、桔梗、甘草、桑叶等。

陈序东外甥翻唇疔

陈序东太守，任遵化直隶州时，其外甥耳根患风热疫毒，邀予诊治，见其根盘与鸭蛋无异，斜横耳根下，色微红，疼痛寒热。外敷藤黄散，内服羚羊角散两剂，热退肿消。予即欲返掉。是晚太尊备有盛筵请予，正在兴高采烈之时，忽青衣来述：小少爷上唇无端肿胀，不两刻唇已舐鼻。筵毕予即往看，见上唇肿势果剧，并无疮头，乃翻唇疔症。遂用粪蛆两条，明矾、蟾酥末三味打和敷上，夜即流出毒水，次日已泯然无迹。此病亦风热乘脾。

庄姓左唇疔

庄左，夏令上唇生疔，邀予诊治已三日，且已请人看过。予见其上唇浮肿，亦与翻唇疔无异。特肿处如带子蜂房一二十头。头面焮肿不堪，眼胞合缝，寒热甚剧，夜不安卧，神昏有谵语，热毒欲入心包。予遂用护心散先用温水灌下，外用人龙两条打烂敷上，内服犀角、川连、地丁草、银花、人中黄、鲜生地、连翘、菊花等，两剂热减神清，肿乃减。改用银花、人中黄、丹皮、石膏、连翘、白芷、花粉等，外用拔疔散，头面用鲜菊花叶打汁扫之，收功几及二十日。

潘少南佣妇唇疔

潘少南，大令王佣妇。岁杪上唇忽患疔疮，就予看时头面浮肿不堪，热灼手。疔头塌陷，四围有数头旋绕，欲溃不溃。外上拔疔散，余肿敷如意散。内服川连、银花、桔梗、葛根、角刺、连翘、元参、甘草等，服后无效。适除夕，次早邀予诊视，病人已神昏谵语，毒业已陷入心包。当嘱赶找甘露根打汁灌服，或可有救，否则不出两日。内服犀角地黄汤。予走后药已否与服不知。闻初二早殁。

此病本可有救，适年终主家各有各事，无人为其觅甘露根，亦无人服侍致毙。

李姓小孩托盘疔

李姓小孩，八九岁，夏左手患托盘疔。始由掌心起一粟瘰，日渐延大，至七日始邀予治。见肿势颇重，自手面上至臂膊咸焮肿发热，目红起眵，按之引手，内脓已成。从小指靠外面刺开，脓出两匙，厚而且黏。用拔疔散合文八将散搀和沾纸捻插入，日换两次，内服元参、川连、连翘、丹皮、地丁草、银花、炒山栀、甘草等两剂。又邀予诊，肿势已消八九，脓亦渐少，改用升丹沾纸捻插入，日换两次，内不服药，十四日收功。

刘姓涌泉疔

刘姓，左足心涌泉穴生疔，第四日邀予诊治。见足跗及小腿肚皆牵及，浮肿，疼痛澈心，哀号不止，按之似乎引手，然脚底皮厚，脓不易辨，即用小刀从极痛割去老皮一层，再按知已有脓，随即刺开，脓半死血。此努力营瘀，或踩硬物愣伤而成。斯症用升丹沾纸捻插入仅一二分深，内服牛膝、木瓜、丹参、红花、连翘、归尾、泽兰等两剂，肿消脓净，不四五日完功而愈。

治病全在临时变通，拘泥古方，拘泥病症，乃庸人也。

邱才眼角疔

邱才，年二十八九，年杪左眼角起粟一粒，浑如蚊咬，头面浮肿，寒热频随，两日即就予诊。予察其病状，知为疔疮重症，嘱其避风忌口，不沾荤油，不喝酒，尚可施治，否则即不能救。外贴化疔膏，内服：

菊花四两　丹皮二钱　荆芥穗一钱五分　炒山栀二钱　桑叶三钱　黄芩三钱　桔梗一钱五　连翘四钱　甘草一钱五分

三剂而消。

此症如按疔门，则无可着手。予按风热上侵，病在肺肝两经，故用菊花为君。

朱中书夫人额角疔

朱中书之夫人，冬令额角患疔疮，肿痛殊甚，三日邀予诊。外用紫金锭敷之，内服：

桑叶三钱　钩藤四钱　连翘三钱　菊花三钱　丹皮二钱　元参四钱　桔梗一钱　炒山栀二钱　甘草一钱

此症亦按风热治之，两剂已完好如初。

男子虎口疔

男子虎口患疔毒，起两日即就予治。见其疔头焦黑，四围浮肿，形寒发热，且有红丝绕至腋间，间亦有结核病，殊弗善。予外用如意散，芙蓉叶打汁调敷，内服：

黄连一钱　菊花三钱　炒山栀三钱　黄芩三钱　桑叶二钱　二花三钱　丹

皮二钱 地丁草三钱 甘草一钱

两剂肿势稍减，疔头似欲溃破，遂用拔疔散掺之，内服昨方，越日乃邀予治，见疔头旁边复露一头，刺之脓出不少，亦用拔疔散，外敷束毒金箍散，内服：

金银花三钱 丹皮二钱 赤芍一钱五 人中黄八分 连翘二钱 生芪一钱五分 桔梗一钱 地丁草三钱 竹叶十片

两服已渐收功。

女孩中指疔

女孩右手中指患疔，破后匝月不痊，且脓出味甚臭秽，来就予治。见其指节肿而且硬，近指甲处尤甚。外用拔疔散沾纸捻上插之，日一二易。四五日复来就诊，毫无动静，再四细视，见指甲里侧露出米大一块，有似多骨，用手法慢慢取出，改掺白九一丹，不数日疫愈。

男子脉门疔

男子年十六七，夏令右手腕近脉息处患一疔疮，往里中一医治之匝月，始得告痊。嗣臂患处生一痈毒，肿势下牵手腕，上及肩臑，势颇剧。仍邀前医与治，先服清凉解毒，脓熟刺破。不料脓头在下，刀刺上，遂致缠绵不愈。有时痛，出脓即止，肿亦消。有十天半月肿一次者，有一二月肿一次者，如此四五年，受累无穷。此手算废。一日就予诊治，予细阅一周，无可着手，斯时自臂湾贯上一条，长六七寸上下，疮口五六处。极上疮口大如铜钱，外露多骨，粗似拇指，用手推之似乎摇动，其根确在臂湾。始用九一丹掺之，以纸膏罩之，嘱其停三五日再为设法。内服党参、黄芪、片姜黄、桂枝、炒白术、茯苓、当归、生地、川芎等辅助气血，如此五剂，复来就诊。予用利刃从上露骨处至臂湾割开，随将多骨取下。惟骨根在臂湾生住，取之綦难。且手第一要快，取骨时预备凉水一碗，草纸数张，骨取下时血流不止，则用湿纸沾上，连易三四张，血不流矣。刀口遂上九一丹，用玉红膏摊纸上贴之，用布扎紧。如此十数易，疮口已收敛矣。四十日脱痂。厥后见其疤痕有六七寸长。

此病由疔毒而起。故附疔门。若置多骨疽门亦无不可。

卯部　上卷

流注首论

外科流注说。仆于二十五年前登过津报。尔时津门仅有一报馆，至今名已忘怀，其稿亦遗失无存，兹于念。五年中复悉心研究，乃知从前所说固有是者，亦有不尽然者，迩年所治流注，其受病原因不一，而外现形状亦层出不穷。诸书有云：流者，流行不定，注者，驻也。不论部位，随在可生。初发漫肿无头，皮色不变，乍寒乍热，时痛时酸，其色虽白，不可认作阴症、虚症。其致病原因或因风寒外袭，或因湿热内生，或因产后恶露未净，流注经隧，或因跌扑损伤，瘀阻肌络，或因伤寒汗后，余邪未净，或风湿交阻，湿胜生痰。种种病因，须按致病原因对症发药，庶克有济。亦有夏令炎热，肌体易疏，遇凉逼热，最易内入。客于脏者为痧、为胀，客于腑者为吐、为泻，客于肌表为暑热疮、为串毒游火，客于肌络为流注，或一或三，或五或七，从无双发。治之得法，不过四十日收功，即疏于调摄，不过多延时日，决无性命之虞。亦有先天不足，骨缝空虚，风寒湿邪乘虚里着，亦有欲后受寒。初起均环跳无形酸痛，渐渐见肿，数月后步履维艰，日晡潮热。斯时补正逐邪，温经通络，或可转重就轻，移深居浅。如治之不当，则终身残废。带病延年，尚称幸事。否则形消骨立，气血沥尽而亡，何胜浩叹！仆于此道已四十余载，平日亦甚留心，第此中奥妙非笔墨所能罄者。兹先述其大概，得后则条分缕析，商诸当世业斯道者。

流注次论

流注一症，治之得法，本极容易。治不得法，未免淹缠。何以言其易治？其受病原因无非风寒暑湿燥火六气外侵，非七情内伤可比。且发病不在筋骨，不在肤腠，而在肌络之间。初起能对症发药，不难立奏奇功。倘起已五七日，外不能消化，十四日准已成脓。尔时用小刀刺破，不出旬日即可完功。惟此病不止一处，极少三五七处不等，间有十一、十三者。虽多不怕，只要脓熟时辨明即行刺破，决无大害。尤不必大补大托，惟有轻清流利，可奏全功。若认症不真，脓熟畏惧刀针，因循听其自破，加之不善调摄，间有因兹丧命者。然百中亦只一二。无如北地畏惧刀针，譬诸猛虎，病家固不待言，医者亦不于此中研究，一遇此病，实不知受病所以然，适大言恐吓，图饱己囊，其实病果伊谁立方能动中窍要，自己胸中毫无把握，于是杂凑成方，非仙方活命饮，即神授卫生汤，以人命为箭把偶或有效，即自诩高明，倘不奏功，必多方粉饰，谓病本离奇，不易奏绩。以极容易之病而迁延时日，问心已觉不安，何况视病家为利薮，甚有轻致重而重转危者，误己误人，实堪发指。吾愿业斯道者改弦易辙，倘遇此病，如自己认识不真，不妨嘱病家另请别位，或虚心博采，转商技胜我者，慎勿欺己欺人，误人性命。要知医本仁术，常常于此中体会，视人病如己病，庶几近之。

流注三论

流注又有一种，大都夏令炎热，腠理松疏，汗后受寒受热，深入内脏，交深秋而发者。在经则为疟，在腑则为痢，其在筋络则为流注、为腿痈。初起大腿通肿，皮色不变，步股艰辛，憎寒壮热，斯时温经通络，大补气血，使之速起速溃，易敛易愈。此虚症，属阴，之治法异症同揆，惟贵医者审察而明辨之耳。又有一种名靠骨流、贴骨流者。初起必环跳酸痛，渐渐漫肿，或大腿股阴内外漫肿，扪之虽甚坚硬，而根盘散漫，并无边际，始起一二月，毫无寒热，惟精神困怠，厥后微有寒热，斯时阳和汤连服数十剂。有寒热加柴胡、青蒿、半夏、黄芩等退其寒热，如五六剂后寒热依然，可改加附子一二钱，以辛温退大热也。如再服一二剂后热仍不退，势必酿脓，可用十全大补汤加穿山甲、皂刺、花粉、白芷托其成脓。如疮头扪之引手，可火针当头刺破。初溃脓出不少，至第四日脓渐稀少，至两礼拜渐流稀水收功，当亦不远，可用八珍汤酌量加减。倘溃后多日，脓水仍不见少，且日晡潮热，胃纳不佳，可于前方内加地骨、青蒿、钗石斛、白薇、砂仁等；倘溃后口腹不慎，胸脘胀满，可加曲炭、整广皮等；倘溃后经风头痛，形寒身热，可用补中益气加荆芥炭、白蒺藜等。盖此症与附骨疽相差无几，其受病原因在童年不外先天不足，在壮年大都房后风寒湿邪深着骨髓，所以治之不当，残废终身者比比皆是。甚至不善调摄，畏惧刀针，听其自溃，鲜不形消骨立，变成疮痨者。是在病家临深履薄，弗事因循速访，真实明白，倚为长城。医者悉心体会，内外用药，轻重得宜，视病者若家人父子，然亦可十全八九。

流注补议

《金鉴》《正宗》均论人之气血，每日周身流行，自无停息，或因湿痰，或因瘀血，或因风湿，或因伤寒汗后余邪，或因欲后受寒，或因产后恶露未尽，皆能结成此患。初发漫肿无头，皮色不变，乍寒乍热，时痛时酸，或一或三，或五或七，此处未穿，彼又肿起。高锦庭曰：夏天炎热，肌体易疏，遇凉逼冷，最易内入。客于脏者为痧、为胀，客于腑者为吐、为泻，客于肌表为暑疮、为串毒、为丹毒、游火，客于肌络为流注。斯时正气壮强，逼邪外出，依法治之。在内症尤为易愈，若外发痈疡则稍多日期。又有遇秋而发者，在经则为疟，在腑则为痢，其在经络则为流注、腿痈。

以上两说，均指流注一症，其病同其叙，症之源则不同，何也？湿痰、瘀血、风湿、风寒、伤寒汗后余邪、产后恶露未净，此等流注随时随地皆有，惟辨受何邪，病见何象为难耳。高锦庭当日非不知有此数种病症，以为前人业已道过，毋庸赘述。所述夏令炎热，肌体易疏，遇凉逼冷，最易内入，客于肌络为流注，追补前人所未道及者。仆三十年内诸色流注无不目遇，惟果系何邪，露何象不敢妄说。总之看此等病症，先看病发何部，系属何经。有发于三阳经者，有发于三阴经者，有三阴三阳同发者。看其人肥瘦如何，是强是弱，并询其平日所好，喜热离凉，再观其境遇何如，服食起居何若。若平日担轻负重，瘀血凝滞居多。农夫沐雨栉风，风寒湿三者兼有。其人肥胖或有咳嗽，湿痰无疑；若本年曾患伤寒，当于此中着想；若产后未满百日，犹必从此参求。其病初来必先发寒热，浑身酸痛，不能动转，四五日始露形，或一或三，或五或七，皮色不变，漫肿，色虽不变，不可认作阴症、虚症。湿痰流注则不同，起发至成形毫无痛苦，甚至内脓成已，已尚不知。且多在肋间、背膊者，若高锦庭称邪客肌络为流注，又称遇秋而发在经络为流注，真千古独具只眼。此种病十中竟有五六。初起总宜藿香正气散或芎芷香苏饮加附片温散，然后再循经治之。仆平生遇此症最多，但依经治之，百无一失。偶或有不能治者，大都系家贫无力，调养不周，或年高气血两亏，正不敌邪，又有因循失治，卒至无法挽救。舍此之外，从无不愈者。

流注补议二

流注一症，名目繁多，变端百出。第一要认准病发何经，其次要辨有边无边，谚称流注无边必死，此说虽不尽然，然亦却有深意。何为有边？按之根盘虽散，漫若无边际，但静心察之自知。一则肿处与好肉截然划清界限，谓之有边；若无边，按之好肉与肿处含混，似肿似不肿，且按之皮极松。年高及气血两亏者每多此病。如遇之，总宜辅气血为本，纵有他病，只可缓图。最关系者不可再服寒凉，有碍胃气。盖生化之源全赖此胃气耳。

流注再议

流注一症，仆何必再四伸说，因此一症可统括诸症，诸症亦莫不似此一症。盖流者，流行不定，注者，住也，发无定处，随在可生。举凡上脑痈、耳痈、项痈、中腋痈、臑痈、肋痈、肠痈、腹皮痈以及腰间、肾俞毒等，下附骨痈、股阴毒、横痃、鱼口便毒、大腿痈、膝盖痈并鱼肚痈、腓腨发、穿拐毒、内踝外踝痈、毒脚、跗发等，无不可谓为流注。且诸症无非感受风寒暑湿以及风热、风温、湿痰凝阻、瘀血稽留，加之担轻负重，努力营瘀而成。此各色痈疡。况痈疡各症，某处定某名，系某处不过因所在何处遂定某名，并非张某李某确有其人也。学者悉心探索，触类旁通，举一反三，只认定病根所在，不拘泥某处某名，斯得之矣。若刻舟求剑，不亦难乎！

流注看法

初起漫肿无头色白，如好肉一样，或一或三，或五或七，或连起二三，或稍分前后，界限分明，觉酸瘤，并不疼痛，微有寒热，热退后神清气爽，饮食虽不克如平时一样，然入口尚知有味，二便通利，夜卧如山，至十四日已有脓意，刺破后脓出三四日，已流清水，再过三四日，疮口已平。复自起至完功不过廿二三日。如后起者根盘比前稍小，纵五七处，统计四十天完好如初矣，此阳症、顺症。纵不刺刀自破，不过迟延一半月，决无性命之虞。若初起寒热如疟，口苦舌干，饮食不思，而且精神困顿，转掉不舒。或生肩髆，或生腰俞，或生大腿股臀。初起大如覆盆，根盘散漫，界限不清，廿八天始能成脓，刺破后脓水清稀，早晚身热，迄未之净。饮食虽进，大半勉强，而且小溲浑浊，大便稀溏，夜卧不安，渴欲嗜饮。溃破月余，脓水淋漓不净，此险症，十中难救四五。又有一种，发在夏秋之间，初起根盘大如核桃，或如馒头，色微红，每生肚腹、四肢、肩胛等处，或三或五，或七或九。初起微有寒热，浑身酸懒，无甚痛楚，气血壮旺，十天成形，身弱不过十四天成形。用刀刺破，四五天即可完功。此得于暑热挟湿，串于肌络而发。又有一种，每在深秋或在初冬，忽然形寒身热，周身酸痛，及热退身凉，大腿股臀或腰背漫肿有形，扪之并不疼痛，惟觉酸瘤。至二十七八天，或三十三五日始觉。或脓按之引手，用火针刺破，十中可全四五。若听其自溃，则淹缠岁月，纵不伤命，半成残废。又有一种，每在胸旁、乳下或肋骨后、后背、腰臀等处，独发一枚，大如手掌，自起至成脓杳不知疼，从无寒热，成脓必得三四五月，亦有年余始成脓者。此系湿痰为患，与他种流注不同。如觉有脓，急宜针破，如听其自溃，即流粉浆污水，永无愈期。如产后百日内外忽然寒热如疟，浑身酸痛，或一二处视之有形，寒热如故，此名产后流注，十四天成脓者顺，廿八天成脓者逆。四肢两三处者顺，发腰俞、股臀，单个大如覆盆者逆。又有一种跌扑损伤，流血凝滞而生者，一二三处不定，皮色发紫，扪之灼手，此名经伤血瘀流注。又有一种，伤寒、瘟疫、痧疹后余邪未净，凝滞肌络，结为流注。发在两手两颔，接连三五处者，根盘不大，如桃如馒者，其病浅；发在两腿腰胯，独发一处者，其病深。又有一种，名靠骨流，多生两大腿、两髀骨间，有发在尻骨上。此等病多生十一二岁或七八岁，三两岁小儿最多，大都先天不足，寒湿乘虚入里，每疑因碰跌蹬筋而得者。初起漫肿无头，不疼不痒，惟筋脉不舒，妨于步履，一二年后始觉成形，内脓已熟，针破并无正脓，惟粉浆稀水，破后经年不愈，肿亦不消。治之得法，难免终身残废，苟不得法，百中难存一二。初起自腰胯蔓延大腿者顺，自大腿倒延腰胯者逆。

流注治法

如初起微有寒热，根盘大如三寸碟，或大如酒盅者，疮头贴发散膏，四围圈琥珀膏或冲和膏，内服荆防败毒散或木香流气饮加附片，并加引经药温化之。如破后脓多，气血不足，用八珍汤调之。如初起根盘散漫，界限不清，大有八九寸大，破状似覆盆，多生肩背、腰俞、大腿内外等处，而且寒热如疟，口苦舌干，浑身发重，转掉不舒，二十八日始成脓者。初觉时先用荆防败毒散加苏叶、姜葱汗之，或万灵丹葱白水送取汗，汗后热退身凉，随每日服小金丹四五粒，黄酒送下，或每日服大活络丹一粒，黄酒送下，望其内消。外用琥珀膏、冲和膏搀和敷之，如过十四天疮上下不痒，根盘亦不见收束，势必造脓。外专敷冲和膏，内可服托里透脓之剂如黄芪、当归、山甲、角刺、白芷、川芎、陈皮、甘草，再佐引经药，服过四五剂，疮头不甚高耸，前方倍加分两，再服四五剂，内脓已成，按之引手，可用火针当头刺之。脓出后胃口不开，可用胃爱丸改作煎剂。如脓水清稀，可用十全大补汤早晚煎服。如出脓后反日晡潮热，可用石斛青蒿汤煎服。如出脓后饮食不慎，致腹痛便泄，胃纳不香，可用香砂六君加楂炭、神曲煎服。如夏秋之间，肚腹、四肢、肩胛等处初发数枚，大如核桃、如馒头，色微红者，此系暑热挟湿，串于络脉，当用香薷饮、六和煎两方参进，外用冲和膏蜜水调敷，或用流注散蜜水调敷，可望消化。已成脓，用刀当头刺破，外用升丹纸捻，内不服药。如深秋初冬始发者，初起亦用荆防败毒、木香流气饮参进，随后用阳和汤温化。如起至两旬以外，万难消化，可用十全大补加山甲、角刺托其成脓。如至三十天以外，业已成脓，亦用火针刺破，用升丹纸捻。如脓出清稀，筋脉不利，仍用十全大补加鹿角胶、鸡血藤、络石藤、夜交藤等。如胸旁、乳下、肋骨、腰背、股臀等处独发一枚，不红热不高肿，不痒不疼，此名湿痰流注。初觉外用二圣消核散酸醋调敷，流注药亦可敷，内服二陈加白芥子、制川朴、制南星化之，或阳和汤与二陈参用，并用小金丹间服。如百天外按之中空，内有脓，或刀或针当头刺破，亦用十全大补调之。如日久听其自溃破，流粉浆，或流清水，或脓水相兼，经年不愈，可用八珍汤加鹿角胶、杜仲、川断等，或用蜡矾丸每早晚饭汤送间服。如产后一半月后或四五月后忽然寒热交加，浑身酸痛，扪之有形，三十天内当与生化汤，用益母草半斤煎汤代水，一二剂即可消。如生产四五月后患流注，可用散瘀葛根汤、通经导滞汤两方参进，知觉早亦可消化。若初起失治，势必造脓，可用八珍汤加黄芪、山甲、角刺、白芷托其早日起发，脓成用刀用针酌量而施，万弗听其自溃。溃后仍以十全大补为主，因寒因脓随症加减。若瘀血凝滞流注，内无七情，外无六欲，知觉时可用复元活血汤逐下瘀血为是。若迟延势必酿脓，可用刀破，上升丹捻，无须服药。若伤寒、瘟疫、痧疹后余邪结为流注者，常量人之气血壮弱，年岁老少，病发久暂。初起均宜荆防败毒加银花、当归、秦艽、川断、牛膝等搜风渗湿，活络筋。若瘟疫痧疹刚愈，随得是症，当于前方参入大力子、大青叶、炙僵蚕、连翘等半清半解。若三四剂后不见功效，不必强消，可用黄芪、当归、白芷、银花、皂角刺、山甲、浙贝、炙乳没、僵蚕等带消带托。如十四天后势已成脓，照前方加重，俾可早日溃脓，按之引手，脓已熟，即用刀刺溃后插入八宝提脓纸捻，内服八珍汤，重加银花，即可全愈。若因循失治，患者畏惧刀针，不肯刺破，致疮头越套越大，卒至自溃，溃脓出绿色，筋脉已伤，亦颇危险，因而丧命者不少，可胜浩叹！若贴骨流注，本系先天不足，寒湿乘虚入里，初起当外敷回阳玉龙膏，黄酒调敷，内服阳和汤加牛膝、独活并各引经药化之，如连服二三十剂，肿仍不消，可改用大防风汤化之，连服十数剂，仍不见消，改用十全大补加鹿角胶、山甲、角刺等补托兼施。连服十数剂，疮上觉热，他处不热，按之微微引手，内脓已成，再用前方倍重托之，然后用针刺破，脓出如稀粥者顺，如腐渣者逆。脓出后渐见轻减，能受补剂，还可苟延岁月，若日晡潮热，饮食不思，夜不安卧，无法可施，终归冥路。

流注治验

叶姓年六十外腰俞流注

叶姓，年六十外，夏令腰俞患流注。初邀某医治之，谓此腰痈，将来溃腐，洞见脏腑，此病百不活一。举家惶急，烦予街邻某探予口气，能肯为其一诊否？予曰：如果性命关系重症，无论如何忙碌，亦代诊治。于是随去一阅，见腰间偏左漫肿无头，长尺许，宽六七寸，色亦不变，不能动转反侧，微有内热。乃告病家曰：此蟠腰流注，病势虽凶无妨。外用冲和膏酸醋调敷束其根脚，内服：

羌活一钱五 当归四钱 白芷一钱 姜半夏二钱 醋香附二钱 川芎一钱五 陈皮一钱 藿香三钱 甘草一钱 桑枝酒炒，一钱

连服两剂，疮头漫肿如昨，根盘略见收束，而脉象已见滑数，势将造脓，况起经旬日，成脓在即，外贴散膏，内改方：

角刺三钱 白芷一钱 连翘三钱 生口芪四钱 川芎一钱 甘草一钱 全当归三钱 羌活一钱 自穿蚕茧一枚 桑枝一两

此方连服三剂，第十五日即刺破，脓出碗许，外上升丹，内服：

生黄芪四钱 赤苓四钱 秦艽二钱 全当归三钱 杭赤芍酒炒，三钱 川芎一钱 瓜蒌根三钱 炒茅术一钱五 甘草一钱 桑枝一钱五 丝瓜络一段

此方连服三剂，疮口日换脓二三次，第四日已肿消脓净，不日完功。乃病人不忌口腹，忽患红白痢疾，日夜三十多次，腹痛下坠，且纳谷不多。至此情形，真觉棘手，将外症置之一边，遂进：

酒军三钱 地榆炭三钱 煨木香一钱五 桃仁二钱 炒红曲米三钱 南楂炭三钱 炒黄芩二钱 炒白术四钱 姜紫朴一钱 甘草一钱 荷蒂两枚

此服一剂，痢已减半，仍照此方去酒军，加杭芍三钱，扁豆三

钱，砂仁一钱，又一剂痢止，胃气不开，乃改方：

土炒白术二钱 砂仁后入，一钱 泽泻盐水炒，一钱 土炒怀山药三钱 炒稻芽三钱 扁豆皮三钱 川石斛三钱 赤苓四钱 甘草一钱 煨姜两片 炙香红枣三枚

此方服两剂，胃气已强，疮口已出清水，用升丹掺疮口，不用捻，数日收功，共计前后一月。若不患痢，二十一日可矣。

此流注症天津竟无识者，可知其外科失传久矣。此人若请本地人治之，无有不死者。彼按腰痈看，一似痴人说梦，摸不着头脑，可笑。

黄大发流注五处

黄大发年二十七八，夏令患流注五处，一背膊、一大腿、一腋下、两手膊。邀予看时已溃三处，且均敛口。是日到病家，已初更时分，见病人狼狈不堪，口中惟呼救命。背膊一处绵亘尺许，浑如伏瓜，手膊一处极小，当先刺破，脓出不多，外用升丹纸捻，惟背膊处脓头深伏，不易着手，告病人明早再刺。病人坚求务请刺破，只得勉从其请。用刀刺后脓出极猛如喷壶，然约两大碗仍不止，且中带血线。予知碰伤血络，用百草霜蘸捻堵住。次早往视，见肿势较昨尤大，且坚硬异常。尔时予刚行道三年，见此情景颇怀畏惧，欲辞之。然病自我治坏，不好推托，进退两难，疮口脓水全无，四围挤托仍无脓意，外仍上升丹纸捻，内服：

紫丹参酒炒，三钱 陈皮七分 上血竭一钱五 炙乳没钱五 归尾酒炒，三钱 红花一钱 醋煅自然铜二钱 党参三钱 桃仁二钱 炒延胡索二钱 杭赤芍酒炒，三钱 桑枝酒炒，一两 丝瓜络一段 绍酒两杯兑服

此方连服三剂，予日阅一次，至第三日疮口始得通流，钳出死血块约两大碗，旁观莫不咋舌，随进：

党参六钱　全当归酒炒，四钱　羌活七分　生黄芪四钱　砂仁拌炒大熟地六钱　茯神四钱　炒白术三钱　炙草一钱　桂枝五分拌炒杭白芍三钱　桑枝酒炒，一两　丝瓜络一段，酒炒

此方亦连服四五剂，予仍日阅一次，病势日见轻减，惟脓须从疮口寸许托之方流，否则所出无几。嗣下侧有头，用火针刺之，忆针刺针头适碰肋骨，铿然有声。幸碰硬处，若稍失眼则针伤内肾，立时毙命，至今思之尚尔胆战。针后亦上升丹纸捻，日易一二次，不数日收功。

此症乃包与予治，前后共看二十八次得以完功矣。

朱兰宗年二十外流注五处

朱兰宗，年二十一，夏生流注五处，左右背膊各一，手臂左右各一，大腿一。初邀予诊，即订定包治。于是日一往者，间日一往者，初各贴散膏，形势算背膊最大，醋调冲和膏敷此两处束其根脚，内服：

藿香三钱　陈皮一钱　当归三钱　姜制朴一钱五　秦艽二钱　制附片一钱　川桂枝一钱五　姜半夏二钱　六一散布包，六钱　炒延胡索钱五　羌活一钱　桑枝酒炒，一两

此方连服五剂，两臂、大腿均已消释，惟背膊左右如各负小锅一只，肿势有增无减，且寒热往来，势难消释，乃仍用冲和膏束其根脚，内改方：

羌活一钱　角针三钱　陈皮一钱　生黄芪四钱　白芷一钱　炒黄柏五分　全当归三钱　川芎一钱　枯芩二钱　六一散布包，六钱　桑枝酒炒，一两　自穿蚕茧两枚

此方连服两剂，背膊两处按之引手，内已有脓。拟欲分两日刺破。正在按摩，忽见右背膊距流注七八寸有一头大如棋子，似热

疖，不红不高，反覆按摩，内亦有脓，且与上疮似乎一气。遂用火针先刺是处，不料针后脓血毫无。斯时观者如堵墙，有谓病在上，乃于下头好肉上开针。本甚诧异，有谓既拿不定是否有脓，何得令病人白受痛苦？病家惟摇首咋舌，不发一语。亦有谓好马跌失脚，谓予平日开刀用针百无一失，何今日冒险乃尔。众口嘈杂，予悉置之不问，惟卷药捻开方而已。稍停先用药捻人疮口探之，似有脓意，然后用探条向上探之，渐有脓从疮口出，不满匙。于是旁观者面面相觑，亦有称究竟好眼力，名不虚传。然予心内毫无主意，盖包治病与已患之无异，辞不能辞，推不能推，脓虽出两匙，背膊仍如伏瓜，毫无动静，破处姑用升丹纸捻，内拟方：

生黄芪四钱　秦艽三钱　赤苓四钱　川芎八分　羌活七分　全归二钱　陈皮一钱　姜半夏一钱五　甘草一钱　桑枝酒炒，五钱

此方嘱服一剂，返寓反覆不眠，深惦此病不知究竟如何。次早八九点钟即往视，见病家喜形于色，即入房。见病人乃笑嘻嘻伏枕磕头，谓予曰：先生真神人也，昨自先生走后，乃微微睡着，及醒脓流床褥不下四五大碗，今日背上如释重担。予视背两处，均消肿无形，实属奇异。假令昨左背用针只消左背，右用针只消右背，断不能如此之速。乃左右均未开刀，仅右下距背如许远针破，今日其病若失，真意想不到。所以治病不可拘泥，要自己拿定主意，前后筹算，弗听旁人摇惑，遂无主张。外仍上升丹捻，内仍服昨方一二剂，不数日结痂而愈。

此系风寒湿三者交感流注，治本无难，第由距背如此之远针破，诸病若失，出人意外。当时若开上两头，而下边终是后患。盖脓能顺下流，不能逆上也。故常曰：世上无如医最难，观此病难乎？不难。

周南郎股内流注

周南郎，年二十一二，秋间胯间漫肿无头，但觉酸痛，腿不能伸屈动转，寒热往来，邀予诊治已第十二日。按之根盘散漫，消否难定，但脉象已露滑数，外贴散膏，内服：

角针三钱 柴胡一钱 生黄芪四钱 川桂枝七分，拌炒 白芍三钱 赤苓四钱 全当归四钱 秦艽钱五 防己钱五 长牛膝三钱 炒茅术一钱五 六一散五钱 自穿蚕茧一枚 桑枝酒炒，五钱

此方服两剂，诸病未减，疼痛较甚，细按肿处，仅有黄豆大，觉引手，即用火针刺之，当出脓不及两匙，外上升丹捻，内服：

桂枝五分，煎汁拌炒 杭白芍四钱 茯苓三钱 长牛膝四钱 生黄芪防风一钱拌炒，四钱 当归三钱 柴胡七分 秦艽三钱 宣木瓜钱五 甘草一钱 桑枝酒炒，五钱 丝瓜络一段，酒炒

此方服两剂，脉已消，脓已净，第流血水，疮口仍上升丹纸捻，不数日收功。

此系寒湿流注而挟瘀，系肝脾部分，第一年轻气血壮旺，其次脓刚酿成即刺破，中未套大，故得如此速愈。又可名独脚流注。

姚痾子年六十外流注七处

姚痾子，年六十外，夏令患流注七处，两手两腿及肩膊、胸乳左右，曾请黄栋樑治之，开过两火针一刀，均未得脓。第二十一日，姚邀予治，见其精神困顿，舌干无液，如新剥皮鼠，知此症不易奏功。然既来，只得勉力为其诊治。前黄开刀针处均重用刀刺破，脓出不少。乃嘱病家须买好人参吃，方可有救，否则恐难久延。奈病家实寒苦，无力服参，未破处贴散膏，已破上升丹捻，内服：

党参四钱 中生地四钱 炒谷芽一钱五分 生扁豆三钱 归身二钱 丹皮

二钱 带心大麦冬四钱 炒白术一钱五 炙草一钱 鲜藕两片

此方服两剂，精神较健，胃气差强，惟舌光仍无液，究不释然。外悉宗前法，内改方：

扁金钗石斛四钱 东阿胶蛤粉炒成珠，三钱 牡丹皮二钱 大生地砂仁拌炒，六钱 五味子五分 白归身酒炒，三钱 制西洋参二钱 炙鳖甲四钱 炙草一钱 夜交藤四钱 大枣两枚

此方连服三剂，舌上顿生津液，不似前之剥皮鼠矣。溃处已流水，未溃已消去两，一成形亦刺溃，均上升丹捻，内改方：

党参四钱 酒炒归身三钱 砂仁拌炒熟地炭四钱 炙黄芪三钱 杭白芍酒炒三钱 制首乌三钱 云茯神人乳煎，四钱 炒白术二钱 炙草一钱 大枣两枚 桑枝酒炒，五钱

此方连服两剂，先溃者业已敛口，继溃处亦流稀水，照此方又两剂，诸病霍然。嗣闻至九月内患痢而亡。

此风湿流注，若治之得法，二十一日完功，高年气血稍衰，至多亦不过一月。其始被黄君一味攻消，气血大伤，故舌光无液。迨予经手辅气养血，兼和脾胃，克伐药毫不敢投，故多延几月，否则断不过中元节。嗣虽死在痢病，然实死于流注。总之治此病须步步顾住气血，所谓标本同求是已。

朱有宝年十八流注五处

朱有宝，年十八，与姚同邨，亦同时患病，夏令患流注五处，亦请黄栋樑治之，环跳亦经黄用火针刺破，亦未有脓。第十九日始邀予治，且托友介绍包与予治，环跳处用刀刺开，流脓碗许。余四处有成脓者，有欲散者，均贴散膏，内服：

姜半夏二钱 防风钱五 当归酒炒，四钱 炒白术二钱 川芎一钱 羌活一钱 生黄芪三钱 秦艽三钱 甘草一钱 桑枝酒炒，一两

此方服两剂，成脓两处，均用火针刺溃，余已消释，外上升丹捻，内服：

生黄芪四钱 法半夏二钱 桂枝五分煎汁炒白芍四钱 秦艽二钱 党参四钱 赤茯苓四钱 全当归三钱 羌活一钱 甘草一钱 桑枝酒炒，一两

此方连服三剂，溃处已流稀水，仍上升丹捻，内照此方又两剂，后水已净，疮口掺升丹，不用捻，内服：

潞党参三钱 紫丹参酒炒，三钱 宣红花酒炒，一钱 秦艽二钱 全当归四钱 酒炒丝瓜络一段 宣木瓜酒炒，钱五 川芎一钱 炒白术一钱五 甘草一钱 桑枝酒炒，一钱 络石藤四钱

此方连服两剂，疮口均敛，嘱照再服二三剂而安。此亦风湿流注。

朱木二流注一处

朱木二，年三十外，夏令患流注一枚，在大腿里侧，十四日才邀予治。见肿处大如覆碗，皮色不变，酸痛筋曲不伸，按之引手，内脓已成。用火针刺之，脓出半碗，肿不见松，外上升丹捻，内服：

川桂枝钱五 炒苍术二钱 赤苓四钱 当归三钱 秦艽酒炒，三钱 防己钱五 茯苓四钱 甘草一钱 桑叶酒炒，一两

此方服两剂，越日疮口忽流鲜血，且发热疼痛，疮口用黄牛热粪罨之，血即止。内服：

紫丹参三钱 丹皮二钱 炒山栀二钱 细生地四钱 元参三钱 赤芍三钱 细川连四分 甘草一钱 泽泻钱五 竹叶十片

此方一剂，热已退，疼亦去，疮口掺青九一丹，内不服药，十数日收功。

此本寒湿流注，且在肝脾部分，故溃后亦用逐寒燥湿，迨鲜血

迸流，乃血热妄行，故用导赤散加味。用药寒热温凉须见机而作。

于室女年十五岁湿热流注

于室女，十五岁，夏令遍生风疹块，色赤，形如堆云，左腿为甚，即不能动转伸屈，细视亦觉浮肿，外用生牛肉切薄片贴之，内进：

鲜生地洗打，七钱　忍冬花四钱　牛蒡子炒，三钱　鲜首乌六钱　连翘三钱　丹皮二钱　荆芥二钱　蝉衣去足，一钱　赤芍三钱　甘草一钱　鲜荷叶一角

此方服三剂，风疹退，热亦解，惟大腿肿势较前更甚，色亦不变，但觉酸痛，头在伏兔穴处，外敷冲和膏，内进：

秦艽二钱　法半夏二钱　宣木瓜钱五分　泽泻钱五　藿香钱五　连翘三钱　赤苓四钱　粉葛根钱五　川萆薢三钱　长牛膝三钱　六一散布包，五钱　防风钱五　桑枝酒炒，一两

此方服两剂，肿势大松，酸痛亦减，仍照此方两剂而消。

此风湿热兼感流注，立方从此中着意。

周喜儿十岁风湿流注

周喜儿，年十岁，夏令背膊扇侧骨旁患流注一枚，根盘长六七寸，宽三寸，漫肿无头，皮色不变，微觉酸痛，寒热往来，邀予诊治，外贴散膏，内进：

羌活钱五　白芷一钱　法半夏三钱　当归三钱　防风钱五　赤苓四钱　制附片一钱　陈皮一钱　甘草一钱

此方连服两剂，寒热止，酸痛除，余如前，仍用前方去白芷，加秦艽二钱，连服三剂，诸病轻减，再照此方又三剂，业已消释。

此亦风湿流注，治之早可消释。

顾姓年三十外痰与死血流注

顾姓男子，年三十五六，左胸旁乳下结肿如盆大头，平塌，色不变，按之木硬如泥，不随手起，酸痛。乃痰与死血互结，外用散膏，重加麝、桂贴之，内进：

白芥子炒打，三钱　桃仁打，三钱　陈皮钱五　川茅菇二钱　归尾酒炒，四钱　延胡索炒，三钱　全瓜蒌切，四钱　法半夏二钱　核桃两片　姜两片

此方连服三剂，肿势略见轻减，外仍贴散膏，重加肉桂、麝香，内进：

炙穿山甲二钱　炒白芥子三钱　陈皮一钱　刘寄奴三钱　川茅菇二钱　桃仁三钱　全瓜蒌切，四钱　归尾酒炒，四钱　炒延胡二钱　法半夏三钱　降香钱五

此方连服三剂，病势已去大半，照此方又两剂而消。

此痰瘀互结流注。

王姓年十七八湿痰流注

王姓，年十七八，夏令左肋骨结肿，初如桃，渐如茄，十四日始就予治，见其漫肿无头，皮与好肉无异，按之石硬。此湿痰互结流注，外贴发散膏，内服：

白芥子炒，三钱　生米仁四钱　陈皮一钱　姜半夏二钱　炒茅术二钱　川茅菇二钱　姜川朴钱五　云茯神四钱　全瓜蒌切，四钱　甘草一钱

此方连服三剂，无效，照方又服三剂，亦无效，脉现滑数，势将造脓，改进：

角刺三钱　生黄芪四钱　当归三钱　川贝母二钱　炒白术三钱　茯苓四钱　橘络七分　甘草一钱

此方服三剂，脓虽有，而脓尚深伏。仍照此方又两剂，越日刺破，脓出碗许，外上升丹捻，内进：

党参三钱 炒白术二钱 姜紫朴一钱 炒米仁四钱 炒扁豆三钱 茯神四钱 法半夏二钱 砂仁后入，一钱 甘草一钱 姜两片 红枣三枚

此方连服两剂，肿消，脓尚不少，照此又服两剂，脓渐稀少，内不服药，外上升丹捻，日易两次，又四五日收功。此湿痰流注。

张姓年四十外寒痰流注

张姓，年四十外，肋间乳下结肿，纵横七八寸，按肿处虽硬，有时泯然无迹，时痛时不痛。痛甚浑如刀刺，大声呼号。用疏肝理气初服有效，再服不效。易破瘀导滞亦如此。延已三月，医院内外诸君阅遍，总不奏功。嗣阅《徐氏八种》，略谓胸膺或肋骨结肿，时有形时无形，时痛时不痛，系寒痰为患，次日即进服：

白芥子炒，四钱 紫蔻仁研后入，一钱 陈皮一钱 法半夏二钱 上肉桂五分拌炒杭白芍二钱 木香钱五 煨草蔻钱五 泡淡干姜一钱 姜汁炒全瓜蒌切，四钱 姜汁一匙冲服

此方服一剂，病人次早即来叩谢，谓数月来服药百余剂，一似隔靴搔痒，昨日此方服下如仙丹一样，今日肿处已泯然无迹，不然每日数次，不痛微肿，痛则肿剧，从未有如今日不痛亦不肿，且微肿已消，仍照此方又两剂，嗣道遇其人询之，病竟霍然。

此可谓寒痰流注，百治不效，此方服后立竿见影。所谓治病如开锁，然不能偏倚一点。

顾姓妇湿热流注

顾妇人，年四十外，夏令先发寒热，浑似疟疾，浑身骨节酸痛，第四日邀予诊治，见两手两腿共有九处，小如李，大如桃，皮色微红。

此湿热流注。先用藿香正气散一剂微汗，次日肿处各贴三黄

散，内进：

藿香二钱　姜制朴钱五　通草一钱　忍冬藤三钱　泽泻钱五　炒茅术钱五　连翘三钱　秦艽三钱　六一散布包，四钱　桑枝酒炒，五钱　丝瓜络一段

此方连服三剂，诸病大减，仍照前两方又两剂而消。此湿热流注。

缪姓妇产后血瘀流注

缪右，年三十外，夏秋之交先发寒热，浑身酸痛，第五日即邀予诊。见其周身有九处流注，最重在两大腿，根盘几有尺许，漫肿无头，皮色不变，不能反侧动转，寒热多日未退，势殊弗善。细询其病情，乃述二月曾生产，产后至今元气未复。今得此重病，性命定不能保。说毕呜噎，哭个不止。其丈夫适从外来，见予则磕头求救，且欲包与予治。予见此病情，坚不肯包，但尽吾心而已。外贴散膏，内服：

粉葛根钱五　姜半夏二钱　苏叶二钱　木香一钱　醋香附二钱　红花酒炒，一钱　赤芍酒炒，三钱　全当归桂枝一钱拌炒，三钱　桔梗钱五　桃仁泥三钱　甘草一钱　益母草一斤煎汤

此方连服两剂，寒热已除，肿痛大减。又照此方去苏叶，加苏木三钱，又三剂诸病霍然。

此产后恶露未净，加之外感风寒，而成斯症。如此势焰，初不料其数日即可告痊。益知医不好为，亦不必为，有许多病状可意会不可言传者。

张姓年四十外死血流注五处

张姓，年四十外，夏令患流注五处，两肩、两腿、一手臂。邀予看，已及两腿。业经他医刺破无脓。予从原针孔用刀刺破。盖他

医胆小，仅戳进皮里，刀即打湾，故脓不泄。经予刺后脓水频流，内多死血块，因其平日好勇努力，营瘀所致。其三处亦逐一刺溃，脓中总带死血，外上升丹纸捻，内进：

生黄芪四钱 刘寄奴三钱 桃仁泥三钱 血竭钱五 宣红花酒炒，一钱 酒炒赤芍三钱 紫丹参三钱 川芎一钱 桂枝尖七分 陈皮七分 桑枝酒炒，五钱 绍酒两杯兑入

此方服两剂，溃处脓已净，仅流黄水，仍上升丹，仍服此方又两剂，已霍然。

此瘀血流注。

秦姓年三十七伤寒汗后未净流注

秦姓男子，年三十七，夏令患流注三处，两大腿，一少腹，第二十一二日始邀予治，脓已熟极，先从左腿刺溃，脓甚腥秽。询知春天曾患伤寒，愈后总未还元。半起半眠，无端忽发寒热甚重，周身如绳缚，不能动转。遂请某内科治之，谓其感冒风寒，散之斯已。服药虽不见轻，亦不加剧，嗣无力延医，乃延误至今。寒热仍有，溃处上升丹捻，其两处置之不问，内进：

生黄芪三钱 柴胡七分 赤苓三钱 青蒿钱五 川石斛三钱 炒扁豆三钱 肥知母钱五 陈皮七分 甘草一钱 夜交藤四钱 鲜荷梗一尺，去刺

此方服两剂，寒热较轻，其两处挨次刺破，脓味更腥臭，且色似绿。外均上升丹，内进：

北沙参四钱 柴胡七分 白茯神三钱 川石斛三钱 肥知母一钱 炒扁豆衣三钱 炒白术二钱 枯芩钱五 甘草一钱 煨姜两片 红枣三枚

此方连服两剂，寒热已退，而溃处均流稀水甚多，外用升丹捻，内进：

潞党参四钱 茯神四钱 土炒扁豆皮三钱 炒白术二钱 桂枝五分，拌炒

白芍二钱 炒归身三钱 檀香煎炒谷芽，二钱 炙草一钱 砂仁拌炒熟地，四钱 煨姜两片 红枣五枚，炙

此方服两剂，脓水已少，照此又三剂，疮口均敛，此伤寒汗后余邪未净，结成流注。

周洪茂五十外湿瘀注流

周洪茂，年五十外，九月间患流注三处：一腋间，一肋骨，一手臂。第四日即邀予治。见三处均漫肿无头，根盘大小仿佛，异常酸痛，寒热往来。予知其为人好勇斗狠，虽五旬外，年犹少年性情，且嗜酒善喝茶，决其为湿瘀交阻，外贴散膏，内进：

姜半夏二钱 桃仁三钱 刘寄奴三钱 苏木二钱 炒广皮一钱 红花一钱 泽兰叶钱五 茯苓四钱 归尾酒炒，三钱 制朴钱五 制附片钱五 甘草一钱

此方连服三剂，肋腋两处已觉消释。惟手臂。仍照从前方加桂枝一钱，片姜一钱，又三剂，均已消释。始悟引经药万不可少，桂枝、姜黄为手臂横行引经药。

此亦湿瘀流注。

于周庆房后受寒流注

于周庆，年二十外，夏天房事后盖覆单薄，风寒裹着，左大腿通肿，浑如藤斗。其来甚骤，昼夜呼号，疼痛不能动转，皮色不变，寒热交加，第五日即邀予治。先用荆防败毒散加苏叶、桂枝汗之，两服后寒热退，痛亦轻，而肿势不消。外贴散膏，内进：

鹿角胶酒溶化，三钱 上肉桂去皮，切后入，一钱 白芥子炒，三钱 生麻黄一钱 大熟地捣碎，一两 炮姜一钱 宣木瓜酒炒，二钱 长牛膝酒炒，四钱 桑枝酒炒，一两 夜交藤四钱

此方连服三剂，肿已大消，仍不能动转，外仍贴散膏，内进：

防风钱五　党参三钱　炒茅术钱五　川芎一钱　制附片钱五　黄芪三钱　长牛膝三钱　全归三钱　羌活一钱　炒杜仲三钱　砂仁拌炒熟地七钱　甘草一钱　桑枝酒炒，一两　松节一两

此方服两剂，腿觉活动，仍照此方又两剂而安。此欲后受寒流注。

此促叠用三成方，首用荆防败毒散，次即阳和汤，末大防风汤。古人方无 一不好，只看用之当与不当耳。

周发流注五处

周发，年不满三十，精力强壮，在徐宅佣工。年终身患流注五处，两肩井，两髀骨，一手臂。第七日邀予诊治。见其肿势与寻常流注不同，仅比好肉高分许，根盘并不大，色紫红，浑身酸痛，不能动转反侧，形寒形热，外贴散膏，内进：

羌活钱五　陈皮一钱　全归酒炒，三钱　紫苏二钱　秦艽三钱　防已钱五　姜半夏二钱　宣木瓜酒炒，二钱　连翘二钱　甘草一钱　桑枝酒炒，五钱　丝瓜络一段，酒炒

此方服一剂，次日病减大半，略能起坐，仍照此方进退。越日又邀予治，病势转剧。予正在沉吟，见病人胞姐与其主人妇交头接耳，似欲更医，遂立辞，另访别位。走后适蒋世馨道经是处，邀之诊治。当从手臂处刺破，出脓碗许，于是包与蒋治，不三日闻已殁。殊属诧异，予看脓头自问：虽不满盖五洲，亦可独冠中国，惟此症予绝不知内已有脓，岂粗心未见周到，抑见其有意更医，遂不关心耶？至今犹怀疑未释。

军械局平君阴虚寒湿流注

军械局文案平君，背脊第八九椎旁偏右患流注两处，溃已两月

有奇，仍不收敛，频流黄水，有时疮口堵塞，水亦不流。形容瘦削，纳谷不多，年纪不过三十一二，正在英年。七月中托予友介绍，邀予过诊。时犹强打精神与人对牌，见其疮头空壳，漫无边际，面色萎黄不泽，此脾肺肾均伤，因初次亦不便决其如何，外上升丹，内进：

党参三钱 生黄芪二钱 炒白术钱五 归身酒炒，二钱 熟地砂仁拌炒，六钱 枸杞果三钱 炒杜仲盐炒，二钱 东阿胶蛤粉炒成珠，二钱 炙草一钱

此方服两剂，似乎病势松减，疮口流稀脓，仍用前方加扁豆皮二钱，两剂忽左腿疼痛不能站立，不能动转，外仍上升丹，内进：

秦艽二钱 狗脊三钱 炒杜仲二钱 砂仁拌炒熟地六钱 木瓜一钱五 枸杞果三钱 炒牛膝三钱 五加皮钱五 桑枝酒炒，五钱 丝瓜络酒炒，一段

此方嘱服两剂后看如何光景再议，嗣杳无信音，想已更医诊治，至八月底其同宗某君面予，细述情形，并再三邀请务去为其一诊。见病人益狼狈不堪，背脊前破未愈，旁又肿起，内脓已熟，欲为刺破，病家不肯，予亦不强为，勉拟人参养荣汤。其同宗询予曰：此病尚能治否？予直告曰：万难挽回，早信予言或可有救，兹则卢扁无法矣。又询可延几时，予曰：重阳脚下，恐不能过重阳。嗣闻初八日夜间而殁。

杨五流注三十五处

杨五，年二十八九，早秋浑身患流注三十五处，大者如桃，小者如杏，较小热疖，大些亦先发寒热，随后挨次窜发，邀予看时才五天，见其肿势散漫，而疮略露红色，有数处已将造脓，发热不解，外用三黄散入膏贴之，内服：

藿香二钱 姜制朴钱五 忍冬藤六钱 姜半夏二钱 泽泻钱五 连翘四钱 大腹皮三钱 赤猪苓各四钱 枯芩三钱 六一散布包，七分 鲜藕两片

此方连服三剂，发热已退，有数处脓成，挨次刺破，余仍贴前膏，内进：

藿香二钱 法半夏二钱 赤苓四钱 连翘三钱 桂枝三分同炒赤芍三钱 泽泻钱五 酒炒丝瓜络一段 通草一钱 秦艽三钱 六一散布包，四钱 桑枝酒炒五钱 夜交藤四钱

此方服两剂，业有一半消释，有四五处成脓，亦逐一刺之，尚有八九处成散两歧，仍进前方又两剂，有五处成脓，亦均刺破，其余均泯然无形。前次破处已敛，破过均上升丹捻，内进：

生黄芪四钱 全当归酒炒，四钱 紫丹参酒炒，四钱 忍冬藤三钱 白茯苓三钱 泽泻一钱 炒白术三钱 桂枝五分，拌炒 杭白芍三钱 六一散布包，四钱 桑枝酒炒，五钱 夜交藤四钱

此方服三剂，溃处敛口者多，仅剩四五枚未敛。然已流黄水，惟胃气不佳，胸脘板窒，仍上前药，内进：

潞党参土炒，二钱 怀山药土炒，三钱 紫蔻仁研冲，七分 白术屑炒，三钱 炒扁豆皮三钱 炒瓜蒌皮钱五 真广皮盐水炒，七分 炙内金一钱 藿香钱五 檀香丝炒谷芽二钱

此方服两剂，胸脘已畅，胃气较强，疮口均敛，照此方又两剂而安。

此暑湿客于皮里肉外，似流注非流注，定名曰流疖、流毒均可。

黄午生流注三处

黄午生，年二十外，深秋患流注三处，两肋间，一手膊。漫肿色白，根盘甚大，邀余看时已近十日。见其肿势如此，且寒热交增，势难消释，外贴散膏，内服：

角刺三钱 生黄芪四钱 柴胡一钱 连翘四钱 炒白术三钱 桂枝三分拌

炒赤芍二钱　枯芩二钱　全当归四钱　瓜蒌根三钱　川芎一钱　六一散布包，四钱　自穿蚕茧三枚

此方服两剂，寒热已解，手膊处业已有脓不多，火针刺之，仅一匙许。外上升丹捻，肋骨仍然如昨，消否两歧，贴散膏，内进：

炙甲片钱五　赤芍酒炒，三钱　陈皮一钱　角刺二钱　连翘二钱　白芷一钱　柴胡一钱　全当归酒炒，三钱　甘草一钱　瓜蒌根三钱　桑枝酒炒，五钱　丝瓜络一段

此方连服两剂，肋间两处均已有脓，先从左边刺破，脓出花红半碗，右边亦欲破。患者怕痛，坚欲俟诸明日。于是仍贴散膏，前破处已流水将敛，升丹掺之，今破处用升丹捻，内进：

全当归酒炒，三钱　潞党参三钱　丹参酒炒，三钱　柴胡一钱　炒白术二钱　川芎一钱　炒白芍三钱　瓜蒌根二钱　甘草一钱　桑枝酒炒，五钱　夜交藤四钱

此方服两剂，右肋骨已泯然无迹，其脓悉从左泄，手膊已敛，肋骨破处亦流稀水，仍上丹，丹不用捻，内照此方又两剂而安。

此病要分两层，手膊系风湿，肋间系肝瘀、肝火。当始看时，肋间势重，故处处吃重是处，而手膊无关紧要也。盖手膊成形，决无大患，肋骨性命攸关，岂可一概视之？所以用柴胡、赤白芍均指肋间也，学者须知之。

解姓年二十七八腰俞流注

解姓男子，年二十七八，腰俞偏左患流注一枚，漫肿，酸痛，色白，起七八日即就予诊，外贴散膏，加肉桂少许，内进：

鹿角胶酒化，三钱　全当归酒炒，三钱　白茯苓四钱　大熟地切碎，两　川断肉三钱　炒杜仲四钱　炒茅术钱五　枸杞果三钱　狗脊二钱　独活钱五　桂枝一钱拌炒杭白芍三钱　秦艽三钱　合桃两枚

此方连服三剂，酸痛较减，肿亦较松，仍照此方又两剂而消。

此名蟠腰流注，系肝肾阴亏，寒湿里着。初起治之亦易消散，迟则成脓。早刺破还可，若失治溃伤内膜，亦性命关系，弗寻常视之。

汤姓年四十外腰俞流注

汤姓男子，年四十外，秋间肾俞穴患流注一枚，邀予诊视。内脓熟极，已溃伤内膜。据述日前肿势极大，现已消去大半。盖脓从内泄，按之疮头浑如纸簿，不刺日内亦必自溃，刺之或可希冀万一。乃用刀刺之，脓出稀污，中多白泡，外上升丹纸捻，内进：

东阿胶蛤粉炒成珠，三钱　潞党参四钱　砂仁炒大熟地七钱　炒杜仲四钱　肉桂五分拌炒白芍三钱　川断肉三钱　狗脊三钱　酒当归四钱　酒炒长牛膝四钱　夜交藤四钱

此方服两剂，腰俞已宛如无病，疮口已流稀水。嘱照此方又两剂而痊。嗣因劳动太早，抑犯色戒，疮口敛后反变紫黑塌陷，邀予诊之。予摇首曰：神仙无法。走后不数日而殁。

此病原系肝肾内伤，寒湿注聚而成。既失治于前，刚愈复劳动过早，且犯色欲，其自寻死，于人何尤？

此病刚成未成时，赶服白及、白占各三钱，分三四天米汤送下护其内膜，必不致死。

黄佩星夫人肾俞流注

至友黄佩星之夫人，腰俞无故酸痛，不能俯仰动转，寒热频随，起三日即邀予诊。见其腰俞并无肿势，用力指抵腰眼方觉酸痛，外皮毫无形象。此系阴亏寒湿兼血瘀内阻，外贴肉桂膏，内进：

鹿角胶蛤粉炒成珠，四钱 归尾酒炒，三钱 大熟地制附片一钱拌炒，七钱 炒元胡索二钱 肉桂五分拌炒白芍三钱 盐水炒杜仲三钱 炒白芥三钱 狗脊三钱 秦艽二钱 酒炒淮牛膝四钱 刘寄奴三钱 合桃两枚 绍酒一杯兑入

上方服两剂，诸病较减。照此又服两剂，腰俞酸痛，仍不能俯仰动转，仍贴肉桂膏，内服改方：

鹿角霜三钱 肉桂五分煎汁拌炒 白芍三钱 大熟地摘碎，六钱 盐水炒杜仲三钱 秦艽二钱 川断肉四钱 狗脊三钱 独活钱五 全当归酒炒，三钱 合桃两枚 油松节六钱

此方服两剂，俯仰稍可，仍照此方服两剂而安。

某性流注五处

男子年二十外，负贩为业，夏令先发寒热，随后两腿酸痛，初不介意，以为平日勇力所致。第三日两腿里外结肿五处，咸大如茄，色红，筋脉掣急，不能履地动转，呻吟之声直达门外。此湿热挟瘀为患，肿处均用如意散内蜜调敷，内进：

归尾酒炒，三钱 连翘四钱 秦艽三钱 炒黄柏一钱 泽泻钱五 川萆薢四钱 桃仁泥三钱 忍冬藤四钱 柴胡一钱 通草八分 六一散布包，五钱 长牛膝四钱 桑枝酒炒，五钱 鲜荷叶一角

此方服两剂，红势稍退，肿块稍小，仍敷前药，内进：

川萆薢四钱 连翘三钱 柴胡梢一钱 炒黄柏一钱 刘寄奴四钱 秦艽三钱 泽泻钱五 川牛膝三钱 酒炒归尾四钱 六一散布包，四钱 桑枝酒炒，一两 忍冬藤四钱

此方连服三剂，病势诸减，照此方又服两剂，三处已消释两处，内已有脓，用火针均刺溃，外上升丹，内进：

生黄芪四钱 细生地四钱 秦艽三钱 炒茅白术钱五 全归酒炒，三钱 酒炒牛膝三钱 川萆薢三钱 杭赤白芍酒炒，各二钱 甘草一钱 桑枝酒炒，

一两

此方连服三剂，脓已净，第流稀水，仍上升丹捻，内不服药，数日痊。

此湿热挟瘀流注。

妇人年三十八血热流注

妇人年三十外，八月右腿里外结肿三处，色通红，根脚焮高，均大如掌，发热不解，第二日即邀予诊。外敷如意散，以芙蓉叶汁调，内进：

鲜生地打洗，七钱 连翘四钱 炒山栀三钱 金银花四钱 丹皮三钱 赤芍三钱 地丁草三钱 草节一钱 牛膝四钱 鲜藕两片

此方连服两剂，诸病松减，照此方又服两剂而痊。

此血热为患，流注中别自一格。

此方系高锦庭清营解毒汤。所以看书要多，平日将各方牢记胸中，临时拈来即是，毫不费力。

卯部　下卷

流治治验靠骨流、伤寒瘟疫痧疹并产后跌扑损伤后等流注

张童九岁流注三处

张姓童，年九岁，夏天患流注三处。一在大腿，一在肩胛，一在肋下，起七八天即邀予治。见其疮根大如手掌，身热脉数，势将造脓。疮头贴八将散提毒外发，四围用冲和膏蜜水调敷，内服消托兼施，方用：

羌活一钱　川芎一钱　炙山甲一钱　当归二钱　忍冬藤四钱　白芷一钱　生口芪四钱　角刺一钱　橘络一钱　秦艽二钱　甘草一钱

此方连服两剂，大腿见消，肩胛、肋下两处按之引手，似有脓意。然脓头散漫，不甚收束，遂改服：

生口芪六钱　当归二钱　忍冬藤四钱　炙山甲二钱　白芷二钱　花粉四钱　角刺二钱　川芎一钱　甘草一钱

此方亦服两剂，两处疮头均见高耸，用刀连破两口，脓极稠粘，两处共出脓血碗许，疮口用升丹纸捻，内服：

当归二钱　橘络一钱　花粉二钱　杭白芍二钱　川芎一钱　秦艽二钱　桔梗一钱　忍冬藤四钱　甘草一钱

此方连服两剂，疮口已流清水，止不服药，疮口亦不用纸捻，惟掺八宝提脓少许，纸膏罩，日易一二次，不五日已平复如初。

卢姓童十三岁流注七处

卢姓童，年十三岁，深秋患流注七处，起已两旬余，始邀予治。入门见病童面色宛如枯骨，侧卧不能转掉动弹。揭被诊视，脉细如丝。自大腿股臀至胫骨共四处，肩胛至臑臂三处，大者如茄，小者如馒。呻吟之声不绝于耳。精神困顿，大解三五日一次，小溲色如浓茶。口虽渴不思饮，饮食如常未减，尚可施治。第流注七处，五处业已成脓，两处亦不能化，当从胫骨刺破，脓出碗许，用升丹纸捻插之，其未破者均用冲和膏蜜水调敷，内服：

生黄芪八钱 橘络一钱 丹参四钱 忍冬藤六钱 土炒白术二钱 当归二钱 秦艽四钱 酒炒长牛膝二钱 甘草二钱 桑枝四钱

此方连服三剂，大腿股臀相继刺破，脓出各有碗许，呻吟之声已无，精神更不如昨，遂改服：

生北口芪一两 当归三钱 炒杜仲四钱 野党参一两 秦艽四钱 狗脊四钱 土炒白术四钱 川断四钱 独活二钱 甘草二钱

此方连服四剂，其前破处已流清水，后破处脓亦不多，其肩胛、臑臂均已成脓，但精神困顿，不敢妄刺，于是改用十全大补加鹿角胶等温托，方用：

野党参八钱 蜜炙口芪六钱 大生地四钱，砂仁五分拌炒 土炒白术四钱 上肉桂丸八分，药汁送下 白茯苓四钱 白归身二钱 川芎一钱 正号鹿角胶二钱 夜交藤四钱 杭白芍四钱 炙甘草一钱 生姜两片 红枣两枚，炙焦

此方连服五剂，其前后破处均已完功，肩臑臂亦相继刺破，脓出不似前之多，仍用升丹纸捻，内服仍从十全大补进退，前后不出两月，均已完竣。第身体依然不能转掉动弹，至年终复邀予治，少腹腿胻各患一处，按之引手，内脓已成，当日刺破一处，越日又破一处，外用升丹纸捻，内不服药，惟日服河车大造丸，早晚各服三钱，黄酒送下，此病至次年三月始能下炕，然两腿挛屈，至今未能

复旧，只好残废终身。此病若不遇予，百不活一。虽终身残废，亦不幸中之大幸。

卜姓童年七岁流注三处

卜姓童，年七岁，春间患流注三处，一在肩下，一在肋骨，一在大腿近伏兔穴旁，均在左边。起二十日始邀予治。见其面红过耳，身热炽手，胃不思纳，诊脉滑数。视三处流注均长大如蛤，按之微微引手，知已有脓。欲用刀刺破，病家再三拦阻，予亦不便免强，遂用清热败毒之剂，方立于下：

金银藤五钱　青蒿三钱　白薇一钱五　连翘三钱　钗石斛三钱　赤芍一钱五　橘络一钱五　黑山栀一钱五　当归一钱五　甘草一钱

此方服一剂，身热已退，略进饮食，次日复邀予诊。未人病房，先宛转开导：此病本不难治，若开刀旬日保愈，苟听其自溃，虽不丧命，必淹缠岁月。于是病童父母转展商议，深以予言为是，惟惧病童受不起痛苦，请先生先破一处可乎？予应之曰可，于是先刺大腿，脓出半碗，该童并不知觉，亦不呼闹。疮口上升丹纸捻，余两处仅贴八将散，纸膏罩贴，内服照昨方去白薇、黑栀，加黄芪、秦艽。次日肋骨刺破，外捻内服悉照原方。第三日肩下亦刺破，其先破处已无甚脓血，胃气已醒。外用纸捻，内不服药。次日遣价复邀予速往，予询其何以如此着急？价曰：主人命邀先生速往，实不知其中详细。于是予随价前往，入门见病孩父母仓惶无措，谓曰：令郎病愈七八，冒然出何变故如此着急？乃父即拉予手入房看视，见病童两目上视，手足搐搦，状似急惊。细诊脉象，两手俱带滑数，沉按有根，即嘱其父母曰：遇事切弗惊惶，此内有伏热，外受凉风，内外勾结，致有如此病状。病势虽重，决无妨碍，遂援笔拟方，用：

羚羊片一钱，同灯草一束先煎 薄荷叶一钱，后下 天竺黄一钱五 钩藤六钱，后下 川贝母二钱 甘菊三钱 芥穗二钱 全蝎两只 桑叶三钱 炒白蒺藜二钱 甘草一钱

此方服一剂，晚间又遣价询予，病已见好，身热尚未之净，原方尚可服否？予曰：中病既已，今晚不再服药，有话明日再说。次日复邀予诊，见热退身凉，又说又笑，举家喜不自胜。揭开疮口，均有微脓。大腿先破处照昨无异，于是疮口仍上纸捻，内服用：

川贝母一钱五 忍冬藤三钱 橘红五分 京胆星一钱 钗石斛三钱 丝瓜络一段 天竺黄一钱 茯神二钱 甘草七分

此方连服两剂，疮口均流清水，止不服药，仅用八宝提毒掺于疮口，不数日平复如初。

郭童周岁流注三处

郭童，年周岁，秋间患流注三处，起十余日始邀予治。入门见小孩在佣妇怀抱，啼哭不休，扪之身热灼手，阅指纹青紫直透气关，询之日夜痢疾多次，啼哭呼闹者系腹痛也。视疮一在脐旁，一在乳下，一在肋骨，当用芪麝散蜜调敷于肿处，内服方用：

藿香一钱五 泽泻二钱 煨木香一钱 土炒白术钱半 煨葛根钱半 南楂炭三钱 制川朴钱半 炒麦芽钱半 赤苓四钱 淡芩二钱 荷叶一方 六一散三钱，布包

上水煎，母子同服。

此方服一剂，痢疾稍减，身热稍轻，照昨方去白术，加川连一钱五，服一剂，次日热退身凉，痢疾亦减大半，惟肋骨流注触之较痛，扪之微觉引手，知欲成脓。其乳下脐旁已见消化，仍敷前药，内改方用：

炙山甲一钱五 青蒿三钱 川芎一钱五 角刺一钱五 银胡一钱 甘草一钱

五 当归二钱 白芷一钱五 橘络一钱五

此方连服三剂，乳下脐旁已泯然无迹，肋间业已成脓，当即刺破，流脓不多，仅酒杯许耳。外用升丹纸捻。内服方用：

秦艽二钱 制川朴一钱五 当归二钱 橘络一钱 杭白芍三钱 青蒿三钱 赤苓三钱 川芎一钱 丹参三钱 甘草一钱五

水煎母子同服。

此方服两剂，病极平稳，止不服药，疮口已流清水，用八宝提毒掺于疮口，数日即痊。

柴童四岁流注一处

柴童，年四岁，秋后患流注一处，起旬余始邀予治。见病孩乳下肋旁漫肿，如覆三寸碟大，皮色不变，扪之石硬，上圈阿颠酒，知已经西医治者。形神困顿，寒热如疟，每在午后一钟起，先寒后热，至八九钟始热退身凉，饮食不香，便闭溺赤，此系夏初受病，昼受炎暑，夜受寒凉，当按伏邪治，先清寒热，方用：

藿香一钱五 连翘三钱 紫蔻仁七分，打后下 制半夏一钱五 泽泻一钱五 淡芩一钱五 制川朴一钱 赤苓三钱 通草一钱 六一散三钱，布包 荷梗一尺，去刺

此方服一剂，次日寒热如故，照昨方再服一剂，看其如何。服后寒热顿减，然尚未能清澈，遂改方用：

青蒿三钱 淡芩一钱五 大腹皮一钱五 煨草果七分 制半夏二钱 黑山栀一钱五 柴胡七分 赤苓三钱 甘草一钱 秦艽一钱五 姜两片 红枣两枚

此方连服三剂，寒热已无。其肿处连日敷芪麝散，至此疮头渐觉消化，内不服药，改进小金丹，每日早晚两丸，布包打碎，黄酒送下，疮头改贴发散膏，前后共诊十四次，肋旁流注已泯然无迹矣。

穆姓妇年四十产后流注

穆姓妇，年近四旬，产后二十余日腹肋交界处陡患流注，寒热如疟，当邀予治。见其形容瘦削，精神委顿不堪，且饮食不思，二便闭结。细阅流注，回环尺许，扪之手不能近，知系产后恶露未净，盘踞肠胃，致生此患。外用冲和膏蜜水调敷，内服：

当归四钱 川芎一钱五 泽兰叶四钱 桃仁泥二钱 红花二钱 上肉桂丸一钱，药汁送下 五灵脂二钱 炮姜炭一钱 炒延胡二钱 坤草四两煎汤代水

此方连服两剂，病势诸减，疮头改敷芪麝散，内服仍照前方连服八九剂，精神复旧，饮食倍增，流注业已消释。

李姓妇年四十外大腿流注

李姓妇，年四十一二，初夏大腿患流注，起月余始邀予治。见病人斜伏枕上，呻吟之声闻之酸鼻。面色痿黄不泽，饮食不多，大便多日不见，小溲如血，溺时刺痛，阅苔焦黑，口渴思喝凉水。细阅流注，根在大腿里侧，昼夜酸楚难受。诊脉滑数，知已有脓，然脓头隐伏，未便刺泄。询悉平日最好烟酒，内火颇大，疮头贴八将散膏提毒外发，内服：

上琥珀一钱，研冲 淡苁蓉八钱 黑芝麻四钱 萹蓄草四钱 火麻仁四钱 通草一钱 泽泻二钱 炒瓜蒌仁四钱 甘草梢一钱 元参八钱

此方服一剂，内病已去七八，大解亦通，焦黑舌苔亦觉减退，惟疮头深有寸许，拟火针刺破，病家再三不肯，只得从权，疮头掺针头散少许，纸膏罩，内服：

生北口芪八钱 角刺二钱 当归二钱 野党参四钱 丹参四钱 川芎一钱 炙山甲二钱 陈皮一钱 炙乳没一钱 长牛膝二钱 甘草一钱

此方连服两剂，疮头依然未破，只得用刀刺割，脓出碗许，外上升丹纸捻，内服：

生口芪八钱 当归二钱 丹参四钱 野党参八钱 长牛膝二钱 白芷一钱 土炒白术二钱 陈皮一钱 甘草一钱 杭白芍二钱 姜两片 红枣两枚

此方连服三剂，脓水仍不见少，而且入晚五心烦热，两颧发赤，口渴恣饮，病势如此，恐有变故，遂改进：

生口芪五钱 知母三钱 西洋参一钱五 青蒿三钱 元参五钱 干寸冬五钱 女贞子三钱 胡连一钱五 南花粉三钱 甘草一钱五 竹叶三钱

此方连服二剂，五心烦热已去，颧赤亦退，惟胃气不醒，目不交睫，夜不能卧，疮口脓水依然不少，腿不能伸，身不能掉，于是遂用：

制半夏三钱 夜交藤三钱 朱茯神三钱 秫米五钱 整广皮七分 甘草一钱 合欢花一钱五 阳春砂仁五分，打后下

此方服一剂，病人虽较舒服，夜间仍不能合眼，于是改进：

生枣仁一两 炒枣仁一两

此方服一剂，当夜即能稳睡，疮头脓亦减少，胃气亦醒，遂改进八珍汤加味：

野党参四钱 川芎一钱 大生地四钱，砂仁一钱同炒 土炒白术二钱 当归二钱 制半夏二钱 白茯神三钱 杭芍四钱 夜交藤四钱 陈皮一钱 甘草一钱 生姜两片 红枣三枚，炙焦

此方连服十二剂，疮口脓水已净，不用纸捻，仅上升丹，又七八天已完好如初。

商姓年三十七八流注三处

商姓，年三十七八，年终腋下、胸前、小腿患流注三处，起旬日即邀予治。见病人精神甚壮，饮食如常，惟寒热如疟，日夜两次，细阅患处，胸前、小腿均已成脓，腋下尚不可定，于是外敷冲和膏，内服托里透脓之剂，方用：

生口芪八钱 当归二钱 柴胡二钱 炙山甲二钱 桔梗一钱五 淡芩二钱 角刺二钱 长牛膝二钱 白芷二钱 川芎一钱 甘草一钱

此方连服两剂，胸前、小腿疮头均见高耸，遂用刀刺破两处，流脓有两碗许，胸前上八将纸捻，小腿用升丹纸捻，内服：

生口芪四钱 陈皮一钱 川芎一钱 野党参四钱 桔梗一钱五 制香附一钱五 土炒白术二钱 当归二钱 制川朴一钱五 柴胡一钱 甘草一钱

此方连服两剂，腋下已消，内病悉去，疮口均流清水，止不服药，外用八宝提毒掺之，不数日已全愈。

王姓童年十三岁疹后流注三处

王姓童，年十三岁，初夏瘟疹后患流注三处，近将匝月，始邀予治。左项、右手两处业已自溃，疮口大如钱，脓水淋漓不净，日晡潮热，大胯、股阳一处漫肿无头，长有尺许，宽有六寸，色白，按之绵耎。此流注坏症，推辞不治。病家再三哀恳，勉为设法，已破疮口掺海浮散，纸膏罩，其大胯用冲和膏黄酒调敷，内服：

银花四钱 桔梗一钱五 大青叶一钱五 炒大力子三钱 炙僵蚕三钱 陈皮七分 连翘三钱 浙贝母三钱 甘草一钱 青蒿三钱 芦根八钱

此方服一剂，潮热轻，因口腹不慎，转为痢疾，日夜二三十次，红白相兼，腹痛下坠，遂改用：

南楂炭三钱 煨葛根一钱五 制川军三钱 炒麦芽一钱五 煨木香七分 银花炭三钱 土炒淡芩一钱五 姜连七分 甘草一钱 野党参六钱 荷蒂一枚

此方连服两剂，痢疾已愈，潮热已无，大胯肿处依然如故。两溃处颇见好，以其饮食尚好，且在童年，与年老体弱者有间。其大胯流注仍敷前药，内改进助气托毒之剂，俾可早日脓溃，方用：

生口芪八钱 当归二钱 白芷二钱 野党参六钱 炙山甲二钱 长牛膝二

钱 忍冬藤八钱 角刺二钱 羌活一钱 黄柏一钱 川芎一钱 甘草一钱

此方连服三剂，大膀颇觉高肿，按之不似前之绵软。脓头虽有，脓根甚深，仍仿前方连进两剂，脓头已露，遂用火针当头刺破，脓出两盏。疮口上升丹捻，内服：

生口芪一两 当归二钱 白芷一钱 野党参一两 炒黄柏一钱 川芎一钱 土炒白术二钱 长牛膝二钱 忍冬藤八钱 甘草二钱

此方连服四五剂，大膀颇觉活动，脓亦渐少，以为从此可望完功，不料病房顶蓬塌下，大受惊吓，加之连朝阴雨，感受寒凉，遂致浑身灼热，手足筋脉跳跃，睡着尤重。于是举家惊惶，忙无所措，遣纪相邀，促予速往，予随即前去，询之前情，予告以无妨，遂用：

生龙齿打先煎，八钱 整广皮一钱 连翘三钱 制半夏四钱 炒枳壳一钱 银花三钱 白茯苓三钱 竹茹四钱 甘草一钱 陈胆星一钱五 双钩藤四钱，后下

此方服一剂，病势大减。嘱照服一剂，诸病悉除。惟腹中常觉疠痛，小溲沉底，宛若粉汤。此寒湿注于膀胱，改与温化：

益智仁二钱 白茯苓四钱 乌药一钱五 上肉桂丸八分，药汁送下 吴萸一钱 炒橘核二钱 泽泻二钱 炮姜炭一钱

此方连服两剂，前病悉好，左项、右手疮口已敛，大膀脓水无多，伸屈转掉均可自如。止不服药，大膀亦不用纸捻，惟掺八宝提毒于疮口，纸膏罩之，又旬日完好如初。

此病本极凶险，竟能化险为夷，初料所不及。

王姓童年十四岁疹后流注三处

王姓童，年十四岁。春间瘟疹后余邪未净，遂患流注三处，一在颔下，一在耳后，三在左腿环跳。起已四十余天，始邀予治。见

颔下、耳后均已成脓，当用刀刺破两处，出脓不及半碗，用升丹纸捻，旋阅环跳一处，根盘不大，回亘六七寸，按之坚硬，酸瘤不疼，转掉颇不舒利。且喜身无寒热，饮食如常，于是外敷芪麝散冀其消释，内服清瘟解毒，活络舒筋，方用：

忍冬藤三钱 连翘三钱 羌独活一钱 炙僵香三钱 秦艽三钱 长牛膝二钱 炒大力子三钱 当归一钱五 橘络一钱五 甘草一钱五 川断三钱

此方连服两剂，环跳酸瘤稍好，惟筋脉仍不舒利，遂改用：

忍冬藤四钱 秦艽四钱 木瓜二钱 络石藤四钱 川断四钱 长牛膝二钱 夜交藤四钱 丹参四钱 独活二钱 柴胡一钱 炒青皮一钱 甘草一钱

此方连服三剂，筋脉舒利，肿势不消，遂不服药，惟用芪麝散敷之，环跳肿势更大，脉象似带滑数，而且午后寒热势难强消，遂进半化半托之剂，方用：

生口芪四钱 羌独活各一钱 制半夏三钱 炙山甲一钱 柴胡一钱 秦艽三钱 忍冬藤四钱 淡芩二钱 橘络一钱五 当归二钱 甘草一钱

此方连服两剂，午后寒热已除，流注无声无臭，不得已改进托里透脓之剂，方用：

生口芪八钱 柴胡二钱 当归四钱 炙山甲二钱 川芎二钱 白芷二钱 角刺二钱 炒青皮一钱 长牛膝二钱 甘草二钱

此方连服三剂，环跳更觉高肿，根盘较前益大，按之引手，知已有脓，遂告病家曰：脓虽有，根极深，最好火针烙破才是。病家再三不肯，不得已用刀刺破，脓出两大碗，外用八宝提毒纸捻，膏罩，内服：

生口芪八钱 土炒白术二钱 当归二钱 野党参八钱 忍冬藤四钱 上肉桂丸八分，药汁送下 羌独活各一钱 连翘四钱 甘草一钱

此方连服四剂，疮口脓已见少，二便通利，饮食如常，满拟收功在迩，不料口腹不慎，内伤饮食，外受风寒，遂致大发寒热，腹

痛泄泻，口苦舌干，时常干恶，神识昏蒙，汤水不进，疮口脓出更多，日计碗许，服药亦不奏功，如是者月余。饮食少，大便溏，精神困顿，脓出不减，肿亦不消，而且四肢浮肿，面无血色，到此地位，予亦无法可施，只可推辞不治。厥后纷纷乱治，卒致不起，哀哉！

前王童本系死症，竟能死中得活，此王童实非死症，终致于死，虽曰人事，实天命耳。

白姓年二十七岁瘟疫后流注五处

白姓，年二十七，春间瘟疫后余邪未净，致手足患流注五处，起旬余即邀予治。入门见病人面色痿黄，两颧红艳，身热灼手，脉象六至有余，口苦舌干。询知每日夜红白痢疾二十余次，腹痛下坠，纳谷不多，形神困顿，其流注均在左边，手、臑臂、腕接连三处，腿上环跳一处，委中一处。皮色不变，根盘不大，大者如三寸碟，小者如酒盅，酸瘤不觉痛楚。予一再踌躇，外症虽不大，内症堪虞，而且大病之后尤难措手。书曰：缓则治本，急则治标。治痢疾为第一要着，于是流注用芪麝散蜜水调敷，内服：

当归一两　炒枳壳一钱　车前子三钱，布包　杭白芍一两　甘草一钱　槟榔二钱　炒莱菔子二钱

此方连服两剂，居然痢疾轻减，日夜仅四五次，遂照昨方加煨葛根一钱五，麦芽一钱五，又服两剂，痢疾霍然，饮食多进，身热颧红均已退去，手足流注依然如故，遂改方：

当归二钱　木香一钱　川桂枝一钱　秦艽四钱　醋香附二钱　片姜黄一钱　橘红一钱　川断四钱　丹参四钱　长牛膝二钱　桑枝四钱　甘草一钱　路路通两枚

此方连服两剂，毫无动静，此气血内伤，不能化毒外发，遂改

托化兼施，方用：

生口芪七钱 当归三钱 橘络七分 野党参七钱 丹参三钱 炒元胡一钱五 秦艽三钱 川断五钱 川芎一钱五 桂枝七分 片姜黄七分 甘草一钱五

此方连服两剂，流注颇见松动，第自汗盗汗，病家状甚惊惶，愁眉不展，予告以无妨，乃用：

生口芪皮一两 煅牡蛎六钱 棉花子十四粒 麻黄根一钱 浮小麦八钱 红枣三枚 大熟地六钱

此方连服两剂，汗已止，流注渐见高肿，不能全消，外敷改用冲和膏，内服：

生口芪八钱 白芷二钱 川芎一钱 炙山甲二钱 当归二钱 角刺二钱 橘络一钱 秦艽四钱 川断四钱 长牛膝二钱

此方连服两剂，大腿流注均见消释，臑腕两处业已成脓，当用刀刺破，脓出半碗，用八宝提毒纸捻插入，膏罩，内照服前方连三剂。环跳、委中、手腕三处均已消释，刺破处已流清水，止不服药，又旬余已霍然矣。

石姓女年十四岁疹后流注三处

石姓女，年十四岁，春间瘟疹后患流注三处，一在右腰，一在左腿环跳，一在膝旁。起半月始邀予治。见病人枯瘦唇红，阅三处流注均皆引指，脓早成矣。就病情而论，应当刺破。然病骨支离，饮食不进，头晕眼昏，无法措手，只可缓缓图治。疮头各贴八将散膏一张，内服：

西洋参二钱，大米百粒同炒 炒白蒺藜四钱 阳春砂仁一钱，打后下 钗石斛四钱 佩兰叶一钱 甘草一钱 整广皮一钱 干寸冬四钱 姜两片 红枣两枚，炙焦

此方服一剂，病人略有精神，饮食稍进，头目昏晕大减，遂照

原方再服一剂。越日病人更有精神，予拟用刀刺破，病人坚执不肯，呼闹频承，不得已再服前方，次日预嘱其父母不必提起开刀，彼此意会可也。于是环跳、膝旁两处相继刺破，脓出碗许，病人并未觉痛楚。当用升丹纸捻插入，纸膏罩之，内服：

生口芪四钱　当归二钱　川芎一钱　野党参四钱　丹参四钱　橘叶一钱　土炒白术二钱　秦艽二钱　甘草一钱　姜两片　红枣两枚，炙焦

此方服两剂，精神颇好，饮食倍增，右腰亦用刀刺破，仍照昨方略为进退，以为收功在即，不料过食面饼，外受凉风，陡增寒热，肚腹胀痛，遂改方用：

野党参四钱　柴胡一钱　土炒白术二钱　生口芪四钱　白归身二钱　神曲炭三钱　陈皮一钱　炙升麻四分　炒麦芽一钱五　荆芥炭二钱　炙甘草一钱　生姜两片　炙焦红枣两枚

此方服一剂，寒热已去，肚腹胀痛悉除，惟夜不安卧，心悸肉瞤，遂又改方用：

制半夏三钱　炒枳壳七分　青龙齿五钱　整广皮七分　竹茹五钱　秫米五钱　白茯苓三钱　甘草七分　夜交藤五钱　合欢花一钱五

此方服一剂，夜卧已安，心悸肉瞤减半，仍照前方略为更易，连服三剂，内病悉去，外疡亦渐次告痊。

此病治本不难，难在初看不便用药，厥后应弦合节，亦就病说病耳。

李姓妇年二十九产后腰俞流注

李姓妇，年二十九岁，产后百余日，腰间患流注一处，起二十余日始邀予治。细看根盘在十四椎脊旁，回亘尺许，寒热如疟。阅前医方，服生化汤、散瘀葛根汤、通经导滞汤并圈敷熨炙诸法殆遍，迄无效果。询病人，自言疮头并不疼，惟觉酸瘤，腰背如负重

石，伛偻不能俯仰。细察脉象，缓而无力，似非酿脓之象。舌苔薄白，饮食尚可，每日须白面斤余，少则腹空难受。予寻思至再，迄无善法。忽见病人卧炕后墙纸片剥落，上起白霉，地下亦潮湿不堪，津津如冒水然，知系产后空虚，重受寒湿，是以前方不效。遂嘱病家赶买石灰数十斤铺洒地下，内服：

土炒白术二两　上肉桂丸一钱，药汁送下　生苡仁米四两　白茯苓八钱　巴戟天四钱　正号鹿角胶四钱　川断八钱　菟丝子四钱　制川朴二钱　炒杜仲八钱

此方服一剂，病情无甚出入，嘱连服四五剂再定行止。服五剂后病人俯仰自如，其病若失。腰脊流注已泯然无迹。此所谓医者意也，若执死方而治活病，不戛戛乎难哉！

穆姓年二十五大腿流注

穆姓男，年二十五岁，秋间大腿患流注两处，一在箕门，一在伏兔，起百余天始就予治。予一再审视，乃靠骨流大症。按之中空，并无脓水，而且病人行走如常，照旧工作。然而百余天不消不溃，终非善象。遂用附子六物合茯苓佐经两方参进：

制附片一钱　桂枝二钱　制半夏四钱　防己二钱　甘草一钱　木瓜一钱　制茅术二钱　茯苓四钱　制川朴二钱　藿香二钱　泽泻二钱　葛根二钱

此方嘱服十数剂后看情形再议。病人去半月余后复来就诊，询此方究服几剂，答曰：服十五剂。询日来病情如何？答曰：行走工作与前无异，惟大腿肿势稍大。予即命其褪衣细阅，肿处并未加大，第箕门、伏兔上下衔接，知不易化。肿处用回阳玉龙膏黄酒调敷，内服用阳和汤加味化之：

大熟地一两，麻黄五分同打　正号鹿角胶三钱　上肉桂丸一钱，药汁送下　葛根二钱　炮姜炭一钱　藿香二钱　长牛膝二钱　炒白芥子三钱　泽泻二钱

白芷二钱 甘草一钱五

此方嘱服七八剂再看如何。服完后复来就诊，见其精神迥不如前，行走蹒跚，予甚诧异。细究情形，病人告以服药颇好，日前与人争吵，始口角，后动武，偶一失足，摔在地下，地下搁有粗石一块，病腿适当其冲，下垫粗石，上为人压，遂致痛极昏厥。昨日一天未起，今日稍好，特就先生诊视。予阅大腿肿处，半露青紫，此必瘀血凝结。虽无大害，溃脓万不能免，遂外用紫荆皮散，薄荷叶泡水调敷，内服化瘀舒筋之剂，方用：

天仙藤二钱 煅自然铜二钱 炙山甲二钱 上血竭二钱 当归尾四钱 红花二钱 整广皮二钱 桃仁泥四钱 长牛膝二钱 炙乳香二钱 炙土鳖虫二钱 甘草一钱 旱三七一钱，研冲 黄酒一斤，水一大碗煎服

此方连服两剂，肿处青紫已退，渐增疼痛，于是外敷冲和膏，内服托里之剂，方用：

生口芪一两 炙山甲二钱 长牛膝二钱 野党参一两 角刺二钱 川芎二钱 土炒白术四钱 当归四钱 秦艽四钱 甘草二钱

此方连服四剂，肿处稍见高凸，按之引手，内脓已成，遂用火针当头刺破，脓出碗许，外上升丹纸捻，内服清托方用：

生口芪八钱 当归二钱 长牛膝二钱 川桂枝二钱 川芎一钱 橘络一钱 白芷二钱 秦艽四钱 甘草一钱 夜交藤八钱

此方连服五剂，疮口流稀脓，肿势大消，收功当亦不远。次日忽病腿环跳无形阵痛，寒热交加，妨于步武，邀予诊治。见环跳大如手掌，隐隐紫红，知系摔跌时瘀血稽留，与伏兔流注有别，遂改用扶正逐瘀之品，方用：

生口芪八钱 归尾三钱 红花二钱 野党参八钱 上血竭二钱 桃仁二钱 丹参四钱 天仙藤二钱 刘寄奴四钱 土炒白术二钱 炙土鳖虫二钱 长牛膝二钱 柴胡一钱五 甘草二钱

此方连服五六剂，环跳见轻，其溃破处脓水转多，遂改用十全大补连服六剂。溃破处脓水见少，而环跳转加疼痛，于是止不服药，环跳肿上冲和膏，香油调涂，疮口改用八宝提毒捻。如是者两月有奇，疮口脓虽不多，迄未之净，环跳上大如三寸碟，按之引手。亦用火针刺破，脓如豆汁，且有死血块流出不少，上下两口均用八宝提毒纸捻。病人不愿服药，予亦不便勉强。于是日诊一次，或间日一次，上下两口统计百有余天。今日上口多，明日下口少，今日下口多，明日上口少。转展变迁，究不知其何故。欲推辞不治，病家父母一再央求，不容推托，只得勉强接看。又二十余天，上下脓水忽无，两颧发红，两足浮肿，加之便泄食减，脾土大伤，无法施治，坚辞不往。嗣闻予辞后复请多医调治，杂药乱投，不二十余天溘然长逝。

此病本可不死，乃病腿摔跌，遂致不起，岂非天乎？

黄姓童五岁血瘀流注

黄童，年五岁，因摔跌而起，大腿里侧患流注一处，起旬余始就予治。见肿处隐隐紫红，瘀血凝结无疑，按之坚硬如石，中间如指甲大，似乎引手，大势不能消化，当头贴八将散膏，四围用冲和膏蜜水调涂，内服：

生口芪四钱　白芷一钱　当归二钱　炙山甲一钱　柴胡一钱　花粉二钱　角刺一钱　青皮八分　赤芍二钱　甘草一钱

此方服两剂，流注正头已露，遂用刀刺破，出脓不少，中有紫黑血块，用升丹纸捻，内服：

生口芪四钱　防风一钱　丹皮二钱　丹参四钱　牛膝二钱　川断三钱　陈皮一钱　当归二钱　赤芍二钱　甘草一钱

此方连服两剂，疮口已流清水，仍照前方服两剂，疮口已完好如初。

季姓妇产后流注

季姓妇，年四十一岁，初夏患产后流注，约月余始邀予治。入门见病人盘坐炕上，询系何病？何时所得？病妇之妹代答曰：此病自胎前而得，现在产已月余，脐下忽然高肿，十数日前疼痛不止，今已不疼矣。予问：胎前患何病症？此病怎知自胎前而得？明以告我。于是其妹详细言之，谓怀孕至落草实不知其为怀孕，均按血分病治，诸医罔效，落草前十天尚服打血药。于是将从前药方约一二百纸置于予前。细阅前方，非桃仁、红花，即泽兰、归尾，甚至有水蛭、虻虫，杂药纷投，胎终未堕，且添产男孩，哌哌之声不绝于耳，真不幸中之大幸。于是令病妇躺下，方可诊视。诊得脉大无神，阅胎干涸，脐下高肿如馒，按之引手，内脓已熟，遂用刀刺破，脓出两碗半，系稀水，外用八宝提毒纸捻，内服：

钗石斛八钱 干寸冬六钱 当归二钱 西洋参四钱 生苡仁米三钱 丹参四钱 生口芪八钱 丹皮一钱五 杭白芍四钱 甘草二钱 女贞子四钱

此方服一剂，舌上已生津液，不似昨之干涸。然气血大伤，自汗盗汗，脓出甚多，非大补气血不克奏功，遂用：

大山人参三钱，另炖兑服 浮小麦一两 生北口芪八钱 干寸冬四钱 白归身四钱 大熟地六钱，砂仁一钱拌炒 土炒小于术四钱 真陈阿胶四钱 麻黄根二钱 杭白芍四钱 炙甘草二钱 棉花子十四粒 红枣两枚

此方连服两剂，虚汗已无，病人常闹肚腹空痛，且漉漉有声，气常下泄，又言大胯酸痛，转掉不舒，比未脓以前反觉难受，加之夜不成寐，口苦舌干，此虚不受补，颇费周章，用特改方于下：

生黄芪八钱 台乌药一钱五 丹参三钱 生苡仁米三钱 制半夏三钱 合欢花一钱五 丹皮一钱五 秫米五钱 整广皮七分 夜交藤三钱 鸡血藤三钱

炙甘草一钱五

此方连服三剂，诸病已除，大胯酸痛依然故我，遂改用：

坤草四钱 秦艽四钱 鸡血藤四钱 归身二钱 川断四钱 炙粟壳一钱 杭白芍四钱 上肉桂丸一钱，药汁送下 夜交藤四钱 杜仲四钱 松节六钱 钗石斛四钱 橘络一钱五

此方连服四剂，酸痛较好，大胯似觉微肿，因吃水果忽然腹痛水泻，饮食顿减，小溲不通，遂改与五苓散加味：

土炒白术四钱 泽泻二钱 整广皮一钱 赤苓四钱 上肉桂面一钱 通草一钱 猪苓四钱 车前子四钱，布包 砂仁一钱，冲打后下 甘草二钱 姜两片

此方服一剂，水泻已愈，饮食亦增，惟大胯转动则痛，不动不疼。此气血两伤，寒邪遏伏，遂改用大防风汤：

大熟地四钱 羌活一钱 生口芪四钱 防风一钱 杭白芍四钱 土炒白术二钱 制附片一钱 川芎一钱 炒杜仲四钱 野党参四钱 当归二钱 长牛膝二钱 甘草一钱 姜两片

此方连服七八剂，大胯肿痛俱无，疮口已流清水。掺八宝提毒，不用捻，膏罩，止不服药，又十余日平复如初。

张姓妇年二十二岁产后流注

张姓妇，年廿二岁，患产后流注，起半月余始邀予治。见病人骨瘦如柴，饮食不进，仰面呼号而已。阅流注在左腿胊少腹近毛际处，如伏长蛤，色黯，扪之手不能近。细辨情形，酿脓在迩。遂外贴八将散膏，内服护膜丸早晚各十四粒，饭汤送下，保护内膜。并用托剂助其成脓，方用：

败酱草四钱 丹皮二钱 角刺一钱 制附片一钱 生口芪八钱 白芷二钱 生苡仁米八钱 炙山甲一钱 甘草二钱 坤草四钱 当归二钱

此方服两剂，又邀予治。见流注脓头已露，拟用刀刺破，病者

父母坚执不肯，予亦不便多事，惟告之曰：此病若不刺破，听其自溃，将来性命不保。于是疮头仍贴前膏，内服：

生口芪八钱　生苡仁米八钱　川芎一钱　丹参四钱　丹皮二钱　陈皮一钱　坤草四钱　当归二钱　甘草一钱五　炮姜炭五分

此方连服两剂，疥口益见高耸，病人痛不能忍，自愿刺破。于是当头刺破，脓出碗许，肿即旋消。外用八将散纸捻，内服：

野党参八钱　丹皮二钱　丹参四钱　生口芪八钱　茯苓四钱　坤草四钱　生米仁四钱　当归二钱　赤芍二钱　甘草一钱

此方连服两剂，脓水见少，肿亦满消，惟自汗盗汗日夜不干，遂改用：

生黄芪皮一两　大熟地六钱　棉花子十四粒　浮小麦一两　当归二钱　红枣两枚　煅牡蛎八钱，布包

此方服两剂，虚汗虽减，仍未之净，遂照前方加麻黄根钱半，又服两剂，虚汗始收，而形神困顿，胃口不开，再改方用：

野党参四钱　莲肉二钱　紫蔻仁一钱，打后下　土炒白术二钱　苏梗一钱五　茯神三钱　土炒山药四钱　整广皮七分　甘草一钱

此方连服四剂，胃口已开，精神亦振，止不服药。疮口已流清水不多，遂不用纸捻，仅用八将散掺于疮口，不数日完好如初。

吕姓女年十六岁湿温病后流注

吕姓女，年十六岁，秋间湿温病后患流注十一处，起已月余，始邀予治。见病人面目黑黯，头发干枯，询知年虽及笄，信水未见，且素患咳血鼻衄。遍阅流注，全在两手两足。左大腿一，腿湾一，胫骨、足跗各一，手面一，右臑臂腕各一，腋下一，环跳一，胫骨一。大者如覆碗，小者如酒盅。色白不变，按之不疼，惟手足不能转掉伸屈，寒热往来不拘早晚。诊脉滑数，重按无力，昼夜筋

脉酸痛，需人按摩稍舒。病势如此，实在危险，尽力而为，成败未敢预决。大都死者多，活者少。病家曰：请先生尽心治之，生死听诸天命。于是细细按摩，左大腿上下均已成形。就病情而论，当可刺破。惟身体若是狼狈，无法措手。不得已均用冲和膏蜜水调敷，内服扶正托里之剂，方用：

大洋参二钱　白芷二钱　土炒白术二钱　生口芪六钱　橘络一钱　甘草二钱　当归二钱　丹参四钱　桑枝五钱　丝瓜络一段

此方服一剂，病人觉心内发烧，鼻衄又见，于是改方用：

西洋参三钱　小蓟炭三钱　知母二钱　干寸冬三钱　黑山栀一钱五　钗石斛三钱　茜草炭一钱五　丹皮炭一钱五　甘草一钱五　藕节三钱

此方服一剂，觉精神爽利，寒热已无，左大腿腿湾连刺两处，脓极稠厚不多，用升丹纸捻，膏罩，内服：

生口芪八钱　钗石斛四钱　橘络二钱　西洋参四钱　忍冬藤八钱　秦艽四钱　干寸冬四钱　当归二钱　川断四钱　夜交藤四钱　甘草二钱

此方连服两剂，左胫骨、足跗两处均已有脓，均用刀刺破，脓出较稀，亦用升丹纸捻膏罩，内服仍照前方。次日手面亦用刀刺破，其先破处已流清水，收功在即。其右臑臂腕已相继消化，腋下成脓亦刺破，环跳、胫骨两处成否两歧。外用发散膏贴之，内服通络活血之品，方用：

秦艽三钱　茜草三钱　当归三钱　鸡血藤三钱　忍冬藤五钱　丹参五钱　夜交藤五钱　橘络一钱五

此方连服三剂，环跳、胫骨均已消释。其左边五处已相继完功，右边腋下已流清水，止不服药，惟用升丹掺于疮口，数日完功。

此病初看势颇危殆，厥后渐入顺境，竟能完功。虽医者量病治病，对症立方，然生死关头究有命在。

陈童年五岁股阳贴骨流注

陈童，年五岁，夏令左腿股阳患贴骨流，起已半年，始就予治。见大腿肿如水筲，脓已熟极，理宜刺破。惟该童面无血色，虚汗淋漓，未便刺破。疮头在环跳穴下风市穴，乃胆经部位，外用冲和膏蜜水调敷，内服：

生口芪四钱 杭白芍二钱 炒青皮六分 野党参四钱 煅牡蛎三钱 长牛膝二钱 防风一钱 银胡一钱 炙甘草一钱 当归二钱 浮小麦五钱 姜两片 红枣三枚

此方连服两剂，越日又邀予治，见该童颇有精神，虚汗见少，疮头渐觉收拢，仍不敢刺。嘱再服前方，不必更改。又服两剂再来就诊，见疮头益见高显，遂用火针烙破，脓出两碗，带绿色且带粉渣，知此病收功不易，于是外上八宝提毒纸捻，内服：

野党参四钱 土炒白术二钱 生口芪四钱 白归身二钱 杭白芍二钱 白茯苓四钱 银柴胡六分 长牛膝二钱 炒青皮四分 姜两片 红枣两枚

此方连服两剂，疮口脓水依然不少，精神疲乏，胃口不开，且日夜溏泄三四次，虚而益虚，如何措手，勉拟一方于下：

野党参三钱 土炒山药三钱 炒扁豆三钱 土炒小于术一钱五分 砂仁五分，打后下 制附片五分 芡实五钱 茯神三钱 炙甘草七分 藿香一钱 生姜两片 莲子肉三钱

此方连服三剂，胃口已开，溏泄亦减，精神较有起色，遂改用十全大补调理，方用：

大熟地四钱，砂仁五分同炒 生口芪四钱 土炒白术二钱 野党参四钱 白茯苓四钱 炒杭白芍二钱 上肉桂丸六分，药汁送下 白归身二钱 银胡四分 炒青皮四分 夜交藤四钱 甘草一钱 生姜两片 红枣两枚，炙焦

此方连服十四五剂，精神颇好，面上已有华色，饮食比未病前更多，疮口已流清水。看此情状，收功当在目前。病家喜出望外，

予亦无量欣慰。忽陡生祸患，该童兄某抱病童上车，稍一失神，乃兄及病童从东洋车上摔下，于是该童大受惊骇。至家寒热交增，昏迷不醒，如是者十余日，并未邀予诊治。每日要纸膏药捻而已。厥后疮口脓水较多，饮食不进，且日晡潮热，势将不起，乃邀予治。见该童仍前面无血色，精神颓败，万无生望，即推辞不治。嗣闻该童于明年春间病故，惜哉！

此病已治好八成，乃忽祸生顷刻，卒至不起，诚然天命。

龚姓石匠年二十一岁贴骨流注

龚姓石匠，年二十一岁，秋间患贴骨流，起两月余始就予治。见其疮头在大腿伏兔穴上，大如水桶，按之中空，内脓虽成，尚四散不拢，遂用冲和膏黄酒调敷，内服大剂补托：

生口芪二两　泽泻二钱　川芎二钱　野党参二两　藿香二钱　丹参八钱　白茯苓四钱　当归四钱　长牛膝四钱　甘草二钱　炙山甲二钱　角刺二钱

此方连服三剂，脓已束拢，遂用火针烙破，脓出有六七大碗，肿势顿消，疮口用升丹纸捻，内服：

生口芪二两　当归四钱　长牛膝二钱　白芷二钱　陈皮二钱　川芎二钱　野党参二钱　葛根二钱　丹参四钱　甘草四钱　上肉桂丸一钱，药汁送下　夜交藤八钱

此方连服四剂，脓水已少，四围坚结不和，不能动弹，遂改用：

炙山甲二钱　野党参一两　橘络二钱　秦艽四钱　白芷二钱　制附片一钱　生口芪一两　当归四钱　制首乌八钱　长牛膝二钱　藿梗二钱　甘草二钱

此方连服六剂，疮口流清水，肿消坚洽，止不服药，疮口掺八宝提毒，纸膏罩，如是者十余日，业已完好。

此病易愈者首在年轻，其次乃阳明胃经部位，是经多气多血，

较他经难易有间。

梅姓年十八乳旁湿瘀流注

梅姓，年十八岁，夏令乳旁患湿瘀流注，起月余始就予治。见其乳旁大如手掌，漫肿不高，按之不疼，不随指起，隐隐微带淡红，此湿痰挟瘀流注。询知去年咳嗽吐痰，愈而复发者再。自去年二月至今一载有余。从前咳嗽时觉隐隐鸾痛，今年三月中才觉渐渐肿起，现在咳嗽已愈，惟此症务乞先生为我消化。予告以病既日久，准许消化诚不敢必。于是外敷芪麝散蜜水调敷，内服化痰顺气，活瘀通络之品，方用：

旋覆花二钱，布包 桃仁泥二钱 广皮一钱五 炒白芥子三钱 制半夏四钱 桔梗一钱五 炒瓜蒌仁四钱 炙山甲二钱 广郁金一钱五 刘寄奴四钱 当归尾三钱 茯苓四钱 甘草二钱

此方连服两剂，根盘稍觉活动，谆嘱再服前方三五剂，看其如何再议。又服五剂后复来就诊，见其根盘已消去大半，仍嘱还照前方服四五剂，可以愈矣。嗣有一月余，病人手提点心五斤，入门即泥首谢曰：先生救我活命，些些点心，聊表微忱，务求哂纳。

看病须辨明究竟，因何而得，探本穷源，自然药到病除。若胸怀成竹，某病用某方，那能奏效？

张姓童十三岁背膊湿痰流注

张姓童，年十三岁，秋间背膊患湿痰流注，起二十余日始邀予治。见病童面目浮肿，询知小溲不利，睾丸偏左肿痛。阅背上流注在第二脊骨旁，根盘大如覆五寸碟，不疼亦无寒热。先自手足浮肿，肚腹胀闷。现在手足浮肿已消，惟在面目。此病先受湿，后受风，湿邪业已化痰，盘踞络脉，且下焦尚有寒邪，此当先治内病，

俟内病告退，再治外疡。于是用逐寒渗湿佐散风邪，方拟于下：

浮萍草二钱 制川朴二钱 炒橘核四钱 防风一钱五 制茅术二钱 吴萸一钱 荆芥穗二钱 川楝子二钱 乌药二钱 桂枝二钱 炙荔枝核八粒 泽泻二钱 姜皮一钱

此方服一剂，毫无动静。嘱再服一剂，看果如何。两剂后病家遣人相告曰：今日病势大好，午后务请先生往诊。于是饭毕即往，见病人已现本来面目，询知睾丸已不痛矣。如是着重背上流注，按之微微引手，遂告病家曰：此病万不能化，非出脓不愈，然出脓约计半月以后。目前暂不服药，只可用敷药圈之。遂用蟾酥锭醋摩圈之。于是间日看一次，或间两日看一次，至五六次后告病家曰：脓已成，非用火针烙破不可。病家将信将疑，予又接告曰：若再怀疑，后悔莫及。如不愿破，请从此辞，另访高明可矣。病家见予不乐，婉恳曰：先生请弗着急，容徐商之。适病家至亲某在坐，予至友也，乃大声曰：高先生能破，必有把握，万弗游移。至友命予烧针。病家非不愿先生破，实胆怯耳。于是火针烙破，脓出半碗，稠厚如干糊，疮口插升丹纸捻，用服：

制半夏三钱 制川朴一钱五 连皮茯苓四钱 炒白术一钱五 广皮七分 桔梗一钱五 炒白芥子二钱 紫蔻仁七分，后下 羌活七分 当归一钱五 甘草一钱

此方连服两剂，疮口脓已不多，且清稀似水，止不服药。越日又邀予治，疮口仅流清水。用八宝提毒掺之，纸膏罩。见病人面目似乎浮肿，询知手足肚腹均觉浮肿，于是用五皮饮加味：

广皮一钱 大腹皮钱半 通草一钱 茯苓皮四钱 炒薏仁米六钱 制川朴二钱 桑皮钱半 泽泻钱半 羌活一钱 姜皮一钱

此方连服两剂，不但无效，而反加重。见小溲不通，大便不解，饮食少进，精神迥不如昨，病家固惊惶无似，予亦嗟呀不已。

细思此病本脾虚湿胜，湿胜生痰，痰串络脉，致生流注。现在流注已愈，脾湿尚存，病势如此，殊属危险，不得已用傅青主逐水饮与服。方用：

甘遂二钱 炒二丑四钱 车前子一两 上肉桂丸一钱，药汁送下

此方写毕，告病家曰：予仅有此法，如再不效，速请高明。病家无暇聆予赘言，遂遣纪速去取药。临行予复嘱曰：服药后如何情形，明早务必给我送信。病家唯唯称是。次早东方方曙，病家已遣纪送信，病已大愈，务请先生同往一视。于是穿衣洗面，随纪前往。入门见病人笑嘻嘻正喝稀粥，病家上下大小无不喜形于色。询之昨日服药后不出半时，即二便通利，拉三次溺五次，今早诸病皆失。予视病人连喝稀饭两碗，尚觉肚中发空，意欲再喝两碗，予力阻，不可过饱。于是细诊脉象，沉缓无力，遂改方用：

土炒白术四钱 炒苡仁米六钱 巴戟肉二钱 野党参四钱 芡实八钱 砂仁壳一钱 白茯苓四钱 土炒山药四钱 炮姜炭六分 上肉桂丸八分，药汁送下 红枣两枚，炙焦

此方连服四剂，疮口已敛，内病悉除，病人已下地行走矣。

此病初入手颇难为计，厥后浑身浮肿，二便不通，用逐水饮尤属冒险。侥幸成功，可偶不可再耳。

甄童年十一岁腰间湿痰流注

甄童，年十一岁，秋间后腰患湿痰流注，起半月余即就予治。见流注在十四椎旁肱下，根盘大如长蛤，又像大猪腰。细询情形，不痒不疼，惟觉酸瘤，亦照常行走，眠食如常。按之虽不引手，然病根不坚硬，不易消释。于是外敷二圣消核醋调，内服加味二陈：

制半夏三钱 炒白芥子钱半 山慈菇一钱五 白茯苓三钱 制川朴一钱五 银胡一钱五 整广皮一钱五 炒莱菔子钱半 炒青皮一钱 甘草一钱五

此方连服两剂，流注并不见消，外敷遂改用芪麝散蜜调，内服仍照前意，接服三剂，仍不见消。入暮微有寒热，颇有酿脓之势。流注上不敷药，惟用八将散膏贴之，内服：

炙山甲一钱五 整广皮一钱五 炒白芥子一钱五 角刺一钱五 生口芪五钱 银胡七分 制半夏三钱 白茯苓三钱 炒青皮五分 甘草一钱五

此方连服三剂，疮头按之引手，惟脓头甚深，不便刺破，遂照前方连进两剂，疮头已显。遂用刀刺破，脓出稠粘不少，外用升丹纸捻插入，内服仍以二陈加味，方用：

生口芪五钱 整广皮七分 当归二钱 制半夏三钱 银胡七分 炒白芥子一钱五 白茯苓三钱 杭白芍三钱 甘草一钱 姜两片

此方连服三剂，疮口已流清水，止不服药，惟用八宝提脓掺于疮口，旬日完功。

毛姓年六旬右臑湿痰流注

毛姓，年六旬，初秋右臑患湿痰流注，起十数天即邀予治。见右臑漫肿色白，按之木硬。询知平日最好喝烧酒，并爱喝浓茶，中年曾患脚气、痔疮。嗣二病顿愈，湿邪攻上，常患口疮。夏天好喝冰水，平常爱吃水果，腠理致密，炎暑并无滴汗，致湿邪无处发泄，盘踞络脉，积久生痰，乃成此患。予细揣病情，一再踌躇，竟无法想。只得用芪麝散蜜水调敷肿处，内服竹沥涤痰丸日三付，开水送下，连服三天，毫无动静。病家坚请立方，勉从所请，方用：

川桂枝一钱五 橘络一钱五 制南星一钱五 片姜黄七分 连皮茯苓三钱 桑枝五钱 威灵仙一钱五 炒白芥子钱半 丝瓜络一段 甘草七分 海桐皮一钱五

此方连服三剂，右臑流注见轻，病人口疮大发，饮食维艰，不敢再服前方，只得改弦易辙，方用：

南花粉三钱　公英三钱　连翘三钱　忍冬藤三钱　桔梗一钱五　橘红七分　制半夏一钱五　知母三钱　甘草一钱　茯苓三钱　夜交藤五钱

此方连服三剂，口疮见轻，能进饮食，惟流注无声无臭，究难释然，遂改进：

川桂枝五分　炙山甲一钱五　夜交滕三钱　片姜黄三分　制半夏一钱五　桑枝三钱　威灵仙一钱五　橘络七分　丝瓜络一段

方毕，病家问：先生，方用桂枝、片姜何故？前服此口疮大发，今口疮刚好，先生又用此两味，不敢服此方矣。予告病家曰：彼一时此一时也。前胃火颇甚，服此顿发口疮。今胃火已熄，服之决无妨碍。此两味专走臑臂横络，不用此恐难奏效。譬之出门无人导引，不勉迷失路途。况桂枝前用钱半，今用五分，片姜前用七分，今用三分，益无妨碍，请放心服之可也。于是照此方连服三剂，右臑流注大见活动，惟皮色转为淡红，不能全消矣。于是近曲池贴一八将膏引其外发，内服：

生口芪五钱　花粉三钱　当归二钱　炙山甲一钱五　忍冬藤五钱　白芷一钱五　角刺一钱五　川芎一钱　甘草一钱　桂枝五分　片姜黄三分

此方连服两剂，曲池上贴八将膏，按之引手，业已有脓，用刀刺破，脓出不少，刀口插八将散捻，纸膏罩，内服舒筋和络之剂，方用：

忍冬藤五钱　丹参三钱　赤芍一钱五　鸡血藤三钱　当归一钱五　桑枝五钱　夜交藤五钱　橘络一钱　丝瓜络一段

此方连服五剂，脓水见少，肿已全消，精神爽利，眠食如常，止不服药，疮口仅掺八将散，旬日完功。

辰部　上卷

鱼尾毒、耳根毒、托腮、痰毒、盘颈痈、耳痈、耳痈

鱼尾毒生在脑后发角，或左或右，初起形如鸡卵。白者属风温、风湿，红者属风热客于膀胱。耳根毒在耳根，结肿初起亦如鸡卵，色红系风热客于少阳。托腮毒、痰毒生腮间或颊车骨下，亦系风温或风痰，风热属少阳、阳明两经，初起大如桃李，渐大如茄。以上数症小儿生者最多，初起色白，荆防败毒散，色红，羚羊角散，外可敷金黄散或藤黄散，白蜜调敷。盘颈痈颈项左右均可生，初起形如鸡鸭卵，红肿高大，七八日成脓，当形寒发热时用荆防败毒散汗之，用如意金黄散白蜜调敷。其受病有风温、风痰、风湿，有肝火，如目珠红赤，发热不退，可用羚羊角散，若耳痈耳窍流脓，疼痛发热，形寒发热，此肝肾郁热，羚羊角散龙胆泻肝汤、栀子清肝汤量病情身体用之。

鱼尾毒、耳根毒、托腮、痰毒、盘颈痈、耳疔、耳痈、耳痈看法

以上诸症，总宜坚肿活动，易起易发，十日内成脓为顺，若根盘散漫，起发颇慢，成脓在十四日以外为逆。流脓时先稠粘，黄白相兼，次花红，再次红水者为顺，流脓时脓如豆汁，或似蛋清，日

久黄水不干者为逆。

以上诸症治法

初起不外散风清热，化湿消痰，顺气通络，冀其消化。如过十日不能消化，当用托里溃坚，外敷如意散、冲和膏、鹿角散，均酌量而用。若势已成脓，用刀用火针亦看事做事。出脓后用八宝提毒，或八将散，或地字药，亦酌量而用。内服药八珍汤或香贝养荣临时酌进。倘溃后四围余肿不消，可用冲和膏黄酒调敷；出脓后疼痛，可用乳香定痛散；日晡潮热，可用秦艽青蒿汤；胃口不佳，可用胃爱丸改作煎剂。

以上诸症治验

张某年十九岁蟠颈痈

张某，年十九岁，患蟠颈痈，起旬余即就予治。见其前颈喉管旁肿起，蔓延后项，膀胱筋脉绵长八寸许，宽三寸许，皮色微红，按之石硬，不时疼痛，脉数身热，消固不易，成亦尚需时日，当用冲和膏蜜水调敷，内服和解之剂，方用：

元参五钱　杭白芍三钱　柴胡钱五　浙贝母三钱　连翘三钱　制半夏三钱　南花粉三钱　桔梗钱五　竹茹三钱　甘草钱五　忍冬藤五钱

此方连服两剂，身热已去，肿硬依然，诊得脉象似见滑数，万不能消，敷药照旧，改方用：

炙山甲二钱　川芎一钱　忍冬藤四钱　角刺二钱　花粉四钱　白芷二钱　当归二钱　陈皮一钱　桔梗二钱　甘草一钱　荸荠三枚

此方连服两剂，病势平平，脓头尚未透露，遂照前方加黄芪五钱，连服两剂，脓头亦露两处，一在喉管旁，一在天柱骨旁，当将两处刺破，脓出碗许，疮口用八将纸捻，膏罩，内服方用：

生口芪四钱 威灵仙二钱 当归二钱 南花粉四钱 银花四钱 川芎一钱 白芷二钱 桔梗二钱 杭芍四钱 柴胡一钱 甘草一钱

此方连服三剂，疮口已流清水，遂不用纸捻，仅掺八将散面，膏罩。乃病者不慎口腹，误食海味，致疮口疼痛，肿势如前，而且大发寒热，二便闭结，饮食不思，于是邀予诊治。见病人形神困顿，两手时觉抽掣。予讶曰：此病何忽大变？令人不解。从旁细询，始知夫妇行房，白天误食海味，晚上陡受寒凉，乃有此变故。踌思至再，如何措手，勉拟加味补中益气以冀挽回，方用：

野党参五钱 杭白芍五钱 煨天麻七分 土炒白术钱五 紫苏叶钱五 荆芥炭三钱 生黄芪五钱 整广皮七分 白归身二钱 柴胡钱五 炙甘草一钱 升麻五分

此方服后一身大汗，诸病若失，胃气不醒，且疮口转流稠脓，仍用八将纸捻，改方用：

钗石斛四钱 花粉三钱 整广皮七分 西洋参二钱 忍冬藤三钱 阳春砂仁打后下，七分 干寸冬三钱 藿香钱五 甘草一钱 炒稻芽钱五 藕两片

此方连服四剂，疮口仍流清水，肿势满消。仍以八将散掺疮口，止不服药，后约十余日才能完功。

此病本可早好，患者不善调摄，当功亏一篑时几败乘成，思之令人战栗。

陈姓年三十岁鱼尾毒

陈姓男，年三十岁，春间患鱼尾毒，起十余日始邀予治。见右发角漫肿色白，大如寸碟，寒热往来，饮食不进，疼痛夜剧。诊得

两手浮沉，皆缓而无力。知系气亏风湿蕴遏之故。寻思病者正在年力方刚，气何以如此之弱？询病家曾服何药，可将前服过之方逐一示我。于是病家搜罗殆遍所服之方，计有七八纸，非仙方活命饮，即神授卫生汤。方中最伤气者盔沉三钱，陈皮五钱。末后一方略有见识，方用黄芪一钱五，陈皮一钱，沉香八分，虽无大功，亦无大过，予告病家曰：此病气分太亏，非大剂补托不能使毒外发。病家唯唯。疮头贴八将散膏，内服：

生口芪两五钱　角刺钱五　当归三钱　野党参两五钱　白芷钱五　川芎钱五　炙山甲钱五　桔梗三钱　炙乳没钱五　整广皮五分　甘草钱五

方毕，病家询予曰：此方剂颇大，广皮仅用五分，未免太少。予答曰：广皮不可多用，少用顺气，多用破气。且从前广皮服太多矣，致疮头深伏，不能高起。病家点头称是。此方服一剂，次日复邀予诊，见疮头并未起发，大都药力未到，遂照前方倍进。次日又邀予诊，脉象稍见滑数，疮头依然如昨，予诧曰：如此大剂，何肿势仍前不高？令人不解。病家告予曰：昨日先生走后，舍亲某见先生方分两太大，遂改黄芪、党参各一两，今日先生看病状究竟如何？予答曰：昨日果服此方，今日可以刺破。今若此须多迟三两天。病人闻之，请先生开方，当如何便如何，再不信他人话矣。于是拟方用：

生口芪四两　当归一两　桔梗二钱　野党参四两　川芎二钱　炙僵蚕三钱　炙山甲二钱　白芷二钱　甘草三钱

方写毕，嘱病家曰：此方赶服一剂，明日当可刺破。若再游移添减，只可另请高明，予无能为力。病家曰：决弗游移，明日务请先生惠临。此方服后，病人安睡一宵，次早又邀予诊。见病人喜笑自若，阅疮口业见高耸，遂用刀刺破，脓出桃红，约有碗许，疮口插八将散纸捻，内服：

生口芪一两　当归二钱　川芎一钱　野党参一两　忍冬藤四钱　桔梗钱五　土炒白术二钱　橘叶一钱　甘草钱五

此方连服两剂，疮口脓已见少，四围坚肿未消，遂改用：

正号鹿角胶三钱　炙山甲钱五　浙贝母三钱　生口芪七钱　丹参五钱　南花粉三钱　野党参七钱　当归钱五　橘叶钱五　甘草钱五

此方连服三剂，四围坚肿已化，脓水已无，疮口掺地字药膏罩，内服：

野党参五钱　大生地砂仁一钱拌炒，三钱　当归钱五　土炒白术钱五　川芎七分　桔梗钱五　白茯神三钱　杭白芍三钱　甘草一钱　煨姜两片　红枣两枚，炙焦

此方连服三剂，疮口已敛，正气复元，完好如初矣。

此病若不遇予，不定如何结局。

刘姓男子年二十五六鱼尾毒

刘姓男子，年二十五六，夏令患鱼尾毒，起半月余始就予治。见其右发角漫肿色白，根盘不大，寸许见方，按之中空，知系气血亏，毒不外发。询病人曾否延医治过，答曰并未治过。问其从前患何病症，答曰素患失血，春间必犯，计初起至今已五整年矣。于是外贴阳和膏，内服活络和血之品，方用：

秦艽钱五　丹参三钱　橘络七分　当归二钱　煨天麻七分　丝瓜络一段　杭白芍三钱　夜交藤三钱　生口芪钱五　甘草七分

此方连服两剂，无声无臭，遂改方：

生口芪五钱　当归二钱　川芎钱五　炙山甲钱五　丹参三钱　赤芍钱五　角刺钱五　秦艽三钱　川断三钱　白芷钱五　甘草钱五

此方连服两剂，疮头似有脓意，然脓根极深，约有寸许，未便刺破。遂照前方加黄芪五钱，正号鹿角胶二钱，连服三剂，疮头才

觉引手，当用刀刺破，脓出不多，宛如蛋清，约一酒盅，始悟此病挟痰，疮口用八宝提毒纸捻，内服：

制半夏四钱　正号鹿角胶二钱　桔梗二钱　白茯神四钱　生口芪四钱　当归二钱　陈皮一钱　炒白芥子二钱　甘草一钱

此方连服三剂，余肿已消，疮口已流清水，止不服药。惟掺八宝提毒于疮口，数日完功。

白姓小孩鱼尾毒

白姓小孩，左发角患鱼尾毒，起五天即就予治。见其根盘大如鸭卵，色红，扪之灼手，身热脉数，不能消化，外敷金不换，内服：

柴胡一钱　川芎一钱　当归钱五　忍冬藤三钱　浙贝母三钱　白芷一钱　连翘三钱　桔梗一钱　甘草一钱

此方连服两剂，脓头已熟，当即刺破，脓出两盅，用地字药纸捻插入，膏罩，日易三四次，一星期已完好如初。

骆姓年四十外双鱼尾毒

骆姓男子，年四十外，春间患双鱼尾毒，起二十余天始就予治。见其两发角漫肿如桃，坚硬如石，病在少阳、太阳两经，按之不疼，入暮寒热如疟，热退后汗出如雨，形容枯槁，胃纳不佳，外用冲和膏蜜水调敷，内服：

柴胡钱五　川芎钱五　桔梗钱五　淡芩三钱　羌活五分　制川朴钱五　制半夏三钱　橘叶钱五　青蒿五钱　甘草钱五　姜两片　红枣两枚

此方连服两剂，寒热已无，虚汗较前尤甚，且口渴唇干，遂改方用：

生黄芪八钱　川芎一钱　南花粉四钱　浮小麦八钱　煅牡蛎八钱　干寸冬

四钱 柴胡一钱 橘叶一钱 竹叶二钱 棉花子十四粒 红枣两枚

此方连服两剂，虚汗虽减，尚未净，而疮头漫肿如前，又改方法：

生黄芪一两 浙贝母四钱 元参六钱 浮小麦一两 炙山甲二钱 炙僵蚕四钱 煅牡蛎八钱 整广皮一钱 川芎一钱 棉花子十四粒 红枣两枚

此方连服三剂，虚汗已无，疮头渐见高起，稍觉疼痛，然气血内伤不易酿脓，再改方用：

生口芪两五钱 当归二钱 炒丹参四钱 野党参一两 上肉桂丸六分，药汁送下 白芷二钱 土炒白术三钱 赤芍二钱 川芎一钱 白茯神三钱 甘草一钱 夜交藤四钱 桔梗二钱

此方连服两剂，疮头引手，遂用刀刺破左边，脓出不少，用八将纸捻插入疮口，内服：

生口芪两五钱 白归身四钱 川芎一钱 土炒小于术二钱 炙僵蚕四钱 柴胡一钱 野党参两五钱 桔梗二钱 甘草一钱 夜交藤八钱

此方连服两剂，右边亦用刀刺破，脓出与前同，药捻亦与前同，内改方用：

生口芪一两 野党参一两 土炒白术四钱 当归身四钱 紫草四钱 川芎一钱 杭白芍四钱 银胡一钱 甘草一钱

此方连服四剂，精神复旧，两疮口俱流清水，止不服药，惟掺八宝提毒，纸膏罩，不数日平复如初。

马姓年四十二三鱼尾毒

马姓，年四十二三，患鱼尾毒一载有余，总不收口，邀予诊治，见两发角疮疤累累，面色痿黄，日晡潮热，舌干乏液。询知病初起在左发角，蔓延右边，起两月余始破。脓出清稀，从未延医治过，惟向药肆买提毒散、生肌散掺之。此处收功，他处又起，年余

来溃破十数次。从前眠食如常，现在夜不安卧，稍一合眼，即大汗淋漓，饮食无味，四肢乏力，种种虚象，病势如此，不易挽回。回思鱼尾毒乃些些小症，何至如此凶恶？乃告病家曰：病本小症，决不至死。然病久正伤，不敢准有把握。予惟尽心设法，以俟转机。于是疮口掺八将散，纸膏罩，内服：

生黄芪皮七钱 浮小麦五钱 青蒿三钱 鲜石斛三钱 煅牡蛎五钱 地骨皮三钱 西洋参三钱 合欢花钱五 干寸冬三钱 甘草一钱 棉花子十四粒 红枣两枚

此方连服两剂，潮热已退，虚汗已无，晚上亦能安卧，惟肚腹疠痛，痛剧自汗，遂改方用：

生黄芪六钱 上肉桂丸六分，药汁送下 饴糖二钱 杭白芍四钱 甘草一钱 姜两片 红枣两枚

此方服一剂，腹痛已好，外疡脓头渐向下套，遂用刀刺破，流出花脓不少，病者精神大有起色，饮食加增，疮口插八将散纸捻，内服：

野党参四钱 大生地砂仁拌炒，六钱 杭白芍四钱 土炒白术二钱 川芎一钱 桔梗一钱 白茯神四钱 当归二钱 炙甘草一钱 姜两片 红枣两枚

此方连服十余剂，疮口已流清水，不用纸捻，惟掺八将散，纸膏罩，内不服药。又十余日完好如初。

黑姓童年五岁痰毒

黑姓小儿，年五岁，夏天患痰毒两处，起五天即就予治。见其左右两耳根后结毒两处，大如桃杏，按之坚硬，身热脉数，势将造脓，疮头贴八将散膏，内服用：

生黄芪二钱 川芎一钱 当归钱五 炙山甲八分 柴胡八分 白芷七分 角刺一钱 桔梗一钱 甘草一钱 银花二钱 自穿蚕茧两枚

此方连服两剂，又就予治，按之两处脓头均熟，遂用刀分别刺破，脓出花红不少。当插八将纸捻，膏罩，内服：

生黄芪钱五　当归钱五　连翘三钱　柴胡七分　赤芍钱五　桔梗七分　川芎五分　忍冬藤三钱　甘草一钱

此方连服两剂，疮口脓水无多，不用纸捻，用八将散掺于疮口，数日完功。

高童年八岁托腮

高童，年八岁，夏间右颌患托腮，根盘大如鸡卵，坚结异常，微寒微热，色不变，起十余日始就予治，予睹此情形，外贴化坚膏，内服：

炙僵蚕三钱　元参五钱　葛根钱五　炒大力子三钱　白芷钱五　桔梗钱五　浙贝母三钱　升麻五分　甘草一钱

此方连服两剂，根盘见消，寒热已去，遂仿前方加减，连服五剂而消。

花姓周岁女孩耳根毒

花姓女孩，年周岁，夏天患耳根毒颇重，就予诊时已八九日矣。见其根盘大如手掌，前连耳门，后牵发角，紫红光亮，当用刀刺破，脓出茶碗许，肿势旋消，形神颇软，疮口亦插八将纸捻，内服方用：

生黄芪七钱　当归三钱　黑栀皮三钱　柴胡钱五　桑叶三钱　杭白芍五钱　竹茹五钱　白芷钱五　甘草钱五

上水煎，母女同服。

此方服两剂，疮口已流清水，收功在即。乃小孩夜受寒凉，鼻塞声重，干呛音嘶，遂改方用：

紫苏叶一钱 浮萍草一钱 野党参二钱 杏仁一钱 桔梗七分 白茯苓钱五 前胡一钱 制半夏一钱 陈皮六分 甘草一钱 姜两片

此方服一剂，咳呛、声重、鼻塞均愈，又转泄泻，日夜十数次，专邀余诊。见其形神委顿，迥不如昨，指纹已透气关，非寻常泄泻可比。此脾土大伤，恐酿慢惊风症，遂改方大健脾土，用：

土炒于术二钱 山药四钱 炒扁豆三钱 芡实四钱 炒薏仁米四钱 泽泻钱五 茯苓三钱 紫蔻仁一钱 车前子布包，三钱 上肉桂面冲，三分 甘草七分 姜两片

此方速服两剂，泄泻已愈，形神仍不见强，且不甚吮乳，遂嘱其父买八珍糕喂服，或开水泡服，不必服药。嗣五六日后因病女之兄大腿流注，邀予诊治，见前病女已跳跃如常，疮口早已平复。

满姓童年七岁耳疳

满姓童，年七岁，患耳疳，邀予诊治。见两耳窍脓水淋漓，半系血汤，耳轮四围焮肿，疼痛呼号，昼夜不已。询知自襁褓时啼哭，热泪流入窍门，频年不愈，忽轻忽重。此次误食海鱼并虾蟹等物，是以发之甚重。耳窍用棉花沾干，吹耳疳散，四围用如意散麻油调敷，内服方用：

夏枯草二钱 甘菊二钱 桑叶三钱 柴胡一钱 连翘二钱 元参三钱 胡连钱五 黑栀皮二钱 甘草一钱 竹叶二钱

此方连服两剂，疼痛见减，焮肿已消，惟添少腹拧痛，似痢非痢，日夜五六次，小溲短赤，遂改方用：

吴萸二分，炒 川连一钱 制川朴一钱 炮姜炭五分 椰炭钱五 南楂炭二钱 杭白芍三分 甘草一钱 神曲炭二钱 煨木香八分

此方连服两剂，腹痛除，痢疾止，耳疳亦大见功效。病家谓予曰：先生能将耳疳除根否？予曰：除根固不易。府上深信予治，便

有法想。病家复问：此病究因何故？予曰：先天不足。病家点首称是，坚请立方。予勉从其请，方用：

大熟地五钱 枸杞果三钱 黄菊花钱五 制首乌三钱 潼沙苑三钱 杭白芍三钱 桑葚子三钱 甜玉竹三钱 丹皮钱五 九节菖蒲七分

此方服十剂后，病家复邀予诊。见耳疳已霍然无恙，第两耳失聪，浑如木偶，病家虽甚喜欢，总嫌美中不足，坚请予设法。予曰不难，嘱速买台麝一分，将香灌入葱管，葱管上边留节长仅寸许，下边用棉花塞往，红衣线轻轻扎之，塞入耳窍，线头留在外边，嘱间日一换，六七换后必能全愈。内服方照前方，弗更再服。十剂后即照方十剂配丸药缓缓图功。如是年余，汤药约百余剂，丸药配六七料。盖病家急于奏效，两路夹攻，竟能如愿以偿，耳疳从此不发，听闻与平人无异。

张小孩鱼尾毒

张姓小孩，左耳后患鱼尾毒六日，就予诊治。按之坚硬，脉数且滑，势将造脓，外贴三黄散膏，内进：

角刺钱五 连翘三钱 赤芍二钱 桔梗一钱 忍冬花三钱 甘草一钱 白芷八分 瓜蒌根二钱 自穿蚕茧一枚

此服两剂，用刀刺溃，流脓杯许，升丹纸捻插入，日两易，内去角刺，又服一剂，不数日已流清水，疮口稍掺升丹，纸膏罩之，又两日收功。

此本小病，毋须载人，因近时患此症甚多，医者每执左为夭疽，右为锐毒，杂药乱投，每有误事，故略录一二，俾学者有所考镜。夫果夭疽锐毒，即偏脑疽之极重者，岂可并论。

刘姓童十二三岁双鱼尾毒

刘姓小孩，十二三岁，两耳后各患鱼尾毒一枚，始起寒热交加，就予诊治，予用荆防败毒散加僵蚕、贝母、金银花，服两剂势将造脓，改用角刺、黄芪、桔梗、白芷、连翘、花粉、甘草等，服一剂后，疮头高耸，同时刺溃出脓两杯，仍用前方去角刺，加乳没各五分，银花等服之，亦用升丹拈纸捻插入，日两易。如此四五日脓净，第流清水，遂去捻，用升丹少许掺疮口，二三日收功。

陆姓妇年五十外鬓疽

鬓疽。陆姓妇，年五十外，左鬓生疽，形同蜂房，发热疼痛，第七日邀予诊治。见疮头平塌，并不高耸，用手挤之仅流紫血。告病人曰：此系胆与三焦相火内炽，须耐心静养，方可无虞。外掺青九一丹，内服菊花、柴胡、杭白芍、细生地、炒山栀、丹皮、桑叶、连翘、甘草等，两服后疮口渐有脓意，改用疽药掺之，内服仍照昨方，如此六七日，腐肉渐净，新肉已生，重用青九一丹掺之，内服：

菊花炭三钱　元参三钱　桑叶三钱　山栀钱五　丹皮钱五　当归钱五　钩藤三钱　甘草一钱

此方服二三剂病痊。

此症始终清胆与三焦相火，未服一毫补托，十数日告痊。要知清之即寓补之意也。

前署霸州徐赞廷太夫人鬓疽

前署霸州徐赞延之母，秋间鬓上生疽，起五六日即邀予治。见其患处长二寸许，宽六七分，色兼紫黯，惟流黄水，无脓，发热，疼痛夜甚。疮口掺疽药，内服桑叶、菊花、柴胡、丹皮、当归、川芎、黄芩、山栀、甘草，服两剂紫黯色转红活，疮口仍掺疽药，内服亦照昨方又两剂，疮头腐肉渐去，改掺青九一丹，以玉红膏罩之。如此又八九日，才能结痂，起至落痂几及一月。

陈理堂耳疔

陈理堂，春间患耳疔，先请里中杨某治之，服表解药，痛势转剧，乃邀予治。见其耳窍肿塞，难容一线，窍外露出疔头，如绿豆大一粒，碰之鲜血迸流，身热灼手，此系肝肾郁火，用羚羊片、元参、桑叶、川连、黄柏、山栀、胆草、芦荟、甘草、黛拌灯心，两剂痛止热去，再宗前方进退，两剂而愈。耳窍始终不可吹药，盖耳窍有开无阖，万不可吹药也。

按：肾开窍于耳，肝寄之此，病责在肝肾，治法一定道理。

业师唐静研夫子耳轮潦泡

业师唐静研夫子，秋间忽耳轮边上骤起潦泡，流黄水，疼痛刺心，发热不食，命舆相邀。予即往看，夫子神色燥烦，懒与人谭，坐榻床上，惟呼疼闹难受，予用方：

羚羊片二钱 芦荟钱五 龙胆草二钱 黄芩三钱 炒山栀三钱 菊花五钱 桑叶三钱 细生地四钱 杭白芍三钱 甘草钱五 竹叶三钱

外用敷药：

上青黛五分 黄柏三分 煅中白三分 梅片一分 菊花炙炭，五分

共研细末，香油调上，次日即愈。

此病责重肝胆，内服外敷均从此着意。

周姓童耳疳

周姓小孩，夏令患耳疳，第流黄水。向药肆买面药吹之，即肿

痛连及耳门，前后各结一核。发热，日夜呼号，第五日就予诊视。询其原委，切嘱万不可以药肆药吹之。见指纹直透命关，见两结核隐露青紫，知其毒已内陷，辞不能治。其父哀求至再，免用清心牛黄丸与服，次日即毙。

凡外症见紫青色，均不能治。惟蜒蝣毒虽青紫无妨，缘其病之本色，不可执一。

史大令次公子耳根毒

史大令之次公子，冬间耳根忽结核焮肿，第三日邀予诊治。见根盘大如鸭卵，色微红，内服羚羊片、钩藤、丹皮、桑叶、象贝、桔梗、炒山栀、元参、连翘、甘草，外敷：

月黄三分 腰黄五分 台麝一分 银朱二分 蟾酥二分 梅片一分

共研细末，白蜜调敷，四五日即消。

骨槽风

骨槽风症，大都初患牙痈或穿腮痈，本风热侵于腮颐，骨骱当红肿疼痛，时患者喜喝凉水，或喜吸凉风，医者亦喜用凉药，遂致气血冰凝，内风与外风勾结，内风欲出不出，外风欲人不入，日久内外溃穿，脓出腥秽，经年累月不痊，致内生多骨者有之，日晡潮热，牙关牵强，妨于开合，饮食少思，渐成痨瘵者有之。

看法

骨槽风初起牙关不紧，牙龈肿，外腮不肿，即肿亦高耸，起居便利，疼痛有时，容易成脓，出脓后脓不臭稀，外肿旋消者顺；初起牙关紧急，寒热往来，外腮肿并不高，皮色不变，成脓不易，疼痛夜剧，出脓后脓极腥稀，日哺潮热，饮食不思，面色枯白者逆。

治法

初起牙关不紧，疼痛有时，外腮不肿，或外腮焮肿，可用轻清化解，如牛蒡、薄荷、僵蚕、连翘、桔梗、山栀、桑叶、菊花、甘草等散其浮邪，外用如意散葱蜜调敷。如初起牙关发紧，皮色不变，寒热往来，可用葛根、白芷、细辛、防风、升麻，如不奏功，可用阳和汤减半进之。服此方后牙关松利，满身松快，可连服三五剂或十数剂。如果形势见消，即连服四五十剂，以愈为度。如疮已溃破，可用地字药纸捻插入。若内外溃破，可用乳没、血竭、当归、红花、细辛、僵蚕、台麝等各等分内吹外掺，如溃久不痊，内生多骨，可用推车散掺之，或蓖麻子、明雄、麝香三味研烂涂之，多骨自脱。溃后服药，当以八珍散为主，加细辛、僵蚕搜剔骨缝风邪。

治验

男二十五骨槽风

男子年二十五岁，秋间患骨槽风，起月余即就予治。见其牙关发紧，形寒身热，颊车连腮漫肿，色白不疼，惟觉酸楚，外用冲和膏干醋敷，内服：

细辛五分　葛根钱五　秦艽三钱　炙僵蚕三钱　白芷钱五　桔梗三钱　薄

荷叶后下，一钱 升麻五分 荆芥穗三钱 甘草一钱 葱白三寸，引

此方连服两剂，牙关松利，寒热已无，遂改与阳和汤减半与服，方用：

大熟地麻黄三分同打，五钱 炒白芥子钱五 炮姜炭三分 正号鹿角胶钱五 炙僵蚕三钱 桔梗钱五 细辛三分 上肉桂丸药汁送下，五分 白芷钱五 甘草一钱

此方连服四剂，牙关较前更加松利，遂照前方倍进，服后毫无变故，遂改方：

大熟地麻黄五分同打，一两 上肉桂丸药汁送下，一钱 炙僵蚕五分 正号鹿角胶三钱 炮姜炭五分 甘草钱五 炒白芥子三钱 细辛五分

此方连服十剂，病人已觉全愈，第腮频根盘尚未去，嘱其再服十剂，无后患矣。病人深信予言，遂照服两月。病人专诚到寓谢曰：仆病不遇先生，虽不致丧命，难免吃一场大亏。

按：此病本风湿化痰，侵于骨骱，若不用温药，焉能祛其病根？

苏姓年四十上下骨槽风

苏姓，年四十上下，患骨槽风已两载多，夏令来医院就予诊治。见其右颊车骨上至耳根下及腮颏如覆掌一条，有数孔，脓水频流，其味臭秽不堪，嘱其远站天蓬外，不然他病人皆掩鼻远离。予亲诣天蓬外为其反覆按摩，细视知其内有多骨。然疮口数孔均如豆大，无法取之，外掺青九一丹，以玉红膏摊纸罩之，内服：

细辛五分 炙僵蚕三钱 防风钱五 白芷钱五 骨碎补三钱 黄芪五钱 党参五钱 炒白术钱五

此补正搜风法，连服五剂，毫无动静，改用：

鹿角胶三钱 麻黄五分 大熟地五钱 肉桂一钱 白芥子三钱 炮姜一钱

细辛五分 炙僵蚕五钱 骨碎补五钱

连服五六剂，亦无动静，嗣用：

蓖麻子二十一粒 明雄黄钱五 真台麝二分

共打烂涂在疮口，纸膏罩之，内服：

细辛五分 炙僵蚕三钱 白芷钱五 党参五钱 黄芪三钱 鹿角霜三钱 炮姜一钱 炒白术钱五 白介子三钱 桂枝钱五

此方连服三剂，颊车骨上脱下多骨，长三寸半，宽寸半，厚六七分一块，于是改服：

党参五钱 炙芪五钱 细辛五分 炒白术二钱 当归二钱 茯神三钱 甘草钱五

此方连服四剂，疮口已收敛完好，惟较左颊略瘪耳。

按：此症系颊车痈毒，溃后经风，臭脓结成多骨，非真骨槽风也。所以每方必用细辛二分、僵蚕三钱搜剔骨缝风邪也。

马姓妇年三十五六骨槽风

马姓妇人，年三十五六，患骨槽风二年多，来就予治。见其左颊车骨漫肿一条，如大羹匙一只覆于颊上，色白，牙关不能开合，饮食艰苦异常，此风痰凝结阴症也。外用：白芥子、肉桂、干姜、生半夏等研碎醋调敷上。

内服：

鹿角胶 麻黄 炮姜 白芥子 肉桂 大熟地 细辛 防风 炙僵蚕 白芷

连服五六剂，牙关稍觉活动，又用前方服五六剂，牙关较前更好，惟连服温剂，喉间稍痛，嘱停弗服，外贴阳和解凝膏，嗣照前方间日一服，约三十多剂，其病若失。

按：此病始终一方，卒能奏功，所以立方用药贵有主见。

张右年三十一二牙齿肿痛

张右，年三十一二岁，夏间牙齿肿痛，请里中某医治之，服清胃汤，牙顿愈。嗣后屡发，屡服前方辄效，如是一二年。忽冬间牙发痛极肿甚，外腮及颊车一带浮肿不堪，始邀予治。见其腮颊肿而微红，两目合缝，询其从前所服何药，乃将前方与视，并照从前牙发，此方一服辄效，今愈服愈剧。予曰：彼一时此一时也，身体强弱与前不同，致病原委与前不同，所以前效今不效也。病家曰：先生此系何病？予曰：就从前病情而论，确系风热，因过服寒凉，风邪遏而不发，致有今日。凡风邪总须透解或疏化，予乃用桑叶、菊花、牛蒡、荆芥穗、薄荷、桔梗、炒山栀、连翘、甘草等，服后肿势稍减，又两剂而消。

按：此症若再服寒凉，外腮颊车定必结肿成疡，溃后自不小心，或经风邪，必成骨槽风症。再臭秽不净，结成多骨，由小而大，类多如此。故曰：医之用药，如将之用兵。若果医理精通，闻一知十，一旦使之将兵，断不致束手无策，徒唤奈何也。

此说未免自夸，若在军营阅历十年斯可矣，否则恐亦无益。

男子年二十四五骨槽风

男子年二十四五，右腮患骨槽风症，来医院就诊。见外腮有两孔，脓水频流，并不甚肿。据述始患牙痛，经人医治愈后忽外腮浮肿，嗣里外溃破，日久牙痛与外腮似同一气，牙上流脓，外腮稍好，牙不流脓，外腮较重。有时外流脓里不流脓，有时里流脓外不流脓，有时同流脓，有时同不流脓，如此三四年，受累无穷。予曰：此病不可着急，容予慢慢设法。初次外用贝甲散掺疮口，以膏贴之，内服细辛、白芷、防风、炙僵蚕、粉葛、骨碎补等先散阳明浮风，两剂毫无动静，外改掺青九一丹，内服仍用前方，如此六七日，脓水渐多且浮肿，患者以为病势变重，似甚着急，予曰：此风邪渐欲外出，乃吉兆。外仍用青九一丹，内改用阳和汤加细辛、白芷、防风、僵蚕、骨碎补等，如此六七服，肿已消，脓已少，仍用前阳和汤方加黄芪、党参助正逐耶，三四服诸病全愈，惟疮口脓水总未净，予意曰：久必生多骨，乃用蜣螂虫、干姜、明雄黄、台麝等研面，用米饭打和，做成条插入疮口，如此十数日，疮口出米大多骨三四块，不三四日即收功，从此永无患矣。

按：此病虽无性命之忧，却有终身之累，彼深信予治，予得以施其伎俩，若朝秦暮楚，那得脱累？

张戟门观察之大少夫人骨槽风

张戟门观察之大儿媳，乃冀州牛蔼如州尊之令嫒。三四月间女住母家，时右耳后颊车骨侧患风温痰毒，其时适怀孕四五月，药本难投，欲邀予往治。适医院忙碌，未能赴召，遂邀冀州某医治之，不免杂药纷投，寒热互进，遂致溃破，脓水频流，肿亦不化。至七月初间返津，乃邀予诊。见其肿处根盘并不大，恍如鸡卵，疮口有两孔，脓亦不多，牙关不能开合，皮色不变，此过用寒凉外敷内服，本小病业变为骨槽风症，非服阳和不能奏功。好在分娩不远，当告以分娩后方可设法。遂外上青九一丹，内不服药，间日一阅，约十数次，虽不加患，亦不见功。至中秋后一日分娩，次日即邀予诊。予曰：现在毋须服药，最稳当生化汤服一二剂，又迟七八日，予曰：此时可进阳和汤矣。主家深信不疑，连三服，疮口脱出多骨一块，如鹅毛管样，又两剂疮消脓净，已收口矣。

按：此戟门观察深信予言，方可如期奏绩。设游移莫定，昨李今张，虽无妨碍，断不能如此之速。

陆姓妇年三十外左项肿

陆姓妇，年三十外，春间左项忽然焮肿，寒热频随，第三日乃邀予诊。见其仰卧床上，不能动转俯仰，询之喉间亦痛，红肿牵及肩膊。此风热症，外用如意散，用芙蓉叶打汁调敷，内服荆芥、牛蒡子、桔梗、象贝、紫马勃、连翘、炙僵蚕、薄荷、甘草煎服，后略得微汗，次日又邀予治，仍用昨方连三剂，红肿已减大半，惟疮头有洋钱大，红肿不退，且按之微微引手，知欲造脓，遂用透脓散加桔梗、银花服之，次日刺破，外用升丹纸捻上之，不数日收功。

男子年三十上下右项肿

男子，年约三十上下，春间右项焮肿，寒热交加，遂就予治。见其结核根盘并不甚大，惟肿势蔓延，连及肩胛、胸膺一带，有似赤游风之象，外用尿坛内砖磨水笔扫外，用大青叶、连翘、象贝、牛蒡子、马勃、桔梗、忍冬花、甘草等两剂，毫无动静，肿势蔓延，稍停仍用尿砖再磨再扫，改服普济消毒饮，服后诸病悉减，不用敷扫，仅用元参、花粉、桔梗、射干、马勃、贝母、甘草、竹叶煎服即消。

男子年四十外左项结肿

男子年四十外，夏间颈项忽结肿色白，不能转侧俯仰，形寒身热，来就予治，外用金黄散葱汁调敷，内服：

荆芥穗二钱　桔梗一钱　象贝切，三钱　羌独活七分　炙僵蚕三钱　炒牛蒡子研，三钱　前柴胡一钱　连翘三钱　甘草一钱

两剂消释。

男子右项结肿

男子秋间右项结肿，始起即就予治。见其根盘大如手掌，推之活动，形寒形热，予用金黄散菊叶汁调敷，内服荆防败毒散加炙僵蚕，服两剂发热已去，坚肿不消，再用方加牛蒡子两剂，根盘反日渐散大，且加寒热，势将造脓，乃用角刺、连翘、当归、桔梗、牛蒡子、象贝母、花粉、白芷、甘草等两剂，头已高尖，用火针刺破，外用升丹捻，内进：

黄芪三钱 瓜蒌根三钱 象贝母三钱 连翘二钱 桔梗七分 橘红五分 白芷八分 甘草六分

此方服两剂，脓净肿消，仅流清水，仍掺升丹，罩纸膏，不数日结痂而愈。

按：以上数症均生项间，轻名颈痈，重名蟠颈痈，均阳症，易成易愈。

口舌、唇齿、牙龈

舌为心苗，口属土唇，上脾下胃。齿骨之余，然五脏六腑均系焉，均有虚火实火之分，风火风寒之别，如走马疳系痧痘后或疟痢后余邪未净而成，最为凶险，先由牙龈腐烂，渐次腮颐浮肿，色变紫黑，随即泻开，如走马之速故名。至烂牙疳系胃热，牙痈系风热，亦有兼胃热者。齿痛有风痛、火痛、有虫蛀痛。唇疽、唇风均系脾胃风热。糜口疳、雪口疳小儿多患，此症有吮大人热乳，有裹扎太热，肺胃受热逼而成，各按其因而治之。又有舔唇疳，系风湿侵脾胃而成，初觉嘴唇干燥，频以舌舔，故名。又有齿衄，牙缝无端流血，成盆盈碗，亦有起如烂牙疳，大都心胃火炽甚使然，烂牙疳、牙龈腐烂亦系胃热，此两病妇女殊多。

治验

某小孩三岁痧后走马

小孩三岁，患走马疳，就予看时偏左牙龈腐烂，味极臭秽，腮颐浮肿，连及眼胞皆然。询之一月前曾患痧症内热，脉沉数，便闭溺赤，外上金枣散，内服：

生军二钱 犀角剉末冲服，五分 枯芩钱五 石膏三钱 连翘三钱 炒山栀二钱 肥知母一钱 金银花三钱 甘草一钱 鲜苇根一两

此方服一剂，毫无动静，大小解均无，想药未能照服之故，询之果然，因小孩哭闹，仅服一匙，故无效，乃改方：

犀角片剉末兑服，五分 大黄二钱 生石膏用薄荷叶五分同打，四钱 细川连去芦，切，四钱 丹皮钱五 连翘二钱 车前子布包，三钱 金银花二钱 甘草一钱 枯芩钱五 鲜苇根一两

此方嘱服一剂，必须慢慢灌下，明日大解热退还可救，否则不可挽回矣。次日又来就诊，大小便已通，内热已解，腮颐浮肿渐消，碎腐处臭味稍减，仍吹金枣散，内改方：

生石膏三钱 瓜蒌根二钱 连翘二钱 肥知母一钱 金银花钱五 枯芩一钱 丹皮钱五 人中黄五分 苇根一两 竹叶十片

此方连服两剂，牙龈碎烂已长新肉，臭味顿除，内不服药，改吹犀黄散，二三日霍然。

按：此走马府重症，幸腮颐未发紫黑，尚可挽回，如已紫黑，毒入心则无能为矣。

周岁小孩泻后走马疳

小儿才一周，初患水泻，泻止牙龈碎腐，初仅豆大，全不介意。乃父向予告知病情，讨吹药。予给青吹药，越日又来讨药，言不见效，且嘴唇浮肿。予告之曰：恐患走马疳，上紧医治，迟则蔓延不可收拾。彼颇不信，仍讨药而去。越两日始将小孩抱来就诊，见其唇及腮颐俱浮肿不堪，按之木硬，且色均紫黯，神疲面白，身热啼哭不休。予告其父曰：病已晚矣，无法挽回，可另请别位看看，其父坚请设法，不得已勉用金枣散吹破烂，内服：

犀角片五分 枯黄芩钱五 瓜蒌根三钱 生石膏四钱 肥知母钱五 丹皮二钱 连翘三钱 炒山栀三钱 忍冬花二钱 人中黄一钱 鲜苇根一两 绿豆衣钱五

此方服一剂，次早又来就治，见其神色病情似乎轻减，然船小载重，正不敌邪奈何，仍吹金枣散，内改方二,一煎汤煮粥，一煎服，内服方：

犀角片先煎，五分 瓜蒌根三钱 丹皮钱五 细川连四钱 忍冬藤三钱 知母钱五 连翘二钱 人中黄一钱 桔梗一钱 鲜苇根一两

煎粥方：

另直人参三钱 云茯苓四钱 土炒白术二钱 炙草一钱 红枣五枚 檀香丝拌炒稻芽二钱

上水两碗，煎好去渣，入香稻米一撮，熬成稀粥，接补胃气，此即《金鉴》人参茯苓粥方。一面吃粥，前汤药匀作三四次慢慢灌下。次日又来就诊，神色固好，腮颐浮肿已渐消，腐烂亦不延开，斯时上唇已烂去一半，仍吃茯苓粥，仍吹金枣散，内改方：

鲜苇根六钱 带心大麦冬三钱 紫马勃布包，一钱 煅石膏二钱 瓜蒌根三钱 人中黄八分 丹皮钱五 桔梗八分 忍冬藤二钱 绿豆衣钱五

此方嘱服两剂，越日又来就诊，诸病已去，惟嘴唇烂去一条，

不能完善。烂处改上犀黄散，数日全愈。后见已成豁嘴，仅深三四分，阔二分。

按：此名走马疳，乃死里逃生，治稍大意，万无生望。

同事侯俊甫义女两周岁走马牙疳

同事侯俊甫之义女，两周岁，始由上牙龈碎腐，味稍臭秽，继延上唇浮肿，亦渐腐烂，色紫黯，身热灼手，邀予往诊，见病情如此，且大解不通，外吹金枣散，内服：

生军二钱　石膏三钱　肥知母钱五　黄芩钱五　连翘二钱　金银花三钱　桔梗八分　炒山栀二钱　甘草一钱　鲜苇根一两

此方服一剂，大解已通，身热亦退，惟不思纳谷，昼夜号哭，肿势不消，仍吹金枣散，内服：

煅石膏四钱　元参三钱　金银花二钱　瓜蒌根二钱　丹皮钱五　连翘二钱　人中黄一钱　鲜苇根五钱　竹叶十片

此方服一剂，肿势不消，反身热如炽，杳不思纳，胃气已伤，予欲备人参茯苓粥接补胃气，彼家以为女孩不必费如许周折，嗣越两三日而殁。

按：此亦走马疳症。

男子牙痛

男子素患牙痛，痛甚腮间发肿，即不痛矣。是年春季，牙痛经月，腮间肿甚，痛仍不停，就予诊治，见其腮肿色红，且微寒微热，牙痛处龈肿如棋子，大者两三处，刺之惟血无脓，以青吹口药上之，内服：

生石膏薄荷五分同打，四钱　丹皮二钱　枯芩二钱　细生地四钱　连翘三钱　炒山栀三钱　粉葛根一钱　桔梗一钱　甘草一钱此方连服两剂，诸病霍然。

按：此牙痛症，系风热内侵。

妇人牙痛

妇人素患牙痛，发时省夜呼号，腮颐浮肿，人亦寒热，有三四日愈者，有六七日愈者，从未经治。一年夏季发甚重，不但疼痛呼号，两三日杳不纳谷，就予诊治，见牙龈痛处已有头如桃核，刺之流脓少许，外抹青吹药，内服：

煅石膏三钱　枯黄芩钱五　丹皮钱五　桔梗八分　连翘三钱　炒山栀三钱　瓜蒌根三钱　甘草一钱　鲜苇根一两

此方服两剂，诸病霍然。

按：此亦牙痛症。

男子年六旬外牙痛

男子年六十外，常患牙痛，初起年二三发，厥后年四五发，已三十多年矣。发时牙龈胀痛，三四日自溃，稍流脓血，次日即愈，习惯自然，全不介意。此次发之甚重，牙龈虽溃破，而肿不消，疼不止，且时寒时热。就予诊治，细视肿痛处，似乎如桃核大高起，按之石硬，似系多骨。反复踌思，如谓多骨，刚溃两三日断无如此之易；谓非多骨，然病状如此，殊属不解。乃从高肿处用刀刺开，距自破疮口四五分，扪之果系多骨，但推摇不动，只得服药数剂，看其光景如何，再行设法，方用：

生黄芪防风一钱拌炒，三钱　炒白术二钱　白茯神四钱　骨碎补四钱　炙升麻五分　地骨皮二钱　潞党参四钱　归身三钱　甘草一钱　大熟地砂仁拌炒，六钱　姜两片　红枣三枚

此方嘱服四剂，又就予诊，其突出之多骨已觉活动，随即取出

其根尚沾住牙龈，撜下时稍有血流，外上犀黄散，内服：

骨碎补六钱 生黄芪防风一钱拌炒，三钱 制首乌三钱 金石斛三钱 枸杞果三钱 炙僵蚕二钱 大麦冬四钱 大熟地砂仁拌炒，七钱 细辛二分 象牙屑三钱

此方三剂，诸病霍然。年余遇此人于途，询其病状，答多骨落后，至今未发。此症亦系牙痈，又名牙漏，世人病状变化多端，仅恃几部医书奚济。

按：此病系肾虚，齿缝不密，风邪里袭，兼有胃热而成。

小儿雪口疳

小儿患雪口疳，下唇舌上遍起白点如雪故名。刚满月，患此不能吮乳，急邀予治。见此病状，询有雪水否，曰无，乃用蔷薇花根少许洗净泡水，乘温以青布沾水裹指上擦之，擦后用冰硼散吹之，稍停可吮乳矣。

此雪口疳，顶好用三九天雪水擦之。

此病属胎热，亦有吮热乳而得者，须仔细辨之。

小儿糜口疳

小儿三岁，患糜口疳，嘴唇舌尖破碎如粟粒，有数十处，不能吮乳，身热灼手，口干，唇焦，便闭，邀予诊治。见其病情系肺胃积热，用凉膈散内服，外吹冰硼散。

枯黄芩钱五 连翘三钱 生石膏三钱 薄荷叶后下，五分 炒山栀二钱 元明粉冲，一钱 生军二钱 甘草一钱 竹叶一片

此方服一剂，泻两次。次早邀予，见其病情均减，仍吹冰硼散，内改方：

丹皮钱五 枯黄芩钱五 金银花二钱 鲜芦根五钱 煅石膏三钱 连翘二

钱 肥知母钱五 甘草一钱 竹叶五片

此方服两剂，诸病霍然。

此名糜口疳，糜者，烂也，即称烂口疳亦可。系肺胃积热而成。

张戟门观察之五公子牙疳

张戟门观察之五公子，始自牙龈碎腐，继嘴唇里面及舌尖亦碎腐几处，味极臭秽，邀予诊治。见其身热脉沉，外吹青吹药，内服凉隔散：

生军二钱 黄芩钱五 连翘二钱 元明粉冲，一钱 薄荷叶后入，七分石膏四钱 甘草一钱 炒山栀三钱 竹叶十片

此方服一剂，次日又邀予诊，病势诸减，仍吹青吹药，内改方：

苇根五钱 连翘钱五 桔梗一钱 瓜蒌根二钱 丹皮二钱 象贝母钱五知母钱五 黄芩钱五 甘草七分 竹叶十片

此方服两剂，诸病霍然。

按：此亦名糜口疳，服凉隔散效验异常。

男子唇风

男子上唇浮肿，木痛微痒，七八日不痊，就予诊治，用：

荆芥穗二钱 防风二钱 瓜蒌根三钱 葛根钱五 桔梗钱五 苏薄荷叶后入，一钱 白芷一钱 甘草一钱 鲜芫荽三钱

此方服一剂，次日又来就治，见肿势已消其半，照此方又服一剂而愈。

按：此名唇风，系风侵脾肺两经，与疔疽大有分别。

男子舔唇疳

又一男子，两嘴唇始觉干燥，频以舌舔，初不介意，渐至两唇裂缝，稍觉疼痛，舌舔润稍解，经一二月，亦无大害，就予诊治，乃用：

川五倍子五分 石膏一钱 白芷五分

上研细末，用人乳汁调上，睡卧片时落去，再上再睡，如此六七日即愈。

按：此名舔唇疳，系风湿侵脾胃而成。

妇人牙衄

又一妇人，年二十四五，始患烂牙疳，继则牙缝流血，初尚可，殆后日甚一日，血流去数碗，人已困惫，始邀予诊。见其病情如此，颇费踌躇，嗣想得一法，两方并进，一辅正气，一凉心胃之血，辅正方：

党参五钱 生黄芪七钱 炒白术三钱 炙草三钱 茯苓四钱 归身五钱 红枣五枚

此方煎三大碗当茶，一日饮尽。

鲜苇根一两 枯芩四钱 丹皮三钱 连翘四钱 细川连一钱 肥知母二钱 酒军五钱 瓜蒌根四钱 甘草二钱 生石膏七钱 竹叶二十片

此方服一剂，次早又邀予治，见神色较昨稍好，药后大解两次，牙缝血已不流，仍用前辅正方煎好当茶，此方改易：

丹皮二钱 连翘三钱 忍冬花三钱 知母二钱 煅石膏四钱 炒山栀三钱 瓜蒌根四钱 甘草一钱 鲜苇根一两

此方服一剂，又邀予诊，见已愈八九，精神有颇起色，嘱照此方再服一剂，辅正方弗服。

此名牙衄，系心肺胃热极，迫血妄行。

按：此病不用辅正，徒服凉药，恐胃气败坏，不能醒复，用意在此。

妇人年三十外烂牙疳

妇人年三十外，患烂牙疳匝月，自买桐油抹之，又以大蓟炭抹之，均无效，就予诊治，乃用金枣散少许抹之，内服：

鲜苇根一两　丹皮二钱　肥知母二钱　酒军三钱　石膏四钱　连翘三钱　瓜蒌根三钱　黄芩二钱　甘草钱五

此方连服三剂而愈。

舌疳

夫舌为心苗，心为君主之官，不易受病，亦不能受病。或其人平日肝火鸱张，拂意则与人揪闹撕打，无所不为，久久肝伤，累及其子。盖肝为心母，母伤累子，理固然也。又有恒遇拂意事，抑郁伤肝，累及其子者。又有平素阨塞，忽遇意外之荣，一旦喜开心花，无几又遭困阨，顺境转为逆途，悲欢离合纷至沓来，心为君主，能受如许折磨？故成为舌疳败症。初起亦似痰核，如棋子大，在舌左右或正中，经年累月，遂渐肿大，恍如巉岩，稜峋杂凸，不能饮食言语。从此将死生付诸度外，怡情自适，或可苟延岁月。但患此病者，平日性多好胜，且极高傲，心亦狭窄，诸事想不开，所以百无一生，较妇人乳岩尤甚。多则二三年，少则一半年。古人虽有数方，亦不过尽人事而已。

治验

瞿姓男三十外舌疳

瞿姓男子，年三十外，患舌疳，起已五月，邀予诊治。见其舌短缩，不能伸出口外，半截舌肿，按之肿处巉凸棱峋，与溃破乳岩无异，惟未溃破，托予友介绍包治，予摇首曰：实无法想。坚欲求方，勉拟逍遥散加减：

当归三钱　炒白术钱五　枯芩钱五　杭芍二钱　柴胡七分　甘草七分　丹皮钱五　炒山栀钱五　橘叶五片　姜两片

此方嘱服数剂后看光景如何再议。嗣后未邀视，亦未就诊。越数月，友人告予曰：此病果死矣。并告予方服数剂，杳不见功。乃请撑大伞者治之，用烙铁日烙一次，初烙数次稍好，再烙无效。向药肆配药搽之，初亦有效，嗣搽无效。闻某处有好药，无不星夜往来。初总搽效，再擦总不效，延至上月杪而殁。

男子年近不惑舌疳

男子年近不惑，患舌疳数月，托予友介绍，邀之诊治。见其舌尖至舌根如假山石一块在口中，固知为舌疳。设非口中不识为何物，不能掉动言语，日晡潮热，形落瘦削，日惟灌藕粉或稀粥汤而已。伏枕叩首，求予援手之意。予一再思维，无可着手，直告病家曰：此病无法医治，另请高明，不要延误。其妻子坚恳至再，只得勉用：

煅中白二分　青苔炙，二分　溏鸡屎炙，二分　泥片一分

共研细末擦舌上，内服香贝养荣汤：

川贝母二钱　炒白术钱五　大生地四钱　醋香附杵，钱五　当归二钱　柴

胡七分 潞党参三钱 茯神三钱 陈皮七分 杭白芍三钱 桔梗一钱 炙草一钱 莲子心五分

此方嘱服三剂，又邀予治，见其神色差胜，而病状毫无动静，又勉拟一方：

朱茯神三钱 川郁金钱五 杭白芍三钱 柴胡七分 潞党参三钱 当归二钱 连翘钱五 醋香附打，钱五 丹皮钱五 甘草半生半炙，一钱 青橘叶五片

此方服三剂，又邀予治，询其病状如何，来人曰依然如故，予坚不肯往，嗣闻不匝月而殁。

男子年四十外舌疳

男子年四十外患舌疳，刚起两月即就予治，见其舌肿坚硬如石，虽掉动不灵，尚可免强言语，乃外用：

青苔二分 溏鸡屎瓦上炙，二分 黄柏末三分 煅人中白三分 杭白芍五分 梅片一分

共研细末，磁瓶收贮，日擦二三次，去后杳无音信，竟不知其所终。

按：此病在医院遇之，无暇询其姓名住址，然病在初起，予意谓还可设法，孰料彼一去不返，好歹不得其究竟，至今犹未去怀。

辰部　下卷

伤寒、热病、瘟疫、瘟疹、瘟痧后发颐

发颐一症，内外诸书并未述其利害，所论亦略而不详，内外诸医亦未郑重其事所治，都敷衍塞责，并不辨病果伊谁。病家更不辨医之贤否，症之重轻，皆谓瘟毒攻心，瘟邪内陷，必死无疑，从不归咎医家，惟怨命而已。每年患此枉死者不知凡几，予甚惜之。予于此道已四十余载，每年见此症数十数百不等，通计不下一二千矣。忆初入手时，见此症亦茫然无措，百中难活一二。嗣遇见此症，必昼夜筹思，何以古今毫无善法。忽一夜梦见亡父笑告曰：此病并不难治，只要辨明虚实表里四字，牢记弗忘。厥后悉心考察，渐有心得，十中可救五六，近年十中可救八九。盖此症原感四时不正之气从口鼻而入，病在肺胃两经，毒留肌腠之间，每发在腮颔脖颈一带，初不介意，及外现结核，根盘坚硬，已不能消化，若漫肿无根，还可消释。

发颐看法

初起腮颔结肿，大如鹅卵，小似核桃，易起易成，身热忽轻忽重，成脓刺破，脓出花黄，旋即热退身凉，饮食能进，日渐轻减者顺；初起腮颔漫肿，似有核，似无核，难起难成，身热日夜不退，甚至谵语神昏，或便泄，或溺短，成脓溃破，蔓延一片，长有数寸，或溃烂一条，脓出清稀，口燥舌干，饮食不进者险；刚破未破，

疮色紫黯，或满现青紫，干壳无脓者危。

治法

初起腮颔结肿，大如鹅卵核桃，身热忽极忽重者，内服僵蚕牛蒡饮，外敷金不换或如意散蜜水调敷两剂，后身热不净，坚肿如前，不能消化者，当用透脓散两剂，后疮头按之引手，业已成脓，当用刀刺破疮口，用八将散纸捻。如脓出花黄，正气尚好，不必服药。若初起漫肿，亦无坚核，身热日夜不退，甚至谵语神昏者，内服犀角解瘟汤，外敷二味拔毒散或硬煤面香油调敷，如溃破蔓延一片，长有数寸，仅流清水，外用红玉膏摊纸贴之，内服银花露代茶或黄芪托毒汤助气败毒。若刚破未破，疮色紫黯或青紫，干壳无脓，卢扁复生亦难为力。

发颐应用四方

僵蚕牛蒡饮

炙僵蚕三钱 元参三钱 桔梗一钱五 炒牛蒡子三钱 浙贝母三钱 甘草一钱五 蝉衣一钱 升麻五分 芦根五钱

透脓托里汤

炙山甲一钱五 白芷一钱五 川芎一钱 角刺一钱五 当归一钱五 升麻五分 生口芪五钱 银花五钱 甘草一钱

犀角解瘟汤

乌犀尖一钱，摩冲　鲜生地七钱　丹皮二钱　羚羊尖一钱，摩冲　连翘五钱　大青叶二钱　银花五钱　公英三钱　甘草一钱　芦根五钱　竹叶十片

黄芪托毒汤

生口芪五钱　紫草一钱五　花粉四钱　白芷一钱五　茜草二钱　连翘四钱　当归二钱　银花四钱　甘草二钱

以上四方，不过备临时采择，非必有是病定用是方也，阅者谅之。

发颐治验

侯童方周岁痧后发颐

候童方周岁，中秋节下始患瘟痧，点未透齐，旋患发颐，即邀予治。见其痧点四肢颇密，胸背甚稀，绕项约有数十粒，左腮蔓延额角，浮肿光亮，状似游火，身热灼手，神识昏蒙，势颇危殆。当用二味拔毒散，白菜洗净打烂，拧汁调敷额角、腮颧一带，内服僵蚕牛蒡饮。次日复邀予诊，见其胸背痧点较昨稠密，身热神昏与昨无异，外改用煤面童便调上，内服改方用：

乌犀尖一钱五分，摩冲　连翘七钱　羚羊片三钱，灯草一束先煎　鲜生地七钱　桑叶五钱　甘菊五钱　元参七钱　银花七钱　双钩藤七钱，后下　甘草一钱五　鲜竹叶二十片

上水煎，乳母代服八成，病童服二成。

此方服一剂，神识已清，身热已退，额角亮光已泯然无迹。周身痧点渐隐，惟左腮较前坚硬，大如馒，恐难消化。外贴发散膏，

内服清营和解之剂，方用：

炙僵蚕三钱 鲜生地五钱 银花五钱 浙贝母三钱 丹皮一钱五 地丁草三钱 元参五钱 公英三钱 桔梗一钱五 甘草一钱五

上水煎，分三四次服。

此方服一剂，左腮坚硬如昨，入暮微有内热，照常吮乳，细思此病成之不易，化之綦难，外遂贴八将散膏，内服：

生口芪三钱 炙僵蚕三钱 粉葛根一钱 炙山甲一钱 白芷一钱 当归一钱五 角刺一钱 川芎一钱 桔梗一钱 茜草二钱 甘草一钱

此方嘱连服两剂，越日又邀予诊，见左腮肿处皮色微亮，按之微微引手，知已有脓，遂用刀刺破，疮口插八将纸捻，内服：

生口芪三钱 花粉三钱 白芷一钱 银花三钱 炙僵蚕三钱 甘草一钱 连翘三钱 川芎七分

此方服一剂，次日复邀予诊，见右腮又觉坚肿，左边肿硬俱消，疮口无多脓水，精神反不如前，身热自汗，左腮照昨上药捻，右腮用蟾酥锭醋摩涂之，内改服方用：

生口芪皮三钱 炙僵蚕一钱五 蝉衣一钱 防风二钱 桑叶一钱五 茜草一钱五 炒牛蒡子钱半 元参三钱 甘草一钱 浙贝母三钱 芦根三钱

此方连服两剂，诸病悉去。右腮业已有脓，亦用刀刺破，疮口插八将纸捻，左腮先破处已流清水，仅掺八将散面，纸膏罩，内不服药，嗣后连诊四五次，完好如初。

张童年十三四岁瘟疹发颐

张姓童，年十三四岁，年终患瘟疹，疹后发颐，病已垂危，始邀予治。予甫入门，见他医二人一乘舆而走，一写方未毕。见病人满身曝皮，疮已泯然无迹，惟咽关堵塞，汤水难下，右项漫肿，色黯不华，饮食不进，二便不通，身热夜重，时有谵语，神识昏蒙。

诊得脉象左弦数，右滑数，肝火有余，邪热未净。右项敷金不换凉茶调，喉间吹喉症必效散，内服清瘟解毒之剂，方用：

羚羊片二钱，灯草一束先煎　大青叶二钱　川军六钱，后下　桔梗三钱　银花六钱　马勃二钱，布包　连翘六钱　元参八钱　赤芍四钱　甘草二钱

此方服一剂，病势如昨，毫无增减，二便亦未通利，遂照原方加元明粉二钱冲，木通二钱，灯草三十寸，竹叶三十片。此方连服两剂，二便已通，神识清爽，咽关能进饮食，右项漫肿欲溃不溃，色仍紫黯。诊得两手脉象已见虚软，不似前之滑数，此瘟邪虽退，正气已伤，于是改方用：

生口芪五钱　当归三钱　川芎一钱　野党参五钱　紫草一钱五　白芷一钱五　银花五钱　连翘三钱　桔梗一钱五　甘草一钱五

写毕嘱病家曰：公郎病势虽退，正气大伤，今日不能再服前药，此方已大大改动。病家将予方详阅一过，默然不语。予即告辞，不便多说。次日复邀予诊，已除夕早晨。人病房见病人不似昨之清爽；委顿不堪。予顿足谓其父曰：此子休矣！无生望矣！然昨日病状颇好，今日不应如此之坏，真令人不解。便向病家索阅昨方细阅，见方上并无号码，始知未服予方，急询曰：昨日果服何药？于是乃父详陈颠末，谓前数日悉服君方，昨日见先生忽改方针，似觉游移不定，嗣某医到此阅君方，亦不甚赞成，遂仿前服君方略为更动，以为与先生方无甚出入，不意出此变故，总得求先生搭救。言毕凄然泪下。盖张君本三子，此子居长，其二三子已于前数日患瘟疹相继逝世，故言之悲从中来。予闻之，亦代为酸鼻，乃抚然告之曰：事已至此，别无良法，只有温补元阳，或可希冀万一。服后病果转机，不必喜欢，病如不好，无须烦恼，说毕便拟方于下：

黄毛鹿茸面四分，冲　当归身四钱　大山人参二钱，另炖兑服　制附片一钱　紫草二钱　上肉桂八分，切片后下　生口芪八钱　茜草四钱　土炒小于术

二钱 炙甘草二钱 忍冬藤二两，煎汤代水

此方服一剂，元旦早八点张君到寓，欢然谓予曰：昨方服后，如服仙丹一般，精神顿振，右项肿处频冒热气如蒸笼，然大有转机矣，午后务请先临敝寓。于是午一点先到张宅，见病人精神颇好，枕边搁稀饭，病人侧首，自执羹匙挽服。见予至，频点首谓予曰：先生来了。计自看诊六七天，病人初次启口，予亦喜不自胜。先诊脉，脉象和缓，诊毕看疮，见右项肿处色已转红，挤之无脓，疮口似欲溃烂。用红玉膏摊纸满贴肿处，内服方用：

正号鹿角胶三钱 土炒白术三钱 生口芪一两五 紫草三钱 上肉桂七分，切片后下 野党参一两五 当归三钱 忍冬藤一两五钱 炙甘草一钱五 茜草三钱

此方连服两剂，右项溃烂处脱烂肉一块，大如手掌。于是疮口掺九一丹，外以玉红膏摊纸贴之，内服改方用：

生口芪六钱 当归二钱 白芷一钱 野党参六钱 白茯苓四钱 花粉三钱 土炒白术二钱 忍冬藤四钱 桔梗一钱 整广皮六分 甘草一钱

此方连服五剂，疮口腐肉已净，满生肉牙，外贴用玉红、铅粉、松香三膏，稍搀入字生肌调和，摊纸贴之，内服照此方略为更动，连服二十余剂，至二月中始完好如初，现已成巍然丈夫矣。

此病倘不遇予，不知如何结局。纵遇予，病家游移不定，或亲友参杂，或医药乱投，必致不起，其殆有此巍然丈夫乎？

晏蔼余年三十七八瘟痧发颐

晏蔼余，年三十八，秋初先患瘟痧，继患喉痛，末患发颐。初见瘟痧时即邀予治。见其四肢、胸前瘀点密布，形寒身热，苔白脉浮，形神狼狈。询日夜水泻数十次，小便不通。再四踌躇，无法措手。病人见予执笔迟迟不肯立方，乃大声曰：先生写红矾，我亦照

服，何得迟疑？予告曰：足下之病有两难。此病宜发汗，尊体素日阴虚，阴虚不能发汗者一也；水泻宜温化，瘟痧不能温化者又其一也。有此两难，所以迟迟不易立方者也。病人催促至再，不得已勉拟一方，两面兼顾，方用：

炒大力子三钱 桔梗一钱五 赤苓四钱 薄荷叶一钱，后下 炙僵蚕三钱 车前子一两，布包 蝉衣一钱 土炒白术二钱 猪苓四钱 上肉桂丸七分，药汁送下 泽泻二钱 甘草一钱 姜两片

此方服一剂，泄泻已止，小便已通，身热如昨，惟瘟痧较昨更密，绕颈项如小米粒者，难以数计，喉间作痛，汤水难进，改方用：

炒牛蒡子三钱 元参五钱 马勃一钱五，布包 炙僵蚕三钱 连翘三钱 大青叶一钱五 蝉衣一钱五 桔梗一钱五 甘草一钱五 鲜芫荽一根 芦根七钱

此方服一剂，诸病未减，发烧尤重，脉象七至有奇，舌绛少液，且谵语神昏，目珠发赤，手足时觉抽掣，势甚危殆，又改方用：

羚羊片一钱五，同灯草一束先煎 甘菊三钱 乌犀尖一钱，摩冲 元参五钱 鲜生地七钱 细川连一钱五 连翘五钱 淡芩三钱 银花五钱 甘草一钱 鲜竹叶十片

方写毕，适蔼余同差某某两君见予立方，不发一言，予走后便告乃弟捷余曰：此方太凉，决不可服。阅前方用肉桂，此方用黄连、犀角，前后如出两手，岂前日今日两人患病耶？幸乃弟捷余不为浮言所动，竟服予方。次日病情轻减，并将昨日友人之言详细告之。予深服捷余卓见，非他人可及，乃改方用：

银花五钱 钩藤五钱，后下 连翘三钱 甘菊三钱 元参五钱 川连一钱五 桑叶三钱 鲜生地五钱 丹皮一钱五 甘草一钱五 芦根五钱

方写毕，捷余询予曰：昨今两方显有轩轾，岂今与昨又不同

耶？予曰：医之用药，如将用兵。今既病情轻减，方亦应当轻减。语云：穷寇莫追。予方即本此意，请照服，决无错误。此方连服两剂，瘟痧已退，喉痛亦除，惟左颔漫肿如馒，疼痛难受。肿处敷金不换，蜜水调，内服方用：

炒大力子三钱 葛根一钱五 炙僵蚕三钱 浙贝母三钱 升麻五分 银花三钱 茜草三钱 桔梗一钱五 连翘三钱 甘草一钱 芦根五钱

此方连服两剂，颔肿并不见消，疼痛益剧，势难消释，遂改服黄芪托毒汤连两剂，疮头显露脓意，遂用刀刺破，插八将纸捻，内服：

生口芪四钱 花粉三钱 桔梗一钱五 野党参四钱 白芷一钱 浙贝母三钱 忍冬藤四钱 连翘三钱 甘草一钱

此方连服两剂，疮头已流清水，止不服药，惟用八将散掺于疮口，数日收功。

此病极难治，倘捷余信而不坚，必不服予方，病人虽信予治，奈神识昏蒙，不能言语，其不入枉死城者几希。

言俊翁大公子瘟痧发颐

言俊翁大公子，年十六岁，春间先患瘟痧喉痛，次患发颐，初起一二日即邀予治。见其瘟痧密布，头面尤多，咽痛不重，腮颔浮肿，身热晚剧，渴欲凉饮，舌苔灰腻，溲黄便闭，两日不进谷食，脉数无伦，两手一样，病势弗善。肿处敷金不换，蜜水调，内服辛凉清解：

炙僵蚕三钱 炒牛蒡子三钱 大青叶一钱五 元参五钱 连翘五钱 薄荷叶一钱，后下 桔梗一钱五 银花三钱 马勃一钱五，布包 甘草一钱 芦根五钱

此方服一剂，病势如昨，未减亦未加重，惟两目白睛红丝遍绕，外敷照昨，内服改方：

羚羊片一钱，同灯草一束先煎 元参五钱 甘菊三钱 银花三钱 黑山栀一钱五 桑叶三钱 大青叶一钱五 甘草一钱 川军三钱 连翘三钱 芦根五钱

此方服一剂，身热较轻，两目红丝已退，瘟痧有透而渐退者，有隐而外发者，头面依然不少，咽却不疼，腮颔浮肿见消，根盘渐移，后项大如馒，色不变，改贴发散膏，内服方用：

茜草三钱 元参五钱 板蓝根一钱五 葛根一钱五 银花三钱 连翘三钱 浙贝母三钱 桔梗一钱五 甘草一钱

此方连服两剂，瘟痧悉退，身热已无，后项肿块依旧不消，大致不能消释，遂又改方：

炙僵蚕三钱 银花五钱 知母三钱 炙山甲一钱 桔梗一钱五 花粉三钱 角刺一钱 元参五钱 甘草一钱

此方亦服两剂，后项肿块不溃不消，颇有淹缠之象，不得已改进托里透脓法，方用：

生黄芪五钱 炙山甲一钱 桔梗二钱 柴胡一钱 角刺一钱五 当归二钱 川芎七分 白芷二钱 银花四钱 甘草一钱 自穿蚕茧一枚

此方连服两剂，后项始有脓意，照前方倍黄芪连两剂，疮头引指，遂用刀刺破，脓出不少，插八将散纸捻，内服方用：

生口芪四钱 柴胡一钱 杭白芍四钱 野党参四钱 橘叶一钱 丹参四钱 当归二钱 银花四钱 甘草一钱

此方连服四五剂，疮口已流清水，止不服药，惟用八将散掺疮口，膏罩，旬日告愈。厥后患者不善调摄，不慎口腹，前颈又破两口，数日告痊。

李姓两童九七岁瘟痧发颐

李姓两童，长九岁，次七岁，夏令同时先患瘟痧，次发颐，初起先服西药，邀予诊时已第九日矣。见两童瘟痧均已打回，长者左

项漫肿如茄，按之坚硬，知难消化，肿处贴发散膏，次者两颔漫肿，根盘不大，仅如寸碟，按之灼手，知系热邪未化，外敷金不换，蜜水调。且喜两童均不发热，顽笑自若，然长童业将成脓，于是先为立方，用：

炙山甲一钱 川芎一钱 白芷一钱 角刺一钱 柴胡一钱 花粉四钱 生口芪三钱 当归二钱 甘草一钱

次童立方用：

桑叶三钱 金银花三钱 连翘三钱 甘菊三钱 炙僵蚕三钱 淡芩一钱五 浙贝母三钱 大青叶一钱五 甘草一钱五

以上两方各服一剂，均觉平平，遂照前方各又服一剂，复邀予诊，长童左项业已有脓，遂用刀刺破，脓出不多，当用八将纸捻插入疮口，膏罩，内服方用：

生口芪三钱 川芎一钱 桔梗一钱五 当归一钱五 忍冬藤三钱 元参三钱 柴胡一钱 连翘三钱 甘草一钱

复诊，次童两颔漫肿似见消释，外仍用金不换蜜水调敷，内服改方用：

知母二钱 角刺一钱 制半夏一钱五 浙贝母三钱 银花三钱 白及一钱五 炙山甲一钱 南花粉三钱 炙乳香一钱

以上两方均各服两剂，长童疮口已流清水，止不服药，惟用八将散掺于疮口，数日即痊。次童服药后两颔肿块已消，惟茎头亮肿，小溲不利，此夜受凉风所致，当改方用：

荆芥穗一钱五 紫苏叶一钱五 泽泻一钱五 防风一钱 白芷一钱 车前子三钱，布包 羌活七分 独活一钱 桂枝一钱 六一散三钱，布包 姜两片

此方服一剂，茎头亮肿已消，嘱弗服药。越日遣纪飞招，务请速往。问纪因何如此着急，纪称不知。于是随纪即往，见次童面目浮肿，眼胞下状似卧蚕，再阅手足俱肿，茎头肾囊亮若晶球，诊脉

似有似无，不能辨其迟速。病势如此，颇难措手，勉拟加味五皮饮，方用：

陈皮一钱 泽泻二钱 通草一钱 桑皮二钱 茯苓皮四钱 猪苓三钱 大腹皮二钱 姜皮一钱 甘草一钱

此方嘱服两剂，服后杳无动静，病家不胜着急，飞舆相招予入门。见病情与前日仿佛，甚为诧异。转思前方不效，无乃病重药轻乎？询知病童平日脾胃素壮，爱吃烧饼面食，食毕爱喝凉茶凉水。予恍然，此必湿邪盘踞中州，加之疹后余邪未净，内外夹攻，致有此患。遂执笔写方，用逐水饮加味：

甘遂一钱 泽泻一钱五 车前子三钱，布包 炒二丑二钱 桂枝一钱 通草七分 忍冬藤一两

此方服后，连拉带溺足有十数次，次日诸病若失，复飞舆相招，见病童不似昨之肥胖，喜笑自若，然大泻后正气必伤，须扶养正气为是，遂用：

野党参三钱 白茯苓三钱 芡实五钱 土炒白术钱半 土炒山药三钱 泽泻一钱 制川朴一钱 炒薏仁米三钱 紫蔻仁五分 整广皮五分 姜两片 红枣两枚

此方连服两剂，诸病全愈，元气已复，惟脾胃不似前之强壮，饮食甚少，嘱向药肆买八珍糕常服，连买二三斤，吃完复旧如初。

纪童年八岁瘟疹后发颐

纪童，年八岁，初冬出瘟疹，隐而复现者四次，厥后后项发颐，即邀予治。见其肿处大如手掌，色白不变，亦不疼痛。第后项不能转动，形神困顿，饮食不香。询知起病至今足有两月，延医服药，日渐加剧。细阅前方，非沉香、佛手，即橘叶、青皮。予不解前医因何用此，其父母同曰：此孩平日爱生气，起病之初与他童争

吵而得。予闻之付之一笑，不暇详问，细思此病本属无妨，过服破气药，正气大伤，必得大补正气，方有转机，于是执笔定方，用：

生箭芪一两 当归四钱 茜草四钱 野党参一两 川芎一钱 桔梗二钱 土炒小于术三钱 忍冬藤六钱 甘草二钱 藿香一钱 砂仁五分，打后下

此方连服两剂，精神稍好，肿处与前无异，予诧曰：此童仅八岁，能受大剂补托，今病若此，成化均无把握，不得已再仿前方更变，服后看其如何，方用：

正号鹿角胶一钱五分 土炒小于术三钱 炙山甲一钱五 生口芪一两五 上肉桂面三分，冲 野党参一两五 当归一钱五 紫草一钱五 橘叶五分 桔梗一钱 炙僵蚕三钱 甘草一钱五

此方连服两剂，后项肿处始见高耸，按之引手，知已有脓，遂用刀刺破，疮口插八将纸捻，膏罩，内服用：

生口芪七钱 忍冬藤三钱 茜草一钱五 野党参五钱 当归一钱五 桔梗七分 土炒白术钱半 川芎七分 甘草一钱 正号鹿角胶一钱

此方连进五剂，疮口已流清水，遂不用纸捻，惟掺八将散，膏罩，日易三四次，旬日完功。

纪童年十五岁瘟疹发颐

纪童，年十五岁，秋间瘟疹愈后发颐，邀予诊时已穿殓衣置于板上。见其面色枯白，两颧额角红一阵青一阵，手足时或抽搦。询知病已月余，前数日业已下地，昨日稍感凉风，顿患惊厥。昨掌灯时至今午已惊厥十数次，午前见病更危险，故穿殓衣搁于空屋。现在比午前轻减，然生死存亡付诸度外，先生有无法想一援手否？予想此病断不至死，诊脉六至有余，想必内热未清，凉风外袭，内外勾结致有此惊骇。告其父曰：生死固不敢必，然脉象有根，看府上福气何如。于是发颐处敷金不换，蜜水调，内服方用：

羚羊片一钱五，同灯草一束先煎 欢钩藤六钱，后下 天竺黄一钱五 川贝母三钱 京胆星一钱五 薄荷一钱，后下 全蝎两只 元参五钱 桑叶五钱 连翘五钱 甘草一钱

此方服一剂，次日病情大减，昨午后至今午后仅抽搐两次，且时候不大，也能略进饮食，脉象尚够六至，内热依然未净，遂改方用：

乌犀尖七分，摩冲 天竺黄二钱 桑叶四钱 羚羊角一钱，摩冲 鲜生地六钱 川贝母二钱 双钩藤六钱，后下 元参四钱 甘草一钱

此方服一剂，抽搐已定，内热已清，惟发颐稍觉高肿，扪之觉痛，知难消化，遂改用：

生口芪五钱 当归二钱 川芎一钱 炙山甲二钱 白芷二钱 赤芍二钱 角刺二钱 炙僵蚕三钱 忍冬藤四钱 甘草一钱五

此方连服两剂，脓头已露，遂用刀刺破，脓出盅许，疮口插八将纸捻，膏罩，内服方用：

生口芪五钱 桔梗一钱五 花粉三钱 当归一钱五 忍冬藤五钱 甘草一钱 白芷一钱五 连翘三钱

此方连服三剂，疮口已流清水，止不服药，疮口仅掺八将散，膏罩，不旬日完好如初。

蜒蚰毒

蜒蚰毒一症，诸书并未载及，幼闻故乡父老时称之，不但言之逐逐，而且治法昭昭。及长谓既有是称，必有是症，医书定然有之。嗣阅古今内外诸书，遍查无着，始疑巷语郇谈，不足凭信。继而返躬自责，谓天下事无奇不有，古今书亦无奇不有。搜罗未广，

眼界不宽，胡必少见多怪耶。总之是症不论何经何部，大概四肢居多。初起一小紫泡，痛痒相兼，四围上下渐变青紫，人则身热灼手，谵语神昏，与瘟疫伤寒仿佛。疮口仅流血水，日渐腐烂，不数日全行泻开，甚至有二三寸宽，六七寸长不等，秽味难闻，与死人肉无异。烂肉脱后热势方解，常有因兹丧命者，良由心火郁结，或三焦血热稽留分肉之间，或湿火盘踞经隧之内，或瘟邪后毒火不散，皆成斯患。

看法

初起疮色紫红，根盘不大，四围焮肿，色淡红，界限分清，发热有时，热退后照常饮食，动转便利，七日内溃烂，腐肉易脱者顺；初起疮头不大，色紫黯，根盘散漫，好肉与疮界限不清，身热日夜不退，谵语神昏，饮食不进，转动艰苦，十日外始觉溃烂，腐肉难脱者险；初起神识昏蒙，不知痛苦，至十四日外始知难受，及至溃烂，有六七寸宽，长有尺许，按之空壳，无脓无血，腐亦不脱，毒已内陷，此病危险已极，名为败症，百中难救一二。

治法

初起刚露紫泡，四围焮肿，当头用银针挑破，四围用硬煤面、香油调敷，内服银翘散；将溃腐肉欲脱，用利剪慢慢剪去，疮口掺燕泥散；如欲烂不烂，腐肉不脱，用二妙膏摊纸贴之；如腐肉已净，疮口掺九一丹，以玉红膏摊纸贴之，内服大四妙汤，此指顺症而言。若险症初起，疮色紫黯，根盘散漫，疮与好肉界限不清，昼夜发烧，神昏谵语，饮食不进，脉数无伦，二便闭结，初觉亦服银翘散，次服犀角黄连汤，外敷燕泥散；腐肉将脱，服加味四妙汤，外用玉红膏摊纸贴之；腐肉脱净，内服加味八珍汤，外用玉红、铅粉、松香搅和，摊纸贴之。败症初见，用大解毒汤并服护心散，一二剂后稍有转机，腐肉欲脱未脱，用利剪剪之，疮口用胡桐泪研面，香油调上，油纸罩之，内服大四妙汤或解毒十全大补汤以尽人事而已。

备用八方

银翘散

银花五钱　连翘五钱　薄荷一钱五，后下　桔梗一钱五　炒牛蒡子五钱　马勃一钱五，布包　元参五钱　茜草三钱　甘草一钱五

燕泥散

朝北燕窠泥一两　黄柏面三钱　上青黛二钱　黄连面三钱　儿茶面三钱　冰片五分

上共研面，香油调上，干掺亦可。

大四妙汤

生箭芪一两　当归一两　银花一两　甘草五钱

犀角黄连汤

乌犀角二钱　连翘八钱　青黛二钱，布包　细川连四钱　丹皮四钱　胆草二钱　银花二两　地丁草八钱　甘草二钱

加味八珍汤

忍冬藤八钱 当归四钱 野党参四钱 茜草四钱 川芎二钱 白术二钱，米泔水泡 鲜生地一两 赤芍四钱 白茯苓四钱 甘草二钱

加味四妙汤

紫草二钱 生口芪八钱 忍冬藤八钱 茜草四钱 当归三钱 甘草二钱 公英八钱

大解毒汤

元参八两 银花四两 地丁草二两 制附片二钱 上肉桂一钱 甘草三钱 连翘二两

解毒十全大补汤

生口芪一两 当归一两 土炒赤芍四钱 忍冬藤一两 野党参一两 制附片二钱 大生地八钱 公英一两 白术四钱 甘草二钱

治验

张姓年五十绕项蜒蝣毒

张姓，年五十，秋初绕项患蜒蝣毒，刚起一二天即邀予治。见其左缺盆绕过右缺盆，环过肩胛，蔓延天柱骨，长有一尺五六寸，宽仅三寸，紫黯一条，稍津血水，身热灼手。询知两整日昏迷不醒，饮食不进，二便不通，惟昏昏沉睡。诊得两手脉象数而有力，两寸尤甚。此系邪热蓄于肺胃，上犯心君，当以清解，毒邪从外达速速溃腐乃佳。外敷拟用燕泥散，奈燕窠泥一难觅，只可从权，用

如意散香油调敷，内服方用：

乌犀尖二钱，摩冲　银花七钱　丹皮三钱　细川连三钱　元参七钱　公英七钱　桔梗三钱　连翘七钱　人中黄三钱　灯草三十寸　鲜竹叶二十片

此方服一剂，次日复邀予诊，燕窠泥业已觅到，遂照方配一料，香油调上，病情与昨无异，内服亦照原方。第三日复邀予诊，病人神识稍清，略进饮食，二便业已通利，惟觉头目昏晕，疮上血水颇多，大有溃腐之势。诊两手脉象，依然数而有神，邪毒尚未外达，照前方略为加减：

乌犀片一钱五，先煎　鲜生地七钱　连翘五钱　雅川连三钱　丹皮三钱　淡芩三钱　银花七钱　元参七钱　人中黄三钱　灯草三十寸　竹叶二十片

此方连服两剂，诸病悉除，疮口溃烂长有尺许，腐肉欲脱，当用利剪剪下，重约十一二两。疮口用红玉膏搀燕泥散搅和摊棉纸贴之，内服清心托毒之剂，方用：

细川连三钱　当归三钱　丹皮二钱　生口芪七钱　连翘五钱　白芷一钱五　忍冬藤七钱　元参五钱　公英五钱　桔梗三钱　花粉三钱　甘草三钱　鲜竹叶二十片

此方连服两剂，疮口余腐脱净，已生新肉，外用红玉、铅粉、松香三膏搀和摊纸贴之，内服加味八珍汤连十四五剂，疮口已敛如指大，遂改掺人字生肌，纸膏罩之，旬日完功。

何姓年二十六岁左足蜒蝣毒

何姓，年二十六年岁，铁厂营业。夏初左足患蜒蝣毒，起半月余始邀予治。见其左足跗环两踝上延腓腨长有尺许，宽六七寸，青紫焮赤，频流血水，辨不清疮头何处。病人精神甚好，询知六七夜未曾合眼，昼夜疼痛，且喜饮食尚好，二便通利，身热不大，退后微汗。病势虽凶，尚可施治。流血水处用燕泥散香油调敷，焮

赤未破处用四黄散、如意散两搀，香油调敷，内服利湿败毒之剂，方用：

东地龙四钱 忍冬藤八钱 川萆薢八钱 茵陈草八钱 连翘六钱 赤苓四钱 泽泻二钱 公英六钱 防风二钱 长牛膝四钱 黄柏二钱 甘草二钱

此方连服两剂，动静毫无。予甚诧异。转思病势如此。徒用利湿败毒无济，必得大补气血，方有转机。遂改用加味四妙汤倍重，并加茵陈、独活、东地龙、黄柏等连四剂，疮始大溃，腐肉逐渐剪去，其臭味令人掩鼻。内服仍照前方进退，外上用红玉、松香两膏搀和，摊纸贴之。又十余日，腐肉始才剪净，左足指至腓腨长尺许，仅剩筋脉而已，于是外用松香、铅粉、玉红三膏搀和，摊纸贴之，用洋布裹之，内服方用：

生口芪二两 土炒白术一两 当归八钱 野党参二两 忍冬藤二两 白芷二钱 茯苓六钱 丹参八钱 生地八钱 长牛膝四钱 川芎二钱 甘草二钱

此方连服四十余剂，始不服药，外掺人字生肌散，用油纸摊松香、铅粉、玉红三膏贴上，用布扎之，计起至落痂约二百余天，始能下地。

房姓年六十外右手臂腕蜒蝣毒

房姓，年六十外，夏令右手臂腕患蜒蝣毒，起四五天即就予治。见右臂腕青紫焮肿，形神困顿，诊脉洪大，重按则无。此本源已绝，辞不能治，病人子再三哀恳，不得已为其立方，用：

鲜生地七钱 地丁草五钱 茜草三钱 银花七钱 公英五钱 桔梗三钱 连翘五钱 川连三钱 甘草三钱

此方服一剂，次日又邀予诊，见病人坐炕上低首不语，见予至，略一回首，即凄然泪下。予即安慰一番，弗自烦恼。见腕臂患处与昨无异，病人自言今日轻减，细诊脉象仍前洪大无根，无法施治，然病人面前不敢稍露难色，惟曰：容我慢慢想法。遂外用如意散香油调上，内服用：

羚羊片二钱，同灯草一束先煎　银花七钱　细川连三钱　公英五钱　桔梗三钱　连翘五钱　鲜生地七钱　人中黄三钱　茜草五钱　竹叶二十片

此方未服，次日复邀予诊，见予方贴在壁上，且有他医方并贴一处，无非清瘟解毒寥寥七八味而已。予询昨日果服谁方，予心中早已瞭亮，其间必有缘故，欲不立方。病人苦苦哀恳，立方恐未必服，正在踌躇，适病家至戚某君见予，扬言务请先生设法。予当病人不便明言，惟告以昨日未服予方。某君乃大声骂其大儿，谓此子混账，昨日先生走后即持方向药肆抓药，未抓先算，需洋两元四角，其大儿闻药肆言，即默然不语，另请某医，某医细阅病状并诊脉，谓些些小病，绝无妨碍，故未服先生药耳。当此之时，其大儿并不在座，其戚复曰：今早余看视病人，举家详细告我始知。如此病症，究竟能否挽救，先生明以告我。予哨告其戚曰：此病脉已无根，决无生望，立方服药不过聊尽人事而已。其戚乃蹙眉曰：今若此，务请先生定方，生死有命，决不归咎先生。于是情不可却，只得勉拟一方于下：

乌犀片二钱　鲜生地八钱　银花四钱　羚羊片二钱　丹皮二钱　茜草四钱　元参四钱　公英四钱　连翘四钱　甘草二钱　竹叶二钱

此方服一剂，次早即邀予诊治，并促予速往。予即随去，见病家大小笑容可掬，乃问曰：今日如何？佥曰：今日大好。人病房见病人亦笑容可掬，予诚不解，究系何故？遂阅臂腕，已干壳无脓无血，此乃死象，何病人如此？病家如此？转思回光返照，今晚必不能过。遂告病家曰：速备后事，予断今晚必死，何得空欢喜？于是病家目瞪口呆，予亦就此告别。次早探询，果于昨晚病故。

边姓年三十岁右足蜒蝣毒

边姓男，年三十岁，春末夏初右足患蜒蝣毒，起念余日始邀予治。见左足跗面上至踝骨内外焮赤肿痛，色如重枣，拇指旁流血水，痛极昼夜呼号，诊其脉沉数，幸饮食尚好。予此时不敢遽断为蜒蝣毒症，大都湿邪留滞分肉之间，始有此患，外用金不换香油调上，内服方用：

炙山甲二钱　炙乳没钱半　长牛膝二钱　角刺二钱　防风二钱　银花四钱　归尾二钱　白芷二钱　连翘四钱　泽泻二钱　陈皮一钱　甘草二钱　黄酒一盅兑服

此方连服两剂，拇指血水更多，足跗踝骨里外渐觉青紫，始断为蜒蝣毒，遂外用燕泥散香油调上，内服方用：

生口芪七钱　炙山甲二钱　长牛膝三钱　银花七钱　当归三钱　角刺一钱五　白芷二钱　川芎一钱五　炙乳没一钱五　甘草二钱　茜草三钱　陈皮一钱五　黄酒一盅兑服

此方连服两剂，足跗青紫者渐见腐烂，外仍敷燕泥散，内改方：

生黄芪一两　茜草四钱　长牛膝二钱　野党参一两　忍冬藤一两　陈皮一钱　土炒白术四钱　当归四钱　东地龙四钱　甘草二钱

此方连服两剂，足跗拇指腐肉渐脱，踝骨内外刚露青紫。外敷燕泥散，内照前方连两剂，踝骨青紫尚未溃烂，因夜冒凉风，咳嗽痰稀，脉浮紧，苔白，寒热战栗，计起病至今已将匝月，从未发烧，此初次寒热也，只可先理新邪，暂用表解，遂改用：

川桂枝一钱五　紫苏叶二钱　炒枳壳一钱　柴胡二钱　野党参四钱　前胡二钱　淡苓三钱　整广皮一钱　制半夏三钱　甘草一钱　姜两片

此方服一剂，寒热轻减大半，咳嗽依然未减，而且自汗淋漓，脉浮紧稍和，舌苔忽变灰腻，因思原有湿邪，此次外感凉风，内外勾结，法当标本兼图，方用：

野党参一两 柴胡一钱五 制半夏三钱 荆芥炭三钱 葛根一钱五 橘红一钱 柴胡一钱半 土炒白术三钱 茯苓三钱 甘草一钱 姜两片

此方连服两剂，寒热已无，咳嗽较轻，尚未之净，自汗仍有，遂改方用：

生黄芪皮七钱 杏仁泥三钱 防风七分 浮小麦五钱 制半夏三钱 甘草一钱 陈皮七分 白茯苓三钱 棉花子七粒 红枣两枚

此方连服两剂，咳嗽已愈，自汗已除，惟浑身酸懒，懒于动弹，日间嗜睡，夜不成寐，而踝骨腐烂已逐渐钳去烂肉不少，足跗拇指已长新肉，遂用松香、铅粉、玉红三膏搀和，摊纸贴之，踝骨用燕泥散香油调敷，内服方用：

生枣仁一两 制半夏四钱 夜交藤四钱 炒枣仁一两 合欢花二钱 秫米六钱

此方服一剂，夜已安眠，浑身酸懒较好，止不服药。踝骨内外烂肉已净，亦用三膏搀和摊贴足跗拇指，上下一律如此。三日满拟收功在即，不料陡生他病，病人因气恼昏厥，不醒人事，醒后胸即发堵，疼痛不能近手，即邀予治。见其面色发滞，形神困顿，诊脉沉滑，内必有痰，遂用控涎丹姜汤送五分，服后泻一遍吐一遍，胸前仍不爽利，遂改服加减千金苇茎汤，方用：

苇根一两 桃仁泥二钱 陈皮一钱 冬瓜子六钱 炒瓜蒌仁四钱 桔梗一钱五 生苡仁米六钱

此方服一剂，大见轻减，遂照前方再服一剂，病已全愈，疮口仍贴三膏，内改服黄芪、党参两膏搀和，开水冲服三四钱，日三次，如是者月余，疮口均敛，忽咳嗽痰中带血，又邀予治。予诊其脉象虚数，遂用咳血方，用：

炙柯子皮钱半 海浮石三钱 川贝母一钱五 炒瓜蒌仁三钱 炒山栀一

钱半 藕节三钱 上青黛七分，布包

此方连服两剂，咳嗽已愈，又邀予诊。予劝其不必服药，惟嘱保养而已。

韩姓妇年五十岁胸乳蜒蚰毒

韩姓妇，年五十岁，初秋臑内连胸乳患蜒蚰毒，起匝月始邀予治。见其右臑靠胸乳腋下回亘尺许，紫黯不华，稍有血水，辨不清头在何处。病人面色滋润，毫无病容。询知病起一月有余，初起臑内乳旁各起黍米大紫泡一颗，微痒不疼，并无寒热，饮食如常，以为风毒粟疮，毫不介意，至第九日才觉微有寒热，遂邀某某内外两科诊视一月，日渐加重，毫不奏功。昨日舍亲某提及先生高明，今早专诚邀请，是否有无妨碍。予告以此病名蜒蚰毒，外科诸书并未载及，病势极重，弗以泛常视之。幸饮食尚好，可以施治。从旁有至亲某诮诘：此病因何而起？予告曰：肝火郁结，加之湿邪为患。又诘：当用何法治之？予曰：解郁疏肝，利湿化毒，舍此别无他法。于是外用燕泥散，香油调上，内服方用：

当归三钱 黑山栀三钱 白茯苓三钱 柴胡一钱五 橘叶一钱五 忍冬藤七钱 杭白芍五钱 防风一钱五 甘草一钱五 连翘五钱

此方服一剂，毫无动静，嘱照原方再服一剂，仍无动静，第三日又邀予诊，见病人行动照旧，问病情今日如何，答曰：与前无异，惟日来小溲不畅，余无他苦。细察臑内、胸乳稍觉活动，遂改方用：

上琥珀八分，研冲 鲜生地八钱 防风二钱 萹蓄草四钱 杭白芍六钱 淡苓四钱 柴胡二钱 当归二钱 黑山栀二钱 连翘四钱 甘草二钱

此方嘱连服两剂，小溲已畅，复邀予诊，见病人躺在炕上，势甚狼狈。问何以今日如此？病家答曰：前服三剂，虽不见功，并无

他患。昨服第四剂后晚上大发寒热，今日臑臂、胸乳均红肿疼痛。予急告曰：此大吉之兆，不算坏处。病家转询予曰：今早一家见病人如此，莫不惶急万分，先生谓大吉之兆，有说乎？予曰：此病坏在不疼，今已疼痛红肿，阴转为阳，岂非吉兆？病家疑信参半。今日病势如此，可保性命，肿处满敷如意散，香油调，内服方用：

生口芪一两五 当归一两 赤芍三钱 野党参一两五 茜草四钱 柴胡一钱五 忍冬藤一两五 连翘六钱 川芎一钱五 甘草三钱 炙乳没钱半

方写毕，嘱病家照方连服两剂，必有佳音。病家见予方分两如此之大，未免怀疑。予急告之曰：若不急服此方，性命实不能保。病人隐闻“实不能保”四字，急大声告旁人曰：快将高先生方抓来，我立刻要吃，吃药死了不与你们相干。于是病家急遣人抓药，服两剂后越日复来邀请，予急往诊治，见病人面目顿改旧观，满露病容，急看臑内已脱烂肉一块如手掌，胸前亦如之，于是改用玉红、松香两膏摊纸贴之，内服方用：

生口芪二两 全当归一两 柴胡二钱 野党参二两 土炒白术一两 花粉四钱 制香附二钱 忍冬藤一两 甘草二钱

此方连服两剂，疮口满见新肉，四围余肿已消，病家亦甚喜欢，惟夜卧不安睡，沉则盗汗如洗，外改用松香、铅粉、玉红三膏搅和摊纸贴之，内服改方用：

生黄芪皮二两 大熟地八钱 煅牡蛎七钱 麻黄根二钱 当归三钱 防风一钱五 大生地六钱 忍冬藤七钱 合欢花三钱 浮小麦一两

此方连服两剂，盗汗已无，夜亦稳卧，忽嚷口渴唇干，恣饮无度，再改方用：

西洋参四钱 银花四钱 丹皮二钱 瓜蒌根四钱 鲜生地四钱 鲜石斛四钱 干寸冬六钱 元参四钱 甘草二钱

此方连服两剂，口渴唇干均好，亦不恣饮，又变溏泄溺赤，胃纳不香，又改方用：

土炒白术二钱 藿香一钱 制川朴一钱 赤苓三钱 紫蔻仁五分 陈皮七分 炒扁豆二钱 泽泻一钱五 车前子三钱，布包 淮山药四钱 莲子肉二钱 姜两片

此方连服五剂，诸病悉除，胃气已好，疮口已敛，仅如指大，两处用生肌八宝散掺之，纸膏罩之，十数日完好如初。

男子年三十外右手蜒蝣毒

男子年三十外，身长六尺有奇，人亦结实异常。夏令右手患蜒蝣毒，势殊凶恶，就医院看时右肩及臂腕均焮肿，牵及胸乳一带，隐隐红肿，正头在臂里，心肺部分色紫黯，其余自肩至臂腕均青紫相兼，脉数大无伦，目珠红赤，身热灼手，大解多日不通，旁观无不咋舌，谓此病焉有生理。予踌躇至再，乃外用青九一丹掺于破处，纸膏罩，其余绵亘亦无处上药，内服：

犀角片一钱五，先煎 细川连一钱五 连翘六钱 鲜生地七钱，洗打 枯芩四钱 生军八钱，后入 金银花六钱 元明粉四钱，冲 丹皮四钱 甘草三钱 竹叶三十片 木通一钱五分

此方服一剂，身热病情如昨，大解亦未通，外仍上前药，内改方：

犀角片二钱，先煎 连翘七钱 木通三钱 大黄一两二钱，开水泡，挤汁冲 元明粉五钱，冲服 忍冬藤六钱 鲜生地二两，洗打 元参八钱 枯芩六钱 菊花四钱 甘草四钱 竹叶三十片 黛灯心三分

此方服一剂，仅大解两次，热较减，目珠红色亦退，惟肩臂青肿处均欲泻开，血水淋漓，外上青九一丹，用玉红膏摊油纸上罩之，内改方：

犀角片一钱，先煎 丹皮三钱 桑叶三钱 细川连七分 枯芩三钱 池菊

花四钱　连翘四钱　炒山栀四钱　人中黄一钱五　忍冬藤一两，煎汤代水

此方服两剂，内病毫无，惟臂膊血水淋漓不断，肿虽消而余波未净，腐肉将脱未脱，外仍上青九一丹稍和升丹掺之，玉红膏摊纸罩之，内改方：

生口芪六钱　川桂枝七分　炒白术三钱　白芷一钱五　片姜黄五分　川芎一钱五　瓜蒌根四钱　白归身四钱　连翘四钱　甘草一钱五　夜交藤五钱　桑枝一两

此方连服两剂，腐肉将脱者用剪剪去，稍手重，鲜血迸流。盖是处全系脉络，血最多。照此方又两剂，腐肉已净，新肉已生，用白九一丹掺之，玉红膏罩，内仍以此方略为加减，服两剂嗣不服药，溃处仍上白九一丹、玉红膏，到结痂未更他药，又月余收功。

此病真险，初用大黄八钱，腹中仅小痛一阵，二次用大黄一两二钱，仅大解两次，稍胆小能进如许大剂乎？此症在富贵人患之万不能好，见予之方早魂飞天外，谁敢姑试服之？

陈吴氏年二十外产后左膊近腋蜒蝣毒

陈吴氏，年二十外，新产不及匝月，左膊近腋处起小紫血泡，擦破第流血水，疮口四围青紫如手掌大，邀予诊视。见其面红耳赤，身热口渴，溃破处口虽不大，而四围青紫，如此大非善象，加之产后，殊难着手，外用：

朝北燕窠泥二钱　儿茶一钱　黄柏七分　真青黛一钱　轻粉一钱　梅片一分

上共研细末，用香油调上，内服：

川桂枝七分　连翘三钱　忍冬藤三钱　片姜黄五分　土炒枯芩二钱　瓜蒌根三钱　姜汁炒细川连七分　姜汁炒山栀二钱　甘草一钱　竹叶十片

此方连服两剂，身热已去，肿处青紫业已腐开，仍上前药，内

改方：

川桂枝五分 片姜黄五分 全当归三钱，酒炒 连翘一钱五 瓜蒌根二钱 川芎八分 白芷七分 甘草七分 桑枝五钱，酒炒 夜交藤五钱

此方服两剂，腐肉已净，新肉已生，仍掺前药，不数日完功。

此病与前病大小轻重判若天渊，所以用药亦有分寸。

巳　部

挂肩、流注、臑痈、藕包毒、臂痈、臂疽、漏肩风、藕节毒

此症手膊里面为藕包毒，外面为臑痈，生于臂外面为藕节毒，生于臂里面为手臂毒。定症因部位而名，不必拘泥。总之初起红肿高大，形如鹅鸭卵者为痈，为阳；初起白泡一粒，渐次肿大，疮口形如蜂房者为疽，为阴。初起漫肿无头，皮色不变，酸痛，手难举扬，名流注。又有湿火挟瘀，无论臂膊里外忽然结肿，按之木硬，或如泥包，似红非红，似紫非紫，此名火发毒。又若肘尖或臂弯忽起白泡一粒，疼痛澈心，肿势渐大，溃水脓水如油，亦有半脓半血者，最难收敛，每每不痊成漏，当用漏管方治之。以上诸症虽有阴阳痈疽之别，然用药不外搜风渗湿，消瘀通络，必加桂枝、片姜黄两味为横行引经，溃后八珍汤加减，至火发毒须消瘀清热，若肘尖生痈疽，宜专清少阳，如菊花、桑叶、山栀、丹皮，臂弯宜清少阴，如连翘、川连、地丁等，若流注均按流注治法。

治验

徐姓男子年三十七八臑痈

男子徐姓，年约三十七八，左手膊忽然漫肿酸痛，不能举扬，寒热交加，乃就予诊，见其肿势上至肩井，下至臂腕，绵亘一带，

漫肿无头，外敷冲和膏，内服：

川桂枝钱五 全当归三钱 羌活二钱 威灵仙二钱 陈皮一钱 川芎一钱 片姜黄钱五 制川草乌钱五 甘草一钱 姜半夏二钱 桑枝酒炒，五钱 丝瓜络一段酒炒

此方连服三剂，肿势消减，疼痛亦轻，仍难举扬，照此方又服三剂，臂腕肩井一带肿势消尽，惟臑部尚漫肿不释，亦不痛，乃改方：

川桂枝钱五 片姜黄钱五 炒茅术钱五 法半夏二钱 全当归三钱 炙乳没钱五 威灵仙钱五 川芎一钱 川草乌一钱 全蝎酒洗，两只 桑枝酒炒，五钱 夜交藤五钱

此方连服三剂，肿势全消，惟举扬尚欠舒利，仍照此方嘱服六七剂，诸病霍然。

此系夜卧，肩井露在外故，风寒乘虚里袭，加之原有湿邪，凝聚一处，结而为肿，治之须处处着意，方为合法。

此名臑痈。

熊姓妇人臑痈

熊姓妇人，秋令右肩膊连及臂腕无形酸痛，手难举扬，渐至臑部肿起，漫散无头，酸痛较甚，皮色不变，就予诊治。见臑部已结肿如手掌，有根盘不高耸，看此光景，不易消释，仍外贴散膏，内服：

炙甲片二钱 法半夏二钱 全当归三钱 麻黄五分 川芎一钱 陈皮一钱 威灵仙钱五 炒茅术钱五 桂枝五分 片姜黄钱五 甘草一钱 桑枝酒炒，五钱 丝瓜络酒炒，一段

此方服两剂，诸病照昨无异，惟肿势似乎高大，势欲造脓，乃改方用：

炙甲片钱五 白芷七分 桂枝一钱 角刺二钱 川芎一钱 片姜黄钱五 当归三钱 生黄芪三钱 甘草一钱

此方服两剂，肿处按之引手，用火针刺破，脓出半碗，外用升丹纸捻，内服：

生黄芪三钱 全当归三钱 秦艽二钱 川桂枝七分 紫丹参三钱 炒茅术钱五 片姜黄一钱 白芷八分 红花酒炒，一钱 甘草一钱 桑枝酒炒，五钱 丝瓜络酒炒，一段

此方连服两剂，肿消脓少，手仍不能举扬，仍上升丹纸捻于外，内服：

川桂枝一钱 全当归酒炒，三钱 防风钱五 炒黄芪三钱 片姜黄一钱 夜交藤三钱 川芎一钱 紫丹参酒炒，四钱 秦艽二钱 赤芍酒炒，三钱 桑枝酒炒，五钱 丝瓜络酒炒，一段

此方连服三剂，疮口仅流黄水，外掺升丹，内服此方，又三剂后复旧如初。

此名臑痈，亦系风寒湿入络而成此病。

曹姓妇人年四十外漏肩风

曹姓妇人，年四十外，两肩髆不时疼痛，阴雨较甚，如是六七年不治，亦无大碍。一日手向高处取物，似撑伤筋脉，遂觉不能动转，不能举扬，微肿且有寒热，就予诊治。见其病势如此，外贴追风膏，内服：

生麻黄五分 柴胡钱五 枯芩二钱 桂枝七分 防风钱五 片姜黄钱五 紫丹参三钱 秦艽二钱 姜半夏二钱 甘草一钱 桑枝酒炒，五钱 姜两片

此方服两剂，寒热已净，余病依然，外仍贴追风膏，内服：

川桂枝钱五 炒茅术二钱 全当归三钱 威灵仙钱五 陈皮一钱 姜半夏二钱 秦艽二钱 制川草乌各一钱 片姜黄钱五 炙乳没一钱 桑枝酒炒，五钱

瓜络酒炒，一段

此方连服三剂，肿见消，痛渐轻减，惟动转举扬绝不见效，乃改方：

乌不宿三钱　全当归三钱　桂枝钱五　过山龙三钱　夜交藤四钱　片姜黄钱五　炒茅术二钱　川芎一钱　制川草乌各一钱　防风钱五　桑枝酒炒，五钱　络石藤酒炒，五钱

此方服十剂，又来就诊，动转举扬大见轻减，仍照此方嘱再服十剂，服后诸病尽释，惟梳头手向后托仍不得力，又来就诊，坚求除根，盖病者恐遇阴天又复发也，予曰可，乃拟浸酒方用：

乌不宿三钱　片姜黄钱五　制川草乌各一钱　过山龙二钱　防风钱五　秦艽三钱　全当归三钱　川芎一钱　丝瓜络一段　威灵仙钱五　陈皮五分　番木鳖油炙，二粒　炙穿山甲二钱　姜半夏二钱　炙乳没三分　川桂枝钱五　桑枝酒炒，五钱　络石藤五钱

此方照配十剂，用绍酒十五斤连药入坛泡一宿，次日隔汤炖煮一炷香为度，坛口用布扎砖压，弗泄气。每临卧温服一二杯，服后又配一料，永不再发。此乃二十五年前事，今此妇尚在，常以此方传诸人，服之亦奏效。

此症名漏肩风，又名肢痹，亦系风寒湿乘产后空虚而入。盖此妇自述病由产后得也，故知之，并非捉风捕影。

男子藕包毒

男子夏令臑里结肿如痂，十一二日始就予治。按之肿处已引手，予欲用火针刺破，惧不允，强以刀刺入时，彼畏痛向后一仰，碰伤络脉，血流不止，当用湿纸连易三四张，血止不流，升丹捻上，内服：

川桂枝五分　上血竭钱五　醋煅自然铜钱五　片姜黄七分　当归尾三钱

泽兰叶钱五 紫丹参三钱 刘寄奴二钱 川芎八分 红花七分 丝瓜络酒炒，一段 夜交藤五钱

此方服一剂，次早又来就诊，始挤出花白脓，外用升丹纸捻，内服：

生绵芪三钱 炒丹参三钱 白芷一钱 忍冬藤二钱 片姜黄七分 连翘三钱 全当归三钱 川桂枝五分 甘草一钱 桑枝酒炒，五钱 夜交藤三钱

此方连服两剂，肿消脓少，又两剂复来就诊，脓已净，口将敛矣。即用白九一丹掺疮口，纸膏罩之，数日结痂。

此病名藕包毒，乃湿瘀交阻。若用火针刺破，收功更速。此系因刀碰伤 络脉，故须服药，否则勿药即愈。

妇人臂痈

妇人臂弯下侧结肿如茄，痛疼寒热，口不高尖，势将造脓，外贴散膏，内服：

角刺钱五 当归三钱 连翘二钱 白芷一钱 川芎八分 桂枝五分 生芪三钱 银花三钱 甘草一钱 片姜黄七分 自穿蚕茧一枚

此方服一剂，次日火针刺破，脓出一酒杯许，色紫红，外用升丹纸捻，内服：

忍冬藤三钱 桂枝五分 白芷七分 连翘二钱 片姜黄七分 川芎八分 丹参酒炒，三钱 当归三钱 甘草一钱 桑枝酒炒，五钱 丝瓜络酒炒，一段

此方服两剂，肿消脓尽，外上升丹纸捻，内不服药，数日结痂而愈。

此症名臂痈，亦可名藕节毒，系湿瘀交阻而成。

男子臑痈

男子皮匠为业，夏令左臑及臂焮肿疼痛，就予诊治，见上下共

有三头，一臑外，一臑里，一臂侧。先从臑部用火针刺破，脓出不少，外用升丹纸捻，内服：

川桂枝一钱 全当归三钱 花粉三钱 川芎八分 片姜黄一钱 白芷一钱 赤芍二钱 连翘三钱 甘草一钱 桑枝酒炒，五钱 丝瓜络酒炒，一段

此方服一剂，次早又来就诊，在其臂侧臑里挨次用刀刺溃，外仍前法，内服：

紫丹参二钱 全当归三钱 秦艽三钱 川桂枝七分 川抚芎八分 炒赤芍三钱 片姜黄一钱 白芷一钱 忍冬藤二钱 桑枝酒炒，五钱 夜交藤五钱

此方服两剂，肿已全消，脓水仍淋漓不断，外用升丹纸捻，内仍服此方三剂，又来就诊，脓已净，惟流稀水，外用升丹掺之，内不服药，数日痊愈。

此症可名臑痈、臂痈，又可名流注，总之湿瘀交阻而成。凡手膊诸痛，均用桂枝、片姜黄，以其为手臂横行引经药。风湿症不红惟肿，故二物分量不妨加重，如但为引经，用只几分可矣，学者须知之。

乳疽、乳痈、乳发、内外吹乳、乳疖

以上诸证均属肝胃两经，乳痈初起，核如桃李，渐大如茄，焮肿坚结，或寒或热。当此时外敷冲和膏，内服疏肝清胃，柴胡清肝汤加陈皮、瓜蒌、象贝，服之可令内消，迟则形势已成，不必强消，有伤正气，用透脓散加柴胡、橘叶服一剂即可刺破，外用升丹。溃后正气旺，不必服药，否则亦可清化补托。盖胃经多气多血，与他经不同。乳疖与热疖一样，可按热疖治之。若乳发初起，粟粒潦泡渐次腐开，甚至形若蜂房者，即可名乳疽，从无消释。初

起宜柴胡清肝汤加公英、银花，溃后宜托化兼施，外用三黄散，次升丹，次九一丹，约始终二十八日收功。又有湿火乳痈，高锦庭谓平日嗜酒所致，理应如斯。初起与乳发仿佛，疮口紫黑色，如脱囊无异。溃腐可掺疽药或青九一丹，内服清胃散或夏枯草散。至若内吹外吹，多由怀孕之妇肝胃有热，小孩在胞胎，吮其热血，已被热逼极，反蒸入胃，为内吹。初起乳中结核焮肿，最难消释，且溃后尤难收功，须俟分娩方能霍然。更有左乳传至右乳，右乳传至左乳。又有此尚未破，彼又肿起，甚至延绵四五月者。初起外敷冲和膏，内服橘叶石膏散或白芷散清肝胃积热，溃后亦用升丹。其外吹有二,一或夜卧，乳头放在小儿口内，一时睡着，被小儿鼻孔风吹人乳内，因而结肿；一因小儿夭殇，乳不能回，胃汁壅滞，或命人吮其乳，被风所吹，遂致漫肿坚结。宜服回乳天浆散，服后乳仍不回，肿仍不消，势必成脓。治法无非清胃汁，疏肝郁。其脓头如不起发，亦用透脓散，越日刺溃，溃后宜八珍汤调养，外仍用升丹，查《金鉴》治外吹之荆防牛蒡散，初起寒热肿痛，服之早可消释，治内吹之橘叶散服之亦可移深居浅。

治验

陈姓妇年二十二岁乳痈

陈姓妇，年二十二岁，产后不满一月患乳症，极重，起三日即邀予治。见其左乳房满见青紫，血水淋漓，正头在乳头下，大如寸碟，身热脉数，饮食不进，举家惊惶无措。询知产后三日血即不见，至今少腹时痛，小溲短赤，确系恶露未净，瘀血化热，外用红玉膏摊纸贴之，内服生化汤加减，方列于下：

当归四钱 川芎二钱 桃仁泥二钱 五灵脂二钱 白芷二钱 红花二钱 生黄芪八钱 泽兰八钱 整广皮一钱 坤草八钱 苏木四钱 炮姜炭一钱

此方连服两剂，身热已退，腹痛稍舒，略进饮食，第疮口大如手掌，昨青紫处均已溃烂，外仍用玉红膏摊纸罩贴，内改方用：

生口芪八钱 川芎一钱 制香附钱五 全当归四钱 泽兰四钱 白芷二钱 忍冬藤四钱 乌药二钱 花粉四钱 丹参四钱 坤草二两

此方连服两剂，腐肉已脱，诸病悉除，第精神不振，胃口不开，外仍照前法，内改服：

野党参四钱 整广皮一钱 砂仁打后下，六分 生口芪六钱 白归身二钱 土炒白芍四钱 土炒白术二钱 藿香钱五 甘草八分 煨姜两片 红枣两枚

此方连服两剂，精神渐复，胃纳亦佳，止不服药，外改换松香、铅粉、玉红三膏搀和摊贴，每日一易，约二十余日始得竣功。

曹姓男子年五十岁乳疽

曹姓男子，年五十岁，夏令患乳疽，初起即就予治。见其乳头上侧起一粟粒潦泡，四围焮肿，回亘六七寸，形寒身热，头痛干恶，脉浮数有力，右手沉缓，此内蕴湿邪，外受风热，致成此患。当用如意散蜜水调敷红肿处，内服荆防败毒散加减，方用：

荆防风钱五 桔梗二钱 连翘四钱 羌独活钱五 制半夏四钱 炒枳壳一钱 前柴胡钱五 赤苓四钱 甘草一钱 竹茹四钱 蔓荆子钱五 甘草一钱 葱一根 姜两片

此方服一剂，稍觉汗泄，身热头痛稍轻，乳房焮肿依然，旁生粟粒脓泡数颗，知系疽症，将来必如带子蜂房，蔓延一片，于是改敷金不换，香油调，内服照前方进退。又进一剂，次日复来就诊，见乳头上侧原起粟粒潦泡处似乎紫黯不华，势将溃腐，疮头掺八将散，纸膏罩贴，内服改方用：

炙山甲二钱 当归尾三钱 白芷钱五 沉香片一钱 川芎钱五 陈皮钱五 角刺二钱 赤芍二钱 炙乳没钱五 银花四钱 防风钱五 甘草二钱 黄酒一盅兑服

此方连服两剂，疮头业欲溃腐，继起者接连蔓延一片，疮孔如黍粒者计有六七十粒，形寒身热较前尤剧，疮口掺疽药，搀海浮散，纸膏罩之，内服用：

生口芪七钱 连翘五钱 当归三钱 川连三钱 白芷钱五 赤芍三钱 银花五钱 桔梗三钱 花粉五钱 甘草三钱

此方连服两剂，疮口虽溃，腐未脱，而四围如带子蜂房者难以数计，寒热顿减，第形神困顿，正气不充，不克托毒外发。如此情形，非大补气血不可，疮口满上疽药和海浮散，另用松香膏摊纸贴之，内服改方用：

生北口芪两五钱 忍冬藤两五钱 白芷三钱 野党参两五钱 茜草三钱 花粉五钱 角刺三钱 当归三钱 川芎钱五 桔梗钱五 甘草三钱

此方连服三剂，疮口大溃，脓出不少，腐肉渐脱，精神大见起色，惟汗后受风，身上自觉寒冷，外仍，煎法改用：

藿香钱五 苏梗钱五 薄荷叶后下，一钱 荆芥炭二钱 白芷七分 桔梗钱五 制半夏二钱 前胡一钱 甘草钱五 炒白蒺藜四钱 姜两片

此方服一剂，身上不觉寒冷，疮上情形颇好，惟胸闷舌干，饮食乏味，未免感受暑热，外仍照旧上药，内又改：

藿香钱五 杏仁钱五 制半夏钱五 制川朴一钱 砂仁壳一钱 益元散布包，三钱 生扁豆三钱 陈皮五分 鲜荷叶一角 西瓜翠三钱

此方连服两剂，内病悉愈，胃口已开，止不服药，外面疮口腐肉已净，新肉已生，改掺九一丹，用松香、铅粉、玉红三膏搀和，摊纸贴之，月余始能结痂。

此病本不难治，惟变症多端，要随时随事相体裁衣，悉合病机

为难耳。

何姓妇年二十五岁乳痈

何姓妇，年二十五岁，秋间患乳痈，起十余日始就予治。见左乳房肿如口袋，按之引手，业已成脓，脓头在乳头下侧，当用刀刺破，脓出三大碗，肿仅消去一半，较右乳房大小倍之，疮口上升丹纸捻，内服方用：

生口芪四钱　花粉四钱　公英四钱　当归二钱　白芷二钱　连翘二钱　川芎一钱　忍冬藤四钱　甘草二钱

此方服两剂，疮口脓水甚少，肿已全消，乃右乳房突然焮肿疼痛，寒热如虐，脉象弦数，此必风热为患。左乳房仍用升丹纸捻，右乳房用冲和膏蜜水调敷，内服改方用：

柴胡二钱　防风二钱　银花四钱　黄芩四钱　薄荷叶后下，一钱　连翘四钱　荆芥二钱　公英四钱　甘草二钱　橘叶一钱　全瓜蒌四钱

此方连服两剂，右乳房肿已消化，寒热尽去，止不服药。其左乳房亦仅流清水，不用纸捻，改用海浮散掺于疮口，数日收功。

冯蒋氏年三十二三岁内吹

冯蒋氏，年三十二三岁，春天患内吹，邀予诊时已妊娠七月，见其两乳房结核累累，大小七八枚，皮色照常不变，寒热如疟，每在午后热过身凉，与好人无异，而且饮食如常，别无他苦，然结核如此之多，且在两乳房，消化无法，只得外用冲和膏蜜水调敷，内服方用：

柴胡二钱　橘叶二钱　浙贝母四钱　淡芩四钱　青蒿四钱　砂仁打后下，一钱　白芷二钱　煅石膏四钱　甘草一钱　姜两片　红枣两枚

此方连服两剂，寒热已退，两房结核如前，无法可设。转思此

病因肝气不舒，胃有伏热，用石膏胃热已退，不能再用苦寒，有伤胃气，因将冲和膏加香附面并以干醋、麻油调敷，内服改方用：

柴胡钱五 白茯苓三钱 薄荷叶后下，五分 白芍三钱 土炒白术钱五 橘叶七分 当归钱五 砂仁打后下，五分 甘草七分 姜两片

此方连服三剂，两乳房结核依旧不消，照前方又服两剂，左乳房结核四处，异常发痒，似见消化，右乳房结核四处，皮色发红，不能消化，遂改服橘叶散加味消溃听之，方用：

橘叶二钱 柴胡钱五 忍冬藤四钱 川芎一钱 炒青皮一钱 甘草钱五 淡芩三钱 公英三钱

此方连服两剂，右乳房结核业有两处成形，遂不服药，改服蒲公英膏，每早晚开水冲三钱。越两日又邀予诊，见成形两处，业已有脓，用刀先后刺破，脓出不少，疮口插八将纸捻，纸膏罩贴，内服方用：

生黄芪三钱 橘叶七分 公英三钱 忍冬藤三钱 白芷钱五 连翘三钱 当归钱五 花粉三钱 甘草一钱 淡芩钱五

此方连服两剂，左乳房结核均已消化无形，右乳房溃破处脓仍不少，两结核颇觉缩小，亦能消化。仍照前方再服两剂，溃破处疮口已流清水，改掺八将散，膏罩，其结核亦泯然无迹。止不服药，又七八日始克完功。

褚姓妇年三十三岁外吹

褚姓妇，年三十三岁，产后已过百天，患外吹结乳，初起三天即邀予治。见其右乳房大如覆碗，皮红身热，口苦苔黄，势颇不善，外用冲和膏蜜水调敷，内服荆防牛蒡汤加减，方用：

荆防风二钱 柴胡二钱 全瓜蒌六钱 炒牛蒡子四钱 橘叶二钱 淡芩四钱 银花四钱 制香附二钱 蒲公英四钱 连翘四钱 浙贝母四钱 甘草二钱

此方连服两剂，身热已退，红色亦消，第肿势仍不见小，外仍敷冲和膏，内改方：

川楝子钱五 杭白芍五钱 浙贝母五钱 柴胡钱五 制香附钱五 炒青皮七分 炒元胡钱五 整广皮钱五 川芎七分 甘草钱五

此方连服两剂，肿已全消，止不服药，惟用冲和膏蜜水调敷即愈。

侯姓妇年二十八岁结乳

侯姓妇，年二十八岁，产后旬余患结乳，起四五日方邀予治，见其两乳房大如栲栳，小孩哌哌啼哭，不绝于耳，询知乳头堵塞，乳汁不通，因而肿胀如此之大。细审脉象，病状别无所苦，遂用：

炒大麦芽二两煎水代茶。

此方服后毫无效果，乃改用四物汤加味，方用：

当归八钱 干地黄砂仁一钱拌炒，六钱 杭赤芍四钱 川芎二钱 赤苓四钱 泽泻二钱 猪苓四钱 车前子布包，四钱 炒麦芽一两

此方连服两剂，两乳房肿势大消，惟乳头仍不通畅，遂命病家另觅大孩吮之数次，居然通快。但两腋忽又各起结核一枚，大如核桃，扪之疼痛，寒热大作，头痛欲劈，此虽乳汁凝滞，气血乖违，然必兼感凉风所致，外用冲和膏敷其结核，内改方用：

荆芥炭三钱 当归三钱 赤芍二钱 细辛五分 川芎钱五 制香附钱五 橘叶钱五 大熟地五钱 红花一钱 柴胡钱五 紫苏叶钱五 甘草一钱 姜两片

此方服一剂，头痛顿减，寒热亦除，令其好好调养，不可乱投药饵，旋即告痊。

黑姓妇年十九岁产后乳痈

黑姓妇，年十九岁，产后匝月患乳痈，起七八日始就予治。见

其右乳房旁侧肿大如茄，按之引手，知已有脓，遂用刀刺破，出脓碗许，疮口用升丹纸捻，内服方用：

当归二钱 白芷二钱 忍冬藤四钱 川芎一钱 赤芍二钱 橘叶二钱 丹参四钱 坤草四钱 甘草一钱

此方服一剂，次日又来就诊，疮口脓已见少，别无所苦，惟头目昏晕，似疼非疼，此受风所致，遂改方用：

荆芥炭三钱 当归钱五 黑豆皮三钱 泽兰三钱 桑叶三钱 甘草一钱 炒白蒺藜三钱 川芎一钱 蔓荆子钱五 煨天麻七分

此方连服两剂，头目昏晕霍然无恙，疮口已流清水，仍用升丹掺之，纸膏罩贴，止不服药，数日全愈。

妇人左乳结核

妇人患乳痈，初起左乳结核，大等桃李，焮肿倍之，微红微热，不甚疼痛，先向药肆买散膏贴之无效，根盘渐大，寒热频作，势欲造脓，始邀予治。见其焮肿根坚，疮头高耸，不能消散。外敷冲和膏醋调束其根脚，内服：

角刺钱五 白芷一钱 川芎一钱 花粉三钱 黄芪三钱 赤芍三钱 当归三钱 公英三钱 甘草一钱

此方服两剂，内脓已熟，即用刀刺破，外用升丹纸捻，内服：

黄芪三钱 瓜蒌子三钱 赤白芍二钱 白芷七分 橘叶五片 忍冬藤三钱 连翘三钱 当归三钱 甘草一钱

上方两剂，已肿消脓净。仍用升丹纸捻插人，日换二三次，三日后又邀予治，已流清水，疮口不用纸捻，惟掺升丹少许，不数日收功。

妇人乳痈

妇人患乳痈，二三日来就予诊，见其左乳结核大如鹅卵，皮色不红，推之活动，且无寒热，外敷冲和膏，内服：

柴胡一钱 川芎七分 陈皮一钱 炒青皮一钱 杭白芍三钱 蒲公英三钱 醋香附钱五 甘草一钱 当归二钱 象贝母三钱 瓜蒌切，三钱

服两剂，肿稍收束，再用前方两剂，块已消释无形。

此症治之早，固易消释，若过七日则难矣。

妇人失治乳痈

妇人患乳痈失治，邀予往视，已溃烂，仅流黄水，疮口较酒杯稍大。予外用白九一丹掺于疮口，复以玉红膏摊油纸罩上，内服：

生黄芪三钱 天花粉三钱 云茯神三钱 炒白术钱五 香白芷一钱 忍冬藤三钱 归身三钱 杭白芍三钱 甘草一钱

上方两剂，黄水渐少，疮口渐平，又服前方两剂，仍用前药掺贴，十数日收功。

某妓年十六七岁乳痈

某妓，年十六七岁，患乳痈，两乳肿起如小口袋，邀予诊治时已七八日，询之知系产后月余孩夭，乳浆内逼而成此症，红肿无头，亦有寒热，外用冲和膏酒调敷，内服：

荆芥二钱 醋香附二钱 陈皮七分 防风钱五 天花粉三钱 蒲公英三钱 柴胡钱五 黄芩二钱 炒牛蒡杵，二钱 忍冬藤三钱 甘草一钱 王不留行三钱 生麦芽一两，煎汤代水

此方服两剂，寒热已去，左乳红肿渐消，右乳照前未化，仍用前方再服两剂，左已消释，右渐成脓，然头尚隐伏不起，且有两

处，遂改服：

角刺钱五 南花粉三钱 蒲公英三钱 白芷一钱 赤芍三钱 生黄芪三钱 当归三钱 川芎八分 甘草一钱 生大麦一两煎代水

此方服一剂，头已高耸，惟皮尚厚，用火针刺之，流脓碗许，外用升丹纸捻，内服：

柴胡一钱 白芷一钱 全当归三钱 橘叶五分 连翘三钱 公英四钱 花粉三钱 杭芍三钱 草节一钱

此方连服两剂，肿消脓净，惟流清水，且其两头已归一处，又服两剂平复如初。

此症名浆逼乳痈，又名外吹乳痈。盖小孩殇后，初为乳浆所逼，嗣令佣妇吮咂，风由人口吹入故名。治之早，轻而易举，若失治，则乳浆串贯囊槅，不知伊于胡底。然可一言以蔽之，曰无性命之忧。

妇人因小孩夭殇乳汁不回乳痈

妇人亦因小孩夭殇，乳浆不回，致成乳痈。右乳坚肿处不红微热，内热口渴，疼痛夜甚，已经他医治疗多日无效，特延予往治。见其肿瘣色白坚硬，推之不动，半系乳浆不回，半由思孩悲切，郁怒伤肝所致，外用冲和膏加台麝二分醋调敷束其根脚，内服：

柴胡一钱 杭白芍四钱 炒山栀钱五 花粉二钱 川郁金钱五 玫瑰花五朵 全当归三钱 王不留行三钱 橘叶五分 黄芩二钱 甘草一钱

上方连服两剂，虽口渴内热已除，肿块毫无动静，仍服原方两剂，肿势未见松减，根盘稍觉活动，下侧隐有一头，似欲造脓，是处随贴文八将散膏，内服：

角刺钱五 柴胡一钱 当归三钱 白芷八分 橘叶五分 公英三钱 花粉三

钱 生黄芪三钱 王不留行三钱 甘草一钱 自穿蚕茧一枚

此方连服两剂，下侧头已耸起，用火针刺之，脓出半盏，随用升丹捻插入，内服昨方去角刺、橘叶，加赤芍二钱，两剂后脓渐少，肿仍不消，旁又隐伏一头，乃胃汁贯串所致。仍用昨方加角刺钱五，服后继起一头，忽泯然无迹，其先破处脓水转多，盖已两处合而为一矣，因改方用：

柴胡一钱 忍冬藤三钱 当归三钱 花粉三钱 连翘二钱 赤白芍二钱 公英三钱 川芎八分 甘草一钱

上服两剂，肿消脓净，仅流黄水，用升丹掺疮口，纸膏罩之，内不服药，如此六七日完功，统计前后将及匝月。

此病本不难治，缘思孩悲切，郁怒伤肝，以致多费如许周折，若仅胃汁壅滞，在年轻人患之，原可不必服药，如年龄稍长，或另有别情，不得不相机因应耳。

妇人年三十六七岁湿火乳痈

妇人年约三十六七，春间左乳初起黄豆大白瘰，微痒，搔之皮破，频流脂水，疮口日渐开大，并不疼痛，故不以为意。厥后疮口渐变紫黯，乃觉疼痛时如针刺，且兼寒热。妇性嗜饮，家本小康，四时酒常不断，每当疼痛难忍时辄饮酒以解之，如是者又五六日，疮口之大已如烧饼，时流血水，疼痛日甚，方邀予治。见其疮口如此，四围亦红肿不堪，此即湿火乳痈是也，当即用疽药少和升丹掺其破处，复以玉红膏摊纸贴之，内服：

夏枯草钱五 连翘三钱 赤芍三钱 煅石膏四钱 角刺钱五 川萆薢三钱 枯黄芩二钱 白芷一钱 云茯苓三钱 六一散布包，五钱 忍冬藤三钱

此方连服两剂，疮口黑腐已去大半，仍照前方加炒白术钱五，服两剂黑腐已净，红肿亦消，因用白九一丹掺于疮口，内服：

生黄芪三钱 白芷七分 煅石膏三钱 绿豆衣钱五 瓜蒌皮钱五 六一散布包，四钱 忍冬花三钱 连翘三钱 通草五分 朱茯神三钱

此方两服后又邀予治，疮口仅剩钱大，仍掺白九一丹，玉红膏罩之，内不服药，不出十日已结痂矣。

此名湿火乳痈，又名乳发，前人均未道及。高锦庭始有此说，用药从此中着想，自然发无不中。若按寻常乳痈治之，虽不至殒命，然缠绵几月在所不免。

吕廷芷观察长媳乳痈

吕廷芷观察长媳，冬间患左乳结肿，疼痛，寒热，色红，肩舆相邀，见其结肿根盘虽不甚大，然头有三处，询之系晚间乳置小孩口内睡着，被孩鼻息凉风吹入乳内，因而结肿。此名外吹乳痈，外用冲和膏醋敷束其根脚，内服：

荆芥二钱 全瓜蒌四钱 陈皮八分 蒲公英三钱 防风钱五 柴胡一钱 花粉二钱 连翘三钱 炒牛蒡子三钱 忍冬藤三钱 角刺钱五 草节一钱

上服两剂，寒热已除，疼痛日甚，肿势如前，仍照前方又两剂，右侧一处头已高耸，按之引手，内已有脓，予即欲刺破，病人畏痛，坚不肯刺。予曰：今日刺之，或不致贯串囊槅，否则两三头均要溃破。举家以身体不好为辞，倘刺破虚晕如何。予曰：倘有差错，予力任之。于是强刺一处，脓出杯许，仅泄十分一二，病者畏痛不肯挤，亦听之。外上升丹纸捻，两未溃破处乃贴散膏，内服：

角刺钱五 醋香附钱五 炒杭芍三钱 生黄芪三钱 青皮七分 象贝母二钱 全瓜蒌切，三钱 蒲公英三钱 当归三钱 甘草一钱

方服两剂，脓出极多，两肿处一已消释，一已脓熟，当亦刺破。盖病者此次毫不畏惧，任予施术。外均上升丹药捻，内服原方去角刺，加柴胡八分，两剂肿势全消，脓亦净，仍用升丹掺少许于

疮口，日一二易，不数日结痂矣。

此病若初刺破时任予挤尽脓血，则第二次刀刺可免，只以病人畏惧刀针，转多吃苦。然若医者手软，或辨脓不真，心存畏缩，其受累必更不浅。

妇人年四十外乳痈

妇人年四十外，右乳结肿，初如棋子，渐大如李，又如桃，自买散膏贴之不应，乃就予治。见其根盘大如手掌，推之不动，寒热频作，皮虽不变，而疮头有蚕豆大一块微红，按之引手，遂用刀刺破，脓出盏许，外用升丹，内服：

柴胡一钱 醋香附杵，钱五 南花粉三钱 角刺钱五 炒青皮八分 黄芩钱五 杭白芍三钱 川郁金钱五 甘草一钱

两剂后复就予诊，脓虽不多，肿块仍然如昨，再服原方两剂，始觉松减。仍照原方又服三剂，块已消去大半，脓水亦净，外用九一丹掺疮口，内服逍遥散加减：

当归三钱 炒白术钱五 杭白芍三钱 柴胡八分 丹皮二钱 甘草八分 黄芩一钱 炒山栀钱五

上方嘱服多剂，不数日疮口已结痂，肿块亦泯然无迹。

此病外无小孩吮乳，内不怀孕，既非乳岩，又非乳痰、乳癖，只可名乳痈，病因恼怒伤肝而得。盖此妇性同男子，与人口角忿争，事过辄不置于心上，故与抑郁伤肝者不同。溃后方中仍用角刺者，以其坚块未化也。末服逍遥散多剂，乃善后最良之法。学者须从此中留意，虽不中，亦不远耳。

男子左乳头结核

男子乳头结核如棋子大，色白不疼不痒。友人告之曰：此乳岩

根萌，急就予治。予曰：恼怒伤肝，须将不称心事置诸度外，不治自愈。坚求拟方，用：

鲜橘叶三片 象贝母二钱

每日用茶壶泡之当茶饮，如此一月余泯然无迹矣。

男子乳头疖

男子乳头结肿，六七日即就予诊，见其根盘仅如桃李，头已微红，势将造脓，方：

角刺钱五 生黄芪二钱 川芎八分 橘叶五分 当归二钱 甘草一钱 白芷一钱

上服一剂，次日刺溃，用升丹药捻日易一二次，二三日收功。

此即乳疖症，本可不必赘入，因各症有各症之形状，深恐轻重异视，故附及之。

妇人右乳疽

妇人右乳下侧始起一粟瘰，色紫，根盘散大，寒热频作，疼痛澈心，疮口日渐延开时流血水，四围粟瘰有数十粒旋绕疮口，俨同蜂房之象，是名乳疽，亦名乳发，近十日方就予治。见其疮口已将溃腐，外用疽药搀升丹掺之，内服：

角刺钱五 白芷七分 南花粉三钱 连翘三钱 象贝母三钱 忍冬藤三钱 绿豆衣钱五 杭赤白芍各二钱 当归二钱 甘草一钱

连服两剂，腐肉渐脱，仍照前方加黄芪三钱，蒲公英三钱，又服两剂，腐肉脱净，疮口已长新肉，然尚有烧饼大，改掺白九一丹，并以玉红膏纸贴之，内服：

生黄芪三钱 党参三钱 朱茯神二钱 归身二钱 炒白术钱五 忍冬藤二钱 蒲公英三钱 连翘三钱 草节一钱

此方连服三剂，肿已全消，口亦收小。嗣因家事夫妇争吵，疮口鲜血迸流，动怒伤肝，遂致心火妄行，急邀予治。见其疮口忽变紫黯，发热，瞳睛红赤，询之变故，外掺青九一丹，内服：

党参二钱 炒丹皮二钱 木通钱五 连翘心钱五 鲜生地洗打，六钱 羚羊片钱五 细川连五分 忍冬藤三钱 元参三钱 炒山栀三钱 菊花二钱 甘草一钱 竹叶十片 青黛拌灯心三十寸

此方连服两剂，血止不流，目红亦退，惟疮口紫黯依然，且弛大不收，改掺疽药搀升丹，纸膏罩之，内服：

生黄芪三钱 细生地四钱 云茯苓三钱 当归身三钱 炒白术二钱 党参三钱 炒忍冬花钱五 杭白芍三钱 五味子三分 甘草炙黑，一钱 煨姜两薄片 红枣炙香，三枚

此方连服三剂，疮口黑色已转淡红，似觉敛小，仍照原方又两剂，口已敛如钱大，外用白九一丹掺之，内不服药，又六七日结痂，然前后已近五十天。

此病本七日成形，十四日腐肉脱净，二十一日敛口结痂，二十八日痂落，因争吵肝火上冲，心火妄行，致鲜血迸流，多如许周折。幸病家深信予治，可以一手奏绩。若更李易张，不知若何变象。故曰：病不在善治，善在自养。

顾廷赓长儿媳内吹

顾廷赓乃媳，怀孕七月，两乳结肿如桃，头有五六处，有焮肿高耸者，有漫肿平塌者，根盘大小不一，形寒发热，疼痛手不可近，八九日方邀予治。见其胃热甚炽，张口秽气喷人，嗅之欲吐。肿处用冲和膏酸醋调敷，内服：

生石膏一两 肥知母钱五 川芎钱五 鲜苇根一两 白芷钱五 甘草钱五 炒山栀三钱

此方连服两剂，胃热稍减，肿块有稍轻减者，有依然如昨者，病家询予：可望消散乎？予曰：消散固难，纵溃脓亦收功不易。此名内吹风病，孕妇平日嗜食热物，或爱饮凉水，久则胃有积热，小儿在母腹内，日吮其血，致将胃热逼入口内，逼极则小儿热气外喷，遂有此患。须待分娩后不治自痊。目前无论如何，只可以大化小，解重为轻。病家又曰：嗜食热物，胃有积热，敬闻命矣。若爱饮凉水，则胃亦有积热，其故安在？敢请其说。予曰：吾人饮食先入于胃，胃为水谷之海，与脾相表里，脾为消导之官，凡饮食入胃，随传入脾，脾之内有如沸汤，昼夜不息，惟胃经本有微寒，故喜食热物者，因寒见热顿觉宽舒，遂成癖嗜。积久寒化为热，其由来者渐矣。若爱饮凉水，其胃原有积热，遇凉则快美异常，岂知快爽不过一时，及至凉性已过，则凉复转为热，有较前更甚者矣。所以嗜热爱凉，胃经均有积热。为今之计，只有随风逐浪，断无大患。若求速痊，则予无能为力，另请高明可也。务求拟方为用，逍遥散加味：

当归二钱　杭白芍三钱　柴胡八分　黄芩钱五　川芎七分　煅石膏三钱　甘草一钱

上方定后，病家见此方，以为隔靴搔痒，未服。邀里中一医治之，进以疏肝和胃等剂，不惟无效，转增五中烦躁，内热口渴等症。复邀予治，见其右乳里侧已有脓，当用刀刺破，并升丹纸捻纸膏罩之，内仍服前逍遥散方，两剂病人自觉轻减。邀予复诊，又将左乳里侧刺破一处，外药与上同，内仍服前方。接诊十数次，两破处尚未收敛，其未破者亦不成形。予曰暂可，毋须医药，待其分娩后再为治疗。病家此时已深信予言，直至足月分娩后三日方邀予往。予曰：今得矣，破处疮口已将收敛。病家求为开方，予曰：可向药肆买生化汤服一二剂即愈矣，不可乱投他药。后疮果不数日告痊。

此名内吹乳痈，切不可乱服汤药，总以安胎清胃热为主旨。而病家亦不可心忙意乱，宜专认一医治之，若延李更张，徒寻苦恼。

妇人因小孩夭殇乳汁不通成痈

妇人因小孩已夭，乳汁不通，致患右乳房结肿，逾八九日始就予治。见其肿乳与小袋无异。呻吟不绝。及视其下侧业有头，薄皮剥起，当即用刀刺破，流脓两大碗，复用升丹捻插入，内服：

柴胡一钱　白芷七分　蒲公英三钱　瓜蒌三钱　生麦芽八钱　象贝母二钱　王不留行二钱　甘草一钱

上方服一剂，次日又来就诊，肿势已消，脓亦稀少，仍用药捻并另包升丹少许，嘱其毋庸往返，将药捻用净，随掺此药可矣。此亦乳逼乳痈，与外吹微异。

乳岩、乳痰、乳癖

凡患乳岩一症，多系孀妇、室女或尼姑，平日所求不得，所欲不遂，忧郁伤肝，思虑伤脾而成。虽此症诸书皆言无治法，惟内服逍遥散加以怡情自解，或可苟延岁月，此亦于无法中勉设一法也。然予三十年内所见乳岩症不下一百有奇，其间偶有一二苟延岁月，竟得终其天年者，其故何哉？殆非真乳岩，乃类乳岩。斯即谓之乳痰、乳癖亦无不可。夫乳痰、乳癖亦由抑郁伤肝，思虑伤脾。脾为湿土，与胃为表里。乳头属肝，乳房属胃，脾病胃无不病者。脾胃有病，不能运化湿土，土失运化之机，积久成痰，痰凝络脉，遂致气血阻滞，结而为肿。初如棋子，渐如李，又如桃，虽坚硬似石，然与乳岩之挺若巉岩不同。初推之似活动，久则皮肉亦粘成一块，却不甚疼痛。缘乳痰、乳癖以思虑伤脾为主，肝郁次之。乳岩则似忧郁伤肝为主，脾胃次之。三症初起毫无异同，不过乳岩未溃时则硬，若巉岩溃则巑岏嶙峋，与堆砌假山石无异，仅流黄水，揩之鲜血迸流，面黄肌瘦，疼痛刺心，日晡潮热，纳谷无味，且易生肝火，动与人争。当此之时，卢扁束手。古人虽有数方，亦聊尽人事而已。

治验

张戟门观察舆夫之母某氏年六十外乳岩

张戟门观察舆夫之母某氏，年六十外，患乳岩，邀予诊时已溃破，大如手掌，其高凸崚嶒，与假山无异。碰之鲜血迸流，味甚腥秽，疼痛澈心，形容憔悴，纳谷无多，内热口渴，夜卧不安，当以青九一丹掺之，外用玉红膏摊纸罩贴，内服：

炒归身三钱 炒山栀二钱 带心麦冬朱砂拌，三钱 朱茯神三钱 杭白芍三钱 炒丹皮钱五 枯黄芩钱五 细生地三钱 炙黑草一钱 炙莲房钱五

此方服两剂，又邀予诊，内热口渴如前，外仍上前药，内服原方加西洋参制二钱，两剂后未再来邀，越数月见其子，已浑身缞绖矣。

此妇孀居二十余年，家境萧条，其抑郁忧思，久久而成此病。初起如棋子一粒，渐如李、如桃、如茄，以至溃破，病近十载，既无调养，又无力延医，不死何待。

义生堂某君之嫂乳岩

天津鼓楼北义生堂某君之嫂，年不满四十，患乳岩，秋令邀予

诊治。见其左乳肿势綦大，坚如顽石，上侧业已溃破，仅流脓水，有时亦流鲜血，左膀连及手臂焮肿不堪，色紫红，日夜发热，疼痛不安，溃处掺青九一丹，玉红膏摊纸罩之，内服方用：

柴胡一钱 枯芩二钱 炒山栀二钱 当归三钱 赤芍三钱 川郁金钱五 丹皮钱五 元参三钱 甘草一钱 忍冬藤钱五

此方服后，越日又邀予诊，诸病如前，毫无动静。覆加详视，乃一派抑郁不舒，肝火鸱张之象，因告某曰：以尊府情形，不应得此病症，良由此病多患在孀妇、尼姑或室女长未出阁者，间有非孀、尼、室女患此，然亦必有大拂意事，遂致气结不舒，或所求不得，所欲不遂，木郁不达，积久难宣者方成此症。若府上第一衣食无虞，其次高堂华屋，仆妇周旋，且令兄还在，竟尔得此，殊不可解。某始云：兄素喑哑，性急且暴，以致室中时有诟谇之声，而嫂氏心本狭窄，想即因此成病。予曰：是已，然为今之计，苟延岁月则可，欲告痊恐无日矣。外仍用前法，内服：

羚羊片先煎，钱五 粉丹皮二钱 枯芩二钱 桑叶二钱 炒山栀三钱 川郁金钱五 双钩藤后入，四钱 柴胡八分 青橘叶五分 甘草一钱 杭白芍三钱 当归三钱 忍冬藤三钱

此方服两剂，虽无大效，惟臂膀紫红稍退，肿势较消。又邀予治，仍用前方进退。嗣又来邀，适是时予奉榷宪差委解铜，入京往返数月，未能往应，旋闻于次年春季而殁。

此病若经予一手治理，或可多延二三年，然必须依予之言，不添烦恼方可，否则亦难。

同乡陆君乃室乳岩

同乡陆君乃室，其子供差电报局，患乳岩已有数载，溃破后方邀予治。见其右乳肿硬，与石无异，破处尚未巉凸稜峋，以破

溃无多日也。脓水不多，味甚腥秽，外掺青九一丹，以纸膏罩之，内服：

当归三钱　丹皮二钱　炒白术钱五　杭白芍三钱　橘叶五分　甘草一钱　枯芩钱五　柴胡一钱

此方不知服否，缘仅往诊一次，嗣闻于次年春间而殁。

天津南门外一妇人年五十上下乳岩

天津南门外一妇人，年五十上下，其夫为洋货行介绍人，右乳患乳岩未溃，秋间邀予诊治。见其肿块大如手掌，扪之与顽石同，且有巉稜，疼痛夜甚。知系乳岩绝症，惟其家本小康，老夫妇亦颇和美，病之由来实嘱不解。因细询其家庭状，况仅有一女，已适人，后嗣尚虚，然无子亦何至有此患？反覆筹思，莫明其故，外敷冲和膏醋调，内服：

柴胡一钱　杭白芍三钱　炒香附钱五　广郁金钱五　当归三钱　橘叶五分　炒延胡二钱　川楝子钱五　炒青皮一钱　两头尖三十粒

此方服两剂，诸病如昨，据病人自述稍见轻减，令照前方又服两剂，仍无功验。适其夫从外来，详询于予，予直告此病百不活一，只有怡情自解，或可延一二年，否则不过数月耳。彼谓：此病何如是之剧烈？予曰：七情之病，只可自治。谚云心病必须心药医，或可望生，若徒恃草木无益也。彼又曰：新近觅得二方，不识可否与服？请酌之。予阅其方，乃《全生集》犀黄丸、阳和汤方也，并称历验多人，须并服。予曰：犀黄丸治阳症，阳和汤治阴症，那堪并用？彼似不以为然，坚求如何妥善为更易，予勉从其请，另拟一方如下：

鹿角胶三钱　炒白芥二钱　肉桂去皮切后入，一钱　大熟地砂仁拌炒，五钱　炮姜钱五　麻黄七分　橘络七分　炒延胡二钱　川楝子钱五此方连服三剂，肿处已有一头势将溃破，此乃佳兆，又服三剂，头已微破流脂水。从此猛施鞭策，或有转机。乃病家忽无故乱投，配犀黄丸与服，予不知也。彼以为两方并进果有功效，遂不复邀予治，即以两方为宗旨。嗣闻于次年夏间病逝。

按：此病服阳和汤已有转机，苟一丝不乱，本此进行，未尝不可缓缓告痊，乃竟异想天开，杂投他药，欲求速效，转致殒命，岂非数欤！后闻人言病家本极寒苦，因在洋行奔走，稍有积蓄，于是买地盖房，装饰一切，俨然富家翁矣。固已称心乐意，乃因嗣续乏人，继远族某为子，而某颇不安分，妇已郁郁不乐，后其夫忽又纳妾，妒心复生，两病夹攻，致成此患。

孀妇年五十外乳岩

妇人年五十外，守节几三十年，生有两子，长已入庠，次乃遗腹，爱怜益甚，意无或迕，有时训诫，每反声相向，甚至被其子推跌。兄屡加规劝，弟置若罔闻，因之抑郁成疾。始起乳中结核，大如棋子，喜消怒长，不热不红，如是者已历八九年。幸其长子素孝，侍养维谨，偶或不豫，必百般慰解之。讵又暴亡，痛子情切，昼夜哭泣，遂至乳中结核日渐延大，有长无消。盖缘长子殁后，次子仍不务正，虽不似从前之反声相向，然母子之间竟不闻问。故其肿块初无痛痒，至此已澈夜胀痛，反侧不宁。复邀予治，见其性颇旷达，肿块固甚坚硬，推之似尚活动，皮色亦无变异，即告之曰：此病乃乳岩，根萌溃破，百无一生。现在病情虽剧，尚无妨碍，然须怡情自适，或可转危为安。病者答曰：惟先生命，但应如何调摄？宜食何物？应忌何物？幸逐一见示。予即详细告之，外用冲和膏加川贝、木香各一两研和，醋调敷患处，内服方用：

柴胡一钱 金铃子钱五 象贝母三钱 川郁金钱五 炒青皮钱五 玫瑰花

七朵 全瓜蒌五钱 炒延胡二钱 全当归三钱 杭白芍三钱 两头尖三十粒

此方嘱连服十剂，肿块虽不见消，亦不见长，仍用前方略为更动，又服十剂，复邀予治。见肿块已缩小，如向日之棋子大矣。病人问：此病根可以除否？予曰：除根不敢必，但期后不复发斯得矣。外仍敷前药，内改服：

橘叶五分 全瓜蒌三钱 川贝母去心研，钱五 广郁金钱五 醋香附钱五 杭白芍二钱 青木香七分 云茯神三钱 全当归一钱 两头尖三十粒 玫瑰花五朵

此方告以服十剂后可毋须药，嗣闻其服此药后病不甚发，纵发即照两方相继服之，二三剂后安然无恙，现其人尚存，年已七十有奇矣。

此病幸遇此妇，乃达者能自解释，若拘泥执一，焉得奏功？

按：此病可名乳岩，亦可名乳痰、乳癖。

孀妇年四十外乳岩

孀妇，年四十外，家本小康，其儿媳因产暴亡，遗孩无人抚养，遂日哺糕干，夜间孩啼，即以干乳塞其口，不十数日，居然乳浆活活足充孩腹，如是一二年，孩已长大不乳，祖母乳亦渐无。一日夜间乳被小孩压住，次日即觉乳中刺痛，寒热往来，即邀予治。见其右乳中结核仅如棋子，而肿势浑如覆碗，详询颠末，知系为小孩鼻孔凉风袭人所致，外敷冲和膏，内服：

荆芥穗二钱 炒牛蒡子研，二钱 陈皮八分 防风钱五 柴胡八分 醋香附二钱 连翘三钱 蒲公英三钱 黄芩钱五 甘草一钱

此方连服两剂，寒热已去，肿势亦消，惟其结核依然如昨，乃改方用：

象贝母三钱 炒青皮钱五 公英三钱 柴胡一钱 制香附二钱 赤芍二钱

川芎八分 甘草一钱 橘叶五分 雀梅藤三钱

此方两服，结核仍不能消。予曰：此核历有年，所消之不易。病者首肯曰：已有七八年，因其不大，亦不疼痒，故置之今。求先生为我除根可乎？予曰：此根万不能除，只要自已度量开阔，遇事不放在心上，此病可永不开大。若因气恼，抑郁不舒，后必变剧，谨记予言。病人求予开方，予仍以前方与服，隔十数年，偶与儿媳因家事忿争，忽乳中结核头如鸡卵，疼痛夜甚，亟邀予治。见其病情如此，告病人还记当日予嘱之言否？此次若怡情自适，断无此患。能宗予言尚无妨，否则不堪设想。病者应之曰：谨受教。外敷冲和膏加贝母、木香各一两，醋调敷，内服：

象贝母三钱 炒青皮一钱 醋香附钱五 炒延胡钱五 杭白芍三钱 川郁金钱五 橘络七分 全瓜蒌四钱 甘草一钱 两头尖三十粒 玫瑰花五朵

此方连服十剂，疼痛较减，肿块亦和，再宗前方加柴胡一钱，又服二十剂，病已霍然若失，惟肿块仍如棋子大，此妇至六十四五无疾而终。

于姓妇年三十九岁外吹

于姓妇，年三十九岁，冬间患外吹，起月余始邀予治。见其左乳房结肿四五处，大小不一，坚硬如石，入暮寒热，疼痛不能近手，彻夜难眠，饮食不进，势颇危殆。诊其脉象浮沉俱滑，似乎有脓，然细细审视，实在无脓。因思病人身体肥胖，必有痰涎盘踞上中，吐之恐伤真气，泻之不易清澈，转展思维，毫无善法，不得已外敷二圣消核散，干醋调上，内服方用：

竹沥水冲，五钱 制南星三钱 白茯苓五钱，姜汁少许冲 制半夏五钱 七爪橘红钱五 全瓜蒌一两 炒白芥子三钱 元明粉冲，钱五 甘草钱五

此方连服三剂，乳房结核颇见松动，遂照前方煎成，加送礞石

滚痰丸三钱，如是又三剂，左乳房结核已泯然无迹，右乳房陡生结核，大小根盘数目与左乳同，仍照前方略为变更，又服七八剂，居然全数消化，真意想不到。治病本无难处，只要审病真切，自然有条不紊。

祝姓妇年三十上下产后匝月结乳

祝姓妇，年三十上下，产后匝月患结乳，初起即邀予治。见其右乳房焮肿，大如覆碗，身热形寒，不思饮食，勉进则中脘不舒。外敷冲和膏蜜水调上，内服方用：

当归三钱 泽兰叶四钱 青蒿三钱 川芎钱五 炮姜炭一钱 陈皮钱五 荆芥炭三钱 丹参四钱 漏芦三钱 通草一钱

此方连服两剂，形寒身热已去，焮肿亦觉活动，外仍敷冲和膏，内改方用：

鹿角胶四钱 丹参四钱 川芎一钱 泽兰叶一两 漏芦四钱 浙贝母一两 当归二钱 陈皮一钱 坤草八分 甘草一钱 炒瓜蒌仁四钱

此方连服两剂，乳房焮肿已消，中间有核桃大一枚，按之引手，业已成脓，遂用刀刺破，挤出花脓不少，用升丹纸捻插入疮口，纸膏罩之，内服方用：

生北口芪五钱 炒瓜蒌皮钱五 丹参三钱 野党参三钱 当归二钱 坤草五钱 橘叶钱五 川芎钱五 甘草一钱 白龙钱五

此方连服三剂，疮口脓水已少，肿势全消，仍照前法，内不服药，不数日告痊。

储姓室女年二十四岁乳癖

储姓女，年二十四岁，忧思郁结，患乳癖，起已年余，始邀予治。见其左乳头结肿如茄，按之石硬，皮色不变，每在午后微有寒热，不疼，但觉筋脉掣急，牵及腋下，面黄饥瘦，不思饮食。按其脉左弦右滑。病势如此，颇难措手，外贴阳和解凝膏，内服加味逍遥散，方用：

当归二钱 青蒿四钱 橘叶一钱 杭白芍四钱 柴胡一钱 地骨皮三钱 淡芩二钱 土炒白术二钱 甘草一钱 两头尖三十粒 姜两片

此方连服五剂，寒热已除，余仍照前未减，仍贴阳和解凝膏，内服改方用：

金铃子钱五 炒青皮七分 广郁金钱五 炒延胡钱五 杭白芍五钱 醋香附钱五 橘叶钱五 柴胡钱五 浙贝母五钱 玫瑰花五朵

此方连服十剂，乳头根盘渐见松动，嘱令再服二十剂，又邀予治，见乳头根盘已消去一半，仍照前方再服四五十剂，必可全消。后经半载不通音问，意谓可以消释，遂不复置念。忽一日病家有小儿患喉痧，邀予诊治，因询此女乳症如何，病家凄然答曰：此女亡已五七年。予惊问：何病致死？答曰：乳症早好，惟旧有肝疾，时发时愈，日久皆不以为意。此次旧症复发，仅五小时即已物化。既未延医，亦未服药，至今举家竟不明其致死之因。予闻之颇为叹息不置。

曾姓妇年二十一二岁产后乳痈

曾姓妇，年二十一二岁，产后匝月患乳痈，起十二日始邀予治。见其左乳房上下各结一处，大如桃，按之坚硬，疼痛寒热，呕吐酸水，干恶胸闷，病势弗善。外贴八将散膏，内服方用：

制半夏三钱 姜汁炒竹茹四钱 佛手一钱 紫蔻仁打后下，一钱 制川朴一钱 神曲炭三钱 陈皮一钱 泽兰四钱 甘草一钱 藿香钱五 姜两片

此方服一剂，寒热未减，胸闷稍舒，其两乳房肿处微觉高耸，不能消化，遂改方用：

生黄芪三钱 丹参三钱 青蒿三钱 川芎一钱 浙贝母三钱 柴胡钱五 当归二钱 泽兰叶三钱 橘叶一钱

此方连服两剂，两乳房肿处均已成脓，遂用刀先后刺破，脓极稠粘，且多外用升丹纸捻，内服方用：

生黄芪三钱 白芷钱五 陈皮七分 当归钱五 丹参三钱 赤芍钱五 川芎一钱 坤草三钱 甘草一钱 泽兰三钱

此方连服两剂，疮口已流清水，止不服药，仍用纸捻蘸升丹插入，又三天后不用纸捻，惟掺升丹于疮口，数日收功。

曹姓妇年二十八九岁产后乳痈

曹姓妇，年二十八九岁，产后患乳痈，自破月余，口不能敛，始就予治。见其脓水不多，疮口大仅如豆，四围紫黯坚硬，此必肝郁不舒，外受寒凉所致，外掺八宝提毒，纸膏罩贴，内服方用：

上肉桂丸药汁送下，八分 当归二钱 制香附二钱 柴胡一钱 杭白芍四钱 白芷一钱 炮姜炭六分 橘叶一钱 甘草一钱

此方连服两剂，疮口如前，四围紫黯，略转正色，遂仿前方加制附片一钱，又服两剂，四围紫黯虽除，坚硬未化，外用冲和膏酒温调上，加以升丹纸捻，内服方用：

生黄芪五钱 浙贝母三钱 川楝子钱五 杭白芍三钱 柴胡钱五 广郁金钱五 制香附钱五 当归钱五 甘草一钱 炒延胡钱五

此方连服三剂，四围坚硬，颇见融和，仍照前方略为进退，又服七八剂，疮口已敛，坚硬亦消。据述外症虽愈，而肚腹痞积时有时无，发时则上冲胸膈，懊憹难忍，此即瘕症。遂拟两方令其相间服之，不计剂数，用：

野党参四钱 土炒白术二钱 白茯苓四钱 当归身二钱 炒杭白芍四钱 川芎一钱 丹参四钱 大熟地砂仁一钱拌炒四钱 炙甘草一钱 醋香附二钱 姜

两片 红枣两枚

又一方

制茅术二钱 煅瓦楞子六钱 玫瑰花五朵 整广皮一钱 盔沉香一钱 坤草四钱 制川朴二钱 熟军三钱 泽兰叶四钱

以上两方，一补气血，一则缓攻痞积，嘱其早晚间服，或间日一服，服两月后看其如何再议。病家深信不疑，遂间日一服，照服两月后复来就诊，据述肚腹痞积从前五六天必发，间或十一二天一发，自服药后两月仅发一次，且上冲时较前亦短，实系大见功效，可否定一丸方，以便常服而除根株？当为拟一丸方列下：

野党参二两 白茯苓三两 白归身两五钱 土炒白术二两 制川朴一两五钱 大熟地二两 丹参二两 整广皮七钱 盔沉香七钱 莪术一两 三棱一两 制香附一两五钱 醋煅瓦楞子三两 熟军一两五钱 上肉桂五钱 杭白芍三两 川芎五钱 甘草五钱

上药各选上品焙研细末，姜汤水泛丸绿豆大，每早晚开水送三钱，此丸一料服尽，颇见功效，嘱其再配一料照服，后见其家人，云病已除根。

孀妇某姓年五十上下乳痈

孀妇某姓，年五十上下，患乳岩，起已五载，始就予治。见其左乳大如馒首，坚硬如石，推之不动，当用阳和膏贴之，内服化岩汤，方用：

生黄芪一两 当归一两 制香附二钱 野党参一两 炒白芥子二钱 茜草四钱 土炒白术一两 忍冬藤一两

此方连服十剂，颇见活动，仍令再服二十剂，后于每晨嚼生绿豆一二十粒，唾津送下，如是者年余，不少间断，竟获消释。

午　部

瘰疬、气串、痰疽、血串、痰串、毒串

瘰疬名目最多，有重台，有马刀，有少阳，有阳明，有筋疬、石疬之别，有气疬、痰疬之分，总由郁怒伤肝，痰凝气滞脉络而成，亦有食鼠残不洁之物而生者。陈飞霞谓小儿性急，啼哭不休，项间遍生瘰疬者，亦肝伤络脉系急故也。予于此症所见不多，不敢历陈其状，惟于确知确见志之。若气串亦生项间，间有蔓延至胸膺、肩胛一带，初起一头或三四头，大如棋子，亦有大如李，又如桃者，成脓皮现红色，亦有不红者，溃破流蛋清汁。若痰经久不痊，有蔓延一串，有此处未破，彼又肿起，有胸膺一片，大小累叠，溃串不一，有均已溃烂三年五年不愈者，亦有淹缠至十年八载者，至痰疽总在遍体节骱，初起大如棋子，渐如李如桃，纵成脓头不高尖，疮头微红一点，亦有不红者，并不疼痒，故人患此多不在意，及至溃破，收功无日。又有此处未穿，彼又肿起，破后无脓，但流黄水，亦有似蛋清者，疮口并不甚深，治疗则百药罔效。凡患此症，妇人小儿为多，而小儿多由痘后得者，男子患此者则少，又有血串、痰串、毒串，此三种之病，在妇女多为血串，小儿多为痰串，男子多为毒串。妇女间亦有之，不分经络，不论部位，随在可生。

治验

李姓孩年约二三岁瘰疬

李姓小孩，年约二三岁，项间患瘰疬四五枚，形同热疖。惟热疖成脓三四日总可自溃，此症虽成脓，一二月不易溃破也。盖热疖是脓，脓身重故易破，瘰疬是痰，痰轻且胶住皮肉，故不易破。此病已起三月，诸方无效，乃就予诊。予见其内脓熟极，用火针刺破两处，如蛋清，外上贝甲散，内服：

象贝母三钱　生牡蛎四钱　忍冬藤二钱　桔梗七分　生米仁三钱　连翘钱五　元参二钱　白茯苓三钱　甘草一钱

此方连服两剂，又来就诊，破处肿已消，而蛋清脓较多且稠。盖他未破处脓均从此处泄矣，故未破处亦泯然无形。然予终不释然，外仍上前药，稍和升丹，内改方：

川贝母去心，研，三钱　生黄芪二钱　茯神三钱　干百合二钱　瓜蒌根三钱　甘草五分　桔梗七分　生牡蛎五钱　地栗三枚

此方嘱令照服五剂，因病家距予寓远有十七八里，往来不易。越数日，病家忽专人邀予往诊，并以车来，询其病情，但曰不知，予即往诊，项间已破未破均肿起，且发热神昏，喉间痰声漉漉，势将动风，诚不解其所以致此，姑将外症置之不问，先令内服：

羚羊片同灯草一钱先煎，钱五　连翘心三钱　丹皮二钱　双钩藤后入，四钱　陈胆星钱五　炒山栀二钱　川贝母三钱　元参三钱　甘草一钱　灯草三十寸，朱砂拌　竹叶十片

此方服后热退身凉，次日仍邀予治，见其内病霍然，惟未破处转形高露，用火针连刺三枚，共破五处，皆如蛋清无异。外改上升丹纸捻，内不服药。越数日又邀予治，见肿消脓净，但流黄水，仍

上升丹纸捻，内服：

川贝钱五 桔梗一钱 元参三钱 紫苑钱五 瓜蒌根三钱 甘草一钱 枇杷叶去毛，炙，两片 杏仁二钱 地栗三枚

此方连服三剂，疮口水净，已将收敛，微掺升丹少许，不用纸捻，又数日收功。

按：此症名瘰疬，乃风痰流络所致，故易奏功。若气疬、痰疬则难为治矣。嗣有至友，见予方询之曰：君用药不论大人小儿，分量一样，何也？予曰：小儿吃药，每多作践，入口者少，予重剂纵令作践一半，入口亦有力量。又询：此病何忽发热神昏？予曰：黄芪之害。盖小儿本纯阳，不受温补，故后方不用黄芪。

男子年二十外风痰瘰疬

男子年二十外，项间患风痰瘰疬，初起一二处，渐生七八处，累累如贯珠，就予诊治。见其内脓均有，遂用火针刺破三处，外用升丹纸捻，内服：

象贝三钱 桔梗七分 枇杷叶去毛，炙两片 元参四钱 桑叶钱五 甘草一钱 丹皮钱五 紫苑茸二钱 瓜蒌根三钱 地栗三枚

此方连服三剂，复来就诊，又用火针刺破三处，均流蛋清汁脓。仍上升丹纸捻，内服前方二三剂，越日又来就诊，尚有两处，亦用火针刺破，外均上升丹纸捻，内改方：

党参三钱 川贝母去心，研，二钱 紫苑茸钱五 桔梗一钱 牡蛎四钱 甘草一钱 元参三钱 茯神三钱 川百合三钱 枇杷叶去毛，炙，两片

此方连服三剂，肿消脓净，惟流稀水，改上青九一丹，内仍服前方两剂，嗣又来诊数次，先后收功。

按：此亦风痰瘰疬。

男孩年十七八岁气串

男孩年十七八岁，项间胸膺一带生气串，疮破，其口大小不一，共四十余处，以致项及胸膺几无完肤。面色痿黄，咳嗽无声，肺气大伤。予是年适在关内，铁路有知予善医者，使之面求予治，予嘱买：

荆芥二两

煎汤洗净患处，另买：

樟脑二两　东丹二两

研末香油调敷，不数日结痂而愈。并令内服方用：

潞党参米炒，四钱　东阿胶蛤粉拌炒成珠，三钱　川贝母三钱　肥玉竹二钱　炒白术屑二钱　炙百合三钱　带心麦冬朱砂拌，四钱　炙草一钱　茯神三钱　白及钱五

上服三剂已全愈。按：此症已缠绵数年，一旦霍然告痊，何其快哉！世人动谓古方不灵，此亦古法，独可谓之不验乎？

男孩年十二三岁疬疮

男孩年十二三岁，项患疬疮，数载不痊，毫无痛楚，亦无病容，惟项间溃破有四五处，疮口仅如豆大，微有脂水，托予友为之介绍来院就治。见其病情如此，确系食鼠残不洁之物所致，乃用壁虎散与服，不一月告痊，方用：

壁虎两条瓦上炙，存性

研末，另买白面无餡馒头两个，烧焦研末，与壁虎末拌和一处，分作三十包，每天服一包，另用：

蒲公英钱五　大麦芽钱五　甘草一钱　忍冬花二钱　醋香附一钱　橘叶两片

上煎汤送前药末。

又男子年二十外项间疬疮

又一男子，年二十外，项间患疬，病情与前仿佛，亦照此方服之，不一月而愈。

陆姓男子年六十外气串

陆姓男子，年六十外，胸膺一带生有气串，大小约数十处，脂水淋漓，常用夏布束缚，日易数次，如是年余，来就予诊。予初不识此为何症，迨病人去后细细翻阅诸书，有似是而非者，有病情不合而叙其原委颇符者，求与此病相合者竟不可得。嗣在叶天士验方编内查得一方，俟病者复就予诊，姑试之，颇效，方用：

荆芥穗二两，煎水先洗净创口

次用：

洋樟二两　纬丹二两

香油调敷，初上时脂水较平时多至数倍，药几淹没，再上则脂水渐少，至三四次脂水始无，旋即结痂而愈。

男子年十八九岁右肘尖臂湾痰疽

男子右手肘尖臂弯结肿，如棋子者二，如李者三，推之似动非动，左手肘臂已溃破三孔，大如钱，脂水淋漓，询之起已两年，诸药罔效，此即痰疽症，与瘰疬情相似，乃用铁箍散敷未破处，其破处另配药膏贴之，方用：

煅甘石一钱　川贝母一钱　炙甲片五分　炙乳石一钱　炙没药一钱　上血竭一钱　儿茶七分　梅片一分　上青黛三分　轻粉一钱　铅粉七分

上研细末，用黄占、白占各三钱，香油五钱，以油、占及上药末共置碗内，饭锅上炖化如膏，摊油纸上，量疮大小贴之，内服方用：

川桂枝一钱 炙甲片一钱 当归三钱 片姜黄钱五 瓜蒌根三钱 川茅菇二钱 川贝母三钱 夏枯草钱五 地栗三枚

另采九头狮子草，俗名割人藤，遍地皆有。

上将草洗净，打汁出，用磁瓶收贮，每早取汁一杯，绍酒一杯温服，午后服汤药，如此十数天，又就予诊，见未破肿块已见消释，惟多敷铁箍散致浮皮起小瘰奇痒，溃破处亦渐欲收敛，脂水亦少，嘱令仍服前方并草汁外敷，未破同前药，已溃又另拟一方，名生肌消痰膏：

轻粉一钱 儿茶七分 煅龙骨五分 上血竭一钱 飞甘石一钱 川贝母一钱 炙乳香七分 炙没药五分 梅片一分 铅粉一钱

共研细末，用白占、黄占各四钱，生猪油二两，先将猪油入锅熬烊，取油去渣，再以油入锅，兑入黄白占化开，再入末药搅和，磁罐收贮。每用油纸量疮大小摊贴。初日易一次，三四日后间日易一次，又三四日后间二三日易一次，再易二三次，听他贴住结痂，痂脱即愈。此方贴后果如期告痊。

按：此名痰疽，病者年仅十八九岁，所以易治，若年老或气血衰弱人必须服补托药方可。

男子年二十三四岁右手臂痰疽

男子年二十三四岁，右手臂患痰疽，溃破四五处，脓水淋漓，且味带腥秽，已经年余，方就予治，见其病情如此，先用独灰散，上之极痛，越日又来就诊，疮口反大，乃外用前初次膏方，内服九头狮子草汁，以桂枝、片姜黄作引，服二十余日，疮口渐敛，亦用前第二膏方，未及匝月完功。

按：此亦名痰疽，而此两方治之极效，幸勿以草药贱而忽之。

女孩年十二三岁瘰核

女孩年十二三岁，项间忽生瘰核，小如棋子者六七，大如李者二三，中有一枚，其大与茄无异，推之有动者，有不动者，坚硬如石，皮色不变，来就予治。见其面色毫无病容，尚可着手，乃外敷消瘰散，方用：

昆布钱五 白芥子二钱 炙没药一钱 广郁金钱五 海藻钱五 百合二钱 川贝母二钱 茅菇二钱 降香一钱 炙乳香一钱 醋香附钱五 陈皮一钱 台麝二分

共研细末，用干醋炖热调敷，内服方：

生牡蛎七钱 川茅菇二钱 柴胡七分 炒橘核二钱 元参三钱 瓜蒌根三钱 川贝母三钱 桔梗一钱 当归三钱 川郁金钱五 地栗五枚 陈海蜇三钱

此方连服五剂，又来就诊，病情毫无增减，外仍敷前药，内改方：

醋香附钱五 生牡蛎七钱 瓜蒌仁二钱 炒青皮钱五 元参三钱 杭赤芍三钱 橘络七分 川贝母去心，研，三钱 当归三钱 川茅菇二钱 地栗三枚

此方连服五六剂，病情仍无动静，外仍敷前药，内改方：

昆布二钱 海粉钱五 川郁金钱五 海藻二钱 川贝母三钱 当归三钱 夏枯草钱五 生牡蛎七钱 川茅菇二钱 瓜蒌根三钱 地栗三枚 橘叶五片

此方连服五剂，病人自称较好，然予察病情依然如故，转展寻思，无一良策。忽忆九头狮子草与此病虽不吻合，姑一试之。乃嘱病人速觅此草，愈多愈妙，洗净打汁，装瓶听用，内改方：

瓜蒌根三钱 川贝母三钱，去心，研 广郁金钱五 元参四钱 川茅菇钱五 当归三钱 生牡蛎六钱 橘络五分 桔梗一钱 赤芍二钱 地栗三枚

此方间日一服，连服十数剂，并将九头狮子草汁每早用黄酒一杯炖热冲服，如是月余，又来就诊。见项间小者已泯然无迹，中者尚有其半，大者亦如之。乃悟此非药力，实乃九头狮子草之功也。

嗣嘱不必服药，外肿核用铁箍散酸调敷，惟服九头狮子草，不到两月其病霍然。

按：九头狮子草方乃予二十四五岁时治愈一卖野药者囊痈，彼无可为报，赠予此方。初不经意，后治瘰疬症试之屡验。盖此草蔓延野地，无处无之，藤有细刺，故名割人藤，叶如狮子尾，一藤十数叶、八九叶不等，故名。今人患瘰疬，苦无治法，即诸方书所定各方，亦隔靴搔痒，岂知对此病之药草即在人之目前。既知之而仍轻忽视之，何啻觌面遇之，交臂失之，殊可惜也。此草大都可解经络凝痰，故能如此奏效。

妇人年廿七八岁两臂肩膊痰疽

妇人年二十七八岁，两臂及肩膊一带患痰疽，大小十数处，已有七八处溃破，仅流粘水，似痰非痰，似涕非涕，内有五六处，状如瘰疬，甚坚硬，推之不动，询之起已三年。初起惟手臂一处，并未介意，逐渐贯串。现在日晡潮热，且经水不准，或十日半月一至，或一二月一至，甚有二三月不至者。以致面黄肌瘦，形神困怠，纳谷不多。予知此病不易着手，当将其破处上贝甲散，稍和高丽参细末掺于疮口，其未破处铁箍散酸醋调敷，内服：

潞党参三钱 川桂枝五分 炙鳖甲三钱 真西琥珀研冲，五分 柴胡七分 香青蒿钱五 片姜黄五分 炒黄芩钱五 杭白与三钱 金钗石斛三钱 丹皮二钱 甘草一钱 全当归三钱 姜两片 红枣三枚

此方连服三剂，潮热较减，余如前，仍令照服三剂，潮热已净，余病依然，外仍上前药，内服：

全当归三钱 醋香附钱五 丹参酒炒，三钱 杭白芍桂枝五分煎汁拌炒，三钱 川茅菇钱五 片姜黄五分 潞党参四钱 瓜蒌根二钱 柴胡七分 桑枝酒炒，五钱 夜交藤五钱

此方连服三剂，诸病仍无动静，因思此病经水不调，病根或即在是。于是外仍用前两方，内改方：

杭白芍肉桂五分煎汁拌炒，三钱　醋香附杵，二钱　酒炒藏红花五分　全当归三钱　益母草三钱　茯神三钱　延胡索炒，钱五　炒白术二钱　甘草一钱　陈皮五分　月季花七朵　绍酒一杯兑入

此方连服五剂，又来就治。病情较前似有转机，破处色不华者今转淡红，脓水亦少，结核亦较前收小，虽不尽，此方数剂之功尚属对症，仍嘱服十数剂再议。服后又来就诊，病人自称病情较前减去一半，且信水来时色甚正，从前非紫即红黄。今悉如旧，胃口近来差胜，外仍上前两方，内改方：

杭白芍三钱，肉桂五分煎汁拌炒　真广皮五分　茺蔚子三钱　全当归三钱，小荷香一钱同炒　潞党参三钱　茯神三钱　醋香附打，钱五　炒白术二钱　酒炒宣红花四分　川抚芎七分　甘草七分　柴胡五分　月季花三朵　绍酒一杯兑入

此方连服十剂，面色转正，精神较健，结核将消，疮口向敛，外仍用前两方，内改方用：

潞党参四钱　茯神三钱　肉桂五分，煎汁拌炒　杭白芍三钱　土炒白术四钱　川贝母去心，研，二钱　醋香附打，钱五　川芎七分　生黄芪三钱　炙草七分　砂仁拌炒大熟地四钱　月季花五朵　丝瓜络一段，酒炒

此方连服十剂，疮口竟有结痂者，肿核亦有泯然无迹者。外仍用前两方，内又此方十数剂，诸病霍然。嗣复来诊，据述信水已按月而至。

按：此病名瘀疽，予始治尚从外症入手，厥后置之不问，卒亦奏功。要知病根原系奇经而起即瘀，亦肝经血瘀，脾经气滞，不能运化，凝结而成。故从肝脾治之乃探本穷源法也。

男孩年十一二岁背膊腰胯肩臂膝踝痰疽

男孩年十一二岁，背膊、腰胯、肩臂、腿膝、踝跗等处患痰疽一二十处，就予诊时均已溃破，凡已四载有奇。见其鸡胸龟背，形容瘦削，面色枯白，不时内热，破处所流粘水似涕非涕。其父母年已五旬，仅有此子，家亦小康，闻予善治外症，不计道里远近，医金多寡，特来就医。统计前后所经医者已不下六七十人，竟无一效。盖本痼疾，加以昨张今李，更难奏功。予细揣病情，告其父曰：此病若信予治，二三月后虽不敢必其全愈，若带疾延年则尚可许。尹父即伏地叩首曰：但得带疾延年，于愿已足，敢过望乎！于是外用生肌消痰膏遍贴，内服：

龟板胶三钱，蛤粉拌炒成珠　真箭竿黄芪三钱，防风一钱同炒　杭白芍三钱，肉桂五分煎汁拌炒　东阿胶二钱，蛤粉拌炒成珠　枸杞果三钱　云茯神四钱　鹿角胶二钱，蛤粉拌炒成珠　土炒白术二钱　炒归身三钱　炙草一钱　夜交藤五钱　路路通两枚　绍酒一杯，兑服

此方连服三剂，又来就诊，病情毫无增减，内外均用前方，又四剂，病情　仍如是。其父谓予曰：此病究可治否？予曰：前曾言明，如信予治，必须诊视一二十次。时越二三月，服药近百剂方可奏功，若一二次即心急，予实无法，另请高明可也。其父再三婉求援手，予复告以主意须要拿定，我方有法。外仍用前药稍和人参遍贴，内改方用：

黑驴皮胶二钱，蛤粉拌炒成珠　大熟地七钱，砂仁拌炒　鹿角胶三钱，蛤粉炒成珠　潞党参土炒，三钱　龟板胶二钱，蛤粉炒成珠　制首乌四钱　杭白芍三钱，上肉桂六分煎汁拌炒　粉归身三钱，酒炒　土炒白术屑二钱　云茯神四钱　泽泻一钱，盐炒　炙黑草一钱　桑枝酒炒，一两　丝瓜络一段，酒炒

此方连服五剂，又来就诊，见破处情形仍无动静，面色较前略转，不似前之枯白矣。内服均照前方又四剂，复来就诊，见破处肉

色从前灰黯，今则淡红。予告其父曰：病已略见功效，即指破处色泽并面色逐一详示。其父点首曰：是也，疮色我虽不懂，面色一望而知，真堪佩服。并谓医治数年，更医数十，绝不见效。今遇先生，乃能如是，实属意想不到。予曰：非他医不能治，我独能治，此中亦自有说。因汝今张明李，人将摸着头脑，而汝已就他处，一再更易，效何由见？假使汝服予方数剂，来一二次又更他医，予亦无能为也，岂真有过人之技哉？不过看理较清耳。外仍用前药，内服改方：

杜煎龟板胶四钱，蛤粉拌炒成珠　云茯神四钱，人乳煎　鹿角胶三钱，蛤粉拌成珠　菟丝饼三钱　土炒野于术二钱　法半夏钱五　潞党参三钱，元米拌炒　粉归身三钱，酒炒　杭白芍二钱，肉桂五分煎汁拌炒　炙黑草一钱　桑枝五钱，酒炒　夜交藤五钱

此方连服五剂，又来就诊，疮口渐向收敛，诸病轻减，惟患者不肯服药，其父曰：可有别法否？询其能否饮酒，答曰：可饮三四两。外仍用前两药，内改为浸酒方用：

龟板胶一两五钱　生黄芪二两，防风五钱拌炒　云茯神三两，人乳煎　东阿胶一两二钱　党参二两，土炒　白芥子一两六钱　鹿角胶一两五钱　炒白术二两　狗脊一两五钱　大熟地四两，砂仁炒　枸杞果三两　粉归身二两　肉桂三两，拌炒　杭白芍一两六钱　法半夏一两二钱　夜交藤三两　炙草一两　络石藤四两　桑枝四两　油松节四两

此方各选上品，用真绍酒十五斤共入坛，先浸一宿，次日隔汤炖煮，一炷香为度，坛口用布紧扎，勿少泄气，每早晚随量温饮一二杯。

此酒服完一料，约一月之久，又来就诊，见其疮口敛者七八处，尚有数处亦不日将敛，仍用消痰生肌膏外贴疮口，稍加人参末掺之，内令单配药酒一料，服完诸症亦愈，惟鸡胸龟背，依然不能

落地行走。予曰：带疾延年，如是而已矣。

按：此病原系先天不足，加之外受风湿，湿久成痰，凝滞络脉而成。所以治法处处顾住先天，稍佐辅气养血之剂，得以奏功。要知痰由气血不足而生，气血足则痰不治自化。

黄姓妇年三十七岁血串

黄姓妇，年三十七岁，患血串，起数日即就予治。见其两膝上至伏兔两旁，下至腓腨左右结核累累，大者如银杏，小者如樱桃，大小约计三十余枚，色微红，推之不甚活动，步履艰难，微有寒热，脉亦沉滑，两手一律。此乃血串络管，遂用加味膈下逐瘀汤，方用：

归尾四钱 制香附钱五 川芎钱五 上肉桂研冲，八分 炒元胡三钱 长牛膝三钱 五灵脂二钱 炒枳壳钱五 桃仁泥三钱 乌药二钱 赤芍三钱 红花三钱 丹皮二钱 黄酒一盅兑服

此方连服五剂，其两腿结核已泯然无迹，惟筋脉不甚舒畅，步履仍艰，遂改方用：

秦艽四钱 川断四钱 橘络二钱 茺蔚子四钱 广寄生四钱 络石藤四钱 当归三钱 鸡血藤四钱 长牛膝三钱 丹参四钱 独活二钱 黄酒一盅兑服

此方连服三剂，筋脉大见活动，步履亦能如常，复来就诊，嘱其不必服药，病家尚不放心，怕有后患，乃嘱其照此方配十剂，用绍酒十五斤将药入坛泡一宿，次日隔水炖煮两炷香为度，每早晚隔水温服两盅，酒尽病亦全愈。

房姓室女年十岁血串

房姓室女，年十七岁，患血串，起已两月余始邀予治。见其两手两足大小有四五十枚，大如银杏，小若樱桃，色红，推之活动在

皮里，并不高起。闻已四五月天水不见，入暮寒热如疟，面色痿黄且滞，饮食甚少，浑身倦怠异常，然尚能在地行走，有时一阵酸疼，如被针刺，脉则沉涩，两尺尤甚。此亦血串络管所致，病势如此，颇难措手，先拟逍遥散合小柴胡参进，方用：

当归二钱　柴胡一钱　野党参三钱　杭白芍四钱　制半夏三钱　青蒿三钱　淡芩二钱　白茯苓三钱　甘草一钱　姜两片　红枣两枚

此方连服两剂，寒热较减，且移至午后一二点钟，余俱无甚出入。遂将前方略为增减，照服两剂，寒热已无，惟酸痛时较前加重，且觉皮肉跳跃，遂改方用：

制半夏三钱　姜汁炒竹茹五钱　柴胡钱五　白茯苓三钱　炒枳实钱五　丹皮三钱　整广皮一钱　甘草钱五　炒山栀钱五　姜两片

此方连服两剂，酸痛大减，跳跃已除，精神稍振，饮食加增，惟四肢结核动静毫无，遂又改方用：

丹参四钱　归尾二钱　柏子仁二钱　赤芍二钱　川芎一钱　醋香附钱五　刘寄奴四钱　丹皮二钱　橘络钱五　炒元胡二钱　丝瓜络一段

此方连服两剂，四肢并不酸痛，惟结核累累仍未消释，遂改用膈下逐瘀汤加减，方用：

五灵脂二钱　炒元胡二钱　当归二钱　桃仁泥三钱　乌药钱五　赤芍二钱　制香附钱五　丹皮二钱　炒枳壳钱五　上肉桂丸七分，药汁送下　柴胡钱五　红花二钱　黄酒一盅兑服

此方连服五剂，四肢结核颇觉松动，惟阵痛较前更剧，并无酸楚，一再思维病系何故，治宜何法，忽天机勃发，试用身痛逐瘀汤加减与服，方用：

东地龙四钱　制香附钱五　五灵脂三钱　长牛膝三钱　全当归三钱　桃仁泥三钱　羌活钱五　川芎钱五　炙没药钱五　秦艽三钱　生黄芪五钱　红花三钱　甘草钱五　黄酒一盅兑服

此方连服三剂，四肢结核颇见消释，阵痛毫无，细摸结核似有似无，皮肤红色已退。语云：穷寇莫追。遂不用前法，乃改用加味逍遥散缓缓图之：

当归三钱 丹参三钱 炒白术钱五 杭白芍三钱 制香附钱五 白茯苓三钱 柴胡钱五 橘叶钱五 丹皮钱五 川断三钱 桑枝五钱 丝瓜络一段

此方连服十五剂，诸病霍然，天水已见，且与常人无异。此病若不遇予，真不堪设想。

窦姓妇年二十七岁血串

窦姓妇，年二十七岁，患血串年余始就予治。见其遍体红块，大小参差，有长者、圆者、有月牙者、尖角者，奇形怪状，指不胜屈。询知信水月必两见，不多，色亦不正，每日黎明较重，斯时心忙意乱，浑身难受，过去与常人无异。按脉沉数有力，必系血热血滞无疑。遂拟两方，一煎水沐浴，一煎服，方列下：

茺蔚子四钱 归尾二钱 川连二钱 丹皮二钱 茜草四钱 连翘四钱 鲜生地八钱 赤芍二钱 木通二钱 甘草二钱 鲜竹叶二十片

又洗方：

坤草四两 茜草一两 浮萍草二两 丹参二两 苏木一两 归尾二两 刘寄奴二两 红花一两 丹皮二两 鲜桃树叶一握 马齿苋四两

上水煎沐浴，日一次或间日一次，以病愈为度。此两方一洗一服，如此六七天，满身红块已退，黎明亦不难受，惟信水尚不能调，遂改方用：

全当归二钱 柴胡一钱 茺蔚子四钱 杭白芍四钱 淡芩二钱 黑山栀二钱 丹皮二钱 土炒白术二钱 干地黄四钱 川芎一钱 姜两片

此方连服四十剂，信水虽不一月两见，仍参差不齐，腹中疠痛，时作恶心，再改方用：

丹参四钱 姜汁炒竹茹四钱 杭白芍四钱 檀香一钱 丹皮二钱 四制香附二钱 砂仁打后下，一钱 当归二钱 橘叶一钱 甘草一钱 姜两片

此方连服四剂，腹痛已除，信水仍无准期，嘱照前方去檀香加坤草，连服二十余剂，信水如期而至，颜色亦正，止不服药。

孟姓妇年五十外毒串

孟姓妇，年五十外，患毒串。初不觉，惟浑身筋脉疼痛，即就予治。服舒筋活血药二十余剂，杳不见功。细询病情，缘二十年前其夫曾患杨梅入骨，经治多医，卒无效果，卧床三年未能下地，嗣患痢疾逝世。既知受病原委，不得不改方针，于是用搜毒内解法，方列下：

土茯苓一两五钱 当归三钱 连翘五钱 一枝蒿五钱 忍冬藤七钱 白鲜皮三钱 威灵仙三钱 防风三钱 皂角子三钱 青风藤五钱 甘草三钱

此方连服三剂，病人觉筋脉舒利，不甚疼痛。嘱其照方再服三剂，更见轻减，惟肩胛、手臂以及胯骨、膝盖、踝骨等节骱处均生结核，大小不一，皮色紫黯不疼，于是又改方用：

忍冬藤一两 炙山甲二钱 角刺二钱 当归一两 防己二钱 生黄芪一两 茜草四钱 蜈蚣两条 甘草三钱 威灵仙二钱

此方连服三剂，其节骱结核并不见消，且觉高大，扪之引手，似乎有脓。于是改托里透脓法，用：

生黄芪一两 白芷二钱 威灵仙二钱 炙山甲二钱 当归二钱 甘草二钱 角刺二钱 川芎二钱 忍冬藤八钱

此方连服两剂，其节骱结核先刺两枚，脓极腥秽，与伤寒汗后余邪留结，发为流注，破后脓味无异，惟色灰黯不同耳。疮口插八宝提毒纸捻，纸膏罩之，内服方用：

生黄芪二两 土茯苓二两 白芷二钱 忍冬藤二两 威灵仙二钱 川芎一

钱 白鲜皮二钱 当归四钱 连翘四钱 甘草节三钱

此方连服三剂，破处疮口已流清水，不用纸捻，仍用八宝提毒掺之，其未破处亦相继刺破，悉照前法加纸捻，内服改方用：

生黄芪一两五钱 当归三钱 防风三钱 野党参一两五钱 银花一两五钱 陈皮钱五 土炒白术三钱 威灵仙三钱 甘草钱五 土茯苓一两五钱，煎汤代水

此方连服三剂，其前破处已将敛口，疮口掺九一丹，纸膏罩之，后破处亦相继流水，收功均在目前。不意偶感风寒，遂大发寒热，饮食不进，特又改方用：

野党参五钱 柴胡钱五 醋炒升麻五分 土炒白术三钱 制半夏三钱 苏叶钱五 甘草钱五 陈皮钱五 葛根钱五 土口芪五钱 当归二钱 姜两片

此方服一剂，寒热虽减，尚未净尽，再服一剂，寒热仍属未净，饮食不思，遂再改方：

野党参四钱 青蒿四钱 知母二钱 柴胡二钱 制首乌四钱 甘草二钱 制半夏四钱 淡芩二钱 姜两片 红枣两枚

此方连服两剂，寒热已净，惟胃气仍未大醒，改用加味香砂六君子汤，方用：

野党参土炒，三钱 制半夏三钱 橘叶七分 土炒白术三钱 藿香钱五 神曲炭钱五 白茯苓三钱 砂仁七分 炒稻芽钱五 甘草七分 煨姜两片 红枣炙焦，两枚

此方连服三剂，胃气大醒，疮口敛者过半，其未敛者不过略浸清水而已，可不服药。病者犹恐后患不清，日久复发，于是嘱其向药肆买八宝散三钱，分十五次用土茯苓煎汤送下，日进一付，服后永无后患。

杨姓男子年二十七八岁毒串

杨姓男子，年二十七八岁，患毒串数月，始就予治。见其两手、两足及两项、肩胛约有十数处，大者如桃，小者如杏，脓水淋漓，其一种腥秽气味令人掩鼻。内中破溃者虽居多数，其未破者尚有五六处。于是视脓已熟者三处先为刺破，脓固不多，肿亦随消，即用八宝提毒散蘸捻插入，其先破疮口掺海浮散，纸膏罩，内服搜根化毒，方用：

土茯苓二两　蜈蚣四条　威灵仙四钱　生黄芪一两　当归四钱　忍冬藤八钱　虾蟆两只　白鲜皮四钱　一枝蒿四钱　白芷二钱　连翘四钱　甘草三钱　皂角子七粒

前方连服四剂，其未破者已为相继刺破，所有新旧破者脓水均已见少，仍照前方连进六剂，先后破处俱见功效，脓水益少。遂将前方加减改为煎膏方以图省便，方列下：

生口芪四钱　防风二两　威灵仙二两　当归二两　连翘四钱　皂角子二两　土炒白术三两　青风藤二两　土茯苓二斤　野党参四钱　白芷二两　黄柏二两　银花四钱　白鲜皮二两　甘草四两　秦艽四两

上药各选上品，入锅先泡一宿，次日炭火煎熬，滤汁去渣，用白冰糖一斤收膏，每早晚开水冲服各三钱，服一料后诸病霍然。

妇人年四十七八岁气串

妇人年四十七八岁，患气串已二年，始就予治。据述浑身串痛，忽左忽右，忽上忽下，或有形，或无形。有形时按摩即散，旋即气泄，若无病然，如不按摩，不气泄，则胀如鼓，弹之彭彭有声，或三日一发，或五日一发，间或一月半月，早晚不定，了无准期，大都稍有气恼即剧。如此情状，气串无疑，即用十六味流气饮试服，方用：

木香一钱 乌药一钱 炒枳壳一钱 制香附二钱 陈皮一钱 制半夏三钱 桔梗二钱 制川朴钱五 柴胡钱五 苏梗二钱 炒延胡二钱 当归二钱 野党参六钱 炙没药一钱 川芎一钱 甘草一钱 葱管三寸，去两头

此方连服五剂，串痛已愈大半，嘱照前方再服十剂，看果如何，服十五剂后居然全愈。病者怕根株不净，请立丸方，列方于下：

野党参二钱 木香七钱 台乌药一两五钱 土炒白术二两 制川朴一两五钱 柴胡两五钱 白茯苓三两 炒枳壳七钱 桔梗一两五钱 陈皮一两 制香附一两五钱 砂仁七钱 制半夏二两 佛手八钱 玫瑰花五钱 当归两五钱 川芎七钱 白芍二两 甘草一两

上药焙，研细末，用十大功劳四两，煎水泛丸如绿豆大，每早开水送三钱，服一料后永无后患。今其妇已年近古稀矣。大凡对症发药，鲜不奏功，但看症辨症实在不易，如服药不效，当责自己认症不真耳。

朱姓妇年三十外气串

朱姓妇，年三十外，患气串八载，始就予治。见其形容枯槁，步履艰难，风吹欲跌。询知病起时始由左肩胛，隐痛不甚重，年余串至右肩胛，再年余串至左臑臂，再年余串至右臑臂，再年余串至左髀骨，再年余串至右髀骨，嗣又串至左右肋骨，复串至左右胫骨，缠绵七八载，从未医药。盖从前串痛系自左串右，自上串下，右痛左平，上串下平，近年来不分上下左右，或两肩胛齐痛，或两臑臂齐痛，或髀骨胫骨齐痛，忽上忽下，忽左忽右。痛时肌肉跳跃，一若针攒，且前时尚有数月不痛，或数日不痛，今则无日无时无处不痛，痛时苦楚言难尽述。日来饮食不进，形神困顿，诊其两手脉象，浮取柔细无神，沉取亦如之，此乃气血两伤，所有顺气破

气之剂均不能进，遂拟两方早晚分服。

早服方：

野党参八钱　白归身二钱　丝瓜络一段　土炒小于术二钱　土炒白芍四钱　鸡血藤四钱　大熟地砂仁一钱拌炒四钱　真云茯苓四钱　真东阿胶四钱　炙甘草一钱　夜交藤八钱　姜两片　红枣两枚

晚服方：

制半夏四钱　炒枳壳一钱　生龙齿打先煎，八钱　白茯苓四钱　姜汁炒竹茹四钱　络石藤四钱　整广皮一钱　甘草一钱　路路通两枚　秦艽四钱　姜两片

此两方令各连服两剂。复来就诊，询知毫无动静，坚请予另立方。予曰：不必更方，仍各服三剂，看其如何再议。照服后又来就诊，询其此次服药如何，病者点头曰见好。视其面色略见滋润，形神亦不似前之困顿，两手脉象虽尚柔细，稍觉有神，遂谓病者曰：病既见效，不必更方，可再照服十天后再议。嗣又来就诊，病者精神颇好，据述现在浑身串痛较前十去八九，此次可否立一丸方，以便常服？予曰：未到其时。仍从前方参进，以扫根株，方用：

野党参一两　白归身四钱　整广皮一钱　土炒小于术四钱　杭白芍四钱　真清阿胶四钱　白茯苓六钱　大熟地砂仁一钱同炒，八钱　姜汁炒竹茹六钱　甘草半生半炒，二钱　制半夏四钱　鸡血藤四钱　玫瑰花五朵　路路通三枚　姜两片

此方连服十剂，病者步履如常，浑身串痛悉除。遂令照前方十倍其剂焙研细末，另用十大功劳叶四两煎水泛丸，如绿豆大，每早晚用佛手柑泡汤送丸各三钱。

从来看病要先分清表里、阴阳、寒热、虚实，此病确系气血两亏，肝胆稍有浮热，是以早间用八珍汤加减，补其气血也，晚间用温胆汤加味，去其肝胆浮热也。学者当于此中着意，若一味破气顺气，此病安有愈期？

喉　症

夫咽喉为饮食之门户，左属胃，右属肺，是处有病，关系非轻。有快喉风、慢喉风、喉痹、喉痈、喉蛾诸名目，而蛾又有双蛾、单蛾之别，风热、风痰、虚火、实火之分，间亦有风寒、伏寒，百不见一。凡患喉风，初不觉肿，及重时乃肿塞咽喉，痰声漉漉，其肿亦无肿块。缠喉风项间微肿，渐及咽喉。喉痹始终不肿，但微红，与初起喉风无异，惟分虚火、实火，虚火色淡红，实火色鲜红。喉痈生于咽关两旁，或上腭肿如热疖，溃脓者多比喉蛾稍大。喉蛾有单有双，如钮子大，亦有如桃核大者，有破头，有不破头者，破者为烂喉蛾，又有烂喉丹痧，遍体发朱砂红点，喉间腐烂者，是亦系肺胃郁热。又有喉瘤，生于咽关两旁，或左或右，形如乳蛾，但乳蛾从无缠延至一二月者，此病经年累月，时发时愈，系由迎风高叫，风袭肺管，与胃热互化为痰所致，大都学子读书时高声朗诵，坐当风口，或在野外迎风呼叫，遂成此患。

治验

殷子堦大令门丁喉症

殷子堦大令门丁某，患喉证甚重，邀予治时咽关肿塞，帝丁向上，直抵上颚，形寒发热，大解多日不通，气促有出无回，喉间漉漉有声，汤水不入，诊之脉沉数有力，过六七至。看此情形，断难过夜。索阅诸方，大都滋阴化火之品。盖病人声声自道阴虚，恐予不知其身体，且知予平日胆大手辣。踌躇再四，如果阴虚，前方纵不见效，何至加剧？定系实火。然病势至此，非快手不能挽回，乃拟两方相继服之，首方：

荆芥穗二钱 连翘三钱 射干二钱 象贝母三钱 桔梗钱五 山豆根二钱 牛蒡子二钱 元参六钱 甘草钱五 炒山栀二钱 竹叶十片 灯心三十寸

上方既定，即嘱赶紧去买，复开次方：

生军八钱，开水泡拧汁兑服 炒枳实钱五 丹皮二钱 元明粉三钱，冲服 黄芩三钱 甘草一钱

此方写毕，前方业已买来，嘱令速煎一开便得，不可过煎。一面去买次方，药到则前剂已煎成，即令慢慢灌下。次方如何煎法亦详以告知，予即返寓。次早又来邀予，询来人病状何似，曰：愈矣。服次方后连泻六七次，今日其病若失。予即往诊，见病人喜形于色，伏枕叩首者再。观其喉间，病已十去八九，帝丁垂下，饮食可进，惟觉疲软无力耳，当为另拟一方如下：

紫马勃一钱，布包 桔梗一钱 炒山栀三钱 人中黄七分 连翘二钱 金银花钱五 川贝母三钱 丹皮二钱 竹叶十片 灯草三十寸

此病系由风火侵入心肺胃诸经，名为慢喉风。若不邀予治，或予无此快手，万无生望。故曰：医不易为。盖此等病，性命危在呼吸之间，至今思之犹觉懔懔。

胡姓男子年五十外喉风

胡姓男子，年五十外，早起牙痛，继觉喉间汤水难入，项间微肿，家有发散残膏贴之，至日晡时分病渐加剧，夜半延予往诊，见其喉间肿塞，痰声漉漉，当用鸡翎探之，出痰少许。尔时予年尚轻，此种症见之不多，不敢着手，坚辞另延他医而去。其家闻言，即别邀素业专科徐某次晨来诊，告病家曰：病虽重无妨。于是先用探药，后吹药，吹后又探，如是三四次。时已近午，岂知医者尚安然施治，而病者已淹然逝矣。此予于病者逝后闻诸他人者。

按：此病名快喉风，当予诊视时若用釜底抽薪之法，断不致死。即徐某到时一面探吐，一面用承气汤灌，亦尚可救。彼时予年轻识浅，不敢下手，而徐某则已年近六旬，且素号专科，竟亦随波逐流，眼见其毙，可慨也夫。

陈童快喉风

陈姓小孩，夏令喉间微现红肿，就予诊治。予以为风热轻症，乃以轻吹口散吹之，内服：

川连五分 苏薄荷五分，后入 荆芥穗钱五 连翘三钱 象贝母三钱 甘草五分 桔梗一钱 炒山栀二钱 竹叶五片

此方服后不及两刻，喉间堵塞，气促而亡。予闻之不禁中心如刺，若谓药不对症，此病此方并无背谬，若果对症，何服之不及两刻气促而亡？再四思维，或系黄连用之失之早乎？忆予治此病时年仅二十四五，抑或粗心，认症不真，致有此错，至今思之，犹惭恨无地。

按：此乃真快喉风。

朱珊源司马仆人单乳蛾

朱珊源司马仆人某，喉间患单蛾，邀予治之。见其咽关里外鲜红似火，脉则沉而无力。此虽认定实火，然其人身体怯弱，且大便不闭，小便不赤，口不渴，身微热，只可用轻清法，吹青吹口药，内服：

连翘二钱 元参三钱 射干一钱 枯芩钱五 炒山栀钱五 甘草六分 象贝母三钱 山豆根一钱 竹叶五分 青果两枚

此方连服两剂，咽关红势转淡，仍吹前药，内服改方：

炙僵蚕二钱 元参三钱 象贝母三钱 紫马勃一钱，布包 炒山栀二钱

连翘三钱 丹皮钱五 桔梗八分 甘草七分 竹叶十片 青果两枚

此方服两剂，喉蛾已泯然无形，内不服药，仅吹轻吹口药，数日霍然。

按：此名单乳蛾。

男子年三十外喉痈

男子年三十外患喉痈，就予治时已六日汤水不下，势甚危殆。见其小舌紧靠上腭，肿起如鸡卵一个，指按之引手，业已有脓，遂用刀刺破，出脓两杯，喉间顿觉能进汤水，为吹犀黄散少许，内服：

紫马勃布包，一钱 生石膏四钱 连翘二钱 元参四钱 肥知母钱五 甘草一钱 川贝母三钱 桔梗一钱 鲜苇根一两

此方服两剂，已可进饮食，稍觉疼痛，外仍吹犀黄散，内改方：

元参三钱 金银花二钱 桔梗一钱 紫马勃布包，一钱 鲜石斛三钱 甘草八分 连翘三钱 象贝母三钱 鲜苇根一两

此方连服两剂痊愈。

按：此症名喉痈，系肺胃风热。

某姓小孩喉疔

小孩年五六岁，忽不能言，汤水亦不能咽，就治于予。见其帝丁肿如鸡心，细视系紫色血泡，用刀轻轻刺破，流出血水，随以犀黄散吹之，内服：

连翘心三钱 川连五分 赤芍钱五 木通钱五 元参三钱 甘草一钱 竹叶五片 灯心三十寸

此方服一剂，次早即愈。

按：此病系心包血热，喉科称此为喉疔，又曰帝丁。书云不可轻用刀针。试思此症若不刺破，此孩即难过夜，是书中之言亦有不可尽信者。故此等处要在临时细细留意，切勿草菅人命，特均及之。

潘子静观察乃郎烂喉丹痧

潘子静观察乃郎，夏令遍生丹痧，喉间腐烂，汤水难进，邀予诊治。见其面红，身热灼手，喉间偏左腐烂较重，即以犀黄散吹之，内服：

板蓝根钱五 金银花二钱 丹皮二钱 连翘二钱 象贝母三钱 紫马勃布包，一钱 元参三钱 枯芩钱五 甘草一钱 竹叶五分 鲜苇根五钱

此方服两剂，遍体丹痧已退，而喉间腐烂虽轻，稍觉疼痛，仍吹犀黄散，内服：

金银花三钱 肥知母二钱 川贝母去心，研，二钱 连翘三钱 元参三钱 人中黄五分 丹皮钱五 紫马勃布包，一钱 炒山栀钱五 鲜苇根一两

此方服两剂，诸病霍然。

汪君牧观察乳蛾

汪君牧观察令嫒患乳蛾，邀予诊治。见右咽关结肿如梅核，头似腐烂，此乃烂头乳蛾症，吹以犀黄散，内服：

紫马勃布包，一钱 炙僵蚕二钱 元参三钱 象贝母三钱 桔梗八分 射干钱五 山豆根钱五 连翘二钱 甘草一钱 竹叶五分 鲜苇根五钱

此方服一剂，次日复邀予诊。肿处较消，仍吹犀黄散，内改方：

紫马勃布包，一钱 花粉二钱 元参三钱 川贝母研，二钱 丹皮二钱 连翘二钱 桔梗一钱 甘草一钱 忍冬花钱五 鲜苇根一两

此方服两剂，又邀予治，肿已消，腐烂亦净，仍吹犀黄散，内照前方进退，一剂而愈。

按：此亦名单乳蛾，治之从肺胃两经着意极稳当。

同乡翁庆甫阴阳俱亏喉症

同乡翁庆甫，冬令喉间觉稍疼痛，向药肆买胖大海两枚泡服，临卧时服下，随即大汗淋漓，是夜适大雨雪，次早间邀予往诊。见其汗出如雨，棉被上热气上腾，与水锅冒热气无异。人觉昏晕，音低气短，视喉间紫黯微肿，汤水难咽，痰声漉漉。予初见亦手足无措，因思及同道翟君景贤胸中颇有见解，惜时未遇，无人知之，当即嘱病家飞舆往邀，俟其到后共同治疗方妥。一面买生黄芪五钱，防风一钱，用红枣七粒，棉子仁十四粒煎服，药甫下咽，翟君已到。告以原委，随诊脉毕即询予曰：究竟虚症实症？予曰：阴阳两脱，极虚之症。彼因不知喉症，不敢用药，转询予曰：君意云何？予曰：非大补不可，且非温补不可。翟君点头称是，于是同拟一方：

生黄芪一两五钱　别直人参四钱，另煎兑入　炒白术五钱　归身五钱　生牡蛎一两　茯神五钱　大熟地二两，制附片二钱拌炒　炙草三钱　防风三钱　杭白芍五钱，肉桂钱五同炒　枸杞果四钱　红枣七枚　浮小麦一撮

喉间另用吹药方：

牙皂末一分　真明雄二分　炮姜末一分五厘　上肉桂末一分　山豆根末一分　川见母二分　煅月石一分　射干一分　泥片五厘

共研细末吹喉。

病者服药后，至傍晚汗已止，喉间略可咽汤水，嘱照此方连夜再服一剂，次早见病人精神较好，然喉间紫黯有似墨黑者，此系伏寒在内，不用大剂，此病恐仍无济，乃改方用：

大熟地一两二钱，制附片二钱拌炒　生黄芪八钱　杭白芍四钱，上肉桂一

钱五分同炒 炒白术四钱 紫苏叶七分 归身四钱 鹿角胶四钱，酒溶化 炮姜钱五 生牡蛎一两 川贝母三钱，去心研 枸杞果四钱 炙草二钱 红枣七粒

此方连服两剂，喉间紫黯已退，稍有碎腐，改吹犀黄散，越两日诸病全愈，惟喉间尚未能净，乃改进：

川贝母二钱 枸杞果二钱 制首乌三钱 大生地四钱 大麦冬二钱 杭白芍二钱 元参三钱 瓜蒌根三钱 紫马勃钱五 甘草一钱 梨肉一两，引

此方连服两剂，诸症俱退。

按：此症阴阳两亏，喉间系虚火上炎，又兼伏寒在内，甚难着手。若非翟君助，予未必有此胆量，是则虽予救之，而翟君亦不为无功焉。

男子年二十外喉蛾丹痧

男子年二十外，秋令喉间患有似蛾非蛾，似痹非痹之症，稍有碎腐，身热灼手而畏寒，遍体起有丹痧，半隐半现，邀予诊治。见其病情如此，乃先用清解方法：

荆芥穗钱五 桔梗一钱 射干钱五 连翘三钱 元参三钱 山豆根钱五 象贝母三钱 紫马勃布包，一钱 甘草一钱 鲜芫荽三钱

此方服一剂，虽微见汗，热仍不解，喉间依然，且便闭溺赤，喉间昨未吹药，今略用青吹口、犀黄两散搀和吹之，内改方：

紫马勃布包，一钱 牛蒡子炒研，二钱 连翘三钱 象贝母三钱 忍冬花三钱 枯芩二钱 板蓝根钱五 酒军三钱，后入 元参三钱 甘草一钱 竹叶十片 鲜苇根一两

此方服一剂，热虽减，仍未退净，大解一次，干燥异常，喉间如旧，仍吹前两药，内又照服一剂，复邀予诊，已热退身凉，喉间亦轻松，大解又见两次，惟神疲气乏，胃气不佳耳。喉间仍吹前两药，内改方：

川贝母去心，研，二钱　瓜蒌根二钱　紫马勃布包，一钱　元参二钱　桔梗七分　大带心麦冬三钱　丹皮钱五　人中黄五分　藕两片

此方连服两剂，诸病霍然。

按：此名烂喉丹痧症。

某童年十二三岁喉瘤

某童，年十二三岁，咽关偏左患瘤，年余不痊，就予诊治。外用犀黄散及青吹口两搀吹之，内服：

象贝母切，三钱　牛蒡子炒，研，二钱　苏薄荷叶五分，后入　桔梗一钱　瓜蒌根三钱　甘草一钱　元参三钱　海浮石三钱　地栗三枚

此方连服三剂，似见轻减，又服三剂，复就予诊，见其喉瘤已消其半，喉间仍吹前两药，内服：

炙百部钱五　紫苑茸钱五　桑叶二钱　白前一钱　炒牛蒡子研，二钱　象贝母切，三钱　桔梗八分　甘草七分　荆芥穗钱五　地栗三枚

此方连服三剂，喉间瘤已消净，仍令多服数剂，嗣未再发。

男子年五十八岁虚火喉痹

男子年五十外，喉间堵塞，汤水难咽，越一二月始就予诊。见其咽关两边微微红肿，并无寒热，询知有时汤水难咽，有时较好，更有午饭难咽，晚即安然无恙，两月以来已如此十数次。此乃虚火上炎症也。喉间以肉桂二分，干姜一分，川贝母三分，黄柏二分，泥片一分研细末吹之，内服：

大生地四钱　云茯苓三钱　泽泻一钱　淮山药三钱　山萸肉去核，钱五　肥知母钱五，盐水炒　黄柏七分，盐水炒　丹皮二钱　梨皮钱五

此方连服三剂，又来就诊，病势毫无增减，吹服两药，悉照前方又三剂，仍然如故，吹药照旧，内服改方：

大熟地七钱　山萸肉去核，钱五　制附片七分　淮山药三钱　丹皮二钱　茯神三钱　上肉桂七分，去粗皮，切后入　泽泻钱五　带心大麦冬四钱

此方连服三四剂，喉间红色已退，又服三剂全愈。

按：此名虚火喉痹，初服知柏地黄汤不效，次服附桂八味汤，其应如响。可知药不对症则已，对则无不见效者。然吹喉之药亦有力焉。

妇人喉痹

妇人患喉痹六七日，汤水难咽，亦无寒热，就予诊治，见其咽关两旁鲜红，并不甚肿，此乃实火喉痹，吹青吹口药，内服：

荆芥穗钱五　连翘三钱　瓜蒌根三钱　射干钱五　象贝母三钱　苏薄荷叶一钱，后入　山豆根钱五　炒山栀二钱　苦甘草一钱　竹叶二十片

此方连服两剂，红势已减，可以咽饮，惟觉心烦内热，大便干燥，喉间仍吹前药，内改方：

枯芩二钱，酒炒　瓜蒌根三钱　木通一钱　象贝母三钱　炒山栀三钱　丹皮二钱　连翘三钱　酒军二钱　甘草一钱　鲜苇根一两　竹叶十片

此方连服二剂，果获全瘳。

按：此名实火喉痹。

男子年四十外风寒喉痹

男子年四十外，平日肩挑负贩，忽喉间肿痛，汤水难咽，形寒发热，头痛如劈，时欲呕吐。病势极重，邀予诊治。见其喉间肿塞，色紫黑，脉浮紧，此乃风寒症，不须吹药，内服：

羌活钱五　川芎钱五　蔓荆子二钱　紫苏叶二钱　川桂枝一钱　荆芥穗二钱　白芷一钱　桔梗钱五　炙僵蚕四钱　甘草一钱　姜葱引

此方服一剂，汗泄热解，喉间肿仍如故，又照前方服一剂后，

喉间紫黑稍退，而咽饮仍有阻碍，乃改方：

荆芥穗二钱 象贝母三钱 桔梗钱五 防风钱五 炙僵蚕三钱 射干钱五 苏薄荷叶后入，一钱 炒牛蒡子研，三钱 甘草一钱 鲜芫荽三钱

此方服一剂，咽饮较昨少松，又一剂而愈。

痰 包

此症系心火刑金，郁结成痰，注于舌下，起如重舌，有脓则皮微亮，按之棉软，刺破脓如蛋清。此处溃后既难贴膏，又不能插捻，每见今日刺破，明日口已复合，再刺再合，颇觉缠绵莫妙，用利剪剪开，不致合缝，较为妥当。古法用加味二陈汤服之亦颇有效。

治验

中年妇人痰包

中年妇人患痰包六七日，致舌妨于掉展，且微寒微热，邀予诊治。见舌下肿起如搔舌无异，大等白果，指按绵软，用刀刺之，流出蛋清几有一匙，搽以冰硼散，内服加味二陈汤：

细川连五分，去芦 真广皮七分 苏薄荷叶七分，后入 姜半夏二钱 枯芩钱五 甘草七分 地栗三枚

此方服两剂已愈，越两月复发，较前肿势更大，惟不寒热，来就予诊。见肿势如此，仍用刀刺破，亦流蛋清两匙，遂照前方加减，用：

象贝母二钱　姜半夏钱五　薄荷叶五分，后入　细川连四分　橘叶五分　甘草七分　连翘钱五　炒山栀钱五　地栗三枚

此方服两剂又愈，越匝月又来就治。询知此次破后流蛋清十数天，始多渐少，嗣刀口合缝，蛋清不流，是处复慢慢肿起。予始悟刀口仅一小缝易合，遂用利剪向肿处高尖上剪去豆粒大一块，流出蛋清稍带血，仍上冰硼散，内改方用：

黄芩二钱　茯神三钱　陈皮七分　川贝母三钱　姜半夏钱五　细川连五分　杭白芍三钱　甘草一钱　莲子心五分　地栗三枚

此方嘱令服三剂后再来诊治，到期果来，破处已泯然无迹，此即一剪之功也。仍令照方再服十数剂，嗣后询其亲眷，果不发矣。

男子年三十外痰包

男子年三十外，系河营守府之戚，腮颐间结肿如茄，来就予治。询之起已两年，不疼不痒，不热不红，按之棉软，知内系痰聚无疑。正拟用刀刺时，患者口已张开，瞥见舌下肿如银杏光亮，按之亦绵软，姑先舌下刺之，流出蛋清有半碗许，腮颐肿处业已瘪下。初不料外腮之痰能从此中流出，即于破处上冰硼散，腮颐间用消痰散，酸醋炖热调敷，内服方：

姜半夏二钱　潞党参土炒，三钱　细川连去芦，五分　炒白术钱五　姜制朴一钱　桔梗一钱　云茯神三钱　橘红七分　甘草一钱　陈海蜇三钱　地栗三枚

此方连服三剂，又来就诊，外腮颐已泯然无迹，痰渐净，然痰套日久，皮肉中空，难保将来不再触发，外仍用消痰散，内改方：

潞党参四钱　细川连五分，去芦，切，姜汁炒　法半夏二钱　炒白术二钱　云茯神三钱　川茅菇钱五　紫苑茸钱五　广皮七分　川贝母三钱　甘草一钱　桔梗一钱　地栗三枚　陈海蜇三钱

此方嘱令服十剂后再看如何，彼照服后又来就诊，破处痰固早

净，而刀口业已合缝，扪之外腮与好肉贴平，病已全愈。嘱其好好保养，嗣后肥腻少食，可不复发。年余遇之，果未复发。

按：此亦名痰包症，虽系外腮结肿，安知非因患痰。脓已熟极，无路可泄，渐渐窜及腮颐，抑或腮颐患有痰症，脓熟不破，致向舌下窜去，兹无论其窜内窜外，总之痰症虽成，脓竟可经年不破，即如前年张戟门观察佣妇肋间患痰疽，初小渐大，一二年后始来就予治，见其肿块类似大茄，按之绵软，刀刺之亦流蛋清半碗，外上升丹捻，内未服药，延二三月告痊。计前后流痰约四五大碗。此症若不经予刺破，安知不缠绵不已，贻患终身乎？

未　部

肋痈、肋疽、胁痈、胁疽、驻肋、驻肋流注

按：此三症若距腋间不远，均属肝脾两经，应按腋间治法。若再延下，或近乳旁则属肝胃两经，若在肋骨专属肝经，在季胁则属肝肾两经。初起红肿有头，十四日前成脓，刺溃易成易敛。在肋名肋痈，在季胁名胁痈。如初起粟米白泡，成形浑似蜂房，在肋名肋疽，在胁名胁疽。治法首宜清肝解郁，柴胡清肝汤、栀子清肝汤均可选用，外掺痈用升丹，疽用疽药，溃后八珍汤量加柴胡、丹皮，以肝经郁热故也。若初起漫肿无头，皮色不变，但觉酸痛，腰难转侧，此名流注，应按流注治法。

治验

沈大年三十外肋痈

沈大年三十外，无室人，极高大壮实，时在八月十二三来就予诊。见其右乳下肋骨旁有一头，似疖非疖，初按之似已有脓，及细细按摩，毫无形迹。疮头与好肉贴平，稍停头复露出，再按亦如是，如此三四次，予实不解其故。追远看肋下连及胸膺一带隐隐微肿，询其病起自何时，据述自三月间患春温病，发热咳嗽，病势颇重，连更六七医，服药百余剂，至今内病已愈，惟胸膺时觉刺痛，大都平昔担轻负重，努力营伤所致。予诊脉已见滑数，知脓已成，

惟疮头仅有钱大，不知与隐肿处可一气否，殊觉游移莫定，外贴散膏，内服：

生黄芪四钱　白芷八分　川芎一钱　桔梗一钱　当归三钱　甘草一钱　川贝母三钱　赤芍三钱　丝瓜络酒炒，一段　自穿蚕茧一枚

此方嘱其连服两剂，服后能来就诊固好，否则邀予去诊亦可。至十六日乃父来述，服药后疼痛较重，余无他恙，坚请予同往一诊。是日适雨后道途泥泞，小车难行，只得步往其家，约距予寓六七里许。予到时病人坐在院内，村人知予到，围而观者不下二三十人。予揭衣看视，其情形与前仿佛，细看疮头比前稍大一二分许，初按仍似有脓，及细细按摩，亦复与前无异。予不问如何，即用刀当头刺进约五六分深，出刀而视，不但无脓，并血亦无一滴。于是众口訾议，予虽听不真切，隐约间似谓予冒失胆大心粗。予亦默然坐视，毫无主意。忽想一法，用卧龙丹嗅鼻取喷涕，脓如喷壶，远射丈许，约有一二碗，众始无一言，且有在门外高声呼佩服者。外用升丹纸捻，内服：

川贝母去心，三钱　马兜铃钱五　橘红七分　生苡仁四钱　生黄芪三钱　紫菀钱五　茯神三钱　甘草一钱　枇杷叶两片

此方连服三剂，又邀予诊，从前隐肿处泯然无际，疮口脓水亦不多，外仍上升丹捻，内改方：

川贝母二钱　马兜铃钱五　炒瓜蒌皮钱五　潞党参三钱　生黄芪三钱　茯神三钱　紫菀茸钱五　炒白术钱五　甘草一钱

此方连服三剂，疮口脓水已净，掺白九一丹，纸膏罩之，内不服药，数日霍然。

按：此症名肋痈，又可名内痈。然予用药悉从肺胃两经注意，抛却肝经，因当开刀时尚有咳嗽，故从此入手。

再：此病若稍胆小，必不敢下手，则脓必从内溃，纵不死必成

漏症。

船户年三十左右肋痈

船户年三十左右，左肋间结肿如手掌大，平塌不高，微红疼痛，手不可近，起五六日始就予治，外贴散膏，内服：

柴胡一钱 赤小豆二钱 桃仁三钱 归尾酒炒，三钱 川芎一钱 橘络七分 丹皮钱五 炒赤芍三钱 生苡仁三钱 酒炒丝瓜络一段

此方连服三剂，肿已松动，红色已退，仍用此方两剂，越日又来诊，已平复如初。

按：此名肋痈，乃湿瘀流注肝脾而成。

妇人年四十外肝火气滞

妇人年四十外，两肋间隐隐刺痛，外面无形，就予诊治，授以一方而去，方用：

柴胡一钱 川郁金钱五 炒枳壳一钱 醋香附二钱 橘络七分 杭白芍三钱 代赭石煅，三钱 旋覆花布包，三钱 玫瑰花三朵 丝瓜络酒炒，一段 猩绛屑五分

此方连服两剂，无大效，乃改方用柴胡清肝汤加减：

柴胡一钱 炒山栀二钱 连翘二钱 枯芩二钱 杭白芍三钱 防风一钱 当归三钱 细生地四钱 草节一钱 天花粉二钱 橘叶五片

此方服一剂，已不疼痛，又一剂而安。

按：此肝火气滞，非外症，故特志之，以资考核。

船户年六十外肋疽

船户年六十外，秋间左肋骨初起粟粒白泡，微痒，抓破流水，疮口紫黯，日渐延大，形如蜂房，就予诊治。疮口已大如牛眼，血

水不断，疼痛夜甚，发热，胃不思纳，外用疽药掺之，内服：

柴胡一钱 白芷一钱 忍冬藤三钱 角刺钱五 赤芍三钱 连翘三钱 防风钱五 炙乳没五分 川芎一钱 甘草一钱 南花粉三钱 黄芩钱五 丝瓜络酒炒，一段 夜交藤五钱

此方连服两剂，身热疼痛均减，惟疮口血水脓少，紫色稍退，外上疽药，内改方：

生黄芪三钱 忍冬藤三钱 连翘三钱 杭白芍三钱 花粉二钱 当归三钱 丹皮二钱 炒白术钱五 甘草一钱 夜交藤五钱

此方连服两剂，疮口均转红色，脓水已少，势将收敛，外用白九一丹掺之，纸膏罩贴，内服：

潞党参三钱 杭白芍酒炒，三钱 柴胡七分 当归二钱 川芎八分 紫丹参三钱 细生地炒，四钱 炒白术钱五 茯神三钱 炙草一钱 夜交藤三钱 丝瓜络一段

此方又服三剂，疮口已敛如小钱大，乃上八宝丹、玉红膏摊纸罩之，不数日结痂而愈。

按：此名肋疽。

男子京都人年三十外肋疽

男子顺天人，年三十外，右肋骨初起粟粒白泡，日渐延大，就予诊时疮口已纵横二寸许，色紫黯，顽腐坚如牛颈之皮，不脱不发热，饮食如常，外上升丹、疽药两和掺之，内服：

角刺三钱 柴胡一钱 生黄芪三钱 炒白术二钱 赤芍三钱 白芷八分 当归三钱 川芎一钱 草节一钱 忍冬藤五钱

此方连服三剂，顽肉渐觉活动，紫色依然，乃照此方又两剂，始用利剪将其顽肉剪下，无脓惟流血水，中有油花，与油滴在水内无异，外仍上升丹、疽药两搀，内改方：

生黄芪三钱 当归二钱 杭白芍三钱 白芷七分 柴胡一钱 花粉二钱 炒白术二钱 茯神三钱 草节一钱 夜交藤五钱

此方连服三剂，顽肉脱净，疮口用白九一丹和疽药掺之，内照此方再服三 剂，口已敛如银币之大，仍上前药，内服：

柴胡一钱 潞党参三钱 炙黄芪二钱 归身三钱 杭白芍三钱 茯神三钱 炒白术钱五 炙草一钱

此方连服三剂，疮口已不甚大，外上八宝丹、玉红膏摊纸贴之，遂平复如初。

按：此名肋疽，病本弗轻，幸年轻气血壮实，得以奏功。若年迈或气亏人难免不淹缠两月矣。

男子年三十七八岁胁痈

男子年三十七八岁，春间左肋骨近胁处结肿，始就徐雨田治不效，继邀蒋心一治多次，成形由蒋刺溃，月余不敛，乃托房主人周某介绍邀予诊治。见其破处口如钱大，綦深，色紫黑，颇有秽味，且所食菜屑从疮口流出，内膜已坏，用油捻燃着，向疮口略照，觉油捻为气吹动，知不可治，坚辞不敏。病家再三恳求，勉拟一方，以尽人事，外用玉红膏摊纸罩之，内服：

柴胡五分 炙黄芪二钱 归身酒炒，三钱 枸杞果二钱 党参三钱 炒白术钱五 茯神三钱 砂仁拌炒大熟地四钱 五味子五分 炙草七分 夜交藤五钱 炙香红枣三枚

此方煎好，送护膜散一钱五分。连服两剂，据称稍效，复邀予治，予决计不往。嗣闻又邀蒋治，延十数日而殁。

按：此病较前沈大之症似，尚少轻，何沈大刺破不数日告痊，而此病竟酿成不治？伊谁之咎？阅者自知。

妇人年六十外胁痈

妇人年六十外，左肋近胁结肿，邀予诊时已经多医。见其肿处大如覆碗，疮头已浸黄水，势将自溃。余知已伤内膜，无可着手。病家坚求开破，予曰：破固死，不破亦死，病势到此，卢扁无法。强为刺破，外掺升丹，纸膏罩之，内服：

党参四钱　金石斛三钱　炙绵芪二钱　炒白术三钱　炒白芍三钱　归身酒炒，三钱　柴胡五分　茯神三钱　炒杜仲三钱　夜交藤三钱　丝瓜络酒炒，一段

此方连服三剂，疮口无甚变动，病人自称大见功效，身体亦觉活动，精神顿长，予终不深信，姑照前方法用之，令再服数剂，嗣又来邀，仍按此方进退，如是三四次。越十数日，忽夜间杳无声息，次早儿妇呼之梳洗，不应，扪之已僵。

按：此病可名胁痈，本属无妨，医者不知，早为刺溃，遂致不可收拾，良可叹惜。

董太史侄女驻胁流注

董太史侄女，与青镇某姓，腰后近胁处结肿如盆，根盘极大，邀予治时亦经多人治疗。见其从季胁旁溃破，疮有两口，脓水时多时少，按之中空，且挤脓时有白沫浸出，汩汩有声，内膜已破，形容虽不十分削瘦，然痿黄不润，且艰于反侧动转，据述胯间亦破两处，与腰间相继，起亦相继自溃，数月不痊，外上升丹纸捻，内服：

党参四钱　炒白术二钱　云茯神三钱　炙黄芪三钱　炒白芍三钱　粉归身酒炒，三钱　炒杜仲二钱　炙草一钱　煨姜两片　红枣三枚

此方连服三剂，又邀予诊，见病情毫无增减，外仍用升丹纸捻，内改方：

党参四钱　炒杜仲三钱　大生地四钱，砂仁拌炒　枸杞果三钱　狗脊钱五　炒白术二钱　炒归身三钱　茯神三钱　炙草一钱　桑枝酒炒，五钱　丝瓜络酒

炒，一段

另用护膜散加味：

珍珠一钱 白占一钱五分 白及一钱五分

共为细末，分十日服。

煨姜两片 炙香红枣三枚引

此方连服三剂，病情仍无增减，而病家极言大见功效，予终不释然，乃改进阳和汤加味：

生麻黄五分 潞党参三钱 炮姜一钱 狗脊三钱 大熟地砂仁拌炒，六钱 上肉桂七分煎汁炒白芍三钱 盐水炒杜仲三钱 炒白芥二钱 鹿角胶酒化兑服，三钱 白归身酒炒，三钱 炙草七分 夜交藤三钱 丝瓜络一段

此方连服三剂，略见松动，反侧亦觉轻便，疮口已无白沫，仍服此方又三剂，复邀予治，见疮口白沫仍流，面色转红，虚火上炎，知不可救，乃改拟方：

带心大麦冬朱砂拌，四钱 上肉桂五分煎汁炒杭白芍三钱 丹皮钱五 金钗石斛三钱 制首乌三钱 大生地砂仁拌炒，四钱 女贞子二钱 制西洋参钱五 炙草一钱 梨皮三钱

此方服后情形予遂不知究竟，时值岁杪，予亦无暇往视，嗣闻于次年正月杪病逝世。

按：此病本系流注轻症，乃医者不辨脓之有无，不敢刺破，听其自溃，遂致不可收拾。医者胆小，畏用刀针，转至杀人，实堪发指。然予对于此症亦不为无过，缘阳和汤方内有麻黄一味，用在溃后膜穿之时未免大欠斟酌，故并及之以志予过。

男孩年十三四岁右胁血瘀成痈

男孩年十三四岁，右胁忽结肿，焮红高大，就予治之，见其身热，扪之灼手，询知系挫跌，适有木杠在地，愣格是处，才三日。

外用玉真散黄酒炖热调敷，内服：

炙甲片二钱 炒延胡二钱 归尾酒炒，四钱 刘寄奴三钱 陈皮一钱 连翘三钱 桃仁泥四钱 泽兰叶二钱 柴胡钱五 赤芍酒炒，三钱 胡桃两枚，连壳打 绍酒一斤煎药

此方连服两剂，又就予治。发热已退，再服两剂而愈。

按：此病可名胁痈，因愣格伤，故按血瘀气阻治极稳当，效亦极速。若少因循亦欲成脓，脓成不刺，听其自溃，在小孩或无性命之忧，然终身之累恐亦不免。

腋痈、腋疽、穿腋流注

按：此三病俱生腋间。初起形如黍米，日渐延大，溃破形似蜂房名腋疽，初宜柴胡清肝汤，溃后外掺疽药；若初起根盘坚结，形如鸭卵，微红，七日成形，至十日可以刺破，当初起时宜服山甲内消散，不应，势欲成脓，不必强消，反伤胃气，此名腋痈；若初起皮色不变，形如鹅卵，酸痛，手难举扬，十四日成脓，用火针刺溃，溃后八珍汤收功。三症同系肝经血滞，脾经气凝，痈疽两症兼有肝火，至若流注则挟痰挟湿。初起宜山甲内消散加柴胡引经，再佐燥湿化痰之品，早治亦可消散，迟则按步就班治之，亦无大碍。

治验

妇人年四十外腋痈

妇人年四十外，腋间结肿，根盘大如覆碗，坚硬异常，疼痛夜

甚，手难举扬，微有寒热，脉见滑数，势将造脓，外贴文八将散膏，内进：

赤芍酒炒，二钱　黄芪三钱　角刺二钱　当归三钱　白芷八分　陈皮七分　瓜蒌根二钱　连翘三钱　川芎一钱　甘草一钱　自穿蚕茧一枚

此方连服两剂，头已高耸，用火针刺之，脓稠粘且多，外用升丹捻，内进：

醋香附二钱　角刺钱五　瓜蒌根二钱　酒炒杭白芍三钱　泽兰叶二钱　陈皮七分　全当归酒炒，三钱　川芎一钱　甘草八分

此方两剂，脓少肿消，仍照前方去角刺，加柴胡五分，黄芪三钱，又两剂，疮口已流黄水，再用升丹捻换之，三日后不药而愈。

按：此名腋痈，本属轻症，七日成形，十四日成脓，二十八日落痂，迟一日不能，早一日不可。

妇人年五十外腋疽

妇人年五十外，平日身体瘦削，易生嗔怒。忽腋间结肿，有一白粟如豆大，根盘并不甚大，而四围漫肿，连及背膊、胸膺一带，寒热似疟。曾邀里中某医治之，服柴胡清肝汤两剂不应，乃邀予治。予见其形容瘦削，面上时红时退，此虚火上炎。然就痈疽而论，前医服柴胡清肝汤药症正对，何无效验？反覆踌思，苦无善法。忽忆缓则治本，急则治标，其人虚火上炎，乃阴亏水不涵木，木火上升，姑先舍外治，内方用羚羊片、桑叶、钩藤、元参、地骨皮、肥知母、黄芩、生地、麦冬、丹皮，两剂服后，寒热已除，面色不似前之时红时白，知虚火已退，乃改进仙方活命饮两剂，疮头渐流血水，又两剂疮头已腐，且有蜂房，形孔无多，不过十数而已。于是改用黄芪、忍冬藤、当归、杭白芍、丹参、花粉、银柴胡，如是又三剂，腐已去，新肉已生，前后计一月完功，其溃破处

疽药、升丹、九一丹相继用之。

按：此名腋疽。

男孩年十四五岁穿腋流注

男孩年十四五岁，腋间结肿，根盘形同鹅卵，时寒时热，三四日来就予治。外贴发散膏，内服：

炙甲片二钱　桃仁泥二钱　姜朴钱五　角刺钱五　陈皮八分　炒延胡二钱　当归尾三钱　半夏姜制，钱五　醋香附钱五　胡桃两枚

此方连服三剂而愈。

小孩穿腋流注

小孩腋间结肿，色白，根盘大如覆碗，不能动转举扬，十四日方邀予治。见其疮头略有红色，知脓已熟，用刀刺之，出脓碗许，当即肿消大半，外上升丹纸捻，内不服药，不五六日收功完好。

按：此名穿腋流注症，邀予诊视，内脓已成，开之仅五六日即愈。此等病前后计二十一日，不远不近。

男子年三十外血瘀臑痈

男子年三十外，剃发为业，因与同伙口角，将其手膊拉伤脱骱。嗣请伤科接骱，多方推凑，骱虽合，而筋脉已伤，瘀血凝滞，遂至结肿，上至肩井，下至臂弯俱肿，不能伸屈抑扬，病已十四日，始邀予治。见其臂膊内外有头五六处，内脓均成，当从臂弯里侧刺破，不能下手挤捺，自流脓约一碗许。外上升丹纸捻，内服紫丹参、泽兰、刘寄奴、桃仁、片姜黄、川桂枝、炒延胡、赤芍等消瘀和络，两剂肿势渐消，外仍上升丹纸捻，内改用血竭、自然铜醋煅、紫丹参、炙地鳖虫、当归、桂枝、片姜黄、刘寄奴、桑枝、炒

延胡、丝瓜络等，又两剂肿消八九，脓亦日渐稀少，惟臂膊仍拳曲不舒，仍宗前方加伸筋草、红花又三剂，后疮口已流清水，肿亦消尽，惟筋脉弯曲，乃改用浸酒方用：

川桂枝三钱 上血竭二钱 秦艽五钱 川芎二钱 醋煅自然铜三钱 片姜黄三钱 当归五钱 刘寄奴三钱 地鳖虫七只 紫丹参三钱 威灵仙二钱 伸筋草三钱 络石藤三钱 红花钱五 炙乳没钱五

上用绍酒六斤，将药置入瓶内泡一宿，次早隔汤炖煮一炷香为度，瓶口扎紧，每早晚服一二杯，酒未服半，臂膊已平复如初。

按：此乃瘀血凝滞，故专注意于此，不杂他药。

男子年三十外腋痈

男子年三十外，右腋漫肿，根盘大如覆盆，按之木硬，指痕不随手起，不痛微酸。此痰与死血互结，起八九日乃就予治。见其病情如此，外用白芥子末和入冲和膏内，酸醋调敷，内服炒白芥子、全瓜蒌、桃仁泥、刘寄奴、泽兰、炒延胡、法半夏、茅菇、当归尾，两服肿势如故，仍宗前方加炙甲片、红花，三剂肿块消去大半，又三剂而愈。

女孩肋骨流注

女孩夏令腋下近肋骨生一流注，起十四日方就予治。见其疮头已有薄皮剥起，知脓已熟极，遂用小刀刺破，出脓碗许，但根盘散大，浑无边际，乃流注坏症，然童年断不致有碍，外用冲和膏酸醋调敷束其根脚，内服当归、川芎、白芷、陈皮、赤芍、川朴、丹参等，两剂疮口已出清水，又照方两剂完功。

按：此症浑似无边，乃流注败症，然收功如此之速，此非真无边，乃类无边也，实由脓熟套开所致。

附骨疽、附骨痈、贴骨流注、少腹痈、腹皮疽

外科诸书咸以环跳无故酸痛，久必成附骨疽。理固如是，证以予所见似不尽然。盖环跳即股阳，环跳穴是处生附骨疽，虽不能必，世无此症，惟予三十余年所见仅十数耳，其见于股阴及大腿上下竟有数十人之多。而《金鉴》有另图股阴疽一症，似乎别类分门，较他书为详尽。鄙见以为附骨痈疽不必专指股阳股阴，举凡大腿里外漫肿无头，皮色不变，有一二月成脓，有三四月成脓者，脓出败浆，大半黄水中多粉渣，此等病似皆可谓为附骨疽；初起漫肿无头，皮色稍变，但觉酸痛，四十日成脓，亦有二十八日成脓者，是可谓为附骨痈；初起漫肿无头，皮色不变，但觉酸痛，二十一日成脓，亦有二十八日成脓，或四十日成脓者，均可名贴骨流注，良由三阴亏损，风寒湿邪乘虚里贴，不过有浅深之别耳。凡此三症初起均可用阳和汤四五剂，随服大防风汤补虚逐邪，最为稳妥。

治验

俞姓附骨痈

俞姓男子，夏令房事后受寒，左大腿通肿，浑如吊桶，无头，皮色稍变，疼痛呼号，澈夜不休，起四日邀予诊治。见其肿势如此，寒热交剧，外敷回阳玉龙膏，内服：

荆芥二钱 羌独活钱五 紫苏叶三钱 防风二钱 前柴胡钱五 炒枳壳一钱 川桂枝钱五 赤苓三钱 桔梗钱五 甘草一钱 姜两片 葱一枝，引

此方连服两剂，寒热已去，疼肿依然，乃改用：

生麻黄一钱 炒白芥子三钱 长牛膝四钱 大熟地砂仁拌炒一两 炮姜

钱五 宣木瓜酒炒，二钱 鹿角胶酒溶化，三钱 川桂枝二钱 桑枝酒炒，一两 夜交藤四钱

此方连服三剂痛止，肿亦消，再服两剂，又较轻减，乃改用：

党参二钱 大熟地砂仁拌炒，七钱 生黄芪三钱 白术三钱 炮姜一钱 炒杜仲三钱 炒白芍三钱 防风钱五 羌活钱五 当归三钱 制附片一钱 长牛膝四钱 甘草一钱 桑枝酒炒，一两 丝瓜络酒炒，一段

此方连服三剂，诸病霍然。

按：此病可名附骨痛。

再：此症初用荆防散逐其外邪，次用阳和汤搜其内寒，末用大防风汤补虚逐寒，治法一丝不乱，加以年轻人气血壮旺，且深信予不疑，因而奏功甚速。

张兆熊外甥附骨疽

张兆熊外甥某，年十七八岁，秋令左大腿股阳环跳穴无故酸痛微肿，初不介意，嗣肿痛日甚，寒热往来，起经一月才就予治。见其筋缩不伸，肿痛如此，外敷回阳玉龙膏，内服内托羌活汤：

全当归三钱 防风二钱 羌活钱五 藁本钱五 炒茅术钱五 连翘三钱 黄柏一钱 甘草一钱 上肉桂去粗皮，切后入，六钱 桑枝酒炒，五钱 丝瓜络一段

此方连服两剂，寒热虽去，而肿痛筋屈与前无异，乃改用阳和汤加味：

生麻黄五分 上肉桂一钱 炮姜五分 鹿角胶酒溶化，三钱 羌活钱五 长牛膝三钱 大熟地砂仁拌炒，七钱 炒黄柏一钱 炒白芥子三钱 桑枝酒炒，五钱 夜交藤五钱

此方连服三剂，肿痛轻减，筋脉稍舒，再服三剂，肿痛全去，惟筋脉尚欠舒利，乃改方用：

川桂枝钱五 全当归酒炒，三钱 五加皮二钱 羌活一钱 炒黄柏一钱

宣木瓜酒炒，钱五　秦艽二钱　真川牛膝四钱　炒茅术二钱　甘草一钱　桑枝酒炒，一两　伸筋草三钱

此方服三剂，筋亦舒利，可毋服药矣。

按：此名附骨疽，治之尚早，不难消释，且童体尤易奏功。

王姓小孩股阳痈

王姓小孩，甫六七岁，秋令股阳患痈，邀予治时已经匝月，脓已成熟，用火针刺溃，脓出两碗，肿尚不消，外上升丹纸捻，内服：

生黄芪防风一钱拌炒，四钱　川桂枝一钱　真川牛膝三钱　炒茅术二钱　羌活钱五　甘草一钱　全当归酒炒，三钱　炒黄柏七分　秦艽钱五　桑枝酒炒，一钱　夜交藤五钱

此方连服三剂，肿势较消，脓仍不少，外仍上升丹捻，内改方：

党参三钱　杭白芍桂枝一钱拌炒，三钱　真川牛膝三钱　生黄芪防风一钱拌炒，三钱　炒白术钱五　全当归酒炒，三钱　羌活一钱　黄柏炒，五分　甘草七分　大熟地砂仁拌炒，四钱　桑枝酒炒，五钱　夜交藤五钱

此方连服两剂，复邀予诊，诸症松减，脓亦稀少，再服两剂，又邀予诊，脓已净，但流黄水，仍上升丹纸捻，内不服药，不数日告痊。

熊姓小孩年七八岁附骨痈

熊姓小孩，年七八岁，大腿正面膝上六七寸伏兔穴处，初时骨里酸痛，色白，不能动转，腿亦不伸，起已匝月，方邀予治。见其大腿上至胯下至膝俱肿，按之如泥，色亦不变，惟伏兔穴处肿痛较甚，病根在是，内热脉数，势难消释，外用铁箍散醋炖热调敷，

内服：

藿香二钱 粉葛根二钱 姜半夏二钱 泽泻钱五 宣木瓜钱五 陈皮八分 姜制朴钱五 长牛膝四钱 甘草一钱 炮姜一钱 赤苓四钱 桑枝一两 丝瓜络一段

此方连服两剂，诸病依然毫无动静，乃改方：

生黄芪四钱 白芷一钱 姜半夏二钱 角刺三钱 全归三钱 陈皮七分 泽泻钱五 牛膝三钱 姜制朴钱五 宣木瓜钱五 甘草一钱 赤苓三钱 桑枝五钱，酒炒 丝瓜络酒炒，一段

此方连服三剂，又邀予治。伏兔穴处按之引手，内脓已成，用火针刺溃，脓出碗许，外上升丹，内服：

生黄芪四钱 炒白术二钱 川芎八分 茯苓三钱 当归三钱 白芷一钱 泽泻钱五 姜半夏三钱 煨葛根一钱 甘草一钱 长牛膝三钱 桑枝酒炒，一两 丝瓜络酒炒，一段

此方连服三剂，后已为伊父背来就治，见肿势已消其半，脓水稀少，外仍上升丹纸捻，内不服药，又来治二三次完功。

按：此名附骨痈，又可名贴骨流注。

曹姓小孩年十二三岁附骨痈

曹姓小孩，年十二三岁，大腿伏兔穴略侧许结肿，邀予诊时内脓已成，起经匝月，本欲刺破，因身体瘦弱，且疮头平塌，外敷铁箍散，内服托药，方用：

生黄芪四钱 长牛膝酒炒，三钱 当归三钱 潞党参三钱 白茯苓三钱 泽泻钱五 炒白术钱五 宣木瓜酒炒，钱五 姜半夏钱五 甘草一钱 桑枝酒炒，五钱 丝瓜络一段 姜两片

此方连服两剂，复邀予诊，见疮头似觉高起，乃用火针刺溃，脓出两碗半，系稀污中有粉块，外上升丹，内服：

潞党参三钱 白茯苓三钱 长牛膝酒炒，四钱 生黄芪四钱 杭白芍肉桂五分煎汁拌炒，三钱 泽泻一钱 炒白术钱五 白归身酒炒，三钱 煅葛根一钱 炙黑草七分 桑枝酒炒，五钱 丝瓜络酒炒，一段 煨姜两片 炙香红枣二枚

此方连服三剂，肿消脓净，但流稀水。外仍上升丹，内照此方再服两剂，忽夜受寒凉，头疼身热，畏冷不食，胸闷，又邀予治，乃为另拟一方与服：

紫苏叶二钱 炒神曲三钱 蔓荆子钱五 白芷一钱 法半夏二钱 炒枳壳五分 川芎八分 嫩桂枝五分 炙内金一钱 姜两片

此方连服两剂，外邪已解，诸证俱退，不再服药，外仍上升丹纸捻，又四五次才得告痊。

按：此名附骨痈，亦名贴骨流注。

男子年三十外股阳痈

男子年三十外，股阳环跳穴处初起结肿如茄，遍腿酸痛，不能行走，抬至外国医院，该院长林姓，系广东人，不辨症之阴阳表里，即用利刃将肿处割去掌大一块，血流不止，以凉水泼之。病人先服麻药，不知痛楚，迨醒后知已被割，以为旦夕可瘳，讵知月余，口仍不收，肉亦不长，时流鲜血不已，乃来就诊治。见其病情如此，往来不便，因令留治。外掺八宝丹，玉红膏摊纸罩之，内服：

潞党参三钱 丝瓜络酒炒，一段 炒丹皮二钱 炙绵芪二钱 炒归身三钱 川芎八分 紫丹参三钱 炒生地四钱 炒白术屑钱五 炙草一钱 夜交藤五钱

此方连服三剂，疮口毫无动静，惟鲜血从此不流矣，外仍上前药，内改方：

潞党参四钱 酒炒归身三钱 炒黄柏五分 杭白芍三钱，肉桂五分煎汁拌炒 紫丹参三钱 羌活七分 大熟地制附片五分拌炒，七钱 酒炒长牛膝三钱

炙绵芪三钱 炒白术二钱 炙草八分 丝瓜络酒炒，一段 夜交藤五钱

此方服四剂，疮口新肉已长，外仍上前药，内又服三剂，后疮口虽平，仍大如掌，触之流血，知系新肉尚嫩，非若前之流血，乃割伤患处络脉所致，当嘱病人切勿行动，内不服药，如是十数日，疮口已敛如洋钱大。病者急欲归去，予以八宝丹、玉红膏，并为拟一方：

潞党参四钱 杭白芍三钱 川芎五分 大熟地砂仁拌炒，六钱 白茯神三钱 炙草一钱 炒白术二钱 白归身酒炒，三钱 羌活五分 黄柏炒，五分 长牛膝酒炒，三钱

此方照购四剂，交病人带去，越两月后病人来谢，云已复旧如初矣

按：西医遇症，不论阴阳表里，动以刀割。在身体壮实者尚可不致殒命，不过痛苦难禁而已，若系气血稍弱之人，割后即死者有之，到家淹一半月死者有之，故霸术究不如王道。

再按：此症乃股阳痈毒，较附骨痈、贴骨流注为轻。

男子附骨疽

男子素患便血，十数载不瘥，夏令环跳穴处隐隐酸痛，十数日觉痛处肿起，步履艰难，乃邀予诊。见其面色痿黄，唇白如纸，宛如新产妇人。肿处根盘不大，皮色不变，诊得两手脉细如丝，乃气血两亏之候，询知向患便血症，转展踌躇，竟无善法，姑为外贴散膏，内拟方用：

大生地砂仁拌炒，六钱 杭白芍肉桂四分煎汁拌炒，三钱 酒炒长牛膝三钱 潞党参四钱 炒归身三钱 炙绵芪三钱 枸杞果三钱 羌活五分 黄柏五分 甘草半炙半生，七分 夜交藤五钱 桑枝酒炒，五钱

此方连服三剂，肿痛均轻，而胸闷不舒，纳谷无味，此虚不受

补，然本因虚致病，不补病焉能去？补则胸脘又复窒塞，如何而可？外仍贴散膏，内改方：

潞党参土炒，四钱 真广皮盐水炒，七分 生黄芪三钱，防风一钱拌炒 杭白芍三钱，肉桂五分煎汁拌炒 土炒扁豆衣三钱 炒谷芽钱五 炒归身二钱 秦艽钱五 羌活五分 黄柏五分 酒炒长牛膝三钱 炙内金一钱 夜交藤五钱 丝瓜络酒炒，一段

此方连服三剂，脘闷已舒，肿痛亦愈八九，暂不服药，停数日再议。越十数日又邀予治，据称诸病俱痊，近因便血症又作，务求一诊。诊其脉现中空，两尺尤细弱如丝，此脾虚不能摄血，非大肠火也，为用归脾汤加减：

潞党参四钱 粉归身酒炒，三钱 炙槐角二钱 云茯神三钱 远志肉炙，钱五 生黄芪防风一钱同炒，三钱 炒白术钱五 酸枣仁炒打，三钱 龙眼肉钱五 炙草一钱 煨姜两片 炙香红枣三枚 莲房炭一个

此方连服三剂，便血已止，又数剂而安。嗣每触发，即以此方服之辄效。

按：此名附骨疽，治之早可以唾手奏功，若迟治或不固根本，辄用温通，则此等虚人焉得不死？

男子痢疾后附骨痈

男子秋间患痢疾，治愈忽觉右腿环跳穴无形酸痛。初尚勉强支持，厥后腿不能立，伸不能屈，时寒时热，邀予诊治。见其肿势不大，按之痛处毫无根脚，外贴散膏，内服阳和汤加味：

生麻黄一钱 炒白芥三钱 羌活一钱 大熟地摘碎，一两 炮姜一钱 炒黄柏七分 上肉桂去粗皮，切后入，一钱 鹿角胶酒溶化，三钱 长牛膝酒炒，三钱 桑枝酒炒，一两 丝瓜络酒炒，一段

此方连服三剂，诸病略见轻减，再服三剂，又邀予治，已能起

床，告以毋须服药。越数日复来邀予，见其面红似火，身热灼手，腹痛扪之稍安，四肢厥逆，脉大无伦，口弗渴，小解白，此假火，宜用温补，方用：

大熟地制附片一钱五分煎汁拌炒，六钱　炒白术三钱　杭白芍上肉桂一钱煎汁拌炒，三钱　煨木香七分　茯神三钱　益智仁三钱　野党参四钱　吴萸五分　甘草一钱

此方服后热退身凉，惟口渴内热，夜不安卧，乃改方用：

朱拌带心大麦冬四钱　夜交藤三钱　莲子心五分　朱拌茯神三钱　丹皮二钱　南花粉三钱　朱拌灯心三十寸　竹叶十片

此病治之早，未成大患。若失治或治之不当，便成附骨疽大症。成脓后若早日刺破，还可挽救，迟破或听其自溃，鲜有不毙者。

男子右腿环跳附骨痈

男子右腿环跳穴下漫肿酸痛，即邀里中一医治之。过服温通，腠理开张，大汗淋漓，日夜不止，人几昏晕，饮食不入，势极危殆。托友人介绍，邀予诊之。两手脉大无伦，气促有出无回，知系虚寒症，人将脱矣，急用：

鹿角胶酒化兑入，四钱　高丽别直参煎汁另兑，一两　大熟地制附片一钱同炒，一两　杭白芍上肉桂一钱同炒，四钱　防风一钱，煎汁炒　上黄芪八钱　生牡蛎一两　野于术三钱　淮山药土炒，四钱　炙草二钱　浮小麦一撮　棉子仁十四粒　红枣五枚

此方服一剂，晚间复邀予诊，汗已止，再服一剂，次日又邀予诊，人已神智清爽，惟肿痛仍不能除，乃拟阳和汤略为变通，用：

鹿角胶酒化兑入，四钱　桂枝一钱同炒杭白芍三钱　炮姜一钱　麻黄五分同炒大熟地六钱　菟丝饼四钱　炒白芥三钱　羌活七分　制附片一钱　黄柏

五分 酒炒长牛膝三钱 夜交藤五钱 桑枝酒炒，五钱

此方连服三剂，诸病霍然。

按：此病亦系附骨痈、贴骨流之类。前医方极妥当，惟照阳和汤麻黄用一钱，熟地须一两方可解其躁烈，乃彼方麻黄用一钱五分，熟地用八钱，且有紫苏三钱，以致大汗不止，须知立方总要轻重得宜。

陆姓男子年三十外类附骨痈

陆姓男子，年三十外，深秋左右腿环跳穴处各结肿一枚，根盘不大，初起惟觉酸痛筋急，别无他苦。迨至成形，始寒热大作，邀予诊治，见其两处按之皮热，尚不引手，势难消释，乃外贴散膏，内服：

角刺三钱 连翘三钱 当归三钱 羌活钱五 炒黄柏七分 木瓜钱五 白芷一钱 牛膝三钱 生黄芪四钱 甘草一钱 桑枝酒炒，一两 丝瓜络酒炒，五钱 自穿蚕茧两枚

此方服两剂，又邀予诊，肿处按之引手，一用火针刺破，一用刀溃，脓出红白相兼，各有半碗，外上升丹，内服：

生黄芪三钱 羌活一钱 全当归三钱 炒茅术钱五 炒黄柏五分 川芎钱五分 秦艽二钱 长牛膝三钱 木瓜钱五分 甘草一钱 桑枝酒炒，五钱 丝瓜络酒炒，一段

此方服两剂，又邀予治。肿消痛止，脓水亦少。外仍上升丹，内又服两剂，不数日而瘳。

按：此病名类附骨痈，乃寒湿客于脉络，与着筋骨者有间，学者须知之。

黄黄氏年三十外风湿化火腿痈

黄黄氏，年三十外，夏天忽右大腿全肿焮红，兼之遍起丹毒，形如堆云。起三四日即邀予治。见其大腿肿势与吊桶无异，不能反侧动转，身热灼手，舌白灰腻，此风湿化火症，先用如意散马蓝头汁调敷，内服：

荆芥穗二钱 泽泻钱五 炒茅术钱五 川萆薢三钱 防风钱五 炒山栀三钱 连翘四钱 山苦参钱五 木通钱五 忍冬藤三钱 甘草一钱

当时嘱令照方服两剂，丹毒已退，身热较减，惟大腿肿势如昨，仍用如意散白蜜调敷，内改方：

制豨莶草二钱 泽泻钱五 六一散布包，五钱 川萆薢三钱 连翘三钱 秦艽二钱 炒黄柏一钱 猪苓三钱 防己钱五 通草八分 忍冬藤三钱

此方服两剂后，肿虽未消，红色全退，满拟从此可以消释，故仍令服前方，毫无加减。不料一剂服后，大腿通变青紫，神昏谵语，毒已内陷。予即请辞，病家再三哀求，勉拟一方，用：

犀角剉末冲服，一钱 丹皮二钱 人中黄七分 炒山栀三钱 川连七分 连翘三钱 琥珀研冲，七分 元参三钱 黄芩二钱 竹叶十片 灯草三十寸

此方服后神识稍清，仍邀予治，坚不肯往，越日晚间即逝。

彭姓妇大腿痈

彭姓妇，九月左大腿患痈，无力医治，卒致自溃，月余仍不能愈。势已垂危，乃邀予治。见其面色白如枯骨，舌则中心无苔，日晡潮热，大腿疮孔不过洋钱大，疮色紫黑，毒已内陷。予曰：病势如此，卢扁无法，请辞。病人曰：我死固与先生无涉，惟既请先生来，总要开一方，服剂药死亦瞑目。予勉从其请，为拟一方予之：

高丽参二钱 大麦冬三钱 白归身二钱 杭白芍三钱 朱茯神三钱 五味子五分 炒稻芽钱五 砂仁壳五分 白扁豆皮二钱 煨姜两片 红枣三枚

此方服后精神顿长，次日复邀予治。予曰：阳光返照，明日必死，坚辞不再开方。予出门即告其村人曰：明日午前必死。村人疑信参半，至明日果于是时而殁，始信予言不谬。

刘姓男子年十七八岁大腿痈

刘姓子年十七八岁，夏天左大腿患痈，无力医治，延至十数日始邀予诊。见其大腿满肿，自胯间自小腿胫骨及足跗一条，有七八头，按之俱有脓矣，彷佛瓜藤一串，疮头之大不过如李如桃。先从足跗刺开，冀其脓从上顺流而下，外用升丹纸捻插之，内服牛膝、木瓜、黄柏、秦艽、忍冬藤、泽泻、赤苓、茅术、六一散等，两剂后大腿肿势全消，胯以下各头脓仍不向下流，只得再从上刺破两头，亦用升丹，内仍服昨方，越日又挨次刺破，脓并不多，予意上下必贯串一气，竟尔不通，殊属诧异。于是内服黄芪、生地、当归、丹参、赤芍、秦艽、牛膝、丝瓜络、桑枝等，四五剂后病始全愈。

按：此病如果不通，何以瓜藤一串，必以为通，何足跗刺破脓仍不顺流而下？此等病若在他医治之，必先危言恐吓，多方要索，须知医乃仁术，予常以此言书之座右。

男子年三十外箕门腿痈

男子年三十外，右腿箕门穴患腿痈，匝月后始自溃破，后但流稀脓，疼痛夜甚，经多人医治，总不获痊，嗣来就予诊治。见其形容枯槁，询其饮食如何，曰饮薄粥两碗而已。困惫之状，难以言喻。其疮口仍流稀水，细视其稀水来路甚远，疮口之四围隐隐红肿，此肝经相火为患，外用青九一丹蘸纸捻插入，内服秦艽、细生地、川石斛、炙鳖甲、炒丹参、大麦冬带心炒，稻芽、扁豆、砂仁、银柴胡等，服两剂后精神略有起色，内外仍用前方又两剂，胃气差强，能食饭半碗，粥三四碗。如此似可挽回，而疮口脓水总不见少，尚属可虑。因于青九一丹内稍加煅龙骨、白芷，越日来诊，脓水竟少，外仍上前药，内服：

制西洋参钱五　云茯神朱拌，三钱　远志肉钱五　土炒白术二钱　砂仁壳五分　柏子仁钱五　土炒扁豆三钱　归身酒炒，二钱　炙黑甘草七分　金石斛三钱　姜枣引

此方四五剂后竟收口而愈。

室女年十七岁少腹痈

室女少腹患痈，失治自溃，数月不痊，就予诊治。见其形容瘦削，风吹欲倒，疮口在胯根之上，少腹之下，挤之脓水滴滴而出，中多白沫，知内膜已伤，日晡潮热。年已十七，信水未来，诊之脉反洪大有力，予力辞不治。病人之父再四恳求援手，予外用青九一丹掺疮口，内服青蒿、琥珀、银柴胡、川石斛、地背皮、西洋参、秦艽、杭白芍、丹参、甘草等，两剂后潮热大减，脓水渐少，仍用前方再服四五剂，病势大见起色，潮热已无，纳谷有味，予改用党参、丹参、茯神、麦冬、川石斛、扁豆、炒白术、甘草等与服。讵至次日，不能行动，寒热大作，饮食不进，初次乃乘舆来，后皆乘洋车而至。此次并舆亦不能坐，飞舆来邀予往。及细察病情，不应骤变至此，殊属闷闷。其母在旁谓曰：昨日服错药矣。询其所由，则曰：昨日我方与彼服之，故致如此。盖其母向患喘逆，昨日同来，予为之开方，用苏子降气汤。不料两相误服，然母服女方无碍，女服母方后遂因咳嗽掣痛，疮脓水就此不断。予亦无法，辞不治。去后不知又邀何医治之，越三日而殁。

按：此病予治之颇有转机，乃忽两药误服，错虽曰人事，实亦

天命。

室女年十八九岁右腿股阴疽

室女，年十八九岁，右腿股阴穴患疽，邀予诊视已经六月。见其大腿虽肿，按之其软如棉，皮色不变，而患处根盘有如覆瓯，一望而知脓已熟透。拟用火针刺破，奈病者大声呼号，无可着手，不得已用刀刺溃，流稀脓污水约两碗许，中多粉浆。外用升丹，内服人参养荣汤两剂，脓渐少，肿见消，照方又服两剂，反寒热大作，不思纳谷。改用陈皮、稻芽、肉桂、茯神、炒白术、麦冬、丹参、川石斛等药，服后寒热去，胃口醒，再服又寒热大作，不能纳谷。予力辞不治，去后彼邀药肆郭君治之，用清脾饮服之，病势更剧，缘郭君与予朝夕见面，故得其详。嗣亦不治，待尽而已，果不数日而殁。

按：此病本三阴亏损，寒湿乘虚里着，乃成此附骨疽症。破后予用人参养荣汤，继用养阴和胃诸方，似乎头头是道，乃初服大效，继服则不效，谓之虚不受补，本绝病，强治又奚益？

男子少腹疽

男子乃机器局工匠，股阴近少腹处患疽，亦失治自溃，数月不痊，托予友介绍就予诊治。见其疮口如钱大，空壳似通内脏，按之亦流稀水，中多白沫，内膜已穿，万难设法。病人及友人再四哀恳，勉为外用青九一丹，内服护膜散并人参养荣汤两剂，病势似见起色，病人固喜极，友人亦乐不可支。予谓友人曰：此病终属劳而无功。友问何故？予曰：护膜散要服在未溃以前，如今膜已溃烂，那能补续？所以与服者，不过尽人事而已。友人以为故意作难，不肯尽心医治，并疑予有索谢之意。越日同病人母子来予寓面恳，并谓如先生治好，愿以三十金为寿。予曰：冤哉！予非为索谢也，实无法以救之。友人及其母子殊不信，必欲予治。予曰：虽千万金置之案头，亦不敢领，且无法领。复坚求予立方，勉从其请，外仍用九一丹，内服方：

炙西洋参钱五 炙黄芪二钱 甜玉竹二钱 炙白及钱五 远志肉钱五 金石斛三钱 炒冬术一钱 茯神三钱 甘草一钱

此方服两剂，病热日见轻减，遣人来请改方，并取药捻。予询得其状，即告来人曰：速备后事，其病不出十日。后果如期而卒。

按：以上数症即脓干气绝症也。

陈姓小孩年十三四岁少腹痛

陈姓童，年十四五岁，左少腹丹田旁寸许患腹痛，起十余日始就予治。见其根盘大如手掌，皮色不变，疼痛不时，步履如常，此乃痰与瘀血互阻在皮里膜外，外用冲和膏蜜水调敷，内服：

川军四钱 桃仁泥二钱 制半夏三钱 炒白芥子二钱 丹皮二钱 陈皮一钱五分 白茯苓四钱 甘草一钱 元明粉冲，二钱

此方连服两剂，形势较松，疼痛较减，遂照前方加肉桂五分连服两剂，病情同前，外仍敷冲和膏，内改方用：

制附片一钱 败酱草一两 生苡仁米一两

此方连服两剂，病势依然如故，诊得脉象微带滑数，恐将成脓，遂又改方用：

生黄芪六钱 大蓟八钱 生苡仁米一两 制附片一钱 炙山甲二钱 丹皮二钱 小蓟六钱 角刺二钱 甘草二钱 当归二钱

此方连服两剂，脓头已露，遂用刀刺破，脓出不多，黏腻如膏，外上升丹纸捻，内服：

生黄芪六钱 赤芍二钱 川芎一钱 当归二钱 炒白芥子二钱 白芷钱五

生地四钱 橘红一钱 甘草钱五 生苡仁米四钱 丹皮二钱

此方连服三剂，脓水渐稀，坚肿消去大半，外仍用升丹纸捻，内改方用：

生口芪五钱 当归二钱 白芷二钱 忍冬藤三钱 花粉三钱 制半夏二钱 丹参三钱 陈皮一钱 甘草一钱

此方连服三剂，疮口已流清水，坚肿全消，止不服药，外用升丹掺于疮口，旬余完功。

陈姓年三十四五岁少腹痛

陈姓年三十四五岁，秋初右少腹之下，腿根之上结肿如茄，皮色不变，起月余始就予治。见其形容瘦削，步履艰难，脉细无神。细阅患处，按之引指，内脓已成。询知现就某洋行外事，予遂告以内脓已成，非破不可，如能告假一月，准保全愈，否则予不能治。病者转诘予曰：何时可以开刀？答曰：任便。病者又曰：我明日告假，今日即请刺破如何？予谢不能，须汝假先告定，然后再来。就今日先拟一方，服一二剂均可，于是用：

生口芪八钱 白芷二钱 生苡仁米八钱 炙山甲二钱 当归二钱 丹皮二钱 角刺二钱 川芎一钱 甘草二钱

此方令服两剂，并予以护膜散两帖饭汤送下。盖此处外疡与肠胃内膜贴近，预服护膜散可保不伤内膜，庶溃脓后可以顺手。若内膜受伤，卢扁无法。越日病者又来就诊，予急询以告假与否？彼直应之曰：已告假一月，请即为我开破。予遂用刀刺破，流脓碗许，疮口上升丹纸捻，内服方用：

生黄芪一两 当归二钱 炒丹参四钱 生苡仁米一两 土炒白术二钱 白芷二钱 丹皮二钱 白茯苓四钱 甘草二钱

此方令服一剂，明日再诊，次早病者来诊，自称出脓后别无他苦，惟精神疲软耳，于是外仍用升丹纸捻，内改方：

生黄芪一两　白茯苓四钱　当归二钱　野党参一钱　上肉桂丸药汁送下，八分　白芷二钱　土炒白术二钱　生米仁八钱　甘草一钱

此方令其连服两剂，再看如何，越日病者遣纪来告予曰：前日经诊治后，始往告假，未准返寓，寒热大作，今日不能起床，请改前方，俟服两剂后再来就诊。予始悟病者云已准假一月之说乃谎语耳。嗣后百余天杳无音信，直至冬月杪忽于早遣纪来邀予，急询其家人日来病势如何，据云自开刀后别无他苦，惟精神疲软。当向行主告假未准，因此心中难受，嗣后病势日增，遂舁往外国医院诊治。西医云先生刀口过小，脓出不净，即就刀口刺开寸许，血出不少。谓住医院三礼拜保好，谁知住有十三礼拜也不见好。昨已舁回寓中，为此仍来移玉一诊。是日午后即往其寓，见病人形容枯槁，唇白舌干，日晡潮热，自汗盗汗，且饮食不多，浑身疼痛，腰腿尤剧，脉虚重按无根，种种败象，疮口复懈弛不收，脓如粉汤。视此情形，气血两伤，症已棘手，当将疮口掺八宝提毒，用阳和膏罩之，内服方用：

野党参八钱　白归身三钱　大熟地砂仁一钱拌炒，六钱　生黄芪皮八钱　浮小麦四钱　钗石斛四钱　正号鹿角胶二钱　煅牡蛎四钱　干寸冬四钱　女贞子四钱　川断四钱　炙甘草一钱　夜交藤六钱　煨姜两片　炙焦红枣两枚

此方令服两剂，越日又遣纪来邀。询其现状若何，答曰大见功效。午后往诊，见病人精神颇有起色，复询病情，俱见轻减，惟虚汗尚未净尽，肚腹近又疞痛，胃纳仍不能多。视其疮口，脓出较稠，外仍照前法，内服改方用：

生黄芪一两　煨木香一钱　川断四钱　煅牡蛎布包，六钱　制首乌八钱　狗脊八钱　龟鹿二仙胶四钱　盐水炒枸杞子四钱　盐水炒杜仲四钱　浮小麦四钱　棉花子十四粒　煨姜两片　红枣两枚

此方连服三剂，复邀予诊，询知腰腿疼痛已除，虚汗大减，惟胃气仍未能醒，疮口脓水较多，外仍用前法，内又改方用：

野党参土炒，八钱 整广皮一钱 紫蔻仁打后下，一钱 土炒小于术二钱 苏梗叶共一钱 甘草一钱 白茯苓四钱 土炒山药四钱 莲肉二钱 浮小麦四钱 炙焦红枣两枚 棉花子十四粒 陈仓米一撮

此方连服三剂，胃气已醒，虚汗亦止，惟肚腹疼痛较剧，且似痢非痢，日夜多次，疮口脓水更多。病势如此，终难挽回，而病家又仅主仆两人，不便明言，只得勉强立方，用：

野党参六钱 土炒白芍三钱 土炒山药四钱 土炒小于术二钱 桂枝一钱 煨葛根钱五 神曲炭二钱 炮姜炭二钱 炒麦芽一钱 炒当归二钱 煨木香六分 荷蒂两枚

此方连服两剂，复遣纪来邀，急询其状，据称此两日内颇好。药服两剂，痢疾已除，腹痛亦愈。惟昨晚虚汗较多，余无他患。予直告之曰：此病万无生望，请速另访高明，予实无能为力。该纪聆予言目瞪口呆，数分钟不发一言。嗣谓予曰：先生何如此决裂，既如此又何不早言？予曰：汝处并无他人，既不能对病人明言，更向何人言之？汝回去可告知病者亲近人，谓予言如此，速请别人，予断难再往。其人闻知不乐而去。至次年正月杪，该纪由予医社前经过，予即招之询其究竟。云于是日归去后不敢直告病人，托言先生已出远门，年底方回。时适病者胞姊来视，询我原委，我即直言无隐，渠忽忆及某医治法高妙，命我往请，此乃十二月十四日事也。某医到寓，谓其姊曰：此病无妨，我能包治。其姊深信不疑，遂包与某医治之，言定银圆一百元，当付二十元，于是日来治疗，甚有一日至两次三次者，至除夕尚言决无妨害，讵于元旦午后即已不禄云。

按：此病本系脓干气绝，若听予言请假一月，调理得宜，或可

十救三四。乃病者不知调养，且上下楼梯绷伤内膜，致生变故。既不能归咎于予，亦不能归咎后医，所谓尤命不尤人耳。

曹姓年七十外腹皮疽

曹姓，年七十外，深秋患腹皮疽，七天始邀予治，见其根盘大如三寸覆碟，疮头如带子蜂房，难以数计，疼痛夜剧，脉数有力，口渴苔黄。病系湿热为患，虽在高年无害，疮口掺八将散，纸膏罩，四围用蟾酥锭醋摩涂，内服仙方活命饮，连进两剂，并无声响，于是外掺敷照旧，内服改方用

生黄芪七钱 白芷钱五 当归三钱 炙山甲钱五 花粉三钱 忍冬藤五钱 角刺钱五 生苡仁米七钱 丹皮五钱 甘草节钱五

此方连服两剂，疮头似欲溃腐，脓尚不多，疮口四围似属紫黯，此乃夜间感受寒凉之故。遂照昨方加肉桂五分，制附片一钱，连服两剂，疮口脓出甚多，腐肉渐脱，渐入佳境。乃疮口忽嚷疼痛，入夜尤剧，当给止疼丸十五粒，分三次开水送下，疮口换贴水银红膏，内服改方用：

炙乳香一钱 当归二钱 生苡仁米八钱 生黄芪四钱 花粉四钱 丹皮二钱 炙粟壳一钱 忍冬藤四钱 甘草一钱

此方连服两剂，疮口腐肉尽脱，已露肉牙，改掺海浮散，纸膏罩之，内亦改用：

炙黄芪五钱 土炒白术二钱 当归二钱 野党参六钱 炒薏仁米四钱 陈皮一钱 忍冬藤四钱 丹皮二钱 甘草一钱 煨姜两片 红枣两枚

此方连服三剂，疮口新肉已满，大缩为小，外掺九一丹，膏罩，内病毫无，饮食知味，较无病时加增，本可不必服，药病人自称大便干燥，解时颇觉费力，于是立一小方用：

淡苁蓉五钱 黑芝麻五钱 干寸冬五钱 火麻仁五钱 中生地五钱 白蜜

五钱，冲 郁李仁三钱 元参三钱

此方连服两剂，大解已顺，解时并不艰涩。疮口仅大如钱许，复以松香、玉红、铅粉三膏搀和，用纸摊贴，以布缚之，三日一换，换两次已结痂敛口，前后不满一月告痊。

靳姓年七十外腹皮痈

靳姓，年七十外，夏令患腹皮痈，起六七日即就予治。见其精神矍铄，白发童颜，其痈在脐下一寸，根盘大如七寸碟，四围焮赤，疮头惟流血水，询知饮食如常，略有寒热，无甚痛楚，惟大便不通，小溲短赤，虽年老，确系实证。疮头掺疽药，四围用如意散白蜜调敷，内服方用：

川军四钱 银花四钱 萹蓄草四钱 炙山甲二钱 连翘四钱 泽泻二钱 角刺二钱 赤芍二钱 通草二钱 防风二钱 甘草节二钱

此方服两剂，大解已通，疮口亦流花脓，四围红肿俱退，外掺海浮散，膏罩，内服改方用：

忍冬藤一两 白芷二钱 连翘四钱 当归二钱 赤苓四钱 花粉四钱 赤芍二钱 生苡仁米四钱 甘草二钱

此方连服两剂，疮口脓出不多，半系红水，仍掺海浮散，膏罩，内不服药，膏药日易两次，不两旬而愈。

申　部

大小肠痈、肠疽、腹皮痈、肚角痈、腹皮疽

凡大肠痈、小肠痈皆由湿热注于肠胃，嗣因担轻负重，或登高蹭下，或跳跃挫跌，瘀血凝阻肠胃，其在妇人多因产后恶露未尽，劳动过早，或早食凉物及饮凉茶水，又或行经时贪凉，以及食饮生冷均能使瘀血凝结，肠胃结而为肿。初起漫肿无头，皮色不变，至十四日少腹脐旁始见露形。而大小肠痈之辨，属于大肠者，右足曲而不伸，小肠则左足曲而不伸。大肠痈多大便涩滞，小肠痈多小便闭结。知觉早者服大黄汤可以消散，迟则须用托里散，二十一日成脓，亦有至二十八日者。若肠疽初起，情形与肠痈相似，惟露形须二十一日或二十八日。书谓肠痈为阳症，有治法，肠疽为阴症，无治法，理固如斯。然肠痈肠疽几希之间不易分别。仆谓瘀血凝阻在肠之外，与外皮较近，露形速者可名肠痈；瘀血凝阻在肠之里或肠之下层，与外皮较远，露形故迟，应名肠疽。推其致病原因，本属无甚区别，惟腹皮痈虽同在少腹，然此症无非湿热注聚肉分，气血凝结，遂以成肿。其足并无曲而不伸，尤以小儿为多。十四日成脓，刺破数日可痊，此可名之类肠痈。至肚角痈，因病在肚角故名，非肠痈外别有一种也。腹皮疽初起粟粒，日渐延大，疮口流血水，溃破疮头亦似蜂房，此亦湿热注于肠胃之故也。

治验

王姓妇年近六十类肠痈

王姓妇，年近六十，秋间少腹旁结肿，起十一二日始就予治，见其年虽花甲，精神尚健，肿处浑似覆碗，疮头平塌，按之木硬，恶寒发热，此乃湿热挟瘀，凝阻少腹，类肠痈也，外贴散膏，内服：

生米仁八钱 泽兰叶四钱 苏木屑四钱 牡丹皮二钱 炙甲片二钱 归尾二钱 刘寄奴四钱 陈皮一钱 赤芍二钱 甘草一钱 胡桃两枚 绍酒一杯兑服

此方连服两剂，肿势根盘收束，寒热未除，势将造脓，不能强消，外敷冲和膏酒调敷，内服：

炙山甲二钱 全当归二钱 上肉桂冲研，一钱 角刺二钱 白芷二钱 赤芍二钱 生黄芪四钱 金银花四钱 川芎一钱 甘草一钱 自穿蚕茧一枚

此方连服两剂，疮头已薄皮剥起，脓固不深，用刀刺破，出脓两杯，惟刀出时疮口訇然一声，与放手枪无异。此病幸在肉分，若在肠上，有此一响，肠已流出，至今思之尤觉凛凛。外上升丹纸捻，内服：

生米仁八钱 川萆薢四钱 杭白芍四钱 炙黄芪四钱 赤茯苓四钱 香白芷二钱 炒白术二钱 当归二钱 花粉四钱 甘草一钱 桑枝四钱

此方服两剂，又邀予诊，肿势已消，疮口渐流血水，不用药捻，惟以升丹掺之，据称两腿疲软无力，乃拟辅正和络，方用：

紫丹参四钱 秦艽二钱 当归二钱 党参四钱 川牛膝二钱 木瓜一钱 生米仁四钱 川萆薢四钱 甘草一钱 海风藤二钱 桑枝四钱 丝瓜络一段

此方服两剂，疮口已敛，筋脉亦舒，稍能起立，惟不能步耳。

按：此病系予包治，前后共诊五次，病遂霍然。辛卯年间犹见

其精神如旧，年已七十外矣。

胡姓贾人年三十一二岁肠痈

胡姓贾人，年三十一二岁，秋令患患肠痈，邀予治时病已月余，医更四五。及予往诊时将二鼓，灯下见其形容憔悴，而色痿黄且滞，左足曲而不伸，少腹肿大，如盆覆其上，按之引手，本欲刺破，见病人身体狼狈如此，又在黄昏，不敢下手，据称前医亦知有脓，怕虚脱不敢冒险耳，因嘱病家先与服药一剂，明日再为刺破，服方用：

高丽参二钱 炙黄芪四钱 归身二钱 炒白术二钱 银花四钱 生米仁四钱 上肉桂一钱 甘草一钱

此方服一剂，明日复邀往视，见疮头较昨高耸，遂用刀刺之，脓出两盆，沾濡床褥，味稍腥秽，外用升丹纸捻，内服：

生米仁六钱 上肉桂研冲，一钱 白芷二钱 牡丹皮二钱 酒洗归身二钱 天花粉四钱 野党参四钱 赤芍二钱 忍冬藤二钱 炙草一钱 丝瓜络一段 炙香红枣两枚

此方连服三剂，脓水渐少，肿势已平，仍照前方去花粉加白术，又三剂，服后疮口已流黄水，外用升丹掺之，内服：

紫丹参四钱 丝瓜络一段 秦艽四钱 党参四钱 归身二钱 大麦冬四钱 炒白术二钱 茯神四钱 甘草一钱

此方连服七八剂，疮口已敛，惟左腿筋脉不舒，不能行动，且微酸痛，为拟浸酒方以善其后，方用：

野党参四钱 长牛膝二钱 红花一钱 炙黄芪四钱 宣木瓜一钱 五加皮二钱 秦艽二钱 归身二钱 丝瓜络一段 杭白芍四钱 野于术二钱 络石藤四钱 川桂枝二钱 桑枝四钱 松节四钱

上药务选上品，照方十剂，用上绍酒十五斤同药入坛，先泡一

宿，次日隔汤炖煮一注香，以尽为度。每日早晚温饮二三杯，一料服完，已照常营商矣。按：此病若迟三四日不破，必溃伤内膜，虽卢扁亦无法可施矣。

小孩腹皮痈

小孩腹皮偏右结痈，焮肿高凸，疮头薄皮剥起，脓已熟极，用小刀到刺破，出脓碗许，大腿亦稍屈而不伸，外用升丹纸捻插入，内服用：

黄芪四钱 粉丹皮二钱 白芷一钱 炒白术一钱 当归二钱 银花二钱 生米仁四钱 川芎一钱 甘草一钱 桑枝四钱 丝瓜络一段

此方服两剂，脓水已净，仅流稀水，惟大腿仍如前状，细视腿弯生有结核，此亦湿瘀交阻所致，外贴散膏，内服：

生米仁四钱 泽泻二钱 炒延胡索二钱 丹皮二钱 赤芍二钱 秦艽二钱 紫丹参四钱 归尾二钱 刘寄奴二钱 泽兰叶二钱 草节一钱 川牛膝二钱 桑枝四钱 丝瓜络一段

此方连服两剂，疮口已向敛小，即用升丹掺之，纸膏罩贴，腿弯肿核虽未消去，然根盘已渐收束，曲伸亦较舒利，再服两剂而愈。

按：此亦类肠痈症，其湿热瘀血阻于肠之上层，膜外与肌肉贴近，故起发甚易，收功亦不难。

陈姓年四十外肠疽

陈姓男子，年四十外，家中贫寒，体亦瘦弱。秋间忽少腹隐痛，右大腿时觉疲软酸楚，但为衣食计，东奔西走，靡有宁息。几及匝月，腹中疼痛较甚，少腹似亦有形，腿益酸楚，不能支撑，始请苏少颖治疗四五次，已经成脓，自溃脓出极多，厥后脓从大便泻出，疮口遂不流矣。乃邀予诊，见其人瘦弱不堪，舌干中心无液，内热夜甚，纳谷不多，溃处肿已消尽，仅有钱大，疮口少流清水，病人自述日来脓从便泄。予索便桶观之，其脓黏腻腥臭，半似烂鱼肠样。似此情形，踌躇再四，无可着手，姑为外掺升丹，纸膏罩之，内服用：

炙黄芪四钱 炒扁豆四钱 杭白芍四钱 潞党参四钱 砂仁一钱 当归二钱 炒白术二钱 炒薏仁米四钱 五味子一钱 甘草一钱 朱拌大麦冬四钱 炒稻芽二钱 炙香红枣两枚 煨姜两片

此方连服两剂，诸病依然，舌苔中心微生津液，精神似觉少健，仍照昨方加煨木香七分，再服两剂，复邀予诊，见其精神虽见起色，两颧色现红亮，乃虚阳上越。大解日五六次，半脓半似鱼肠，腹中时痛。予示意于其妻曰：病势如此，无能为力。其妻谓：病已见轻，先生何出此言？予曰：汝等不知，两颧红现最属大忌，况似痢非痢，半系鱼肠，在内症犹无生望，更加内外夹攻乎？力辞另请高明，病家再三恳求，姑为勉拟两方，一早饭前服，一午后三四点钟服。

早方：

煨木香一钱 采芸曲二钱 防风根钱五 炒白术二钱 砂仁壳一钱 煨葛根一钱 炒扁豆皮三钱 茯苓三钱 制川朴一钱 甘草一钱 荷叶蒂两枚 煨姜两片

晚方：

野党参三钱 防风一钱五分拌炒生黄芪四钱 炒白术二钱 砂仁拌炒大熟地四钱 酒炒归身二钱 制首乌四钱 炙黑草一钱 朱茯神三钱 肉桂四分煎汁炒杭白芍三钱 炒谷芽二钱 炙香红枣三枚 莲肉七粒

此方各服两剂，似痢非痢已减至日二三次，然鱼肠样终不能去，两颧红色亦不见退，仍坚辞而去。后闻另邀里中一医治之，越七八日而殁。

按：此即肠疽症。误在苏少颍手。盖少颍天资明敏，目空一切，立方辨症无不体贴入微，惟怕污秽，畏动刀针，致酿此病自溃，卒至无可挽回。若早邀予治，当其脓将成时或用刀或火针刺之，未尝不可挽狂澜于既倒，竟一误而至不起，惜哉！

妇人年五十外缩脚肠痈

妇人年五十外，左少腹患缩脚肠痈，邀予诊时脓已熟透，根盘却难定在何处，如无边流注样。疮头仅大如桃，按之绵软，色白不变，此亦脓干气绝症也，辞不治。其儿媳在旁再三恳求援手。予直告以病已死期不远，少则五六日，多或八九日，万无生望。病人在床闻之曰：我死命也，但求先生为我刺破，且图松快一时。予只得用刀刺破，脓出一二碗，中多白泡，惟疮头不过桃大，那有如许脓出，必其脓管已通内腑，外用升丹纸捻，内服：

潞南党参四钱　归身二钱　炒丹参三钱　炒白术二钱　炒扁豆二钱　白芷一钱　云茯苓四钱　五味子一钱　生米仁四钱　炙草一钱　煨姜两片　炙香红枣三枚

此方服两剂，伊子复来邀予，询其药后如何情状，乃曰大见功效，脓水俱净，神气亦好，想收功在迩矣。惟不思饮食，务请先生一诊，宜先开其胃气为主。予曰：死期只在二三日内，不可救矣。其子顿觉目瞪口呆，半晌始言曰：何致如此？似犹不深信者。予正色告之曰：回去速备后事，免致临时仓促，予无暇多谈，或另请高明可也。其子乃嗒然而去，嗣闻于第三日午时而殁。

按：是症可名肠疽，亦可名肠痈，此言缩脚小肠痈者，以腿曲不伸故名。

小孩年十一二岁大肠痈

小孩年十一二岁，脐旁偏右下侧结肿，腿亦曲而不伸，起三四日来就予治，见其根盘大如覆碗，皮色不变，推之不动，疮头平塌，乃外贴散膏，内服：

酒军二钱 炙山甲一钱 炒延胡索二钱 全蝎两只 归尾二钱 泽兰叶二钱 大蓟根二钱 刘寄奴二钱 桃仁泥二钱 赤芍二钱 甘草一钱 胡桃二枚，连壳打

此方连服两剂，又来就诊，内外均照前法又三剂，服后来诊，根盘已见收束，疮亦活动，外贴散膏，内改方用：

炙山甲二钱 陈皮一钱 全蝎两只 生米仁四钱 丹皮二钱 归尾二钱 上肉桂研冲，五分 赤芍二钱 刘寄奴二钱 炙乳香一钱 胡桃两枚，绍酒一杯兑服

此方连服三剂，肿块根盘已泯然无迹，惟右腿曲而不伸，外仍贴散膏，防其死灰复燃，内服方：

紫丹参四钱 全归身二钱 宣木瓜一钱 秦艽二钱 真川牛膝二钱 丝瓜络一段 泽兰四钱 嫩桂枝一钱 海风藤二钱 甘草一钱 桑枝四钱 伸筋草四钱

此方连服两剂，大腿已觉舒展，再服二剂诸病霍然。

按：此乃大肠痈，亦可名盘肠痈，治之既早，用药复一丝不乱，自然可以消释。

周姓妇二十五岁肠疽

周姓妇人，年二十五六岁，产后甫满月，少腹时痛，初不觉，嗣因痛势日甚，右足曲而不伸，时寒时热，如此四五日乃邀予诊。见其少腹皮肤甲错，细视隐肿，按之并无根脚。此虽肠疽重症，幸在年壮，气血亦旺，外贴散膏，内服活血散瘀汤加味，方用：

牡丹皮二钱　赤芍二钱　炒延胡索二钱　上肉桂研冲，一钱　桃仁二钱　刘寄奴四钱　归尾二钱　炒枳壳一钱　陈皮一钱　酒军三钱　川芎二钱　苏木屑四钱　甘草一钱　益母草四两

煎汤代水，临服兑绍酒一杯。

此方连服两剂，少腹隐肿已无，疼痛亦去，惟大腿伸曲仍不舒利，乃改方用：

上肉桂后下，一钱　醋香附二钱　宣木瓜二钱　归尾二钱　五灵脂二钱　炒元胡二钱　泽兰四钱　青木香一钱　刘寄奴四钱　淮牛膝二钱　络石藤四钱　秦艽二钱　桑枝四钱　丝瓜络一段

此方连服三剂，诸病霍然若失。

按：此病系因产后恶露未净，流注肠胃，加以外受寒湿而成，故两方通用肉桂具有深意存焉。若治之不早，或立方漫无定见，纵其年轻气血壮旺，不致于死，然亦险矣。

未满月之小孩腹皮痈

未满月之小孩，夏秋之交，少腹脐右侧患腹皮痈，十数日才就予治。见其疮头光亮，大已如茄，按之引手，知脓已熟，用刀刺破，脓出不少，然中带死血块如蚕豆粒四五。外用升丹捻，内则无可服药，破后三四日完功。

按：此病本可不载，因其中有死血块，令人不解，且未弥月之孩既不能动，又在腹皮，此瘀究从何处而来，至今闷闷，特并志之，以备参考。

男子年三十外肠疽

男子年三十外，贩鱼鲜为业，日往来城市，毫无间暇。一日担重下桥，绳忽绷断，左腿向前一挫，几乎跌倒。嗣后觉少腹隐隐刺

痛，脚亦日见无力，欲自休息，奈无替手，只得勉强从事，照常负贩。初尚勉力支持，后竟不由自主，且大发寒热，遂致卧床不起，乃邀予治。见其少腹牵及腿胯均隐隐微肿，色不变，亦无头，视腹痛处毫无根盘，腿已曲而不伸，此乃肠疽重症，先与小金丹五粒打碎，热酒送下，内服：

大黄四钱　上肉桂后下，一钱　党参四钱　粉丹皮二钱　宣红花一钱　炒元胡二钱　赤芍二钱　陈皮一钱　桃仁泥二钱　刘寄奴四钱　归尾二钱　炙山甲二钱　甘草一钱　鲜大蓟根一两，绍酒一杯兑服

此方连服两剂，腹痛已减，腿亦稍可伸屈，仍照前方服两剂，更用小金丹十四粒分两次温酒送下。服后腹痛已除，两腿伸屈亦能自如，但着地无力，不能动步，乃改方用：

秦艽四钱　紫丹参四钱　陈皮一钱　伸筋草四钱　宣木瓜二钱　嫩桂枝二钱　牛膝二钱　当归二钱　潞党参四钱　炒白芥子二钱　桑寄生四钱　川萆薢四钱　甘草一钱　丝瓜络一段　桑枝四钱

临服兑绍酒两杯。

此方连服三剂，极见功效，已能自来就诊，仍令再服三四剂而愈。

按：此系积劳之体，原有湿邪，加之从高挫下，瘀血凝滞肠胃，所以首方即用党参助其正气，俾大黄等可以展其药力，直达病所，得以奏功神速。当拟方时踌躇再四而后出此。

男子年四十外肠疽

男子年四十外，秋令患肠疽已月余才邀予治。见其形神困惫，目睛金黄，甚至遍体皮肤隐现黄色。左足曲而不伸，少腹肿胀，浑如水臌，漫散无边，疮头耸起，长五六寸，宽二三寸，按之绵软。此乃肠疽绝症，一再铸错，莫可措手。病家又极寒苦，且有老母妻

子大小六七口，予乃告病家曰：病势如此，万无生望，姑拟方尽人事而已。方仿古法，用附子败酱散加减：

制附片一钱 生米仁八分 炒白术二钱 败酱草四钱 炒丹皮二钱 甘草一钱

此方服两剂，毫无动静，乃改方用：

茵陈草四钱 野党参四钱 炒白术二钱 生米仁四钱 制附片一钱 通草一钱 泽泻二钱 败酱草四钱 车前子二钱 六一散布包，四钱 藕两片

此方嘱令服两剂后，如何情形速来告我。予去后杳无音信，嗣于友人处探知，予去后另邀他医包治，阅四五次仍不见效，再欲邀予，恐予不往，旋即逝世。

按：此病已入膏肓，卢扁无法，若信予一人治之，能于肿处早日刺溃，或可侥幸万一。

牛姓男子二十一二岁肠痈

牛姓男子，年二十一二，秋令患肠痈，右足曲而不伸，邀予诊治，脓已熟极，予即用刀刺破，脓出盆许，外用升丹纸捻，内服：

生黄芪四钱 酒炒归身二钱 川石斛四钱 党参四钱 生米仁四钱 炒扁豆四钱 炒白术二钱 云茯苓四钱 炙草一钱 煨姜两片 炙香红枣两枚

此方连服两剂，脓渐少，照前方又服两剂，脓已净，疮口稍有黄水，外用升丹掺之，内服：

炒党参四钱 肉桂四分煎汁炒白芍三钱 秦艽二钱 炙黄芪四钱 焦术屑二钱 炒当归二钱 炒扁豆二钱 川石斛四钱 宣木瓜一钱 紫丹参四钱 炙草一钱 桑枝四钱 炙香红枣两枚

此方连服两剂，脓水俱净，腿亦舒利，嘱令善自保养，不数日复旧如初矣。

按：此病年轻，且系童体，所以容易着手。然当邀予诊时若因

循不肯刺破，势必溃伤内膜，或自内溃，或外溃，恐亦性命难保。

妇人产后肠痈

妇人产后二三日恶露即不见，嗣腹中疼痛。初不介意，渐渐少腹偏近胯结肿，腿酸痛不能伸屈，邀予诊治。见其年纪三十上下，面黄唇白，肿处块极坚硬，推之尚动，寒热交加，外贴散膏，内服用：

归尾四钱　上肉桂后下，一钱　炒延胡索二钱　炮姜一钱　川芎一钱　泽兰四钱　焦楂炭三钱　桃仁二钱　红花二钱　醋香附二钱　合桃两枚，不去壳打，绍酒两杯兑入　益母草四两，煎汤代水

此方连服两剂，颇见功效，仍照前方又两剂，复邀予治。根盘已消释无形，惟腿胯筋脉尚不舒利，乃改方用：

上肉桂后下，一钱　乌药二钱　刘寄奴四钱　秦艽二钱　炮姜五分　炒延胡二钱　长牛膝二钱　炙没药一钱　桑枝四钱

此方连服两剂，服后诸病若失。

按：此病无非瘀血凝阻，毫无湿热，故用药偏在消瘀，亦得刻期奏功。

男子年二十六七岁肠痈

男子务农为业，年二十六七岁，秋令右腹患肠痈，初起根盘大如覆碗，手不可按，大便闭结，腿亦曲而不伸，寒热交增，随邀予诊治，外用散膏贴之，内服大黄汤加味，用：

生锦纹六钱　牡丹皮二钱　归尾四钱　芒硝冲，二钱　桃仁四钱　枳实二钱　白芥子二钱　甘草一钱

此方连服两剂，泻下秽浊黏滞之物，腹痛已减，肿亦大松，惟腿不舒利，乃改用：

炙甲片二钱 刘寄奴四钱 陈皮二钱 泽兰叶四钱 炒延胡二钱 秦艽四钱 牡丹皮二钱 归尾二钱 桃仁泥四钱 川桂枝二钱 丝瓜络一段 胡桃二枚

此方服两剂后，诸症悉愈，惟胃气不开，身觉疲软无力，又改方用：

真广皮一钱 砂仁一钱 炒神曲三钱 炒稻芽二钱 川朴一钱 带皮茯苓四钱 藿香钱五 煨姜两片

此方连服两剂，诸病若失。

按：此名肠痈，系因湿瘀交阻，且年轻体壮，故首方用大黄汤。

妇人年四十一二岁产后肠痈

产妇年四十一二岁，新产十四日，少腹疼不可忍，左足曲而不伸，邀予诊治。见其形容枯槁憔悴，情形不可言喻。内热口渴，少腹疼痛綦甚，手按稍松，而少腹腿胯毫无形状，是否疽痈亦不敢必。外贴散膏稍加肉桂，内服：

上肉桂后下，一钱 潞党参四钱 益母草八钱 炮姜一钱 归尾二钱 血余二钱 泽兰叶四钱 桃仁二钱 广皮一钱 煨木香一钱 酒军四钱 胡桃两枚

临服兑酒一杯。

上方连服两剂，下恶露不少，诸病松减，惟内热口渴，乃改方用：

琥珀一钱 上肉桂后下，一钱 炒延胡二钱 丹皮二钱 刘寄奴四钱 赤芍二钱 当归二钱 桃仁二钱 苏木屑四钱 炮姜一钱 益母草四两，煎汤代水

此方服两剂后诸病霍然。

按：此病全系瘀血为患，一味消瘀，稍助正气，瘀消则诸病自去。若顾内热口渴，用滋阴降火，此病危矣。是以治病要审轻重，不得率尔为之，草菅人命。

男子小肠痈

男子初冬患小肠痈，就予诊时少腹已汩汩有声，腿胯肿势如斗，腿根上结有一头，长六七寸，宽二三寸，按之绵软，用刀刺破，脓出两盆，中多白沫，内膜已穿，万无生望。外用升丹纸捻，内服：

党参四钱 川石斛四钱 茯神四钱 炙黄芪四钱 炙白及二钱 炙黑草一钱 炒白术二钱 五味子一钱 煨姜两片 炙香红枣三枚

此方服两剂后，脓虽少而白泡仍有，终无生望，然予仍尽心设法，内服护膜散，并用：

高丽参二钱 炙黄芪四钱 炒白术二钱 大麦冬三钱 粉归身二钱 炙黑草一钱 五味子十四粒 炙香红枣二枚 煨姜二片

此方连服两剂，脓忽净尽，予曰：此脓干气绝症也，治亦徒然耳。

按：此人本乞丐，病至不了，始就予病院医治。若早到十日，或可有救，迨至病入膏肓始来，予亦何能为力。

男子年四十外腹皮疽

男子年四十外，脐下近毛际生一疽，初起粟粒白头，渐次开大，寒热往来，疼痛刺心，七八日始就予治。见其疮头似腐非腐，形同蜂房，根盘散大纵横，几及三寸，外掺疽药及升丹搀用，内服：

角刺二钱 赤芍二钱 当归二钱 象贝母四钱 白芷二钱 生芪四钱 银花四钱 草节二钱 防风二钱 藕两片

上方服两剂，疮头腐肉渐化，疼痛稍减，再宗前方两剂，腐渐脱，疼痛亦止，寒热亦无，乃改方用：

生黄芪四钱 南花粉四钱 当归二钱 赤芍二钱 忍冬藤四钱 甘草二钱 川芎一钱 连翘四钱

上方连服两剂，腐肉已净，新肉已生，当用白九一丹掺之，内不服药，又十数日收功。

魏姓妇年三十一二岁肚角痈

魏姓妇，年三十一二岁，春间患肚角痈，起旬余始邀予治。见其左腿根之上，少腹之下结肿，大如手掌，左足屈而不伸，小溲涩滞，此名缩脚小肠痈症，午后寒热，脉数苔黄，势难消化。病家坚求设法消释，予曰：内消固不敢必。观病者身体壮实，姑拟方探治，两服后看其如何再议。病家点首称是，遂立方于下：

川军开水泡，拧汁兑服六钱　桃仁泥二钱　萹蓄草八钱　炒白芥子四钱　元明粉二钱　五灵脂二钱　上琥珀研冲，一钱　丹皮二钱

此方令服两剂，越日又来邀诊，入门见病家笑容可掬，急询两日服药如何，病家喜告曰：病已愈有八九。病者欲来客屋就诊，予即阻，令勿出。语未毕，病家已导入房诊视，甫至室外，病人即下床笑谢曰：病已好矣，请先生看如何。于是先诊脉象，已见和缓，苔黄亦去，再看肿处泯然无迹，令其缓行几步，已若无病。然予曰：如此可不需药。病者曰：请先生为我除根可乎？缘一向天水不准，或二十七八天一来，甚或一月两见者。今日信水适至，且素患白带已四五年矣。幸饭食尚好，所以无甚病痛，当即为拟一方用：

大生地砂仁一钱拌炒，六钱　炙乌鲗骨四钱　当归二钱　丹参四钱　红鸡冠花炭四钱　炒杜仲四钱　茺蔚子四钱　甘草一钱　黄酒一盅兑服

此方连服五剂，又来邀诊。予入门询其近状，病者曰：日来精神颇好，天水已去，惟白带照旧，请先生立一丸方，以便常服。予曰可，遂拟丸方于下：

野党参三两　炙黄芪三两　芡实三两　土炒小于术二两　泽泻一两五钱

紫蔻仁五钱　生苡仁米四两　制茅术一两五钱　黄柏一两五钱　白茯神三两　川断三两　石脂三两　山药四两　杜仲三两　禹粮石三两　炙海螵蛸二两　当归一两五钱　丹皮一两五钱

上药共焙，研细末，用莲子肉研粉，打糊为丸，如桐子大，每早晚开水送下各三钱。方写毕，适其叔在旁，亦道中人，见予方反覆阅视曰：欲一言可乎？予请其说。乃曰：先生方极高明，惟一方于术茅术并用，不能无疑，幸有以教之。予曰：二术并用，君疑其燥乎？曰：然。予曰：医者意也，吾从悟入，请坐以详告之。大凡妇人白带，不外脾虚湿聚。令侄女身体肥胖，外强中干，平日好饮浓茶，住室又属西厢，日光少见，而其房又年久失修，墙壁不无潮湿。且院落低小，一遇阴天，积水不能外泄，此皆为其受病之原因也，虽燥何害？其叔闻之色赧赧然，但称承教，五体投地。向只知先生深诸外科，不料内外俱精，至此是不独。时下诸君难以颃颉，即求之古人中亦罕与匹。予曰：君毋过誉，仆于外科一门不过一知半解，若一云内科，真是一窍不通。渠曰：过谦矣。

褚姓男子年三十五六岁大肠痈

褚姓男子，年三十五六岁，右少腹之下，腿根之上结肿各五寸碟大，焮红坚结，腿屈不伸，起两旬始邀予治。见其病状如此，细诊脉象沉数有力，询知大便闭结，八九日不通，疼痛夜重，溲赤似血，口苦舌黄，脉症并参，湿热颇重，与加味大黄汤探治，方用：

川锦纹后下，一两　生苡仁米一两　桃仁泥四钱　炒白芥子四钱　丹皮四钱　元明粉冲，三钱　连翘八钱

此方连服两剂，大便依然不见，复照前方加番泻叶三钱，仅见大解一次，且干燥坚涩，少腹根盘与前无异，诊得脉象稍带滑数。说是成脓，根盘毫无动静，若说不成，脉象已露滑数。进退两难，

不得已用附子苡仁败酱散加味，方用：

制附片一钱 生苡仁米一两 川军六钱 大蓟一两 炙山甲二钱 桃仁二钱 败酱草一两

此方连服两剂，少腹根盘似觉高肿，按之并不中空，脓根甚远，遂照前方加黄芪一两，服两剂复邀予诊，见少腹病根转似消化，遂再改方用：

大黄炒，六钱 大蓟一两 生苡仁八钱 元明粉冲，二钱 小蓟一两 丹皮二钱 炙山甲二钱 桃仁二钱 甘草二钱

此方连服两剂，少腹根盘居然消释，惟大腿屈伸尚难便利，遂改方：

川断八钱 丹参四钱 刘寄奴四钱 秦艽四钱 归尾四钱 长牛膝二钱 橘络二钱 赤芍二钱 大蓟八钱 甘草二钱 夜交藤八钱 丝瓜络一段

此方服五剂，大腿筋脉虽舒，尚难步履，遂改浸酒方助气舒筋，方用：

生黄芪三两 丹参三两 生苡仁米四两 野党参三两 当归一两 夜交藤四两 秦艽二两 陈皮一两 鸡血藤三两 川断三两 大蓟三两 红花五钱 防风一两五钱 赤芍一两 络石藤四两 广寄生三两 丝瓜络一条

上药各选上品，用绍酒十五斤入坛先泡一宿，次日隔汤煮两炷香为度，坛口用腐皮扎紧，煮好去腐皮，用布扎紧，重石压之，勿少透气，每日早晚隔水温服一二杯。

按：此乃大肠痈症，看似难消化，后来居然消释，殊非始意所及。

囊痈、囊风、悬痈、穿裆发、偷粪鼠

按：此数症总由肝肾阴亏，湿热乘虚下注。惟囊风微兼风湿，囊痈虽有湿火症、寒湿症，然亦百中一二耳。凡囊痈初起，与疝气仿佛，皮色微红，少腹弯痛，睾丸手不可近，有偏肿，有全肿者，寒热往来，六七日成脓。初起宜用荆防败毒散加荔枝核汗泄，不应，势将造脓，用刀刺破亦无大碍。若湿火症，初起粟瘰，亦有无粟瘰者，微痒焮肿，不数日皮均腐烂，色紫黑，又数日黑腐脱去，睾丸悬露，故又名脱囊。此症从无消释。初起用龙胆泻肝汤，但予所见患此者俱系花甲，以外人似不若萆薢分清饮为妥，且可移深就浅，以大化小。至悬痈在前阴之后，后阴之前。穿裆发在肛门两旁厚肉处，疮头贴近肛门，或竟在肛门，其所谓偷粪鼠者不过象形而已，未可拘泥。溯其病原，大都酒色过度，湿热得以乘虚袭入大肠所致。其在小儿患者，湿热固居多数，而因碰跌物伤致患者亦偶有之，因其因而治之，自无差误。初起形如棋子，隐在肉里，微红微痒，亦有不痒者，渐渐疼痛高大，六七日成脓。将成脓时用火针或刀刺破，亦易收敛。若候脓熟极，已伤内膜，通内脏，因成漏症者亦多矣。初起宜萆薢分清或滋阴渗湿汤，溃后宜滋阴托里散，始终要以固住阴分方为正治。

治验

缪浩云年三十外囊痈

缪浩云，年三十外，夏令患囊痈。初起寒热交增，疼痛夜甚，肿如瓠瓢，六七日始邀予治。见其肿处有疮头者四，宛似初生热疖，按之两头引手，遂用刀刺破，脓出红青色。外用升丹纸捻，纸膏罩贴，内服：

黄芪四钱 盐水炒黄柏二钱 炒白术二钱 细生地四钱 盐水炒泽泻二钱 连翘四钱 川萆薢八钱 忍冬藤四钱 六一散布包，四钱 丝瓜络一段 桑枝四钱

此方连服两剂，肿势消去大半，未破两头业均脓熟，亦逐一刺破，一脓出黄色，一出纯黑，且有臭味，外亦上升丹纸捻，内仍服昨方加当归三钱，服两剂后肿消脓净，但流清水，外不用捻，以青九一丹掺疮口，越三四日收功。

按：此病毫无奇异，惟四头脓出四色，实属罕见，三十年来仅见此一人，故特志之。

再：此系湿热症，平日务农，湿从下受。

黄姓囊痈

黄姓，训蒙度日。夏秋之交忽患囊痈，头偏在左，疼痛彻夜呼号，六七日才邀予治。到病家时将二鼓，见病人呻吟之声不绝于口。以灯细细视之，疮头上渐有脂水，欲自溃矣。刀刺转恐疮口开大，乃烧火针刺之，庶不溃开。脓出两大杯，疼痛顿减，外掺升丹，因其疮头与囊子隔一膜，且口大不致堵塞，内服：

生黄芪四钱 细生地四钱 车前子布包，四钱 全当归二钱 赤茯苓四钱 金银花四钱 川萆薢六钱 泽泻二钱 甘草梢二钱 连翘四钱 桑枝四钱

此方连服两剂，肿消脓净，仅流黄水，用青九一丹掺之，纸膏罩贴，五六日收功。嗣疮口忽又破烂疼痛，邀予诊治，见疮色紫黑，知必年轻犯戒。予告病者曰：自不小心，致有今日。然此次较前难治，若不痛自抑制，必成漏症，至此悔无及矣。目前还有法想，但必须独居密室，夫妇隔离，或令正归宁一月，予可包治，否

则另访高明。病虽小，其后患难逆料也。病者唯唯听命。于是外掺疽药，以玉红膏摊纸罩之，内服：

潞党参四钱 焦术屑二钱 丹皮二钱 云苓四钱 大生地四钱 盐水炒泽泻二钱 山萸肉二钱 枸杞四钱 炙龟板八钱 肥知母二钱 土炒山药四钱 甘草一钱 桑枝四钱 丝瓜络一段

此方连服两剂，疮口紫黑色稍淡，疼痛已除，照前方又两剂，紫黑色尽退，破烂者亦渐收敛，外上白九一丹，内服：

潞党参四钱 川萆薢六钱 酒炒长牛膝二钱 炙黄芪四钱 赤苓四钱 通草一钱 杭白芍四钱 细生地四钱 六一散布包，四钱 桑枝四钱 丝瓜络一段

此方连服五剂，又邀予诊。见疮口已收敛，精神亦顿长。予告病者曰：病已痊愈，毋须再服药饵，尚须保养一月，庶无后患，再犯前戒，则无法治矣。

按：此病本系湿热注聚，原无大患，甫愈即近室致破烂紫黑，几至不可收拾。予之一再谆嘱者，恐年轻人阳奉阴违故也。设使彼若再犯，病至不起，只可自怨自尤，予可告无罪矣。

王姓虫咬从囊痈

王姓篾匠，夏令蹲在地下工作，不知为何毒物所啮，似系蝼蚁，又似硬壳黑虫，啮后肾囊奇痒，烧矾水汤洗仍不解。次日囊肿如瓢，疑为疝气，盖病者夙有此症，年发一二次，或三四年一发，已阅二十春秋矣。每发时用蟠葱散薰洗，内服荔核散或三层茴香丸，服下即愈。此次如前洗服竟无效，肿势日甚，彻夜呼号，近两候才邀予治。见其肿处色带微紫，手不能近，反覆细阅，内脓已有，然疮头莫辨何处，无可着手。予曰：此病已成形，不能消散，方用：

角刺二钱 当归二钱 炒黄柏二钱 生黄芪四钱 川芎一钱 连翘四钱

上肉桂后下，一钱 白芷二钱 甘草二钱 自穿蚕茧一枚

此方照服一剂，次日复邀予诊，见脓头已可辨别，惟尚隐伏。皮肉甚厚，用火针刺之，出脓两酒杯，外用升丹纸捻，内服：

生黄芪四钱 煨木香一钱 白芷二钱 上肉桂后下，一钱 炒橘核四钱 乌药钱五 吴萸一钱 全当归二钱 甘草一钱 加蒸核七粒，炙焦为引

此方连服两剂，肿势已消，脓尚未净，仍用前方加泽泻钱五，再服两剂，又邀予治，疮口仅流黄水，外上升丹掺之，内服：

小茴香二钱 上肉桂一钱 吴萸一钱 炒橘核二钱 煨木香一钱 葫芦巴二钱 乌药钱五 炒青皮一钱 长牛膝二钱 荔枝核七粒，炙焦为引

此方嘱令照服十剂，诸病愈矣。一学究旁睨予方，若甚不为然者，询予曰：此系外症，先生用药绝无一味顾及，与前方如出两手，岂非自相矛盾乎？盖予时年甫二十一二，学究自恃年长，意颇藐视。予乃正色以告曰：治病如将用兵，有进有退，有诱敌，有埋伏，有接应，有前敌，有后路，水淹炮攻各因其时。此病本系寒湿，嗣因寒化为热，故初方用黄柏、连翘，溃破时热势已退，且热乃浮热，非真热也，次方乃用吴萸、木香温燥之品以应其时令，则病已愈矣，直治其病根可矣。犹令照此服十剂者，正以祛其病根耳。如能照服，可保其疝气㿉症永不复发，亦即所谓寻巢捣穴之法也。学究闻予言微哂之。幸病者信予深，如数照服，数年后途遇其人，伏地叩谢曰：先生真神仙也，贱恙至今未发。

按：此病名寒湿囊痈，治亦不难，惟祛其疝气旧根较费周折，至其被虫啮而起绝未顾及。盖因此病本不须顾，若必需顾，亦安得而舍诸。某学究一知半解，何足言此。

钱姓年六十外湿火囊痈

钱姓男子，年六十外，患湿火囊痈，起数十日方邀予治。见

其囊皮紫黯，将脱未脱，渍水淋漓，发热不解，疼痛夜甚。用利剪将囊皮剪去一半，睾丸悬露，外用玉红膏摊鲜紫苏叶上贴之，内服：

川萆薢八钱 生黄芪四钱 丹皮二钱 炒黄柏二钱 细生地四钱 金银花四钱 泽泻二钱 炒山栀二钱 甘草梢二钱 连翘四钱 鲜车前草一棵

此方连服两剂，其未脱腐肉业已自脱，疮口大如手掌，热减痛止，外掺白灵丹，以苏叶研末，和入玉红膏内，摊纸贴之，内服：

川萆薢八钱 生黄芪四钱 白芷二钱 当归二钱 银花四钱 泽泻二钱 海金沙布包，四钱 花粉四钱 细生地四钱 甘草一钱 鲜车前草一棵

此方连服两剂，新肉顿长，疮口亦渐收小，外仍用前药，内又两剂，疮口半敛，外同前法，内服改方用：

潞党参四钱 炙黄芪四钱 炒白术二钱 细生地四钱 粉归身二钱 云茯苓四钱 泽泻二钱 白芍四钱 忍冬藤四钱 甘草一钱 炙香红枣两枚 桑枝四钱

此方又服三剂，疮口已敛成钱大。外用白灵丹和八宝丹相搀掺之，加玉红膏罩贴，内服前方，越七八日结痂而愈。

按：此名湿火囊痈，又名脱囊，若治之失宜，囊子脱出，故名。先用渗湿化毒，次用扶正托毒，末以养其气血为主，化湿佐之，此乃治病一定步骤，学者当细参之，幸勿忽过。

陈姓年近七十脱囊痈

陈姓男子，年近七十，而精神矍铄，犹五十许人。夏间患湿火囊痈，包与予治。初起下侧囊皮起一白瘰，微痒，夜间自指甲搔破，遂流脂水，疼痛微肿，日甚一日，至七日邀予包治。见其囊肿如瓢，色红带紫，疮口虽如钱大，而四围已渐腐烂，症系脱囊。外

用鲜紫苏叶蘸麻油贴于疮口，内服：

角刺二钱 川萆薢八钱 炙乳没一钱 生黄芪四钱 秦艽二钱 白芷二钱 泽泻二钱 炒黄柏二钱 忍冬花四钱 连翘四钱 甘草二钱 鲜车前草一棵

上服两剂，疼痛既甚，肿势亦较前倍之。病家焦急万分，予曰：无妨，今日还疼一天，过此则不疼矣。仍照昨方服一剂。明日予即往诊，见病人喜形于色，询之病人今果如何？曰：不疼矣。疮头腐烂不堪，用利剪剪去不多腐肉，味极臭秽，人皆掩鼻而过。外稍掺青九一丹，用玉红膏摊纸罩之，内服：

生黄芪四钱 细生地四钱 连翘四钱 全当归二钱 川萆薢八钱 泽泻二钱 金银花四钱 海金沙布包，四钱 炒黄柏二钱 六一散布包，四钱 鲜车前草一棵

此方连服两剂，腐肉多半剪去，睾丸悬露，急用白灵丹掺之，外以紫苏药蘸香油罩贴疮口，内服前方又两剂，腐肉已净，新肉已生，疮口内掺白灵丹，外用紫苏叶末和玉红膏摊纸贴之。如此六七日，疮口已收小如洋钱大，外仍用前法，内改服：

生黄芪六钱 茯苓四钱 杭白芍四钱 潞党参六钱 大生地四钱 大麦冬四钱 泽泻二钱 炙龟板八钱 五味子一钱 炙黑草一钱 忍冬藤四钱 炙香红枣二枚

此方连服四剂，疮口已剩钱大，外以八宝丹、白灵丹相对掺之，内仍服前方又三四剂，已结痂而愈。

男子年三十外湿火囊痈

男子三十外，夏令患湿火囊痈，初起寒热交加，肿势綦甚，即邀予治。见其囊偏左侧，形同鹅卵，呻吟之声不绝于口。予为拟两方，令其午后傍晚分次服之，即可消化。

午后服方：

荆芥二钱 六钱四钱 前柴胡二钱 防风二钱 赤苓四钱 苏叶二钱 桔梗二钱 羌独活二钱 川芎一钱 甘草二钱 香葱一枚

傍晚服方：

龙胆草二钱 炒山栀二钱 炒橘核四钱 泽泻二钱 归尾二钱 木通二钱 连翘四钱 延胡二钱 川萆薢八钱 甘草一钱 鲜车前草一棵 荔枝核七粒

此方如法服后，次日又邀予治，见肿势已消，痛亦止，惟寒热未尽，照前方两服，次日闻人言，已霍然矣。

按：此病系湿热初起，即治可以消释。若过三四日则不能消矣，缘此病七日即成脓耳。

陈姓年近五旬囊痈

陈姓年近五旬，春间患囊痈，起月余始邀予治。见其偏左肾囊大如中碗，坚硬如石，疼痛不甚，入夜微有内热，诊得脉象迟缓，此乃寒湿为患，当用逐寒渗湿法，方用：

独活二钱 乌药一钱 炒小茴香二钱 炒橘核四钱 木香一钱 制川朴钱五 淡吴萸一钱 上肉桂丸药汁送下，一钱 炙荔枝核八粒 昆布四钱

此方连服两剂，渺无音响，惟坚硬似觉活动，皮色稍有红晕，遂改方用：

川萆薢六钱 昆布四钱 炒黄柏二钱 泽泻二钱 独活二钱 葫芦巴二钱 赤苓四钱 上肉桂丸药汁送下，一钱 枸橘核二钱 炙荔枝核十四粒

此方连服两剂，皮色更见红艳，此系寒湿化热，欲成脓也。且偏左结核四处，大如杏核，小如棋子，遂改进内托之剂，方用：

生黄芪六钱 当归二钱 柴胡二钱 炙山甲二钱 泽泻二钱 白芷二钱 角刺二钱 独活二钱 川芎一钱 甘草一钱

此方连服两剂，其结核已有两处成脓，当用刀刺破，脓出不

多，仅有匙许，外用升丹纸捻，内服方用：

生黄芪四钱 生地四钱 忍冬藤四钱 防风二钱 当归二钱 泽泻二钱 川萆薢四钱 白芷二钱 土炒白术二钱 甘草一钱

此方连服两剂，破处仅流血水，止不用捻，惟以升丹掺于疮口，纸膏罩之，其未破结核业已成脓，且将自破，为用八将散掺于疮头，纸膏罩贴，内服改方：

生口芪六钱 当归二钱 白芷二钱 茜草二钱 独活二钱 忍冬藤四钱 花粉四钱 赤芍二钱 柴胡二钱 甘草二钱

此方服一剂后，两旁欲破处业已自溃，疮口大如钱许，相隔仅有分余，势欲毗连。疮口掺八将散，纸膏罩。其先破两口已将收敛，改以铅粉膏摊纸罩之，内不服药。次日又邀予诊，见自破两口毗连一处，口大可容拇指，细视内含肉牙，势欲外翻，遂不用掺药，但以平安饼贴之，满拟收功在迩，不料愈贴愈大，肉牙外翻，不数日大如馒头，根小头大，状似蘑菇，触之则流鲜血，是前药均不能用，姑变一法，外用翠云散香油调涂，内服滋阴化热之剂，方用：

川萆薢八钱 炙龟板八钱 柴胡二钱 炒黄柏二钱 炙鳖甲八钱 黑栀二钱 生地六钱 忍冬藤八钱 丹皮二钱 甘草二钱

此方连服五剂，无功无过，翻花略浸脓水，因嘱病者曰：药可少服，多恐有伤脾胃，惟每日为上一二次翠云散，如此百余天始得完好如初。

按：此病若不改用翠云散，竟无愈期。然此方在毒门，专为梅疮点药，移用于此居然奏效。曾忆十年前在保定官医院有一贫民，肾囊延及股内、胯间、少腹、毛际、股外、大腿后、臀、肛门一带，起有饭休，俗名瘊子，又名树头肉，大小约千余粒，大者如黄豆，小者如绿豆，不疼不痒，毫无苦楚，惟夏天汗后炽痒难受，亦用此方，不数日全愈。此次复试用之，乃竟能立奏殊功，真出意料之外，但此翠云散已用去四两有奇。

胡姓年四十左右囊痈

胡姓年四十左右，冬令患囊痈，疮头仅大围棋子，来就予诊，其疮头有黄豆粒大，似有脓意，当用银针刺破，流脓一指甲许，以升丹掺之，纸膏罩，内不服药。越日又来就诊，见疮口突出菌样一枚，外贴平安饼，纸膏罩。越数日见疮头竟成翻花，大似核桃一枚，回亘寸半许，不疼不痒，触之流血，询知夙患毒疮，此病恐系毒根未净，恍然大悟，遂用翠云散麻油调上，内服八宝散，方用：

滴乳石一钱 明雄五分 飞朱砂一钱 珍珠五分 老梅片五分 京牛黄五分 炙没药一钱 炙乳香一钱

共研细末，分作二十包，每早用土茯苓四两煎水送下一包，药尽而瘳。

韩姓年四十外囊痈

韩姓年四十外，患囊痈三载不痊，时轻时重，一日囊肿如斗，疼痛日夜呼号，不能下地行走，始邀予治。见其势颇大，按之如泥，不随手起，询知饮食如常，大便日见一次，小溲不通已四五日矣。知系水聚，乃从下侧银针连刺两孔，水出如注，然仅针孔流水，于病无济，遂用加味逐水汤，内服：

甘遂三钱 上肉桂研冲，钱五 土炒白术七钱 炒二丑五钱 泽泻四钱 通草三钱 车前子布包，一两五钱

此方服一剂后大泻两次，约有桶许，小溲已通，囊肿虽见大消，而精神困怠，所幸饮食照常，遂照昨方略为加减，方用：

甘遂二钱 上肉桂丸药汁送下，二钱 车前子布包，一两 土炒白术八钱 炒二丑三钱 泽泻二钱 土炒山药八钱

此方连服两剂，肾囊肿势全消，精神尚不十分颓败，惟原旧疮疤常浸脓水。病者自述从前曾患毒串，先服顶药，嗣服十宝化毒丹，毒串全愈，随患囊痈，日流脓水，竟无愈期。屈计毒串五载有奇，囊痈已整三年矣。先生能否为我除根？予一再踌躇，竟无善法，遂告病者曰：此病除根不易，姑拟一法，效否殊不敢定。遂用白芷、银花、鳖甲、干姜香油调涂，疮口日两易，内服加味十宝丹，方用：

钟乳石煅，一钱 飞朱砂一钱 青果五分 上琥珀一钱 明雄一钱 梅片三分 珍珠五分 轻圆二分 锦纹三钱 京牛黄五分 扫盆银花水煮，一钱 炙乳没钱五 血余钱五

上药各选上品，共研细末，神曲糊丸如绿豆大，每早用土茯苓四两煎汤送十四丸。

此方服一料后，疮口脓水见少，再服一料，脓水已净，且结痂矣。三年后道遇其人，询以究竟，云自结痂三月方脱，愈后至今毫无他患，再三称谢而去。

白姓年五十外囊痈

白姓年五十外，患囊痈十余日来就予治。见其左睾丸大如鹅卵，肾囊尤大，疼痛不能近手。细看下侧光亮，按之更痛，是内脓已熟之候，遂用刀刺破，脓出半碗，疮口上八将纸捻，膏罩，内服滋阴内托之剂，方用：

生北口芪六钱 生地四钱 连翘四钱 川萆薢六钱 泽泻二钱 当归二钱 土炒白术二钱 忍冬藤八钱 白芷二钱 甘草二钱

此方连服两剂，越日又来就诊，疮口已流清水，肿亦全消，收

功在迩。旁侧尚有一头如桂圆大，上起白头，亦用刀刺破，脓出不多，稠粘与前不一。疮口仍用八将纸捻，先破处惟掺八将散，均用膏罩。然脉象见缓，舌苔灰腻，湿邪仍有未净，若不锄其根株，恐贯串囊槅，贻留后患。于是逐湿滋阴，标本兼顾，方用：

炙龟板八钱 忍冬藤八钱 川萆薢八钱 生地八钱 白芷二钱 生薏仁米八钱 当归四钱 泽泻二钱 赤苓四钱 甘草二钱 黄柏二钱 长牛膝四钱

此方连服四五剂，两疮口脓水均净，遂用九一丹掺之，膏罩，不数日完功。

酉 部

悬痈、穿裆发、骑马痈、偷粪鼠

悬痈生于前阴之后，后阴之前，正中为悬痈，两旁为穿裆发。若骑马痈则生穿裆发之外，因骑马着力故名。偷粪鼠前已言之，生于肛门两旁前后，其头如鼠，向肛者是，总由房欲过度，三阴亏损，湿热注聚而成。小孩亦有此症，系由湿热流于大肠或膀胱所致。初结肿如桃，渐如茄者，有头高耸，有竟平塌者。若已成脓，早日刺破尚无大害，迟则溃通内脏，或不知节欲，即成漏症矣。

治验

男子年二十外骑马痈

男子年二十外，夏令肛门外结肿，邀予诊治时身热灼手，饮食不进，疼痛不能转动反侧，肿痛处头并不大，根盘纵横二寸许，脉见滑数，势欲造脓，乃外贴八将散膏，内服：

角刺钱五 防风钱五 瓜蒌根三钱 生黄芪五钱 炙乳没一钱 当归二钱 黄柏二钱 白芷二钱 川芎一钱 甘草一钱

此方服一剂后明日又邀予治，见疮头略见高耸，用火针刺之，出脓两杯许，外上升丹纸捻，内服：

生黄芪五钱 细生地三钱 白芷钱五 泽泻钱五 忍冬藤三钱 白术钱五 当归二钱 连翘三钱 甘草一钱 鲜车前草一棵

此方连服两剂，脓水已净，四围余肿不消，外仍上升丹捻，内改方：

生黄芪三钱　当归钱五　赤芍钱五　细生地三钱　秦艽钱五　泽泻钱五　白术钱五　忍冬藤三钱　六一散布包，三钱　桑枝五钱　夜交藤五钱

此方连服两剂，余肿已消，又两剂余肿俱净，疮口亦敛。

男孩年十四五岁悬痈

男孩年十四五岁，夏令前阴后、后阴前忽然结肿，初甚小，渐大如桃，头不高，寒热交增，疼痛，此乃湿热挟瘀，凝滞而成，外敷点舌丹，内服：

归尾三钱　长牛膝二钱　炙槐角三钱　丹皮钱五　泽泻二钱　黄芩二钱　刘寄奴三钱　黄柏钱五　六一散布包，三钱　马齿苋五钱

此方连服两剂，热去而肿块不消，外仍敷点舌丹，内服：

角刺钱五　炙甲片钱五　赤芍三钱　归尾三钱　黄芩三钱　泽泻钱五　桃仁钱五　马齿苋五钱　六一散布包，五钱　连翘三钱　胡桃两枚

此方连服两剂，肿块已消其半，又两剂而痊。

男子偷粪鼠

男子患偷粪鼠，就予治时已溃破匝月，紧靠肛门，两孔时浸臭水，且时内热，面黄肌瘦，纳谷不多，外上青九一丹，内服：

细生地四钱　炒归身二钱　牡丹皮二钱　黄柏二钱　泽泻二钱　地骨皮四钱　杭白芍四钱　白术二钱　青蒿梗二钱　秦艽二钱　甘草一钱　鲍鱼片二钱

此方连服三剂，内热已净，胃气差强，破处脂水仍淋漓不断。外仍上青九一丹，内改方：

龟板胶四钱　生黄芪四钱　杭白芍四钱　大熟地四钱　潞党参四钱　粉归身二钱　泽泻二钱　白术二钱　炙甘草二钱　夜交藤八钱

此方连服十剂，又来就诊，脂水已少，再服十剂而痊。

按：此偷粪鼠，确系三阴亏损症。

幼童年十二三岁骑马痈

幼孩，年十二三岁，夏令肛门右侧距肛门仅六七分，忽结肿如桃，按之坚硬，推之不动，疮头并不高起，邀予诊治。见其阵痛发热，势将造脓，方用：

角刺二钱　忍冬花四钱　当归二钱　黄芪四钱　连翘二钱　泽泻二钱　白芷二钱　甘草一钱　自穿蚕茧一枚

此方服一剂后，次日又邀予诊，见疮头依然平塌，但按之引手，用火针刺溃，外上升丹纸捻，内服：

黄芪四钱　白术二钱　粉萆薢四钱　白芷二钱　细生地四钱　当归二钱　连翘二钱　川芎一钱　六一散布包，四钱　桑枝四钱

此方连服两剂，瘀口脓已净尽，但流血水，外上升丹，去捻，纸膏罩之，内不服药，越三四日完功。

按：此本湿热轻症，又在童年，故治之较易。若从酒色而得，乃漏症根萌，未可轻视。

黄姓成衣偷粪鼠

黄姓成衣，年二十五六岁，平日最好酒色，当为予家缝纫，故知之。秋令肛门左侧结肿，初如棋子，渐如李如桃，坐卧不安，邀予诊视，知系阴虚湿注，肿块如大指一条，直贯肛门，此即偷粪鼠也。外用点舌丹凉茶化开敷之，内服：

细生地四钱　丹皮二钱　地榆炭四钱　全当归二钱　元参四钱　杭白芍四钱　槐角四钱　龟板八钱　连翘二钱　泽泻二钱　马齿苋四钱

此方连服两剂，遣人告予甚效。嘱令再服两剂，疼痛转甚，又

邀予诊。见肿处已薄皮剥起，知脓已熟，即用刀刺，脓出灰紫，稀而且多，味甚臭秽。外上升丹，内照昨方加黄芪三钱，服三剂脓已净，而臭水仍淋漓不断，然已能下地行走。予嘱其以少劳动为是。视其疮口尚如米粒大，仍有臭水，外以升丹掺之，内服：

炙黄芪四钱　大生地砂仁一钱拌炒，四钱　白术屑二钱　潞党参四钱　归身二钱　粉丹皮二钱　炙鳖甲八钱　杭白芍四钱　炙黑草一钱　煨姜两片　红枣三枚

此方连服三剂，疮口已敛，为拟善后方用：

大熟地砂仁一钱拌炒，四钱　川芎一钱　长牛膝二钱　萸肉二钱　杭白芍四钱　川萆薢八钱　党参四钱　白术屑土炒，二钱　茯神四钱　粉归身二钱　炙黑草一钱　桑枝四钱　炙香红枣二枚

此方令其服二十剂，至少十剂，庶无后患，并须自家保养，不慎必成漏症。乃患者药既不服，予言亦漫置之。未及半月，又来就诊，云其疮口近又溃破，臭水不止，务请先生救我。斯时而色迥不若前，枯槁憔悴，知犯色戒，予曰：此病汝当自治，予无能为力。无已仍服前善后方，或可希冀获痊，否则成漏无疑。渠因前言已验，如嘱而去。服有二一十剂，病果霍然。但后仍不自慎，屡犯屡痊，遂至面色痿黄，精神困顿，不及二年终成损症而殁。

按：此病若能终始悉听予言，何致有此后患？而乃阳奉阴违，率致不起，孽由自作，夫复何尤？

李姓商人年三十外肛门右侧结肿

李姓商人，年三十外，体虽肥胖，外强中干。夏令肛门前右侧结肿，初如棋子，渐如李桃，疮口平塌，疼痛夜甚，内热口渴，股臀一带无形胀痛，不能仰侧，伏枕少安。痛时辄自惊醒，起已八九日，曾请两医治疗无效，乃邀予诊。细察病情，必有瘀血凝结络

脉。询其所由，云前由洋车跌下，到家势即如此。予曰：得之矣。因谓曰病本无妨，但恐淹缠时日。若能依予所嘱，或可早日告痊。病者曰：悉从尊命。乃将应忌何物应戒何事详以告之，随以点舌丹凉水化开，圈其肿处四围，内服：

高丽参三钱 苏木屑四钱 枳壳二钱 刘寄奴四钱 大黄四钱 上肉桂丸药汁送下，一钱 归尾四钱 炙乳没二钱 桃仁二钱 延胡索二钱 自然铜二钱 穿山甲二钱 赤芍二钱 甘草二钱 核桃两枚连壳打 绍酒一斤煎药

此方连服两剂，又邀予治。见病人已能侧卧，股臀疼痛若失，惟肛门旁侧疮头仍无动静，乃用：

甲片二钱 归尾四钱 白术二钱 角刺二钱 泽泻二钱 茯苓四钱 细生地八钱 黄柏二钱 六一散布包，四钱 防风二钱 桑枝八钱

此方连服两剂，肿处虽薄皮剥起，疮头仍不高耸，较好肉仅显有两纸之厚，乃用刀刺破，加以升丹纸捻，内服：

生黄芪四钱 当归二钱 茯苓四钱 大生地四钱，砂仁一钱拌炒 白术二钱 川萆薢八钱 泽泻二钱 忍冬藤八钱 秦艽二钱 防风二钱 甘草梢二钱 鲜车前草一棵

此方连服两剂，脓水渐少，痛肿俱无，外仍用升丹捻，内照前方又服两剂，脓已净，但流黄水。疮口去捻，惟用升丹少许掺之，内服善后方：

龟板胶四钱 粉归身二钱 泽泻二钱 大熟地砂仁一钱拌炒，四钱 鳖甲八钱 秦艽二钱 枸杞果四钱 杭白芍四钱 炙草二钱 桑枝八钱 丝瓜络一段

此方嘱令照服十剂，愈后可无后患。病家深信不疑，照数服之果应。

按：此病本不难治，惟其股臀无形痛楚，若不细询，焉知受病之原。书曰：望闻问切，缺一不可。

刘姓贾人年四十外悬痈

刘姓贾人，年四十外，深秋肛门前结肿，初不介意，及邀予诊时脓已熟极，用刀刺破，流水臭秽脓碗许，外上升丹纸捻，内服：

生黄芪四钱 白术二钱 白芷二钱 金银花四钱 大生地四钱 防风二钱 泽泻二钱 全当归二钱 甘草梢二钱 鲜车前草一棵

此方连服两剂，脓已净，臭水仍多，内外照前制法又两剂，臭水始少，外惟用升丹掺于疮口，内改服：

龟板胶四钱 川萆薢八钱 杭白芍四钱 大生地砂仁五分拌炒，四钱 白术二钱 潞党参四钱 秦艽二钱 归身二钱 甘草一钱 桑枝五钱 夜交藤八钱

此方连服三剂，水已净，疮口掺白九一丹，内仍服昨方，不数日收功。

按：此名悬痈，亦可名偷粪鼠。

男子年二十外悬痈

男子年二十外，夏令肛门前结肿如桃，寒热疼痛，入夜尤甚，六七日方邀予治。见其肿势光亮，内脓已成，予欲刺破，病者畏惧刀针，坚不肯刺，乃为拟方用：

角刺二钱 当归二钱 白芷二钱 生黄芪四钱 川芎二钱 甘草二钱 炙山甲二钱 马齿苋四钱 自穿蚕茧一枚

此方服一剂后，是夜自穿，脓出不少，次日又邀予诊，破处用升丹掺上，纸膏罩之，内服：

生黄芪四钱 白芷二钱 泽泻二钱 赤芍二钱 防风二钱 细生地砂仁五分拌炒，四钱 全当归二钱 甘草二钱 桑枝四钱

此方连服两剂，脓水渐少，又两剂疮口已敛，嗣因劳动太早，或不知节欲，以致疮口仍流黄水，复就予治。予告以此病第一禁忌

房事百日，其次鱼腥虾蟹及葱蒜等。若不自痛戒，必成漏症无疑。盖是处系通内脏，又系三阴地位，病本阴虚，湿热注聚，苟不节劳守戒，能无终身之累乎？

按：此症亦名悬痈。

坐马痈、上马痈、下马痈、骑马痈

按：此四症通系膀胱湿热，或兼瘀血而成。其名为坐马痈者，以其患在尻骨稍上，或偏左偏右，皆是因此正当坐马着力之处故名。若上马痈，则在右臀至摺纹一带，下马痈则在左臀至摺纹一带，亦均可名为坐马痈。盖两臀里侧俱系骑马着力之处，故亦名骑马痈。初起焮肿坚结，寒热往来，七日成形，十四日成脓，如知觉早系湿热症，萆薢利湿汤主之，瘀血症复元活血汤主之，湿瘀交阻，渗湿消瘀汤主之，均可消散，迟则成脓，宜速刺破，不难指日告痊。若听其自溃，或失治，亦能成为漏症，盖是处地位僻远，既非药力所能达到，而气血又不易来复故也。

治验

男子年三十上下左臂生热疖多处

男子三十上下，业成衣，夏天左臂生热疖数枚，小如李，大如桃，脓成自用角针刺破之后，有一二日即愈，有六七日愈者，有一二十日始愈，有一二月仍不能愈者，就治于予。见其疮头根盘并不甚大，以手按之四围板硬，而脓水须从硬处挤之方有，无则听其自流，现时疮口脓水手挤已无，势非从硬处开破不为功。若即刺破，则又有血无脓，必须服药二三剂方可，当将已破疮口用纸膏罩，中以粗捻堵塞，俾可并归一处，乃拟方用：

角刺二钱 防风二钱 潞党参四钱 穿山甲二钱 羌活二钱 泽泻二钱 生黄芪四钱 黄柏二钱 白术二钱 甘草二钱 桑枝四钱

此方连服三剂，板硬处果然肿起，疼痛夜剧，不能行走，复邀予诊。见肿起处似有脓象，遂用火针刺之，出如豇豆汁脓约有半碗，外用升丹纸捻，并将旧疮口纸捻取出，罩以纸膏，内服：

潞党参四钱 羌活二钱 上肉桂一钱 桃仁泥二钱 紫丹参四钱 黄柏二钱 刘寄奴四钱 甲片二钱 全当归二钱 川芎一钱 泽兰叶四钱 长牛膝二钱 甘草二钱 桑枝酒炒，四钱

此方连服三剂，旧疮口已结痂，针破处脓水仍黏腻不断，外仍上升丹纸捻，内又服两剂，脓水渐觉稀少，乃改方用：

生黄芪六钱 黄柏二钱 宣木瓜一钱 泽泻二钱 茅苍术二钱 秦艽四钱 红花一钱 羌活二钱 全当归二钱 丹参四钱 甘草二钱

此方连服三剂，脓已净，肿势全消，疮口仅流稀水，外掺升丹，内服用：

炙黄芪八钱 黄柏二钱 茯苓四钱 细生地砂仁五分同炒，四钱 白术二钱 长牛膝二钱 归身二钱 泽泻二钱 甘草一钱 桑枝四钱 络石藤四钱

此方连服五剂，疮口已敛，诸病霍然。

按：此症本极轻微，治之不当，致费如许周折。倘不遇予，或遇之信而不坚，其不成漏症，有累终身者几希。某病系由湿注于膀胱，患疖未愈，即为人勉力工作，日坐案旁，血因凝滞，故予第二方用甲片、桃仁诸破血药。设无成竹在胸，敢如此孟浪乎？大凡治病能从微处着意，自然应弦合节。

小孩坐马痈

小孩尻骨上左侧结肿如茄，就予治时已薄皮剥起，脓已熟即用刀刺破，脓出半碗，外用升丹纸捻，内服：

生黄芪四钱　羌活二钱　当归二钱　泽泻二钱　防风二钱　川萆薢八钱　黄柏二钱　忍冬藤四钱　秦艽二钱　甘草一钱　桑枝酒炒，四钱

此方连服两剂，脓尽肿消，仅流黄水，惟用升丹掺于疮口，纸膏罩之，内又服两剂，不数日完功。

按：此症可名坐马痈。

男子下马痈

男子左臀结肿，形如覆盆，疼痛夜甚，寒热交加，起四日方邀予诊。见其根盘纵横六七寸，然疮头平塌，按之如泥，不随手起，此乃湿瘀交阻症也，外敷冲和膏，内服方：

甲片二钱　桃仁四钱　羌活二钱　泽兰叶四钱　秦艽四钱　归尾四钱　刘寄奴四钱　黄柏二钱　陈皮二钱　延胡二钱　长牛膝二钱　甘草二钱　桑枝四钱　大蓟根四钱

此方连服两剂，肿势如昨，根盘略形收束，再服两剂，又邀予诊，见其肿处渐有头耸起，势将造脓，内服：

生黄芪八钱　当归二钱　白芷二钱　角刺二钱　川芎二钱　黄柏二钱　甲片二钱　羌活二钱　陈皮二钱　甘草二钱　自穿蚕茧一枚

此方连服两剂，疮口按之引手，当用火针刺破，脓出如豇豆汁色，约半碗许，肿仍不消，乃为外用升丹纸捻，内服：

甲片二钱　泽兰叶四钱　延胡索二钱　生黄芪六钱　秦艽四钱　长牛膝二钱　刘寄奴四钱　羌活二钱　归尾二钱　甘草二钱　桑枝六钱　络石藤六钱

此方连服两剂，肿消而胀仍不断，照方去甲片，又服两剂，脓出稀少，外仍前治，内改方：

生黄芪八钱 红花二钱 宣木瓜一钱 刘寄奴四钱 细生地四钱 长牛膝二钱 黄柏二钱 白术二钱 甘草二钱 桑枝八钱 丝瓜络一段

此方连服两剂，脓出稀少，内外均同前治，又两剂脓净，仅流黄水，再服三剂，仍以升丹掺于疮口，六七日全愈。

按：此症可名下马痈。

马姓小车夫年五十外下马痈

马姓小车夫，年五十外，右臀忽然结肿，初起即来就治，见其根盘大如手掌，漫肿无头，按之木硬，外贴散膏，内服：

甲片二钱 延胡索二钱 桃仁泥四钱 刘寄奴四钱 陈皮二钱 黄柏二钱 上肉桂一钱 泽兰叶四钱 羌活二钱 长牛膝二钱 胡桃两枚绍酒两杯兑入

此方连服两剂，根盘消去大半，又两剂而愈。

按：此乃湿热挟瘀症，但瘀多湿少，此中要审量轻重。

再：此症亦可名下马痈，又可名跨马痈。

男子年二十外好驰马夹伤骑马痈

男子年二十外，好驰马，夏天游于街衢，被小孩从后追来，马惊奔逸，竭力控骑，未致颠坠。归寓神疲气乏，渐觉两胯里侧近臀处隐隐酸痛。初不介意，次日寒热大作，两胯里各结肿如茄，头亦不高，酸痛益甚，乃邀予诊。详询所由，并视其肿处坚硬，推之亦不活动，色微带红。予告以此症系由湿热挟瘀，名骑马痈，赶紧服药，尚可消释。外各贴以散膏，内服：

穿山甲二钱 上肉桂一钱 刘寄奴四钱 防风二钱 黄柏二钱 泽兰叶八钱 连翘四钱 归尾二钱 延胡索二钱 桃仁泥四钱 赤芍二钱 酒军四钱 苏木屑四钱 胡桃两枚 绍酒煎药，另用三黄宝蜡丸五粒药汁送下

此方服两剂，势已消大半，又两剂霍然矣。

按：此可名骑马痈，又可名跨马痈，但此症则湿热少，瘀血多，治法当从此分别，自易奏功。

周岁小孩左臂里侧瘀阻

周岁小孩，左臀里侧结肿，大如手掌，疮头平塌，负来就诊，按之引手，即用刀刺破，脓出黏腻瘀血，外上升丹纸捻。次日肿仍不消，脓亦不见，肿处鳞次青紫，以为毒内陷耶。然小孩神识甚好，毫无他病。予意其内必有死血，应服消瘀药品。但如此小孩，哪能服药？姑拟方嘱其母服之：

刘寄奴四钱 泽兰叶八钱 长牛膝二钱 桃仁泥四钱 归尾四钱 红花二钱 延胡二钱 陈皮二钱 桂枝二钱 赤芍二钱 羌活二钱 甘草二钱 胡桃两枚，绍酒一杯兑入

此方连服两剂，又来就诊。见前疮口竟已堵塞，脓水俱无。而肿处青紫依然，只有一处皮肉较薄，即用刀割开，钳出死血如指大数块，外掺升丹，内不服药。次日复来就诊，又钳出死血数块，较昨少小，仍上升丹，如是数日，肿消口敛。

按：此病系因其母沉睡，手握儿腿，致令瘀血凝滞而成。

小孩年约三四岁右臀结肿

小孩年约三四岁，右臀忽结肿如茄，疼痛彻夜呼号，寒热如疟，起三四日来就予诊，外贴散膏，内服：

川萆薢四钱 黄柏一钱 忍冬藤二钱 赤苓二钱 泽泻一钱 黄芩钱五 秦艽钱五 全当归钱五 连翘二钱 六一散布包，二钱 桑枝四钱 丝瓜络一段

此方连服两剂，寒热已去，疼痛亦除，惟肿块不消，按之似乎引手，即用火针刺之，脓出花红两匙，外上升丹纸捻，内服：

藿香一钱 紫丹参二钱 丝瓜络一段 连翘二钱 忍冬藤二钱 六一散布

包，二钱 秦艽二钱 黄柏一钱 赤苓二钱

此方两剂，已脓净肿消，疮口仅流稀水，仍用升丹掺之，罩以纸膏，不数日完功。

王姓年二十一二岁骑马痈

王姓，年二十一二岁，冬间患骑马痈，起十天始邀予治。见其肛门旁寸许焮肿高凸，扪之引指，内脓已熟，问其是否愿破，病家曰：破后有无妨碍？予曰：事在人为，破后保养得宜，此功不过旬日。若听其自溃，或溃后不知保养，成管成漏，具在意中。病家曰：既如此，请为破之，但不知果有脓否？予曰：放心，此病不但有脓，多而且臭。于是用刀刺破，出脓灰瘀，约有半碗，其臭味薰人，莫不掩鼻。脓赶净后上以升丹纸捻，膏罩，内服方用：

生黄芪六钱 忍冬藤四钱 白芷二钱 中生地砂仁一钱同炒，四钱 炙龟板四钱 泽泻二钱 当归二钱 土炒白术二钱 甘草一钱

此方服一剂后，次日又邀予诊。见肛门旁焮肿已消，脓水淋漓不断。据述自昨破后至今脓出两碗有奇。予甚诧异，盖此病根盘不大，何以出脓如许之多？令人不解。转思病人平日或有他病，亦未可知。嗣询他人，咸谓此子向不安分，宿娼挟妓，无所不为。其妻常住母家，不许归来等语。予既得其梗概，便觉胸有成竹。疮口仍上昨药，内服改方用：

生黄芪一两 忍冬藤八钱 土炒白术四钱 川萆薢一两 威灵仙二钱 赤茯苓八钱 一枝蒿四钱 连翘八钱 泽泻二钱 甘草二钱 当归四钱 白芷二钱 夜交藤八钱 炙龟板八钱

此方连服两剂，越日又邀予诊，脓出不多，半系稀水。予曰：今日颇有功效，收功不出十日。询知向患梦遗，予谆嘱其晚间寝卧两足相并，不可仰腿仰睡，再三诰戒而去。当以八宝提毒少许掺于

疮口，膏罩之，内服改方用：

生黄芪一两 忍冬藤六钱 煅牡蛎四钱 川萆薢八钱 白茯神四钱 莲须四钱 土炒白术四钱 煅龙骨四钱 芡实八钱 一枝蒿四钱 炙龟板四钱 甘草二钱

此方连服两剂，疮口流水不多，精神颇好，胃纳亦佳，再照前方略为进退，又服四剂，复来邀诊，疮口已敛，诸病霍然，嘱令不必服药。大凡治病，中之病即已，不可画蛇添足，转生事端。

朱姓年三十七八岁骑马痈

朱姓，年三十七八岁，夏令患骑马痈，起五天即邀予治。见其肛门右偏寸许结肿如桃，按之引指，内已有脓，当用刀刺破，脓出不少，半系豆汁，此系湿热挟瘀为患，疮口用升丹纸捻，内服用：

桃仁泥二钱 地榆炭四钱 泽泻二钱 归尾二钱 槐花炭四钱 黄柏二钱 赤芍二钱 丹皮二钱 白芷二钱 刘寄奴四钱 制茅术二钱 甘草二钱 忍冬藤四钱

此方连服两剂，复邀予诊，见疮口已流血水，止不服药，疮口掺升丹，不用捻，膏罩。越四五日又来就诊，疮口已敛，惟肛门左觉有结核如棋子大，坚请立方，乃为拟一方予之：

丹参四钱 茜草四钱 刘寄奴四钱 炒元胡二钱 归尾二钱 陈皮一钱 炙山甲二钱 赤芍二钱 苏木一钱 甘草二钱

此方连服两剂，又来就诊，见肛左结核颇见活动，再服四剂，越十日复来就诊，谓肛左结核已平，现患便血日夜多次，遂又改方用：

侧柏炭四钱 黄芩炭二钱 丹皮炭二钱 槐花炭四钱 银花炭四钱 当归炭二钱 马齿苋四钱 地榆炭四钱 胡连二钱 甘草二钱 柿饼炭二钱

此方服两剂，便血已愈，惟觉中脘不舒，纳谷乏味，因又改方用：

神曲三钱 川朴一钱 炒稻芽钱五 大腹皮钱五 炒枳壳一钱 玫瑰花三朵 藿梗钱五 砂仁一钱

此方连服两剂，诸病霍然，告以毋须再药矣。

大腿痈、寒湿流筋、湿热流筋

按：大腿不论三阴三阳，均可生痈，生三阴者，大都湿热挟瘀，凝聚络脉而成，初起寒热如疟，大腿或里或外结肿，若有块如掌者为痈，治之早宜用荆防败毒散加紫苏、桂枝温散之，须俟微得汗泄，然后视系湿热抑系瘀血，再视其症发于何经，或燥湿，或宣瘀，随症施治。若初起并无肿块，或有肿块而无根盘，但觉筋脉发胀，其色白者，系寒湿流筋，色红者系湿热流筋，惟此二症虽有寒热，不过微寒微热耳，非若腿痈之寒战如疟。治法亦须视其发自何经，按经就症，分别施治。早治则可十消七八，若至成形，较与腿痈难溃难敛。此症虚弱人恒有之。

治验

男子年三十外大腿痈

男子年三十外，夏天左腿里侧患痈。初起寒战如疟，头痛口干，根盘纵横六七寸，酸痛腿不能伸，邀予往治。见其肿处色微红，按之不甚觉痛，此系湿热挟瘀为患。外用如意散葱汁和酒调敷，内服用：

荆芥穗二钱 羌独活二钱 桔梗二钱 防风二钱 紫苏叶三钱 前柴胡二钱 赤苓四钱 连翘四钱 炒枳壳钱五 川芎二钱 甘草二钱 葱白三寸

上服一剂汗泄，次日仍邀予诊，寒热已退，肿势虽未减，而腿可以着地，外贴散膏，内服：

川萆薢八钱 连翘四钱 秦艽四钱 归尾四钱 刘寄奴四钱 赤芍二钱 宣木瓜二钱 陈皮二钱 牛膝二钱 甘草二钱 桑枝酒炒，一两 黄酒一杯兑服

此方连服两剂，根盘肿势已减大半，仍照前方加炒延胡二钱，川断四钱，又两剂消释。

按：此名大腿痈。如患在外侧膀胱经，宜佐羌活、黄柏；胆经宜加柴胡、青皮；如在正面，乃属胃经，宜加茯苓、厚朴；里侧宜加赤芍、柴胡。要在因症用药耳。

农人年二十外大腿痈

农人年二十外，因行远道，瘀血凝滞肝脾部分，遂至大腿结肿，根盘纵横六七寸，疮头平塌，按之绵软，不随手起，并无寒热，但足不能履地，来就予治。见其病势如此，恐难消释，遂用冲和膏醋调外敷，内服：

甲片二钱 角刺二钱 赤芍二钱 白芷二钱 当归二钱 防风二钱 牛膝二钱 桃仁二钱 陈皮二钱 甘草一钱 桑枝四钱

此人与予同村，故深知其苦。况盖渠一日不下地，即一日断炊。特用此方冀以消释，即成脓亦速，午前服药后随即疼痛寒热。予告曰：必成脓矣。晚又视其疮头，已有棋子大，似乎中空，当用火针刺之，出如豇豆汁脓两酒杯，次早又挤出一酒杯许，午后再挤之，已出水矣。不三日结痂而愈。

按：此病若初用渗湿和络，固属不能消释，即成脓亦得四五日，溃后又须六七日始能结痂，此犹就治之得法者言之，若稍失当，脓熟不刺，或用药夹杂，则内必套大，收功在一半月间均未可定。

此症治法虽嫌过猛，然不如此，那得奏功？又那得痊愈如此之速？此所谓移重就轻法也。

男子年四十外大腿痈

男子年四十外，大腿外侧膀胱部分患痈。初起觉左腿筋急掣痛，随发寒热，次日热退身凉，觉筋肿胀，并无根盘肿及块，惟腿难着地，邀予诊治，见其筋肿处色微红，此乃湿热流筋症也，外不敷贴，内服：

羌活二钱　秦艽四钱　长牛膝二钱　黄柏二钱　防风二钱　茅术二钱　连翘四钱　当归二钱　泽泻二钱　六一散布包，四钱　桑枝四钱　丝瓜络一段

此方连服两剂，筋脉已觉舒展，惟肿胀未消，再服两剂，复旧如初。

按：此名湿热流筋症。膀胱经故用羌活、黄柏为君治之。既早告痊亦速。

陈姓男子年六十外湿热流筋

陈姓男子年六十外，左腿肝脾部分筋胀酸痛，伸屈不舒，皮色不变，十数日始邀予诊。见其筋胀处有如黄瓜一条，此乃寒湿流筋症也，外贴散膏，内服：

川桂枝二钱　柴胡二钱　制附片一钱　秦艽二钱　防己二钱　五加皮四钱　赤苓四钱　茅术二钱　伸筋草四钱　赤芍二钱　全当归二钱　甘草二钱　长牛膝二钱　桑枝酒炒，钱五　丝瓜络酒炒，一段　绍酒一杯兑服

此方连服三剂，痠痛较减，伸屈稍舒，肿胀仍旧。照原方又服

三剂，诸病与初诊仿佛，毫无轻减。予谢不敏，渠乃舁至城中就缪礼和医之，治疗六七次，延至一月余，肿处已经自溃，复邀予治，见其形神困惫，内热舌干，溃处脓虽不多，而来路甚远，从远处慢慢手托始有脓出，否则疮口干涩，四围筋脉微红，疼痛夜甚，纳谷不多。此由厥阴相火之故，万无生理。当即直告其子曰：此祸恐不能起，予实无法。病家再三恳求，勉为外掺青九一丹，内服：

香青蒿四钱 细生地四钱 西洋参二钱 鳖甲四钱 地骨皮四钱 秦艽二钱 琥珀研冲，一钱 银柴胡一钱 杭白芍四钱 夜交藤四钱

此方连服两剂，内热口渴已去，疮口四围红色稍退，惟脓水仍来处甚远，手托方有，否则不流。服两剂诸病悉去，但脓出总不爽利，且不见少，究属非妙。外仍用青九一丹，内服改方：

潞党参四钱 砂仁拌炒大生地四钱 扁金钗石斛四钱 朱拌麦冬四钱 粉归身二钱 五味子一钱 夜交藤四钱 杭白芍酒炒，四钱 秦艽二钱 炙草一钱 炙香红枣两枚 桑枝四钱

此方连服两剂，诸病并无增减，惟胸中稍觉满闷。予曰：虚不受补，终属棘手。仍坚辞之。病人在床大呼曰：我死命也，绝不归咎先生，还请援手。乃勉拟一方：

炒稻芽二钱 砂仁壳五分 夜交藤四钱 朱茯神四钱 炒莱菔子五分 炒瓜蒌皮一钱 玫瑰花两朵

此方连服两剂，又邀予治。见精神顿长，两颧现红，亦能纳谷。病家喜不自胜，以为大有转机。予曰：阳光返照，为期恐在五日内矣。病人仍恳拟方，乃用：

夜交藤四钱 大麦冬四钱 女贞子二钱 五味子一钱 朱茯神四钱 制西洋参二钱 炒瓜蒌皮一钱 炙香红枣三枚

此方连服数剂，正在予去后第六日逝世，临终犹药含在口。盖此本因虚致病，年高气血亏耗，有去无回，徒恃草木之品又岂能挽

救乎？

按：此症经予疗治，处处探本求源，五方无一肤泛。彼虽死，自问无尤。

女孩年十一二岁湿热流筋

女孩年十一二岁，秋令忽右腿缩而不伸，筋脉胀痛，且有寒热，来就予诊。见其筋胀如黄瓜，长则不及，病属阳明胃经部位，其色微红，外敷如意散葱汁和酒调敷，内服：

川萆薢四钱 姜制朴一钱 广皮一钱 赤苓四钱 泽泻一钱 宣木瓜一钱 粉葛根一钱 半夏二钱 炒茅术一钱 藿香钱五 六一散布包，二钱 连翘四钱 姜两片 桑枝四钱

此方连服两剂，寒热筋脉胀痛均减，大腿仍曲而不伸，乃改方：

秦艽四钱 炒茅术二钱 制小朴一钱 川萆薢四钱 橘络二钱 泽泻二钱 白茯苓二钱 丝瓜络一段 当归二钱 宣木瓜一钱 桑枝四钱 通草一钱

此方连服两剂，筋胀业已消释，伸屈亦可舒展，惟不能行走，再服二三剂，不四五日而安。

上海人年三十外湿热流筋

上海人，年三十外，夏令大腿肝脾部分患湿热流筋，始请西医治之，迨成脓时西医约令后日为其割破，彼惧痛未往，意欲听其自溃，及就予治时已溃破匝月。见其形容憔悴，狼狈不堪，疮口汩汩有声，挤之脓水不多，内带有白沫泡，且已溃伤络脉，不能行动，纳谷无多，微兼内热，外掺青九一丹，内服：

大生地四钱 银柴胡一钱 炒白术二钱 粉归身二钱 潞党参四钱 茯苓四钱 杭白芍四钱 秦艽二钱 川萆薢四钱 酒炒牛膝二钱 桑枝四钱

此方连服两剂，初服甚效，二服即胸腹满闷，此乃虚不受补，终属棘手，且有烟瘾，脓水虽不甚多，究属入不敷出，乃改用：

杭白芍四钱 秦艽二钱 砂仁壳一钱 炒扁豆衣二钱 朱茯神四钱 炒瓜蒌皮二钱 炙内金一钱 夜交藤四钱 鲜荷梗去刺，一尺

此方连服两剂，诸病大见功效，惟脓水与前无异。再服两剂，精神稍长，胃气亦强，每食能吃碗半稀饭，遂又改方：

防风钱五拌炒生黄芪四钱 土炒怀山药四钱 秦艽二钱 土炒白术屑二钱 炒扁豆衣四钱 酒炒牛膝二钱 朱茯神四钱 粉归身二钱 夜交藤四钱 莲肉七粒 桑枝四钱 炙香红枣三枚

此方连服两剂，脓水已少，疮口渐收，嘱令仍服前方，嗣后杳无消息，不知究竟。

按：此症亦名流筋毒，大抵因虚致病者多，气血强壮人颇少。

朱姓年五十外股阴毒

朱姓年五十外，股阴结疡越三月余始就予治。见其病根在毛际连及腿胕摺纹处，大类手掌，色白如常，推之不动，按之不疼，并无寒热，饮食照常，近于晚间稍觉酸痛，脉象沉缓，苔白。病系湿痰凝滞，外以阳和膏加麝香贴之，内服方用：

大熟地麻黄五分同打，一两 上肉桂丸药汁送下，一钱 炙山甲二钱 正号鹿角胶三钱 炮姜炭五分 刘寄奴四钱 炒白芥子三钱 甘草一钱 归尾二钱 陈皮钱五 长牛膝二钱

此方连服五剂，复来就诊，询知病情如昨，毫无增减，嘱其再服十剂，看系如何景况。服完又来就诊，据称近日病情颇见功效，根盘活动。诊其脉象似带滑数，知欲成脓，遂改方用：

生口芪一两 当归二钱 正号鹿角胶三钱 炙山甲二钱 陈皮一钱 川芎钱五 角刺二钱 炒白芥子三钱 甘草二钱 白芷二钱

此方嘱令服五剂后再看，到期又来就诊，见疮头已引指，遂用火针刺破，脓出半碗，外用升丹纸捻，内服方用：

生黄芪二两 上肉桂丸一钱，药汁送下 茯苓四钱 长牛膝二钱 炒白芥子一钱 正号鹿角胶二钱 陈皮一钱 白芷二钱 制半夏四钱 当归二钱 制朴二钱 甘草一钱

此方连服三剂，脓已见少，半系清水，遂去捻，用升丹掺于疮口，膏罩，不服药，旬日完功。

丹毒、赤白游风、风疹块、缠腰火丹

凡丹毒初起，状如堆云，有红有白。若风疹块亦与丹毒形状仿佛，均属三焦风湿及心经郁火。又有一种名茱萸丹、蜘蛛丹。初起粟瘰不破，多发生腋肋间，系由肝火脾湿而成。至缠腰火丹生于腰间，初起亦有粟瘰，微痒色红，此属肝肾郁火，其色黄白，有似脓泡者，乃肝肾湿甚或挟脾湿。以上诸症小儿最多，以小儿本纯阳体也。大人虽亦有之，殊不多见耳。

治验

女孩年五岁赤游风

女孩年五岁，深秋患赤游风，甫起一日即就予治。见其左大腿内外俱肿，色深红，恶寒发热，神识昏迷，外用乌金散菜汁调敷，内服：

川连钱五 连翘三钱 马勃一钱 薄荷一钱 淡芩二钱 桔梗钱五 元参

三钱 升麻五分 陈皮一钱 银花三钱 炒大力子二钱 板蓝根钱五 柴胡七分 僵蚕二钱 甘草一钱

此方服一剂后，次早复来就诊，尚未见甚功效，嘱令再服一剂，看其如何光景。越日又来就诊，见其大腿红肿已消大半，身亦不热，神识亦清，外仍敷前药，内服改方用：

大青叶一钱 连翘二钱 银花二钱 桔梗一钱 薄荷一钱 桑叶二钱 甘菊二钱 炙僵蚕二钱 川连一钱 淡芩钱五 甘草一钱

此方连服两剂，大腿红肿全消，上剥浮皮一层，大半脱落，可不服药，告以静养，数日即痊。

妇人年三十余岁遍体风块

妇人年三十余岁，初夏遍起风块，四肢尤甚，奇痒不堪。过午忽寒忽热，纳谷不多，口苦心烦，遂拟一方予之：

茺蔚子四钱 炙僵蚕四钱 生首乌八钱 蝉衣二钱 茜草四钱 丹皮二钱 荆芥三钱 归尾四钱 赤芍三钱 川连三钱 连翘四钱 桑白皮二钱 甘草二钱

此方连服两剂，四肢风块已退，据述前后胸时觉痒不可忍，遂改方用：

坤草八钱 丹皮二钱 茜草四钱 桔梗二钱 连翘四钱 归尾四钱 蝉衣二钱 鲜生地四钱 川连三钱 炙僵蚕四钱 黑山栀二钱 甘草钱五 生首乌一两

此方连服两剂，前后胸俱已霍然无恙，惟头面暴起粟粒，不痒，惟觉灼痛，又为改方用：

甘菊四钱 蝉衣钱五 钩藤后下，五钱 桑叶四钱 丹皮二钱 桔梗钱五 炒白蒺藜四钱 川连二钱 银花三钱 淡芩钱五 甘草钱五

此方连服两剂，头面粟粒泯然无迹，嘱令静养，不必服药。

王姓年十四五岁缠腰火丹

王姓童，年十四五岁，深秋患缠腰火丹，起五六天始就予治。见其自右腰绕腹，蟠至左腰，两头仅隔寸许不连，窠粒成丛，难以数计，疼痛澈心，形寒身热，入夜尤重，二便闭结，脉数苔黄，病势极重。外敷柏叶散香油调，内服方用：

龙胆草二钱 川连二钱 泽泻二钱 柴胡二钱 黑山栀三钱 车前子布包，四钱 淡芩四钱 木通二钱 归尾二钱 川军后下，四钱 鲜生地八钱 甘草二钱

此方连服两剂，两腰丹毒渐见焦头，似乎病退，乃肚腹一带遍起脓泡，有似挟湿，外仍用柏叶散，内服改方：

胆草二钱 淡芩三钱 猪苓四钱 生苡仁八钱 泽泻二钱 川连二钱 车前子布包，四钱 六一散布包，四钱 大黄四钱 制茅术二钱 制朴二钱 通草一钱

此方连服两剂，两腰丹毒悉退，肚腹脓泡亦觉隐减，再服两剂，诸症俱退。

按：此系肝火兼湿热为患，治当两面顾到方妥。

女孩年六七岁茱萸丹

女孩年六七岁，夏令患茱萸丹，在肩胛腋肋一带，六七成丛，身热疼痛，饮食不进，夜卧不安，势甚不善。外用柏叶散香油调敷，内服方用：

柴胡一钱 川芎一钱 川连钱五 桔梗钱五 胆草一钱 丹皮二钱 栀子二钱 鲜生地四钱 泽泻钱五 连翘四钱 甘草一钱 木通钱五

此方连服两剂，丹毒均已焦头。外仍用柏叶散香油调敷，内又服两剂而痊。

赵童年十一二岁腰肋外毒

赵姓童，年十一二岁，夏天腰肋肚腹一带患丹毒，遍起脓泡，六七成丛，根盘微红，痒而不疼，午后微有内热，便闭溺赤，外用四黄散、风湿散两搀，香油调上，内服方用：

制茅术二钱 川萆薢五钱 银花五钱 制川朴钱五 生苡仁五钱 连翘三钱 赤苓五钱 泽泻钱五 黄柏钱五 六一散布包，五钱 车前子布包，三钱 川军三钱

此方连服两剂，病势虽无增减，大便已通，外仍上前药，内服改方：

土炒白术二钱 上肉桂丸药汁送下，六分 连翘四钱 防已二钱 银花四钱 猪苓四钱 赤苓四钱 车前子布包，四钱 泽泻二钱 六一散布包，四钱 黄柏二钱

此方连服两剂，丹毒才见功效，脓泡均见结痂，午后身热已净，惟两足稍见浮肿，早轻暮重，遂另拟方用：

藿香二钱 大腹皮二钱 猪苓四钱 防已二钱 五加皮二钱 生苡仁米四钱 土炒白术三钱 泽泻二钱 陈皮一钱 茯苓皮四钱 六一散布包，四钱 姜皮五分

此方速服两剂，足肿见消，入暮尚有未净，照前方加桂枝一钱，再服两剂，诸病俱退。

按：此系湿邪为患，与挟肝火湿热者不同。

小孩狗咬后成丹毒

小孩被狗咬伤，手面初仅浮肿，继则咬伤处渐流脓水，日见蔓延，以致臂膊遍生脓泡，湿水淋漓，已逾匝月，百治不效，乃就予治，当为拟方用：

轻粉一钱 泥片二分 黄柏末一钱 煅石膏三钱 煅蛤粉一钱 人中黄

五分

共研细末，用木鳖子三粒入芝麻油煎枯，去木鳖，以油调和药末，用笔扫之，不四五日即结痂而愈。

按：此方妙在木鳖子一味。

工人毒虫撒尿成丹毒

工人夏月纳凉，被毒虫遗尿，胸膺立觉奇痒，以指搔之，次日痒处起一燎泡，复搔之，破流粘水，不数日蔓延一片，百治不效，乃就予治。为拟一方用：

人中白煅，钱五 煅石膏钱五 黄柏钱五 轻粉一钱 飞滑石钱五 银花末钱五 人中黄一钱 泥片三分

共研细末，用芝麻油调上，其有水处则干扑之，不数日即结痂而愈。

幼女年十三四岁头面湿疮

幼女年十三四，头面生疮，脂水蔓延，几成一片，六七月不愈，为用：

煅石膏钱五 白芷一钱 蛤壳煅，钱五 青黛一钱 黄柏一钱 人中黄一钱 梅片二分

共研细末，麻油调上，不旬日落痂而愈。

少年腿肚里外湿疮

少年夏令两腿肚里外生疮，初如粟米，渐大如豆，脂水粘腻不断，腿肿不能步履。予为内服当归拈痛汤，外敷风湿散，用生桐油调上，不数日结痂而愈。

小孩四肢湿疮

小孩四肢初起形如风瘰，微痒，搔之时流黄水，日久蔓延，竟成一片。予为外用风湿散，生桐油调上，令勿沾水，药落再上，如此十数日，遂遍成痂而愈。

老人年约六十左右腰俞日延疮

老人年约六十左右，夏令腰俞旁忽生粟瘰，奇痒，搔破日渐延大，来就予治。见其疮口大如洋钱，仅破薄皮，少有腐肉。予为外掺疽药，内服仙方活命饮两剂，腐肉已净，渐欲收敛，惟沿疮口四围忽延破一圈，约三分宽，浑如笔画，心知奇异。内外仍照前治。其原有一口，业已收敛，继起一圈，亦渐腐净将敛。忽圈外又套一圈，微破薄皮，其色紫黯。予再用前法，讵于圈外又套一圈，如是者四五次，病仍未愈。以为不合耶？乃竟如此效验。方果合耶？又不应叠次套开。一再踌躇，忽生变化，另用：

蛇皮炙煅，香油调上，内服蛇床子、地肤子、黄柏、茅术、六一散、厚朴、赤苓、豨莶草等药，至三五剂后不复再套，又七八日收功。

按：此病予定名曰日延疮，谓其日渐延开也。但其症在肝肾部位，且系湿热蕴久，而成斯患。叠服活命饮效而不效，此何故欤？盖活命饮惟祛脏腑湿热，而此病系在皮毛，是为病轻药重，故后用清淡剂反奏奇效，理或在斯耶？

男子夏令缠腰火丹

男子夏令缠腰火丹，起三日来就予治。予见其自腰俞缠及腹皮一带均起脓泡，有大如椒粒，有大如黄豆者，浑身发热，予为外用柏叶散，方列下：

侧柏叶炒炭，三钱　韭菜田内蚯蚓粪四钱　轻粉钱五　赤小豆炒炭，二钱　大黄三钱　雄黄钱五

共研细末，香油调上，内服除湿胃苓汤两剂，不数日全愈。

按：此偏于湿者，故治法如此。

小儿缠腰火丹

小儿夏令患缠腰火丹，来就予诊。见其自腰俞及少腹几将缠遍，起白潦泡，大如豆，小如粟，均有红根，发热睛红，便闭溺赤。予为外用柏叶散香油调敷，内服龙胆泻肝汤两剂。病虽减半，仍从他处延开，再用前方法，又两剂而愈。

按：此偏于肝肾火者，故如此用药。若不审症明确，何可轻于发药？学者于此等处要熟玩之。

男子浑身薄皮疮

男子浑身生薄皮疮，尤于头顶、面目、耳后为甚，微痒，日渐延开，有流黄水，有不流者，据述已两年有奇矣，百治不效，予为用：

轻粉一钱　煅人中白一钱　煅石膏一钱　金银花研末，五分　黄柏七分　梅片二分　甘草研末，五分　防风根一钱　青黛五分　共研细末，香油调上，不十日完功。

女子大腿薄皮疮

女子两大腿延及膝盖生薄皮疮，奇痒难忍，经久不痊，就治于予，为用：

轻粉一钱　滑石钱五　人中白煅，一钱　黄柏一钱　绿豆粉钱五　梅片三分　花椒一钱

共研细末，香油调上，旬日痊愈。

女孩年十一二岁下体奇痒

女孩年十一二岁，下体奇痒，嗣后时浸黄水，延及两胯，遍起粟瘰，搔痒无度，就治于予，为用：

蛇床子钱五 威灵仙钱五 土大黄根三钱 砂仁壳钱五 归尾三钱 苦参钱五

煎水频洗，另用：

蛇床子钱五 茅术一钱 黄柏一钱 滑石钱五 花椒一钱 地肤子二钱 豨莶草钱五 甘草一钱 雄黄钱五 冰片五分

共研末，香油调上，旬日而愈。

男子两手臂里外湿疮

男子两手臂里外初起粟瘰，擦破流脂，日渐延开，且内热口苦，纳谷无多，起近一月方邀予治，内服：

川连五分 黄芩钱五 炒山栀二钱 忍冬藤三钱 苦参钱五 通草八分 黄柏八分 泽泻一钱 六一散布包，四钱 桑枝酒炒，一两

外用：

人中白煅，钱五 金银花一钱 白芷五分 黄柏一钱 飞甘石一钱 泥片二分 轻粉一钱 上青黛五分

共研细末，花椒灼油调上。

戊 部

肾岩翻花

按：肾岩翻花一症，古书均未载及，惟高锦庭言之凿凿，在古人未见此症，自无可言，而高锦庭既有所见，故特发明此症，以告后人。予生平仅见有三人，医者皆以毒疮治之，予独指为肝肾郁火，然亦有不尽然者，兹特将予所见三人分列于后。

俞大海肾岩翻花

俞大海，距予寓有四里遥，地名周家谷，是处近山。一日俞人山采樵，自晨至午，觉疲极，遂憩息大石坂上，朦胧间忽觉阴茎若有物啮之。急解下衣看视，见山蚂蚁十数头麇集裈内，心知是被此物所啮，顿觉阴茎皮上奇痒异常。急归家以明矾、花椒泡水洗之，洗时觉痒稍止，次日痒处皮已浮肿，仍复奇痒异常。再用明矾、花椒泡水，日洗三四次，肿势愈甚。邀里中一医治疗，不知用何等药末，令其泡水日洗三四次，愈洗愈剧，并未服药。旋龟头亦焮肿不堪，病者因屡治不痊，遂听任自然。讵龟头外皮骤然开裂，疼痛呼号，彻夜不止。又邀一走方医者治之，且议定包治。该医日视一次，专尚外治，内不服药，阅一月余，仍然无效。乃托予友介绍，邀予诊治。见其呻吟之声不绝于耳，阴茎已不能辨其形状，浑如假山石一块，巉岩崚峋，时流臭水，秽不可近。予掩鼻细察一周，束手无策。病家乃邀邻人探予口气，意欲包治。予曰：此病毫无把握，实属无法医治，望另请高明可也。病人答曰：已请多医，治疗无效，务乞先生援手。且令其妻子环求，予欲卻无法，谓曰：吾必尽心治疗，俟二三次后有何情形再议。于是外用玉红膏摊油纸上贴之，内服川萆薢、银花、人中黄、柴胡、炒山栀、黄柏、龙胆草、车前、泽泻等先解肝肾郁火。三剂后病势毫无动静，疼痛略见轻减，仍照前方加细生地、防风，三剂肿烂，情形仍无动静，乃外用炙鳖甲、黄柏、凤凰衣、柴胡、山栀、青黛、轻粉、泥片研末，香油和胆汁调敷，内服细生地、地骨皮、柴胡、芦荟、杭白芍、当归、金银花、人中黄等，服后疼痛已除，臭水亦少，其溃烂处从前鲜红者至此亦转淡色矣。予见此情形，胸中稍有主宰，外面仍敷昨药，内改服黄芪、防风、当归、泽泻、忍冬藤、炒白术、茯苓、酒炒牛膝等，又两剂后巉岩渐平，渐欲收敛，大约再两月可以完功。不料其中表某由外归家，特来看视，且曰：此病有何难治？力任可以保好。病人为其所惑，遂痴心乞其医治，而某亦直任不辞，遂向药肆配药，药资悉某自出。岂知自午间上药后至晡时已痛不可耐，病人欲将药洗去，某力阻不可，云明日必大见功效，何不少忍待之。病人姑忍痛以待，迨至明日，阳茎紫黯，疼尤剧烈难忍，须臾病人不得已私自将药洗净。某闻之顿足，且叹且责，后闻是夜，病人竟因疼痛难忍，自缢而殁。

按：此病经予治疗，甫有转机，以为收功有日，不料其中表某忽由外来送此妙方，致戕其生，良足悼矣。闻其中表从前曾患下疳，经医治愈后不知如何盗得一二医方；视为千金不传之秘，适见此病与下疳无异，偶一试之，竟至杀人，可不惧欤！

冯姓男子肾岩翻花

冯姓男子，年四十五六岁，先患下疳，医治年余，终不获痊。始则龟头腐烂，继又外皮浮肿，久久里外均腐烂不堪，邀予诊时已两周年矣。见其阴茎脱去大半，外皮纤悉靡遗，汁水淋漓，疼痛夜甚，日晡潮热，面色痿黄且滞，形神困顿，犹能勉强支持，幸饮食尚可，每饭两碗，予曰：生机即在是矣。乃外贴玉红膏和白灵丹搀入，内服黄芪、炙龟板、党参、炒白术、茯神、陈皮、甘草、细生地、当归、酒炒牛膝等五剂，疼痛少减，仍照原方加枸杞果又服五剂，溃烂处已渐长新肉，外仍用白灵丹搀入玉红膏内贴之，改进：

野党参四钱 炙鳖甲四钱 野于术二钱 大生地四钱 炙龟板八钱 丹参四钱 大麦冬四钱 归身二钱 炙甘草一钱 柴胡一钱 炙知母二钱 炒黄柏二钱 淡菜三枚，为引

此方连服十剂，已满长新肉，且渐欲收敛，仍照前方并成十剂，加猪脊筋十条煎汁，用白蜜收膏，每服三四匙，早晚不拘时服，开水送下。外仍用玉红膏加入八宝丹贴之。初令日易一次，五六日后间日易一次，又五六日三日易一次，再四五次疮口收敛，惟外皮与阴茎合而成一，不复辨其皮与茎矣。

按：此病颇属危险，倘或其中阻隔或信之不坚，断难奏效。

友人某君肾岩翻花

友人某君素好冶游，夏天患袖口疳，始尚讳莫如深，亦不求治。迨至龟头烂去小半始急而求医，遂向悬壶市上包治花柳者买秘药治之，内服外敷，未七日而愈，方且欣欣然颂卖药者之神效也，不知毒已入骨，将为终身之累矣。次年春仍由旧处复发，初觉微痒，继则龟头连及外皮浮肿，寒热交增，不数日外皮腐臭，旋见龟头泄去大半。于是向西人药房买花柳消毒水扫之，愈扫愈烂，因飞函来邀予治。见其阴茎外皮尽脱，茎亦仅存一半，然其形尚如假山石巉凸嶙峋，疼痛不堪，言状无脓，惟流臭水，房中虽焚香亦不能

解其秽。予为反覆细视并详讯其病原，渠即以前情告之。予转展寻思，竟无法想。忽悟药肆秘方无非升丹、轻粉。欲治此病，须先除此毒，然后方可设法。外用玉红膏稍和青九一丹搀和贴之，内服化毒丹，方用：

琥珀一钱 滴乳石一钱 橄榄核一钱 台麝二分 犀黄五分 珍珠一钱 灯草灰三钱 梅片二分

上研细末，分作十二服，每用鲜土茯苓半斤煎水送一服，如此十余日，疼痛少减，臭水不流，改流稀脓，味仍臭秽。复邀予治，仍令再服一料后再议。又十余日，伏毒已化，脓不臭秽，外改用白灵丹搀入玉红膏内摊纸贴之，内服：

鲜土茯苓二两 潞党参四钱 东阿胶二钱 金银花四钱 生黄芪六钱 茯神四钱 黄柏一钱 枸杞果四钱 炙黑草一钱 龟板胶四钱 归身二钱 炙香红枣三枚

上方连服十数剂，阴茎上已生皮，尿道口仍前无异，愈后常恐其细君见之为所嫌恶，此亦可为失足花柳者戒。

鱼口便毒、横痃痈疽、下疳

凡鱼口便毒，发生腿根之上，少腹之下，胁间摺中，属足太阴脾、足厥阴肝经。书云：左为鱼口，右为便毒。但便毒鱼口初无分别。每见疮已成形，患者畏惧刀针，医者亦不敢擅动，遂致延令自溃，疮口溃大，立则口张，坐则口闭，厥状似鱼之口，故有是名。其实鱼口便毒名虽殊而病则一也。论其致病原因，至为复杂，大概可别之为六。一由湿热注聚肝脾；一由交合之时恋战，忍精强不发泄，遂至败精瘀血流滞中途，结而为肿；一由与娼妓等交接，纵欲无度，泄后神疲，犹复留恋不舍，致为妓女宿毒所染，因而结肿，然此由传染而来者，每见先患下疳，随后胯间结肿，而成此症；一或平日情欲甚炽，及至临事又惧不洁，欲泄不泄，遽尔抽身，排泄未畅厥流，因兹而成结肿；又或两情相爱，乐意倍浓，一度休鼓勇复战，再接再厉，精液已空，犹复不忍分离，遂致气不运血，血瘀结肿；又或担轻负重，或从高坠下，或自下努上，血与气凝，因而结肿。以上所述皆鱼口便毒之所发源也。初起结核，如李如桃，渐如茄，皮不变色，有半月一月成脓者，有三月两月终不成脓者。在受病之浅深与治疗得法之分耳。若横痃痈亦与上述之症无甚分别，倘非因毒而得，均可谓为横痃痈，惟此症多患在农夫及小本营业之人，小儿亦常见之。大都湿瘀交阻而成，初起摺纹，结核如杏如桃，渐如茄。浅者七日成形，深者十四日成形，脓成刺破，收功亦易。若横痃疽与前诸症迥不相同，缘此系三阴亏损，风寒湿邪乘虚里袭，初起先于摺纹隐隐酸痛，筋脉掣急，并无结核，渐渐腿根肿起，步履艰难，皮色不变，内热口渴，午后为甚，四五十日才能成形。若早治之，见其有脓，即速用刀刺破，亦可收功。如或失治，必至溃伤内膜，且与内脏距离颇近，每多酿成脓干气绝，最属危险。至于下疳一症，概由与娼妓为不洁之交接，而其由湿热而成者盖寡。良由妓女阅人既多，每当交接之后纵以水洗涤之，而其留滞于内之粘液亦岂能尽净？况土妓流娼，朝张暮李，更有洗涤不遑者耶。每有两精相遇，而成妒精，疮者即其明证。此症或发生于龟头，或尿道口两旁，或包茎处，或外皮上，初起粟粒微痒微痛，日渐延开，竟有日久不痊者，亦有宿娼后七八日即患白浊，甚至经久不愈，白变为红者，俗所谓片红片白是也。如初患是病，用金银花、甘草、花椒泡水，日三四洗，可免转成下疳，若听之不洗，或畏人知不洗，必变瘙疳无疑。治法初起，亦惟有分利而已。轻宜八珍散，重则泻肝汤，切不可请专门是症者治疗，以彼全藉升丹、轻粉、水银取效，但图近功驱毒，潜伏骨髓，一朝倒发，不可收拾，可不慎欤！

治验

男子年二十五六岁片红溲血

男子年二十五六，患片白月余，转成片红，就予诊治。询知病由娼妓而得，现在惟溺鲜血，溺时尿道口痛如刀刺，直澈于心，诊其两手脉象，左尺滑数，此则小肠必有瘀热，遂用加减小蓟饮子，方列下：

小蓟炭五钱　藕节五钱　当归三钱　甘草梢三钱　蒲黄炭布包，三钱　木通三钱　滑石五钱　竹叶三钱　鲜生地七钱　黑栀三钱　萹蓄草五钱　上琥珀研冲，七分

此方连服两剂，又来就诊，据述病已全愈，惟恐余毒未净，贻留后患，乃为照方加土茯苓四两，又服四剂，诸病霍然。

男子年近五旬下疳

男子年近五旬，丧偶数年，无故忽生下疳，龟头两旁初起如黍米大两粒红瘰，微痒，自买银花、甘草泡水洗之，有时日洗一次，有时两三日不洗，缘其房屋狭小，儿孙满前，不便常洗故也。如是两月，疮口大如黄豆，邀里中医治之，服大败毒汤两剂，精神疲极，饮食少思。自系药味苦寒，有伤胃气，所致其疮口亦仍如旧。又绵延两月，予适道经是处，病人乃就便邀予一诊，见其疮口虽大如豆粒，内并不深，仅破浮皮，色亦淡红，毫无毒象，不过湿

热浸淫而已。询其曾医治否，渠将前服药方与阅。予曰：病轻药重，是谓过剂，此病不治亦愈，只要勤洗，久久自痊，病者求为拟方，予用：

人中黄二钱 柴胡二钱 泽泻二钱 金银花四钱 滑石四钱 连翘四钱 炒黄柏二钱 川萆薢八钱 车前子包布，四钱 通草一钱

此方连服数剂而痊。

卖油人年四十外横痃疽

卖油人年四十外，忽右腿胯无形疼痛，行动疲软，初尚勉强支持，迨月余病势日剧，乃邀予治。见其右腿虚肿，按之松软，不能转动反侧，并无根盘，虚寒虚热，自汗盗汗。此乃三阴亏损，寒湿注聚为患。外用散膏稍加肉桂贴之，内服大生地、盐水炒杜仲、枸杞果、狗脊、川断、当归、木瓜、制附片、杭白芍、桑寄生、秦艽、川桂枝、丝瓜络、牛膝等连服两剂，病势无增无减，仍照前方又服两剂，大腿伸屈稍觉活动，寒热已无。予乃改用阳和汤加味，与方而去。适其岳来视，见予方有麻黄，诋为大谬，次日令将病人用籧篨舁至城内请缪礼和治之，用亦系温和通络之品，连往就诊三次，方既无甚出入，病亦不见增减。病家又心惑，改请黄惠卿治疗，黄方亦悖谬，惟方用威灵仙三钱，未免过泄真气。连诊两次，服药五六剂，精神益不如前，形容瘦削不堪，纳谷甚少，虚寒虚热复作，至始起至今几及两月，已将造脓，其时病家不知又为何人怂恿，复邀予治，见其形神狼狈，头扎花纸一张，不解其故，询系巫者所为。随按肿处仍松软，但较前稍大，大腿转动非人帮托不可。予反复踌思，无一善法，姑用人参养荣汤加酒蒸牛膝与服，两剂后无动静，复由其戚荐蒋心一诊治，所服何药，未见其方，无从意度。又四五次，内脓已熟，蒋即用针刺破，脓出不少。至十二三

日后，忽脓水全无，有谓其病将瘥者，有谓如此大症，出脓仅十数日，遽断势恐有变。议论纷纭，莫衷一是，乃邀予与黄、蒋合诊。予先到，黄继至，蒋则未见。余见此病情，遇黄来告曰：此病虽名横痃疽，股阴疽，实系脓干气绝之症，万无生理。黄问何故，予曰：三阴亏损，寒湿乘虚袭里，始终宜固三阴为主，逐寒湿佐之，或可侥幸万一，若稍一夹杂，决无生望。同黄共拟一方，用党参、大麦冬、五味子、金石斛、玉竹等，予与黄去后，蒋始来，谓病家可放宽心，决无妨碍，不信我可包治。病家闻之，喜不自胜，当即交与包治药资若干，则不知其详。越七八日早见其邻人某代买棺木，询之答曰：昨晚已逝世矣。

按：此症可名横痃疽，又可名股阴疽。王洪绪曾云：是处不可妄用刀针，动则必死。即指此等症而言，后学认症不明，徒执其说以为证，盖失之远矣。

再：此症针破固死，不针亦死，所谓因虚致病，非因病致虚也。

男子横痃

男子偶或劳苦，其胯间左右即结肿如茄，且寒热大作，俗名横痃，块胀少休，数日则泯然无形，诸病若失。年轻时年仅病一二次，渐至三四次，厥后按月一发，再后十日半月一发，甚至三日五日一发，后竟不能日离床褥。盖缘年龄日长，精力日衰故也。每当发时腿酸脚软，肿块仍前，并不高大，亦不作脓。病已十五六年，从未延医服药，至此病日加剧，宛成废人，始邀里中某医治疗。外用宣木瓜、红花、香葱、绍酒煎汤薰洗，内服独活寄生汤，方颇中肯，惟病重药轻，投以数剂不应。又自买虎骨酒服之，亦无效验。淹缠床褥年余，乃邀予治。见其形若死灰，贸然见之直疑为鬼物。其胯间结肿不过如鹅鸭卵大，按之似颇活动，腿亦伸屈自如，但疲软不能站立。予详诘所繇，知其始系属因劳致病，努力伤筋，厥后精气日亏，风寒湿邪乘虚里袭，则此肿块乃系筋胀，并非痈疽结肿之比，遂以此病只可缓图，若急切奏功，则仆无能为力。病家曰：无论如何迟慢，总求先生设法。予答曰：在现在汝等意固坚定，倘治一二月无甚效验，难免心急乱投医药，必至令仆前功尽弃。病家矢口不移，并谓此病生死已置之度外，决无变更。予乃为用虎骨胶、龟板胶、肉桂、制附片、炒茅术、桑寄生、蚕沙、牛膝、木瓜、桑枝、松节、绍酒等，嘱令服十剂后看如何再议。果如数照服，又邀予诊。见其胯间肿块半已消去，再服十剂，泯然无迹，惟两腿疲软，迄不见痊，又照前方服二十剂，疲软依然，惟略能起坐，予曰：此后不需汤药，仍以前方增减，令其泡酒常服，方用：

虎胫骨二两 狗脊一两 川桂枝一两 陈皮五钱 寻骨风一两 杜仲一两五钱 五加皮二两 炒茅术一两二钱 茯神二两 鹿角胶一两五钱 当归一两五 牛膝二两 杭白芍二两 络石藤四钱 独活八钱 秦艽一两六钱 炙乳香四钱 丝瓜络一条 桑枝一斤

上用绍酒十五斤，同药入坛，先泡一宿，次日隔汤炖煮一炷香为度。坛口用布数层扎紧，弗令泄气，每早晚随量温饮一二杯，服尽已渐能扶壁而行，又两料平复如初。然此病经予一手治愈，前后将及一年，若病家信之不坚，安得完成？

小孩夏令湿热横痃

小孩夏令胯间结肿，初如桃，渐如茄，七八日已疮顶高凸，薄皮剥起，色红，来就予治。见其疮头如此，内脓已熟，即用刀刺，出脓两杯，外上升丹纸捻，内服

柴胡一钱 牛膝钱五 川芎一钱 连翘二钱 当归钱五 赤芍钱五 泽泻钱五 丹参二钱 甘草一钱 桑枝四钱

此方服两剂而痊。

按：此乃湿热为患，且系小儿纯阳之体，故治之较易。

男子年二十外横痃

男子年二十外，夏令胯间结肿，初如桃，渐如覆碗，不甚疼痛，少觉酸楚，微寒微热，腿曲不伸。邀里中一医治之，指为缩脚小肠痈重症，诊两次无效，乃舁来就诊。予见其根盘虽大，而疮头平塌，色微红，按之有如棋子一块引手，四围尚坚硬，此乃湿热挟瘀为患，脓虽有不多，即用火针刺之，出豇豆汁色脓两杯，外上升丹纸捻，内服：

生黄芪四钱　柴胡二钱　泽兰叶四钱　刘寄奴四钱　紫丹参四钱　当归二钱　连翘四钱　川牛膝二钱　泽泻二钱　川萆薢六钱　桃仁二钱　甘草二钱　桑枝酒炒，六钱

此方连服两剂，复来就诊，仍用前方进退，又两剂后，病人已不自来，惟遣人索取丹捻，不数日收功。

按：此病人谓为横痃毒、股阴毒均无不可，但究其病原，不过湿热挟瘀为患，用药即从此中着想，即得主脑。若指为缩脚小肠痈则大谬矣，盖小肠痈虽在腿根之上，然其病根总在少腹。吾尝谓治症不难，辨证最难，少有差谬，真毫厘千里也。

女孩股阴毒

女孩夏令胯间摺纹中结肿如桃，七八日即自溃破，流出稀脓不少，向药肆买升丹、拔毒膏贴之，五六日脓已净，惟流黄水，以为指日完功，不复介意。岂知自溃之疮口收功最不易耶，况在摺纹中，立则口闭，坐则口张，转辗月余，口仍不完，且流鲜血，血时呼疼痛。自小孩不知慎护，任意行动，遂致扯伤筋脉，或擦损新肉

之故，于是来就予治。见其疮口不深，色紫黯，长六七分，宽二三分，并询知日来犹流鲜血，不时阵痛，当为外用青九一丹掺之，玉红膏摊纸罩贴，内服炒丹参、炒当归、炒丹皮、杭白芍、炙黄芪、炙粟壳、炙乳没、牛膝等。两剂后血不流，疮口色亦转淡，予曰：收功在迩，不可行动，有伤筋脉。照前方又服两剂，疮口渐敛，外改掺以八宝生肌散，仍用玉红膏摊贴，内不服药，阅十数日收功。

按：此病本疡毒小疖，若早用刀刺破，不过二三日即可结痂。初既误于不治，听其自溃，继又任意行走，伤动筋脉，遂致缠绵。乃尔轻微之疾失治尚如此，若大症则又如何？

男子精聚

男子久耽花柳，尤嗜男风，始于尿道口旁起一红瘰，日洗数次，即已消释，旋又于右胯摺缝中结肿如茄，粗解医理，自服外科四炒即当归、银花、黄芪、甘草四味，连三四剂，肿块如故，后又买鲜肥皂去筋膜打烂敷之，根盘渐觉收束，肿块亦见消融。私心窃喜，故态复萌，往就所欢，以续旧好。情因久旷，狂度不休，越五六日，摺纹旧处又起肿块，较前倍大，筋缩不伸，寒热交作。适予有事道经彼处，见其呻吟之声不绝于口，询知患此病症，乃为反覆按摩，虽不引手，中空而肿块显明，皮外色并不红，既时作阵痛。病者求为设法消释，云实不胜痛楚，予曰：病势如此，万难内消，强之徒损真气，无益也。不如托化，二三日后即可刺溃，收功尚不甚难，病者踌躇者再，始请立方，予用：

生黄芪七钱　川芎钱五　花粉三钱　角刺三钱　当归三钱　牛膝二钱　白芷钱五　忍冬藤七钱　甘草钱五　桑枝五钱

此方连服三剂，疮头高起，按之引手，内脓已熟，用火针刺之，出血花脓两杯，随用升丹纸捻上之，纸膏罩贴，内服：

川萆薢八钱 白鲜皮二钱 赤芍二钱 金银花六钱 当归二钱 怀牛膝二钱 防风二钱 连翘四钱 泽泻二钱 甘草梢二钱 桑枝四钱 丝瓜络一段

此方连服三剂，脓渐稀少，肿亦渐消，惟筋脉掣急，尚未舒展，仍照前方再服三剂，外同前法，三四日后脉络展舒，已可下地行动，疮口尽流稀水，仍用升丹掺之，去捻纸膏罩贴，内不服药，又六七日结痂而愈。

按：此病系因交媾时忍精不泄，致令败精瘀血流滞中途，结而为肿，并非染毒。观其初起尿道口旁之红瘰洗数次即已无形可知矣，所以看病必须分别轻重，此症若当毒疮医治，妄用搜剔或用攻劫之剂，鲜有不轻变重而重变危者，医者于此，其可忽诸。

文案某君年三十外下疳

文案某君，年三十外，素谨饬，从未一履北里之阈。时值秋闱试毕，有同乡契友数人道经其寓，此数人者皆纨绔子，最喜冶游，牵率以去，日征逐于花天酒地之中，前后十数日，友各归里，某亦绝迹不往，但事已开端，遇有来约者即难再拒。偎红倚翠，粉腻脂香，日往月来，遂亦忍俊不禁。一日适为雨阻妓处，友人为之撮合，当即灭烛留髡，一度春风。次日即觉尿道口旁微痒，溺管刺痛，飞函招予往诊，具述受病始末。予视其尿道口起二三粟瘰，色鲜红。予告以此乃妓之不洁，受之精犹留内，而君适逢其会，两精相对，是名妒精疮，幸治之早，尚无碍，外用金银花、甘草、花椒煎水日洗数次，内服：

木通二钱 忍冬藤四钱 长牛膝二钱 泽泻二钱 连翘四钱 滑石块四钱 炒山栀二钱 车前子布包，四钱 甘草梢二钱 竹叶二钱 灯草三十寸

此方连服三剂，尿道口旁红瘰已消，惟溺管刺痛未除，仍照前方加：

琥珀一钱 瞿麦穗五钱 萹蓄五钱

又服三剂，诸病霍然。

按：此病若治之不早，必成瘘疳，如误服时人秘方轻粉、升丹等类，虽可取效一时，而其后患则不知伊于胡底矣。

男子下疳

男子患下疳，请卖野药者治之，未七日而愈，惟齿缝腐烂，鲜血迸流，舌尖及唇均破碎，喉亦干痛，口渴异常，就予诊治。见其病情如此，知为轻粉升丹毒所中，外用：

青果核煅，二分 犀黄二分 煅石膏二分 煅中白一分 朱砂二分 黄柏一分 人中黄二分 川连一分 薄荷叶一分 梅片一分 大蓟炭二分 蒲黄炭二分

共研细末，用芦管吹喉间，余以新笔扫扑，内服：

鲜土茯苓二两 忍冬花四钱 炒山栀三钱 连翘五钱 桔梗三钱 丹皮三钱 元参七钱 石膏五钱 大黄三钱 甘草钱五 青果三枚 鲜芦根二两煎汤代水

此方连服两剂，牙缝血已不流，喉痛亦减，仍照前方去大黄再服两剂，诸病悉退，惟喉间两旁及帝丁渐欲腐烂，此乃药毒攻喉，用化毒丹一料服之全愈，方见前。

按：此症本系染毒，并不难治，乃病者急于求痊，请卖野药者治之。若辈只有升丹、轻粉、水银数方，千症一律，以致齿龈腐烂，喉间疼痛，势殊凶恶。予用数方，始得转危为安，已属不幸中之大幸。盖若辈用此等秘药时，必嘱病者以笔管钳口，使毒有路而出，不致攻喉。当时可无他患，而后患如何则彼不问矣。此人钳之不当，故药毒上攻，致有此症。目前虽费周折，后患却无，岂非大不幸中之大幸乎？

同乡某友横痃

同乡某友，宿妓后时觉溺管刺痛，买清宁丸服之，觉少愈，又服数次遂痊。嗣后胯间结肿，初如桃，渐如茄，推之活动，皮色如初，毫无痛楚，惟行走筋脉似觉掣急，有人劝其速请医治，不然恐将酿成鱼口便毒，彼不之信，以为溺管刺痛，或为妓毒所染，虽胯间结肿，皮色未变，且距交接后已两月有余，似与前事无干，自毋可庸虑，此乃检《验方新编》《全生集》等书，颇自疑为股阴疽，遂服阳和汤二三剂，觉行走较前稍好，更服之不疑。又六七剂，胯间肿块依然，亦不加剧，姑漫置之。予适有他友约往晚饭，渠亦在座，向予述其病状甚详，并求拟方。予见其腮间结肿，牙齿微痛，乃阳明少阳风热，其时正当春令木邪发旺之时，因为疏散之，用方：

荆芥穗二钱　粉葛根钱五　炒山栀钱五　桑叶三钱　桔梗二钱　牛蒡子三钱　香白芷钱五　连翘三钱　双钩藤四钱　甘草一钱　青果三枚

此方服两剂后，来函告予腮肿牙疼俱已霍然，惟日来恶寒发热，不知何故，请往一诊。予即往视，见其案头满堆纸扇，手不停挥。盖此君素工书国，求索颇众，状甚忙碎。窥其神色言谈亦与平时无异，诊之脉现浮数，予曰：风热尚未净尽。仍宗前方进退，令服一剂，次日又邀予诊，病者曰：诸病悉愈，惟胸口满闷，或系日来不能忌口所致，请为拟一消导方可也。予即用炒神曲、炒莱菔子、瓜蒌皮、陈皮等与服，次早遣人来约午饭，并请早至，询以病情，则曰不知。予心疑之，旋即前往探视究竟，见其凭几挥毫，神色似昨，仰首予告以昨方未服，今日惟觉浑身甚不自在，余无他苦。随以手就予诊脉，甫按其手，忽自向后一掣，再诊再掣，如此三次，顿觉神情登时改变，不能言语。予急呼其仆招渠同差某君来，告以现在病情，内风已动，恐难挽回。某君曰：何至如此？予曰：明日恐已不能到夜，望速另为访请高明。予与之多年友谊，勉留一方而去，附方：

羚羊片先煎，钱五 连翘心三钱 丹皮二钱 竹叶十片 双钩藤五钱 元参五钱 天竺黄钱五 青果五粒 川贝母三钱 山栀钱五 人中黄钱五

某若见此方，舌挢而不能下者，久之曰：病何至此？又曰：病何至如此？闻予去后，即邀柳林轩诊治，仍用苏叶、薄荷等疏散之剂与服，果于次日午后而殁。盖其病已入里，纵服予方亦未必能救，况此等轻清之剂乎？譬如贼已入其内室，而人犹在门外捕捉，又焉能济事耶？然此病遽死，予亦疑之，后闻人言其临殓时，下体肿胀，肾囊尤甚，并见有西药花柳清毒丸、扫毒药水等，始知病仍死于毒症，但予两次诊视，彼绝口不提，不知何故，岂讳疾忌医，抑别有隐情欤？

友人某白浊

友人某素极悭吝，性尤拘谨，久客在外，不免情欲之感出。一日怀挟钱帖一千向某土妓处，亟思一畅所欲。讵情急之人，甫解罗襦，即已一泄如注，快怏而回，既惜纸钞之白费，又未得滋味，深尝懊恼咨嗟，竟至彻夜未睡。当日觉小解频数，意不暇及，后觉刺痛，又似有物流出。越日察视，溲器中有白粉沉底，日复一日，竟有如墨合大之粉块从溲器中倒出。日间小解十数次，晚间尤甚，于是两胯渐觉酸软，尚可勉强支持，过数日，两腿竟如痿痹，但觉酸麻，并不痛楚，而伸曲转侧均废至此，始邀予治。细询病情，殊属棘手，勉拟一方，看其服后如何再议，方用：

独活钱五 川萆薢五钱 益智仁钱五 乌药钱五 泽泻钱五 海金沙布包，三钱 吴萸七分 茯苓三钱 滑石块五钱 甘草一钱

上方服后毫无动静，又服一剂，次日不但两腿痿痹，不能动

转，两手亦捏握无力，妨于举扬。见其精神日见疲惫，而小解粉浊仍未能止，转辗寻思，忽悟曰：得有治法矣。揣其病根系因粉浊数日，骨缝空虚，风寒乘虚入里而成，乃改方用：

生麻黄七分 炮姜一钱 盐水炒杜仲三钱 大熟地六钱 炒白芥二钱 制附片钱五 川桂枝钱五 鹿角霜二钱 长牛膝三钱 桑枝酒炒，一两

此方服后稍觉汗泄，两腿似乎活动，两手亦然，再宗前方进退，方用：

生麻黄一钱 防风二钱 紫苏叶三钱 炒白芥三钱 大熟地一两 川桂枝三钱 炒杜仲五钱 制附片二钱 鹿角胶四钱 羌活钱五 炮姜一钱 甘草一钱 桑枝酒炒，一两

此方连服两剂，汗出如洗，两腿已能动转，两手亦能举扬，在宗前方减去紫苏，又两剂而安，粉浊亦止。

按：此病始因情欲懊丧而得粉浊，继因粉浊日夜数十次，溺器逼近下体，时当春令，百脉开张，风寒即乘里入，而成斯患。予初治尚兼顾，其粉浊一病则置之不理，亦同时俱愈。是以治病要看重轻，要分标本。书云：缓则治本，急则治标，实为一定不易之理。方中诸药虽近燥烈，然无此种劲手，焉得奏功？好在病人独身在外，无人为之主谋。倘或议论纷杂，稍有游移，则予亦必先走稳着，而后患直有不堪设想者矣。再此症应列痿痹门，但病因花柳而起，故附于此，阅者谅之。

妇人左胯结肿

妇人夏令左胯摺缝中结肿如茄，初买散膏贴之，已将消释。嗣因劳动过早，重又结肿，较前益大，起十四日邀予诊，隔衣按之，业已引手，即用刀刺破，出脓碗许，外用升丹纸捻，内服：

紫丹参四钱 当归二钱 川芎一钱 忍冬藤四钱 白芷二钱 连翘四钱

赤芍二钱 秦艽四钱 草节二钱 桑枝八钱

此方连服两剂，脓已净，只流黄水，仍用升丹掺之，不数日而痊。

按：此系湿热挟瘀之症，即名横痃毒可耳。

妇人右胯结肿

妇人夏令右胯下结肿，十数日未曾医治，乘舆来就予诊。见其根盘大如覆碗，按之木硬，头顶平塌不红，肿处微热，据述从楼梯跌下，挫伤筋脉而得。外贴散膏，四围敷六味散，内服：

炙甲片二钱 上肉桂一钱 桃仁泥二钱 刘寄奴四钱 上血竭二钱 炒延胡二钱 炙乳没一钱 泽兰叶四钱 长牛膝二钱 赤芍二钱 陈皮一钱 甘草一钱 核桃两枚 绍酒一斤煎药

上方连服两剂，肿势渐消，又两剂消释。

按：此瘀血凝阻，可名股阴毒，亦可名横痃毒。予方中妙在肉桂一味以作先锋，而以山甲为帅。盖血见热则行，寒则凝。加之山甲直达病所，其桃仁、刘寄奴等无非导瘀而已，若无肉桂，则见效断不能如此迅速，特详及之。

妇人阴旁结肿如茄

妇人阴户偏右结肿如茄，据述初起仅棋子大一核，渐渐加大，不甚疼痛，已十四日始就予治。见其根盘半亘毛际，色白，中有豆大一头，色微红，按之引手，即用刀刺破，出脓不多。盖其四围根脚尚未化脓也，外用升丹纸捻，内服：

角刺钱五 连翘钱五 柴胡一钱 泽泻一钱 黄芪五钱 白芷一钱 黄柏一钱 六一散布包，三钱 肉桂研冲，五分 车前子布包，二钱 当归二钱

上方连服两剂，脓出较多，以余脉均化脓也。照原方去角刺又

两剂，脓已少，肿亦消，又去黄芪、肉桂再两剂，已完口愈矣。

按：此症本系湿热为患，只因病初起时当作毒疮，以其夫曾患下疳，故有此误。朝夕洗涤四五次之多，遂致寒邪从兹袭人，是以其色白而坚硬。方用肉桂非无意也，破后仍用角刺者，恐其坚块不易作脓，非此不能速之。故曰：医之用药，如将之用兵。岂可冒昧从事耶？

再：此症可名阴毒，亦可名蚌痈。

金姓年三十四五岁股阴疽

金姓妇人，年三十四五，深秋左胯间无故酸痛，连及少腹腿根，绵亘七八寸，手不可近，大腿曲而不伸，大寒大热，起六七日来邀予治。见其面赤似火，扪之灼手，其痛处毫无形象，及两胯比视，则左胯似较少肿，外贴散膏少加肉桂，内服：

荆芥穗三钱 川桂枝钱五 白芷钱五 柴胡钱五 防风根钱五 秦艽二钱 木香一钱 赤芍钱五 紫苏叶三钱 独活钱五 陈皮一钱 甘草钱五 香葱一枚，连须

此方连服两剂，寒热已解，惟酸痛较前更甚，照原方加木瓜、牛膝又两剂，仍无动静，病家以为不效，更邀蒋某治疗月余，业已刺溃流脓，酸痛仍不能止，病人益疲惫不堪，脓水日流碗许，饮食日仅两碗，入不敷出，重邀予治。见其形寒狼狈，望之令人生畏，疮头从摺缝溃破，脓出不少，肿仍不消，腿亦不能转侧伸屈，且其尻骨处已破有洋钱大，俗名印疮。予知此病乃房欲后盖覆单薄而得，闻此妇性颇淫荡，夫愚而朴，虽原因是否无可证明，而推测其病情则固确切不移。从前若即请予治疗，必先投阳和汤，继以大防风汤，或可消释无形，不至受此苦楚矣。当为外上升丹纸捻，内服鹿角胶、肉桂、黄芪、党参、炒白术、杜仲、秦艽、归身、东阿

胶、中生地、酒炒牛膝等药，又三剂脓水渐少，酸痛较除，再宗前方又三剂，病去一半，胃气亦强，仍宗前方加川石斛、丝瓜络、松节等，再三剂脓已净尽，惟流黄水，外仍前法，内服浸酒方宣通络脉以善其后，方用：

黑驴皮胶二两 上肉桂七钱 陈皮二钱 秦艽两五 鹿角胶二两 归身二两 党参二两 杜仲二两 枸杞果一两五钱 红花四钱 黄芪二两 生地三两 长牛膝二两 宣木瓜一两五钱 防风八钱 松节八钱 桑枝四两 丝瓜络一条

上用绍酒十五斤，连药入坛，先泡一宿，次日隔汤炖煮一炷香为度，坛口扎紧，勿令泄气。每日早晚随量温饮一二杯，酒完病已愈有八九，又一料平复如初。

按：此症可名股阴疽，若任予一人治疗，或不致如此缠绵。

男子淋症

男子患淋症已两月余，始邀予治。询知从前曾患毒疮，治愈后绝不涉足花柳，此次因浴后受风，忽患淋症，龟头浮肿，俗称风淋者，是为用：

荆芥二钱 羌活钱五 苏叶三钱 泽泻二钱 防风二钱 白芷二钱 川芎钱五 赤苓四钱 甘草二钱 姜两片 葱白五寸

此方连服两剂，略得微汗，龟头浮肿已消，惟淋浊未减，遂改方用：

萹蓄草四钱 泽泻二钱 荆芥二钱 滑石块四钱 瞿麦穗四钱 赤苓四钱 防风二钱 甘草梢四钱 车前子四钱

此方连服两剂，淋症见好，又三剂而瘳。

男子下疳

男子宿娼后先患下疳，继两胯结肿如桃，商治于予。用小败毒汤煎送九龙丹，服后泻两次，即以粥汤补住，不可过泻，恐伤真气。次日专服小败毒汤一剂，下疳已愈，惟胯间结核仍不能消，改用大败毒汤连进两剂，胯间结肿渐欲消释，惟根盘淹滞，不能尽化，乃改用四妙汤两剂消散之，方用：

生黄芪八钱 当归四钱 金银花一两 甘草四钱

妓女疳疮

妓女患疳疮极重，据述为新狎客所染，就予诊治。见其阴户两边肿高几及寸许，中多碎腐，臭水淋漓不断，外用旱螺散扑之，内服：

鲜土茯苓四钱 蜈蚣两条 萹蓄草四钱 连翘四钱 六一散布包，六钱 防风二钱 金银花八钱 瞿麦穗四钱 车前子四钱 柴胡二钱

此方连服两剂，肿势少消，臭水仍复淋漓，当将碎腐处改掺下疳散，内又服两剂，肿消大半，臭水亦少，仍掺下疳散，内改服：

生黄芪一两 忍冬藤一两 六一散布包，四钱 防风二钱 连翘四钱 炒黄柏二钱 泽泻二钱 炒山栀二钱 当归二钱 鲜车前草一棵

此方连服十剂，病已霍然。

按：此系被男子传染而来，闻客曾患梅毒，心常惴惴，临事又恐再染，故于发泄时急提，而射精户外。妓微沾之已成此患，倘若恋情不舍，又不知若何景象矣。予治疗时不知此客为何许人，嗣见面乃予好友，故得其详如此。

某公子马口红癍

某公子前在山东曾患毒疮，治愈后誓不再作冶游。一日来津假寓养病医院，予为院医，故与予周旋数月。忽一日招予密语，自述前在某私娼家春风半度，正在情浓，闻门有斗者，即拔关而出。自

问虽与交锋，而灵犀未透，似不至有他患。不料今日尿管刺痛，龟头及尿道口均有红点数瘢，不知何故，予曰：身既未泄，纵受毒亦属皮毛之疾，何必挂心。日用银花、甘草煎水洗涤数次可矣。越日鼻孔又起两粟，惊为毒已上攻，商治于予，予曰：肺经风热，又何多疑，必欲求为拟方，姑以荆芥、黄芩、炒山栀、桔梗、薄荷、桑叶、甘草等与服两剂，鼻孔疮已无形，惟尿管刺痛依然如昨，尿道口红斑日见开大，坚求再拟一方，予解之曰：无病呻吟，转恐不祥，无已少进解毒之剂以祛君惑可耳，方用：

柴胡一钱 木通一钱 忍冬藤三钱 炒山栀钱五 琥珀研冲，一钱 六一散布包，三钱 连翘三钱 泽泻二钱 鲜车前草一棵

此方连服两剂，尿管刺痛稍减，尿道口斑点仍然，又服两剂，刺痛已除，尿道口红斑仍不能退。予曰：此无妨事，不必再服药矣。彼坚求方，并谓前病业已治好，何必留此污点而靳不我去耶，且近来五更时辄翘然高举，大约肝火甚旺，并求兼顾，予为所嬲，乃拟一方应之，附后：

龙胆草一钱 芦荟钱五 柴胡一钱 川萆薢三钱 连翘三钱 炒黄柏一钱 炒山栀二钱 忍冬藤三钱 六一散布包，五钱 鲜车前草一棵，引

此方连服三剂，尿道红斑虽淡，而胃口转滞，饮食减少，予谆其勿再服药，彼私自又服三剂，红斑已退八九，胃口愈不能纳，日惟饮薄粥数瓯，精神因亦疲惫异常，此由无病服药，自寻苦恼，调养月余才得复元。假使当时信予言即不服药，一月后亦可自愈。

按：此本系小疾。而病人竟惊疑若此。设不遇予，尚不知费若干银钱，吃几多苦水，可笑人也。

农夫横痃块

农夫初夏割麦后担麦归家，行至岸旁，左脚方欲跨上，绳忽绷

断，因而挫跌，兼以本有外感，到家即寒热大作，左胯间结肿，俗名横痃块胀，即邀予治。见其肿处根盘并不散漫，大如鹅卵，但寒热不已。先用荆防败毒散加紫苏去银花、连翘汗解，次日热退身凉，惟腿块较昨稍大，遂为外贴散膏，内服：

陈皮二钱 炙甲片二钱 归尾四钱 长牛膝二钱 刘寄奴四钱 木香一钱 桃仁二钱 炒延胡二钱 泽兰四钱 木瓜钱五 胡桃两枚 酒半斤煎服

上服两剂，肿块消释，再服两剂已泯然无迹。

按：此由努力伤筋，血瘀气阻而成，亦可名为横痃毒。

幼妓年十四岁染毒

幼妓年十四岁，已破瓜。始由阴户微痒，以矾水汤洗，遂见左胯结肿如茄，推之不动，皮色不变，并无寒热，此为狎客染毒而成，起十一二日邀予诊治。询知原委，乃为外贴散膏，内服九龙丹，一服泄出浊秽甚多，次日再一服，又泄不少，已不似昨之腥秽矣。随服四物汤两剂而消，然已淹缠半月之久。

老妓素玉年四十八九岁阴茄

老妓素玉年四十八九岁，阴户靠左忽结肿如茄，石硬，皮色不变，推之不动，几及半年，遍历诸医，绝无一效，久亦漫置之。秋令因患痢疾，请唐静研师诊治，连诊数次，痢已全愈。偶向吾师谈及下体患此恶症，意欲求治，师即以予荐之，次日吾师来条代邀，予即往诊。细察病情乃肝郁不舒，湿痰凝结为患，症殊棘手，姑拟一方试服，附后：

柴胡二钱 炒白芥子二钱 炙厚朴二钱 川郁金一钱 青橘叶钱五 当归二钱 法半夏二钱 杭白芍四钱 茯神四钱 甘草一钱

此方连服五剂，肿处并无动静，病人亦焦急万分，予即辞以另请明医，后不知其所终。

陆姓年三十上下淋症

陆姓，宦途中人，年三十上下，夏令患淋症，初起即邀予治。见其龟头青紫，肿痛夜剧，形寒身热，二便闭结，口苦苔黄，脉数有力，两尺尤甚。询其所繇，云三日前曾与娼妓交接，稍抹春药，希图久战，不料取乐一时，遂酿巨患。现惟早晨封口，溺解后无甚痛楚。今日寒热频来，颇不好受，予笑曰：乐极生悲，循环至理。细揣病情，无非肝肾郁火所致，外用青黛、黄柏、黄连、中黄、冰麝等研末，香油调上，内服方用：

龙胆草二钱 柴胡二钱 川军后下，六钱 芦荟二钱 黑栀四钱 连翘四钱 胡连二钱 黄柏二钱 丹皮二钱 泽泻二钱 马鞭草六钱 甘草梢二钱

此方有陆君之友见而谓予曰：陆君之病固系肝肾郁火，然身体素弱，恐不胜此重剂也，予曰：无妨。此病此方固自对症发药，但恐一二剂未必遽能达到目的，可勿过虑。病者闻予言，急命其仆持方往购。及药购回，予尚未去，遂嘱其如何熬法，如何服法，指挥毕予方辞归。次早陆即遣纪来邀，急询其昨晚服药后如何情形，答曰夜甚安静。予颇放心，午后往诊，病人见予笑容可掬。当即问以昨晚情形，答曰：疼痛顿减，安睡半夜。复视病状仍旧，予急询其昨方是否照服，云二煎今早始吃下。予曰：不必更方，再服一剂，看若何光景再议。病人又曰：昨方服后，并未走动，不知何故。予曰：病重药轻，药力难到。于是另加元明粉一钱冲服。次早又来邀诊，并约速往，予即随去，询问病状如何，病人答曰：昨晚泻两遍后，今早浑身极快，惟龟头似欲溃烂，请早为我设法。予细阅龟头，并非溃烂，乃青紫悉退，上剥薄皮，状似溃腐。予告以决不溃烂，请放心可也。第尿道口尚有朱砂红点三四粒，此系余毒未净，

还须清澈，遂改方用：

金银花八钱 连翘四钱 瞿麦穗四钱 一枝蒿四钱 威灵仙二钱 赤苓四钱 川萆薢八钱 萹蓄草四钱 滑石块四钱 甘草梢二钱 马鞭草四钱

此方连服三剂，尿道口红点丝毫未退，再服三剂依然如故，不得已改服八宝散一料，每早晚用土茯苓二两煎汤送各五分，如是者二十余日，尿道口红点始泯然无迹。

按：此病龟头青紫，初看甚属危险，倘从此溃烂，则不堪设想矣。纵治之应弦合节，亦须一年半载方能收功。

友人某下疳

友人某年近不惑，平日最喜狎邪游，从未真个销魂。一日在某娼家遇其戚，某乃实事求是者，是夜适为大雨所阻，其戚遂力为作合，友亦面软，因留宿焉。不料春风一度，几丧厥身。次早回寓即召予，具述昨晚之事，云妓名金玉，年仅十四，貌亦中姿，破瓜绕旬日耳。而渔郎初次问津，即已迷其洞口，盘旋左右，约有时许，无计可通，不已勉藉两指，以为先容。讵甫刺进半篙，已涌泉而一泻，精疲力尽，终未得此中佳妙。天明即披衣而起，怏怏归来。尿道口似乎作痒，用银花、甘草泡水洗涤，其痒益甚，予闻之踌躇至再，终不得其原因。友徐曰：若人门户甚狭，据其自言，前度之客亦只春风一度，去不复返，且其私处似尚浮肿，闻前客初次交接，情状亦与余此次相似。予曰：得之矣。前客既系浅尝辄止，则其欲火炎炎，俱已流结玉人外户，以致浮肿，今君又复难进易退，是为两火相争，直与两精相对无异，恐七天后必生妒精疮。虽无大害，然必须慎口腹，忌失眠。予因深知吾友平日嗜赌，俾昼作夜，且酷嗜海鲜，故以此两事再三戒之。乃言谆听藐，仍旧通宵达旦，麻雀叶子接连七八夜未曾间断。至第九日忽飞函来招，予即前往，见渠已呻吟床褥，低声呼救我。予曰：近状若何？答曰：不听君言，已遭大祸。予讶曰：何致如此？渠乃羞涩出其势，请视则已。龟头紫黯，稍浸血水，厥状将腐。予急询其近日作何消遣？云此七八宵无时不与中发白为缘，梁山泊诸君相结识，每至天明，解衣少睡一觉，醒来又复集合，直至昨早始觉龟头满沾狗皮褥上之毛，当用水慢慢洗下，陡见龟头微露青紫。适有友人在此，谓无妨碍，可速向西药房买花柳消毒水。因即遣人买一小瓶来，连上六七次，一夜疼痛难忍，遂成如此病状。予曰：不必怨药水，当怨自己不慎口腹，不早睡，若听予言，那能如此？友人长叹曰：悔不能从，致肇此祸，然事已如此，还得设法援手。予曰：病势虽凶，尚无妨害，并将治愈陆症详细告之，君恙固较陆症为重，然治之得法，亦不过多费时日耳，请放心可也。于是外用黄柏、黄连、人中黄、人中白、冰、麝六味研细末，香油调上，内服：

胆草二钱 当归二钱 银花四钱 芦荟二钱 一枝蒿四钱 连翘四钱 柴胡二钱 威灵仙二钱 六一散布包，四钱 防风二钱 皂角子十四粒 川萆薢一两

此方连服两剂，龟头青黯依然，疼痛仍不少减，且发热食少，于是外仍上前药，内服止痛丸五粒先定其痛，并另留十五粒令其晚上疼甚再服，止则勿服，内另拟方用：

炙乳香二钱 柴胡二钱 胡连二钱 炙粟壳二钱 银花八钱 黑栀二钱 芦荟二钱 连翘八钱 一枝蒿四钱 六一散布包，六钱

此方连服两剂，疼痛已止，身热亦轻，惟龟头青黯，益见开大，扪之不甚疼痛，渐欲腐烂。于是先用槐枝、忍冬藤、甘草煎水洗之，然后用玉红膏摊纸包贴龟头，油纸上预剪一口，以便小溲，内服改方用：

生黄芪八钱 皂角子十四粒 土茯苓二两 忍冬藤八钱 连翘四钱 白鲜

皮四钱 防风二钱 长牛膝二钱 甘草二钱

此方连服两剂，龟头青黯已化血水，渐次脱下，尚有一半，似乎坚硬，外仍照前法，内将前方略为加减，连服两剂，其龟头先腐烂处已露新肉，其一半坚硬处亦腐烂，血水淋漓，仍令照前洗方日洗一二次，外用玉红膏稍搀升丹，摊油纸包贴，内仍照前方又服四剂，龟头青黯溃烂已脱，满露新肉，尿道口早莫能辨，至此阴茎竟不识为何物，惟有巉凸嶙峋，与假山石无异而已。于是外用白九一丹外掺于烂处，用大鲫鱼膏剪口罩贴，另用软帛外裹，日易三五次不等，遇小解后即换，内改服方用：

生黄芪六钱 川芎一钱 忍冬藤四钱 野党参四钱 当归二钱 川萆薢八钱 土炒白术二钱 杭白芍四钱 连翘四钱 白茯苓四钱 生地四钱 甘草二钱 姜两片 红枣两枚

此方连服十五剂，龟头已满长平，尿道口亦约略可辨，斯时膏药不用，惟用灯花纸梢抹玉红膏罩于新生肉上，外仍用软帛包之，止不服药。正在施治时适有两友在旁，谓予曰：先生治此重症，不满一月完功，可谓神妙极矣，然而龟头已比从前缩小一圈，将来能不与人道，有碍否？予曰：是固无妨，不惟人道不废，即生育亦无碍，惟须保养百日，决无他患。两友闻之叹服不置。

按：此病若不遇予，纵无性命之忧，然淹缠床褥一半年乃意中事耳。

同乡某龟头烂去一半

同乡某，龟头烂去一半，即邀予治，见其龟头巉凸嶙峋，与假山石一样，疼痛夜不能卧，如此情形，颇难措手，先用槐条、花椒、透骨草、银花、甘草等煎水洗之，外掺月白珍珠散，似棉纸蘸麻油盖贴，内服方用：

生黄芪八钱 防风二钱 一枝蒿四钱 土茯苓二两 当归二钱 威灵仙四钱 白蘚皮四钱 银花八钱 连翘八钱 皂角子十四粒 甘草二钱

上水煎好，送八宝散一钱，分两次服。

此方连服四剂，溃烂处满长新肉，外仍用前法，内服改方用：

生黄芪八钱 土炒白术二钱 连翘四钱 野党参八钱 泽泻二钱 川萆薢八钱 忍冬藤八钱 生苡仁米八钱 黄柏二钱 当归二钱 赤苓四钱 甘草二钱

此方连服五剂，龟头新肉已平，外改掺白九一丹，鲫鱼膏罩，再用软帛裹之，内服改方用：

生黄芪八钱 当归二钱 大生地六钱 野党参八钱 川芎一钱 川萆薢八钱 土炒白术二钱 银花八钱 连翘四钱 白茯苓四钱 炙龟板八钱 甘草二钱

此方连服十剂，龟头长好，惟略缩小，止不服药，亦不贴膏药，惟用棉纸蘸麻油罩之，软帛裹之，如此十余日告痊，但其龟头则比常人缩进半寸不生，知其细君见之当如何惋惜矣，一笑。

某君年六十岁下疳

某君年已六旬，初患下疳不治，龟头渐次溃烂，初不觉疼，惟痒。厥后日夜疼痛，始邀予治。见其年虽六旬，而精神容貌不过四十许人，龟头溃烂两处，大者如蚕豆，小者如黄豆粒，当用米泔水掺以银粉散，并令痛时服止痛丸五粒，内服方用：

柴胡二钱 一枝蒿四钱 当归二钱 川萆薢八钱 防风二钱 银花八钱 炙木鳖二钱 威灵仙二钱 连翘四钱 甘草二钱 泽泻二钱 炙乳没一钱

此方连服两剂，病情无甚增减，疼痛已除，破处改掺旱螺散，内服改方：

土茯苓二两 炙木鳖二钱 蝉衣二钱 威灵仙二钱 川军四钱 虾蟆一个 蜈蚣两条 黄柏二钱 银花八钱 全蝎两只 川连二钱 连翘四钱 甘草二钱 泽泻二钱

此方连服两剂，破处色已转淡，改掺月白珍珠散，内服改方：

生黄芪一两 连翘四钱 生苡仁八钱 川萆薢一两 黄柏二钱 白鲜皮四钱 忍冬藤八钱 泽泻二钱 防风二钱 皂角子二钱 甘草二钱

此方连服三剂，破口已生新肉，且渐缩小，仍掺月白珍珠散，内不服药，如此旬余完好如初。闻此老虽年已六旬，犹少年情性，平日狎妓宿娼，月无虚度，年轻时从未受过折磨，此次小创殆毕生初次耳。

童子年十五岁冬天浴后受风茎肿

童子年十五，冬天沐浴后受风，茎头浮肿，亮如晶球，恶寒发热，脉浮紧，苔白，就予诊之，即用辛香表解：

荆防风钱五 前柴胡钱五 炒枳壳钱五 羌独活钱五 桔梗二钱 赤苓四钱 紫苏叶二钱 川芎一钱 浮萍草三钱 甘草一钱 姜两片 葱白三寸

此方服后汗出如洗，茎头浮肿消去大半，据述小溲刺痛，色赤如血，口苦苔黄，别无他苦，此系寒风化热，改方：

上琥珀研冲，一钱 连翘四钱 川连二钱 萹蓄草六钱 木通二钱 马鞭草四钱 瞿麦穗六钱 通草一钱 甘草梢二钱 灯草三十寸 竹叶三钱

此方连服两剂，诸患霍然。

亥 部

水旱鹤膝风、膝盖痈疽、委中毒

按：膝盖乃足三阴三阳会聚之所，是处生疮最难疗治。旱鹤膝系风寒湿邪乘三阴亏损而入，初起漫肿无头，皮色不变，一味酸痛，足难履地，久久膝愈大而腿愈细，形同鹤膝故名。治早亦可消释，失治遂成残废。水鹤膝系湿热下注，小儿多生此症，初起浮肿，色红，酸痛，早治服萆薢渗湿汤或羚羊角散亦可消释；迟则成形，用火针刺溃即可收功。膝盖痈较水旱稍小，初起焮肿，七日成形。膝盖疽初起粟瘰，焮肿色紫，溃破亦如蜂房。此两症均系湿热下注而成。委中毒系湿热挟瘀，流注腘中，因而结肿，筋缩不伸，是处属膀胱经，农夫多患此症，因夏天戽水努力，挣伤络脉所致。初起宜渗湿消瘀通络，亦可消释，迟则成形，须用火针刺破，不可用刀，因是处多经络故也，若刀伤络脉，虽无性命之忧，然亦终身残废矣。

治验

谢童年十二岁旱鹤膝风

谢姓童，年十二岁，髫年失怙，母氏多病，疏于管束。当五六岁时，每逢酷暑日往冰窖避暑，稍长则于夏秋两季移榻冰窖，习以为常，日久阴寒之气中于溪会，膝盖漫肿，初不介意，厥后步履艰难，始就予治。见其膝盖肿势颇大，上下俱瘪，已成鹤膝风大症，遂告其母曰：此病要好，非服药百剂不克奏功，若乱投医药，则仆无能为力，请早自为计。其母曰：慕名奉请，还求设法，如先生治不好，只可怨命，断不向他处求治矣。于是将其膝眼各贴以散膏，内服方用：

独活二钱 柴胡一钱 五加皮二钱 广寄生四钱 连翘二钱 蚕沙四钱 赤苓四钱 桂枝二钱 黄柏一钱 升麻四分 牛膝二钱 松节四钱

此方连服三剂，又来就诊，病情毫无动静，膝眼仍贴散膏，内服改方用：

生地四钱 桂枝二钱 川萆薢四钱 川断四钱 威灵仙二钱 独活二钱 炙龟板四钱 蚕沙四钱 五加皮二钱 长牛膝二钱 广寄生四钱 夜交藤四钱

此方照服四剂，又来就诊，病情仍无动静，据述日来酸痛较重，余俱照旧。于是外治改用姜葱膏摊布贴于膝盖膝眼内，又改服方用：

大熟地麻黄三分同打，八钱 炒白芥子二钱 正号鹿角胶二钱 制附片一钱 炮姜炭三分 炙龟板四钱 上肉桂丸药汁送下，六分 甘草一钱 秦艽二钱 长牛膝二钱 夜交藤四钱

此方连服十剂，又来就诊，据述病势见好，酸痛较轻，然细阅病状毫无增减，外仍用姜葱膏布摊贴，内照前方再服十剂，看其如何再议。服完又来就诊，病情一仍其旧，外敷照前，内又服二十剂，仍不应，外改贴散膏三张，膝盖、两膝眼各一，内照前方再二十剂，至此统计前后服药已六十多剂，病势仍无动静。予甚焦急，其母转从容慰予曰：先生幸少安，此病根原已五六载，先生治仅两月，病情外状虽未见甚功效，而小儿近来饮食加增，精神颇好，总算功效。予闻之心深服其能知治病之难出之女流之口，尤属罕观，于是外敷改方用：

上肉桂面三钱 生附子三钱 干姜六钱 淡吴萸四钱 生南星四钱 生半夏四钱 硫黄三钱 木香二钱 红花二钱 母丁香四钱 炙乳没二钱 当归四钱 上血竭四钱 台麝香一钱

上共晒，研细末，用粗布两方铺艾绒四两，将药面摊艾绒上，再铺艾绒，做成护膝，用带四条系扎膝上，内服方用：

制附片钱五 上肉桂面冲，八分 炒白芥子三钱 正号鹿角胶三钱 炮姜炭五分 巴戟肉四钱 大熟地麻黄五分同打，一两 甘草一钱 仙灵脾三钱 独活二钱 蚕沙四钱 长牛膝二钱 夜交藤四钱

此方连服十剂，又来就诊，据述日来病情颇好，腿能转动伸屈，从前膝盖冰冷，现已转热，且久无汗，今已有汗，岂非大见功效乎？惟饮食不香，或系前日多食煎粽子之故。予闻之遂另拟方，暂不服前药，用：

神曲炭钱五 槟榔炭一钱 炙内金钱五 炒莱菔子一钱 陈皮一钱 砂仁壳一钱 炒麦芽钱五 炒枳壳一钱 藿香钱五 姜两片

此方连服两剂，饮食照旧，膝盖颇见轻减，遂令将前附片一方再服二三十剂，不必另更方矣。服至百余日后，其母已携子偕来叩谢，予见其履步，已健复如初矣。

按：此病治之本不甚易，予首用独活寄生汤，接用加味阳和汤，一丝不乱，始能完全奏功。然予治虽属得法，实亦由其母信之坚定，傥胸无主张，尚能保全其爱子乎？

李童年七岁旱鹤膝风

李姓童年七岁，患鹤膝风已两载有奇，始就予治。见其左盖漫肿无头，色白不变，然上下并未见瘪，惟疼痛不时，艰于行走耳，遂外贴散膏两张，内服方用：

独活二钱 长牛膝二钱 炙虎腿骨二钱 蚕沙四钱 白茄根四钱 川断四

钱　威灵仙二钱　秦艽二钱　炙龟板四钱　当归二钱

此方连服两剂，疼痛较减，余无动静。再服两剂，又来就诊，见膝盖肿势较轻，疼已大减，惟尚不能伸屈转动，且素患腹痛溏泄，似痢非痢，日夜多次，肿处仍贴散膏，内服改方用：

土炒白术二钱　白芍肉桂五分同打，四钱　补骨脂二钱　独活二钱　煨葛根二钱　煨木香八分　泽泻二钱　煨肉果一钱　制川朴一钱　炒扁豆皮四钱　姜两片

此方连服两剂，腹痛溏泄俱减，膝盖肿势依然。再服两剂，又来就诊，询知腹痛溏泄已除，因即专治膝症。外敷回阳玉龙膏烧酒调上，内服改方用：

大熟地麻黄二分同打，六钱　上肉桂丸药汁送下，五分　五加皮二钱　正号鹿角胶钱五　炮姜炭二分　制附片五分　炒白芥子钱五　甘草五分　独活一钱　夜交藤四钱　松节六钱

此方连服三剂，膝盖颇见松动，略能伸屈。再服五剂又来就诊，见其膝盖肿已全消，亦能下地行走，惟不能步武，外不敷药，内改方用：

防风一钱　野党参四钱　羌活一钱　熟地附片五分同炒，四钱　生黄芪四钱　川芎一钱　杭白芍肉桂五分同炒，二钱　当归二钱　土炒白术二钱　长牛膝二钱　炮姜五分　杜仲炒，三钱　甘草一钱

此方连服五剂，步履如常，止不服药。嗣其父赠予一匾曰：和缓重生。

按：此童虽患病日久，然膝上下并未见瘦，乃似鹤膝而非鹤膝者，初亦不料治愈如此之速。

李姓妇年六十外膝盖痛

李姓妇年六十外，夏天上冢，因受地内湿热薰蒸，返寓即膝

盖浮肿，寒热如虐，不三日膝眼溃破如目，膝盖溃破如嘴，医者咸谓此人面疮也，谢不能治，举家惊惶无措，乃邀予治。予见老妇面善心慈，口中念佛，谓予曰：我一生未曾造孽，何竟患此恶症？是否即人面疮，先生总要救我。予笑谓之曰：此非人面疮，乃佛面疮，因汝平生念佛心诚，故现其形于汝身上。老妇信以为真，连宣佛号不置。常为外用黄连膏罩之，内服清热利湿之剂，方用：

川萆薢八钱　银花八钱　独活二钱　川连二钱　黄柏二钱　赤苓四钱　连翘四钱　泽泻二钱　防已二钱　长牛膝二钱　六一散布包，四钱

此方连服两剂，膝眼膝盖疮口已露新肉，仍用黄连膏罩之，内服改方用：

藿香二钱　川萆薢六钱　生薏仁米八钱　制茅术二钱　忍冬藤四钱　通草一钱　制川朴钱五　连翘四钱　秦艽二钱　泽泻二钱　黄柏二钱　牛膝二钱　六一散布包，四钱

此方连服三剂，疮口已敛，用小纸膏抹黄连膏罩之，止不服药，不数日痂落平复如初。

按：此病系在野地感受湿热，并非要症，乃医者以人面疮三字吓之，未免丧心病狂。

妇人年二十外膝盖痛

妇人年二十外，夏令忽右膝盖焮肿通红，筋缩不伸，形寒身热，疼痛夜甚。起三日即邀予治，知系湿热挟瘀症，外用如意散葱汁酒调敷患处，内服：

川萆薢四钱　秦艽四钱　生米仁八钱　刘寄奴四钱　泽泻二钱　忍冬藤四钱　炒黄柏二钱　六一散布包，四钱　通草一钱　归尾二钱　桑枝酒炒，一两　夜交藤酒炒，六钱

此方连服两剂，疼痛已减，红色渐淡，筋屈稍舒，仍用昨方又两剂，不数日而安。

按：此可名水鹤膝，亦可名膝盖痈。

男孩年五岁水鹤膝风

男孩年五岁，夏令右膝焮肿，色红如火，不能伸屈，疼痛发热，扪之灼手，目睛红赤，外用如意散葱酒调敷，内服：

羚羊片先煎，一钱 元参四钱 炒山栀二钱 丹皮二钱 象贝母四钱 双钩藤后下，四钱 桑叶四钱 连翘四钱 夏枯草二钱 甘草一钱 鲜荷梗去刺，一尺 夜交藤四钱

此方连服两剂，热退身凉，目睛红色已无，惟膝盖焮肿色红不甚松减，筋曲仍然，遂改方用：

川萆薢四钱 生米仁四钱 宣木瓜一钱 秦艽四钱 忍冬藤四钱 连翘二钱 防己二钱 长牛膝二钱 六一散包，四钱 泽泻二钱 桑枝四钱 夜交藤四钱

此方连服两剂，膝盖红肿均退，筋亦舒利，又两剂诸病霍然。

按：此症名水鹤膝，系风湿侵足三阴，积久化热。予首方用羚羊角散，以其两目赤红故也，似与下焦毫无关会，不知吴鞠通有言：治上不碍中，治中不犯下。若一牵混，反不奏功，是宜划清界限。先清上焦，俟上焦邪解，然后再治下部，反可速效。观于此症治法，岂不信然？

周姓男子年二十四五岁旱鹤膝风

周姓男子，年二十四五岁，平日喜狎邪游，且善唱歌，偕之游者日繁有徒，酒色流连，归家时少，群居终日，达旦通宵，日往月来，形神交困。初觉左膝隐隐酸痛，毫不介意，渐至不能行动，膝

盖亦渐肿起，内热夜甚，乃邀予治。见其形容削瘦，面色枯白，询其吃鸦片烟否？答以偶吸一二口，无瘾。膝盖肿势不甚，色白不变。知系旱鹤膝风症，乃嘱病人曰：宜好好保养，还可缓图，若不谨守戒忌，后患不堪设想。彼固唯唯听命，然遵否则不敢必矣，当即用阳和汤与服：

鹿角胶酒溶化兑服，三钱　上肉桂研冲，一钱　大熟地一两，砂仁一钱拌炒　生麻黄一钱　炒白芥子四钱　炮姜一钱

此方嘱令照服十剂再看。彼服四剂，见无动静，即另请蒋心一治之数次，不效，更请缪礼和治之数次，亦不效，又就李遇良、蒋溥泉治之，终不见效。如此已近半载。忽一日又邀予诊，见其膝盖肿如小西瓜样，大腿大肉已脱，腓腨胫骨亦瘪下，所谓膝愈大而腿愈细，与鹤膝无异。形神痿顿，益不如前，日晡潮热，口渴舌干无液，疼痛夜甚，坚辞不治。病者之女再三恳求，勉拟：

细生地四钱　枸杞果四钱　大麦冬四钱　夜交藤八钱　元参四钱　朱拌茯神四钱　白归身二钱　青蒿四钱　酒炒长牛膝二钱　五味子一钱　钗石斛四钱　莲子心五钱

此方本属隔靴搔痒，服两剂后诸病似见减轻，又邀予治，乃改用：

大熟地摘碎，一两　枸杞果四钱　独活二钱　蚕沙四钱　夜交藤四钱　山萸肉二钱　桑寄生四钱　松节八钱　全当归二钱　酒炒牛膝二钱　盐水炒杜仲四钱　桑枝八钱　络石藤四钱

此方连服三剂，内热已无，肿痛仍旧。又服五剂，肿痛虽不减，而筋脉觉舒利，乃病者不慎口腹，多吃油腻之物，致患红白痢疾。又邀予治，见其如此，乃曰：一波未平，一波又起，我实无法，且痢疾系内症，速另请专科治之，藉此推郤。嗣闻延至一月多而殁。

按：此等病本系败症，若一丝不乱，治之得法，或可带疾延年，乃今日邀张，明日更李，游移不定，且不守戒忌，不死何待。

妇人年三十六七岁旱鹤膝风

妇人年三十六七岁，患鹤膝风症几及半年，诸医罔效，托予友介绍，邀予治之。见其膝盖虽肿大不堪，而腿胫并未瘦瘪，似鹤膝而尚未成者。色白如常，疼痛夜甚，筋缩不伸，索阅前服诸方，亦无背谬，不过皆隔靴搔痒耳，为拟外用敷药：

上肉桂二钱 生黄芪六钱 干姜二钱 炙乳没二钱 白芥子四钱 生川乌二钱 当归四钱 细辛二钱 防风四钱 生草乌二钱 降香二钱 白芷二钱 台麝五分 红花二钱

共研细末，酸醋炖热调敷，如不沾，稍加白面或蛋清。内服方用：

虎胫骨四钱 菟丝饼四钱 桑寄生四钱 蚕沙四钱 鹿角胶三钱 秦艽四钱 独活二钱 松节八钱 大熟地一两 上肉桂研冲，一钱 五加皮四钱 宣木瓜三钱 海风藤四钱 夜交藤六钱 桑枝八钱 络石藤六钱

此方令其服五剂后看如何再议。内服外敷一如所嘱。复邀予诊，见肿处稍有活动，知已应手，虽筋缩不伸，然此病根深蒂固，那得刻期奏功？仍令照方再服十剂，仍敷前药又十数日，复邀予治。见肿势渐就消释，筋脉亦觉流利，外照前法，内改方用：

大熟地一两 炙虎膝骨四钱 川桂枝二钱 五加皮四钱 枸杞果四钱 防风二钱 川萆薢六钱 全当归二钱 制首乌八钱 宣木瓜二钱 秦艽四钱 杜仲四钱 独活二钱 桑枝八钱 油松节八钱

此方连服十剂，肿已全消，惟筋脉尚欠舒利，乃改拟浸酒方，用：

虎胫骨酥炙，两对 鹿角霜一两 五加皮一两 秦艽八钱 川萆薢一两

大熟地四两 威灵仙六钱 木瓜六钱 防风钱五，煎汁炒 生黄芪一两 嫩桂枝八钱 细辛四钱 杜仲一两六钱 蚕沙一两 桑寄生一两 枸杞果一两 牛膝一两二钱 当归一两二钱 桑枝四两 络石藤四两 松节四两 瓜络一条

上药各选上品，用绍酒十五斤，连药入坛泡一宿，次早隔汤炖煮一炷香为度，每早晚温服一二杯。一料服尽，病已去有八九，再一料平复如初。

按：此名旱鹤膝，本属痼症，所幸病在妇人调养得宜，正气亦不十分亏损，所以能奏全功，若在男子，恐不能如此之易。

妇人年三十外膝盖痛

妇人年三十外，产后未满百日，先患浑身湿肿，四肢尤甚，无力医治，耽延两月，左膝忽然浮肿酸痛，筋不能伸，邀予诊治。见其头面四肢浮肿最甚，面黄唇白，左膝肿痛，似此病甚夹杂，颇难着手，为拟早晚各服一方，早方用：

炒茅术钱五 连皮茯苓五钱 车前子布包，三钱 上肉桂研冲，七分 制厚朴钱五 大腹皮钱五 泽泻钱五 陈皮七分 滑石块三钱 通草一钱 姜皮五分

晚服方

川桂枝二钱 川萆薢四钱 宣木瓜二钱 防已二钱 独活二钱 五加皮二钱 泽泻二钱 盐水炒杜仲四钱 蚕沙四钱 赤苓四钱 桑枝酒炒，四钱 丝瓜络一段 松节八钱

此方各连服三剂，后杳无音信，不知究竟如何。越十数日又邀予诊，见病人似已脱然无恙，询知前方服后极效，遂日各服一剂，现已服至八九剂矣，浮肿全消，惟膝肿犹未尽释，筋脉尚欠舒利，余无他患。外贴散膏，内服：

秦艽二钱 川桂枝二钱 鹿角霜二钱 独活二钱 防已二钱 川萆薢四钱

夜交藤四钱　蚕沙四钱　制茅术二钱　盐水炒杜仲四钱　木瓜一钱　五加皮二钱　桑枝酒炒，六钱　丝瓜络一段

此方连服三剂，又邀予诊，见其肿势虽未尽消，而筋脉已能舒利，行走时亦无人觉其患病矣，再三剂平复如初。

按：此病系脾虚湿聚，与他鹤膝风不同，所以奏效较速。但此病并不难治，只要看清病之原委，自然迎刃而解。若当日不用两方并进，纵无大害，亦必淹缠矣。

男子年六十外膝盖痈

男子年六十外，夏令在田工作，忽左膝盖起一白粟，微痒，搔破浸黄水，当觉行走不甚方便。回家随寒热交增，次早热解，而膝盖破皮处已觉肿大，疮口紫黯，疼痛且痒。向药肆买拔毒膏贴之，不数日疮口已大如洋钱，痛肿日甚，乃邀予诊。见其疮口紫黯，已有顽腐，将脱未脱，用手挤之，半脓半血，胯间因痛起结核，肿势绵亘尺许，色红，内热不清，势颇弗善。外上升丹、疽药两换，内服：

川萆薢六钱　秦艽四钱　连翘四钱　当归二钱　生黄芪四钱　忍冬藤八钱　白芷二钱　防风二钱　角刺二钱　甘草二钱　炒山栀二钱　通草一钱　桑枝四钱　鲜荷叶一角

此方连服两剂，内热已清，红肿较淡，腐已脱。外仍上前药，内服改方：

川萆薢四钱　盐水炒黄柏二钱　赤苓四钱　连翘四钱　滑石块二钱　六一散布包，四钱　炒泽泻二钱　忍冬藤四钱　细生地四钱　通草一钱　桑枝六钱　夜交藤四钱

此方连服三剂，肿势大消，疮口已长新肉，完功在即。但病人素好劳动，已自持杖内外缓行，予力嘱不可，缘此处皮肉较薄，若

行动恐伤新肉，且伤口扯伤，必又缠绵时日。外掺白九一丹，以玉红膏摊纸罩之，内服：

潞党参四钱 炒白术二钱 酒炒归身二钱 秦艽二钱 细生地四钱 酒炒长牛膝二钱 炙黄芪四钱 炙草一钱 川萆薢四钱 杭白芍四钱 桑枝四钱 丝瓜络一段 夜交藤四钱

此方连服数剂，疮口虽无变动，但弛大不收。予谓病人曰：嘱汝不要劳动，偏不见听，以致疮口久不收敛，速遵予嘱尚无妨，否则淹缠月日，殊不可料。外仍宗前法，内照方加制附片一钱，又服四五剂，疮口果敛。

按：此名膝盖痈。

男孩年十四五岁跌破成痈

男孩年十四五岁，少孤，母藉针黹糊口，孩卖花生瓜子以助生活。一日地方赛会，被人挤跌桥下，幸桥不高，无大伤，而膝盖为瓷锋戳破，匆迫之际，流血与否不得而知。初不觉痛，到家始见如人嘴一条破痕，且知痛楚，兼发寒热，延至四五日方邀予治。见其寒热不解，破处仅流黄水，而肿势绵亘尺许，色红，按之灼手，破处用七厘散掺之，玉红膏摊纸罩贴，内服：

炙山甲二钱 酒军四钱 泽兰四钱 炒元胡二钱 刘寄奴四钱 桃仁泥二钱 赤芍二钱 归尾二钱 陈皮一钱 长牛膝二钱 胡桃两枚，连壳打酒两杯兑入

此方连服两剂，肿势已消其半，又服三剂诸病霍然。

按：此病在他人治之，以为如此寒热，自宜从此处着手，予独用消瘀活络之剂亦竟奏功。盖此寒热非因外感，当时桥下无水，亦未着凉，寒热从何而来？故确认定系瘀血凝聚为患，所以不治寒热而寒热亦止。大凡治病，必先究其所以然，始无差误。

女孩年七八岁膝盖痈

女孩年七八岁，夏令忽右膝盖浮肿色红，发热不解，即邀予治。外用如意散葱汁酒调敷，内服：

川萆薢四钱　泽泻二钱　连翘四钱　枯芩二钱　牛膝二钱　赤苓四钱　藿香二钱　六一散布包，四钱　炒山栀二钱　忍冬藤四钱　通草一钱　鲜荷梗一尺

此方连服两剂，热退肿减，色亦淡。外贴散膏，内改方：

川萆薢四钱　忍冬藤四钱　赤芍二钱　秦艽二钱　连翘二钱　长牛膝二钱　泽泻二钱　防己二钱　六一散布包，四钱　桑枝四钱　丝瓜络一段

此方连服两剂，诸病已愈八九，又三剂即泯然无形。

按：此名膝盖痈。

男子委中毒

男子膝弯漫肿色红，筋曲不舒。邀予诊时起已有两候，按之微觉引手，即用火针刺破，出如豆汁脓约两杯，外用升丹纸捻，内服：

羌活二钱　全当归三钱　秦艽四钱　赤芍二钱　黄柏二钱　忍冬藤四钱　白芷二钱　泽泻二钱　川萆薢八钱　防己二钱　川芎一钱　甘草一钱　桑枝酒炒，六钱　丝瓜络一段

此方连服两剂，又邀予诊，肿消脓少，半带红水。仍用前药捻，内改方用：

制茅术二钱　全当归二钱　丝瓜络一段　炒黄柏二钱　细生地四钱　陈皮一钱　生黄芪四钱　紫丹参四钱　秦艽四钱　泽泻二钱　桑枝酒炒，四钱

此方连服两剂，脓已无，尚有血水，内不服药，外用升丹掺之，纸膏罩之，又六七日结痂而愈。

按：此乃委中毒轻症，系湿热注于膀胱所致，且开火针时内脓刚有，破后收功较易。若迟几天，内必套大，不但多受痛苦，且收

功必不能速。火针之力不綦大哉，奈何今之病家畏火针如虎，其实与刀一样，并无甚痛楚，不过外观骇人耳。

男子戽水伤筋膝盖痈

男子夏天戽水，挣伤筋脉，左膝弯靠外侧骤然结肿，寒热往来，即邀予治。见其肿块不大，不过筋发胀耳，乃外贴散膏，内服：

藿香二钱 泽泻二钱 枯芩二钱 赤苓四钱 陈皮一钱 连翘四钱 六一散布包，四钱 通草一钱 鲜荷梗去刺，一尺

此方服后，日又邀予诊，见其寒热已退，筋肿仍然，乃改方用：

秦艽二钱 炒丹参四钱 炒延胡二钱 归尾二钱 宣木瓜一钱 刘寄奴四钱 桃仁泥二钱 川芎二钱 牛膝二钱 泽泻二钱 六一散布包，四钱 通草一钱 桑枝四钱 丝瓜络一段

此方连服两剂，筋肿已消，惟行走尚难步武耳。再服两剂诸病霍然。

按：此可名委中毒，亦可名湿热流筋，症极小，治亦极易，惟初方用藿香等利湿清化之味，似乎隔靴搔痒，不知此病必须从此处着手，先令热退身凉，然后用和络消瘀，循序而进。若初用消瘀和络，恐暑湿之邪不化，反不能奏功。

腓腨痈疽、鱼肚毒、胫骨痈疽、臁疮

按：腓腨即俗名小腿肚，是处生痈疽即名腓腨痈疽，就部位而言。又名为鱼肚毒，又名为船底毒，均象形也。小腿肚之前面即胫

骨，故名胫骨痈疽。初起漫肿无头，皮色不变，一味酸痛，二十一日成形为疽，初起焮肿有头，色红为痈。小腿外侧属足三阳经，里侧属足三阴经，总由阴虚，风寒湿热邪乘虚里袭，溃破出红黄白脓可治，若出如稀糊或黏水，中有油花白泡则亦致命。至臁疮亦系湿热下注，初起白泡渐溃，色紫黑，动辄疼痛，有一月半月可愈者，有半年一年方愈者，有三五年而不愈者，有一二十年终亦愈者，虽无大碍，颇属缠绵。

治验

男子年三十七八岁腓腨痈

黄姓男子年三十七八，夏令腓腨患痈，初起小腿肚通痛肿微红，憎寒壮热，邀予诊治。见其根盘虽散大不堪，而中有结核仅如钱许，尚可消释，外用如意散白蜜调敷，内服：

川萆薢四钱　炒茅术二钱　泽兰四钱　东地龙四钱　秦艽四钱　连翘四钱　炒黄柏二钱　归尾二钱　川牛膝二钱　六一散布包，四钱　桑枝四钱　忍冬藤八钱

此方连服三剂，肿势全消，结核尚未化去，外贴散膏，内改方用：

川萆薢四钱　防己二钱　泽泻二钱　秦艽四钱　忍冬藤八钱　炒黄柏二钱　长牛膝二钱　宣木瓜一钱　紫丹参四钱　甘草一钱　桑枝四钱　丝瓜络一段

此方连服两剂，诸病霍然。

按：此名腓腨发，又名腓腨痈。至此症系湿热下注而成，治之早可许消释，若失治或治之不当，或成脓听其自溃，亦有性命之忧，弗以小而忽之。

黄姓男子腓腨痈

黄姓男子年四十外，春间忽右小腿肚里侧近胫骨处结肿，初起结核如桃漫肿，根盘绵亘四五寸，寒热往来。邀予看时已起七八日，见其肿势如此，阵痛夜甚，外用如意散白蜜调敷，内服用：

川萆薢四钱 连翘四钱 秦艽四钱 柴胡二钱 黄芩二钱 牛膝二钱 黄柏二钱 泽泻二钱 通草一钱 甘草一钱 桑枝四钱 忍冬藤八钱

此方连服两剂，寒热已去，而肿痛纤毫未减，势将造脓。外贴文八将散膏，内服用：

角刺二钱 当归二钱 连翘四钱 防风二钱 生黄芪四钱 黄柏二钱 白芷二钱 川芎一钱 长牛膝二钱 甘草一钱 自穿蚕茧一枚 桑枝四钱

此方连服两剂，内脓已熟，用火针刺之，出脓半碗，外上升丹纸捻，内服用：

川萆薢四钱 长牛膝二钱 忍冬藤八钱 生黄芪四钱 细生地四钱 秦艽四钱 防已二钱 黄柏二钱 泽泻二钱 通草一钱 当归二钱 六一散布包，四钱 桑枝四钱 夜交藤八钱

此方连服三剂，脓已少，肿消大半，痛亦停止。再两剂脓净，仅流水。外掺升丹，纸膏罩之，内服：

川萆薢四钱 细生地四钱 杭白芍四钱 炒白术二钱 茯神四钱 紫丹参四钱 当归二钱 丝瓜络一段 酒炒牛膝二钱 炙草一钱 桑枝四钱 炙香红枣两枚

此方连服三剂，诸病尽瘳。

按：此名腓腨痈，亦系湿热下注而成，惟治症有一定次序。此病须先清其寒热，次用托化。若初用托化，寒热不清，成脓反迟，且收功亦必迟慢。学者须从此中留意，庶得医之旨矣。

李运亭鱼肚毒

李运亭大令，乃予兄之谱友，年近五十。夏令右小腿肚结肿，疼痛异常，筋缩不伸，憎寒壮热。邀蜀人某医治之，用小金丹方改作汤剂，方用木鳖、乳没、山甲、当归各四五钱，他药各一二钱不等，连服两剂。肿痛较甚，人亦昏迷，医者尚称可以包治包消，并约不许他人插手。越数日脓成，伊亦不知内脓有无，听其自溃。溃后李君欲邀予治，适予从事河工，及予工竣返津季即招予往诊。见其疮口贴近胫骨，肿势已消，脓水仍淋漓不断。四围尚带微红，此相火内炽。询知溃已月余，筋缩不能着地，疼痛夜甚，且带红白痢疾，内热纳谷不多，形神困惫。是宜舍本求标，疮口彼自有药，为拟内服方用：

炒莱菔子钱五 吴萸二分拌炒细川连一钱 土炒焦术屑二钱 南楂炭二钱 桃仁泥钱五 采芸曲炒，三钱 煨木香一钱 煨葛根二钱 赤苓四钱 炒子芩二钱 荷蒂一枚

此方服后痢疾较减，又邀予诊，仍照前方再服一剂，越日又邀予诊，并邀沈汉卿同诊。予先到，询知痢疾已愈，晚忽又变水泻腹痛，时作干恶，形神益不如前，且素吸鸦片，中虚之人，犹难措手，为拟方用：

姜制半夏二钱 炒白术二钱 紫蔻仁研后下，五分 赤苓三钱 吴萸二分拌炒川连六分 滑石块四钱 姜制厚朴一钱 泽泻二钱 通草一钱 上肉桂研冲，六分 鲜荷梗去刺，一尺 姜汁炒竹茹三钱

此方拟成，沈君亦到，沈诊后立方与予仿佛，遂服沈方，嗣又不知邀谁医治，又六七日而殁。

按：此病系阴虚湿热下注而成。初起用萆薢渗湿汤可以消释，若治之已晚，内脓已成，趁将有时用火针刺破，亦可早日告痊。纵听其自溃，用药一丝不乱，补泻咸得其当，收敛虽延时日，断无性

命之虞。乃某医入手即用小金丹改作煎剂，创千古未有之奇，然在气血壮人或可取效，李则吸烟中虚之人，用此重剂，如何能堪？某本庸医，尚无足责，而李君乃夙称精明强干者，竟孟浪服之，卒致不起，虽曰人事，亦天命耳。

朱姓男子年四十外胫骨痈

朱姓男子，年四十外，夏秋间右胫骨旁结肿散漫，纵横四五寸。先邀蒋心一治之数次。脓成火针刺破，月余不敛，乃邀予诊。见其疮口四围仍隐隐浮肿，稀脓日有一二酒杯，中有油花，如油搅入粥内，且来路极远，从后面旁面托之方点滴流出，否则仅滋润疮口而已。予反覆踌躇，竟莫得其所以然，兼以形神痿顿，纳谷不多，内热口渴，欲辞不治。转思见难即退，从此难症无人治矣，乃外用青九一丹蘸纸捻插入，内服：

潞党参元米炒，三钱 金钗石斛三钱 夜交藤三钱 秦艽钱五 酒炒长牛膝钱五 杭白芍三钱 全当归钱五 丝瓜络一段 炒扁豆衣三钱 地骨皮钱五 煨姜两片 炙香红枣三枚

此方连服两剂，虽无大效，然内热口渴较减。仍照此方再服两剂，内热口渴已除，疮口肿势与前无异。惟夜卧不宁，心跳糟杂，乃改方用：

制西洋参二钱 朱茯神四钱 粉归身二钱 远志肉一钱 夜交藤三钱 酒炒杭白芍三钱 朱拌带心麦冬三钱 金石斛三钱 酸枣仁炒，五钱 丝瓜络酒炒，一段 络石藤三钱

此方连服三剂，腿势似向消化，脓水亦爽利，夜卧亦安，心跳嘈杂已除。仍服此方又三剂，疮口已无脓，仅流黄水。因谓病家曰：至此予方有法施治，谆嘱病人格外小心保养，大约十日内可以完功。疮口仍用青九一丹，内服：

潞党参元米炒，四钱 云茯神四钱 炙黑甘草一钱 炙绵芪四钱 酒炒长牛膝二钱 砂仁拌炒大生地四钱 土炒白术二钱 酒炒归身二钱 炒扁豆衣二钱 夜交藤四钱 煨姜两片 桑枝酒炒，五钱 炙香红枣三枚

此方连服三剂，诸病如前。疮口黄水日少，再服三剂黄水已净，疮口换掺白九一丹，纸膏罩贴。日换一次，过三日以外皆可勿药矣。后果如期而愈。

按：此病系三阴亏损，风寒湿邪乘虚里袭，症极难治。若服药稍不顾到，或无力延医，或今张昨李，断无生望。予为此病煞费苦心，每拟一方踌躇时许之久，始得奏功。嗟呼！医道岂易学哉？凡不知此中之难者，实不明此中之难耳。

费姓男子年四十七八岁胫骨痈

费姓男子，年四十八岁，初秋腿左胫骨里侧忽然焮肿，寒热如疟，次日即邀予诊。见其肿势蔓延，绵亘六七寸，通红如火烙，疼痛宛似刀割，呻吟之声不绝于耳。神色若有愤恨于心者。予反覆踌躇，无可着手，外用如意散白蜜调敷，内服：

藿香二钱 枯黄芩二钱 赤苓四钱 姜半夏三钱 肥知母二钱 制朴钱五 柴胡一钱 六一散布包，四钱 泽泻二钱 甘草一钱 荷梗去刺，一尺

此方连服两剂，寒热已退，肿势亦颇见轻，惟疼痛仍不少减，乃改方用：

川萆薢四钱 连翘四钱 赤苓四钱 秦艽二钱 泽泻二钱 防已二钱 忍冬藤四钱 牛膝二钱 六一散布包，四钱 通草二钱 炙乳没一钱 桑枝四钱 夜交藤四钱

此方连服两剂，肿势虽大消化，痛仍不能止，且胫骨紧靠隐隐有头，按之似觉引手，知内稍有脓象，然紧靠胫骨，未便遽刺，拟托化方：

角刺二钱 当归二钱 白芷二钱 连翘四钱 防己二钱 川萆薢八钱 生芪四钱 秦艽二钱 泽泻二钱 草节一钱 自穿蚕茧一枚 桑枝八钱

此方服后，疼痛更甚。次早即邀予往诊，见其胫骨疮头稍觉高起，遂用火针刺破，出花白脓一二杯，外上升丹纸捻，内服方：

川萆薢四钱 连翘四钱 赤苓四钱 忍冬藤四钱 泽泻二钱 通草一钱 细生地四钱 秦艽二钱 六一散布包，四钱 桑枝四钱 丝瓜络一段

此方连服两剂，脓水忽点滴全无，发热齿燥，神昏谵语，又邀予诊。见其情形，殊属不解，身热灼手，目睛通红，两手向床沿乱拍，此必心内难受已极，语亦呢喃莫辨。病实棘手，欲辞之，病家信予既深，病又未有他人加入医治，踌躇再四，无可推托，勉拟一方以尽人事，方用：

犀角摩冲，一钱 丹皮二钱 炒山栀钱五 羚羊片先煎，钱五 鲜生地五钱 元参三钱 连翘三钱 细川连钱五 朱茯神三钱 双钩藤后下，三钱 竹叶二十片 朱衣灯心三十寸

另加牛黄清心丸一粒药汁送下。此方药未服半已殁。

按：此病原系湿热下注而成。经予始终一手医治，中忽生变，竟致不起，怪哉。

朱姓年五十岁胫骨疽

朱姓，年近五十，春季左腿胫骨患痈，月余不痊，邀予诊时已经多人治疗。见其胫骨里侧溃破，疮口弛大，脓出灰紫，中有油花。且形容瘦削，日晡潮热，纳谷无味，自汗盗汗，此乃正虚邪恋之症。一再踌躇，莫有治法，姑为外用青九一丹，内服：

制西洋参钱五 杭白芍三钱 生黄芪三钱 香青蒿钱五 丹皮钱五 夜交藤三钱 细生地四钱 生牡蛎四钱 归身二钱 钗石斛三钱 浮小麦五钱 炙红枣一两

此方连服三剂，诸病略减，仍令照方再服两剂，竟不复邀予治，另请蒋心一治之，不及半月而殁。

按：此病本不易治，三剂而后竟已易医，是自速其死也，与我无尤。

妇人年二十四五岁臁疮

妇人年二十四五岁，素患臁疮，人传秘方，治之辄愈。是年夏令旧症复发，两胫骨里侧各患一疮，疮口浑如牛眼。措之辄流鲜血，彻夜呼号，不能步履。兼以信水又来，更为剧烈。邀予诊治，当即将其疮口用蜈蚣煎桐油灌洗，血仍不止。乃改用猪婆粪泡水洗之，血止不流。外上二妙散，麻油调摊，作隔纸膏贴之，内服方用：

东地龙三钱 黄柏二钱 六一散布包，四钱 连翘四钱 川萆薢八钱 长牛膝二钱 细生地四钱 秦艽四钱 宣木瓜一钱 桑枝四钱

此方连服三剂，疼痛较止，疮口黑腐稍退，仍上前膏，内服方用：

川萆薢四钱 当归二钱 牛膝二钱 泽泻二钱 防己二钱 细生地四钱 赤苓四钱 秦艽四钱 六一散布包，四钱 桑枝八钱

此方连服三剂，疮口黑腐已净，且长新肉，内又连服数剂，外用：

煅人中白钱五 金银花一钱 梅片二分 黄柏一钱 炉甘石一钱 白芷五分 轻粉一钱 青黛五分

共研细末，花椒灼香油调上，月余全愈。

妇人年二十四五岁臁疮

妇人年二十四五岁，素患臁疮，自有秘方施治辄愈。一日适逢

酷暑，旧症复发，两胫骨里侧各患一疮，疮口浑似牛眼，措之辄流鲜血，彻夜呼号，加以信水又来，更为剧烈，当即将其疮口用蜈蚣煎桐油灌洗，血仍不止。乃改用猪婆粪泡水洗之，血即不流，外上二妙散麻油调摊，作隔纸膏贴之，内服东地龙、川萆薢、黄柏、牛膝、六一散、细生地、连翘、炒丹皮等三剂。疼痛较止，疮口比前大加倍蓰，盖坏肉已去，新肉渐生，仍服前方，外用：

轻粉一钱 白占另钱五 铅粉钱五 飞甘石二钱 黄占另钱五 东丹一钱 梅片二分

上研细末，另买素烛一支去挺。将前药及黄白占等调和一处，加香油少许，隔汤炖烊，用纸摊作隔纸膏式，针戳数孔，贴疮口。初日一易，五日后间日一易，又五日后三日一易，统计前后不满一月收功，且愈后永不复发。

室女臁疮

室女，冬令左胫外侧患臁疮，大如手掌，疮色紫黯，腥秽不堪，疼痛发热，形容憔悴。日惟吃薄粥两碗而已。邀予诊治，见其肿势极大，且周围红晕，外上二妙散调香油摊膏贴之，内服：

川萆薢四钱 黄柏二钱 秦艽二钱 川朴钱五 防已二钱 六一散布包，四钱 忍冬藤四钱 牛膝二钱 泽泻二钱 防风二钱 炒米仁四钱 连翘四钱 桑枝四钱

此方连服三剂，热退肿消，疮口紫色渐转红活，外仍用二妙散调贴，内服：

细生地四钱 当归二钱 泽泻二钱 东地龙四钱 木瓜二钱 六一散布包，四钱 黄柏二钱 川萆薢八钱 通草一钱 桑枝四钱

此方又服三剂，腐肉净，新肉生，乃改方用：

生黄芪四钱 当归二钱 忍冬藤四钱 炒白术二钱 六一散布包，四钱

白茯苓四钱 牛膝二钱 泽泻二钱 长牛膝二钱 桑枝四钱 丝瓜络一段

外用

蚌灰活蚌蚌口稍入明矾，用湿泥涂纸包入炭火内煅之，次日取出即已成灰

轻粉一钱 黄白占各二钱 东丹钱五 铅粉钱五

上共研和一处，用香油素烛各一两隔汤炖化，摊纸上，针戳孔，贴患处。间日一换，六七次即完功矣。

周姓男子臁疮

周姓男子，左胫骨外侧患臁疮。初起小白泡，微痒，搔破日渐延大，不四五日已大如手掌。邀予诊治。见其疮头色紫黑，时流紫血。予曰：防恐延开，俗名蜒蚰毒，不然无如此迅速者，为拟方用：

川萆薢八钱 东地龙四钱 独活二钱 细生地四钱 炒当归二钱 牛膝二钱 连翘四钱 忍冬花八钱 六一散布包，四钱 九制豨莶草四钱 桑枝四钱

外用二妙散油调，摊作隔纸膏贴之。

此方连服三剂，疮口比前稍大，黑腐未净，仍用前两方又三剂，黑腐已净，新肉已生。外上白九一丹，玉红膏摊纸罩之，内改进：

川萆薢四钱 细生地四钱 忍冬藤四钱 全当归二钱 防已二钱 宣木瓜一钱 长牛膝二钱 秦艽二钱 东地龙四钱 六一散布包，四钱 桑枝四钱 夜交藤四钱

此方连服三剂，疮口已平，仍上白九一丹罩玉红膏，十数日收功。

内外踝疽、穿踝疽、足跗发

按：内外踝疽生在外踝即名外踝疽，生内踝即名内踝疽，内外俱生则名穿踝疽，俗名穿拐疽。是处生疽，良由三阴亏损，寒湿或湿热乘虚注聚，间有湿热挟瘀者，然亦十无一二。但此处生疽，难溃难敛，每成废疾。初起漫肿无头，内外通肿，脚难履地，寒热往来。足跗发生至脚背，属足三阳经湿热症，治之尚易，亦有初起焮肿色红，或起粟瘰，皮破流脂，日渐延大如臁疮者，且有寒热往来，治法详后。

治验

男子外踝疽

男子夏令外踝初生粟瘰，微痒，日渐延开，大如牛眼，血水淋漓，肿痛势甚，就予诊治。外用疽药掺之，内服：

川萆薢四钱 长牛膝二钱 连翘四钱 黄柏二钱 秦艽二钱 细生地四钱 生米仁四钱 防已二钱 当归二钱 六一散布包，四钱 桑枝酒炒，四钱 丝瓜络一段

此方连服三剂，肿痛已减，止不服药，外上白九一丹，玉红膏罩之。不十数日结痂而愈。

按：此名类外踝疽。

小孩穿踝疽

小孩内外踝通肿鲜红，就予治时脓已成熟。即用刀就内踝刺溃，外上升丹纸捻，内服：

生绵芪二钱 秦艽二钱 怀牛膝一钱 当归钱五 川萆薢二钱 宣木瓜一钱 防己一钱 细生地二钱 六一散布包，二钱 忍冬藤四钱 桑枝三钱 夜交藤三钱

此方连服三剂，肿已消，脓水亦净，不需服药。外上白九一丹纸膏罩之，数日无恙。

按：此症名外踝痈，又名穿踝痈，乃湿热下注也。以上均系轻小之症，附志之以备参考。

男子外踝疽

男子冬令忽内外踝通肿，脚难着地，邀予诊视。见其色微红，按之不热，疼痛夜甚。此乃阴虚，风寒湿得以乘间里袭也。外敷回阳玉龙膏，热酒调上，内服：

大生地四钱 川桂枝二钱 长牛膝二钱 炒杜仲四钱 千年健二钱 炒茅术二钱 防己二钱 炒白芥子二钱 钻地风二钱 秦艽四钱 防风二钱 甘草一钱 桑枝四钱 夜交藤四钱

此方连服三剂，疼痛稍减，肿势依然。仍照方再服三剂，肿亦见消。乃改方用：

川桂枝二钱 川萆薢四钱 秦艽二钱 防己二钱 细生地四钱 制附片一钱 独活二钱 宣木瓜一钱 五加皮二钱 长牛膝二钱 桑枝四钱 夜交藤四钱

此方连服三剂，肿痛均无，可以行走。又三剂已霍然矣。

按：此名穿踝疽，治之早可以消化。若迟或治之不当，或听其自溃，则不易着手，纵可治愈，恐带疾延年在所不免耳。

银匠某穿踝疽

银匠某，左足患穿踝疽，就予治时已在西医院治疗多次。予见其内外踝通肿穿溃，疼痛夜甚，形容瘦削，疮口各大如钱，脓水淋

漓不断，色白。询之始起红肿，叠敷如意散，红势随退，肿痛日加，计自溃至今已三月有余。予询其能否在此留治半年，方能望愈，否则予不能为力也。病者曰：我距津一百余里，此次趁集船来就医，家有老母妻子指我手艺度日，我出外一天，家中即断炊一天，实难久羁在此。予因以升丹一包，嘱其日掺疮口。内为拟方，服二十剂后再来看如何，当另代设法，病者唯唯而去，方列下：

潞党参四钱 炙绵芪四钱 制附片五分煎汁拌大熟地六钱 归身二钱 桂枝一钱同炒杭白芍四钱 炒白术二钱 枸杞果四钱 长牛膝酒炒，二钱 秦艽二钱 独活二钱 炒杜仲四钱 桑枝四钱 络石藤四钱

此人去后杳无音信，不知其究竟。大约目前可不致有性命之忧，纵赶紧医治，亦难免带疾延年耳。

胡云楣京兆足跗指湿疮

胡云楣京兆，前在天津道任时左足跗近小指丫微肿微红微痒，根盘不大，邀予诊治。业已溃破，不能下地。予见其病势如此，乃为外上青九一丹，内服：

炒黄柏二钱 秦艽二钱 六一散布包，四钱 蛇床子二钱 川萆薢四钱 赤苓四钱 防风二钱 长牛膝二钱 通草一钱 桑枝四钱 丝瓜络一段

此方连服两剂，诸病松减，又改方用：

制豨莶草四钱 秦艽二钱 防己二钱 忍冬藤四钱 炒茅术二钱 泽泻二钱 蛇床子二钱 赤苓四钱 桑枝四钱 丝瓜络一段

按：此本系风湿小症，原可不列。因其内外均已用药，故附及之以备一格。

胡姓男子铙钩碰伤足跗

胡姓男子，深秋为人救火，被铙钩砸伤左足跗，初不介意，次

日肿痛交加，时寒时热，破处口长一寸余，宽二三分，蔓延小腿肚，焮肿不堪，邀予诊治。见其如此，确系瘀血为患，破处以玉红膏摊纸贴之，内服：

炙甲片二钱　归尾二钱　长牛膝二钱　煅自然铜二钱　泽兰四钱　炒元胡二钱　桃仁二钱　血竭二钱　刘寄奴四钱　红花二钱　赤芍二钱　陈皮二钱　胡桃两枚，打碎　绍酒两杯兑入

此方连服两剂，诸病减半，又服两剂而愈，惟破口未敛，加掺白九一丹，玉红膏罩之，十数日结痂平复如初。

胡姓篾伤

胡姓篾匠，足跗被篾戳伤，随即焮肿色红，疼痛日渐延大，越日破处流脓，如此六七日，肿仍不消，脓复不少，邀予诊治。见其肿势如此，患者毫不觉苦。当为外上升丹掺之，连视数次，竟无端倪，嗣于疮口挤出篾片约三寸长，不数日遂痊。

佃户瞿狗郎竹根戳在脚底

佃户瞿狗郎，在竹园被竹根戳在脚底，初不介意，越日疼痛交加，足跗浮肿，与脚发背无异，人亦毫无病象，邀予治疗数次不效。嗣在其足底拔出竹根如针样两根，横在肉里，以致作祟，拔出后不数日收功。

按：此两症本因伤致病，惟其病在足跗，故并存之。

男子足跗红肿

男子足跗红肿发热疼痛，邀予诊治，外用鲜蜗牛打烂涂于肿处，内服：

炙甲片二钱　防风二钱　赤芍二钱　陈皮一钱　角刺二钱　川芎一钱　天

花粉四钱 归尾二钱 白芷二钱 金银花四钱 象贝母四钱 草节二钱 牛膝二钱 桑枝四钱

此方连服三剂，诸病霍然。此亦湿热注在至阴之地，用平常药必无效，故用活命饮治之，捷如桴鼓。

历节风、脱节风

按：历节风生于骱脉、手臂、肩髆为多，初起大如棋子，亦有大如李，又如桃者，皮色不变，与初起瘰疬仿佛，瘰疬块极坚硬，推之或动或不动。此症形虽如疬，色亦不变，按之中空，并无坚核，推之亦不活动，惟疼痛不能动转，然不成脓。大都系浴后当风，风邪袭络，抑或热手骤入凉水，以致气血凝滞而成。若脱节风总生于两脚间，有在手腕者则不常见。初起足指微肿木痛，色变紫黑，逐渐延上至跗、而踝、而胫、而膝。当其初起如则用刀剁去足指，庶不至上延，不然轻脱去五指，稍重脱去足跗，再重则膝胫脱矣。此症初起将腐烂时痛不可耐，揆其原因，多由跣足在冰雪地上行走，致气血为寒气冰凝而成。间亦有跣足夜作风寒，因之而入者，治法详后。

治验

黄金生乃室历节风

黄金生乃室患历节风，疼痛昼夜呼号，邀予诊治。见其两臂及肩髆一带逢骱即结肿一二枚。左腿踝跗、膝盖亦如之。形如热疖，不甚高起，色不变，又如疬而不坚硬，推之不动，辗转反侧，伸屈举扬俱不方便，且时寒时热，当将肿处各贴散膏一张，内稍加肉桂末，内服：

川桂枝钱五 片姜黄钱五 羌活钱五 威灵仙二钱 炒白术二钱 白芷一钱 宣木瓜二钱 炙乳香一钱 秦艽酒炒，三钱 紫苏叶二钱 川芎八分 当归三钱 甘草一钱 桑枝酒炒，五钱 丝瓜络酒炒，一段

此方连服三剂，又邀予诊，见病势俱减，寒热亦轻。仍照此方再服两剂。又邀予诊，寒热已无，惟肿叠次贯串，外仍贴散膏加肉桂末，内改方用：

川桂枝钱五 川萆薢三钱 防己一钱五分 片姜黄钱五 全当归三钱 寻骨风二钱 羌独活一钱 秦艽二钱 炒茅术二钱 陈皮一钱 威灵仙钱五 川抚芎钱五 甘草一钱 桑枝酒炒，五钱 络石藤酒炒，四钱

此方连服三剂，肩臂肿处渐化，而膝跗仍然。照方又三剂，肩臂肿处已泯然无迹，其膝跗肿处毫无动静，外仍贴散膏加肉桂末，内又改方用：

千年健二钱 川萆薢三钱 泽泻钱五 钻地风钱五 长牛膝酒炒，四钱 防己二钱 秦艽酒炒，三钱 独活钱五 全归酒炒，四钱 嫩桂枝钱五 桑枝酒炒，一两 夜交藤五钱

此方连服三剂，足跗、踝、膝肿处肉见松活。照方又三剂，肿处觉消化一半，外仍贴散膏加肉桂末，内又改方用：

川桂枝钱五 当归三钱 防己钱五 独活一钱 千年健二钱 丝瓜络酒炒，一段 炒苍术钱五 五加皮二钱 钻地风钱五 川萆薢三钱 防风钱五 蚕沙三钱 桑枝酒炒，一两 络石藤酒炒，五钱

此方连服三剂，跗膝肿处俱已消净，惟四肢筋脉不甚舒利，乃改用浸酒方善后：

川桂枝一两 蚕沙二两 千年健一两五钱 桑寄生一两五钱 伸筋草二两

川萆薢一两六钱 长牛膝二两 炒茅术一两二钱 防己一两二钱 片姜黄七钱 川杜仲一两六钱 宣木瓜一两五钱 秦艽一两六钱 全归二两 夜交藤四两 陈皮四钱 甘草六钱 桑枝四两 络石藤四两

上药各选上品戥准，用绍酒十五斤入坛先浸一宿，次早隔汤炖煮一炷香为度，坛口用布扎好，弗令泄气。每早晚温饮一二杯。

此方未尽一料，已霍然如初。

僧人年三十左右历节风

僧人年三十左右，两肩膊、手臂患历节风。就予诊时起仅数日，恶寒发热，而其两手肿块共有九处之多，病状黄姓妇仿佛，惟此仅在两手，当为外贴追风膏，内服：

川桂枝钱五 防风钱五 川芎一钱 片姜黄一钱 羌独活一钱 陈皮七分 荆芥穗二钱 前柴胡一钱 炒茅术二钱 法半夏二钱 赤苓三钱 甘草一钱 桑枝酒炒，五钱 姜两片 葱白三寸

此方连服两剂，寒热已除，余则毫无动静，外仍贴追风膏，内改方用：

川萆薢二钱 全归酒炒，三钱 片姜黄钱五 秦艽二钱 威灵仙钱五 炙乳香七分 川桂枝一钱 制川草乌一钱 法半夏二钱 甘草一钱 丝瓜络酒炒，一段 桑枝酒炒，五钱

此方连服三剂，肿虽如旧，而筋脉稍觉舒利，举扬亦可自如。照方又三剂，肿渐消化，外仍贴追风膏，内又改方用：

川桂枝一钱 羌活一钱 防风钱五 炒茅术钱五 全归三钱 制川草乌一钱 威灵仙钱五 片姜黄一钱 秦艽酒炒，三钱 陈皮七分 甘草一钱 桑枝酒炒，一两 丝瓜络酒炒，一段

此方连服三剂，肿已全化，筋脉尚欠舒利，又三剂霍然如初。

按：以上两症均系历节风。治法虽微有不同，亦其病情各异耳。

男子年三十六七脱节风

男子年三十六七岁患脱节风，始由左足中指麻痛，来就予治。见其中指色已紫黯，余四指亦肿如煮熟红枣。予初疑为脱疽，缘自学医至此虽二十年，此症从未人目，亦不料其为脱节风也。乃按脱疽治法，在筋则切，在骨则割。拟为用刀切去，并告知病人须如此治法，否则无能为力。患者坚不肯割，乃令留治。外用玉红膏摊油纸贴之塞责而已。次早病者自愿西医院治疗，而西医亦欲用刀割治，病者意仍不愿，当在西医处调养四五天，仍来就予诊治。斯时五指已焦黑如炭，足跗亦肿如熟枣。予仍欲切之，病者仍坚不从。予曰：汝不愿切，徒来无益。此时虽切五指尚易，但足跗亦恐难保耳。惟病者意既不愿，予何能强。然中心惴惴，留治亦未必果有把握，只可听之而已，姑为留养，入夜但闻病者呻吟之声达旦不绝。予不忍闻声不救，起往视之。见病人已起立院中，持杖缓走。询其痛苦之状，直不可言语形容。如是四五夜，足跗亦渐焦黑。至此果欲予切，恐亦无此手段矣。乃买车送西医院，临行嘱以：此病我实无法，如西医要切，汝只可忍受，否则后患不堪设想。病者唯唯而去。越十数日，西医亦以车送回。予见其足跗焦黑渐延至胫骨一带，亦如熟枣。予摇首曰：汝还来作甚，前者告汝我实无法，汝来亦徒费跋涉，增我烦恼耳。病者声泪俱下，哀呼求救。予一再踌躇，竟无善法。既来姑再留养，勉拟辅正托毒一方，用：

潞党参二两　炒白术二两　茯神一两六钱　炙黄芪一两五钱　粉归身二两　炙乳没各钱五分　长牛膝二两　炙草四钱

此方服后，据称疼痛稍减，但肿势日渐延上，不数日已延至膝盖。予视之徒为扼腕，莫展一筹，仍为买车送至西医处，此后遂不复返。嗣闻病至垂危，西人用锯自膝锯下。当锯时服麻药，人遂昏迷。及醒疼痛难忍，饮食不进，越数日而殁。

按：此名脱节风，然亦可名活地狱症。

陈姓左脚脱节风

陈姓左脚患脱节风，邀予治时病已数月。予见其足跗焦黑如炭，势将脱落，脚底尚有筋未腐，足跟时或疼痛，面黄肌瘦，但人极平和，何竟患此恶症？殊属不解。其症好坏交界处为掺白九一丹，以玉红膏摊纸罩之，内服：

生绵芪三钱 长牛膝酒炒，三钱 茯神四钱 宣木瓜酒炒，钱五 潞党参三钱 炒白术二钱 丝瓜络酒炒，一段 炙草一钱 秦艽一钱五分 炒归身三钱 桑枝酒炒，五钱

此方连服两剂，毫无动静，外仍上前药，内服改方用：

潞党参四钱 秦艽二钱 当归三钱 带心麦冬二钱 独活钱五 杭白芍三钱 夜交藤二钱 宣木瓜钱五 炙草一钱 桑枝酒炒，五钱 丝瓜络酒炒，一段

此方令连服两剂，后不见其来邀，予亦无去诊，仅来索玉红膏数次，不知所终。

按：此症亦名脱节风，与前症情形不同。一系跣足冰雪地上行走，以致寒气入骨，且恐有冤孽缠身，是可名为锯膝地狱；一则热脚受进风寒，久久乃成此病。若早邀予治，颇有法想。所以看病须分轻重。迨十数年后，此君患腓腨发，复邀予诊治数次，询知从前如何治愈，据述经先生治后，并未再请他医，惟日上白九一丹，用玉红膏摊纸贴之，如此半年始愈。予细视其足跗虽脱，踝骨尚存，外套棉袜，加以定制靴鞋，步履竟与常人无异。

中华名医传世经典名著大系

高憩云传世名著

（下册）

〔清〕高憩云　著
林宏洋　点校

天津出版传媒集团
天津科学技术出版社

外科三字经

序

古今医书至为繁伙，而外科书流传者殊少。即已经见诸家，其论证治亦多阙略。岂金针不度欤？抑工于此道者未必工于文词，不能达意，遂置而不讲欤？澄江憩云先生天资颖悟，学业渊邃，其于疡科精微固神，而明之运用从心者矣。观其《外科医镜》一书，所论痈疽真类之辨，方药宜忌之分，即新义之发明，为后觉之先导。良足补前人之所未备。而先生一生心力亦全注于是矣。兹仿陈氏三字经之意复撰是编，盖以其浅而易明，略而知要用，便初学之诵习耳。夫行远自迩，登高自卑，若由此而阶进之，则由显达微。为学不既易乎？爰乐为之序。

光绪乙巳暮春下澣竹西晏宗凯捷馀甫谨序

序

尝温天下事不朽有三，立德、立言、立功是也。若夫医药之书，虽无当于文章钜丽之观，然能起人沉疴，益人神智，且隐培强种强国之基，亦可谓不朽之事矣。吾友高君憩云者，乃今之外科专门家也，昔在天津养病所施医，时所活甚众。予耳其名久矣，古人所谓心交者，已非一日。今秋国瑞纠集同志创设医药研究会于津门，极承高君热心赞助，朝夕过从，知其胸怀所蕴蓄者如龙虎之变幻莫测，亦惟恨相见之晚而已。兹复出其所，著《外科问答》并《三字经》及曩年手著之《医镜》三书，嘱跋于予。不才一再展诵，其间精微奥义美不胜收。论症则溯本穷源，鞭辟入里，立方则斟酌确当，生面别开，发前人之所未发，云近代人所未云，诚患者之宝筏，后争之津梁。仆也从事斯道廿载有奇，所阅古今外科诸书不下数十种，大都此详彼略，彼绌此优，从未能如斯书之得心应手，精妙人神者。至论刀针手法尤为冠绝一时。所谓法外有法，方外有方，其殆神妙欲到秋毫巅耳。彼拾人牙慧，袭取成方者，对此能无颜汗？仆本不才，笔墨久荒，勉撰俚言，藉以报命云尔。

时光绪三十二年岁次丙午嘉平月宛平丁国瑞子良甫识于天津敬
慎医室

外科三字经小引

童子初读书时，每以三字经为之启蒙者，以其易于成诵也。古今医书浩繁，至难竟读，若非篇章简要，词理通明，则学者茫如望洋，于何取择？陈修园医书虽著有《三字经》一种，洵便初机。惜于外科阙如，至今未有著者，余窃憾焉。四子建藩拟传斯业，苦无教法以速其成，爰仿陈氏之意，纂述是经，别类分门，言浅义显，俾之熟诵，易记不难，一旦豁然于斯道，不无小补云尔。是为引。

光绪三十一年岁在旃蒙大芒洛暮春望日

澄江高思敬憩云氏题于析津差次

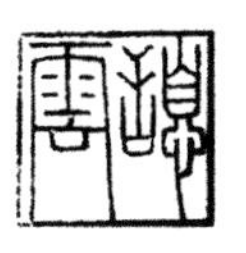

叙

吾师憩云先生，天生夙慧，过目不忘，幼时读书，日二百行犹从容逸豫，行若无事，一时咸以伟器目之。惜遭家不造，童年即失怙恃，读而未成，从事医学，深以内科奥窔难窥，稍一不慎，必致误人生命。因专力外科，不数年而尽得刀针秘法，为人施治，无不应手而瘳，故时有一针高之称。而先生心既仁慈，性复坦直，见人之疾苦，若己有之。每遇奇难险症，辄寝食不遑，反覆推求，必得病原之所在而后已，以是病无不治，治无不效，盖其肫诚恳挚天性然也。庚子拳变，先生避难嘉兴，闭户著书，思以寿世。即成《外科医镜》十二卷，其间首论症，次选方，又次汇案，凡症经先生一手医治者悉录焉。条分缕晰，论辨精微，是则法古而不泥古，一视气候为转移者也。嗣为世兄建藩计，更著《三字经》一种，别类分门，意旨清醒，尤为医学之全书，外科之捷径也。今秋丁君子良创医学研究会于津门，先生热心公益，协力提倡，常以外科世少专书最为憾事，特将平日与友人所谈外科证治诸条并论中西治法之互异处汇为一帙，名曰《外科问答》，以公同好。虽数仅百条，然皆阅历有得之言，足补前书之所未备。先生之孤诣苦心亦可表见于世矣。光藻忝列门墙，未窥堂室，深惭愚鲁，不敢赞以一词，谨就平日所亲炙者略述一二，蠡测管窥，何足序先生之万一也哉！

光绪三十二年嘉平月受业陈光藻拜撰

目 录

三字经概略

医之始 医之始祖
推岐黄 咸推黄帝岐伯
内外科
分析详 论病原委甚详
理极奥 深奥已极
鲜留方 无甚方法
至汉代
长沙张 长沙太守张仲景
阐厥旨 内经真旨阐发无遗
医道彰
此内科
且勿讲
兹将外
细阐扬
门虽别 有内外科之别
理则同 理与内科一也
迨汉季 汉献帝时
有华公 华陀，字元化，沛国谯郡，人有谓直隶任丘县人
得真传
术乃宏 其道盛行时号神医

善剖割 破腹洗脑其术流诸泰西各国，中国失传

用刀针 脓浅刀刺，脓深针戳

惜流俗

骇听闻 北方畏惧刀针如畏猛虎，病家毋怪，医亦不知刀针为何物，失传矣

所著书

鲜遗存 相传为其夫人焚化，惟骡马驼经是其遗稿，未知确否，阅《中藏经》序言，陀在狱授之狱卒，狱卒见华公技高遭难，学之奚益，遂失传

所传者

中藏经

年湮久

失其真 自汉至今两千余年，板不知几易，难免无错讹

疔疮症

尚可宗

晰五色

各建功 用之极有效验

内照辨 辨生死关头颜色显晦，决死期迟早，言简意赅，尤为后人所不及

法极妙

能熟读

自深造

痈疽大纲

论痈疽

识阴阳 当先辨明阴阳

疽属阴 漫肿平塌色白，不甚痛，或酸楚，或痒麻

痈属阳 红肿高大，疼痛，日夜呼号

阴阳等 谚称半阴半阳

细分将

病深浅 根深为疽，根浅为痈

定主张

分气血 气血衰旺

与弱强 精神强弱

先要明

何经病 在何经络，或专在一经，或两经相混

次再辨

何部藏 上部风居多，以风性上升，下部湿居多，以湿性下行也。然湿间有上犯，风亦常有下侵者

风寒暑

湿燥火

此六气

易感伤

日忧思

曰喜怒

悲恐惊

七情具

若何病

主何方

分轻重

慎推详

发背搭手

发背症

逐层发 逐一发明

外科中

此最大 关系极大

痈高肿

疽平塌

定阴阳

据此法

分真类

第一着

治得当

勿遽夸 此症变出不穷，弗妄生希冀軏而包治

失毫厘

千里差

当先分

上中下

次再辨

阴阳辖

上何属

曰心肺 上发背属心肺两经，搭手亦然，此指内脏

中何属

肝胆是

下何属

惟肾系

此部位
皆内藏
正督脉
侧膀胱 脊背系诸经之统领，属阳，两旁系膀胱经脉，膀胱乃寒水司行之道，阳中有阴，此指经脉
外步骤
亦宜详
辨界限 辨清界限
分阴阳
此要义
不可忘
诸治法
方另详 悉载《医镜》

脑　疽

脑疽症
最险恶
有三陷 气陷、脓陷、火陷
变更速
初起时
仅如粟 疮头大如粟米，根盘大而且硬。书云：外面如粟，里可容谷，外面如钱，里可容拳，即此种症是也
倘麻痒 并不疼痛，但觉麻痒
乃大毒

形寒热 外候憎寒壮热

项如缚 如绳扎缚，不能动转俯仰

如遇之

当辨白

类蜂房 外形如带子蜂房

无脓者 挤之并无脓，仅流血，若有脓，即名脑痈，易治，四十日收功

偶触损

流鲜血

荆防散 方荆芥、防风、羌活、独活、前胡、柴胡、桔梗、川芎、枳壳、人参、茯等、甘草等

当先服 寒热交作者，荆防败毒散加葱姜汗之也

荆防败毒散歌曰：

荆防败毒初治疮，憎寒壮热汗出良。

羌独柴前荆防桔，芎芷参苓甘草强。

寒热退 服上药汗出后寒热已退

方酌进

如有脓

活命饮 连进活命饮二三剂，佐桔梗载药上行，山甲、角刺、当归尾、甘草节、金银花、赤芍、炙乳没、花粉、防风、浙贝、白芷、陈皮、陈酒一盅兑服之

仙方活命饮歌曰：

仙方活命饮平剂，疮毒痈疽俱可医。

未成即消疼肿去，已成脓化立生肌。

穿山皂刺当归尾，草节金银赤芍宜。
乳没天花防贝芷，陈皮好酒共煎之。

芪党加
未溃破 将溃未溃，须加黄芪、党参
蜡矾丸 方琥珀、白蜡、明矾、朱砂为衣
护内膜 预服蜡矾丸保护内膜

琥珀蜡矾丸歌曰：
蜡矾预防毒内攻，护心护膜有奇功。
琥珀蜡矾白蜜等，衣用朱砂急手成。

若无脓 过二十一日无脓，此阴证、虚证
大补托
参茸桂
不可缺
间可服
阳和汤 方详流注
凉化品
慎勿尝
阅历语
均莫忘
曰风湿 荆防败毒散去参，加半夏、陈皮、连翘、桑叶
曰瘀热 或逍遥散、柴胡清肝汤、栀子清肝汤三方酌进
曰风温 荆防败毒散加僵蚕
曰痰瘀 柴胡清肝汤加贝母、香附

此四种
宜细索

疔　疮

疔如丁　如钉丁之状，言根深也
如粟粒　如粟米一粒
何脏发　发自何脏
须深悉
如蚊迹　如被蚊虫咬迹
若蚤瘢　若蛇蚤咬瘢
头不肿　疔头并不高肿
四漫延　疮之四围延散漫肿
此等疮　此种疔疮
莫小看　切弗轻视
颧额角　两颧两额
眉眼间　两眉上、两眼角
人中唇　人中中间或两旁，或两口角
总一般
鼻柱上　鼻柱中间、鼻颧两旁
间有之
如虫爬　一味如虫爬，麻痒难受
痛不知　毫不知痛楚，惟木肿而已
分真类　有真类两种须细辨明
视其宜

真血浸 真疔疮头多血迹，挤之无脓，周围疮头数孔，亦有十数孔者，宛同带子蜂房

类脓灌 类疔疮焮肿，头仅一孔，三五日出脓，不药自愈

细考究

逆顺判 真逆类顺

食肉酒

走黄坏 疔疮食肉饮酒致毒内攻，名曰走黄，人则昏沉不醒，或疼痛澈夜不休，口干发烧，肿势四散

甘露根 又名水芭蕉，花厂有之，居家亦有种

捣汁快 急取四五两洗净，打烂拧汁喝下，或开水冲下亦可，见效极快

纵危笃 虽极危险

转祸福 能起死回生矣

菊花饮 白菊花四两或半斤，黄芩五钱，甘草四钱

菊花饮歌曰：

菊花饮主治疔疮，无论何疔皆可尝。

黄芩甘草三般药，起死回生第一方。

亦可服 服上方亦可十救四五

内消散 化疔内消散

却无效 此方只可治类疔疮

类疔疮

尚称好

翻唇疔 嘴唇暴肿，有初起粟粒，有并无粟粒

最易疗 看似凶恶，尚不难治

活人龙 人龙即蛔虫，又名混屎虫，无活者死亦可

只一条 有两条更好
捣敷上 捣烂涂在疮顶上
顷刻消 不一时疮头流出黄水，肿即消矣
如无此 倘人龙一时难觅
蛆数条 取活粪蛆四五条
白矾酥 白矾如黄豆大一粒，蟾酥面三五厘
同烂捣 三味一同捣烂，敷在肿处
化为水 敷后不两时，肿处必流黄水，毒化矣
法至妙 妙不可言
此两方 以上两方
唇疔宝 治翻唇疔之至宝也
若手指 分手三阴三阳
若足尖 足分三阴三阳
分经络 分三阴三阳属何经络
痈疽鉴 分别是痈是疽是毒
专治疔 不必按疔疮治法
百无验 惟用仙方活命饮各加引经药，手指佐桂枝五分，片姜黄五分，足指加牛膝可也

流　注

流注症
不一说 流者，流行不定。注者，住也。盖人之气血每日周身流行，自无停息，或因湿痰，或因风湿，或因风寒，或因瘀血，或因伤寒，汗后余邪未净，流注肌络之间，或产后恶露未净，阻滞关节之内，又有

夏令炎热，肌体易疏，遇凉逼冷，最易内人，客于脏者为痧、为胀，客于腑者为吐、为泻，客于肌表为痦、为瘰、为暑热疮、串毒、为丹毒游火，客于肌络为流注。斯时正气壮强，逼邪出外，依法治之，在内症尤为易愈，若外发痈疡，则稍多日期

有一三　一处三处

或五七　五处七处，多至十五、十七、二十三、二十九、三十五处

单数是　从无双发

双又别　如患双数，便非流注

古至今

论未切　论流注者不啻数十百家，类多模糊，影响中肯者百无一二

其故在

少阅历　平日见症不多，且不十分考察，枉死者恒河沙数

惟金鉴　御纂《外科金鉴》

尚详悉　叙症甚详，惜定方不多，瑕不掩瑜

辨病情

多未贴　如风湿、风寒、瘀血、湿痰、伤寒汗后余邪诸病状未能详细指出，后学殊难领会，尚欠妥贴

盖此症

不疼是　并不疼痛

妨转侧　妨于转侧伸屈

觉酸瘤　一味酸楚，生于四肢手足，如灌酸醋，生于他处木木噣噣，并无难受

如产后　产后恶露未净，流滞肌络，结为流注

宜何治　当用何法治之

治之法

散瘀血　惟有散瘀血而已

葛根汤　方葛根、川芎、半夏、桔梗、防风、羌活、升麻、细辛、甘草、香

附、红花、苏叶、白芷、益母草四两煎汤代水

葛根汤歌曰：

散瘀葛根产后汤，紫苏坤芷桔羌防。

芎夏细辛红香附，初起痈疡服最良。

方第一 通经导滞汤远不如此方

有高氏 字锦庭，嘉道间无锡人，著《疡科心得集》

发新义 所论与前人迥然不同，盖其时其地多患此种流注

谓夏令 夏令炎热，肌体易疏，遇凉逼冷，最易内人

炎威逼

肌体疏

凉风袭

遇此症

轻清截 用药惟尚轻清流利

予究心 细心考究

卅八载 初学迄今届计三十八年

实是求 无在不实事求是

非臆说 悉心研究而得，非虚无杳渺，凭空揑撰

各病原 受病原因并发病形状

诠次辑 逐病细述

曰风寒 发生背膊、肩髃并大腿一带，良由夏令行房后盖覆单薄，或汗后当风而卧，致风寒乘虚里袭

曰暑热 人在热地行走，或畎亩工作，汗出腠理开张，暑热乘势里逼，遂生流注，较热疖形稍大，根盘较深，色微带红，与寻常流注不同，惟单数则一耳

曰湿痰 外受湿邪，积久生痰，或因咳嗽吐痰，医未将痰涎化净，留滞腰肋手足等处，结肿有大有小，色白不痛不酸，惟觉筋脉牵强耳

曰瘀血 担轻负重，或强行远道，登高跨低，遂致血凝气阻，肩膊、腰肋、腿胯、腓腨等处结肿，色微紫红，南方人戽水使力，以及妇人信水参差，亦生此病

湿瘀并 如湿挟瘀者，肿处按之如泥，不随手起，色微淡红色

风湿别 病在两肩胛、两手膊或胸膺、颈项、耳后等处，色白

病之发

皆有因

伤寒症 真正伤寒

汗已流 汗已大泄

少未净 余邪未净

邪即留 留诸四肢关节

脓腥秽 脓出异常腥秽，不可近鼻

色如碧 脓色碧绿，有似胆汁

自临症

仅见一 临证四十年仅见患此流注者一人，且在大腿

此症发

无定处 随在可生

或腰胯 腰俞大胯

或少腹 腿根之上，少腹之下

或四肢 肩髃、臂膀、腿湾、腓腨等处

或背膊 在背脊两旁上搭手处，俗名扇子骨

或产后

恶露蓄 恶露蓄积

宣瘀血 宜通瘀血，生化汤加肉桂，或通经导滞汤，或隔下逐瘀汤，或散瘀

葛根汤，量病酌用

为要着

偶挫伤 闪挫撜筋

并跌仆 从高坠下或偶尔挫跌

血凝聚 宿血凝聚，逐瘀汤加肉桂

滞筋脉 偶尔新伤

复元汤 加肉桂

将瘀逐

论根盘

不一类 大小不一

大如盘 如七寸盘大

小如碟 如五寸碟大

如桃李 如大桃小李

似热疖 此即夏令暑热内侵之症

色不变 皮色照常不变

不一列

若小儿

痘疹毒

邪未净 痘疹余毒未能发透

亦能作 亦要生流注，惟根盘不大，疹毒尚易治，痘毒颇淹缠

诸邪因

阻肌络 阻于肌络之间

认作阴

两候熟 七天为一候，十四日成脓矣

若谓阳

色如昨 皮色同好肉无异

如失治

没救药　如不察受病原由，概以仙方活命饮、神授卫生汤，杂药纷投，鲜有不毙者。医者于此中最宜留意，功过攸关

贴骨流　根深至骨，有一月半月成形，有三月五月始见微肿，与附骨痈疽无异，俗名靠骨流，多在两腿关节之间

等附疽

主治法

阳和宜　阳和汤方：麻黄五分，熟地一两，鹿角胶三钱，白芥子三钱，炮姜五分，甘草一钱，病在三阴三阳辨明，各加引经药并佐木瓜、牛膝

阳和汤歌曰：

阳和鹿角胶桂姜，草芥麻黄熟地勷。

流注腿痈阴寒证，鹤膝风生服更良。

风辛散　凡流注因风而得，外皮略有皱纹，倘风寒并阻，则无皱纹，宜用辛香表解，俾邪从汗泄

寒温祛　风寒而得，与风湿流注无异，惟略觉阵痛耳。用阳和汤加附子温通之

湿积久

化成痰　痰皆湿化

豁痰剂

滚痰丸　煅礞石、大黄、黄芩、沉香

除痰饮　方半夏、陈皮、茯苓、炒白芥子、川贝、白术、南星、甘草、姜葱引

除痰饮歌曰：

除痰饮治痰核症，白芥陈皮甘草共。

半夏南星苓术等，川贝佐之缓图功。

控涎丹 方详《问答》

固脾胃 补土可以治水，夫人饮食入脾胃，苟稍呆钝，亦足以留湿生痰，不但外受潮湿，所以固脾胃亦却痰之根本，香砂六君可以常服

利湿浊 分利湿浊，俾从膀胱而化，或用二陈汤、平胃散并进

标本固 控涎丹治痰之本，固脾胃便不生痰，亦固本法也。若平胃、二陈等汤，皆治痰之标者

病即愈

暑湿者 因暑温而生流注

香薷饮 方用滑石、木瓜、香薷、扁豆、藿香、秦艽、厚朴、半夏、陈皮

香薷饮歌曰：

香薷饮治暑湿症，厚朴木瓜半夏陈。

滑石秦艽兼扁豆，藿香搀入有功能。

胃苓汤 半夏、泽泻、桂枝、赤苓、厚朴、车前、白术、六一散、防己

胃苓汤歌曰：

胃苓汤疗湿内侵，腿肿脾虚泄溺艰。

苓桂术朴六一散，半夏防己泽车前。

清凉散 川连、银花、益元散、炒山栀、丹皮、黄芩、连翘、赤芍、绿豆皮

清凉散歌曰：

清凉散解暑热宜，栀子芩翘银丹皮。

黄连赤芍绿豆壳，益元散人效尤奇。

六和煎　方藿香、厚朴、杏仁、半夏、砂仁、陈皮、木瓜、赤苓

六和煎歌曰：

六和夏天时令症，呕恶吞酸心发烦。

陈皮木瓜同半夏，赤苓藿朴杏砂挽。

分别服　湿浊胃苓汤，暑热香薷饮、清凉散，如系暑湿，六和、胃苓参用

理气药　以上数方均走气分

不可缺

因瘀血

血腑散　血腑散瘀汤，《医林改错》王勋臣方：桃仁四钱，红花三钱，归尾二钱，枳壳一钱，赤芍二钱，川芎五分，细生地二钱，牛膝二钱，桔梗一钱五分，陈皮一钱，丹皮一钱五分，柴胡一钱五分，甘草一钱

血府散瘀汤歌曰：

血府当归生地桃，红花甘草壳赤芍。

芎柴桔梗牛膝等，酒水煎之功颇大。

逐瘀汤　隔下逐瘀汤，王勋臣方：桃仁、赤芍、红花、丹皮、归尾、乌药、延胡、香附、枳壳、五灵脂

隔下逐瘀汤歌曰：

隔下逐瘀五灵桃，归尾元胡枳壳饶。

红花赤芍兼乌药，香附更佐牡丹高。

更加桂　加肉桂丸一钱或八分、五分均可

因湿热 若因湿热并瘀血互阻，外形微红，按之如泥，不随手起

萆薢饮 此方与逐瘀汤参用，萆薢、赤苓、泽泻、黄柏、猪苓、厚朴、苍术、滑石、银花

萆薢饮歌曰：

萆薢饮治湿串皮，燎泡脓疮腿胫多。

苍朴苓泻猪滑石，黄柏银花酌量佐。

秦艽汤 方：秦艽、薏仁米、通草、木瓜、赤芍、萆薢、赤苓、滑石

秦艽汤歌曰：

秦艽汤治湿流经，气血乖违遍结疡。

薏仁木瓜赤苓芍，萆薢通草滑银当。

可参进

因风湿

上下详 胸膺、肩项以上为上部，肚腹、腰俞以下为下部

在上部

宜荆防 方注前

在下部

拈痛汤 方当归拈痛汤：羌活、党参、白术、苍术、茵陈草、苦参、葛根、黄芩、知母、黄柏、防风、泽泻、猪苓、甘草

当归拈痛汤歌曰：

当归拈痛下焦湿，羌活人参二术升。

茵陈葛草芩知柏，苦参风泻共猪苓。

痘疹后　痘疹后生流注，根盘不大，大如桃，小如李

当托化　以托化为主，稍佐败毒清解。盖痘后余毒未曾发出，原系气虚不能送毒外出，故补托为第一要义。疹后余邪未能尽化，间亦有生流注，当于托化中佐清解

温凉佐　如色白加肉桂二三分，色红加银花、连翘、丹皮等

因证施　随时斟酌轻重，弗因小病而忽之，然亦能致命

外敷方

防麝芪　黄芪一两，台麝三分，防风五钱

白芥酥　白芥子三钱，蟾酥五分

共研泥　以上五味共研细面

用蜜调　白蜜调敷

著效奇　不论何项流注，于未成脓前敷之，均可化去矣

流注说

尽于斯

痰　疽痰疽、痰毒、痰核

痰之症

最缠绵　缠绵难愈，经年累月

其原因

当深研　究其致痰之由

数千载

鲜真诠　鲜有发明其义者，惟万蜜斋论痰之原最为详细，然亦仅言内病，而外科仍付阙如

总由湿　湿本粘腻之邪，最难清澈，留滞筋脉，郁久生痰

久化热 痰胜生热，疮头必露微红，按之棉软，如痰毒纯阳瘰疬是

风与寒

互相逼 如湿已成痰，又加风寒外袭，色白，虽成脓亦不变色

随处发 随在可生

为痰核

其情形

类流注 仿佛流注

察其数

亦不一 或一或二或四或六不等

控涎丹 方详《问答》

功当先 首先服之，必有奇效

五十丸 小儿五丸，大人十丸

仅分钱 重不过五分一钱

姜汤送 早晨姜汤送下

略便泄 服后肚腹鸣响，泻一二次，结实人亦有不泻者

已未溃 已破未破服之均效

均能痊

屡试验 屡次试验

敢断言 故敢笔之于此

此种症

有变迁

或数月 有先起一处，数月后又起一处，有此刚溃破，彼又肿起

或经年 有结肿年余不破，有数年不破，有结核形如核桃，即名结核，有溃破数年不愈，即名痰疽

或收束 如结核大如核桃，小如围棋子

或蔓延 蔓延一片，连接三五枚

其根盘
几微间
有结核 根在皮里，推之活动，亦有不活动者
有珠连 连接数处，如念珠一串
如石硬 如石之硬，此痰夹气
似藤牵 如瓜藤，周身上下都有
新石灰 初出窑石灰
不用炼
水化开 清水化开，澄清去水，用沉底灰
桐由溅 将生桐油烧开俟凉，调石灰敷于疮顶，已溃未溃均好，勿待其干，即洗去再换敷，否则干痛且难揭去矣
方极效
不值钱
风痰毒
腮颐间 生项间腮颐一带
小儿多 幼孩多生此症
大人鲜 大人虽有，然百或一二
治之者
羚羊煎 方羚羊、夏枯草、丹皮、桑叶、元参、浙贝母、连翘、山栀、钩藤

羚羊角散歌曰：
羚羊角散风热攻，托腮痰毒共耳痈。
羚羊枯草丹桑叶，元参贝母翘栀藤。

有一种
胸腹际

形同流　外状与流注无异，漫肿色白无头，有时形肿起，有时平塌无形

色不变

惟阵痛

此所异　惟一阵疼痛与流注不同，痛时头汗如雨，呻吟之声不绝，甚至饮食不进，形枯骨立

灵胎谓　洄溪徐大椿

寒痰起　徐灵胎断谓寒痰为患

惜无方　仅指寒痰，并未定方

亦憾事

治斯症

草果饮　方煨草果、肉桂、吴萸、厚朴、白芥子、白术、半夏、蔻仁、陈皮

草果饮歌曰：

草果饮主治寒痰，疼痛隐现胸脘间。

吴萸官桂术朴夏，白芥陈皮紫蔻煎。

与服之

有奇验　此方与服颇效，系余自制

妇人患

杂肝郁　妇人项间、腋间或胸膺一带虽系痰聚，总夹肝郁而成

逍遥散　方柴胡、黄芩、白术、当归、白芍、薄荷叶，姜引

逍遥散歌曰：

逍遥散用当归芍，柴芩术草加姜薄。

散瘀除蒸功最奇，调经八味丹栀着。

加味服 加香附、贝母、郁金、橘叶

如溃后 业已溃破

须助气 八珍汤、归脾汤量病酌用

化痰药

酌加入 于八珍汤内加半夏、茯苓、贝母、陈皮

既成形

须辨白 辨有脓无脓，四围硬，疮头微软，略带红色，按之随手而起，脓已成

遇脓浅 外皮剥起一层，脓极浅，不过二分许

利刀戳 用刀当头刺破，上贝甲散或文八将散，收功时上九一丹

若脓深 如疮头并无红色，按之引手，脓熟且深

火针烙 用火针烙之，破后上药同前

流蛋白 所出脓与鸡蛋清无异

无脓血 偶为刀碰伤流血，系碰伤络脉所致，与疮症无关

等化蜜 如化开蜂蜜

类涕浊 类如鼻涕粘浊

听自溃 畏怕刀针，听其自溃

害离说 为害何可胜说

倘失治 成为疮痨

无救药 无有愈期，死而后已

循序调 按部就班，分经调治

缓归复 缓缓还原

阳和汤 见前

虽可服

有麻黄

须斟酌 在项腋间，初起阳和可服，然需与控涎丹并进，冀其消释，若胸膺、

肋腹已破，不可乱用麻黄，以麻黄辛烈，恐伤内膜

按经引

寻部落 须分经络部位

气血药 若在项腋以及胸肋、腰腹已破，内膜未伤，阳和汤加扶助气血

当扶佐

桂枝姜 桂枝、片姜黄

亦要药

走横络

连臂膊 片姜黄、桂枝专走臂膊横络，除疔疮火毒不用，其余尽可加入

贝甲散 浙贝母、炙山甲、山慈菇、蜈蚣、胡桐泪、台麝、泥片

外掺妙

慎斯术

自毋失

附骨痈疽、鹤膝风、膝盖痈、寒湿流筋、湿热流筋

附骨病

不一因

肿无头 漫肿无头

顶塌平

皮色白

根难凭 有通腿漫肿，其疮头所在无可定凭

骨缝虚 骨缝空虚

三气侵 风寒湿三气互感，深着筋骨之间

间有痰 亦有寒痰阻滞骨缝者

无定论 不易辨论

防伸屈 妨于伸屈，书曰：屈不能伸，病在筋，伸不能屈，病在骨

酸痛频 连接酸痛，入夜尤甚

阳和汤 见前

效极灵

数服后 连服三四剂

病转轻 疼痛较轻，转侧伸屈较利

肿未消 服阳和汤虽效，肿仍不消

防风继 接以大防风汤服之，其方即党参、白术、黄芪、牛膝、杜仲、熟地、当归、白芍、川芎、羌活、附子、甘草、防风、炮姜

大防风汤歌曰：

大防风汤寒邪伤，附骨疽肿色如常。

参术黄芪牛膝仲，四物羌甘附子姜。

鹤膝风 膝盖漫肿，上下发瘪，如鹤膝之状，故名

水旱别 有水旱两种

寒湿聚 足三阴亏损，寒湿乘虚里着

为旱膝 色白者为旱鹤膝风

治同前

阳和宜 见前

湿热注 足三阳虚，湿热外侵

病较浅

焮红肿 皮色微红焮肿

瘀血间 间有瘀血互阻

薏仁散 方薏仁、黄柏、秦艽、泽泻、猪苓、牛膝、滑石、银花、连翘

薏仁散歌曰：

薏仁专利下焦湿，银花泽泻共猪苓。

黄柏牛膝翘滑石，轻淡分清重薏仁。

萆薢散 见前

渗湿汤 方茅术、黄柏、泽泻、秦艽、牛膝、防己、六一散、通草

渗湿汤歌曰：

渗湿方化湿最灵，茅术泽秦燥带清。

黄柏防己六一散，牛膝通草下焦行。

最应验

其余症 又有一种，初如粟米，渐紫黯溃破，流脂如豆汁，亦系湿热

阴阳辨 辨明阴阳，病系寒湿抑系湿热，均按上方分治

临证时

随机变 即寒湿流筋，湿热流筋，无难唾手奏功

委中毒又名曲鳅

小腿湾 膝盖下面

委中穴 名腘中，又名委中

受湿热 湿热流注筋脉

兼瘀血 亦有努力营瘀，凝滞关节

由此处 即在委中穴内

结痈毒 红肿高大，亦有漫肿酸痛，筋曲不伸

寒热加 憎寒发热

筋挛掣 挛屈不能伸开

活血汤 方：归尾、赤芍、丹皮、桃仁、枳壳、槟榔、瓜蒌、大黄、川芎、苏木

活血汤歌曰：

活血散瘀委中毒，皆因积热肿其处。

归芍丹皮桃枳榔，瓜蒌大黄芎苏木。

消瘀积 消其积瘀

化湿热

并通络 随用黄柏、当归、丹参、泽兰、延胡、木瓜、秦艽、牛膝、陈皮消瘀利湿通络，桑枝引

已成脓 按之引手，内脓已成

火针烙 急用火针刺之，深一寸或八分无妨

膝溃后 业用火针刺溃

少服药 不必多服药饵

治此病

刀莫施 缘委中筋脉错乱，用刀恐伤筋脉也，切记

此妙诀 此中妙理

当知之

脓干气绝症

曰脓干 凡痈疽顺症，先流脓，次流水，水渐少可冀完功
曰气绝 脓忽干一二日必毙，故名
数千年
无人说 古今诸书未见著有是说
多附会 江浙两省常有脓干气绝一说
不得诀 多不知受病之原并疗病方法
特揭明
告来兹 明告后学
此等症
阴阳虚 三阴三阳俱虚极，即气血双亏症
风寒湿
三气俱
筋骨间
结为疽 风寒湿邪乘虚内着筋骨之间，致结阴疽
或少腹 肚腹之下，腿根之上
或腰俞 俗名腰眼
或大腿 股阳环跳，腿面伏兔，腿旁箕门等穴
或胯下 胯裆之间
形漫肿 初起漫肿无头，或不肿，骨间时常酸痛
妨伸屈 屈不能伸病在筋，伸不能屈病在骨
偶转侧 偶尔翻身转侧
两肩蹙 紧皱双眉，其疼痛身重难以言语形容
呻吟声
昼夜闻 日夜呼号，不绝于耳

软如棉 按之如棉花之软
硬中空 如冰坏空心萝卜，外虽硬，中空不实
当此际
急补托 用人参养荣汤或十全大补汤频进
助气血
温经络 再佐温经通络之品
脓既有 疮头按之如豆大，中空引手，已有脓
火针烙 急用火针烙破
早令破
十活八 十活七八
若因循 若因循施治，或明明有脓，医者不知，或病家不肯破
百一活 百无一活
流浓脓 早破地方不大，故脓必浓
毋惊惶
若稀污 若不早破，脓积日久，渐成稀污，且溃伤内膜
名败浆 膜伤内通脏腑，脓似豆腐干水，且起白沫，故名败浆
饮食少 饮食少进
气如缕 病人怕开口，说一句停歇再说，俗称上气不接下气
有水沫 脓内有水沫白泡
速推却 遇此情状速速推却
脓忽断 连日流脓，并不见少，忽然滴点皆无
死期促 不出三五日必死
此要言
不可忽

无名肿毒

无名毒 不可定名，故曰无名
不一样 病状甚多
小如桃 小如桃李
大似盎 大似盎碟
若红肿 初起红肿有块
若高埂 如高埂一条
有白头 有初起白头如豆粒粟米
坚且硬 坚硬异常
有平塌 肿处平塌，无高埂白头
有麻痒 有是发麻发木，有时或痛或痒
色紫黯 忽然疮色紫黯
势可怕 疼痛发烧，势殊凶恶可怕
或自溃 有起仅四五日疮口自然脓出
或刺破 有疮口含脓不出，须小刀当头刺入分许
如疽发 类乎疽发，惟无疽发之凶恶
类疔疮 似疔疮一般
寒热战 憎寒发热，且有寒战
等痈疡 又像痈疡
医遇之
语荒唐 医见此等病亦含糊不敢定其为何病，未免信口胡说
致病家
亦惊惶 医者尚无把握定见，病家焉得不惊惶无措
治得法
纵无伤 其实无妨，百治百活

药乱投
命却丧 乱服药反有性命之忧，总以少服药为是
轮部位
随处长 不论何处总可生之
口作渴
舌亦强 言语不清
受病因
当细讲
湿热滞 湿热侵于肉络
气血妨 气血因之阻滞
血瘀久 瘀积日久
自发疡
化湿瘀 利湿化瘀
乃提纲 乃得治此病主脑
分经络 随经加入引经
定主张 拿定主意，指定部位，立方万无一失，不必惊惶无措
倘夹杂 倘兼受风寒或停饮食，或因事气恼
宜审量 随时随病而酌加对症之药
内服药
法已详
外敷掺
有数方 钱敷应掺之方
掺疮口
用螳螂 螳螂子即名桑螵蛸，药肆所卖大多桑树上最多，故名。最好在草房竹椽上取之尤妙
佐冰麝 冰片、麝香

露蜂房 经露水蜂房，在山上或草地、花卉、树上寻之更妙，上螵蛸、蜂房各等分，瓦上焙黄存性，研细面过罗，加台麝、冰片各少许，磁瓶收贮，弗泄气，临用掺于疮口，用膏罩之

并可用

散三黄 三黄散方：顶高锦纹大黄、明雄黄、藤黄各二钱，加台麝五分，冰片五分，共研细面，磁瓶收贮，弗泄气，临用掺上疮口。此方一切阳证，未溃已破均可用之

如急用

升丹良 如以上两方均未预备，急切无药可用，不妨上升丹少许

敷四围 疮口四围

金黄强 如意金黄散蜂蜜调上

藤黄散 藤黄散方：藤黄一钱，银朱二应，蟾酥五分，明雄一钱，台麝二分，冰片二分，共研细面，白蜜调敷，一切阳证痈疡均效

更妥当

乳　症 乳岩、乳痰、乳癖、乳疽、乳发、乳痈、乳疡、乳疖、乳头破裂

妇人乳

症多类

乳头肝 乳头厥阴肝经所属

乳房胃 乳房阳明胃经所司

经络明

症须辨 辨明究系何症

深浅分 考其深浅

轻重研 究其轻重阴阳

惟乳岩

不多见 此症罕见

最棘手 棘手之候

故列前 首先辨之

初结核

棋子坚 初期如围棋子大，甚属坚硬

渐次大 逐渐如桃如李如茄

须数年 历三年五年十年八年不等

多孀居 居孀寡妇居多

情志乖 青年守节，所求不得，所欲不遂，忧思郁结，致成斯患

或室女 年已及笄，待字无人，或已配，夫家贫苦，无力迎娶，或闻夫素不安分，加之不习正业，出头无望，心内忧愁不能露诸口，或被继母凌虐，父偏听一面之词，无人可以伸诉，此乳岩之所由来也

或尼姑 每有良家儿女，幼失怙恃，身入空门，及长已具知识，深羡鱼飞之乐，自顾形单影只，忧从中来，致成此病也

或不淑 遇人不淑，不归正道，终日非嫖即赌，家道中落，规劝良言逆耳，动辄恶声相加，或年纪悬殊，难遂鱼飞之乐，或夫本残哑聋瞽，言语不通，徒自着急，自恨命不由人而患此者有之矣

或妒生 夫有外遇，日夜不归，视妻如眼中丁，或纳妾过于偏向，妻本心窄，容易生气，致成此病者

早知觉 如觉乳头乳房起一小核

绿豆灵 速用生绿豆一小碗，每空心生嚼二三十粒，一月余核已消

迨溃破 如已溃破

颇淹缠 缠绵难愈

类嶙峋 如嶙峋怪石

等巉岩 如假山石凹凸不平

滴脓无 脓毫无一滴，有脓即非乳岩

血常溅 挤之或触碰仅有鲜血而已

腥秽味 腥秽异常，也有勤洗不甚臭者

满房间 其臭味入房即知，人皆掩鼻

木失达 肝失条达

忿郁结 忧思郁结

逍遥散 方见前

亦敷衍 惟敷衍而已

能怡情 能怡情自释，生死置诸度外

岁可延 还可苟延岁月

如自苦 若果郁结不能自解

治徒然 卢扁亦无善法

陈远公

有化岩 方：人参一两，白术一两，黄芪一两，当归一两，忍冬藤一两，茜草二钱，白芥子二钱，茯苓二钱

化岩汤歌曰：

化岩专治乳岩症，黄芪归术茜人参。

忍冬茯苓白芥子，照方煎服效无过。

连数服 连进数剂

得效痊 能得效，可望痊愈，否则难矣

活蟾剥 取大虾蟆剥皮

皮贴沾 将虾蟆皮贴上疮口

连数易 每日一换，连易四五天

拔毒廉 能祛毒又不费钱

此两方 以上两方
人事全 尽到人事
或乳痰
或乳癖 此两症与乳岩仿佛
医视之
须分别 当分别是否乳岩，不可信口乱说，徒骇听闻
初起时
结核一 与乳岩初起无异，仅如棋子一粒
十数日 前后十数日
发寒热 便与乳岩不同
又数日
桃李大 日渐肿大，如李如桃
现微红 疮头若露微红，按之引手
脓欲泄 内脓已有
火针烙 速用火针烙破，深只五六分
愈尤捷 用火针烙破，收功不过四五日，若迟二三日用刀刺破，收功则迟六七日，若听其自溃，亦不过四五十日完功
疏气滞
解郁结 内服汤药宜疏肝解郁，兼化气滞，如金铃子散，柴胡疏肝汤，溃破用香贝养荣汤，临证择用金铃子、延胡索、青皮、香附、杭芍、橘叶、贝母等，柴胡疏肝汤：柴胡、生地、当归、白芍、连翘、黄芩、花粉、牛蒡子、防风、草节，香贝养荣汤：当归、白芍、川芎、生地、人参、白术、茯苓、甘草、香附、贝母、桔梗、陈皮

金铃子散歌曰：

金铃专舒肝气郁，乳房结核甚相宜。

青皮延胡金铃子，贝芍香附橘叶需。

柴胡疏肝汤歌曰：

柴胡清肝治怒症，宣血疏通解毒良。

四物生用柴翘防，黄芩栀粉草节蒡。

香贝养荣汤歌曰：

香贝养荣用四君，四物贝桔香附陈。

气血两虚宜多服，筋疬石疽效如神。

敷冲和 以冲和膏蜜调敷或醋调亦好

治一律 已溃未溃均一律敷，千万弗敷金黄散，切记

若乳发 初起焮红，根盘甚大

或乳疽 初起粟米一粒，四围红而且硬

初见形

类热疖 类热毒小疖

渐蜂房 渐如带子蜂房

粟米粒 如疮四围遍生粟粒

周焮肿 周围焮肿疼痛

寒热作 寒热交加

清肝火 当归龙荟丸

泄胃热 柴胡清肝汤加花粉、石膏

多一月

少旬余 十日为一旬

势虽凶 形状固甚凶恶

功完毕 治之得法，不过十余日完功，至多不过一月

又一种
乳疡辨 与乳发无异，惟疮头无粟粒白疱，以此为辨
昨尚红 红肿一片
今紫黯 昨尚焮红，今忽变紫黯
泻一片 越日冒然泻烂，第流血水
势不善 情形凶恶可怕
因湿火
胃被患 湿热犯胃
误饮酒
成斯害 亦有因疮发寒热时误喝酒，或有以酒送丸，皆能成此病状，以酒助火故也
按理治 按湿火侵胃而治，用石青、柴胡、黄芩、绿豆衣、花粉、金银花、炒山栀、丹皮、川芎、泽泻、白芷、连翘、蒲公英、甘草等水煎服
决无碍 决无大患，不必害怕乱投医治
极淹缠
三旬半 至迟不过三十多天可以霍然
至吹乳
内外辨 有内吹外吹之分
胎受热 怀孕过食辛辣姜葱等物致胞胎受热
内吹看 此名内吹风
泄肝胃 清泄肝胃
此药善 石膏、柴胡、川芎、黄芩、花粉
冲和膏 见前
外敷传 用白蜜调敷
此未瘳
彼又串 内吹极难消释，此刚溃破，彼又肿起，或左乳未愈，右乳又生

耐心治 医者、病家耐性，不可躁急

弗嫌缓 莫管迟慢，勿计时日

分娩过 分娩后病才可治，不然顾此失彼，无法施治也

自能痊 孕妇无论何处生疮，必得分娩后不治自愈

哺儿乳

勿含睡 小儿哺乳后即离开，若小儿含乳睡着，其母容易受风

稍大意 少不留神

风易袭 风从小儿口鼻入乳房

名外吹 即名外吹风

治亦易

疏风热 疏解风热

牛蒡散 方荆芥、防风、牛蒡子、金银花、柴胡、甘草、陈皮、香附、花粉、黄芩、蒲公英、连翘、角刺

牛蒡散歌曰：

荆防牛蒡乳外吹，寒热肿痛俱可推。

银花柴草陈香附，花粉芩蒲翘刺随。

已未溃 无论已溃未溃

从此推 未成脓宜散风，已成脓后宜亦散风

又一种

名乳痈

结肿时 初起时

大如掌 大如手掌，亦有如桃如李

渐微红 疮头日渐发红

时发痒 有时发痒

系风热 系风热客于胃之络脉

侵胃肠

两候时 每七天为一候，十四天即两候，如不消释，内脓已成

用刀刺 用手按之，疮头微软，或上有薄皮剥起，内脓已熟，速用刀刺破，南方妇人有愿刀刺破者，亦有愿火针烙破者，收功较快

脓既泄

不必急 完功在即，何必着急

少服药 胃经多气血，不必服药

至妙法 多服药气血错乱，反难收功

至善方

蒲公汤 方：蒲公英、金银花、花粉、香附、枯芩、甘草、赤芍、当归

蒲公汤歌曰：

乳房阳证蒲公汤，初起未成芩草当。

银花花粉兼香附，赤芍公英妙无双。

若男子

患乳疖 乳头上或两旁结一小核，即名乳疖，纵成脓溃破亦无妨，不必信庸医指为乳岩骇人

香橘叶

代茶服 香附、橘叶两味泡水代茶即可消释

瘰 疬

论瘰疬

由七情 总系七情致病
肝郁结 肝经郁结不舒
胆火凝 亦有胆火凝结不消
绕颈项 蟠绕颈项一带
耳后旋 有左耳绕右耳，右耳绕左耳，累累如贯珠
孀女多 或居孀或室女每患此病
小儿鲜 婴孩间亦有之，性急爱哭亦生此病
男子有 男者亦有生者
不多见 十中不过一二
隐结核 按之似有若无，时消时长
一二间 或一处，或二处
渐贯串 如念珠一串，有大有小，时隐时现
三五连 接连三五处
块坚硬 推之不动
最缠绵 既起不易平复
蹲鸱方
古吴传 古吴谢绥之传
芋艿粉 香梗芋头一味十斤，晒干研粉
泛为丸 水泛为丸
酒酿送 原浆甜酒每早送丸二钱
少无功 少服无效，盖芋艿性极平淡，不多服焉能奏功
又一方
劚劚湾 俗名割人藤，官名九头狮子草
汁一盅 取来洗净打汁，每服一盅
黄酒冲 黄酒炖热冲服，以解其青滋味，日进一次或二次，一月奏功，极妙
石灰散

外敷勋 用新出窑石灰一块，水泡一宵，次日去水用灰，以生桐油调敷，极有功效

曰重台 时人妄定名目曰重台瘰疬

立异名

谓马刀 有定名曰马刀瘰疬

不足凭 余数十年内未曾见过，不足凭信

考病状 考审外露病状

不一般 固不一样

致病因 所以致病之故

岂易辨 颇难辨别

有虫食 蜈蚣、蛇蝎、螳螂、蚂蚁、毒蜂以及壁蟢食树头梨、枣、桃、杏、梅、李、苹果、花红等果品，人不知，误食其咬过果品，毒积脏腑，久久必发此种疡疮

有鼠涎 无论点心、饭食、果品，被鼠咬过，其馋涎沾上诸物，人误食之，亦必成疮

有痰聚 入脾胃虚弱，饮食入胃，不能运化，则易生痰，随气血流行，聚于络脉之间，遂成痰疬

有火干 凡人肾水内亏，不能涵养肝木，木火鸱张，小儿先天不足，性急多啼，亦易生此病症

论治法

颇艰难 实在不易

将成形 外面稍露肿形，或扪之隐有结核

石灰散 其用此散敷之听即自落，方见前

功既著 颇有功效，弗轻视之

价又廉

果溃破 有流脓者有如鼻涕、如蛋清者

加意参　细心考察，弗乱服药

瘰疬膏　方见后

未免缓　此方虽可完功，然非一二月不克者

因虫毒　误食毒虫咬过之物

蜡脂辨　溃破疮口不深无脓，仅流粘水，上结黄痂如蜡脂然

蚣甲散　蜈蚣十条，炙山甲一两，共研面

妙难赞　香油调上，神妙无比

因鼠涎　误食鼠残不洁之物

更难痊

脓淋漓　脓水淋漓不断

似粘痰　如痰如涎，粘腻异常

此未穿　此处尚未穿破

彼又串　复从别处串发

仿佛鼠

穿洞然　世称老鼠疮，想即因此

初不大　初起如棋子

渐蔓延　逐渐肿大

或一片　蔓延一片

或串连　如念珠一串

胸膺项　自项绕胸，由胸绕项，无一寸完肤

疮绕缠

古人留

鼠疮散　豆腐灰一钱，黄豆面五钱，水银五分，白信二分半，共研细面，香油调上，觉疼痛当忍受三五日，病根去净，再用膏药罩之

去根后

疬膏盖　瘰疬膏方：香油一斤，用年轻男子头发八钱入油内熬枯去渣，再加入

黄丹八钱，铅粉四两收膏，俟前方上过四五日后即用此膏摊贴之

又一法

樟脑丹 潮脑、东丹各二两研和

荆芥洗 先用荆芥根四两煎水洗净疮口，再上前药

次后掺

内服药

列前端

乳症门

可参观 照妇人乳痰、乳癖参治，或于逍遥散加贝母、香附或香贝养荣汤多服亦好

浑身诸疮头面、胸肋、背膊、腰腹、四肢上下

诸痛痒 诸疮之痛痒

心火炽 系心火炽甚

内经旨《内经》曰：诸疮痛痒，皆属心火

已包括 总以心火甚一语为主脑

分经络

定部次 即辨在何经络，复分上中下部次

属何经 是三阳是三阴认清界限

按法治 既认清经络，便按部名佐引经药

痛火甚 如系痛甚，乃火邪作祟

痒风鸱 如痒甚即系风毒为患

最易辨 湿而可见

湿流脂 湿必起白泡流脂水

曰风热 系风热痛痒相兼

曰风湿 系风湿痒且流脂

曰虫毒 若系虫毒气侵入皮肤，必痒而起块，与风疹块同，亦有遍起粟粒，与蛛疮相似，此系毒虫在水内，人不知觉，误触犯之，遂遍起红粟或白泡相兼，蔓延一片，既痒且痛，澈夜呼号，当用石珍散加人中黄、金银花、滑石面各少许干扑，或香油调上也

须辨知 细细考悉，明白内服外敷方为合拍

下湿盛 总之下焦偏于湿盛，以湿性下行故也

拈痛治 内服当归拈痛汤，方见前

胃苓汤 或服胃苓汤，方亦见前

相佐施

上风炽 病在上焦，偏于风，以风性上升故也

荆防宜 初起色白漫肿，形寒形热，先用此方表解，方见前

羚羊散 若初起红肿，寒热时作，急用此汤，方见前

参用之 以上两方相症用之，万妥万当

外掺药 外面上药

石珍散 用石珍散干扑，方用黄柏、煅石膏、轻粉、青黛

湿如此 有湿水者干扑

干润之 如无脂水，香油调上

两腿臀 如大腿里外或股臀胯间

起小疮 忽起小疮，痛痒相兼

鹅黄散 用鹅黄散上之，方用黄柏、绿豆粉、轻粉、滑石

分别上 湿干扑，干油调，以此分别

两耳后 若在两耳前后忽生粟瘰痛痒，脂水淋漓

少阳方 此属少阳胆经部位

用穿粉 穿粉散方：轻粉隔纸炒，炙山甲、铅粉、黄丹研面

油调良　用香油调上甚好

头面部　头面生疮

脂水粘　脂水淋漓，蔓延一片

青蛤散　方用青黛、煅蛤粉、黄柏面共研细面，香油调上，或加入白芷、煅石膏、泥片更妙

治亦痊

风湿散　方用蛇床子、豨莶草、雄黄、枯矾、大枫子、狼毒、厚朴、黄柏、地肤子、川椒、牛烟胶、海桐皮、苦参、威灵仙共晒研细面，勿经火

腿胫间　大腿下截至胫骨腓腨一带

油调上　香油调上

妙无边　神妙无比

流黄水　若疮上常流黄水

痒痛兼　又痒又痛

柏矾散　侧柏叶炭七钱，枯矾二钱，银花五钱，甘草二钱研面

效难言　香油调上，亦效极验

若小儿　自弥月至二三四五岁

头顶巅　头顶之上

两耳后　两耳前后

腮颐前　或腮颐眉心一带

系胎毒　仍父母之遗毒

串甚速　初起一二粒，日渐散大，脂水淋漓，脂水粘到，随又生出，甚至延及乳母、兄弟姊妹等

剃头后　或剃头不净，刚剃患头疮者，随又剃此小孩

为风袭　或因剃头后腠理不密，凉风袭人

初椒粒　初如花椒粒大，三五颗或十数颗

渐蔓延　逐渐延大，甚至头面俱有

生板油　生猪板油一块，重一二两

松椒填　松香一钱，花椒填入板油内

刀布裹　外用剃头铺旧篦刀布将板油包裹，麻线扎紧

灯火燃　用铁筷钳住，向灯火上烧着

油滴下　随即油滴下，用碗盛之，放阴地晾一宿出火毒

搽之痊　次日将油搽上即痊，乳母忌食蒜、葱、螃蟹、鲤鱼、鲜虾一切动风发物一二月

上药后

水弗沾　上药之后切弗沾水，数日即痊

蜒蝣毒

蜒蝣毒　又名延游毒，游走无定，势极迅速，又蜒蝣虫名方书未载，南方有此病名虫名

发无定　随在可生

多四肢　两手两脚

或胸膺　胸口乳旁

绕脖颈　颈项等处

偶一经　余行道四十年，所见不满十人

初起时　初起之时

莫可名　无可定名

类疮疖　有似疮疖

等疡形　又似疡毒

忽紫黯　疮头忽变紫黯

遂变青　转变青色，有似拳打之状

延一片 随即延开

血漓淋 血水淋漓并无脓

似走马 形同走马疳一样，惟不臭秽

气不腥

心火炽 内系心火沸腾

神昏沉 外则昏迷不省人事

胃热甚 胃经果有实热

大便停 大便不通或干燥

时寒热 时寒时热

且恣饮 渴欲饮水，少停又渴，又饮，终不能解

内服药

随经引 如神识昏迷谵语，热在心包及胃，用犀角、连翘、金银花、炒山栀、鲜生地、元参、生军、甘草，如大便闭结，大承气汤亦可参用

外掺药

甘石黛 顶上青黛、飞炉甘石

燕窠泥 朝北燕窠泥

轻冰柏 轻粉、泥片、黄柏

共儿茶 儿茶少许

一处研 以上共七味，研细面

干扑掺 干掺，外用油纸摊玉红膏罩之

再用钳 钳净坏肉以善其后

蛇皮冰

一片捣 弦子铺买其无用碎香蛇皮，不拘多少，瓦上焙黄存性，加冰片三四五分，共面掺之也好

玉红罩 亦摊玉红膏于油纸上罩疮口

容易好

囊　痈脱囊

囊痈症　肾囊结肿
有二种　寒湿、湿火二种
寒湿结
必漫肿　色白漫肿
湿火干
色焮红　色红焮肿，以此分别
因寒起　若寒湿初起
疝气同　与疝气无异
身寒热　畏寒发热，喜喝热汤
呼疼痛　疼痛夜剧
肿坚结　肿甚坚结
色微红　色本白，亦有微带红者，因寒湿郁久化热，始终禁用寒凉，外敷内服同
荆防散　初发寒热即用此方发汗，加炙荔枝核七粒，方见前
引姜葱　老姜大葱为引
茴香饮　方：小茴香、荔枝核、金铃子、葫芦巴、泡淡吴茱萸等

茴香饮歌曰：

茴香饮可治囊痈，初起未成色不红。
寒入厥阴疼不解，茴香荔核著奇功。
芦杷吴萸金铃子，水煎温服力颇宏。

参佐用　与荆防两方参用亦可
疼肿去　汗泄痛止肿消

泯无踪 已然无迹
倘不效 如汗后依然疼痛，肿仍不消
即成脓 即欲成脓
刀扁刺 视定疮头，左手大指没食指，将疮头挤住，然后以小刀扁刺
针莫动 不可轻用火针
脓泄后 脓既刺溃
治同痈 照痈疡治法
气血调 调和气血
佐络通 佐以通经和络之味
不两旬
可收功 自起发至结痂极多廿日
若湿火 如系湿火下注
病情异 其病情迥然不同
热炽手 发热扪之烙手
目发赤 两目珠发赤
疼较甚 较寒湿症疼痛似重
色艳红 皮色红艳
按无形 细按并无肿块
势极重 势甚凶恶
四五日
青肿现 迨四五日后骤然青肿，如拳伤之状
忽紫黯 顿变紫黯
如猪肝 如不落水猪肝
剪黑肉 次日忽转紫色
勿太过 剪时留心，勿妄伤好肉
反前方 与前症方法不同

化湿热 萆薢渗湿汤主之，此症始终以化湿热为主脑
破溃后
佐辅托 坏肉已去，宜参以辅正托毒
名脱囊 病名脱囊
不甚恶 外象虽凶，其实无害
外掺药
紫苏末 紫苏叶不拘多少，研成细面，过罗掺之
搀玉红 玉红膏、紫苏末搀和一处
绸布裹 将前药摊在油纸上，量疮大小用绸包裹
四十天
乃收果 前后四十天方能完功

寒湿症筋骨疼痛或有形或无形两种

寒湿症
别一门
防两岐 无故手足疼痛，认作流注、贴骨疽者，有认作血串、气串者
深意存 怕病者医家认错
多手足 多生手足
细辨论 详细辨别
既不红 皮色与好肉无异
不甚肿 粗看不觉，细察似乎稍肿
筋脉强 筋脉牵强
时酸痛 时觉一阵酸痛
湿偏甚 受湿较大

阴雨重 每逢阴雨病势较重

时而愈 有时轻快

时而作 有时转重

不论年 有三年五载不愈者

不计月 有三月五月即愈者

谓外疡 称之谓外疡，并无痈疡之形

真隔膜

驱寒湿 驱逐寒湿

温经络 温通经络

阳和汤 用阳和汤为主脑，上焦加桔梗、白芷，手臂加桂枝、片姜黄，两腿加牛膝，在三阳经加羌活、木瓜，在三阴经加独活、木瓜、桑枝、丝瓜络

乃真诀

佐他药 佐入别味

循经络 俱是引经

姜葱膏 姜葱各一斤，共打烂，拧净汁入锅熬开，兑入牛皮胶八两，俟胶溶化，再入乳香、没药面各五钱，肉桂面二钱，台麝三分，用布摊贴患处，用布扎听其自落

贴患处

不数日 不出四五日患处作痒，听其自落

病若失 其病霍然

屡试验

非虚说 无一虚语欺人

手发背

手发背
风湿丛 系风湿丛聚
微浮肿 微微肿起
色淡红 皮色淡红
初起时
羌活功 用《金鉴》羌活散颇有功效，方：羌活一钱，当归一钱，独活一钱五分，乌药一钱五分，威灵仙一钱五分，升麻、桔梗、前胡、荆芥各一钱，甘草五分，肉桂三分，酒水煎服出汗

羌活散歌曰：
羌活散治手发背，初期未成效若神。
羌独前柴灵桔梗，肉桂荆乌草当升。

微得汗
无影迹 业已消释无形
若初起
仅一粟 仅如粟米一粒
憎寒热 怕寒发热
势殊恶
如蜂房 亦如带子蜂房
露筋膜 腐肉渐脱，筋膜外露，与搭手、发背无异
按痈疽 按照痈疽症看
宜斟酌 斟酌施治
有溃烂

紫黯脱 疮口忽变紫黑，脱落一片
亦可名
蜒蝣毒
分别治 按蜒蝣毒治法
不难愈 不难立愈

托盘疔

托盘疔
掌中发 在手掌中间，肿痛不能握物，如托盘，故名托盘
考所属
心包络 属手厥阴心包络经
紫金敷 外用紫金锭摩敷之
清营服 内服清营汤，方用鲜生地、银花、炒山栀、丹皮、地丁草、连翘、赤芍、甘草节

清营汤歌曰：
清营解毒血热疡，肿痛未成服之良。
鲜地银花栀草节，丹翘赤芍地丁长。

若成脓
务待熟 务俟脓熟始用刀刺
若刺早
流鲜血 刺早必流鲜血
虽无害

令人吓
居两旁
名掌毒 即名掌心毒
纵有别 经络稍有分别
无出入 外敷内服则一

足发背

发背起
初如粟
甫焮肿
寒热作
当此时
用蜗牛 活蜗牛数十个
壳同捣 连壳打烂
敷疮头 当疮头敷上
活命饮 方见前
连三服 连服仙方活命饮三剂
既消散 业已消肿
即勿药 弗再服药
倘成脓 疮头按之微软，脓已熟
用刀戳 赶用小刀刺破
须仔细 格外留心，认清外面横竖纹路
防伤络 慎防碰伤络脉，稽延时日
外上药

用升丹 初刺破时用纸捻沾升丹下之

三日后 三日以后

九一掺 三日后宜上九一丹

此治法

宜细看

外科学 外科之学问

浩如烟 浩如烟海

三字经

指真诠 此集撮其大要切于实用者也

参中西 欲参考中西外科治法之异同

问答考 另著有《外科问答》，二本以备参考

再求精 若再求精深

医镜好 另著有《医镜》十六卷

外科六气感证

序

天有阴阳五行，暑往寒来，四时递嬗，地有山川、陵谷、江河、原隰，高下悬殊。人处天地之间，无论富贵贫贱，贤蠢智愚，同受天地长养，均为天地摧残。如春之温，夏之热，明呈生长之机；秋之燥，冬之寒，隐示摧残之意。苟绸缪未雨，纵摧残亦若卫体良方，倘调护失宜，虽生机转为戕身媒介。故风寒暑湿燥火六气应时而来，主生养万物，非时而至，即杀害万物。内科诸书固言之切而辨之详矣，独外科阙如。间有言其梗概，未能悉中肯，肇学者望洋兴叹，莫得旨归。吾外祖高憩云先生家学相承，并经名师指授，专事外科已四十余载，平日悉心体会，于此道已三折肱矣。尝谓外科诸书非失之凡庸，即失之肤廓，用特著外科书多种，有已脱稿者，有未脱稿者。近复著六气感证，嘱序于甥。拜诵之下，知先生学力阅历非寻常人所能颃颉者。其间分风寒暑湿燥火六门，每门有二气相感，三气交侵，外现何状，内系何因，应用何药何方，编成歌括，俾学者一望而知，为某症当用某药，按图索骥，酌理衡情，有条不紊。诚启迪之金针，渡世之宝筏，将来刊行海内，使斯世斯民咸登寿域，先生厥功不亦伟哉！谨爰为之序。

再甥杨福先念安拜撰

中华民国三年三月

序

目 录

风　寒

风寒肿痛势何如　风为阳邪，性上升善走。凡疮生上部者风居多数，其风寒、风热各有肇端

身重形寒关节拘　寒为阴邪，其身重形寒，浑身关节拘紧不舒，皆风寒之明证

漫肿无头色不变　漫肿者，散漫无边，根不收束，色不变者，皮色与好肉无异

头疼身热痛徐徐　头疼者，即风性上升；身热者，寒化为热，痛徐徐者，以寒性迟慢，不同热性之骤也

荆防陈枳芎苏叶　荆芥、防风、陈皮、枳壳、川芎、苏叶

桂枝前柴羌桂需　桂枝、前胡、柴胡、羌活、肉桂

更益姜葱能发汗　生姜、大葱性皆辛温，能疏通腠理，可以得汗

自然肿痛渐消除　腠理疏通，汗出涔涔，邪从汗泄，气血融和，肿痛可渐去矣

此病都生两腿上　此病都生大腿内外

肩背间生也不多　肩背间有生者不过百中一二

风寒入骨

风寒入骨又何如　何以知为风寒入骨

色白无根酸痛些	皮色不变，肿势散，觉并无坚硬肿块，惟漫酸痛，些音须隐隐小痛也
阴虚邪已深着里	良由阴虚，骨缝松疏，风寒乘虚入里。大人因入房后盖覆单薄；小儿先天不足，风寒皆能乘虚入里
屈伸转侧自难如	屈不能伸，其病在筋，伸不能屈，其病在骨。风寒既着，断不能屈伸转侧自如
阳和益以艽防附	阳和汤：鹿角胶、白芥子、大熟地、麻黄、炮姜、秦艽、防风、附子、肉桂、甘草
羌独木瓜桑寄需	羌活、独活、木瓜、桑寄生
更用五加丝瓜络	五加皮、丝瓜络
灵仙牛膝夜交佐	威灵仙、牛膝、夜交藤

风　温

风温宣浮色不红	宣浮者，皮肤松活，与内结肿，并不胶粘一处，推之益甚活动
无热无寒好肉同	扪之结肿，上并不热，与好肉无异，身上并不畏寒，亦不作烧，及至寒热交增，皮上稍带红色，已成脓矣
肿势不大根盘束	肿势大如覆杯，或大如核桃，根盘束拢，并不散漫
常生腮颐颈项中	此症每生颊下腮颐足阳明部位，或在颈项两旁少阳部分
荆防贝桔霜桑叶	荆芥、防风、贝母、桔梗、霜桑叶
葛草薄荷用有功	葛根、甘草、薄荷
僵蚕蝉蜕牛蒡子	僵蚕、蝉蜕、牛蒡子
初起略加姜与葱	生姜、大葱

风 痰

风痰腮颐绕项间　风痰症，每生腮颔颐间并两项左右

初起如桃活不坚　初起大如劈破核桃，推之活动，并不坚硬，与风温稍有区别

疮顶微红疼不甚　皮色不变，及至疮顶微红，稍觉疼痛

约计成脓八九天　初起至成脓不过八九天，亦有正气不足至十三四天始成脓者，十中不过一二。此症又名痰毒，易成、易溃、易敛，二三岁至八九岁小儿患此者居多

薄荷牛蒡冬桑叶　薄荷、牛蒡子、冬桑叶

花粉银翘贝母聊　花粉、银花、连翘、贝母

元参枳桔陈甘草　元参、枳壳、桔梗、陈皮、甘草

更益钩藤用水煎　钩藤

风 火

风火疡生头面间　此症多生头项两旁额角、颧腮等处，小儿患者居多

焮红浮肿漫无边　初起焮肿无边，状如火流，至根盘收束已成脓矣

寒热频随势迅速　时寒时热，势极凶猛，起发最快

饮食少进痛呻连　此症初起即不能多进饮食，呻吟床褥，疼痛难忍，纯阳症也

羚羊枯草丹桑叶　羚羊角、夏枯草、丹皮、桑叶

元参贝母翘栀连　元参、贝母、连翘、山栀、黄连

钩藤菊花金银草　钩藤、菊花、银花、甘草

清水煎之服即痊　以清水煎之，服一二剂即愈

风湿侵皮

风湿多在遍身见 肺主皮毛，风湿侵入，浑身均有

不论部位后与前 前胸、后背、头面无分阴阳部位

上焦红粟白泡鲜 在头面、两手、前胸，红粟多，白泡少，风多于湿故也

下体脓窠白泡联 在两腿、肚腹、股臀一带，起脓窠白泡

上属风多微痛痒 上体风多，微痒微痛

下缘湿盛脂水黏 下体湿盛，脓泡破后脂水连绵

羌防苓柏芩泽泻 羌活、防风、茯苓、黄柏、黄芩、泽泻

苡米秦艽甘草莶 苡仁米、秦艽、甘草、豨莶草

滑石猪苓银花葛 滑石、猪苓、银花、葛根

翘薢茵陈酌量添 连翘、萆薢、茵陈

风湿入络

风湿入络怎得知 何以知为风湿入络

手足拘牵叫苦时 四肢拘急，常觉酸楚难受

肩背牵强间亦有 有肩背、两项、筋脉弯急不舒

外现风瘖并无多 其四肢肩项时起风瘖，大如黄豆，小等绿豆，稀疏不多

羌秦橘络芎香附 羌活、秦艽、橘络、川芎、香附

续断钩藤关节舒 续断、钩藤

海风桑寄木瓜等 海风藤、桑寄生、木瓜

要紧豨莶与地肤 豨莶草、地肤子

金藤苍柏量加减 金银藤、苍术、黄柏

桂枝姜黄横络需 桂枝、片姜黄

风　气

风气为患外无形　遍体毫无痕迹
上下钻疼莫可名　浑身上下钻心疼痛
左右串行无一定　忽在左，忽在右，忽前忽后，忽上忽下
忽然疼痛苦难禁　冒然疼痛，不能忍耐，甚至呻吟呼闹，其痛苦形状不可以言语形容者
木香流气芎防芍　木香、川芎、防风、白芍
橘络延胡香附苓　橘络、延胡索、香附、茯苓
苏芷乳沉归桔桂　苏叶、白芷、乳香、沉香、当归、桔梗、桂枝
秦艽葱引九空灵　秦艽、大葱、九空子、威灵仙
若还跳跃兼相火　不论何部，若跳跃疼痛，定系相火作祟
温胆当添柴与芩　温胆汤：清半夏、整广皮、姜汁炒竹茹、白茯苓、炒枳壳、粉甘草，加柴胡、黄芩

风　毒

风毒大都胸乳前　此症多生胸乳两旁
头面背膊两傍肩　亦有生在头额面上，背膊肩后左右
似疖非疮延一片　初发似暑令热疖，与小儿肥疮迥别，蔓延一片
樱桃仿佛贯串连　仿佛像已熟樱桃，贯连一串
疼痛火燎寒热作　痛极一如火燎，寒热频随
银花翘草藿川连　银花、连翘、甘草、藿香、川连
薄桑白蒺地丁菊　薄荷、桑叶、白蒺藜、地丁草、菊花
便闭硝黄酌量添　芒硝、大黄

风　疠

风疠遍身部不冯　此症上下遍体皆有，不能专指一部
白皮剥起痒难禁　剥起白皮一层，去了又是一层，炽痒难受
山岚瘴气从外感　良由山岚瘴气，或因坐卧湿地，或因毒虫盘踞之地，人不知，误触其气，皆能患此
酒湿虫生俨浸淫　或因饭前饭后过喝醇酒，或过食厚味，脾胃积湿，日久生虫，浸淫腠理，蔓延各处
有从头面形如癣　有先自头面丛起，状似钱癣
或在满身疥癞形　亦有遍身四肢陡起宛如疥癞，剥起白皮
眉毛脱落真恶劣　有先从眉毛上宣肿，旋即眉毛脱落
鼻塌唇穿鬼怪形　甚至鼻塌唇穿，形同鬼怪
始用荆防翘麻柏　芥穗、防风、连翘、麻黄、黄柏
桔鲜苓芍草归芩　桔梗、白鲜皮、茯苓、杭芍、甘草、当归、黄芩
更佐银花苍滑石　银花、苍术、滑石
海风防己半威灵　海风藤、防己、半夏、威灵仙
白蛇羌活豨茺蔚　白花蛇、羌活、豨莶草、茺蔚子
升葛芎柴苦参萍　升麻、葛根、川芎、柴胡、苦参、浮萍草
搜风渗湿念多味　搜风渗湿共计二十多味
加减临时在变通　病症当前，须察受病深浅，日期远近，身体壮弱临时加减

风湿夹火

风湿夹火辨几希　风湿夹火与尽属风湿相差无几
初如粟豆脓淋漓　初起如粟如豆大，内包脓泡，挤之有脓，脓出干塌，略

有脂水

偶动肝火牵连及 或因暴怒伤肝，肝火鸱张，身体渐觉不适，病势日重

或因炽痒热水洗 亦有初起粟瘖不多，炽痒难受，用热水烫洗

今日一簇数十窠 热水洗后，当时颇觉轻快，不料今仅一簇数十窠

明日蔓延无涯际 次日蔓延无际，难以数计

上下左右皆能有 上自两项、胸背及左右两肋，下自肚腹、股际、大腿、足胫内外

最怕背膊胸乳岐 最可怕者，他处皆无，惟胸背、肩膊、两乳中间，此处离内脏颇近，易变他病

痒极错心抓不解 痒极钻心，虽两手频抓，痒仍不解

越抓越痒日夜嗐 越抓越痒，愈痒愈抓，甚至脓血浸淫，日夜呼闹

外上油调风湿散 风湿散方：狼毒、升底、烟胶、川椒、雄黄、苦参、蛇床子、防风、地肤子、威灵仙、豨莶草、白芷、海桐皮、茅术、厚朴、黄柏、羌活、明矾、甘草

内服清心渗湿丹 渗湿丹方歌列下

萆薢苓猪防泽泻 萆薢、赤苓、猪苓、防风、泽泻

滑石银翘连柏甘 滑石、银花、连翘、黄连、黄柏、甘草

苦参芩知二术萃 苦参、黄芩、知母、白术、苍术

葛羌肤子海豨莶 葛根、羌活、地肤子、海桐皮、豨莶草

寒湿流注

寒湿肿痛从何凭 寒湿肿痛有何凭证

坚结根深顶塌平 根深附着筋骨，扪之坚硬，疮头平塌

虽然疼痛浑难禁 疼痛呼号，不能禁其出声

热手们之顿觉轻 用热手扪之抚摩之顿觉轻便
腰脮酸麻艰步履 腰腿酸麻，步履艰辛
日轻夜重可追寻 白天尤可，入暮则疼痛加增倍，形苦楚
总由阴虚邪入骨 良由阴亏，骨缝空虚，寒湿深着骨骱
逐寒渗湿莫因循 速用逐寒渗湿之品，冀其早日消化
附桂羌防苍独芷 附片、肉桂、羌活、防风、苍术、独活、白芷
细辛芎半鹿霜寻 细辛、川芎、清半夏、鹿角霜
此病都生大腿里 此病每生大腿里面三阴部分
菟丝熟地酒威灵 菟丝子、大熟地、黄酒、威灵仙

寒痰入络

寒痰肿痛现何情 寒痰肿痛现何情状
一阵疼痛汗淋淋 肿处阵痛，甚至大汗淋漓
每生背膊肩胛上 此病每生背膊肩胛上
或在前胸后背心 也有前胸膻中上下，或背后当前心后面
痛甚有形如积聚 迨痛甚时扪之，浑如积聚，似乎有形
若后痛止渺无形 及至痛定，则渺无形迹
此属痰凝并气滞 确系寒痰凝滞，血管气机失宣
白芥陈皮紫蔻仁 白芥子、整广皮、紫蔻仁
草果吴萸莱菔子 煨草果、淡吴萸、莱菔子
半夏厚朴及砂仁 清半夏、厚朴、砂仁

寒火凝结

寒火互结何形容　寒火凝结可形容其真状
淡紫根盘略带红　凡此症根盘淡紫，略带微红
发热形寒疼不已　憎寒壮热，痛无已时
四肢拘紧若抽疯　痛极，四肢拘紧抖擞，状若抽疯
当热肿处不炽手　当热其肿处皮肤并不炽手
谓寒脉数口干云　算寒脉反数，口干，大渴，苔黄
桂枝荆防苏贝芷　桂枝、荆芥、防风、苏叶、贝母、白芷
银花翘草葛川芎　银花、连翘、甘草、葛根、川芎
黄芩花粉量加减　若身热不解加黄芩，口渴加花粉
要紧发汗佐姜葱　最要紧者使其发汗，加姜葱为引

寒湿夹瘀

寒湿夹瘀于何见　于何知为寒湿夹瘀
坚结无头色鲜艳　肿处坚硬，并无疮头，惟色甚鲜艳
肿处扪之如火炙　如扪肿处，灼手不能近，近则疼痛
疼痛无休日夜号　日夜疼痛，并无已时，甚至日夜呼号
一阵寒冷一阵烧　一阵怕冷，一阵发烧
头疼口渴小便赤　头亦疼，口亦干亦苦，小便色赤，且短溺不畅利
归尾丹皮桃枳榔　归尾、丹皮、桃仁、枳壳、槟榔
红花肉桂泽元胡　红花、肉桂、泽泻、元胡
防风白芷茵陈蒿　防风、白芷、茵陈草
陈皮灵脂兰草节　陈皮、五灵脂、泽兰叶、甘草节

寒凝气滞

寒凝气滞固不同	寒凝气滞其病状大有辨别
流走无踪色不红	其病流走无定，皮色不变
疼痛虽凶无寒热	疼痛颇觉利害，并不发寒热，惟觉疼痛难受
偶然气泄略轻松	气泄即放屁，北人谓出虚恭
外用葱姜麸熨法	外用生姜、大葱两味打烂，用麸子半斤入锅同炒极热，用布包熨患处，冷即易，轮流熨之，却有奇效
内服干姜桂附通	干姜、肉桂、附片、路路通
陈皮枳壳砂香附	陈皮、积壳、砂仁、香附
气弱加参功益宏	如气弱者加人参，颇见功效

寒湿入骨

寒湿入骨现何情	寒湿入骨见如何病状
隐隐酸痛白昼轻	隐隐骨骱酸痛，白昼尚可，入夜尤重
转掉维艰伸难屈	转掉不灵，此病均在大腿、髀骨、环跳等处，其腿能伸不能屈
迨至成脓始露形	内脓既成，外面始露微红，初起如好腿一样，皮色不变也
初起雷火神针烫	病起时速，用雷火针隔布针烫
阳和内服加威灵	阳和汤方见前，加威灵仙
牛膝木瓜量加减	牛膝、木瓜
菟丝仲断服频频	菟丝子、杜仲、续断
十全大补医溃后	十全大补汤方：人参、白术、茯苓、甘草、熟地、白芍、当归、川芎、黄芪、肉桂

凉药休投要记明 切不可投凉药

暑 热

暑热疡毒无大症 此症暑令热毒小疖
头面腮颐腰肋多 发在头额、面腮、腰肋等处
小若樱桃大如李 小者若樱桃，大者如桃如李
或在肩项巅顶间 有生在肩项、巅顶等处
同时并起稍先后 同时并起者居多，有稍分先后，仅隔一二日，并无远限，以火性迅速故也
手若扪之痛声连 手不能近，如扪之蹙额皱眉，呼痛连声
有脓挑破容易敛 如按疮头已软，用刀挑破，脓挤净即易收功
听其自破略稽延 若听其自破，难免迟愈几日
内服藿香正气散 歌曰：藿香正气大腹苏，甘桔陈苓术朴俱，夏曲白芷加姜枣，感伤岚瘴并能驱
除去术朴佐黄连 除去白术、厚朴，加黄连
溺赤便闭军泽泻 溺赤便闭加川军、泽泻
发热银翘栀子添 发热加银花、连翘、山栀
久溃不敛阳虚极 久溃不敛者，阳虚极也
桂附炮姜四君全 肉桂、制附片、炮姜，四君子汤方：人参、茯苓、白术、甘草

暑 湿

暑湿为患于何验 暑湿成疮于何考验

脓泡流脂秋夏间	浑身上下不定部位，骤起脓泡，泡破流脂，总在夏末秋初时候乃生
有时微痒有时痛	时或微痒，时或微痛
寒热约在申酉前	亦发寒热，大都在正未时见，申酉时前
发在上身暑固胜	如在上身发现，乃暑胜于湿
如在下体湿自偏	如在下体发现，湿重过暑
苓泻防风羌独活	茯苓、泽泻、防风、羌活、独活
银花栀子藿香添	银花、山栀、藿香
萆薢猪苓知母柏	萆薢、猪苓、知母、黄柏
六一还需布包煎	六一散

暑热入络

暑热入络何处宗	暑热入络，何以知之
数同流注色淡红	浑身上下俱可发现，不论部位，其状仿佛流注，惟肿处淡红
大如李桃不甚痛	大仅似桃李，不甚痛
二候成脓易奏功	病起十日即可成脓，最多不过十四日，如刺破三四日收功
四肢肩背同时发	大都四肢肩背俱多
眠食如常势不凶	饮食如常，并无寒热
秦艽香薷苓泽泻	秦艽、香薷、茯苓、泽泻
赤芍当归己木通	赤芍、当归、防己、木通
丹参橘络防贝芷	丹参、橘络、防风、贝母、白芷
冬藤滑石藿翘芎	忍冬藤、滑石、藿香、连翘、川芎

暑热夹湿

暑热夹湿又一种　暑热夹湿别有一种形象

胁腰胸前腋下逢　每生在腰胁、胸膺、腋下等处

茱萸一串名丹毒　如吴茱萸一串，名为丹毒

窠粒累累数不分　窠粒重重，不计其数

须辨肝火与湿盛　此病有偏肝火炽甚，有偏湿热极甚

痛痒相兼状不同　即痛且痒，病状各自不同

火盛红瘰如芒刺　如系肝火偏盛，必起红瘰，痛如芒刺

龙胆泻肝功奏崇　歌曰：龙胆泄肝火丹生，形如粟粒痒而疼。
芩连栀胆车归尾，生地军翘泻木通。

脓泡微痒缘湿胜　如上起脓泡，微痒不疼，确系湿热偏胜

胃苓加减妙通神　歌曰：胃苓苍朴与陈皮，泽泻猪苓甘赤苓。
肉桂车前翘滑石，银花夏藓草栀芩。

湿热相兼分界限　如系湿热又兼肝火，当细辨明

孰轻孰重细心融　湿胜专利湿，肝火胜宜泻肝火，细心辨别

外敷惟用柏叶散　歌曰：柏叶散敷火丹方，大黄赤豆柏雄黄。
柏叶轻粉蚯蚓粪，研末香油调上良。

涂用香油一般同　用香油调上

暑热夹风

暑热夹风面目间　暑热夹风之病多生面目之间

樱桃相像数十联　窠粒大如樱桃，数十粒排在面目部上

眼胞浮肿红合缝　重者眼胞浮肿色红，两眼合缝

昼夜疼痛火烧然　昼夜如火燎疼痛
微热微寒汗不解　稍有寒热，虽汗出津津，寒热不解
两额掣痛喉声连　两额连及太阳掣痛，连声喉呀
大者间或有脓血　大者稍或有脓血
小者涂药即安然　小者涂药即可消灭
紫金摩取丝瓜汁　金锭用丝瓜叶汁调
或用蓝靛井泥黏　或用蓝靛、井泥涂之，亦能止痛
金银桑菊连翘等　银花、桑叶、菊花、连翘
荆防荷叶配栀连　荆芥、防风、荷叶、山栀、黄连
虽然无甚大害处　此病决无大害
两旬才得告安痊　亦须二十日方可告愈

暑　风

暑风病状又不同　暑风见症别有一种，大都头面为多
冒然浮肿色微红　忽然浮肿，色见微红
眼胞合缝无寒热　眼胞合缝难张，并无寒热
赶进解暑与疏风　急与疏风解暑之剂
荆防桑菊藿香叶　荆芥、防风、桑叶、菊花、藿香叶
香薷连翘栀木通　香薷、连翘、栀子、木通
银花桔梗西瓜翠　银花、桔梗、西瓜翠
荷梗钩藤便闭军　荷梗、钩藤，如便闭加生川军

暑令火疖

赤日当空炎气蒸 夏令赤日当空，火气蒸腾
无端肩背起疮痕 肩胛、后项、背膊忽起疮疖
红根散布无拘数 红根散布，其数难计
类似樱桃窠粒呈 大如樱桃窠粒分明
纵然微痛无寒热 略有疼痛，并无寒热
溃破蜂房带子含 溃破亦如带子蜂房，中含脓迹
受苦农夫常患此 农夫耕作，赤日炎蒸，多患此症
还有肩挑跋涉入 亦有肩挑步担，不避炎日，也生此病，俗名担肩疮是
内服不必汤丸剂 无须服药
水摩藤黄疮外涂 仅明藤黄水摩涂之即愈

暑热夹寒

夹寒暑热诚难看 此等病最难分辨
头胀身疼骨里寒 初起头胀，浑身疼痛，骨里怕寒，皮肤发烧
汗出如珠热不解 汗出涔涔，热仍不退
声重鼻塞真奇谈 反声重鼻塞，令人不解其故
面起红云退刚净 始则面起红云，如彩霞仿佛，次日退去
腿胫红肿屈伸难 厥后两腿胫红肿，或单腿胫红肿，不能伸屈
荆防苏叶陈香薷 荆芥、防风、苏叶、陈香薷
桂枝芎芷与前柴 桂枝、川芎、白芷、前胡、柴胡
或佐浮萍重透表 浮萍叶辛凉解表，功同麻黄
汗出表解另安排 汗泄后再另设法

清络橘桑绿豆壳 橘络、桑叶、绿豆壳、清络饮

清络饮歌曰：清络饮歌极轻清，橘络霜桑荷叶新。

瓜络扁豆绿豆壳，寒邪已去服之灵。

荷叶丝瓜扁豆攒 荷叶、丝瓜络、生扁豆

如不成脓容易办 如不成脓，尚可易治

若果溃破唤难哉 若果溃破，则难矣

湿　气湿邪阻于气分，身起湿疮，痒极，搔破微有血迹

湿留气分亦绵缠 湿邪留恋气分，亦甚淹缠

形赛花椒疥一般 花椒窠粒与疥疮无异

寸口手了偏不见 凡疥疮都在手了，脉门先见，此独不然

前胸后背密铺排 前胸后背稠密满布

惟痒不疼搔不解 痒而不疼，搔亦不能解

略津血迹稍安然 搔破稍有血迹，痒即顿减

内服米仁六一散 米仁、六一散

防风苓泻川萆薢 防风、茯苓、泽泻、川萆薢

苍术厚朴地肤子 苍术、厚朴、地肤子

羌活芷柏己豨莶 羌活、白芷、黄柏、防己、豨莶草

外敷惟有风湿散 外面惟用风湿散

香油调上准平安 用香油调上即愈

湿　热

遍起白泡有红盘　遍起粟瘖，头含白泡，四周确有红盘
状似天花实不然　其初发状似天花，其实较天花迥异
初见数窠延一片　初见不过数窠，渐至蔓延一片
痛痒相兼且恶寒　既疼且痒，怕寒微热
抓破微脓或微血　偶或抓破，必见微脓，或津微血
腿酸腰软颇艰难　两腿酸楚，腰软乏力，步履艰难
虽然口渴不思饮　口虽作渴，并不思饮，湿邪盘踞之故
食物不香常饱嗳　无论食何物总觉乏味，常打饱嗳
苦参风泻猪苓薏　苦参、防风、泽泻、猪苓、薏仁米
茵陈翘柏朴连甘　茵陈、连翘、黄柏、厚朴、黄连、甘草
银花滑石芩知母　银花、滑石、黄芩、知母
半夏茯陈仔细参　半夏、茯苓、陈皮
外敷连柏人中煅　黄连、黄柏、煅中白
轻粉炉甘海蛸黛　轻粉、炉甘石、海螵蛸、青黛
研细过罗加冰片　研细过罗，再加入冰片
油和翎涂保平安　用香油调上，即保平安

湿　毒

湿毒休将毒串拟　湿毒与毒串不同
湿浊秽气侵皮里　因皮里原有湿浊稽留，皮里外受秽浊气味，互相勾结
初起白疱腓腨中　初起腿肚腓腨一带骤起内疱
蔓延腿胫大如李　渐延小腿肚胫骨等处

痒痛虽有不堪凶	微痒微痛
脓水浸淫常不已	脓水浸淫不已
疮口日大不生肌	疮口日见开大，不易长肉
浑似猫睛牛眼比	小如猫睛，大似牛眼
此症首要戒酒色	务要痛戒酒色，犯之经年累月不易收功
早晚葱汤勤灌洗	每早晚熬葱汤，勤加灌洗
擦干随用夹纸膏	夹纸膏方：轻粉一钱，漳丹一钱，煅金陀生一钱，煅甘石二钱，黄柏面一钱，冰片三分
轻粉樟丹金炉底	轻粉、樟丹、金炉底
再加甘石黄白占	炉甘石、黄占、白占
溶化成膏效无比	溶化成膏，其效无比
更佐极细黄柏面	再加极细黄柏面
并添梅花冰片宜	并添梅花冰片最宜，上六味研细面，用猪油二两炼净去渣，兑入黄占一钱，白占一钱溶化，然后将面药搅和一处，候凉摊于纸上，上罩纸一层，量疮大小贴于患处，膏上用银针戳十数孔

湿热夹瘀

湿热夹瘀难比例	湿热夹瘀诚难比例
两足上下无定的	两大腿小腿上下左右难以悬拟
漫肿无头色淡红	漫肿无头皮色淡红
按之如泥不指起	按之深坑，不随手起
日不渴饮身不烧	口不作渴，身不发热
惟有筋酸难步履	独觉筋脉发酸，不能步履

归尾胃苓加红花　归尾胃苓汤歌曰：胃苓平胃及四苓，朴术陈皮甘草宜。防己猪苓兼泽泻，赤苓参入桂姜依（加红花）。

桃仁赤芍均堪侣　桃仁、赤芍

泽兰牛膝艽木瓜　泽兰、牛膝、秦艽、木瓜

如不成脓即消矣　照此治法可以消释

湿　痰

湿痰病生皮膜外　此病生在皮里膜外

色白无头有坚块　皮色不变，惟觉皮里有坚块

大如手掌小如杯　大者如手掌，小者如酒杯

推之不动须详看　推之不动，皮与肿块似不相连

既无寒热亦不疼　既无寒热，亦不疼痛

及至成脓色隐红　及至皮色隐隐红现，已成形矣

有在腰肋或腋下　有生在腰间、两肋、两腋以下

或发胸膺节骱中　亦有生在胸膺或肩臂节骱之间

陈皮半夏茯苓草　陈皮、半夏、茯苓、甘草，此四味名二陈汤

草果慈菇紫蔻从　草果、慈姑、紫蔻

枳苍术朴白芥子　枳壳、苍术、厚朴、白芥子

姜炒南星酌量用　姜炒南星

湿热寒侵

本患湿热为寒侵　本系湿热生疮，遽被寒凉所侵
脓水浸淫遽尔停　疮上浸淫脓水，忽然脓水全无
寒冷腹疼身觉重　怕冷畏寒，腹中疼痛，浑身发沉
四肢乏力步难行　手足乏力，步履艰辛
腰酸脑重如负物　腰里发酸，如负重物，头脑发沉
疮口鲜红转淡红　疮口本极鲜红，忽变暗淡
苓桂紫苏羌独活　茯苓、桂枝、紫苏叶、羌活、独活
前柴粉葛草姜葱　前胡、柴胡、葛根、甘草、生姜、大葱
头痛蔓荆芎白芷　蔓荆、川芎、白芷
一身大汗立时松　一见大汗立即松减
此方只可服一剂　一剂见汗，不可再服
虚者加参理亦通　体虚者酌加党参五六钱

湿火郁伏

火郁情形大不同　湿火郁伏之症与寻常大不相同
冒然疼肿掣心胸　忽然痛肿，痛时五中穹急
发热形寒莫名状　畏寒发热，难以言语形容
惊跳神昏类怔忡　有时神昏惊悸，状似怔忡
初起淡红大如掌　初起根盘大如手掌，色现淡红
忽然青紫变形踪　忽然肿处淡红顿变青紫
饮食不进二便闭　粒谷不纳，滴水不进，二便闭结
毒火攻心势狠凶　当此之时，毒火已陷心包，势极凶险

黄连犀角鲜生地 黄连、犀角、鲜生地
竹叶军银翘木通 竹叶、生军、银花、连翘、木通
玄参丹芍地丁草 元参、丹皮、白芍、地丁草
灯草中黄紫雪冲 灯草、人中黄、紫雪丹
此症名为蜓蝣毒 此症就名为蜓蝣毒
十人仅得五生逢 十人患此，仅活一半

湿热夹风

夹风湿热如胎痣 湿热夹风，状如胎痣
头面遍身均可见 浑身上下以及头面四肢均能患此
初起栗粒四五颗 初起栗粒大四五颗
渐次蔓延成一片 逐渐散布，蔓延一片
男妇小儿无不同 无论男女大小，均能患此
痒极钻心搔无状 痒极钻心，搔之无度
莫名何处流脂水 不论何处，搔破即流脂水
结盖成痂亦枉然 纵流脂水后旋即结痂，然痒亦如故
切忌动风葱虾蟹 痛忌虾、蟹、葱、蒜、鲤鱼一切动风发物
不慎犯之病更淹 如不忌口，淹缠无日
更戒沐浴热汤洗 更忌沐浴周身，或热水烫洗
暂时爽快后必变 沐浴烫洗后暂时痛快，后必加剧
速用轻粉炉甘石 轻粉、炉甘石
青黛中白煅为面 青黛、煅中白
有水干扑频频上 如有水干扑
无水油调快收敛 无水用香油调上

湿热流筋

流筋湿热何以见　何以知为湿热流筋
筋脉酸疼午后显　筋脉酸疼，午后必重
手足拳曲不能伸　或四肢挛曲伸缩不利
外形微肿无坚核　外形微肿并无坚核
有时红肿有时消　时亦红肿或又消释
痛如鸡啄乱蹦跳　疼痛如鸡啄，病者乱蹦乱跳
多生胆胃肝脾经　生在脾胃肝胆经居多
并有相火搀混搅　如此病状，必有相火搀混
萆薢秦艽续断苓　萆薢、秦艽、续断、茯苓
半夏陈皮竹茹翘　半夏、陈皮、竹茹、连翘
木瓜薏已丝瓜络　木瓜、薏米、防已、丝瓜络
泾渭难分须细瞧　泾渭难分，必须细看
再佐枳壳兼甘草　枳壳、甘草
温胆俱全保能好　温胆汤方在风气门内

燥　火

飒飒秋风燥金临　初秋秋风飒飒，爽气迎人，当此若无甘雨，燥气必多
燥寒燥热要详明　早晚寒凉，午间燥热，就天气而论
头而遍起风屑片　头面遍起风屑，扪之脱落
或似茱萸椒粒形　或起似吴茱萸，或起似花椒粒
既无脓血并脂水　并无脓血脂水，无非燥气使然
并无疼痛诸苦情　且无疼痛难受等情

咳呛口渴与唇干 干咳无痰，口渴唇干，莫非燥气所致
此为热燥有真凭 以上情形名为燥热
枇杷桑叶杏仁泥 枇杷叶、桑叶、杏仁泥
花粉芩翘栀子梨 花粉、黄芩、连翘、山栀、秋梨
更佐菊花麦与地 菊花、麦冬、生地
桔梗蒺藜消息宜 桔梗、白蒺藜

燥　寒

寒燥原因血气衰 大多平素血气本衰
凉风袭入腠肤间 早晚凉风袭人肤腠之间
掌指裂缝干灼痛 遽尔掌指干裂，灼痛难受
或津鲜血不能抬 亦有裂缝处时津鲜血
一用柏枝煎水烫 一用柏树叶汁煎水烫洗
一用荤油浸缝间 一用牛羊脂化开润裂缝处

火瘀成疡

火毒又因瘀血凝 平日内蓄火毒，嗣因跌扑闪挫，蹬伤血管，遂致瘀血胶凝
经络阻塞不通行 以致经络阻塞，不能通行
骤红焮肿坚而硬 冒然焮肿，坚而且硬，平塌不高
大者如茄若蛤形 大如茄如蛤
有生腿胁近少腹 有生腿根近少腹处
有在肩臑臂内循 有生肩臑臂腕一带

初用桃红延刘寄	桃仁、红花、延胡、刘寄奴
赤芍连翘归尾芩	赤芍、连翘、归尾、黄芩
橘络丹参为佐使	橘络、丹参
芎枳泽兰次第拚	川芎、枳壳、泽兰
肿势将成须托化	如势将成脓，必须托化
穿山皂刺芷金银	穿山甲、皂角刺、白芷、金银花
黄芩花粉桂姜等	黄芩、花粉、桂枝、片姜黄，以其横走手臂经络
柴膝青皮定引经	如腿根系肝脾经脉，柴胡、青皮为肝经引经药，牛膝领诸药下行也

火　毒

火毒情形别有因	火毒情形不易揣测
毒邪久伏则生疔	毒邪久伏五脏，则生五色疔毒
两颧鼻柱并鼻孔	有在两颧，有在鼻柱，有在鼻孔两旁
人中指掌及眉心	有在人中，有在指掌，有在眉心或眉毛两角
上下眼胞与地角	有在上下眼胞，有在地角正中或两旁
翻唇龙泉虎须名	有在上下唇边，名为翻唇；有在上唇中间，名为龙泉；有在下唇中间，名为虎须
初起黍米或椒粒	初起如黍米一粒，或椒粒一颗
疼痛呼号汗雨淋	有疼痛澈心，昼夜号呼，汗出如雨
也有疮头青紫点	也有疮头青紫，色黯无光
也有红系尺许零	也有脉门两边红丝一条，直达腋下
也有肉肿疮不肿	也有疮头隐伏不肿，四围坚肿
羊叫猪唇古怪形	有呼号如羊叫，有两唇肿如猪唇怪状

憎寒壮热无休歇 怕寒发烧，昼夜并无休歇
火毒归心命必倾 火毒攻心，谵语神昏，命必不保
顺证疼痛有停止 如疼痛有止，不痛稍停又痛，此为顺证
麻木不疼更不行 如麻木不疼，微觉痒，必死不治
七日成脓尚可治 如七日内成脓，尚可着手
昏愦不语毒攻心 神色昏愦，不言不语，毒已归心，不治
脓后肿消毒不大 如成脓后肿渐消，毒势不大，可治
溃后不食亦归阴 如溃脓后不进饮食，亦是死症
初与菊花芩草饮 菊花、黄芩、甘草
随服梅花点舌轻 用梅花点舌丹三四粒嚼碎，开水送下
最怕走黄无法治 疔已走黄，无法可治
蕉根捣服不嫌频 水芭蕉根，又名甘露根，洗净打汁，频频服之
更服解毒护心散 护心散方即下四味
绿豆朱砂乳没拼 绿豆、朱砂、乳香、没药
接服犀角连生地 犀角、黄连、生地
蚤休栀草及金银 蚤休、山栀、甘草、金银花
亦可仅服七星剑 七星剑方
半枝莲菊麻地丁 半枝莲、菊花、麻黄、地丁草
河车莶草苍耳子 草河车、豨莶草、苍耳子
药虽七味功最灵 只要用当其时，无不神效

火毒内陷

火毒内陷缘何情 为何火毒内陷
正不敌邪毒入心 正虚正不敌邪，毒陷心包

房帏不慎间亦有　疔毒已现，人不知觉，误犯房帏
泄精梦遗却堪惊　亦有素患梦遗或滑精之病，病时犯之，亦属棘手
疏于补托也不免　亦有正气本虚，疏于补托，亦有此病
误服寒凉同一形　也有过服寒凉，毒邪遏抑，不能外发，因而入内
疮口忽然露紫黯　疮口忽现紫黯
干塌无脓命必倾　或疮口干塌无脓，亦必丧命
赶进参茸救万一　当此之时，惟有赶进鹿茸、人参，十中可救一二
十中定有九归阴　若不急用参茸补托，十人中难逃一命

火毒流经

火毒流经因何结　怎么名火毒流经
过服寒凉火内逼　因多服寒凉，逼火内串
虚实不分用苦寒　不论病之久暂，体之壮弱，一味苦寒，致生此患
气血因之经络乖　凡人之气血，热则流通，寒则凝滞，气血乖违，经络阻遏
疮头本红忽不红　疮头本系红色，忽红变紫淡
此处未消他处攻　此处肿势未消，他处又串
疼痛便闭尚可药　如果疼痛难受，二便闭结，尚可施治
最怕不疼溏泄凶　若疮不疼痛，而且溏泄不纳，最为凶险
只有温通经络法　惟有温通经络，力图挽救
桂枝麻黄羌独芎　桂枝、麻黄、羌活、独活、川芎
木香橘络防归芍　木香、橘络、防风、当归、赤芍
苏叶秦艽瓜络通　紫苏叶、秦艽、丝瓜络、路路通

外科问答

序

余素读岐黄家言，苦无师承，莫探奥窔。且古今医书浩瀚，已觉泛览维艰。近复东西医书译行于世，名词多新益，难解了其中之良法奥旨，西之新理名言，开卷茫如于何索解。而今之悬壶者，大多一知半识，谋食不暇，遑明至理。澄江高憩云先生学贯中西，科通内外，早岁闻名乡里，久擅郭玉之针。迨至施医津门，共神华陀之术。曾一行作吏，性情因不合于时趋，遂三折其肱，研究更验夫实地。其于外科一门尤有心得，著有《外科医镜》《三字经》多种，故略诸内而详诸外，恃许子之不惮烦，可得解而不得宣，岂允宗之为言意，析疑问难胜读十年之书，随笔汇存已逾百条之记。良补前书之未备，更多新义之发明。以先知觉后知，以先觉觉后觉，通今博古，虽非旦夕所可期，而取西补中，知必权舆之在此，爰请于先生附诸前书之末，以公同好，而示来兹。先生曰可，属志其缘起如上。

光绪丙午冬月紫荆花馆主人题于津门寓庐

外科问答序

忆自髫年从师习医，专考内科，于外科未窥堂奥。临症常以知内不知外为憾。憩云先生家学源渊，由内科脏腑经络致力外科，出其刀圭，无不奏效。所著《外科问答》纯用西学发明，中医参观互证，动中奥窔，洵能启后学进步。予与先生为知己友，常相过访，受益甚多，乃为之序。

光绪丁未年荷月

弟 静畬章恩培谨识

外科问答引

甚矣！医学之难也。立一方，看一症，与人身命攸关，虽曰小道，其责任不亦重且大哉！我国医学腐败极矣，而于外科为尤甚。推其致败之由，皆缘世少专书，病多污秽，人皆视为小道，薄而不为。所以高尚者不屑学，迂拘者不能学，心粗者不可学，胆小者不敢学，明敏者不专学。即有一二学者，类都家传衣钵，或袭取成方为衣食之谋，鲜肯深造，遂成今日腐败之势。而我国民性质咸喜新恶旧，见西医之涤肠剖脑，莫不惊为神奇，不知我上古俞跗以及扁鹊仓公诸子即有此法。汉之华陀亦精斯术，惜其书失传，其弟子吴普樊阿辈复继述无闻。晋唐迄今遂无传者，致让西人独步今秋。丁君子良存胞与怀，明合群益，创医药研究会于津门。仆也猥蒙不弃，滥厕其间，学浅才疏，曷胜歉仄。夫研究者，研究受病之原因与夫疗病之方法。仆于医学苦乏师承，莫叹奥窔，自谓于外科一门少有心得，幸诸君子聚集于斯，缘不惴谫陋，纂成《外科问答》一书就正有道。虽词粗意鄙，未免贻笑方家，然由浅入深，于初学不无裨助云而，尚祈。

子翁诸君考错指疵，匡我不逮，则幸甚。是为引。

时在光绪三十二年冬至澄江高思敬憩云氏识于

天津蠖居草堂之南窗下

一问：方今寰球，交通东西。医士或立病院，或设药房，方挟其术以行于吾国，而吾同胞性质凡百道艺咸以外至为新奇，以致患病者多舍中而就外，求治日多，信从愈众，将来我国医士不几无人过问乎？

答：我国人民号称四万万，岂仅数千西医所能毕治耶？如彼技能果出我上，乃我同胞幸福，亦何虑其多哉？第恐来只未必皆良耳！

二问：东西医书分外症为外炎症，为脓疮，为溃疮，为死肉症、骨症、瘤症，仅此数项能赅括一切痈疽乎？

答：不能。此特指其大纲，彼国必有专书，惜吾国无人译行耳。

三问：西医治内症全仗药水丹丸，外症善用刀割锯断，其药水能统治百病否？

答：药水不能统治百病。要知症有千般，方有万变，仅藉丹丸药水岂能包括病情？若外症应用刀锯，亦视见症何如耳。若动用剖割，恐于经络有碍。

四问：西医治内外诸病，竟有立时见效者，亦有绝不奏功者，其故安在？

答：医之用药，如将用兵。用之当则破垒擒王，否则譬如广设虚围，以冀一遇，欲其奏功难矣。虽中西医治疗各异，其理则同。

五问：中医有醉心西法，有訾议西法者，不知孰是？

答：西法于剖割一术最精，亦颇多可采处，余亦有为中医所不能者。其醉心与訾议者均属偏见，以采其长补吾不及，奚可舍己从人？惟并重之，不宜偏焉可也。

六问：西人称医为格致一门，至尊且贵。且我国人薄为贱役，以为熟读汤头，略通灵、素便可出而问世，何我国视之如此之易，彼视为如此之难？其故安在？

答：医本渊微，此中奥旨实毕生不能殚之业。吾闻西人最重卫生学，故视此道最为尊贵，非如中医略读汤头，率尔操觚者比。

七问：西医解剖之学其来已久，其论人身内脏部位悉从实验得来，较中医意揣而得者自胜。如左肺右肝，西医确有切实凭证，中医反指为不经。三焦为无形之气，上焦如雾，中焦如沤，下焦如渎，许多谬说西医目为痴人说梦，中医奉为玉律金科，沿误至今，无人驳正。将来迷途不返，愈传愈讹，不几如万重云雾，永无见天之一日？吾观西人《全体新论》一书，其于人身骨节脏腑部位论之綦详，较吾国旧有之铜人图何如？请辟旧说之谬而正其是。

答：吾闻西国有活物献祭之事，乃解剖学治之肇端。故其时解剖者多用兽，而解剖人身之事则起于吾国周赧王时。哀及国王令二医者解剖人尸，并于亚力山大城内立一解剖医学，而天下学医者皆赴之。后五六百年其学中衰，而医之一道惟寄于游医与神父之手。欧洲医学约有千年，人皆在黑暗中，后因亚洲天方国之学始明医道。厥后意大利名医辈出，精研其术，日进无已，后经各国古今多数医者讨论研求，所有人身内外精微之处无不发明尽致。每治一症，不得其法，必于其人死后解剖之，详究致病之处，复以化学验其病之喜畏。后遇此等症，即以其药治之，其精研也如此。似彼治法，宜无病不瘳矣，而死者仍不少，何耶？岂于感变盈虚之间尚多未得其法欤？予故谓人身脏腑部位以及西医所论之脉管血管等说，宜师彼长而补铜人图中之所未备。吾国古今医书浩瀚，虽于脏腑部位不无逆臆之说，贻误后人，而于七情六淫以及受病原因发挥至为详尽，有非泰西医学所可企及者。尝考中国诸书所论脏腑经脉与西医之全体解剖图所说，似较中医透彻，然行血之动脉枝脉并命门之发源，以及回肠、直肠、精虫等均为我国所未发明者，此宜增改其所未有也。至若吾人左肝右肺之说，本内经肝气从左上升，肺气从右下降。后人误解，以为肝必藏左，肺必居右也。不知内经但论此中气化，并未说形，何可浑解？其实肺果偏左，肝原偏右。予非随声附和，动人听闻，要不外有至理在。若称三焦为无形之气，本属揣测之辞。上焦如雾，中焦如沤，下焦如渎，尤为无稽之论。夫三焦者，即五脏六腑上之网油，脏腑藉此互相联络，互通声气。若无此，则尔为尔，我为我，其三阴三阳不几隔绝，无处交通乎？王勋臣辨之切而言之详矣。况手少阳三焦与厥阴心包天然配偶，何以故？心包即裹心君之黄脂膜，三焦乃连各脏腑之黄网油，而且各有功能，各有俞穴，何得谓无形之气？后人误解经文，错谬处不止一端。有令人指不胜屈者，殆亦非一时所能尽辟耶？现在西医之解剖图说并各种医书译行于世者甚多，学者荟萃中西，参观而互证之，自不致擿埴冥行，将大放光明于医界。鄙人之一知半解，亦何裨于高深？总之破坏其所固有，不如修改其所本能也。古云：能知变法，始曰良师。学西医者不可谓今医不良，并诬古人；学中医者，亦不可固执己见，以为彼不足道。庶两无所失矣。况西人之解剖尸身，虽部位无讹，而人死则血凝，其于感变盈虚消息又从何考察耶？且病情万变，如伤寒传经之症随气而化，无迹可寻。此类非读仲景诸书者不能详辨，此中消息亦岂可阙而不讲欤？是在善学者取彼之长，补我之短焉。

八问：中西医者于外治一门，孰难孰易？

答：西医治疗均有定法。凡遇症之必须剖割者，或用催眠术，或用蒙汗药，令病者昏沉不知，以施剖割。西人信医最深，更服从其命令，罔敢或违，虽死无怨，医者固有得心应手之效。而吾国病家既不信医，医者亦不识病。平时不知讲卫生，病急犹乱投医药。一医不效，更延他医，其症之非割疗不为功者。则病家复多方迁就，迨至无可如何之时始肯受割。而养痈贻患，已不可收拾矣。世人动曰庸医杀人，谁其辨之？此中医之难为胜于西医也。

九问：西医技术果胜中医乎？

答：西医之剖腹、涤肠、割手、截足以及论脑筋、回血管、甜肉汁等说，实开辟千古之奇，可为吾中医取法者。至论脉、切病、查形观色、辨别生死，则不如中医之详尽也。

十问：西医言：血管有三种，一曰血脉管，一曰回血管，一曰微丝管，其说信否？

答：西医剖割之术极精。血管等说彼由实地考验得来，绝非逆臆。余常于病之开刀烫火针时细心体验，如碰伤微丝管，血每后脓而出，或脓出时稍带血丝。碰伤血脉管或回血管，血必先由脓旁流出，较脓犹涌，其血常多脓两倍。然吾中医知此者甚鲜。

十一问：碰伤微丝管故无妨碍，设碰伤回血管并血脉管，血流不止，当用何法止之？

答：无碍。倘刀针拔出时血如泉涌，切勿慌张，速令病家取凉水半碗，随取草纸蘸凉水贴刀口，一次不止，连易三四次，无不止者。取水能制火之义。倘听其自流，人必昏厥，慎之。

十二问：西医称血由心经左房发源，人脉管流布周身之内，行至尽处即由微丝管过回血管，由回血管返心右房，周而复始，其说信乎？

答：闻西医有照体镜，能洞垣窥脏，故知血由心经左房发源，返右心房，昼夜不息，此说可补中医之缺。

十三问：西医称炎症有发于外体，有发于内藏，此炎字当作何解？

答：西人热症统称为炎。外体结肿为炎，内脏疼痛亦为炎，大概以血瘀不得流通，因而结肿作痛也。

十四问：西医称大便闭结，小溲黄赤，脉至洪数，舌苔黄，此系热症，与中医无甚差别。第称其症在肝，痛应肩膊；在心，痛应左臂；在髀臼，痛应于膝；在膀胱，小便频数；在肺，呼吸咳嗽皆痛；在喉，失音气促；在胃，食物呕吐；在舌，肿痛不知味；在目，朦胧赤痛；在肠，则泻痢急痛；在脑，则昏乱失性，此说可全宗乎？

答：此说未可全宗。盖西医认定众血管昼夜轮流不息，有一处其血运流更急，微丝管发大血之内，轮叠聚愈聚愈多，壅塞管径之内。此管被停血所逼，血内明汁肉丝等物渗出管外，其肉渐红渐肿渐觉热，故统名为炎症，与《内经》所说诸疮痛痒皆属心火一语相似。惟因何有一处不安，血不运流，为何所阻，因何发炎作痛均未发明。其于七情六淫亦概置之不讲，此中疵谬指不胜屈。至论症在肝痛在肩膊，在心应在左臂等说，均注重在血发源在左心房，血管回管由上而下先走肩臂，未免偏见，阅者当舍短从长。

十五问：西人云，炎在内部，多方医治不效，用洋轻粉三四厘同鸦片二厘，共作一粒，每服一粒，日三服，服后齿肉浮肿，口臭流血，乃炎与药相应，此法是何命意耶？

答：此法不过搜毒止痛，无甚深意。所说内部炎症如肠痈、肺痈、肝胃等痈，内脏结肿，外必现微形如咳吐血沫，沫极腥秽，人皆谓肺痈，其实肺叶焦烂，名为肺痿，非肺痈也。如系肺痈，胸膺两乳之上或左或右必微微隐肿。及至成脓，有高起一二三四分不等。有大如手掌，有大如中碟，惟色白无头，脓最难辨。予在养病医院治过十余岁小孩两人，脓成刺破，脓出数盏，不半月完功。肝痈亦见过两人，在左右肋骨，脓成疮头不大，仅如钱许，刺破出脓数盏，亦十余日完功。大小肠痈亦见过数十，均从外破得愈。前后用药悉遵古方，从无贻误，此可不必取法于西也。

十六问：西医善用割，中医善用刺，割善乎？刺善乎？

答：同一治病，应割则割，应刺则刺。此中本分轻重。中医古时亦有割剖一法，惜其术失传，致令西医独步。若论刀刺以及辨脓诸法，本各有短长，互有偏胜也。

十七问：中医用刀、用火针，西医未闻有火针一说。

答：脓浅用刀，脓深用火针，所谓因病而施。西医不知此法耳。倘其知之，亦必从而效之。

十八问：开刀针有无分寸深浅？抑任意戳刺乎？

答：开刀不过三四五分足矣。若火针深自四五分至七八分、一寸不等。临时量疮深浅用之，不能预定分寸。

十九问：同一破头，用刀与针之疼痛孰轻孰重？

答：只论下手之快慢与刀针之锋利否。疼痛尚无甚轻重，手快则不甚痛，慢则病人吃亏多矣。至用刀针手法，具载《医镜》。

二十问：用刀较火针省事，何不尽用刀，而用火针者曷故？

答：病应用刀者，用火针亦可；若应用火针者，用刀则不可。盖用刀者脓必浅，皮必薄，改用火针，疮口不致开大，用火针者改用刀，稍一不慎，碰伤筋脉，必致溃烂淹缠，难以收功。故刀与针当因症而用之，未可偏废也。

二十一问：开刀时有碰伤血络，或伤筋脉，血流不止，用火针亦有此害否？

答：开刀碰伤络脉在所不免。若火针则无此害。盖火针烧热戳之，络脉见热则让，纵对准络脉下针，亦不致伤筋断络也。

二十二问：近世外科，有不用刀针亦能奏效者，此又何故？

答：病者多怕疼痛，医复不善刀针，惟用咬头膏或降丹蚀破，外掺提脓药，内服补药调理，得宜亦能收功，惟稍迟慢耳。鄙意以为阳证不用刀针可也。若阴证用此法，恐蚀烂肌肉，溃伤筋脉，因循坐误，此不毙于病而毙于医。

二十三问：王洪绪恶用刀针，仅凭阳和汤、犀黄丸统治阴阳两症，陆定圃亦诋外科擅用刀针，累人残废，是二说可宗乎？抑否乎？

答：外科分阴阳两症确是痈疽主脑。其阴证用阳和汤，阳证用犀黄丸，阴阳相等症两方并用，法极简便。然症之千变万化，如谓两方可以包括痈疽一切，鄙人殊未敢信。至王、陆两公恶用刀针，乃胆怯识浅者流，且不明刀针妙用耳。

二十四问：西人称皮肉红肿热痛为炎，不论内外体皆有，炎结蓄脓则为疮，此中有何分别？

答：无甚分别。即诸书所称痈、疽、疮、疡、疖五者是也。

二十五问：西医治脓疮先服泻药，或用鸦片膏、元明粉、朴硝等药调以沸汤，日服两三次，谓能去邪止痛，其法如何？

答：此法治实证原无不可与，吾国医书之承气、内疏黄连等汤同意，推荡里邪，邪去病除，自属正治。若虚人万不可用，似宜补泻兼施较为妥当。

二十六问：西医用刀刺割患处，用布带缠扎，不令病人多束缚之苦乎？

答：此法甚妙，可使脓水不致开套，且令皮与肉容易贴连，此吾中医最宜取法者。但须视患者部位何如，易缠不易缠耳。

二十七问：西医论：所割脓疮久不收口，宜服培补，或令人迁移别处，更换水土，用意何在？

答：痈疽初溃，治宜补化兼施，如四君、四物，量气虚血虚而用，若血瘀壅肿不复，不妨佐以穿山、皂刺、泽兰、红花、桃仁等；若气滞，又当佐以广皮、香附、枳壳等；若久不收口，即宜峻补。至令迁移、更换水土，此技穷之说也。

二十八问：西医论新脓疮热痛红肿，旧脓疮不热不红，有微痛、有不全痛者，其说是否？

答：此即中医所称阴阳两症。惟须分清界限，辨明表里虚实，则得之矣。

二十九问：西医论旧脓疮重者，割一次不能愈，数日后脓多再割，须以脓净为度，其理是否？

答：此西医不善辨脓之故。如果辨脓真切，从脓之下流尽头处刺割，譬之水之就下，脓易干净，何至一割再割，致伤筋脉？

三十问：西医称大脓疮生于背脊最多，或生于腰腹等处，此症在中医应名何症？

答：此即脑疽、发背、搭手、腰疽、腹疽是也。初如粟米，日渐开大，口如带子蜂房。如属阴证，疮孔时流鲜血，脓不多，或溃烂一片，味极臭秽，木痒不疼；若阳症，流脓无血，日夜疼痛。虽以阴阳两字括之，其中大有分别，已详论于前书，兹不复述。

三十一问：西医谓此种症须用弯刀横直深割，十字相交，使其溃裂脓出，是说可从乎？

答：西医不论何症，动言刺割。此症原非割不可，惟不宜深，且不宜早，更不宜开大，波及好肉。且割时纵横均不得过四寸，深不得过一寸，开大深割，好肉受伤，每致不起，可不惧哉！

三十二问：西医称溃脓疮分五种，一曰易治疮，二曰痛疮，三曰弱疮，四曰透穴疮，五曰恶毒疮。患在小腿以下，胶节交关筋络等处。此在中医应名何疮？有无同异？

答：有同有不同。其易治疮即中医称为痈疽者，周身皆有，不仅小腿交节筋脉等处。痛疮即湿火下注，或风湿上侵及湿瘀交阻等症；弱疮即内外臁疮，或在脚跟、内外踝骨，可因地呼名，不必拘执；透穴疮类似漏疮，随在可生，不定脚上；恶毒疮即杨梅结毒等类。统按中医治法，有湿则利湿，有寒则温，有热则化，有毒则祛，有实则泻，虚则补，不拘部位，只要经脉分清，按经调治，不限成法，谚称相体裁衣。

三十三问：西医论死肉症分干湿两种，此症在中医应称何名？

答：人身不论何处，初起小燎泡，疮头渐发青紫，身发寒热，甚则神昏谵语，滴水不入，逐渐延开，势如奔马，仿佛走马牙疳。破时渐变紫红，又像不落水猪肝，无脓，惟流血水。其青紫逐渐腐烂，有秽气喷人者，有毫无臭味者。此症产后最多，亦有男子平日饮酒嗜腥，积久而发者。盖产后瘀血凝滞，或脏腑原有积热，以及跌扑损伤，擦破浮皮，加之原有湿火，多成此病。名曰蜒蚰毒。即西医所谓湿死肉症、干死肉症之类，或有手指足跗平日喜热水烫洗，洗后又入冷水，遂致气血冰凝，亦有跣足熬夜失睡，或冰天雪地行走，寒凝血管，不得周流而成此症者。又有喜食肥甘炙煿，消烁津液，或行房过度，或误服兴阳等药，肾水消涸，心火炽甚而成。此症者初起木不知疼，疮形如煮熟红枣，渐变青紫，日渐延大，斯时痛不可当，日夜呼号。医者初见，即当用刀切去坏肉，犹可保全好肉，不致残废，重则丧命。仆行道以来此种症仅见十数人，大约生死参半。

三十四问：近来外科不用刀针亦能奏效，其故安在？

答：外科刀针万不可缺。若止内服外敷，敷衍塞责，其不致误世殃人者几希矣。

三十五问：西医称大脓疮溃后剪去死肉，用胆凡水抹之助生肉牙，是否于病有益？肉牙究系何物？

答：胆凡水抹与中医用葱汤溻洗、猪蹄汤淋洗同一用法，可使疮口血脉周流，毒腐涤净，易生新肉。肉牙即谚称嫩肉、石榴子肉是也。

三十六问：西医称一种旧脓疮症，有专在一处，或患兼数处，发于背脊、大腿居多，此名何症？

答：此名流注。不仅大腿、背脊，随在可生，有阴有阳，种类甚多，难以枚举，其详已载《医镜》《三字经》内。

三十七问：西医论年老之人患病，久卧床褥，两腿、腰肋等处仅破薄皮一层，少有脂水，无脓，色紫黯不华，大如烧饼，有大如制钱，亦命为死肉症。中医名何症？用何法治之？

答：此名印疮，不独年老之人有之，即年轻人亦有患此者。凡患痈疽症，或有半身不遂等类，多侧重一边，睡难于动转，积久而成此症。初觉当用玉红膏摊油纸贴之，久患则用旧红缎绣鞋瓦上焙焦，研末掺之，再用油纸罩面，先以新棉花擦干患处，勿用水洗，亦不可多换，结痂自愈。

三十八问：中医于烫火伤一症颇不经意，而西医论之甚详，分沸汤热油，熬炼胶漆，熔化五金并竹木、煤炭、硝黄、火药等类，均能害人，且分久暂轻重，并详细辨四肢、腰身、头面、内皮、外皮以及筋肉要害，未免太涉繁琐矣，高明以为何如？

答：此等辨法较中医审症周到，正不嫌其繁琐，此中医不及西医处，当取法焉。

三十九问：西医论被烫火伤自顶至踵，全体皆伤，必死。设吾人惨遭此祸，竟体皆伤，中医尚有良法以救之否？

答：此视烫火之轻重浅深，年岁之老少，体质之强弱。如仅皮毛受伤，虽全体无妨，若灼伤筋肉络脉，虽一手一足亦不易治疗矣。

四十问：西医云：烫火伤重，脉数无力，乱动者死，面青唇黑，手足抽搐者死，恶寒战慄，谵语神昏，喘促惊颤者死。其死期则远近不同，此何故欤？

答：此不难辨。脉数无力，乱动者，虚火内炎也；面青唇黑者，血不周流，诸阳将绝也；手足抽搐者，肝风内动也；恶寒战慄者，正不敌邪也；谵语神昏，喘促惊颤者，热逼肺与心包也。其欲不死也，得乎死期远近，须视其禀赋如何，胃气强弱，不能执一而论也。

四十一问：西医谓人病谵语死者，其脑房内有水较常加多，脑包脑肉红色；喘促死者，其人肺内必有痰水满塞其窍；若伤及肚腹者，其初大小肠热，死后红肿。以上情形皆由剖割死尸而知，未识吾中医有知之者否？

答：中医未练剖割。此症死后之形状不能妄加臆说。惟谵语神昏，书称火邪内陷心包相沿已久。西人称谵语病在脑房，内有水比平常倍多，且脑肉脑包红色。夫脑为髓海，属肾，属水，火旺水必竭，何以脑房偏又多水？良由水火交战，水不敌火，求救邻邦。凡脑肉脑盖精华悉化为水，以与火战。所谓城门失火，殃及池鱼，故死后脑房多水，非水也，乃脂膏灼竭，惟剩残脂败汁耳，所以脑胞脑肉现红色。譬之吴魏鏖兵至今，山石俱赤也。西人谓人心之灵机通脑，其说甚是。喘促死者，肺内痰水满塞其窍。夫肺主周身气化，肺窍内有痰水满塞，以致外现喘促，至于伤及肚腹致大小肠发热，死后红肿，亦火毒内逼之象。此死后之真实形状，吾中医不可不知。而受病之原因不可不细加研究焉。

四十二问：西医论凡人在屋内，猝被火焚，衣裳烧热，切莫急忙外出，宜在原屋内取水浇灭再脱。倘屋内无水可取，衣裳缠裹于身，仓卒不能解脱，急宜取地面所铺毡毯之类附身包按，火自息灭。其法果妙否？

答：衣裳被火烧热，出外见风恐益助火势耳。至附身包按，使被烧之衣裳不见空气，自然息灭。极妙法也。

四十三问：被烧处外皮破损，用石灰沸汤倾化，澄去渣滓，取最上一层清水，再用芝麻油或落花生油两味等分，搀入石灰清水内，不停手搅一刻之久，使油水融合，用鹅翎扫搽患处，此方中医有用者否？

答：中医亦常用此方。

四十四问：此方之外，尚有别法治之否？

答：有。取獾油、狗油搽之最妙，或用大黄、地榆炭等分研末掺之，或用麻油调搽亦效。

四十五问：以上皆外搽之法，设被汤火伤后发热神昏，疼痛呼号，饮食不进，又当如何施治？

答：多服蜡矾丸或护心散，不致火毒攻心为第一要着。然后有热清热，饮食不进用广皮、竹茹泡水代茶。疼痛不止用乳香、没药各二钱煎服，或用鸦片丸一二粒开水送下，均能定痛。其内本无他病，不必节外生枝，反致增剧。

附鸦片丸方：用真鸦片膏三钱，炙乳香、没药各三钱，共和为丸，如桐子大，每用一、二丸，开水送下。

四十六问：西医论咬伤有三类，分人咬、兽咬、虫咬。谓人咬最轻，兽分狼虎犬马之属，虫有蛇蝎、蜈蚣、蜂虿、蜘蛛、斑蝥等类。凡被咬者伤处必有毒，治法口吮伤处，吐去口沫，频吮频吐数次后，毒随口沫尽去。若虑毒留染口内，用水或酒漱净即无碍也。此法吾中人亦多知之者，或别有治法否？

答：治法甚多。余曾见两舟子互殴，一壮一弱，弱者吃亏，猛咬壮者，食指中断。适余道经是处，命伤者将断指急用人溺浸洗一宿而瘳，并无痛楚。夫人被咬伤，其齿涎留沾咬处较虎狼毒尤甚，急用人溺浸洗去齿涎，故易全愈。后用此法治愈数人。至蛇蝎、蜘蛛、蜈蚣、蜂虿、斑蝥等咬伤，方用明雄末水调，搽之即效。若虎狼咬人，殊不多见。余曾治过一人，被野猪咬伤手掌面多处者，经久不痊，当用龟板瓦上焙黄，研末掺之，数次而愈。惟被犬咬伤者最多，其法用连皮、杏仁五七钱，红糖三五钱同打烂涂在伤处，停一二日揭开，用温水洗净擦干，再用玉红膏摊油纸上，量疮大小贴之。油纸须针戳数孔，使毒水有路而泄。如果稍有内热，饮食减少，用二陈汤加银花、山栀煎服自愈。如被咬处经久不痊，脓水淋漓不断，用香油二两，先以木鳖子二枚油内灼透，去木鳖，加入水飞炉甘石钱半，黄柏末一钱，甘草末一钱调敷患处，旬日即愈。倘系疯犬咬伤，急服究原汤。缘疯犬多由嗅受毒蛇毒虫气味而得，须用化湿败毒之味，故名曰究原，亦探本穷源之义。方用木鳖三枚，苍术、防风、川朴、黄柏、银花、赤苓、泽泻、通草、神曲、甘草等各三钱，滑石一两，水煎连服三剂，决无后患，幸勿轻视。

四十七问：西医谓脉管跳血囊症。脉管分外中内三层，有时内中二层自裂，血行至此，欲由裂处旁出外层。虽尚完好，但为血所逼，渐渐松薄而大，遂成囊形。初起小如粟，渐长渐大，积极而裂。有大至数寸，或周四围，或偏一边者。中医知此症否？

答：如上所说情形，中医从未闻有此症。余前在养病院见有数症颇与相类。一人肩井穴中其大如拳，漫肿色白，与好肉同。初按如人手向上乱拱乱跳，势甚凶猛，按捺不住，似有物在内乱啄，即登高用猛力揿之，始觉中空无物，当用无名异、赭石、磁石、陀僧等镇药研面醋调，无效，嗣用刀割开，流出黑血碗许，始见鲜血。急用湿草纸贴之，血随止，当用膏药贴其上，未下药捻，内服舒筋活血，桃仁、红花、归尾、陈皮、秦艽、延胡、苏木、刘寄奴等味，数剂而愈。又一人左腿腓腨微肿不红，行动如常，患已四年余，忽觉肿处跳跃不止，延余诊治。细揣病情，无非瘀血凝阻，惟不知痛，并未酿脓。用刀向跳跃处割开，流出黑血两碗，人几昏厥，随用纸捻沾百草霜下在刀口，外用凉水在刀口频泼，血遂止住。奈其人体质素亏，非补托不为功，遂用八珍汤加牛膝、桂枝与服十数剂，平复如初。又有两人，一大腿跳痛，一肩臂跳痛，痛时如针猛刺，病者出声呼号，脉象弦数有力，沉按尤甚，尺部无神，两手一律。知系水亏木旺，胆火内搧，用桑叶、龙胆草、芦荟、山栀、羚羊角、钩藤、丹皮、菊花、杭白芍等令服十数剂，其病若失。此数症与西医说脉管跳血囊情形虽有未符，然由此推参，亦开后学无数法等。

四十八问：西医论此病原因系脉管软弱不坚，或平素不惯劳动作苦，骤用猛力所伤，或因管内生骨牙阻塞，血性不畅，易于停滞，且称初本不痛，曾觉挣裂后跳动而痛，请言其故。

答：西医所说原非逆臆而得，恐亦未必尽然。盖人之气血每日周身流行，本无停息，偶因用力过猛，气血乖违，或担轻负重，血管阻遏，外体结肿；或肾水亏涸，不能涵养肝木，木失调达，胆火内搧，所以跳跃而痛。此当究其受病原因，随证施治，未可尽泥西说也。

四十九问：西医又称血囊凸出，骨外渐裂，皮肉筋骨皆不能拦住。生肉面者，一裂即不治，生颈者，恐防血囊压住气管食管，虽不裂亦危；又有回血囊所压而肿，脑气筋为血所压而痛，且有一裂血标出即死者；有一裂血出，人必昏倒，血稍停塞，裂口复苏，如是三四次始死者。有一人两处并生此症者。此在中医应名何症？若何治法？

答：此即医书所称血箭，又名肌衄。由心肺火盛，逼血从毛孔中射出如箭。内服凉血地黄汤。方用生栀、元参、黄芩各三钱，黄连、甘草各钱半等药。外用桃花散掺冒血口上。

附桃花散方：石灰一两，大黄三钱，入锅同炒成桃花色，去大黄，俟凉用之。

五十问：西医称有种血囊凸出胸前偏右，其头如蛋，面青唇黑，且喘数月后暴裂而死。此症闻西医谓无治法，不知中医有法以治否？

答：有法可治，不尽死症。余昔在养病院治一九岁幼童，胸膺偏右凸出如蛋，不知痛痒，气喘干咳，声如曳锯。面青唇黑，目珠青紫，舌亦发黑，手足十指尖微肿，形如小枣，终日喘促，每大解后经凉风则喘促益甚，稍停气平。平日饮食如常，有时喘促，夜不能卧。浑身青筋暴露，喘时益显，面目唇舌青紫黑尤剧。病已五年，询系疹后而得，诸医束手。初来求治，无法着手，始疑内有虫积，继思病已五年，如果有虫，何能延至今日？于是遍考方书所载奇病怪症，竟无一与之相仿佛者。更究心三四日，默揣其浑身青筋暴露，目珠青紫，以及面青唇黑，全由瘀血凝滞所致。大约内脏瘀血塞满，肺窍、肝络、脾系无处不为瘀血所阻，故喘时青紫益显。且肺与大肠相表里，大解后为风所袭，故喘益剧，最为此症关键。因思王勋臣消瘀三方颇合病机，姑试用之。先用通经活血汤，方用川芎一钱，赤芍一钱，桃仁四钱，红花三钱，老葱三根，姜三钱，红枣七个，台麝五厘绢包。用黄酒半斤，将前七味煎一钟去渣，将台麝入熬好酒内，再煎一沸，临卧服。按：此方芎、芍、桃红活血宣瘀，姜、葱宣通肺气，开通周身络脉，佐之以酒麝窜走经络，应无处不到矣。而服后竟无效。次日复用血腑逐瘀汤，方用当归三钱，生地三钱，桃仁四钱，红花三钱，枳壳二钱，赤芍一钱，柴胡一钱，甘草一钱，桔梗钱半，牛膝三钱，水煎服。按：此方妙处全在桔梗、牛膝两味。桔梗载诸药上行，牛膝领诸药下达，一上一下，一开一合，其血管渐可无阻矣。而服后乃无效，病情亦无增减。第三日更用隔下逐瘀汤，方用五灵脂炒二钱，当归三钱，川芎二钱，桃仁三钱，丹皮二钱，赤芍二钱，乌药二钱，延胡一钱，甘草三钱，香附一钱半，红花三钱，枳壳钱半，水煎服。服后次日喘促即止。嘱其连服三剂，其病若失。按：方内芎、归、桃、芍、丹皮、灵脂、红花、元胡等药均能破瘀生新，加之香附、乌药、枳壳宣通气分，甘草调燮其中，俾气血各无偏胜。夫理血必须理气，气疏自能活血，有互相维系之妙，故能效如桴鼓。复又治一妇人，平日经水不调，参差前后，胸前偏左凸出如手掌，骤然结肿，气喘，面青唇紫，时或跳跃疼痛。病已两月余，始就予治。仍用以上三方，令其次第煎服，周而复始，各服五剂，其病亦愈。又一男子，右胸膺凸出一核，大如核桃，三角嶙峋，不时跳跃，喘促难卧，面青唇黑，颇似恶鬼。病已两年有奇，日渐加剧。予仍以三方与服，每方服十剂，次第轮服，三十剂瘳。

五十一问：西医称瘤类甚多，其生无定处，无定形，其大小多寡无定限，其中藏蓄无定物。请详述其受病原因与夫诸瘤之情状，并应何法施治？

答：就予所见而论，厥类甚多。一曰渣瘤，生在背脊、手臂等处，初起如豆，日渐长大，有形如桃者，有长如番茄者，经年累月，毫无痛痒，用刀刺破，流出臭脓与腐渣无异，挤净随插三品一条枪（方详《医镜》）。连插六七日，疮内衣膜渐渐松开，用镊钳出，换掺白九一丹（方载《医镜》）。疮口必流粘水，日渐减少，约计一月可以完功。此病多生于藜藿之体，由于平日乱食生冷，有伤脾胃，或渴饮凉水，水内微生物随气窜入血络，积月经年而成斯患。一曰水瘤，患在两腿，有两腿生者，有一腿生者，大概一腿居多。初起小腿肚或足跗、踝骨左右结核，漫肿色白，按之中空无物，日渐长大，如茄如瓢，甚至如坛如瓮。用刀割开，流水半筲，水去肿消，精神疲怠，急宜内服扶脾利湿大剂。用白术四两，茯苓一两，炒薏仁米四两，土炒山药二两，半夏（制）三钱，广皮二钱，桂枝七钱，泽泻三钱，甘草三钱，牛膝一两，姜三片，红枣五枚煎服，外不掺药，惟以布膏罩刀口可矣。此症多得自苦寒乞丐之流，缘其久卧寒冷潮地，腹内空虚，外无盖覆，以致寒湿之邪乘虚内袭。一曰筋瘤，多生脖项、腋肋等处，初起如豆，渐如桃如茄，漫肿色白，按之石硬，类似三角嶙峋，不疼不痒，喜消怒长，从无溃破，亦无愈期。此宜内服加减逍遥散，或香贝养营汤，然非多服不可。（两方均载《医镜·选方·瘰疬门》）。此症得自郁怒伤肝，忧虑伤脾伤肺，劝其戒嗔怒，节烦劳，或可带病延年，否则无方可治。一曰脂瘤，又名粉瘤，多生腮颔、额角、耳后、耳前、手臂、肩胛等处。初起如黄豆粒大，渐如粟如桃，亦无痒痛，用刀破之，内惟灰色腻粉，挤净后搽三品一条枪末少许，六七日后钳出瘤内袋衣，改用升丹少许，日掺一二次，渐流粘水亦少，不十日完功。一曰痰瘤，生下腮两旁，或肋腹等处，初起如桃如李，渐大如茄，按之绵软，不痒不疼。予治一人，在右腮牙床骨下，形如带颈葫芦，询其起病已两年余矣。乃从舌下门牙前用刀刺破，流出蛋清半大碗，其外现葫芦登时瘪去，外用布条兜扎，使脓不致下坠。刀口不用掺药，惟用不沾药纸捻插上，防其堵塞。刀口日流蛋清一二酒杯，至七八日后蛋清渐少，渐变稀水，每日内服半夏、陈皮、茯苓、甘草、海粉、贝母、桔梗等药十数剂而愈。又治一妇人，生在右肋骨，病状与前无异。询其起发已四年多矣，当用刀割开，流出蛋清痰涎半碗许，刀口上升丹纸捻，纸膏盖贴，内服半夏、陈皮、茯苓、甘草、党参、柴胡、白芍，姜枣引。前后共服四十剂。此症颇淹缠，诊治两月余始平复。又治一女孩，患在少腹旁，大如核桃，毫无痛楚，按之绵软，询其起病已一年有奇，用刀割破，掺升丹，内不服药，念余日完功。

五十二问：西医论有骨瘤一种，或生骨衣，或生骨面，或生骨里。生骨衣者最多，其质有全骨，有半骨半肉，有脆骨。其全骨一种，多附着于骨，其半骨半肉一种，多生于骨衣之上，其脆骨一种，无毒，故不痛。骨瘤有实有空，实如象牙，空如蛋壳，其中或有血水，或有黄水，或有脓，或有肉似脑、似筋、似油、似胶，生于大腿骨者更多，系疗毒瘰疬并过饮酒而得。此说是否与中医相同？抑别有致病之原因否？

答：此名多骨疽，又名骨胀。有由胎元而得者，有由痈疽溃后，疏于调摄，寒凉外袭，气血冰凝日久，渐生多骨，或脓流不净，坏脓盘踞，亦生多骨，俗说臭脓。成多骨者，其所以致病之原良由先天不足，骨缝空虚，寒凉易袭，治法已载《医镜》，兹不复赘。至西医所说系疗毒瘰疬并过饮酒而得，殊未可尽信。

五十三问：西医称：有一种肉瘤生在颈项，或正中，或左右，不热不痛，以手试似乎有水，以半管针探试，并无流出。此在中医应名何症？因何而得？

答：此名气卵，非肉瘤。不必治，亦无人求治。缘其症不疼不痒，毫无芥蒂，两山夹水处，常饮泉水易生此病，或其人气量狭窄，易生气恼，大概妇人居多。曩年予赴遵化州治症，道经唐峪一带，妇人患此者十有二三，询其情形，并无所苦，惟外观不雅耳。

五十四问：西医论：血瘤不可轻割，割则血流不止而死。中医如遇此症有治之乎？亦听其自溃乎？

答：我国患血瘤者颇多，大概听其自然，不甚医治，亦无甚痛苦。目击西医，割死者数人。予前在养病院时见一人生血瘤在左脖项，状如有颈葫芦，周围血丝缠绕，西人所谓微丝血管是也。瘤头似溃非溃，形似破开石榴，无脓，惟流鲜血。其人面黄肌瘦，纳谷不多，来院求治。予实无法下手，嘱其姑往某处西医院一试。去后四日，病人复来求治，见其瘤已割去，狼狈情形不堪言状。盖西医误认为脓疮，询知被割时毫无痛楚，次日仍不觉苦，至第三日刀口鲜血迸流，疼痛浑如刀刺，求予设法。投以独参汤。次日病家延予前往诊视，见其呻吟床褥，无法可施，惟有令其速备后事，次日果卒。又有一人，肩胛下患一血瘤，头大蒂小，询其起病亦有七年有奇。予用甘遂膏圈瘤根四围，俟干套圈甘草膏，惟圈甘草膏时须离前圈韭叶许，勿令两膏相混。次日洗去，仍照前法，如此半月余，渐觉瘤根收缩，约计两月已泯然无迹矣。此方甚验，幸弗轻视。甘遂膏方：甘遂、大戟、芫花各一两，用水泡一宿，次日文火煎熬，去渣收膏听用。甘草膏方：甘草一味四两，亦如前泡一宿，照样煎熬收膏，另罐存贮。各分罐装，万弗掺混，致无效验。随用笔注明备用。予前因事至奉，同寓有男女两人，均五十上下，询系夫妇。男子肩连脖颃患一血瘤，日夜呼号，疼痛不止，知其起病已两年有奇，瘤头似溃非溃，频流血水，医药罔效，特来沈求西医治之。细查病状，的系血瘤，由郁怒伤肝而得，嘱其不必着急，予有治法。彼固不知予能医，故不深信。予方为配甘遂、甘草两膏，冀救万一。次日天明已赴医院，向午抬回。予询之，其妻喜告予曰：洋人真有异能，一见病人，不假思索，即将药水洒在白手巾上，令病者连嗅三下，即昏沉不醒人事，随即用刀割去，后用药水灌洗，流血不多，用白布膏扎缚刀口，毫无痛苦。予窃怪之。是夜阒寂无闻。次早又往医院，依然换膏扎缚而已。夜间忽闻病人呻吟之声。至三日鲜血迸流，暴痛而亡。

五十五问：西医论：痈疽亦瘤类。又言：瘤无毒，痈疽必有毒，有时瘤亦变化成毒者，其说可从否？

答:“痈疽亦瘤类”五字开口便错。夫痈疽有痈疽之病状,瘤有瘤之情形,迥然各别,乌可混而为一?至言瘤有时变化成毒,甚不可信。此当考其致瘤之原因,非瘤能变毒,实则毒早寓夫瘤之中也。由此推参,方为合法。

五十六问:西医谓痈疽有软硬两种。硬者按之实重,不高不圆,初生时推之略动,后则不动如石,经年累月不愈,多生肚皮里、外肾、乳房、胎胞等处,在中医应名何症?

答:此名痰疽,确有软硬两种。硬者色白,结核累累,凹凸不平,多生四肢节骱等处。有一二枚,有十数枚不等。虽无痛楚,筋脉牵强不舒。有三年五载不成脓,有一二年即成形。疮头稍露微红者则脓已熟矣。斯时用火针当头针破,数月后即可收功。若听其自溃,时流蛋清,中多白泡,如此经年累月,靡有愈期,遂致体日羸弱,饮食减少,妇人经闭,日晡潮热,渐成痨怯。因而毙命者多矣。软者结肿平塌,略带红色,与风痰瘰疬相似。有一二年成形,有三五月、六七月成形者。若用火针针破,一二月即可收功。若听其自溃,日流清涕粘水,亦有水泡,有上面穿破,下面套开者,有此方穿破,彼又溃烂,肿仍不消者,有数年不愈,疮口出蚕豆粒脆骨,出之不已者。病人面黄肌瘦,日晡潮热。在手臂生者尚可行动,如生腰胯背脊等处,则背驼腰折,终身残废矣。以上两症大概妇女小孩居多。

五十七问:西医又称:剖视内有水泡,与筋带肉丝间杂,泡极细,目力不能见,以显微镜照之,积水成称大泡,中有毒水,此系何故?

答:此无他。水泡即痰之明证。

五十八问：两种痰疽因何而得？

答：平日好食肥腻，易生痰涎，或脾胃素亏，饮食不节，融化不周，嗜饮茶水，多易生痰，或坐卧潮湿，湿侵肌腠，亦能生痰。总由脾胃升降失司，肺气亦因之不畅，则痰涎凝滞筋络，遂成此症。

五十九问：西医又称：此症疮边屈曲不齐，将溃烂时，必有一处先红软，溃处由小而大，由浅而深，周围肉牙坚硬翻转，脓水稀淡，臭味令人不可近，此又何故？

答：此系痰疽之挟毒者。缘平日本有咳嗽吐痰等症，偶染花柳毒疮，庸医施治，不问其平日有无他病，辄以薰顶劫药，疮症虽痊，毒留筋骨肉络，痰为毒阻，致成此症。亦有先患毒疮，误服薰顶劫夺，脾胃受伤，不能胜湿，湿胜生痰，与毒互结成疽。所以露此疮边屈曲不齐，周围肉牙坚硬翻转之怪象，而脓水稀淡臭秽也。

六十问：此症有治法否？

答：惟有辅正托毒，平胃、二陈、八珍、十全等方参用，稍加白芥子、土茯苓等味以治之。

六十一问：两种软硬痰疽用何法治之为宜？

答：两种痰疽在初起辨之最难，色白不变，形同瘰疬，不痒不疼，病家亦不甚着意。医者或误作瘰疬，治之不究病之原因，敷药贴膏，鲜能奏效。果能认真，病情亦不难着手。始起用甘遂为君，吴萸、白芥为臣，半夏、陈皮、茯苓、厚朴、草果等为佐使，病在腿加木瓜、牛膝，在手臂、肩臑加桂枝、片姜黄亦能使之消化。若溃久不痊，宜用补托，芪、党、当归、龟鹿二胶、白芥、茯苓、白术、枸杞等药量病酌用，兼服子龙丸或控涎丹六七丸，早晨姜汤送下。

子龙丸方：紫蔻仁三两，川朴四两，姜汁炒，甘遂四两，醋炒，红芽大戟二两，白芥子四两。上药共研细面，炼蜜为丸，如桐子大，每服五分，姜汤送下，忌有甘草药同日服，因丸内有甘遂故也。按：此方治痰之本。痰之本水也，湿也，湿气与水则结为痰，大戟能泄脏腑水湿，甘遂能行经络水气，直达水气结聚之处，以攻决为用，白芥子能散皮里膜外痰气，厚朴泻满温中，能去瘀生新，紫蔻仁开胃健脾，温中顺气，惟善用自有神效也。

控涎丹方：甘遂半斤，用甘草四两煎水泡两日，然后将甘遂捞起，另用净水泡六七天，日换清水一次，晒干研面，加制川朴四两，白术米泔水泡，四两，半夏姜制，四两，紫蔻仁四两，白芥子六两共焙研细面，炼蜜为丸，如桐子大，每服六七丸，早晨姜汤送下。小儿服一二丸，量年岁大小，视身体强弱用之。服后腹中觉微疼，泻稀水或溏粪一二次，痰即从此消化。

六十二问：甘遂苦寒有毒，人皆畏用，虽逐水圣药，并无驱痰之功，而此方用之，何也？

答：以猛药逐水，乃治痰之原。人不敢用者，仅知其害而不知其利也。

六十三问：甘草、甘遂两味相反，此方用甘草水泡甘遂，毋乃自相矛盾乎？

答：此方出自陈无择。甘遂甘草看似相反，不知甘遂得甘草以激之，感应甚速，殊有奇效，此须视用之当不当耳，如仲景治心下留饮，与甘草同用，亦取其相反以立功也。

六十四问：西医所论血瘤者，按之浮软，剖视之形色如脑，多生眼窠、鼻内外、肾交节等处，发生至速，日大一日，内有多条血管，手触血即流，颇与血瘤相似。但血瘤不痛，眠食如常，此则痛剧不安，为易别耳。此症易溃，溃后浮肉堆聚，形如芝栭，有因血流过多而死者，有因痛患不安而死者，其说如何？

答：治症不难，辨证略难，此种症虽不多见，就予所见者而论，有起下眼胞脖项者，有生胸前、乳上、腋下一带者，有生肋骨及男子阳茎、妇人阴户等处者。有二三枚并连一处，有六七枚结成一窠，外面似分界限，内里根盘通连，或胸膺结核，腋间亦隐隐有形，疮头微露紫红，坚硬如石，破后无脓，仅流血水，疼痛澈心，日夜呼号，疮口破开如翻花石榴，与乳岩无异，味极腥秽，名为翻花岩。古今诸书并未论及其起病原因，治法并按乳岩门。（详《三字经》）

六十五问：妇人患乳痈，腋下有核，牵扯而痛，此系何故也？

答：此不难知。夫乳头属肝，乳房属胃，腋下亦肝脾部分。脾胃本属一体，内惟阴脏阳腑有别耳。

六十六问：西医谓乳症必须剖割，究竟此症宜割否？

答：乳上生痈，除真乳岩不能治外，其余乳癖、乳痰、乳疡、乳发、乳痈、乳疽、乳疖尚不难治。余四十年来所见已两千有奇。初则消化，将成辅托，易溃疏肝和胃，脓成刀割或火针针之，从无死者。如不照此法施治，惟剖割是从，恐未妥也。

六十七问：乳症割后，病未割净，留芥子一粒，终须反复，此又何也？

答：此即乳岩，割固死，不割亦死，死一也，不过稍分迟早耳。如不割，能怡情调摄，尚可带疾延年。

六十八问：西医亦言：此症医者有三难。不割必死，割未必即愈，一难也；割不净或致反覆，二难也；虽割尽，尤恐毒发别处，三难也。其说是否？

答：西医知此三难，乃阅历有得之，言彼以剖割为专门长技，割死者甚多，盖彼之造诣未臻绝顶也。

六十九问：方今喉症时行，传染甚速，而幼孩尤重，甚至延及合家，朝不保夕。或三五天，或八九天毙命。间有喉虽疼痛，竟勿药而痊者，有先患痧疹，疹毒攻喉，或并无痧疹，仅发寒热，因而攻喉者，亦有合家传染，有愈有不愈者，有传布一方，患喉轻重不等，大同小异者，以上各种病原可得而详欤？

答：喉症多端，非数言所能尽。内有喉痹、喉痈、喉风、喉蛾之别。经云：一阴一阳结而为痹。一阴者，手厥阴心包之脉气也，一阳者，手少阳相火三焦之脉气也。二脉共络于喉，气热则内结，结甚则肿胀，甚则气痹，痹者不仁之谓，此喉痹之所由名而乳蛾、喉闭、缠喉等症皆属痹类，亦有风、寒、火、湿、毒、虚之分。或风火相抟，或寒湿相聚，或湿热薰蒸，或风痰蕴结，或火为寒遏，或热被风侵，或值天行疫疠，里巷流传，其症变幻不一，至险至危。治宜审其受病之原因与人之老少壮弱，气候之燥湿寒暄，然后量病浅深久暂，对症发药，庶无贻误。否则有毫厘千里之谬。

七十问：有人咽喉或左或右忽然结核，大如半栗式，呼吸咽物较痛，饮水亦呛，身发寒热，或无寒热，此名何症？何法治之？

答：此即喉蛾，俗名乳蛾，有单有双，双轻单重。有破头者，名烂乳蛾。系风热侵于肺胃，如发寒热，宜用辛凉表解六味汤加元参、象贝母，或用甘桔牛蒡饮酌服一二剂，外吹冰青散（方均详《医镜·选方》）。

七十一问：有人咽喉关外或左或右连及上腭焮肿无头，大如半鸡卵，疼痛夜剧，寒热往来，汤水难下，甚至二便闭结，此名何症？当用何法治之？

答：此名喉痈，左边居多，初发寒热时宜六味汤、牛蒡甘桔饮两方参用。外用喉枪戳肿处一二下，放出恶血，吹以西霜散（方载《医镜》）可以消散。如过五六日不消，势必成脓，用手指按之微软，认准脓头用刀戳破，流脓后吹冰青散。倘未溃已溃时二便闭结，用凉隔散（方详《医镜》）。溃后肿消，内热口渴，宜养阴清肺汤（方详《医镜》）酌加石膏、花粉、苇根、鲜石斛等。

七十二问：天行时疫，身发瘫痳或出莎疹，忽然咽喉堵塞，滴水不能下咽，牙关不能开阖，颃颡浮肿，喉间痰声漉漉，宛如曳锯，恶寒发热，谵语神昏，二便闭结，此名何症？当用何法治之？

答：是名缠喉风，病极凶险。此由肺胃痰火蕴结所致。速刺两大指少商穴出微血，随吹消痰散探吐痰涎。牙关不开，用巴豆纸捻燃着，在颊车骨频照数下，或在鼻窍使病人闻烟，牙关即开，可以吹药。如形寒发热，二便闭结，宜合六味、大承气两汤同进，一面扬汤止沸，一面釜底抽薪也，甚有奇效。予屡试验，不敢密秘也。

附消痰散方：牙皂面二分，五倍子五分，明雄黄二分，冰片二分。共研细面吹喉，吐出痰涎，立即轻松。

附：巴豆纸捻方用巴豆去壳五钱，用铜罐捣烂，用火纸包上三四层，用重物压之，其油尽沾纸上，去渣弗用，即将此纸收存，临用卷成纸捻，燃着照之，或取其烟闻鼻。

七十三问：有非天行时疫，并未发痧疹，咽喉左右亦不肿，微有红丝密布，忽觉咽物梗塞，登时汤水不进，喉间漉漉有声，不数时而毙命者，此名何症？有何治法否？

答：此名紧喉风，俗名快喉风，病极危险。此系平日嗜酒，肺金受伤，或身体肥胖，更多食肥腻，积久生痰，痰胜生火所致。宜速吹消痰散，或用鲜杜牛膝根连茎叶打汁灌之，尚可十救四五，内服大承气汤（见《医镜》）加浙贝母、花粉、旋覆花布包煎解之。

七十四问：有一二岁幼孩，初则少有咳嗽，次则喉间漉漉痰声，有发烧，有不发烧，不半日竟毙者，此系何症？何法治之？

答：此名马脾风，系风温侵肺，春令最多，或乳母体胖，好食肥腻生痰，令儿均能患此险症。初起用鲜杜牛膝根叶打汁灌之，探吐恶痰，或吹消痰散。但小儿不能吐痰，甚是难事耳。附方麻杏甘膏汤亦不过勉尽人事而已。

附麻杏甘膏汤：麻黄，杏仁，石膏，甘草。

七十五问：有五六岁小孩，或十一二岁幼童，耳后忽起小核，状如小枣，不数日喉间堵塞，核或不见，或增大，汤水难下，牙关不能开合，命在须臾。此系何症？何法治之？

答：此名锁喉风，系平日性急，爱哭爱闹，肺气中伤，肝胆火旺，加之风温外感，或触时邪所致。速服羚羊散（方详《医镜》）二三剂，如二便闭结，或口渴身热，承气汤、凉膈散量病参用。

七十六问：咽喉两旁微肿不高，咽物微觉妨碍，音哑声嘶，并无寒热，日久不愈，亦无大害，此宜何法治之？

答：此名喉痹，系迎风高叫，风邪吹入肺胃两管，致成此症。先服牛蒡甘桔饮一二剂，再用养阴清肺汤三四剂，不用吹药即愈矣。

七十七问：世称白喉难治，其症何时始有此名？请详言之。

答：白喉咙症，道光年间湖南张善吾先生善治此症，始有白喉咙名目在。张君当日曾言目击是症，传染甚速，变幻甚多，极危极险，著有十难之议。谓：十二经惟太阴之脉上挟咽，连舌本，散舌下，少阴之脉，循喉咙，挟舌本，厥阴之脉，循喉咙之后，上人颃颡，入络舌本。凡病此者，两关及左尺脉多沉数而躁，以此观之，病属足三阴明矣。时未传及他经，不查其源，治以他经之药，其难一也。初起恶寒发热，头痛背胀，周身骨节疼痛，喉内有极痛，有微痛者，初无形迹，可见似伤寒、伤风表症，若投以麻黄、细辛、羌、防、升、柴、苏叶之类，致毒涣散，无可挽回，其难二也。彼其恶寒发热，乃毒气初作于内，至二三日，喉内现白，现后寒热自除，或者不悟，反以表药为功，岂知白现后即不服表药，而发热亦止也。初起误服羌、麻、桂，非徒无益，而又害之，其难三也。按：此病热症多，寒症少，有以色白为寒者，不知此症初发于肺，肺属金，其色白，为五脏六腑之华盖，处至高之位，毒气自下薰蒸而上，肺病日深，故其本色日著。治宜解三经之毒，使之下行，勿令蓄积于肺。若因色白疑为寒症，以桂、附、炮姜投之，犹恐抱薪救火，愈炽愈烈，其难四也。即有知为火毒，不可轻用升提开散之品，辄用大黄、芒硝下之，不思此症业已传至上焦气分，与中焦无涉。既上焦气分受伤，又以硝黄攻发太过，使中下焦有损，元气愈伤，其难五也。见症确服药当守方，有火毒甚者，初起用消风散毒，引热下行之剂，治法良是。乃日服二三剂，白不退，连服十数剂，而白愈加，是犹杯水车薪，与事无济。治者当详审病源，或舌苔黄黑，或喉干唇焦，小便短涩微黄，大便泄泻带黑，是为火毒凝结，内病不除，白何能净？愈发白，愈守方，久久投之，自有效验。若另更别方，必生变故，其难六也，察之。既精图治，益不容缓，此乃瘟毒之变症，杀人最速，过七日不起。庸医辨症未明，投以平淡之剂，不求有功，但求免过，是优容养奸。迨延至五六日，毒气重矣，元气伤矣。善治者不得不以猛剂攻之，然病已垂危，成则无功，一旦不起，病家不咎优容之过，反云猛剂非宜，此非误于后，而实误于前，其难七也。有非白喉而转为白喉，初起喉痛红肿，或恶寒发热，或不恶寒发热。一边肿名曰单蛾，两边肿名曰双蛾，治之稍缓，则气闭不起。宜用生杜牛膝引热下行，大便闭用大黄，否则不必用。此与白喉症异治同，倘不预防，转为白喉，危害甚烈，其难八也。又有痨症白喉，阴虚火燥，痛极而水米难下，渐至朽烂，形容枯槁，两目憔悴，必须补剂，使元气充满，而喉痛自愈。若以时行疫疠白喉，误认阴虚，差之毫厘，失之千里，其难九也。更有一种白喉，无恶寒发热等症，喉内起白皮，随落随长，的是寒症，非桂、附不愈。即误服消风败毒亦无大损。若以时行疫症白喉认为此症，为害不浅，其难十也。以上十难，乃张君阅历既深，确有心得之语，当日亦必确有此种白喉咙症，恐后学不识误治，故不惮告诫谆谆，亦救弊补偏之意。特此症系天行疫疠，毒发咽喉，时不常见。既见之，传染必广。倘医者不识，仍作寻常喉症治之，鲜有不误者。学者当于十难中细心考察，因病而施，虽不中，不远矣。思敬谨识。

七十八问：近有《白喉忌表抉微》一书，无论喉蛾喉痹，悉以养阴清肺、神仙活命、除瘟化毒三方，并定镇润消导分上次中下，谓遇病酌量轻重参用，且痛诋时人误用羌、防、麻、桂、射干、豆根、马勃、僵蚕、前胡、桔梗、苏叶、桑皮、蝉蜕、升、柴、牛蒡、花粉、杏仁、黄芩、荆芥、紫荆皮等二十一味为时人常用而误用者，千万不可一试，即于前列三方中偶搀一二，祸害不可胜言。遂致阅是书者将忌表二字横亘胸中，牢不可破，一遇喉症，茫无所措，用辛散恐犯戒忌，用养阴清肺杳不奏功，卒致因循坐误，轻变重而重转危矣。其忌表二字究竟是否耶？

答：此症果系白喉，或当忌表。张善吾不有十难之戒乎？第喉症名目甚多，有缠喉、锁喉、紧喉、慢喉、毒喉、虚喉等症，乳蛾有单有双，喉痈有左有右，有上有下，有在关前，有在关后等部位。夫喉有二孔，左为咽，属胃，纳食之关，右为喉，属肺，纳气之关。口内上腭属胃阴，下颚属脾阳，舌之中属心，四围属脾，舌根亦属心，小舌又名帝丁，属胃，喉之左右舌根属肝，外两耳垂下亦属肝，此经络外行之部位。其内有因风寒湿火，有因毒、因虚者，且有风为火激，热被风搧，更有湿胜生痰，痰胜生火，火胜生风，其受病原因固非一律，其发病情状亦各自不同。若概以养阴清肺、神仙活命、除瘟化毒三方治之，未免过泥，姑无论别种喉症，此方有不宜处，即天行疫疠，毒发咽喉，未必确有把握，况四时气候不齐，燥湿寒暄各异。如春当和煦，反寒冷异常，凉气逼人，人身阳气遏而不扬，蓬蓬勃勃之时转为抑郁不舒之象，夏当炎热，腠理开张，酷热固非所宜，温和亦嫌不适，且恐凉风飒飒，雨水绵绵，从外入里，化火化痰，亦所时有。秋令燥金司权，时宜滋润，最恶狂风怒号，赤日炎蒸，清凉之候转成炎热之时，肺为娇脏，何能受此摧残？亦或雨水过多，太过犹之不及，冬应严寒，反若春时和煦，或久旱无雨，阳不潜藏，或久雨不晴，湿寒阴受，水亏木旺，一有不慎，病症丛生。人身即小天地也，随气候为转移，学者当于此中着意，竭力推敲，自无所失矣。至麻黄、桂枝、紫荆、升、柴等药固非喉症所宜，然有时亦有不得不用者，岂可因其升提辛烈遂视为杀人之具哉？牛蒡、桔梗、马勃、僵蚕以及豆根、射干、荆芥之类，在喉症颇著奇勋，他如花粉甘寒，杏仁苦降，前胡寒苦辛甘四性俱备，用之亦有功而无过也。总宜见病临机，细心定方，切弗胶执死方。若果风寒重感，麻、桂、羌、防何害？前胡、苏叶犹轻。如系湿热薰蒸，栀子、芩、连万不可少，茵陈、苓、泻亦所必需，平胃、二陈何妨搀入？若谨恃元参、麦、地、贝、芍、甘、丹为至中至正之方，岂非执死方以治活病耶？轻则优容养奸，用之不当，反成助邪，必因循坐误也。轻变重而重变危矣。仆非固执己见，掩抑人长，实目击受此害者指不胜屈，故不得不详言之。

七十九问：《白喉十难》著自湖南张善吾，《忌表抉微》出自奉天耐修子托名洞主仙师，该两书何如？

答：张善吾论白喉十难，确有至理。此乃一时疠气传染，断非随时随地皆有之症，所以不敢立方，其言颇有可采之处。若《忌表抉微》一书，想该省当时有此患，此者治而获效，遂视此三方为独得之秘也，然在阴虚火灼者用之亦可奏功，却不能施治一切喉症也。当究喉症种类，名目甚多，不可执方而统治也。

八十问：此种症何湖南、奉天有之？其致病原因何在？

答：湖南人好食辛辣，如胡椒、辣椒为每饭必须之品；若奉天人嗜关东烟叶，日饮烧酒，以致肺胃受有积热，发白喉固与寻常喉症不同。

八十一问：他处所患白喉，其人平日并爱食辛辣，亦非天时疫疠所致？

答：此必阴虚火旺，发为假白喉，非真白喉也。当分别视之。

八十二问：假白喉其状如何？用何法治之？

答：咽喉两边淡红，微肿不疼，上罩白屑，咽物微觉妨碍，宜滋阴降火，养阴清肺汤或知柏地黄汤量病酌进可也。

八十三问：有小孩头面骤然浮肿，其色或红或白，游走无定，肿处似乎光亮，内则憎寒发热，每由肩胛延至胸口即毙，此名何症？用何法治之？

答：此名游风，又名游火、赤游丹毒，不独小孩患此，大人间亦有之，系三焦蕴热，兼外感天行时毒，或受风热所致。内服羚羊角散（方载《医镜》），外用溺碱或溺桶沈底砖瓦摩水敷之，极效。如游走已定，不可再敷，恐气血冰凝，易成痈毒，只可用二味拔毒散（方详《医镜》）凉茶调敷亦效。

八十四问：有小儿初发丹疹，未能透尽，随即腮颐发肿，喉间漉漉有痰，憎寒发热，不时啼哭，此系何症？用何法治之？

答：此名发颐。勿用凉药围敷，以致逼毒入里。外用二味拔毒散凉茶调敷，内服羚羊角散或用防风、天麻、荆芥、白芷、象贝、旋覆花等疏风化痰，脓成刺破可愈。若用凉药围敷，疮头发紫，无脓流水，人则昏迷谵语，毒已内陷，便无法挽回矣。

八十五问：有小孩并未发现痧疹，偶因寒症或咳嗽、泻痢等病尚未愈，腮颐忽而发肿，面色枯黄，饮食少进，身发寒热，不数日腮颐紫黯，略津血水，因而毙命者，此名何症？有法治乎？

答：亦名发颐，因多服凉药，邪遏未泄，过服攻消之品，元气大伤，急宜辅正托毒，或可挽回万一。内服芪、党、鹿胶、当归、肉桂、炮姜、枸杞、萸肉、红枣、炙甘草等，外用玉红膏油纸摊贴，亦十救一二也。

八十六问：小儿头顶生疖，有一二处，有十数处者，经久不愈，脓水淋漓不断，或此处刚破，彼又肿起，或三四枚串连一处，或始终一枚，脓去疮瘪，次日仍然肿高，此名何症？用何法治之？

答：此名蟮拱头，又名蝼蛄串，系因胎毒而起，或感暑热而生。因胎毒起者仅一二处，皮厚难破。如已成脓，即须刺破，用纸捻滚月石面插入疮口，外贴蛇皮膏自愈。如系暑热，必七八处、十数处不等，甚至此孔与彼孔串连，有经数月不愈，有经年余不愈。初起将成未成时，用二味拔毒散凉茶调敷，或用丝瓜叶打汁调上亦好。内服藿香正气散加银花、连翘、六一散等煎服。经久不愈，阳气必衰，人必面黄肌瘦，少进饮食，当用扶阳健脾之药，如四君子汤加肉桂、山药、莲肉、炮姜、金银花等四五剂亦易收功。

八十七问：人有不论何处生疮，开刀后疮已平复，忽然疮口叠处努肉一块，手偶碰触则流血水，此名何疮？用何法治之？

答：此名翻花疮，宜用熟地、乌梅、轻粉各少许打烂和涂疮口，数易即平。

八十八问：有人胸膺、肋腹、脖颃、眼下胞等处忽起小核，色红自破，日渐开大，形如劈破石榴或如图画灵芝，无脓，惟有臭水，触之则鲜血迸流，疼痛夜剧，此名何病？用何方治？

答：病名翻花岩，与乳岩仿佛，由肝郁不疏，木火鸱张而得，甚不易治。内服化岩汤（方载《三字经》）或逍遥散，外用蛇皮炙灰，香油调敷，或用血竭、藤黄、黄蜡、香油等熬膏贴之。宜令戒嗔怒，怡情自适，或可望痊，否则无法可救。有经西医刺割，眼见无一活者。

八十九问：有人发际暴起粟瘰十数窠，初微痒，继痛，淡红一片，外则憎寒壮热，头疼项强，转侧俯仰均不方便，喜饮热汤，舌苔薄白，此名何症？用何法治之？

答：此即类脑疽，系由风湿内侵膀胱经脉。初起宜荆防败毒散（方载《医镜》）去参加苏叶、姜、葱汗之，外用如意金黄散葱汁和，白蜜调敷，汗后或仍寒热，或惟热不寒，照原方加连翘、银花服之自愈。

九十问：有人耳后连及发际头顶遍起燎泡，日渐延开，灼痛不痒，头项发沉，筋脉牵强不舒，外则微寒壮热，口不渴而觉苦，此属何症？用何法治之？

答：此亦风湿侵人膀胱络脉，势将化火，初起宜荆防败毒散加连翘、川连、白蒺藜、桑叶，两剂热退，接服荆芥、羌活、黄柏、桔梗、桑叶、钩藤、丹皮、川芎、甘菊等药，外敷如意金黄散白蜜调敷可愈。

九十一问：人有不论左右耳后，膀胱经脉连及头顶一条，大如手掌，漫肿色白，不疼不痒，脑项如压重石，不能俯仰转侧，微有内热，口不渴，饮食减少，形神困怠，此名何症？用何方治之？

答：此亦阴脑疽一类。虽由风湿内侵，湿已化痰，故木瘸不知痛痒。用阳和汤（方载《医镜》）加僵蚕、附子、细辛、半夏、陈皮等连服二十剂可以消散。此症不易成脓，有脓亦不易辨。倘有脓，当刺破，再用十全大补或八珍汤（方载《医镜》）即可收功。

九十二问：有人紧贴耳后或左或右结肿，颇软，核不甚高，色白微疼，有时寒热，不思纳谷，时或眠食如常，此系何症？因何而得？用何法治之？

答：此名鱼尾毒，亦系风湿，兼有郁火，最易成脓，初觉用荆防败毒散加炙山甲、象贝母、郁金消之，不效用透脓散（见《医镜》）加桔梗、羌活向外托之，脓成即刺破，用升丹纸捻二三易，四五天完功。破后即不用服药。

九十三问：有人耳后膀胱经脉形同上鱼尾，无软核，微肿无根，疼痛夜剧，外则憎寒壮热，口腻不知味，此名何症？用何法治之？

答：此名后脑痈，系由暴怒伤肝，风邪乘势里袭，或膀胱经脉原有风湿，因怒触发。初起宜用荆防败毒散汗之，两剂寒热止，再用仙方活命饮或神授卫生汤（方详《医镜》）加桔梗、羌活消之，如三四剂后疼肿依然，则势将成脓，当用透脓散参入羌活、桔梗为膀胱引经，三四服后脓成，用刀刺之，刀口用纸捻滚文八将散（方载《医镜》）插入刀口，用纸膏罩之，前后约计四十日即可完功。

九十四问：有病势同前，因多服神授卫生汤或仙方活命饮，正气受伤，遂致疮头并不起发，疼痛夜剧，精神疲惫，不思纳谷，口渴唇干，夜卧不安，应用何法治之也？

答：此症乃误投药饵，正气受伤已极，如在年轻尚易施治，年老之人则难着手。速进大补气血之品，须重用参、芪各一二两，白芷一钱，羌活一钱，寸冬四钱，花粉三钱，当归四钱，整广皮一钱，广郁金钱半，桔梗一钱，川芎钱半，甘草一钱，忍冬藤五钱，桑枝五钱，丝瓜络一段煎服。如从前过服凉药，或凉药围敷，气血冰凝，不易起发成脓，酌加肉桂一钱，角刺二三钱，俟脓成，用刀刺破，再服八珍或十全大补汤，量病轻重用之，外用八将散纸捻，统计四十日亦可完功。

九十五问：有人后脑生疮，宛似风粟，白泡两三窠，渐增十数窠，蔓延一片，疮头平塌，微痒不疼，饮食如常，并无寒热，医视为风湿小疮，不甚介意，病人亦漫不经心，不慎口腹，忽然病势加剧，不二三日而死，此何故欤？

答：此名脑疽，乃假阳真阴症。缘其人酒色过度，体质本亏，外强中干，病中不知禁忌，或不慎口腹，致伤脾胃，或妻妾侍侧，相火易升。况痈疽不疼最为大忌，虽死由自取。亦医者之不察耳。初宜服阳和汤加桔梗、羌活，服后知痛，疮头发高，方有转机，随加芪、党、角刺、当归、白芷助其成脓，若三五剂后仍不知疼，疮头不高，不妨加重治之，即日进二三剂，亦无不可。总期疮高知痛，便有生机。如至病势增剧时始服阳和等重剂，则已不可救药矣。人每忽视此症，良可慨也。

九十六问：有妇人鬓边连及发髻骤然发肿，按之木硬隐疼，疮头并不高发，亦不甚红，昨在上，今又移下，明日又移上，游走无定，此症因何而得？用何法治之？

答：此系肝胆原有郁热，偶因烦恼触发，或因风热外侵，内外鼓搧，致成此症，宜服栀子清肝汤（方载《医镜》）或羚羊角散相间服之，外用紫金锭或蟾酥锭（方载《医镜》）水摩敷之，可不致成形也。

九十七问：有妇人额角连及眼胞上下忽然浮肿，势极迅速，外则憎寒壮热，浑身牵绊不舒，此系何故？用何法治之？

答：此因平日爱生气恼，默不发言，兼外冒风热，宜以蟾酥锭水摩圈之，内服桑菊饮一剂即痊。

附桑菊饮方：桑叶五钱，白菊花四两，钩藤一两，丹皮三钱，炒山栀三钱，连翘五钱，黄芩三钱，甘草钱半。水煎服，忌动风发物。

九十八问：有妇人额角初起粟粒，不甚经意，骤然浮肿，腮颧、头面、眼胞一带麻木不疼，外则憎寒发热。此名何症？用何法治之？

答：此亦类疔疮，系时行风毒内侵，宜掺八将散，纸膏罩住疮头，四围用紫金锭水摩敷之，或束毒金箍散白蜜调敷，内服河车饮两剂即痊，惟须避风数日。

河车饮方：草河车三钱，菊花二两，地丁草四钱，桑叶五钱，钩藤一两，丹皮二钱，炒山栀三钱，连翘四钱，蒲公英三钱，甘草钱半。

九十九问：人有足跟疼痛，牵及大腿经络，逐阵麻木，夜间尤甚，不能踩地，踩地益剧，此系何故？用何法治之也？

答：其人大腿成患疮，经久收敛少迟，致气血内伤，加以汗后经风，风湿入络，或因急走远道，汗后腠理松疏，风湿乘虚入里，均能患此。宜内服追风逐湿汤，外用麻黄一两，桂枝一两，透骨草一两，乳香、没药各五钱，大葱两根，水酒各两大碗煎透。先薰后洗，每日一料洗药，一剂煎药，约十数天病已愈矣。随用追风逐湿汤五剂泡酒饮之清澈病根。

追风逐湿汤方：桂枝钱半，白茄根三钱，牛膝三钱，防己钱半，秦艽三钱，橘络一钱，木瓜一钱，天麻、钩藤、当归各三钱，独活钱半，桑枝五钱，丝瓜络一段水煎。泡酒时加入寻骨风、钻地风、千年健各三钱。

一百问：有人初生脓窠疥疮，虽治得愈，后见手腕及掌渐觉漫肿，有一手，有两手者。色白不疼，惟筋脉牵强，不能转动伸握，经治数月不愈，甚至经年不愈，并不成脓，亦无寒热，此名何症？有法治否？

答：湿毒积久生痰，可名痰疽，用鲜山药、打火石各等分打烂涂之，内服桂枝、白芥子、羌活、片姜黄、威灵仙、制半夏、煨草果、茯苓、陈皮、制朴、桑枝等，连服一二十剂可以消散。

百一问：有人手臂结核二三处，大如核桃，按之似在皮里，色白不痛，惟筋脉不舒，时常咳吐痰涎，经数年不愈，此名何症？何法治之？

答：此系痰窜气分，可名痰串疽，用甘遂饮一二十剂必可消散。

甘遂饮方：醋炒甘遂二钱，煨草果二钱，炒白芥子三钱，制朴钱半，吴萸五分，制半夏二钱，橘络一钱，香附钱半，桂枝钱半，片姜黄钱半，桑枝五钱。

百二问：有妇人手臂曲池一带色白漫肿，自破数孔，脓水淋漓，数年不愈，人则面黄肌瘦，纳谷不多，经水亦闭，有时入暮发烧，浑身疼痛，将成痨瘵。此名何症？宜用何法？

答：此亦痰疽，宜分前后调治，惟功效较慢耳。先服通经活血汤方见前一二十剂，重加黄芪一二两，每日一剂，使其血脉周流后，当用党参、黄芪、白芥、川朴、茯苓、陈皮、桂枝、片姜黄、醋炒甘遂、白术、桑枝、丝瓜络、络石藤等二三十剂，再用十全大补、归脾汤、补中益气汤量病轻重用之，此须缓缓调治也。

百三问：有人肘尖、内外膝盖、胸膺等处同起漫肿，色白无头，日夜疼痛，夜间尤剧，发热口干，不能伸屈动转，形容消瘦，纳谷不多，服舒筋活络之剂时效时否。此名何症？应用何法？

答：此名毒挟痰流注，其人必素嗜烟酒，过饮茶水，湿聚成痰，或曾患毒疮，服过顶药，遂致毒痰同串筋脉。此症甚不易治，先用阳和汤加醋炒甘遂三钱，牛膝三钱，桂枝一钱，片姜黄一钱，秦艽三钱，桑枝五钱，土茯苓一两，络石藤等十数剂，外贴姜葱膏（见《三字经》），必可肿消痛止，随用桂枝、秦艽、虎骨、川断、杜仲、熟地、五加皮、桑寄生、独活、当归、木瓜、陈皮、半夏、红花、乳香、松节等泡酒服，二三月后可获痊愈。

百四问：有高年人忽起燎泡于两耳边，日夜灼痛，憎寒发热，饮食不进，神识昏蒙，诊其脉则弦大无伦，此系何故？用何法治之？

答：此人必平生志愿不遂，肝胆郁久不舒，偶因暴怒引动肝火而成。此症宜速进羚羊、胆草、芦荟、杭芍、桑叶、丹皮、元参、山栀、川连、甘草等，一剂即愈。外用青黛、黄柏、人中黄、银花、煅甘石，梅片等研面，香油调敷。

百五问：脑疽、发背、搭手、腰疽等症，有阴阳，有善恶，有逆从，宜如何辨法？可否详细剖析，俾后学有所遵循？

答：以上诸症，乃外科中最有关系，非数语可以阐发无遗者。第一要明白周身三百六十穴道确切所在，牢记于心，一遇病症便知毒发何藏何经；次按望闻问切四法细心体会，四面推敲。入门先看病人面上气色是青、是白、是红、是黑、是黄，目睛颜色如何，面上气色是否一律，或有红黄相间，亦有青黑混淆，且有显明晦暗，浮浅深沉；再看天庭、地角、鼻柱、印堂以及两耳上下，颧骨、眼胞、水沟等处。五藏六腑部位分明，某部见某色，是为生，某色见某部，即为克。如两眉中间属肺，两颧属大肠，两处如见赤色，即为火克金，若露黄色，即为土生金；两眼中间属心，准头稍上两旁属小肠，两处如见黑色，即为水克火，若见青色，即为木生火；两眼下山根正中属肝，两旁属胆，是处如见白色，谓之金克木，若见黑色，即为水生木；准头正中属脾，两旁鼻观属胃，是处若见青色，即为木克土，若见红色，谓之火生土；耳前两颊车下属肾，上唇正中水沟穴属膀胱，是处若见白色，为金生水，若露黄色，为土克水。如病发何经某部，色见生者则生，色见克者则死。内经曰：论色不过青黄赤黑白，然五色中各有正色，各有败色。白者如鹅羽，正色也，如枯骨、如食盐，败色也；黄如白裹雄黄，正色也，如瓜蒌、如黄土，败色也；赤如内裹朱砂，正色也，如赭石、若土朱，败色也；青如苍壁之泽，正色也，如蓝靛、如草滋，败色也；黑如重漆，正色也，如烟煤、若地仓，败色也。此五色者，不但病人可决其休咎，即遇平人，亦可预断其吉凶。又曰：面黄目青，面黄目赤，面黄目黑，面黄目白，面上有黄色不死；面青目赤，面赤目白，面青目黑，面黑目白，面赤目青，面上无黄色必死。以黄为中央土色，土生万物，百病以胃土为根本。胃气独存，病虽重而不死，若无胃气，病纵轻而必亡。《灵枢·五色》篇曰：色者，青黑赤白黄，皆端满有别乡，赤者，其色大如榆荚，在面王为不日。此言邪气入藏而为卒死之征。别乡者，如小肠之部在面王，而面王乃心之别乡也；胆之部在肝两旁，胆部者，肝之别乡也，诸如此类。大如榆荚者，血分之聚色，如拇指之状r不日者，不终日而死也。以上就面上气色而言，病之吉凶祸福已昭然若揭。细听病人声音是清是浊，气短气长。语言清爽，出自丹田，气足神完，病房毫无气味，五脏未坏，病虽重而无妨。音低气促，言语支离，上下不续，病房臭味薰人，不堪掩鼻，五脏已坏，纵不重而堪虞。察其起坐行动，有神无神，翻身转侧，体重体轻，逐一了然于心。随问病起几日，初起如何情状，现在若何情形，是麻是痒，是痛是疼，或痛痒相兼，或疼痛不一，或朝轻暮重，抑早重晚轻，询其翻身转侧是否灵便，常有如负重石，不能转掉丝毫，又有起坐照常，有病若无病者。再问有无寒热，二便是否调和，小溲见何颜色，饮食能进多少，肚中饥饿不饥，夜间能否安睡，口渴不渴，渴时喜热喜凉，五中有无难受，逐细问明。然后再看患处如何，初起疮头粟粒或如脓泡，根盘束拢，肉色鲜红，宛如白裹朱砂，四围红晕不大，形寒身热，热过身凉，转掉便利，疼痛有时，二便调和，饮食有味，精神爽适，言语清醒，夜能稳睡，已成易于起发，疮头高耸，四围根盘与好肉界限分明，溃脓在十四天前后，脓出稠黄，肿旋消释，肥人脓多，瘦人脓少，脓净腐肉易脱，新肉易生，疮口易敛，此阳症、顺症。若初起形如椒粒，或如水泡，状似湿疮，忽疼忽痒，根盘散漫，与好肉界限不清，疮头平塌，皮色紫黯不华，项背宛如绳缚，身体发沉，转掉不便，起坐艰难，疼痛不止，或杳不知疼，二便闭结，或溺数便溏，声嘶音哑，饮食不思，形神困顿，寒热不时，神昏谵语，夜卧不宁，或睡中惊惕，或手足抖擞，已成疮色发紫，动辄流血，迄无正脓，纵有稀脓，疮口莫定何处，溃脓在二十一天外，既溃顽腐不脱，新肉不生，疮口塌陷，臭味满房，午后身热，言语不清，大便溏泄，纳谷不多，口干唇裂，舌苔灰黑，或如活鼠剥皮，干涸液竭，夜不成寐，转掉气促，起坐不能，此阴症、逆症。阴阳顺逆已得其大概，然后再考脉象是浮是沉，是迟是数。浮数表热，沉数里热，浮迟表寒，沉迟里寒。左寸洪数，心火必大，右寸洪数，君火刑金，左关弦急，疮必疼痛，右关弦急，肝胃不和，两尺浮大，虚火上炎，两尺沉细，肾水必亏，两手脉长，中气必旺，两手脉短，中气空虚，病初起脉见浮沉有力，病易起发，收功亦易，若浮沉无力，起发殊难，收功莫望。若初起疮头未显，脉见滑，当询有无咳痰旧病，如无，定必有脓，脓泄滑数自退，不退颇非善象。溃脓后脉宜和缓无神，若见浮沉有力，脉病不符。酿脓时应畏寒身热，脓泄后当热退身凉，反此即非佳兆。

百六问：脑疽发背，谚称为阴遣冤孽症，无法医治，是否冤孽？有何凭证？究竟有无治法？乞明白剖示。

答：患脑疽发背而死者，世不知凡几，第不能悉指为冤孽，亦不能说世上竟无因果。大都因阴谴而死者百中一二，因医药失调而死者十有二三。类如脑疽，俗名砍头疮，初起隐有刀痕围绕后项，溃后有如用刀砍割之状，至临危头颈欲脱。发背初起，紫红一片，如汤泼火燎，痛如火灼，疮口隐有钩迹，谚称阴间用钩挂起是也，溃后臭水淋漓，临危洞见脏腑。以上二症如延医，初次必好，二次无功，再延他医亦复如是，或医来即好，医去则凶，日轻夜重，乍见鬼神，恍惚言语迷离，或背人语多，见人默无一语，或昼夜呼号，疼痛不止，或杳不知疼，自觉毫无痛楚，病房臭味薰人，不堪向迩，怪状奇形，变幻莫测，非冤孽而何如？问治法确有良方，虔诚默祷，力解悭囊，作种种善举，济世利人，自然逢凶化吉，遇难吉祥，舍此别无良法也。

百七问：脑疽发背有先难后易，先易后难，变幻莫测，究不知其所以然，可否辨别情形，详述其故欤？

答：此二症故极重极险，变化多端，治之不当，立陷危机，非寻常痈疽可比。如脑疽初起，后发际仅如黍粒，微痒不疼，偶不经心，即指尖抓破，遂觉疼痛项重，寒热频随，疮头大如钱许，平塌不高，四围红晕，挤之无脓无血，疼痛昼夜不安，甚至内热心烦，舌干口苦，二便闭结，脉大无伦，如此者十余日，疮口略见脓血，势甚危险，乃忽疮口旁隆然肿起，或一边，或两边不定。不三日，肿起处居然成脓，用刀刺破，竟流稠厚花脓。又数日，脓净肿消，瘀腐脱出，原疮口已泯然无迹。此脑疽先难后易者。如耳后左右常患湿疮，治之辄愈，嗣又复起，宛如前形，窠粒较大，病家毫不介意，医者漫不经心，以为湿疮小疾，决无大害，照前法内服外敷，杳不奏功，脓泡日渐蔓延，愈起愈多，忽然脓泡中陡出一头，频流鲜血，按湿疮治之无效，按脑疽治法不伦，因循一半月，形神困败，饮食不思，莫辨病之阴阳，不识疮之善恶，不明不白，竟致不起，此脑疽先易后难者。至发背初起，形同粟粒，根盘大如覆盆，回亘尺许，皮色红紫相兼，形寒身热，疼痛夜剧，不能翻侧转掉，便溏溺赤，脉小无神，疮头如带子蜂房，孔有数百。当此情形，病颇危殆。乃忽从疮之下侧居然溃破，脓极稠粘，每日约流碗许。不三日脓少肿消，顽腐从疮口脱出，渐流稀水，所谓带子蜂房者，悉归无何有之乡，此发背中先难后易者。若初起两肩下或背脊中上下先起几个脓泡，根盘大仅寸碟，皮色鲜红且界限分明，旋于脓泡中见黄白稠脓，初少渐多，甚至日流碗许，脓尚不稀，肿势已消。自起病至今从无寒热，饮食照常未减，以为脓出肿消，收功极易，不料脓出多，疮口渐大，疮口深坑，不露新肉，忽然疮口塌陷，色黯不华，旋见痰生气促，不半日已地下修文矣。此发背先易后难者。

百八问：脑疽、对口、发背、搭手等症，到溃烂时臭秽不堪，令人掩鼻，此系何故？当用何法避之？

答：此病本毒发五脏，及至外边腐烂，其蓄积之毒从此外发，其秽味即毒气也，当点安息香或焚檀香、降香可避秽气。

百九问：焚檀、降诸香仅能避其秽气，其五脏蓄积之毒总得设法除去才好。

答：欲除五脏蓄毒，非用大剂托化不可。如参、芪、忍冬藤、当归、紫草、白芷、川芎、甘草等煎服，外用乌金膏或化腐紫霞膏香油调涂烂肉上。不沾好肉，二三天后自然腐烂渐脱，佐以手术镊之剪之，腐肉脱净，秽味即无矣。

百十问：痰痈、痰疽有何分别？

答：痰痈发在两项、胸膺、手臂、腋下、大拇指、虎口等处，痰疽发在肩胛、肘尖、臂腕、背脊、足跗诸骨骱关节等处。且痰痈皮红，容易成脓，容易溃破，收功亦易，痰疽皮色不变，成脓较难，不易溃破，破后势极淹缠，收功杳无时日。

百十一问：痰痈痰疽治法是否一样？

答：痰疽治法前册说过，兹不赘。痰痈治法总以二陈为主，炒白芥子、制南星等随时量病酌添他药，不能拘执。

百十二问：痰痈溃后过午寒热食少，便溏溺赤，应服何药？疮口应上何药？是否与痰疽同？

答：痰痈溃后午后寒热食少，便溏溺赤，宜用青蒿、地骨皮、银胡、淡芩、制半夏、橘叶、茯苓、芡实、萹蓄草、甘草等退其寒热。寒热止后，再就病说病，那有一定治法？至疮口上药，初溃用地字药，溃破日久，当用化痰追毒，或用纸捻插入，或掺疮口相机而行。

百十三问：痰痈症本不疼，设或痰聚血管，疼痛难忍，应用何法治之？

答：痰痈疼者甚少，倘有疼痛难忍者，大都痰阻关节，气血乖违，疼痛作焉。当用消痰活血，顺气舒筋，如二陈加丹参、茜草、当归、赤芍、秦艽、丝瓜络等即可舒其关节，化其痰涎。

百十四问：倘服此方，疼痛依然不止，又有何法？

答：如仍不止疼痛，可用乳香定痛饮加引经药，疼痛自止。

百十五问：痰痈疏于调养，日久不痊，应用何法治之？

答：痰痈如经年累月不愈者，气亏当助气，血虚当补血，气血两亏是当满顾。然始终必插入二陈汤方为正治。

百十六问：痰痈日久不痊，是否可按痰疽治法？

答：痰痈经久不愈，按痰疽治法固是，然身体壮实者，控涎丹也可常服，然不可过剂，三五丸，七八丸，十四五丸，循序而进，才算妥当。

百十七问：近年患气痈、失荣症者甚多，治法是否一律？抑各有分别，请分晰言之。

答：气痈、失荣名虽不一，而治法无甚区别。最要者先论病者年岁大小，气血盛衰，然后察因何受病，再论其病发何经何脏，考病在皮里膜外，抑在血管，逐一分辨明白，了然于心。再询起病远近日期，现在如何，初起如何情状，然后分经调治，自然有条不紊。

百十八问：气痈、失荣见病无甚区别，然初起应用何方？溃后当用何法？日久不敛又当用何方？务请逐一剖晰。

答：此二症当初起时，根盘不大，用化坚膏贴之，内服逍遥散加浙贝母、橘叶、香附等疏肝理气，连服三五十剂可自消，或用阳和汤、小金丹参进，亦令内消。若溃后，疮口掺地字药，阳和纸膏罩之，内服香贝养荣汤或人参养荣汤临时酌进。至溃久不敛，可用河车大造丸或天王补心丹、生脉饮等，疮口可掺人参、川贝细面，松香膏罩之，铅粉、玉红两膏搀和摊贴亦可。

百十九问：此二症初起时，是否可用毒烈攻消，令其消化？

答：此二病初起，万不能攻消，若用毒烈攻消，徒伤元气，于病无济也。

百二十问：此二病究竟因何而发？发自何经？发于上体者多，抑发于下体者多也？可否详细说明？

答：此二病大多由先富后贫，既得意复失意，或得意时陡遭无妄，情之抑郁，郁怒伤肝，思虑伤脾，从此起病，名曰失荣。或其人意气自高，遇事辄不满意，或与人竞争，暴动肝火，或受人压制，肝气不舒，居恒郁郁不乐，因而致病，名曰气痈。起病俱在两项、两太阳、颧骨两旁、额角下、眼胞等处，少阳胆经脉络为多，在肋骨、大腿内外，肝胆部位者甚少。

百二十一问：有十三岁童子，两膝、两肘漫肿无头，皮色不变，忽轻忽重，忽肿忽消，上下发瘪，不痒不疼。重时伸屈不利，步履艰辛，轻时与常人无异，有五六年不愈者，有七八年不愈者，此名何病？因何致此病状？应用何法治之也？

答：此名驻节风，大都先天不足，骨骱柔脆，邪风着于节骱之间，亦有久坐湿地，再袭凉风，风湿盘踞经隧，日久化痰，痰涎留滞皮里膜外，成此疲顽痼冷之疾。除觉可用麻黄、生川草乌、桂枝、苏叶、羌活、防风、艾叶、浮萍、姜、葱等煎汤薰洗，务使患处出汗，俾邪从汗泄。薰洗一二月不间断，当可奏功。若三年五载不痊，可用附子、肉桂、吴萸、丁香、硫黄、麝香、木香等共研细面，用艾绒拌和，用粗布两层将绒药铺在布上，做成护膝、肘套式，每日用热水壶向套布上熨之，日久方见功效。

百二十二问：用以上二法准能治愈此病么？抑尚有别法么？

答：用此二法未必准有把握，但日久不使间断，自然大见功效，内服亦可用阳和汤加桂枝、牛膝、羌独活等。内外夹攻，自无不愈者。

百二十三问：此病有独发两膝者，有专发两肘者，有发一肘一膝者，均可称驻节风否？

答：不能，如发于两膝者，名鹤膝风；发于两肘者，名驻肘风，若两肘膝同发，或一肘一膝并发，方可名驻节风。

百二十四问：膝盖始由跌伤，骨骱膝盖肿势颇大，经整骨科拿骱，肿亦渐消，惟步履艰辛，年余不愈，嗣又跌挫受伤，肿势较前倍增，仍请前整骨科治之，医治半年之久，迄未奏功，肿亦不去。此系何故？当用何法治之？

答：此系瘀血留滞络肉之间，整骨科仅整骨骱，不知活血通络，以故年余不愈。嗣又跌挫，前疲尚未之净，又积新瘀，新旧交凝，所以肿亦不消，迄无效果。治当按跌扑损伤门根本上究治。外用消瘀散搀八味散醋糊调敷，内用刘寄奴、苏木、泽兰、归尾、桃仁、红花、上血竭、天仙藤、煅自然铜、土鳖虫等煎服，临服兑人黄酒一盅尤妙。少则十数剂，多至二三十剂，耐心服之，自无不愈者。

百二十五问：一少年男子忽两足胫骨无形酸痛，昼夜呼号，起仅六七天，已骨瘦如柴，面色枯白，了无生人气，此病名何？因何受病？当用何法治之？

答：此名痛痹，因房事后不知保养，风寒湿三气乘虚入里，外用雷火针针烫，内服附、桂、白茄根、大熟地、首乌、枸杞、防风、独活、牛膝、海风藤、鹿角胶、炙虎骨等，连服数剂即愈。

百二十六问：有一二十二、三岁男子，四肢节骱稍觉浮肿疼痛，足难步履，手难举扬，饮食照常，并无寒热，此名何病？因何而得？当用何法疗治？

答：此名历节风，其人必系湿体，夜受凉风，当用搜风渗湿、通利关节如制川草乌、桂枝、羌活、茅术、秦艽、防己、寄生、紫苏、厚朴、橘络、威灵仙、当归、木香、甘草、桑枝等酒水煎服，连五六剂必愈。

百二十七问：此病服前方愈后，忽两手腕、手面浮肿疼痛，夜难稳卧，此系何故？当用何法治之？

答：此必病后不知调摄，夜受寒风，用羌活、麻黄、桂枝、紫苏叶、白芷、浮萍草、桔梗、甘草、姜、葱等临卧时服，盖被汗出而愈。

百二十八问：有一男子年近六旬，秋间左肩胛起前至胸乳及腋，后至背膊过腋，长计一尺五六，宽约三寸有奇，冒起青紫，初小渐大，大如豆，小如黍，蔓延一片，窠粒不分，疼痛难忍，日夜呼号，发热谵语，神昏连日，汤水不下，粒谷不入，二便不通。此名何病？因何所致？应用何法治之？

答：此名丹毒，乃肝、胆、心包、三焦四经毒火所致，外用柏叶散香油调上，内用芦荟、胆草、胡连、淡芩、木通、泽泻、银花、连翘、柴胡、丹皮、鲜生地、山栀、甘草、酒军等连进两剂则愈矣。

百二十九问：有年四十上下男子，春初始头痛，继四肢节骱疼，难以言语形容，怕寒内热，口苦舌干，用疏风清解，浑身疼痛稍减，怕寒内热不除。忽觉左胫踝骨上至膝盖，下逮足跗鲜红一片，不甚肿，疼痛颇剧，不能转掉伸屈，夜不能卧，头目昏旋，便闭，溲赤如浓茶，且茎管刺痛。此系何病？因何所得？应用何法可愈？

答：此名湿火流经，又名湿火下注，因平日好吃厚味浓茶，或冬天冒雪行走，偶被雨淋，身受寒风潮湿，就炉火烤烘，湿火逼人经隧，致有此病。外用金不换醋调涂，内服桑叶、甘菊、刺蒺藜、川萆薢、黄柏、泽泻、猪苓、赤苓、生薏仁、防己、甘草、萹蓄草、木通、通草等清上澈下自愈。

百三十问：有一三十六七男子，身体极肥，约重一百八十余磅，夏令后项患白疱小疮，初数粒，逐渐蔓延肩胛、背膊、腰肋一带，大小密布，数难屈计，炽痒不堪，抓破流脂，则痛如火燎，寒热如疟，寒时欲覆重被，热至灼手，旋汗出涔涔，热退身凉，不半小时寒热如故，如是者一日夜至少五六次。每寒热一次，身上白泡增加，现在体无完肤，头面、肚腹、两腿为最。病已月余，医药罔效，究不识为何病，群莫识其致病原因，应用何法可治？

答：此名浸淫疮，虽偏重受潮湿而起，然必内挟毒邪，缘其人从前必患过瘙疳片白或鱼口便毒，医用顶药冀其速痊，致毒邪伏于骨髓，加之愈后不知避忌动风发物，任意乱啖，又兼肥人多湿，湿久生痰，痰久生火，内外夹攻，致生此病。治用麻黄三两，当归半斤，黄芪半斤，银花半斤，土茯苓五斤，甘草四两，用水二十碗煎成五碗，一日夜服完，嗣必臭汗淋漓，衣衾湿透。先预备衣衾，俟汗出透后，病人已四肢疲乏，不能动弹，赶速将里衣脱下，重换新衣，其换下旧衣置无人处，用火焚化或埋诸土。明日细看，浑身白疱均已结痂。一面淡薄饮食，谨避风邪，耐心调养，一面清解余邪，如一枝蒿、忍冬藤、生口芪、土茯苓、当归、白鲜皮、连翘、甘草、绿豆衣等连服十余剂，不出半月已脱痂而愈矣。

百三十一问：有一年轻男子，两足掌、两足跟无故皮肉发厚似埂，不能踩地，一步不能行走，强行一步，痛澈心肺，两泪直流，眠食如常，此系何病？当用何法治之？

答：此病系行走远道，两足大汗毛孔大开，撩衣涉河，凉水寒风交集，遂致气血冰凝，致成斯患。当用艾叶、大葱、麻黄、桂枝、羌活、紫苏、防风、白芷等酒水各半煎开，先薰后洗，三四次即愈。

百三十二问：有一男子，年近知命，平日嗜酒，爱吃肥腻，身体极壮，每日两餐，非先喝酒则饭食不能下咽，历三十年如一日。近数年每届立秋前后肛门旁必生痈毒，根盘仅如桃李，七日成脓，延医刺破，净流臭脓，不出三五日脓水已净，疮口完好如初。此名何病？因何所得？应用何法可以除根永久不犯？

答：此名盘肛痈。因平日嗜酒，酒湿稽留直肠，肠属阳明，多气多血，且其人身体健壮，别无嗜好，所以溃破收功极易耳。如欲其永久不犯，劝其断酒绝欲，自然永无后患，别无良法。

百三十三问：有张、赵两男，年均二十三五，同时娶亲，同时肛门结痈，大如鸡卵，成脓宜迟早无几，延医刺破，前后不过二三日，脓出均有碗许，味腥秽不堪掩鼻。张姓溃后不两旬完好如初，赵姓破已百余日，脓水淋漓不断，现在五心烦热，形容枯槁，纳谷不多，已成劳怯，大约不久人世矣。论者咸不解其故，谓张姓赵姓同一病也，年纪不相上下，身体无甚区别，何以愈者如此之速，不愈者竟致不起？其中果有甚关系？请先生明白剖示，藉释群疑。

答：此无他病，与年龄虽同，而性情智愚必不同也。度张姓人必谨厚诚笃，听医士指挥，且自知病之利害，善调摄，远房帏，自然奏功神速。若赵姓必轻浮放荡，自作聪明，不纳医者之言，不明病之利害，劳动早，昵房帏，两相比较，生也死也已判于此矣。此理甚明，有何疑团之不可解哉？

百三十四问：有人手掌中心或旁侧，初起大仅半片黄豆，有独发左掌心，或发右掌心，或左右并发，微红微痒不疼，三四日后渐觉疼痛，夜重日轻，畏寒内热，手面掌指旋见焮肿，不能转动，至七日后肿处渐见脓泡，挑之仅流黄水。至十日后始流稠厚花脓，脓出三日渐流稀水收功。自起至结痂不过二十余日，此名何病？发何经？当用何法治之？

答：此名掌心毒，又名穿掌毒，又名托盘疔。系心包积热所致。初觉宜外敷金不换，内用蟾酥丸或梅花点舌丹五七粒，葱白三寸泡水送下，得微汗可转重就轻，移深居浅。若已形寒内热，肿势渐大，可外敷束毒金箍散，内服银花、连翘、赤芍、川连、丹参、公英、草河车、甘草节等清化之。如不奏效，可用加味七星剑大剂化之。方录下：

白菊花三两，豨莶草三钱，银花二两，代半枝莲，桔梗钱五分，苍耳草三钱，麻黄一钱，草河车三钱，甘草三钱，连翘五钱，地丁草五钱，丹参三钱。连服两三剂，已成当头刺破，疮口用八将散捻或单掺八将散，纸膏罩之。溃脓后仅用清心解毒可矣，不杂补剂。如搀用芪、党则毒邪留滞，反收功迟慢。清心解毒方录后：

元参三钱，银花五钱，当归钱五，桔梗钱五，连翘二钱，赤芍钱五，川连钱五，甘草钱五，白芷钱五，地丁草三钱，丹参钱五。

百三十五问：有人先患疟痢，或患时瘟等病后，或并无他病，仅发寒热一二次，忽然颈项、腮颐左右青紫一方，初如钱大，渐大如碟如掌，或四肢、腰腹、肛旁等处初小渐大，蔓延四散，先青后黑，溃破仅有死血溃烂一片，毫无正脓，味极腥秽，此名何病？发于何经？当用何法治之？

答：此即西医所称死肉症，是中医所称蜒蚰毒也。此症变化多端，不能专指何经，有上中下三部之分，有手足三阴三阳之别，如发于胸膺、脖项、臂腕、肩臑等，大都发自心肺两脏居多，以心肺居上部也。发于肚腹腰肋等处发自脾胃肝胆居多，以脾胃处中州，肝胆在腰肋两旁也，若发于两臀、大腿、胫腨、足跗、肛门两旁先后等处，发自膀胱与肾及大肠居多。无论上下左右诸经，不外湿热薰蒸兼肝胆郁火，气血乖违，毒火上犯心肺，中犯脾胃肝胆，下犯肾与膀胱及大肠，才有是恶症。治法在上部宜清心肺蓄毒，如黄连、黄芩、犀角、丹皮、连翘、生地、桔梗、银花、甘草、绿豆衣等，中部宜用柴胡、赤芍、薏仁、泽泻、银花、茯苓、连翘、公英、地丁草、白芷、甘草等，在下部宜用黄柏、泽泻、川萆薢、猪苓、忍冬藤、赤苓、生薏仁、防己、牛膝、通草、六一散等。初起将溃，照此服之万无一失，若正气不充，黑肉迟脱，可加芪、党、白术、当归、茜草、紫草等助其气，活其血，自然死肉易去，新肉易生，收功亦颇容易。外上药初起掺海浮散，用松香膏摊纸贴之，死肉脱净，新肉已生，用松香、铅粉、红玉三膏搀和，摊纸贴之。

百三十六问：南人患流注者多，患贴骨流甚少，北人患贴骨流多，患流注甚少，且南人患流注大半青年男子，儿童患者不多，北人患贴骨流者大半幼小儿童，青年男子极少。共处一洲，同占温带，何以发病不同？如此岂体质刚柔之不同欤？抑天时人事之不齐欤？此种底蕴请详言其故。

答：南北虽共处一洲，同占温带，相去似乎无几，不知天时地理大有悬殊。风气人情显有区别。夫南方距热带较近，冬少严寒，夏多酷暑，热多寒少，人必腠理松疏，北方距寒带不远，冬有奇寒，夏鲜酷暑，热少寒多，人必皮肤致密。南方地势卑下，夏秋阴雨连绵，河流纵横连贯，甚至田禾交接，宛似汪洋。北方地高风燥，夏秋阴雨不多，河道寥寥无几，甚至沙漠平原茫无边际，此天时地理之不同也。南方常睡凉床，北地恒眠热炕，南方食稻米为大宗，面食尚不多觏，北方以面食为主脑，且兼稷米、高粱，此饮食起居，肠胃厚薄之不同也。南方身本薄弱，寿古稀者极少，北方体质坚劲，享耄耋者綦多，此体气强弱之不同也。南人能受辛苦，年壮农民足胝手胼，刻无暇晷，盛暑耘田戽水，汗出涔涔，汗未收而纳凉阴处，或当风睡卧，图快一时，风寒湿邪乘虚而入，先皮毛，渐逼络管，此青年患流注之所由来也。且患之者必在夏末秋初所发，不论四肢上下，随处能发。迨初发时寒热频随，浑如寒疟，周身只觉酸瘤，并不知疼，及患处露形已有十天上下，皮色不变，无甚根盘，看似阴症，非阴症也。自初起至成脓不过十四天左右，如果刺破至二十一天可以全愈。间有患一三五七多处，接续起发者，亦相继告瘳。此南方患流注均在青年男子之实在情形也。北人不耐劳苦，一举一动非车即马，甚至数十斤轻物须藉驴驼马儎轻步缓行，玄府不开，外邪难入，所以男子患流注不多见也。至小儿筋骨本甚柔脆，有系先天不足，有系后天不充，夜卧热炕，热时玄府开张，过此寒凉易入，由皮毛而入络管，由络管渐入筋骨，日积月累，气血因之不通，遂患贴骨流大症。其病每发大胯内外，或大腿胫腨、腰俞等处，受病日浅，必发一处三处，其病根在络管，未人筋骨也。受病日深，只患一处，已在筋骨也。以此验远近浅深，丝毫不爽。初起毫无形象，惟觉时常酸瘤，小儿无知，不能露诸口吻，或偶因摔跌，或偶因磕碰，非真摔跌磕碰也，实因腿中乏力摔跌，不意间也。病家医家不察病之所以然，开口动手便错。延访伤科整治正骨无功，改延内科立方，方不奏效，从此渐渐露形。重者腰胯不能掉转，髀股不克动弹，轻者步履艰辛，势甚狼狈，或时发寒热，昼夜呻吟，饮食乏味，虚汗淋漓，种种不足之象，暮重早轻。到此地位，病家始觉患痈疽外症，如是一年半载，始能溃脓，脓出腐渣败汁，逐渐五心烦热，面白神劳，纳谷不多，疮口流脓不减，已成疮痨败症，如有力延医早治，十中仅救一二，亦难免残废终身。若因循坐误，百无一生，此北方儿童患贴骨流之实在情形也。

百三十七问：贴骨流、附骨疽二症究竟有何区别？其受病原因与夫治法可否逐一详示？

答：此二症一而二，二而一，无甚区别。惟附骨疽多系负困穷民居多数，贴骨流自三五岁至十四五岁男女儿童为最多，大人系房事后不知避忌，盖覆单薄，寒邪乘虚而入，或系困苦穷民，平日栉风沐雨，为衣食计，东走西驰，担轻负重，大汗淋漓，汗后风寒湿邪乘虚入里，初觉环跳无故酸楚，毫不介意，每年仅一二三次不等，行走尚无妨碍，厥后日渐加剧，每月酸疼二三次不等，步履渐觉艰难，及至环跳露形，通计自初酸楚至今已七八年，万难消释。至儿童患此者，大都系先天不足，坐卧湿地，或睡热炕，每夜热气熏蒸，腠理开张，风寒直入，起病时每因摔跌蹬筋，渐至大腿肿起，不红不疼，若觉疼痛，脓已成矣。以上二症，初起当用阳和汤加牛膝、羌独活、附片温化，连服三五十剂方能奏效。觉病势见松，接用大防风汤补正逐邪，或可消释，纵不能消释，亦可移深居浅，转重就轻。然以上两方须服百剂左右，少则恐无济也。如服前二方百余剂后漫肿依旧不消，病情无甚松减，可用托里透脓汤连服十数剂使其早日外溃，或用刀刺，或用针溃，溃后用十全大补汤或人参养荣汤斟酌参进，十中可救三五，然残废总不能免。

百三十八问：有二三月或七八月婴儿，忽然大腿通肿，不多日按之中空，内脓已熟，皮色不变，刺破脓出碗许，有十数日收功。有一二月不收功者，病家医者辄指为贴骨流。究竟与上述贴骨流受病原因是否一律？治法亦相同否？请明白示之。

答：此症并非贴骨流，乃寻常流注症也。皆由落草后疏于卫护，致成此症。盖小儿初落草后，毛孔松疏，肌肉柔嫩，或因住处潮湿，或感四时不正恶厉之气，由皮毛袭人肌络之间，所以易成易溃，溃后七八天即可敛口。若迟至一二月收功者，由婴儿怀母腹中之时，其母受潮湿之气，或感四时不正之邪，儿在腹中吸受母气，病根较深，收功较难耳。治法初觉宜搜风渗湿，活血通络，如防风、厚朴、羌独活、当归、秦艽、橘络、牛膝、赤苓、六一散等，脓已成，当用托里透脓，脓熟刺破，溃后亦宜活血通络，稍佐扶气托毒如当归、秦艽、羌独活、黄芪、丹参、牛膝、橘络、忍冬藤、甘草等临时相机酌进，决无淹缠不愈者。

百三十九问：有幼稚小孩疼后患疮，头大蒂小，一在左腋，大有寸碟，高有五六分，如大蘑菇样，色淡红无皮，终日脂水淋漓，触之痛如针刺。一在右耳前后，亦头大蒂小，耳前大如合桃，耳后大如馒首，色紫黯，状如破开石榴，按之不疼，割之惟流鲜血，用水纸沾即止。越日肿大如前，再割亦复如是，每日仅津血水，诸药罔效，半载不痊，小孩则面黄肌瘦，纳谷不多，日晡潮热。此二症究竟名何？系何经受病？应用何法治之？

答：此名翻花疮，乃疹后余邪未净，留滞络管。其腋下属肝、脾两经，耳前后属胆与三焦，是数经均有相火，治之颇难奏效，亦最缠绵。惟用苦杏仁炒研去油一两，净轻粉五钱，共研细面，香油调涂，日两次，纸膏罩之，翻花日渐缩小，内服疹后化毒丹。如是者须两月之久，定能告痊。若用刀割，今日割去，明日复长，非但于病无济，第恐血水流多，变生他病危矣。

百四十问：脱疽、死肉症有何区别？受病是否相同？治法是否一律？请明白剖示。

答：此二症迥然不同。脱疽仅发在手足十指，有初起一指，蔓延众指者，有一指蔓延足跗、手面者；死肉症随在可生，不论部位，只分经络，其受病原因以及治法前已分别详述，兹不赘。

百四十一问：痘疹后死肉症与前死肉症治法是否相同？抑另有治法？亦请明白剖示。

答：痘疹后死肉症与他死肉症不同，即痘后疹后尚有区别，兹约略言之。痘后死肉症毒发先天，疹后死肉症乃感当时疠气，治法当用疹后化毒丹，每早晚用银花露各送丹一二分，连服三四天必能奏功，不必服汤药。若病家愿服汤药，亦可相兼并进。痘后须扶正如芪、党、当归、忍冬藤、连翘、绿豆壳、人中黄等。疹后则用清解化瘀如银花、连翘、泽兰、紫草、茜草、丹参、当归、甘草等，此两方须连服十数剂方可奏功，少则与病无济也。

百四十二问：迩年就先生治外疡者指不胜屈，何以一诊脉决其无妨，有一诊脉即断其必死，推之不治，病家复延他医，竟曰无妨，病家因兹诽谤者不一而足，乃因循时日，卒至不起，始信先生之神断。岂生死见于脉而露于面欤？抑他医不明此中妙义，信口开河欤？乞明白剖示。

答：此种奥义有可意会不能言传者。若凭三指断吉凶祸福者，吾恐毕世不能尽其蕴，若论面色固有可凭者在，亦不能仅此一端决人生死，必也细看疮色有无败象，听其声音病系内伤或系外感，查其神色显明沉暗，询其饮食起居，从前何若，现在何如，再考脉象，辨明表里、阴阳、寒热、虚实，复察五善七恶，四面合参，自然祸福吉凶瞭如指掌矣。

百四十三问：人患痈疡顺症如发背、搭手、脑痈等，初起红肿高耸，根盘收束，十四天已见正脓，脓出黄白稠厚，不数日脓渐少，肿势全消，二便通利，眠食如常，先生许其收功在迩，决无变端，乃忽疮口塌陷，变症叠生，竟致不起。此系何故？令人不解，请明白剖示。

答：此症变端殊出意料之外，大都疮口将敛未敛，病者即近房帏，或素有梦遗，近复触发，肾水顿伤，相火蜂起，不可遏抑，遂致不可收拾。若口敛痂脱，纵遗精房事。不过精神难以复旧，断不致陡生变故，竟尔不起也。

百四十四问：有患前症，自起发至溃脓，脓净疮口将敛，俱称平顺，忽患吐泻交作，肚腹拧疼，四肢厥逆，脉迟苔白等症，以致疮口塌陷，饮食不思，精神困顿，势极危殆，当此之时，应用何法可以力挽危机？

答：此病变故非梦遗房帏者比，必系病者漫不经心，外受寒凉，内伤饮食，当以温中下，燥脾阳，稍佐宣导如丁香、肉桂、附片、吴萸、白术、茯苓、补骨脂、炮姜、肉果、神曲、楂炭、木香等水煎温服一剂，明日诸病悉愈，接用芪、党、鹿茸、白术、忍冬藤、紫草、当归、甘草等连服三五剂，疮口依然红活，再服八珍汤连服七八剂，诸病可霍然矣。

百四十五问：蜒蝣毒与死肉症有何分别？

答：中国人称死肉症为蜒蝣毒，西医以蜒蝣毒为死肉症，亦一而二二而一之义也，无甚区别。

百四十六问：同一患死肉症者，势极凶险，竟有不及两月居然全愈，亦有病势不甚凶险，不满一月因而毙命，此中关系究因何故？

答：患此症者诚然不善，大都年轻气血壮旺，医者治之得法，自然可以奏功。若年过六旬，气血衰颓，患此恶症，虽卢扁复生亦难挽救，且常见患此病者大半寒苦之家，无力医药，焉有不束手待毙者？

百四十七问：儿童瘟诊后发颐，经医治愈者固多，因而毙命者亦复不少，同一病也何以生死不同如此？敢问其故。

答：诊后发颐本极凶险之症，若见儿童先天本足，后天亦充，发颐容易外现，加之医者辨症详明，用药得当，脓成从速刺破，脓不内套，自然唾手奏功。若先天原本不足，后天亦不健旺，发颐不易外现，加之医者认症不清，立方不当，补泻乱投，及至脓成，疮头隐伏不高，脓向内溃，甚至套至胸膺，秽脓灌入胃口，遂致粒谷不入，面目干枯，皮肤甲错，肺胃化源已绝，病势到此地位，焉有生机可望？

百四十八问：肚角痈与肠痈、脐痈、盘肠痈等有何区别？治法是否一律？

答：此二症看似无甚区别，其实大相悬殊。夫肚角痈宜分阴阳两种，生在少腹之下，腿根之上，皮里膜外，初起大如鹅卵，不痒不疼，皮色不变，虽不能步履如常，尚可勉强行走，少则二三月，多则四五月方能成脓，脓出如粉渣，亦有如黏痰，溃后收功颇不容易。此本湿寒注于肠胃，积久生痰，乃成此逆症。初觉当用二陈加苡仁、丹皮、白芥子、大蓟、附片等温化，或佐扶气药助其消化，成脓当早日刺溃，免溃伤内膜，最好将成未成之际，多服护膜丸预防内膜透伤，十中可救三五，若透穿内膜，百不救一也。此肚角痈之属阴者。亦有肚角焮肿，大如手掌，疼痛不时，寒热如疟，自起至成脓不过十一二天，至多十四天左右，内脓已熟，用刀刺破，脓稠腻花红，或如豆汁，过五六天已结痂敛口，此肚角痈之属阳者。医治得法，百不失一。若肠痈初起，右足屈而不伸，大便闭结，此即大肠痈症。左足屈而不伸，小溲涩滞，此即小肠痈症。初起少腹无论左右，漫肿坚结，色微红，大如手掌，疼痛有时，亦有绕脐四围，名盘肠痈，当脐肿起名脐痈，亦有当脐下一二寸红肿坚结，名少腹痈，更有脐外两旁红肿坚硬，大如五寸覆碟，均可名肠痈，良由湿热注于肠胃，气血乖违，乃成斯患。亦有产后恶露未净，滞留肠胃，致成是症者。初觉总宜大黄汤下之，产后加红花、归尾、五灵脂、益母草、泽兰、肉桂等化之，十四天外不消不溃，可用附子、苡仁、小蓟、黄芪、山甲、角刺、甘草等托其成脓。患处皮色微红，按之引指，内脓已成，可用卧刀刺之，破后用八珍汤加丹皮、苡仁、丹参、白芷等和养之，即可收功告愈。若初起始终不知疼痛，迁延日久，脓从大小便出者，即名肠疽，却无治法。

百四十九问：疔疮有朝发夕死，有三日五日而不死，有一月半月而终死。同一疔也，何以迟早不同？如此且能治与不能治之关系有何分别？可否详细剖析？

答：疔疮一症最险最恶，有如疾雷不及掩耳，病家毫无觉察，竟尔丧命者，此中关键当详陈之。其要先分五脏五色，发于心经名火焰疔，所发多在上下两唇，或中指小指内外，初起如蚊跡蚤瘢，只觉麻痒，不知疼痛；发于肝经者名紫燕疔，多发于手足十指，初期紫红燎疱，破流血水；发于脾经者名黄鼓疔，多生于两唇上下或口角左右，颧骨、手面、足掌、足了等处，初生黄疱，四外红丝旋绕；发于肺经者名白刃疔，初生白疱，顶破根突，易腐易陷，每发于两唇、鼻窍、额角、眉间等处；发于肾经者，名黑靥疔，初生黑癍紫疱，坚硬如钉，每生尾闾、尻旁、前后腿湾、腋下等处。以上五疔应五脏，分五色。又有红丝疔，多生手指、虎口、足趾等处，势更凶恶，初起红丝由手指上走腋下，横走至胸膺即死，足趾红丝上走胫腨、股阴，横走至毛际即死。然诸疔初起皆出于不自觉，不但病家不知防范，即医家亦难辨识。其初起时无论手指、虎口、颧骨、眉间、两唇、口角、足趾、足底等处冒然麻痒一阵，细察其麻痒处已见红黄紫黑白五色，燎疱大如粟米，或大如绿豆，并元根脚，病家全不介意。有怕寒发热，医家认作风寒，误用辛温表散者；有并无寒热，病者误餐荤酒，于是毒势外散，竟尔不可收拾者；亦有不戒房帏，毒火乘虚内陷，无法挽回者。大都疔疮根盘束拢，三四日内见正脓者可治，若如蚊跡刚起，似有形迹可凭，越日疮头已泯然无迹，四围散开，肉肿疮不肿，麻木不知痛痒，昏愦烦躁，呕吐不纳，毒已攻心，挽回乏术，此能治不能治之大概也。

百五十问：穿裆发、跨马痈、骑马痈三症同在肛门上下左右，何以有如许分别？且起发时同一焮肿疼痛，溃后则不然，有旬日告痊，有数日不愈，甚至脓水淋漓，经年不愈，且有愈而复发，发而又愈，经年累月，展转不痊，致成漏管，终身不愈者。病在一方面，相距不远，其难易判若天渊，此中奥理真令人不可思议者，可否详细剖析，藉解狐疑？

答：此三症虽同在肛门左右，相距无几，第经脉各自不同。穿裆发在前阴之后，后阴之前，名会阴穴，乃冲、任、督三经发源之所；骑马痈在肛门两旁，骑马着力之处，又可名盘肛痈，乃大肠与肾二经交会之所；跨马痈在肛门之下，两旁大腿里侧摺纹中，乃肝、肾、膀胱三经毗连之处，在左可名上马痈，在右可名下马痈，病名无足重轻，经络务要明白，凡病寓目便有着手处，否则汪洋大海，何处搜其根据？大都此三种病总由三阴亏损，湿热注聚，聚积日久，气血因之不通即成斯症，其容易收口者，必其人善自保养，且病在肉分之间，病根尚浅，收功较易，若病在血管筋络，病根已深，加之病人不善调养，或纵情酒色，或有滑精梦遗诸暗病，鲜有不酿成漏管，为毕身之累者。

百五十一问：妇人患内吹，有先患左乳，串至右乳，有患右乳，串至左乳，淹缠不已，数月不痊，诸药罔效，及至分娩后居然不治自愈，此系何故？当用何法治之？

答：妇人内吹总在怀妊六七月间，虽由气郁不舒，大半胎热所致，胎在母腹，口含血管，与母同呼吸，母热胎即热。肝主血，乳头属肝，胃生血，乳房属胃，血热极无出路致左右串发，淹缠无已也。分娩即愈者，胎热已解也。初起外敷冲和膏，内服柴胡、白芍、当归、白芷、石膏、淡芩、橘叶、芦根、甘草等，已成脓用刀刺破，内服公英、当归、银花、连翘、淡芩、砂仁、甘草等，溃后莫用参、芪、白术等补气药，盖阳明胃经多气多血，误用补托愈见淹缠也。

百五十二问：妇人产后不满一月患吹乳者，有四五个月患吹乳者，有左乳未愈，串及右乳者，有右乳刚瘳，串及左乳者，甚至两乳溃烂，经两三月不愈，此系何故？当用何法治之？

答，此名外吹，与内吹不同。产后百日内患吹乳，大都瘀血内停于肝胃，初起治当外敷冲和膏，内服生化汤加减，倘腹痛可加灵脂、乌药，如内热可加公英、银花、柴胡、青蒿，去炮姜。如成脓，用刀刺破。如溃后脓水清稀，日晡潮热，可用芪、党、当归、白术、青蒿、银胡、地骨皮、五味子、甘草、石斛等。若已过一百日，或儿已周岁，忽然乳房结肿，寒热往来，此必喂乳时小儿含乳头在口内，大人睡着，小儿鼻孔凉风吹人乳房，加之妇人肝郁不舒，因而结肿。初起亦外敷冲和膏，内服用荆防牛蒡汤加公英、白芷、浙贝母散风消肿，成脓用托里透脓汤，脓熟刺破，溃后用八珍汤加忍冬藤、公英、花粉、白芷等调理。

百五十三问：有人年将五十，肩胛下、缺盆中初起粟粒，抓破流血不止，甚至盛碗盈盆，病人当即昏晕，面色纸灰，淹淹一息，此名何病？当用何法治之？

答：此名血箭，平日善饮或爱食肥鲜炙煿，积久化热，血热妄行，致成此病。盖缺盆乃诸经聚会处也，当用小蓟、蒲黄炭研细面，京墨摩汁调涂即止，内服川连炭、当归炭、党参、黄芪、丹参、丹皮、淡芩、连翘、侧柏等凉血扶气自愈。

百五十四问：有人年已六旬，平日酷信热药如附子、人参、鹿茸、肉桂、巴戟、菟丝子等，配成丸药为卫生品，每早晚黄酒送下各三四钱，常年如此，永无间断，已十余年之久。一日茎管上陡起红色小疱，奇痒异常，抓破流血不止，嗣用金枪药罨之，血虽止，小便焮肿异常，色紫黯，势欲溃烂，昼夜呼号，疼痛不止，此系何病？因何而得？应用何法治之？

答：此病亦名血箭，其平日爱吃辛温燥药所致，初似不觉，久久药毒鸱张，消耗肾液，相火妄行，遂生此病。治当外用黄连膏摊纸贴之，内服养肾阴、清相火如知柏地黄汤加胡连、青蒿、芦荟、青黛、元参等数剂即愈。

百五十五问：有人头顶、胸前患豆大饭休两棵数载于兹，毫无痛痒，一日忽然奇痒非常，抓破血流不止，诸药罔效，改用百草霜罨之即止，嗣复流血，百草霜罨亦无效，此系何病？因何而得？当用何法治之？

答：此病同名血箭，必其人平日耽于酒色，肾水亏耗，相火妄动，致有此病。当用鲜生地、丹皮、藕节、川连、黑山栀、元参、小蓟炭、侧柏叶、连翘等凉血清心，连进数剂，血不再流，饭休从此愈矣。

百五十六问：有一人年纪五十上下，两腓腨生疮四五处，疮口状如牛眼，始终不大，口亦不深，仅二分许，色暗不华，不知疼痛，毫无脓意，仅有血水，年余不愈，两足漫肿，坚硬如石，甚至肚腹膨胀，肾囊若晶球，纳谷不多，形神困顿，内服外敷诸药罔效。此因何受病？病名为何？应用何法治之？

答：此名牛眼疮，缘其人脾胃素弱，恣饮浓茶，浓茶多湿，脾为湿困，运化失司，气血因之阻滞，加之外受寒凉，致生此病。疮口可用肉桂、干姜细面掺之，纸膏罩温其气血，俟疮口红活，稍觉疼痛，改用铅粉、甘石、茅术、黄柏、烟胶、煅中白、冰片等研为细面，搀入松香膏搅和摊纸，量疮口大小贴之。内服初入手用桂枝、苓皮、大腹皮、厚朴、紫苏、苡仁、五加皮、土炒白术、泽泻、猪苓、牛膝、姜皮等健脾燥湿，连服四五剂，肚腹膨胀已消，肾囊亮肿见退，腓腨漫肿或略见消，接用黄芪皮、防风、土炒白术、冬瓜皮、炙升麻、柴胡、牛膝、苓皮、炒苡仁、五加皮等连服五六剂，如再不见消，或消之未净，可用补中益气汤佐山药、苓皮、炒苡仁、防己等连服十数剂，内外兼治，不出匝月必全愈矣。

百五十七问：医称独脚流注是何取义？请明白剖示。

答：流注称独脚者，谓独发一处，并无二处也。

百五十八问：独脚流注果发在脚上，不能发在他处么？

答：此不尽然。腰俞、大腿、背膊、肩臑等处皆能起发，岂能独发脚上？

百五十九问：医既分别之为独脚流注，其病当必不善。

答：无论风寒湿邪，或湿痰凝滞，或伤寒汗后余邪未净，留滞经隧，或着筋骨，或产后恶露未净，停滞关节，其邪荟萃一处，并未散开，一旦发作，焉有善症？

百六十问：独脚流注究竟属阴属阳？抑阴阳相等，按时令而发？抑四时皆有？有无性命关系？有何治法？亦请明白详示。

答：此病有轻有重，有纯阴，有阴阳相等。四季皆有，不拘时令。发于肩臑、背膊者轻，即阴阳相等症，发于腰俞、大胯者重，即纯阴症。肩膊初起，当用十六味流气饮，加减进退在医者临时斟酌。腰俞、大胯初起，当用阳和汤为主脑，小金丹亦可参进，得效继进大防风汤。此数处溃后总以十全大补或八珍、人参养荣等汤相机参进，慎弗拘执。

百六十一问：上中下三搭有左右串发，热极凶恶，居然全愈，有病本不凶，因兹丧命者。不知凡几此中关键，真令人莫解，可否明白剖示？

答：此串搭有阴阳表里之分，有脏腑俞穴之别，毒发六腑，势虽凶而无害，毒发五脏，病不重而堪虞。至上属心肺，中属肝胆，下属肾与膀胱，此仅指内藏部位而言，若论俞穴，五脏六腑各有要害。细察膀胱六十七穴便知俞穴关系。大都病发不在俞穴，虽凶无碍，果发俞穴，不重亦凶。盖后背与脏腑相距不远，如串搭溃破，疮口时津水泡，此内膜已伤，收功不易，或溃破脓极稠浓，病者能受补药，精神亦觉爽利，医者病家莫不视为顺症，以为唾手奏功，不料偶患梦遗，或犯房事，或并无房事，不过欲心偶动，精已离宫，忽然疮口塌陷，已绝生机，或脓水顿无，疮口深坑，不见肉牙，此病虽轻必死。如左搭从上串下，脓出两斗，嗣复串右，脓复不少，不第病家目为凶恶，即医者亦咨嗟叹息，莫可如何。那知病势虽凶，日渐轻减，纵疮口四五处，却能挨次完功。

百六十二问：儿童夏天满头火疖，溃破脓水淋漓，至秋凉尚不能愈。此名何症？应用何法治之？

答：此名蝼蛄串，缘该童素有肝热，夏令暑热炎威，逼入头顶空窍，日久不愈，宜内服疡余化毒丹，每日二三分，银花露送下，外用化铜败罐研细，香油调搽自愈。

百六十三问：无论男妇大小，初生发内，状如粟粒，三五成簇，延及面目、耳项，渐起白屑，燥痒难受，脱去又生，经年不愈，甚至自幼至老终身无愈期者，此名何病？因何而得？应用何法治之？

答：此名白屑风，由肌热当风，风邪袭入毛孔，郁久燥血，肌肤失养，化为燥也。宜用《金鉴》祛风换肌丸方，用大胡麻、苍术、牛膝、菖蒲、苦参、何首乌、花粉、威灵仙各二两，归身、川芎、白蒺藜、甘草各一两。上为细面，陈酒泛丸如绿豆大，每服二钱，开水送下，忌鱼腥、动风、发物，外用当归五钱，紫草一钱，牛奶油二两，香油四两，将当归、紫草入油内炸枯去渣，兑入黄蜡五钱成膏，每日搽患处二三次，一料即愈。

百六十四问：小儿发内、额角、头顶、鬓旁等处起白痂如钱癣，炽痒不疼，亦无脂水，经年不愈，此名何病？因何而得？应用何法治之？

答：此名秃疮，俗名钱癣，多生小儿头上，瘙痒难堪，日久蔓延成片，良由胃经积热生风而得。宜用防风通圣丸，每服一钱，开水送下，连服一二月，外用番木鳖六钱，当归、藜芦各五钱，苦参、黄柏、杏仁、狼毒、白附子各三钱，鲤鱼胆二个，用香油十两人锅熬煎药至黑色，去渣再入黄蜡一两二钱，溶化盛碗内，凉则成膏，每用少许擦患处即愈，效验无比。

逆症汇录

逆症汇录跋

人生之处世，有顺境即有逆境；医者之治病，有顺症亦有逆症。治顺症易，治逆症难，治逆症而转逆为顺尤难。譬诸良相之治国，不遇天运人事之奇变，何足见调和鼎鼐之才？迨至化险为夷，转危为安，始共惊为补天之手。不知其燮理阴阳，煞费苦心也久矣。医之为道亦应如是。吾师憩云先生，外科高手也，阅历四十余年，专研究疮疡诸症。其于顺症治愈者约有数十万计，独于逆症之变幻，不避嫌怨，内外兼施，必期转逆为顺而后快。非敢谓尽白骨而肉之也，其救世之婆心亦加人一等。今观其所著《逆症汇录》一书，详细注明，俾后世之学者一目瞭然，不致如盲人骑瞎马冒昧从事，则先生区区之微衷也，是为跋。

中华民国五年桂月　受业李恩第锡卿

一常姓患砍头疮，起六七日即邀予治。见其年纪不过四十上下，形神困顿，面色夭然不泽，后项自觉沉重异常，俯仰不便，转掉不能，形寒身热，纳谷不多，溺赤便溏，脉沉无力。疮头已上西药，病家深信西医，不愿揭看。察其疮口仅大如铜子，四围色黯不华，杳不知疼，此脑疽逆症。于法宜用阳和汤温化。然病者自信有火，不敢稍沾热药。予见其信而不坚，不便强为，只可先与清解，用银花、浙贝、橘叶、桔梗、青蒿、甘草、首乌、茄蒂等化其郁热。次日并未邀诊。越七八日复邀予治，询知予方仅服一剂，每日惟服外洋药水而已。斯时疮头已洗去西药，因西药内服外搽杳不奏功，似乎不信西医矣。然疮头大前十倍，上入发际，下沿背脊，横亘两耳根，浑如斜挂双茄，皮色与茄皮无异。予阅毕即皱眉蹙頞，告病家曰：病势如此，无法挽回。适案头有其友人函，内附方一纸，细阅乃《回生集》三香定痛饮成方。予曰：成方虽好，应外敷鲫鱼膏，内外并用，或可奏功。今日已来不及，明早可买活鲫鱼两尾，白蜜一两，剃头铺头垢四五钱，三味一同捣烂听用。今日暂用木香、紫草、桔梗、当归、石决明、炙乳香、没药、陈皮、甘草等服一剂，次日即照上法内服外敷连三天，右耳后略见稀脓，挤不出，只可其自流。看不出疮口准在何处，于是改用参、芪、当归、银花、肉桂、甘草等大剂托之，连三剂，正脓依然不见，且胸脘板闷，气短神疲，疮色紫黯如赭。予力辞不治。病家再三央恳，不得不勉设一法，用党参、鹿茸、当归、黄芪、于术、紫草、忍冬藤、甘草。次日不但不见功效，反添气粗痰逆，声如拽锯。予至此心力交瘁，坚不拟方。友方从旁怂恿，勉用生脉饮以尽人工，越日而殁。

此系险恶逆症，纵予一手经理，亦未必煞有把握，录之为后学廓一眼界。

一杨姓，年六十五，初秋患脑疽，病起匝月，易医五六位，病势垂危，始邀予治。入门见其形容枯槁，呻吟之声不绝于耳。询知昨前两日疮口仅流鲜血，成盆盈碗，两腿酸疼，不能转掉伸屈，后脑满用油纸罩护，用指揭开，血如泉涌，遂用纸沾凉水贴上，连易数次，视其疮头塌陷，宽四寸，长七寸，横亘脑后，既无正脓，亦不知疼痛，神识昏蒙，语言错乱，不思纳谷，夜不成寐，虚汗淋漓，诊得两手脉象洪大无伦，舌苔焦黑，溺短便溏。病势如此，危殆已极，万无生望。予辞不治，病家亲友一再哀求，不得已外用玉红膏油纸摊贴，内用黄芪皮、浮小麦、煅牡蛎、朱寸冬、茯神、鲜石斛、沙参、忍冬藤、丹参、当归、莲子心、甘草等煎服。次早病家来寓，喜形于色。谓予曰：昨夜能睡觉，腿不疼，汗止，疮口血亦不流，略进饮食，总算大见功效。今日务请先生早临。午后余往诊视，见病人满带晦滞，见予即伏枕稽首曰：先生救我！救我一人，即救我一家。盖病者上有老亲，下有妻孥寡媳，平日恃此一人为生计。无奈病入膏肓，不能药饵。细阅疮口，仍无正脓，虽不流血，尚津血水，实无法挽回。勉拟参、芪、银花、当归、鹿角胶、肉桂、白术、紫草、甘草等大剂托化。次日又邀予诊，见疮口依然塌陷，生气毫无，脉细如丝，呼吸间脉仅一二至，阴阳已脱，不能立方，嘱病家赶备后事，不过三两日耳。嗣闻复延他医治之，越三日而殁。

此病延予已晚，服药稍见功效，如锁投簧，随即通开，无奈锁簧已断，纵钥能通到，已成废物，有何益哉？

一王姓男子年七十六，七月间患脑疽，起越月余始邀予治，见其端坐炕头，口吸纸烟，精神矍铄，而且面赛壮年，头发间一二花者，举止言谈毫无病状。伸手就予诊脉，浮取则无，沉取细小如丝，一呼吸仅二三至。经所谓形气有余，脉气不足者是。诊毕细阅患处，见其疮口大如寸碟，平肿不高，不知疼痛，疮口中间仅流粘水，四围薄皮剥起，揭去浮皮，露如带子蜂房，难以数计。外用海浮散搀疽药掺之，用松香膏摊纸罩之。询知饮食如常，二便通利，乃用芪、党、银花、连翘、白芷、山甲、桔梗、当归、甘草等大剂托化。次日疮口见高，稍觉疼痛，仍照昨方加炙乳没各一钱，服后疮口益高，稍见稀脓，再照前方倍重服之，其带子蜂房者俱流正脓，精神饮食与常人无异。满拟此病无甚凶险。循序调之，收功在迩。忽隔三四日不通音问，予甚诧异，逆料此症决无变故。第五日早遣价相邀，详询来人究系何故，谓予曰：日来病势大不如前。予急询何故，来人吞吞吐吐，不肯直说，予一再盘问，乃告予曰：家主向嗜阿芙蓉膏，日需一二两。现在禁烟功令森严，有人唆使禁烟局查知，日夜派人梭巡，以故不敢开灯吸烟已三日，每日惟吞烟泡，遂致大便溏泄，昼夜廿余次，饮食不思，夜卧不安。现在已挪移他处，今日务请先生随往。予心中疑信相参，勉同往视，意欲考其究竟。入门见病人迥不如前，形神恍惚，言语支离，知不能治，立即告辞。病家再三哀恳，谓病势如此，不但先生知难挽回，即合家亦明知病不能起，请先生诊者，无非尽儿女之心。今日无论如何，请开方以尽人事，服药好固我一家之福，如不好我们心总尽到，与先生无涉。予不得已，勉用人参、于术、山药、扁豆、泽泻、茯苓、炙粟壳、甘草等煎服。疮口暂不揭看。次早病家又邀予诊，称今日大好，说话有精神，溏泄减去大半，务请先生早去。予曰：不必再看，枉费银钱。来人曰：我家少主人很明白病势，早知不好，衣衾棺椁业已预备多时。先生治好固好，不好亦不埋怨先生，先生何妨随往一诊？予聆其言之有理，遂偕前往，进门见病人很有精神，面色亦光润，惟不如前之丰富耳。诊其脉象和缓有神，看其疮色黯淡不华，仍难挽救，用人参、鹿茸、黄芪、于术、山药、芡实、扁豆、薏仁、甘草等，嘱服两剂。嗣闻予走后，有至友某力荐某医能治，遂不服予方，任某医调理，不旬日而殁。

此有大烟癖，虽患外症而死，名死于病，实死于烟耳。

一王姓妇，年四十五六，深秋患脑疽，起两旬才邀予治。见其面目黧黑，若有隐忧，项如绳缚，不能转掉举扬。后脑沿右耳后约宽三寸，长四寸，上流稀脓，血水看不出。疮头但见一片紫黯，状如煮熟猪肝，疼痛不时，形寒身热，口苦唇焦，二便闭结，夜卧不安，不思饮食，常想喝冰水，脉沉数，苔焦黄。种种病情，邪已入里，殊属危险。先与黄连消毒饮化其积热，外用十宝散香油调上。次日邀诊，疮色与昨日无异，外仍上前药，形寒身热已去，亦不想喝冰水，惟大便溏泄多次。遂改用土炒白术、山药、炒苡仁、野党参、茯苓、肉桂、丁香、炮姜、莲子、红枣等煎服，后诸病若失。次日疮上仍敷前药，内用制附片、野党、生芪、炒于术、木香、紫草、当归、桔梗、甘草等连服三剂，疮色渐转红活，惟无正脓，纳谷不多，夜间睡着时常觉手足搐搦惊惕。旁人见之，转询病人，毫不觉也。遂改用生龙齿、制半夏、天竺黄、白茯苓、整广皮、竹茹、炒枳壳、琥珀、甘草、朱砂拌灯草等煎服。此方服后惊惕已愈，纳谷稍多，疮头有口略见正脓，不甚稠粘。疮口改用海浮散搀疽药掺之，内服蛤粉、炒正号鹿角胶、生口芪、野党参、土炒白术、紫草，肉桂、附片、当归、忍冬藤、甘草等。连服七八剂，疮口已露肉牙，四围顽腐已脱，第臭秽不堪，令人掩鼻。疮口改用二妙散麻酱调和，摊纸贴之，日易一次。内服党参、黄芪、白术、忍冬藤、白芷、当归、肉桂、橘叶、甘草等。连服五六剂，疮口新肉已平，胃气大开，每饭必食鲍鱼、炖火腿，无此则饭食减半。病家仰体病者之意，谓非此不能多进饮食，即不加约束，较无病时多食半碗。初二三日无妨，日久渐觉肚腹痞胀，饮食日减，遂邀里中某医治之，用莱菔子、南楂、槟榔、枳实、焦神曲等一派破气消导之药，服后大泻多次，遂不能进饮食。举家惊惶无措，复邀予诊，并详述前后情形。见疮口业已塌陷，精神疲软，气短语蹇。予顿足曰：危矣！殆矣！无法可施。疽家亲友满堂无不痛诋某医用药之孟浪。有谓宜用人参补气者，有谓宜用鹿茸回阳，众口纷陈，莫衷一是。予反慰之曰：此病予初阅时如何形色，如何脉象，在病本不能治，嗣用药投机，逐渐化险为夷，真梦想不到今遽遭此变，乃命也。不怨天不尤人，鄙见宜赶备后事，不过今晚明早，无远期也。病家及亲友均恳予立方。予曰：病势如此，纵华陀复生亦难为力，何必强投药饵，多费银钱，坚不写方而走，嗣闻次早黎明而殁。

此病本系死症，服药见效，与医生场面耳。逆症大都如是。

一汤姓，年五十一二岁，春间患脑疽，起月余始就予治，见其项间发际破口三处，大如桃，小如李，似溃非溃，挤之辄流鲜血，毫无脓意。头顶如火疖者六七枚均破，有流血者，有微津脓者。据述自起病以来昼夜不能合眼，疼痛浑如火燎，头顶如负重石，寒热不时，纳谷甚少，易动肝火，侍病者时被呵叱。诊脉左手沉细，右手如新张弓弦。舌苔灰腻，二便不通。此脑疽逆症，无法可施。疮头满用十宝散香油调上，内用鲜生地、柴胡、橘叶、郁金、赤芍、浙贝、桔梗、丹皮、黑山栀、甘草解其郁火，嘱服两剂，去后五日不来，默揣此病虽系死症，然未有如此之速。第六日又来就诊，形神困顿不堪，揭看疮头无脓无血，惟焦黑干塌。予曰：如此情形，何必来看。转询如何致此，从者在旁答曰：自服先生药后，当晚安睡一宵，次日多进饮食。适舍亲某见此病状，力主同至某医院诊视。乃某西医，不分皂白，将疮头遂一割开，深仅二三分，血流不少，随将药布塞上，以致夜间发烧，谵语神昏。至今日粒谷不入，汤水不进，求先生尚有法治否？予曰：我不如西医远甚，彼未能治好，我更无法。于是疮口用红玉膏摊纸贴之，坚不立方，赶速抬回大都，今晚决不能过。嗣闻次早黎明而殁。

此病者素患神经病，一遇病症，心神不定，今日投张，明日求李。病者既中心无主，医者亦随波逐流耳。

一部姓妇，年五十上下，夏闻患脑疽，刚起即就予治。脑后疮头仅如粟粒，麻痒相兼，四围根盘回亘寸许，头痛项沉，形寒身热，脉浮弦，苔白，先用荆防败毒散去参加银花、淡芩、橘叶等服一剂。次日汗出身凉，疮头渐见高大，麻痒已去，疼痛难受，常如针刺。疮头贴八将散，四围用金不换香油调圈，内服仙方活命饮加桔梗、羌活，盖病在膀胱经脉也。服后颇好，疮头不过桂圆大，略有稀脓。改用海浮散搀疽药掺之，纸膏罩之，内服生芪、石决明、当归、橘叶、白芷、炙僵蚕、花粉、甘草等，嘱服两剂，复来就诊，疮头不似前之高耸，脓出不多，遂改用水银红膏放纸膏上贴之，内仍用生芪、白术、当归、桔梗、川芎、羌活、首乌、茄把、甘草等，亦嘱服两剂。去后忽六七日不来。嗣从旁探询，知于前日早上已故。予闻之不胜诧异，急询其故。乃曰六七天前经先生看后，回去病人觉心中稍有不适，大都感受凉风所致，遂邀隔壁某医进辛热发散一剂，因而变病，谵语神昏，疼痛难忍，次日复延西医刺割，流血甚多，绝谷三日而死。

此病本非死症，病者急欲求愈，医者急于见功，卒至不起，急亦奚益。

一郭姓男子，年六十外，深秋患脑疽，起旬余始邀予治。见其精神矍铄，脑后仅如粟粒，根盘大如杯碟，平塌不高，疮头仅流粘水，形寒身热，食物欲呕，不疼，惟后项发沉。疮头用金不换香油调上，内服银花、芥穗、炙僵蚕、浙贝、连翘、桔梗、白芷、川芎、半夏、竹茹、羌活、甘草、姜等服一剂，次日寒热如故，依然食人欲呕，此脑疽逆症，令人棘手。询知病人胎里素，因昨方内有僵蚕，服后不到五分钟全行吐出，所以药不奏功也。予闻之踌躇者再，细思外科药除山甲、僵蚕、蜈蚣、全蝎系荤的。此病蜈蚣、全蝎用不上，山甲乃外科要药，不用此如何领诸药直达病所？姑顺病者之意免去此味。疮头仍上金不换，内改用银花、半夏、桔梗、橘叶、竹茹、杷叶、浙贝母、山栀、甘草、姜等服一剂。次早复来邀诊，询知今日颇见功效。午后往诊，见病人人谈笑自若，后项不似前之发沉。揭看疮口，稍见脓意。斯时疮口已大如钱，陈实功谓外面如钱，里可容拳，即此谓也。疮口改上疽药，内服白芷、石决、橘叶、当归、桔梗、郁金、黄芪、甘草、首乌、茄把等，嘱服两剂。嗣隔十余日，门口悬挂白纸，急从旁探其详细。日前予走后，亲友作主，邀西医割治，后净吃鸡汤、牛肉汁，犯戒致死。予曰：病者胎里素，如何肯吃？亲友怂恿，谓吃此可以愈病，后吃斋不迟。病者难逆众意，且盼病愈心切，不得不尔，至此合家后悔，既请先生，何必改手，若一手断不致死。予曰：纵病家信予一手治理，亦未必准有把握。盖此病关系甚大，朱奉议谓脑疽不外冤孽所致，言之颇近理。予近年见患脑疽死济不知凡几，若无冤孽，必不致死，此天谴，非人力也。

予临症四十年，吃胎里素者仅遇此一人，开斋固死，不开斋亦死，此等脑疽百难活一。

一王姓男，年五十九，深秋患脑疽，起廿余天始就予治。见其形容枯槁，风吹欲跌，揭看后脑大如手掌，平塌无脓，仅流血水。询知饮食不多，夜不安卧，且日夜溏泄多次，溲如米泔，毫无约束。脉洪大无伦，口干时欲饮冷，少腹拧痛，舌苔焦黑，病势如此，已无生望。勉外敷十宝散，内服制附片、益智、肉桂、白术、山药、茯苓、补骨脂、党参、煨肉果、炮姜、木香、鹿茸面等，嘱服两剂。越日其公郎邀予往诊，询此两日如何情形，答曰：大见功效，诸病若失，从此可望好矣。予曰：不能如此容易，今日不同病人前来甚好，予有要言告汝，汝父病实在凶险，万不能好。据汝述现在情形，恐系阳光返照，回去赶备后事，三日内决不能过。乃子闻予言，不觉泪流满面，几欲痛哭。予见系孝子，告曰：今日予勉去一诊，汝且不必伤心。午后往诊，果见病人若无病，然见予至，俯首作鞠躬状，乃曰：蒙先生救活了溏泄，也止了腹痛，也定了饮食，也能进夜能安卧，岂非大好了。予诊其脉，察其色，看其疮上情形，非阳光返照而何？仍用十宝散外敷，并嘱照服前方。临行告其子曰：病究不行，早上所嘱言语须赶速早办，迟恐不及。乃子目瞪口呆，送予脉礼，坚不受。嗣闻次日午后而殁。

大凡凶险症，到临危时必然大见功效，令人难以捉摸。如灯盏然油已干，火将灭，忽然大放光明，灯旋熄灭。

一王姓妇，年届古稀，春间患脑疽，起六七天即就予治，见其形容红艳，精神矍铄，询其饮食起居与常时无异，并无寒热，惟后项发沉而已。细诊脉象，既沉且细，所谓形气有余，脉气不足者是。察看疮头，不过黄豆粒大，不红不高，根盘纵横各寸许，当用金不换油调圈其根盘，内用一粒珠两丸酒送。次日复来就诊，疮头四围现红晕一片，大如手掌，仍用金不换油调圈其四围，询其昨晚何如，答曰：像无病一样。内服一粒珠两丸。第三日病者儿女不放心，遂邀予诊，见其形神与前三日毫无差异，疮头稍高分许，红晕已消，稍知疼痛，疮头改贴八将散膏，四围圈铁桶膏，内服仙方活命饮加桔梗、羌活，连服两剂，身上微觉发热，饮食少减。复邀予诊，见其疮头略粘脓意，挤之不流，脉象依然沉细，面色形容毫无变更，疮口贴八将散膏，四围鲫鱼膏，内服三香定痛饮连三剂，围药亦照用三天。至第四日遂不用围药，不服前药，细看疮口已稍流正脓，疼痛稍重，饮食较平时稍差。疮口改插八将散捻，纸膏罩之，内服炙山甲、角刺、桔梗、生口芪、橘叶、当归、忍冬藤、白芷、花粉、甘草等托里排脓连两剂，正脓已多，疮口仍不见大，药捻只勉插二三分深，不能再深，深则很疼。饮食每餐尚能碗许，精神虽不如前之振作，然尚不十分狼狈。惟疮口疼痛很重，入夜尤重。疮口仍用前法，内服改用炙乳没、黄芪、党参、炒于术、当归、忍冬藤、紫草、甘草等连服三剂，疮口始能大溃，流出臭脓极多，中带白沫，如蟹吐沫状。予逆料欲出变症，照前方略为变更，服一剂。次日右下眼胞忽如卧蚕光亮，此乃湿肿之征，遂改方用野于术、忍冬藤、茵陈、泽泻、苡仁、蔻壳、通草、猪苓、赤苓、防已、甘草、姜皮等，服后水泻数次，病家异常惊惶。次日四肢浮肿，且痰吐不爽，又改用真云苓，炒于术、山药、芡实、半夏、陈皮、野党参、黄芪、忍冬藤、甘草等，服后脓水更多，臭秽不堪，令人掩鼻。疮口顽腐不脱，用利剪剪之，如牛皮一般。疮口仍上前药纸捻，次日病家声言肩背胸前陡生紫泡，予曰：急欲见之，以征究竟。细阅左肩胛青紫一方，回亘寸许，胸前锁子骨下青紫一条，长二寸，宽三分。急告病家曰：此毒邪内陷，败症也，无法下手，速访高明，予无能为也。病家亲友咸劝予立方，不得已勉拟大四妙汤加茜草、连翘、竹叶、泽兰助气败毒、活血清心之品。次日病家告予曰：肩胛、胸前青紫已退，左乳头焮肿如桃。肩胛、胸前青紫虽退，却似溃非溃，色暗淡，毫无生气。予坚辞不再立方。走后更某医调治，嗣闻病势日增，越六七日而殁。

此病询知平日好贪煎炒炙煿，醇酒厚味，脏腑积热不小，加之常服参、茸、附、桂等补剂，受药毒亦不止一日，久久毒火互煽，一旦发作，如火燎原，不可向迩。虽欲扑其熄灭，凶凶之势徒唤奈何耳。

一白姓年仅四十上下，夏令患左上搭，起十余日始邀予治。见病人肥肿身沉，转侧不利，阅疮口大如粟粒，并无根盘，亦不痛楚。挤之流稀脓不少，沿疮口下尺许亦有粟粒大一口，挤之亦流稀脓。脉沉细，纳谷不多，夜卧惊惕不安。据病人自述在外边就事盐务，每日在太阳下蒸晒，受暑热不小。始因夜受凉风，延医用辛温发散，出汗甚多，愈后觉肩背沉重异常，陡起小米粟粒，抓之皮破，微觉麻痒，并无脓血，自知不妙，怕生大疮，故星夜乘大车来津。先邀某君治之，总说无妨，看七八次，病势有增无减。昨日某君嘱请先生治之，先生看病果如何？予曰：论足下年岁精神，似乎有余，论疮口流稀脓，身体发沉，确似不足。既请予来，予必力为设法，请放心静养，不要着急，自然船到河直。疮口用八将纸捻膏罩。细思此病确系重受寒湿，湿盛生痰，痰串络管，致生此病，非从根本上着想不能奏功。遂用制半夏、白茯苓、川朴、生苡仁、泽泻、忍冬藤、川萆薢、生口芪、防风、甘草、陈皮等大剂煎服，连两剂，无功无过，脓水更多，知系逆症，不能挽回，嘱病家另请高明。病家坚不肯放，务请援手。细想年纪轻，身体沉，明系湿痰症，用湿痰药无效，且添五中烦躁，口唇干，便溏，脉依然沉细，气促音低，踌躇至再，竟无妙法。不得已改用野党参、川贝母、山药、茯神、钗石斛、扁豆、干寸冬、朱拌忍冬藤、甘草等煎服，当晚连两次来人详述病情，据称服药后精神颇好，且能进饮食，到九十点钟则神昏谵语。予曰：此必毒邪内陷。遂用护心散二钱交来人带回，分两次开水送。次早病家喜形于色，告予谓今日精神大好，说话有气力，声音也高，务请先生早去。予曰：阳光返照，必不能久，速请高明，不要耽误。坚执不去。嗣闻越日早晨而殁。

此病身体发沉，一逆也；脓如稀水，二逆也；肥人脓少，三逆也；病本湿痰，去湿无效，四逆也；便溏口干，五逆也。有此五逆，虽卢扁复生亦难为力。

一朱姓，年五十外，初秋患脑疽，始由后项发际起湿疮，初一窠炽痒难受，抓破流脂作痛，蔓延绕项发内约数十窠，依然痛痒相兼，毫不介意。前后共廿余日，绵延不已。遂邀里中某专门治砍头发背者看之，声言此名满天星，正头却在后项。于是用红面药油调上正头，用黄面药油调上四围蔓延者，内不服药。初上一二日颇好，正头稍流脓，四外脂水渐少结痂，病家颂其神妙，谓活神仙也。至第四日上药后疼不能解，大声呼号，即邀某君重诊，某君至，将药洗去，疼仍不解，病者疼极昏去，病家惊惶万状，某君束手无策，乃曰另请高明，并转荐邀予。入门见病者神色惨淡，所谓夭然不泽者。诊脉洪大无伦，时一歇止。予曰：脉已无根，气血将绝，无法著手。病家央予察看疮症，予曰：毋庸看矣，到此地位，卢扁在世徒唤奈何。坚辞不治。当晚连易数医，杂药纷投，卒无效果，次日午刻而殁。

此系冤孽症，初起令人不觉，及至发现已无法挽回。

一张姓妇，年七十二，素患痰喘，秋夏轻，春冬重。二月初忽患脑疽，起半月余始邀予治。见其脑后近耳根偏左疮头仅如钱许，稍津脓水，根盘大如手掌，平塌紫黯不泽，疼痛不能近手，且气喘痰吐不爽，喉间声如曳锯。此内病已极危险，况脉如丝，兼患脑疽，尤令人棘手，推辞不治。病家再三哀恳，病势如此，人人都说难好，请先生来者无非竭力设法，我母亲能够多活几天，皆出先生之赐，我们少尽儿女之心，先生万弗推却。予闻之恻然心动，谓其儿女既如此肫诚恳挚，予亦当尽心力。疮口及根盘满用十宝散香油调上，内服制半夏、枸杞子、盐水炒长牛膝、盐水炒五味子、干姜同打，白茯苓、前胡、炒苏子、野党参、甘草等煎服。次日复来邀诊，询知今日病势大好，气喘减少大半，疮口流脓甚多，予意谓必有转机，午后即往诊，见病人坐躺小桌，正在吃饭。见予至，频点首曰：先生救我，今日比昨日好多了。也思饮食，惟疮口稍觉跳痛。即转项令予看疮。予曰：不忙，你且吃完饭，休息片刻，予再看疮不迟。病者唯唯。于是见其食干饭半碗，精神不似昨之委顿。饭毕嘱其伏在桌上静养片时，然后为其诊脉。两手脉象似乎和缓，不疾不徐。予心默揣，今日之脉与昨日比之真有天渊之隔。疮口确有正脓，或者从此转机，然果可保命与否不敢公然出口，遂告病家曰：今日病情固见转机，但期从此不出变症，方有希望。至于饮食宜格外检点，万不可粗心大意，遂病者之所欲，牢记弗忘。于是外敷仍用前法，内服仍仿前方，如是者六七天，疮头居然大溃，日夜流脓一二杯许，根盘业已红活，转侧亦觉舒利，饮食加增，精神焕发，气喘已平，痰亦不吐。病家喜不自胜，予亦私心窃喜，已化险为夷矣。疮口改抹水银红膏，纸膏罩，内服八珍汤加羌活、白芷，连服三剂，疮口脓水已少，顽腐已净，新肉已生。满拟收功在迩，内服外上悉照前法，予嘱其停三五天再看无妨。予意不愿病家多花银钱。病家明白此意，不胜感激。第三日早晨来人邀予速往，予急询何故如此着急，来人曰：今早老太太连泻五六遍，举家惊惶无措，务请先生随往。于是随其同往，入门见其儿女有暗中流泪者，有顿足叹息者。予急询因何变症，佥曰昨日家母爱吃饺子，遂买熟肉包饺子任意啖之，劝其少吃，甚不愿意，大都因多吃几个，致生变病。四更时分泻三四次，天亮泻七八次。现在气软神疲，净想喝水，溲短赤，请先生设法救之。予进房诊脉，两手洪大无伦，如波涛之涌，重按无根。再阅疮口，塌陷无脓。予曰：病已如此，万无生望。勉用煨肉果、炒白术、南楂炭、土炒山药、赤苓、益智仁、通草、泽泻、甘草等煎服。当晚病家遣人询予，谓服药后并未泻，小溲已见少许。略吃稀饭，原方尚能服否？予告曰：不必再服，如何情形明早再说。次早复邀予往诊，入房见病人精神颇好，举家亦极喜欢。细诊脉象宛如前日，不疾不徐，不大不小。再阅疮口，业转红活。疮口仍仿前法，内服野党参、炙芪、土炒于术、土炒山药、茯苓、益智仁、砂仁等煎服，连两剂，又邀予诊，见病人已下地行走，询知饮食便溺如常。疮口用玉红膏、铅粉膏搀和，摊纸上贴之，嘱不必揭动，七八日听其自落，内用十全大补丸，早晚淡盐汤送各二钱。走后越廿余天，病家又邀予诊，予询近日情形如何，来人但言病已好，今早未见老太太下地，嘱请先生午后早到，大都无甚紧要。午后往诊，见病人而目稍觉浮肿，眼胞下若卧蚕状，遂询两足肚腹肿否，答曰满肿，今日且气喘，恐犯老病。诊其脉象无甚变动，察其形神尚不致坏。询知疮早已落痂。脉证并参，非金匮肾气丸不可。遂将丸改作煎剂，方用大熟地一两，山药六钱，茯苓六钱，山萸肉二钱，泽泻二钱，丹皮二钱，制附片一钱，上肉桂一钱，长牛膝二钱，车前子布包四钱，五味子十四粒，连服十数剂，诸病悉愈。嗣闻至次年夏令犯喘病而终。

此病古稀外年，气血自然衰败。加之气喘老病，又患脑疽，内外夹攻，本无生理，卒能愈后又活一年，岂非幸事？

一施姓男子，年六十四，夏末秋初患中发背，起旬余即就予治。见第十椎至十四椎背脊中间起如粟粒，频津血水，无脓，根盘纵八寸，横六寸，平塌不高，色暗不华，不知痛痒，惟觉腰背发板，转掉不舒，形寒身热，纳谷不多，脉沉无力，阅苔薄白，知非顺症，遂代买一粒珠八丸，嘱其分四次，早晚用黄酒送下。越日又来就诊，看其情形似乎困顿不堪，询其昨前两日如何情状，答言见好。予曰：你要说实话。复曰：实在见好，惟浑身无力，饮食不多耳。盖病者因予给以丸药，并用敷药，且不要钱，不肯说不好，其实病势深沉，显露逆象。诊其脉依然沉细无力，疮口形色与前日毫无出入。形寒身热已减，疮口上贴八将散膏，四围圈铁桶膏，内服紫草、木香、肉桂、鹿角胶、当归、陈皮、川朴、白术、甘草节等连服两剂，无甚效验，遂改用黄芪、白术、党参、白芷、当归、山甲、角刺、肉桂、紫草、甘草等嘱服两剂，又来就诊，疮头略见高起，根盘亦见收束，略知疼痛，似欲造脓之势。疮头贴八将散膏，四围圈冲和膏，黄酒调涂，内服托里排脓，用黄芪、白芷、当归、山甲、角刺、川芎、肉桂、狗脊、鹿角霜、甘草等。病人临走嘱其不必再来，服两剂有何情告我，我步行去看，不教你花钱。病者闻予言肫诚恳挚，不胜感激。越两日，病者遣其少子趋前，详述病状，声称这几天实在见好，疮口已流脓不少，饮食多吃。午后务来先生过舍一诊。予曰：不必午后，即往同看之之可也。入门龌龊不堪，难以容足。见病人坐在炕上，予随即诊脉。脉象颇有起色，舌苔微黄，询知大解多日不通，小溲黄色，饮食每餐碗许。揭看疮头，原疮口已不可辨，四围如带子蜂房者难以数计。脓虽有，稀薄如水，此正气内亏，毒邪不得外发之故。疮头用二妙膏摊纸贴之，内服大四妙汤加肉桂、紫草等大剂托化。见病家光景艰窘，当给洋四元与病人调养。嗣后间日一趟，约七八趟，疮口顽腐已脱，新肉已生。斯时疮口约长一尺，宽六寸，惟上侧如拇指大青紫一块，既不脱落，亦不溃腐。细想此种情形决非佳兆。踌躇至再，还得设法救他。疮口用玉红膏搀九一丹，量疮大小摊纸贴之。外罩棉花，用布围扎，内用黄芪、党参膏各二两，每早晚开水冲服一二匙。因上侧青紫一块，总不放心，次早晨即往看视，并再助洋元，俾可调养。揭开细视，青紫一方依然未退，精神反不如昨，起坐颇觉费事。询其饮食，每餐只能一碗，且大便溏泄，日二三次。此脾肾两伤，恐难挽救。然不能坐观成败，必设法救援，以尽人力。遂用真正高丽参八钱，生口芪二两，土炒于术三钱，补骨脂二钱，煨肉果二钱，土炒山药四钱，茯苓六钱，煨姜两片，红枣两枚，炙甘草一钱等煎服，冀挽狂澜。次早六点钟即往看视，病家尚高卧未起，叩门而入，见病者仰卧睡眠，若无病然。第气息甚微，昨方仍无功效。即诊其脉象，浑如屋漏，知不能救，徒费心力。转思背腰若大疮口，竟能仰卧，岂非肉已先死？病家欲予揭看疮口，予摆手曰：不必看矣，赶紧预备后事。其妻子目瞪口呆，惊惶无措。予曰：不必惊惶，现有洋拾元，赶备衣衾，若棺木我去代赊，不要难受。其妻子泥首叩谢，越日清早而殁。是病也予前后花洋贰拾元，终未救活，哀哉！

此病腐肉已脱，新肉已生，忽现青紫，败象已露，食少便溏，脾肺化源已绝，那有生望？

一谷姓女子，年廿二岁，头顶患痰疬，起年余始就予治。见其额角、鬓旁、发际以及胸膺、乳根、腋下绕项等处约有十数枚，大者如桃，小者如李，皮色不变，不疼不痒，常发寒热，痰吐不爽，乳根、腋下早自溃破，疮口平塌，仅流涕浊。额角用三棱针戳破，稀痰不少，痰净肿消，次日复肿，旋流旋消，明日仍肿。外用二圣消核散醋调束其根脚，内服控涎丹清其痰涎，如是者半年，额角总未全愈。其先溃破处迄无敛口者，诸药罔效，百法徒施。予看几及一载，额角流血而殁。

此病溃破日久，脓不见少，已属逆症，加之年轻不善调摄，不死病，卒至于死，怨人乎？怨已乎。

一牛姓男子，年四十五六，缺盆穴患跳血瘤，起十载之久始就予治。见其肩前缺盆上漫肿一处，色青黯。按肿处如万马奔腾，迄无休止。用力按之，其势更猛。询之起病十载有奇。初如桃核，皮里肉外推之活动，不疼不痒，二三年后觉日渐加大，其皮里肉外如有物欲往外钻。有时红，有时紫，有时微痒微疼。至现在自觉肩前如两国交战，人马争驰，枪刀并举，昼夜迄无休息。别无痛苦，惟心跳不宁而已。予踌躇至再，迄无妙法。外用冲和膏白蜜调涂，内用血腑逐瘀汤，嘱服五剂后再来诊视。届期病者早来，喜形于色，谓予曰：先生真神人也，五剂药服完后觉诸病若失，其胸前如争战状泯然无迹。昨日泻血数次，今已停止。予询所泻血是何颜色，答曰黑如墨汁。遂取洋五元并茶叶点心等件，予坚辞不受。彼定执不从，不得已收下，作为舍给穷民药费，叩辞而去。越三年，病者又来就诊，声称前病愈后与平人无异。今年夏间雨后道途泞泥，偶一失足，扑倒台阶沿上，适阶沿有小石一块，肋骨正压其石。当时并不知觉，越日肋骨隐隐刺痛，遂服跌打丸、七厘散、三黄宝蜡丸等，杳不奏功，嗣请某医治之，外贴伤膏，内服面药酒送，连服三四付，居然见好，照常营业。盖此人磨剪刀者，异乡人到处为家，且称肋骨现已全愈，惟前年经先生治好处近又发作，还求先生设法。予令解衣看视，不似从前情状，缺盆中坚肿如石，扪之约略跳动，不似前之万马奔腾。询知别无痛苦，第气短不舒，咽关似有物梗塞，吞之不下，吐之不出，细诊脉象沉涩，两手一律。脉症并参，明系瘀血阻于气管，遂用厚朴、茯苓、半夏、苏梗、旋覆花、猩绛屑、葱管去两头等嘱服两剂。越日又来就诊，据述咽关颇见功效，大概已愈八九。惟缺盆坚肿如前，毫不轻减，于是内不服药，仍用冲和膏葱蜜调涂，连三四天，杳不奏功。不得已内服血腑逐瘀汤，外不敷药，改贴膏药，嘱服五剂。病者复来就诊，询知此次服药毫不奏功。从前服此方颇效，现在服此方则不效。病一，病方一，方何以前后不同如此？予曰：彼一时此一时。予踌躇至再，竟不得其要领。转思此病不外血瘀气管，何以服前上两方均不奏效？忽然想起王勋臣血腑三方专治奇病，挨次用之，看其如何？遂早用通经活血汤，午用血腑逐瘀汤，晚用膈下遂瘀汤，相继并进，连服三天，毫无动静。继思专事破血，不助气不能催动血管，第四日即嘱买生箭芪二两，每午前煎服以助气。午后即将三方按次序服之，每日止服一方，先通经活血，次血腑逐瘀，三膈下逐瘀，每方内加穿山甲一钱，取其直达病所，挨次不乱，周而复始。如是者每方三剂，共九剂，箭芪每日三四两。服后精神焕发，缺盆坚肿泯然无迹，以为从此可除根矣。病者固欣然而去，予亦满心得意，谓天下无不可治之病，在治之得法不得法耳。越一年病者复来就诊，予询曰：难道缺盆病又犯了？答曰：不然，此次病已挪地方。予急询挪何处？病者即解开左腿，患在膝湾。予即细扪病处，大如合桃，用重手按之，如两人斗殴，彼此不让。询知别无痛苦，惟晚间一阵跳跃，觉酸楚不能名状，过此与平常人无异。予嘱病者曰：此病暂不必治，到实在为难时予再设法。病者唯唯而去。又越两年，复来就诊，病者形容枯槁，步履艰辛，入门即长跪不起，予扶之亦不起。予顿足曰：有话好说，何必如此？病者含泪而言曰：先生答应救我，我才起。予曰：只要有法，无不乐为，请速起详询近日病状。病者若怀隐忧，答曰：膝湾病至今未愈，现在根盘较大，疼痛昼夜不能合眼，稍合眼如有两人扯腿，腿欲分裂，实在活不了。说罢呜呜而泣。予细看膝湾，较前大三倍，并不青紫，按之亦如万马奔腾。寻思此病无非血聚血管，开之或可希冀万一，开之血流不止，又当如何？转展踌思，实无良法，遂告病者曰：此名跳血瘤，非火针烫刺不可。然无调养处，奈何？病者乃曰：先生为我刺破，我可到友人处调养。予复告曰：汝既有朋友，只可到汝朋友处烫刺。于是问明其友人住处，嘱其前往，予随后就到。既到该处，见其友人，遂将病之曲折告之，此次针烫实出于不得已，倘破后血流不止，关系性命。病者闻之遂曰：先生为我除此沉疴，只要眼前痛快，虽死决不归咎先生。于是一面烧火针，一面用布条做成粗捻，随即用针烫之，血流如注，色皆紫黯，约流两碗许。遂用布捻塞住针口，针口四围预用冰块围之。针破后面不改色，且颇称快。一面熬好高丽参汤与病者服之，嘱病者切弗妄动针口，外用布扎好。次日早晨即往看视，针口拔出布捻，流似脓非脓，似血非血约碗许。病者告予曰：自昨针破后睡一宵好觉，腿湾诸病已若失。予曰：还得小心。

予带高丽参四两计八枝，嘱其友每日煎与服一枝。次早又往看视，见病人坐在炕边，足已下地。予急告曰：不要如此着急，静养两礼拜方可落地。现在只宜静养。倘有疏忽，前功尽弃。复阅针口。仅流血水杯许，流完后改用纸捻抹旱三七末插之，接连又看三日，针口已不用纸捻，仅用纸膏掺旱三七面贴之。又看三日，针口已平复如初。越一年后见其友人，询牛姓现如何，友人告曰：牛某已于前月晚上在我处无故口鼻流血而死。

此病实系不治之症，愈而复犯者，再上下乱窜，卒致口鼻流血而死，所谓治病不治命耳。

一韩姓年五十外，眼胞患气疽，起年余始就予治。见其左下眼胞自鼻柱蔓延，颧骨肿大如茄，皮色青紫，扪之坚硬如石。询知受病原因系郁怒伤肝而得。初起如豆粒大结核，不疼不痒，日渐加大。现在白天尚好，晚上疼痛难忍，时津鲜血，务求先生设法救我。予一再筹思，竟无善法，姑拟柴胡清肝汤舒其肝郁，嘱服十剂后看其如何再议。服完后又来就诊，病情与前无异，据述晚间疼痛稍减，今日请先生为我割破。予曰：仆不善刀针刺割，只可另请别位。嘱其仍服前方。病者似不喜悦而去。嗣越两月，病者烦人邀请，述其大概，并请务于午前同往。入门见病人狼狈不堪，面色枯白。询知经他医刺割，血流不止，疼痛不堪。昨晚已昏厥数次，现在双目紧闭，牙关不开，汤水不进，亦不闹疼痛。诊得两手脉象细如游丝，呼吸甚微，遂用独参汤撬开牙关慢慢灌之，约一时许，病者稍有声息，目稍睁，遂用米汤灌之，又一时许，患者神识已清，略能言语，复闹疼痛，遂用炙口芪、炙乳没、当归、炙粟壳、甘草等煎服，割破处用玉红膏抹上罩贴，油纸棉花覆盖。次日又邀予诊，询知疼痛已止，晚上安睡，略进饮食，遂嘱照前方再服两剂，破口仍抹昨药，如是者月余，破口结痂而愈。越两年，右眼胞又患前症，邀予诊治。予细阅其病状，较前严重，遂推之，嘱其另访高明，予无能为力。嗣闻予推后复邀前医为其刺割之，医将疽割去，血流如注而死。

气疽病若不刺割，尚可苟延岁月，如割伤血管，自然顷刻而亡。

一路姓，宝坻人，年二十余岁，剃头手艺。春间腰间患流注，就予诊治。见其腰间漫肿，大如覆碗。询知起已百余日，初无痛苦，常觉腰眼背脊酸软乏力，渐次沉重。现在步履艰辛，腰背如负重物。细细按之，确已应指。内脓已成，惟脓头甚深，无法刺破。于是外敷冲和膏，内服生口芪、当归、狗脊、独活、川断、杜仲、巴戟、山甲、角刺、白芷、甘草等，嘱其服两剂，并另给护膜丸五十六丸，早晚用饭汤送各十四丸护其内膜，不致脓向里溃。越两日又来就诊，询其病状，声称此两天精神稍好，惟腰间颇觉疼痛，细看患处，脓头较浅，随即刺破，流稠脓碗许。疮口用升丹纸捻，内服党参、黄芪、杜仲、山萸、巴戟、川断、当归、羌活、甘草等一派助气调血，活络温经之品，嘱服两剂。越日来诊，疮口已瘪，仅流稀水，仍插升丹纸捻，内用八珍汤加杜仲、羌活，嘱服三四剂，再看一次可收功矣。乃自此一去，月余不见。忽一日清早将病人用筝篮抬来就诊。予见路姓形容大不如前，深讶何以如此。旁人代答曰：先生看三次后，病者照常下地，疮口脓水已净，且结痂全愈矣。忽有同业某系其老亲，传闻路病，特来看视，见路病愈，喜不自胜。当晚住在路处，遂约二三同业抹纸牌一宵。病人作壁上观，一夜未曾合眼。次日变病，寒热大作，疮口冒然肿起，疮疤揭开，流脓不少。自后每日流脓，早晚约两碗有奇。现在精神颓败，纳谷不多，加之午后寒热，小溲赤，大便溏，夜不能卧等语。予揭开疮口，四围高起，大如覆碗，略挤则脓出如注，中多水泡，并有腥味，疮口改插八将纸捻，四围用冲和膏白蜜调圈，内服柴胡、青蒿、制半夏、焦白术、茯苓、野党参、土炒黄芩、甘草、姜枣等，嘱服两剂，又来就诊，寒热已减大半，而纳谷依然无味，大便溏泄，日夜三四次。细着疮口，脓出较少，四围余肿见消，疮口仍插前药，内改方用土炒山药、白术、建莲、芡实、钗石斛、柴胡、青蒿、女贞子、制半夏、茯苓、甘草、姜枣等，嘱煎服一剂，服后如何情形，明日病人不必抬来，可持原方更易。次日来人更方，问昨晚何如，答曰：服药后晚上并未大解，寒热虽有，却不大。今早喝一碗大米稀饭，遂将昨方略更易一二味，嘱来人曰：今日服药不甚见好，明日不必再来，速访高明诊治，予无能为力。去后约两月余，杳无音信。嗣闻予推后复延他医治两三趟，亦推之不治。其友人作主抬回家去，延里中某医治之，不旬日而殁。

此病愈而复犯，且系劳苦而犯，决非死症可知，然卒至于死者，殆人事，非天谴也。

一马姓，回教人，年四十上下，厨行手艺。秋间患腰俞患流注，起两月余始就予治。见其两唇发白，面上毫无血色，一似失血后或妇人产后之神色，诊脉沉细无力。询知夙患便血九年之久，迄未治愈，现在便血见轻，惟腰间疙疸酸痛，不甚好受。揭看腰俞漫肿色白，大如手掌，斜横背脊，按之中空隐隐，若有脓象。于是用冲和膏蜜调敷其肿处，内服人参养荣汤温化。服两剂后无声无臭，又来就诊。外仍敷前药，内服改用党参、黄芪、杜仲、枸杞、潼沙苑、菟丝饼，制附片、川断、狗脊、羌独活、甘草等，嘱服五剂再看。另给护膜丸百粒，每早晚各用十丸，饭汤送下。至第六日又来就诊，见病人精神稍觉强壮，面上亦不似前之毫无血色矣。腰俞流注顿见起发，按之不似前之中空，脓头已显。予告病人内脓已熟，脓头已浅，是否愿意刺破。病人点首曰：如何治法，悉听先生命。于是用利刃挑开约深六分许，脓出稠粘不少，外插升丹纸捻，内服芪、党、术、苓、归、芍、川断、杜仲、狗脊、羌活、甘草等，嘱服两剂，后日再看。到期病者复来就诊，精神大见起色，询知出脓后饭食倍增，腰俞脓出依旧不少，较前略见清稀。于是疮口仍插前药，内服仍仿前方，惟分两加重，嘱服四五剂后再诊，届期又来就诊，脓出甚少，半系黄水，腰俞颇觉松利，饮食较平时加倍，面色亦觉光润。内服外捻悉依前法，毫无损益。嘱病者曰：当此之时，切宜保重汤药，可服三四剂，自己酌量，可不必再服过，七八天再来看一次可矣。间日病家遣人告曰：前日回去道上稍受风寒，到家即大发寒热，今日起不来，务请先生移玉一诊。午后予即前往，见病人蒙头而卧，神识不清。询知并非看病回去受风寒，乃是日晚上始劳苦，继风寒。予急询何故，旁人直告曰：渠在某酒馆掌作柜上，应某宅办寿筵数十桌，昨日好日，前晚整劳苦一宵，昨早回来就蒙头而睡，一日夜不吃不痖，昏迷不醒，唤他问他均不知，此实在情形，决不瞒先生也。于是细诊脉象，如鸟之喙。予直告曰：脾土已绝，万无生望。劳人央看患处，予摇首曰：看也无益，渠家在何处，赶速送信，或赶速送回，今晚必不能过。嗣闻予走后复延某医，亦不开方，是晚四鼓而殁。

此病亦非死症，但能多调养一半月不致功败垂成。

一陈姓，年三十五六，六七月间患肚角流注，就予诊治。询知起已月余，不疼不痒，惟楼梯上下稍不方便。看其病状在右腿根之上，少腹之下，大如长蛤，皮色不变，按之中空，似有脓象。患处遂贴八将散膏，诊其脉象沉细如丝，此内伤症也。内服黄芪、党参、制附片、败酱草、生苡仁、丹皮，甘草等，嘱服两剂再看。越日来诊，患处渐觉高起，不甚中空。诊其脉象稍有精神，不似前之沉细如丝矣。遂改用山甲、角刺、黄芪、党参、制附片、败酱草、生苡仁、白芷、甘草等。另给护膜丸六十四丸，早晚饭汤各送下十六丸，嘱服两剂后当可刺破，后必得静养一半月，患者唯唯。彼去后旁人知其底蕴者告予曰：彼在某洋行就事，有一妻一女，今夏初妻女同时病故，现在仅剩一人。越日病者复来，予迎头问曰：足下在津行就事，须要请假一月，予方可着手治尊恙。病者诡应之曰：业已请假一礼拜，今日务请先生为我刺破。这两天调脓颇不好受。遂诊其脉象，已见滑数，阅其患处，疮头已显微红，遂用刀当头刺破，脓黄色稠，脓约半碗。疮口插八将纸捻，内服改用炙芪、党参、白术、当归、茯苓、生苡仁、甘草等，并给护膜丸三十二粒，嘱照前服法。次日又来就诊，脓出较昨更多，疮口仍插八将纸捻，内服仍照昨方。第三日病者不来，仅遣仆人要纸捻膏药。询其昨日汝主人回去如何情状？据述不受补药，昨方服后胸脘微闷，别无他患。予嘱其暂不服药，明日请其自来是否更用他药。仆人唯唯而去。去后百余日，其仆人持片邀请。午后往诊，详询始末。据称未经先生刺破，请假洋人不准，及至先生刺破后，洋人闻知，即将我抬至外国医院调治。初入院时西医许三礼拜准可出院，谁知十五礼拜也未治好。昨日经洋车将我抬回，现在事已分手，算有自由权。令日特请先生一诊，是否有无妨碍，为我一决。见病人面如纸灰，两唇发白，两颧如拇指大红艳一方，知病入膏肓，无法挽救。然病人当面不便明言，只可含糊答应，好言安慰。询知自汗盗汗，午后五心烦热，幸纳谷尚好，一半月不致丧命。诊脉浮大，意欲设法救他。嗣看疮口，脓出粉汤，疮口长有寸许，询系西医从旧疮口割大些，疮口上海浮散，纸膏罩，内服黄芪、女贞、石斛、杭芍、当归、牡蛎、浮小麦、棉花子、红枣、甘草等，嘱服两剂再看。越日又邀予诊，见病人精神似觉好些，询知虚汗已止，五心烦热已轻，这两天觉腰腿酸痛，阅苔薄白。病人自述昨晚今早见溏恭两次，余无他病。诊脉与前无异，疮口脓出不少，仍上海浮散，内服改用野党参、补骨脂、潼沙苑、枸杞、杜仲、山萸肉、钗石斛、狗脊、白术、茯苓、山药等脾肾双固，亦嘱服两剂。越日又来邀诊，询来人近日病情如何，答曰见好。遂告来人曰：病者有无近人？答：有胞姐。予曰：汝速告其胞姐，我断此病必不能好。前者好言安慰者，非真能病好，暂安病者之心也。来人听言，觉皱眉蹙额：今日务请先生去看，病人时刻想先生能早去才好。予答应今日去看必早，午后一钟首先到之，见病人两颧红艳，喜谓予曰：我两日持镜自照，气色甚好，大约我死不了。此病人得意之词，予闻之只好随声附和。诊脉象前后一辙，阅疮口脓水依旧不少，半带浮油。询知腰腿酸疼不减，溏泄日一二次，少腹疠痛，舌苔光滑乏液。病势如此，万不能治。疮口仍上前药，内服改方用龟鹿二仙胶、芡实、炒苡仁、茯苓、巴戟、菟丝、煨肉果、炙粟壳、煨木香、炮姜等，嘱服后见好，不妨连服三五剂，如不见好再说。越四五日又来邀诊，声称这几日大见好，仍请先生早去。予曰：无论见好不见好，这两天我事忙，不能前往，请告病者速访高明，不要耽误。来人连连叩首曰：实在见好，先生决计不去，我回去不好回答，先生总得慈悲，再看一趟，自后不敢烦劳先生矣。予不得已勉强应之去看，午后两钟方到。见病房有老年妇道，自称病者乃我弟，我系病者胞姐，先生看此病颇见功效，千万不可灰心，务请着意调治，将来必有重谢等套语。予只好含糊应诺，诊脉依然浮大，阅苔仍光滑乏液，询知溏泄已愈，腰腰酸疼亦轻，惟两颧红艳如拇指者依然不退，饮食反不如前，疮口脓水见少，中带油沫，尚未之净。如此情形，实在无法。其胞姐一再追问是否能愈，予急应之曰：无望，宜从早另访高明，予无能为也。其姐闻予言，目瞪口呆，不发一语，惟含泪饮泣而已，坚请立方。予勉拟高丽参、五味子、干寸冬煎水代茶可也。嗣隔一月余，见其仆人经过予门口，予即招之入内，询其情形。乃曰：那日先生走后，其姐即邀某里医，到时其姐即将先生所说大概告之。某医诊看后即对其姐曰：无妨，此病疮口不大，脓水不多，面上气色甚好，决无大害，放心。于是日看一趟，每日乃姐必偕来看，第五次病势日重，其姐问某医此病究竟碍否，某医仍答曰无妨。不料于是晚九钟而殁，现在过五七云云。

此病始误洋人不肯准假，继误自已所住楼房，每日上下蹬伤筋脉，三误吝惜不肯花钱调养，有此数端，其不致死者几希。

张姓，年二十五，患肚角痈，就予诊时已八月余。左肚角溃破收敛，复又溃破，脓水淋漓，大半粉浆。不疼不痒，步履艰辛，午后身热，面如枯骨，自汗盗汗，纳谷不多，溏泄日夜多次，疮口大仅豆粒，向患梦遗，虚证毕现，无法可施。疮口掺海浮散，纸膏罩。诊脉虚数，口苦耳鸣。正在踌躇立方如何入手，病者告我后腰尚有两处疙疸未请先生诊视。予令其撩开大衣细看，腰俞左右两旁各大如鹅卵各一，横亘肾府，按之中空，推之不动，皮色不变，毫无痛楚，惟觉腰膂酸沉，此系肾虚湿寒注聚，可名流注，亦可名肾俞发、肚角外疡。已令人掣肘，兼患如此大症，真束手无策矣。不得已勉拟人参养荣汤，全方嘱其服二三剂后再看如何。越两日又来就诊，逐病毫无增减，腰俞流注稍觉高耸，略知疼痛，按之引指，似有脓意。然诸虚毕集，何敢妄动刀针？疮头各贴八将散膏一张，其肚角疮口脓水减少，询知饮食稍增，即此一转机也。仍用海浮散掺之于疮口，膏罩，内用黄芪皮、野党参、土炒白术、山药、茯苓、煅牡蛎、甘草等煎服，嘱服两剂，后天再看。届期早到，意欲请我刺破。见其略坐片时，汗出如雨。病者两目紧闭，询之不发一声，微摇首。予会意，系坐洋车颠簸，加之天气躁热，病久正虚，如何能受颠簸？遂有大汗亡阳之势。急用桂枝二钱，制附片一钱，黄芪一两，煅牡蛎一两，棉花子十四粒，红枣两枚煎好与服。不十分钟汗已止，且能言语。询其胸中有无难受，答言并无难受，惟觉头目昏旋而已。见此情形，万难着手，只可略视疮口，换纸膏而已。嘱同来者权将病人设法抬回，如何情形明日我亲自去看。其人连声唯唯，遂借板门雇人抬回。次日晨不待邀请，即往看视。盖病人家极寒苦，上有老亲，不召而往，示体恤也。人门见病人横卧炕头，其父母见予至，叩首称谢，知系为救伊儿者。当诊脉象，似见滑数。左肚角脓水甚多，左腰俞结肿渐消，似无脓象，知系从肚角破处流去也。右腰俞肿势更高，遂用刀刺破，脓尚浓厚，计流半碗。疮口用地字纸捻插入，膏罩。内用芪、党、苓、术、狗脊、枸杞、菟丝、杜仲、川断、炙甘草等煎服，并早晚间服护膜丸，饭汤送各十四丸。缘腰俞与内脏贴近，且恐溃伤内膜，不得不预为之计。遂嘱其父母自后不必邀请，我早晚得暇便来诊视。其父母感谢不置。于是有早去诊者，有晚去诊者，有日视一次者，有间日视一次者，计月余之久，共二十余次。腰俞经予破者早已完功，其肚角溃破处已脓净敛口，其虚汗溏泄诸病悉除，而梦遗亦月余未犯，饮食加增。病人每早在门前左右吸受空气，缅想垂毙之病伕居然救活。予虽花去药资不少，亦深愿也。越半载余，病者又来就诊，询知左未破处昨已自破。予急阅其患处，见疮口低陷，脓似粉浆，挤之不流，不挤自流，难以数计。病人气色甚好，询其梦遗迄未全愈，每月必犯一次，至多四十天，万不能免。疮口亦掺地字药，膏罩，内服煅龙骨、牡蛎、芡实、莲须、金樱子、茯神、山药固涩之剂连廿余剂，疮口已敛，梦遗不再犯矣。嘱照此方配为丸药常服，如是者服丸二年整，始永不再犯。嗣越十五年，两腰俞又犯，邀予诊视。见两腰俞疮疤内仅流稀水，询知病者景况迥不似前。从前连父母同住破房一间，现在高堂大厦，男女仆人四五位，并自述现有一妻二妾，谓彼一时此一时，不啻天壤之判矣。予知此情形，用药颇难措手。予偶询病者曰：府上有好鹿茸否？答曰：人参、鹿茸、肉桂、野于术诸贵重药，仆家一一搜罗。予转询之曰：府上留此贵重药品何用？答曰：此四种药人短我钱，以此折账，并非花钱买来。遂命仆人取诸药置诸案头，内有鹿茸四架，已用去半架，询此半架何时用过？乃曰：去冬腰俞酸痛，用过半架配丸，遂将所服煎方、丸方逐一与阅，方中所用药品不外淫羊藿、巴戟、鹿茸、人参、于术、肉桂、菟丝、覆盆、蛇床、五味温肾兴阳之品。予曰：此方服后如何？答曰：腰俞酸痛较好，惟五更兴阳颇不好受，且时犯梦遗，有时白天翘然高举，马口流精。从前我患如此病症，蒙先生救活，如今腰眼些些小症，想不难治。诊得脉象两尺俱带沉数，此因娇妻美妾取悦一时，过服温补兴阳等药，当时颇著奇效，视前医宛若神方，不知肾水消涸，真阴已竭，惟有孤阳浮越，相火鸱张，所以耳鸣目眩，阳物时举，不动自流，诸患所由来也。予直告曰：此病较从前难治，忆尔时足下仅二十多岁，现在已届知非，气血有去无回，适问鹿茸者，意欲用为主药，然已用过半架，腰疤反自溃破，不能再用。盖鹿茸大补元阳，用时当参滋阴益水之品，方克有济。前医净用温肾兴阳之品，尔时颇得药力，现在万不能再用前方。腰眼仅贴阳和膏，内服黑豆皮、大熟地、淡苁蓉、紫河车、杭白芍、煨天麻、潼沙苑、黄菊花、石决明等，嘱服二十剂后如何情形再议。服完后又邀予诊，两尺脉象依然未退，询知耳鸣目眩较好，滑精未愈，旧疮口稀水已无，四围炽痒，仍贴阳和膏，内用大熟地、山萸肉、泽泻、丹皮、山药、茯苓、盐水炒知母、黄柏、黑豆皮等，嘱服两剂再看。越日又来邀诊，病人精神颇不如前，询知昨晚梦遗，近日满身解㑊，细诊脉象较前有增无减，疮口稀水更多。予遂告辞，请另访高明。病者一再央求，先生还得设法救我。予曰：仆学问不如某医远甚，可仍请某医调理可也。嗣闻予推后果邀某医治之，约一月余精脱而死。

此种病在困穷时到能挽救，及至高堂大厦，娇妾满前，决无生望。

一边姓室女，年十五，冬季患锁口疔疮，起一日夜就予诊治。见右口角如半个高粱粒大白潦泡，腮颐隐隐漫肿，形寒身热，口渴恶心，脉数苔黄，询知二便不通，此疔疮恶症，宜慎口腹，最忌荤油，如沾之有性命之险。患者母亲同来，予谆谆告诫，外用金不换茶汁调敷，疮口既难上药，复不便贴膏，只得用黄连膏抹纸贴之，内用菊花、桑叶、淡芩、银花、连翘、公英、地丁、甘草、草河车、丹皮、桔梗等煎服一剂，次早邀予往诊，见病人神识不清，木痛不觉，腮颐肿势蔓延颧骨、眼胞一带，嘴唇外翻。据此情形，毒已走散。予急询曰：昨日吃荤油否？病家答曰：前晚上不知口角生疮，曾吃肉包饺子。予曰：病势如此，毒已走开，势成不治。当用护心散三钱，嘱分两次开水送下，仍用金不换圈其散肿，内服麻黄、地丁、苍耳、银花、草河车、豨莶草、菊花等大剂煎服，并嘱赶速到花厂买甘露根七八两，洗净打汁灌服，内外并施，或可冀救万一。到晚病家又来邀诊，予急往治，询之汤药未服，有友人某谓麻黄辛烈，此病不宜，故未服。再询甘露根是否买到，答曰买来，并未花钱，因与花厂有瓜葛也。予询甘露根有多少，病家即取予阅，约计不满二两，且系边皮，无甚汁水。盖病家吝钱，遂致耽误。予不立方，亦不索谢。匆匆告辞出门，见门外停车二辆，大多系邀来治疗者，嗣闻越三日而殁。

此病初起不觉，误吃肉饺，毒已走黄，无法挽救，又吝钱不肯买甘露根，不死何待。

一方姓男子，年二十九，新正初十晚左口角患疔疮，刚起即就予治。见口角如粟米粒一黄泡，询知微痒不疼，稍觉麻，形寒身热，口渴苔黄，脉象沉数有力，当用蟾酥丸一粒化开，抹于疮头内，用点舌丹五丸开水送下，诊毕当嘱病者：此系疔疮恶症，非寻常疮症可比，切忌荤酒房事，犯之有性命之忧，谨记。患者唯唯而去，次早病家即来邀诊，略问来人，答称见好，予即随往，见病人卧炕未起，揭起窗帘，日光正照其面。细阅口角，疮痕已泯然无迹。上唇腮颧一带漫肿无边，询知不疼不痒，麻木而已。如此情形，毒已走散，势甚棘手。上唇腮颧用束毒金箍散，香油蜜水搀调频扫，内用七星剑大剂，嘱煎服一剂，有无效验晚上再商，并嘱买甘露根须重八九两，约洋两元之谱，赶速买来捣汁先灌，然后服汤药不迟。当日晚上毫无信息，次日一天更无信闻。及至三鼓，病家敲门邀请。予想两宵两天并无音信，忽黄夜来请，病定不好。遂命佣妇告之：先生白天受累，晚上不能出门，请另邀别位。佣妇刚关门入内，登床尚未灭烛，又闻敲门甚急。佣妇问伊谁如此着急，门外答有要事，请快开门。盖前请医者尚未到家，家中复派人催请。二人中途相遇，二次敲门，故甚急也。予即披衣外出，问病势如何，答曰：昨早先生走后，适有友人某夙专外科者道经我家，家父将家兄病状告之。友人入内看之，细看面上情形，乃曰：此大头瘟症，系时行疠气，非疔疮也。声称与先生相好，阅先生方不赞可否。家父毫无主意，遂请其立方。服后病势渐增，晚上神昏谵语，二便不通，举家惊惶无措，复请友人某来看，友人另邀一位号杨神仙者同看，皆言大头瘟，决非凶症。今早家父见病势不好，又请某某，诸位皆曰无妨。至现在滴水不入，昏迷不醒，面上肿势更大，蔓延胸膺、肩胛等处。今有舍亲某某等，皆称此病非先生不能挽救。我一家大小十余口全仗家兄一人过活。问令兄现在何处？答：在铁路，月得四十五两。倘家兄有甚差错，一家休矣。盖病者上有父母，一兄二弟均无事。予闻之恻然心动，随即偕往。入房细看病情，已入膏肓，无法挽救。遍阅所服诸方，无奇不有。有用三黄汤者，有用消毒饮、活命饮者，服后虽无功效，尚不十分背谬，惟有用参、芪、炙草、皂角、穿山尤属可笑。予询昨早嘱买甘露根用否？答曰：并未买到。其父命家人赶速去买，予曰：不必买矣，时机已过，服亦无益。总之此病到此地位，无法药饵，亦不便立方。乃父闻予言，哀跪不起，只得勉拟犀角地黄汤并护心散频频灌服。次早又来邀诊，予立辞不治，托故他出，嗣闻延三日而殁。

此疔疮极恶极险之症，初次予看见口角粟米大黄泡，次早泯然无迹，知毒已走散脱，令隔夜未经予看，但见面目漫肿，亦断为大头瘟症，未可知也。嗣询其详细，病者一月回家一趟，当初予看时适从铁路回家，当日晚饭肉炒黄韭菜，且喝烧酒五六两。年轻难得回家，房事亦所不免。予当时谆谆告诫其所犯俱在，所诫之中矣。

一何姓男子，年三十一二，终日闲荡，无所事事者，狎妓宿娼在所不免。夏令左足跗漫肿无头，色白，疼痛有时，就予诊治。病人自述有毒根，询其如何受毒，不能道其所以然。予一再阅看，并无毒象。诊脉沉部滑数，两足尤甚。明系痰串下焦。询其从前曾否患过咳嗽，答曰：七八年前患咳嗽气喘，治愈未能除根。每交大节辄犯，冬天尤甚。现在如无病然。予直告之曰：此痰串络脉。病者口虽唯唯，心不为然。外用二圣消核散醋调束其根脚，内服二陈加炒白芥、牛膝、南星、炒瓜蒌等活其痰，加桂枝、秦艽、夜交藤、广寄生等通其络，嘱服三剂后再看。越日又来就诊，见足跗漫肿较消，上起皱纹，病者亦甚得意。予详细扪之，觉有如核桃大两枚隐在皮里，直告曰：此两枚确系痰核，恐难消化。仍外用二圣消核散醋调敷其隐隐结核处，用八将散膏贴之，仍照前方嘱服三四剂后再说。届时又来就诊，见贴膏处觉高，色淡红，已露脓意，尚不能下手。结核处仍贴前膏，四围改用冲和膏蜜水调敷，内服用山甲、角刺、黄芪、当归、牛膝、半夏、茯苓、陈皮、白芥、甘草等，嘱服两剂后当可刺破，越日又来就诊，见脓头已熟，两处均用刀刺破，流出蛋清者两羹匙，刀口用地字纸捻，内服二陈加黄芪、党参、牛膝、白芥等，嘱服五六剂再看。届期又来就诊，刀口脓水已无，肿亦消去，病者竟能下地步行，疮口用九一丹掺之，罩纸膏，内嘱仍服前方再三四付，不必多服，病已好了。然必格外保养，房事须忌百日，庶无后患。病者唯唯而去，满拟此病尚称顺手，能百日内不犯，所诫斯得之矣。不料去未一月，病者又来就诊，见其气色满面晦滞，精神亦甚颓败，询其病状，答称疮口早好，我自己不好。一句说罢，面带惭愧，予不便细问，看足跗肿势更大，从前绝无寒热，现在寒热如疟，纳谷乏味。肿处仍用二圣消核散醋调涂，内服柴胡、青蒿、制半夏、党参、煨草果、淡芩、土炒白术、当归、甘草、姜枣等。服两剂后寒热已去，肿势不消，疼痛夜重。看此情形，予亦无法，只好托故推辞。病者亦甚明白，不求予治。越两月病家持片相邀，询之仍是前之患病者。予决计不为诊治，其父母踵门跪恳，言辞诚挚，并言务求先生看一趟，如实在病不能治，只可另行打算。且称余夫妇仅此一子，娶过两房儿媳，仅有襁褓女孩，倘果不起，从此宗祧绝矣。言罢泪下如雨。予闻之，不得不随其前往。入门见病人面无血色，呻吟之声不绝。阅左足肿势不大，原疮口旁自破两口，大如拇指，无脓仅流粉渣，似痰非痰，似粉非粉，流之不净，擦之不干。诊脉宛如鼎沸。询知早晚两餐仅食稀饭半碗而已，溏泄溺白，舌苔光无液，照此情状，阴阳两竭，无一线生机。然当病人跟前不得不好言安慰。疮口勉掺九一丹，纸膏罩，内服人参、五味、麦冬聊以塞责。临行隐嘱其父曰：速备后事，不得过三日矣。嗣闻果于第三日早晨而殁。

此病果能体予格外保养四字，断不致死。我虽戒之谆谆，奈彼听之藐藐何。

一张姓，年三十岁，秋间患肚角痈，就予诊治。其人身极高，体极瘦，面晦齿黑，一望而知为黑籍中人。看其肚角左小右大，小如鸡卵，大若鹅蛋，按之中空，皮色不变，亦无坚核。询之病起半年，从未医治。向有烟癖，从前早晚两顿须烟七八钱。现在禁烟功令森严，烟已断绝，每日仅服一粒金丹十数丸而已。询其饮食尚好，惟大便干燥，七八天方解一次。步履不能行远道，二三里还好，多则腿软筋酸，肚腹胀痛，腰不能直云云。诊其脉象沉滑，十数至必见歇止。此气血两亏，湿痰盘踞肠胃络脉，名双肚角痈，又可名湿痰流注。病者年纪虽轻，大是逆症。予始欲推之，继思病者远道而来，不得不勉为设法。肿处用八味活血散香油调涂通其血脉，内服二陈加生苡仁、丹皮、炒白芥子、制南星等化痰消肿，嘱服两剂再看，越日又来就诊，见病情无增无减，肿处改贴发散膏，内用制附片、生苡仁米、败酱草、炒白芥子、制半夏、南星、制朴、橘叶、甘草等，嘱服完又来就诊，病势依旧无增无减，惟脉象较前滑利，揆此病情，万难消化。遂外贴八将散膏提头外发，内服护膜丸，早晚各十四丸，饭汤送，并用参、芪、附、桂、苡仁、败酱、山甲、角刺、甘草等煎服托之。嘱服三四剂后再看其如何再定破否。讵料一去二十余天不返，嗣又来诊，询知彼距家甚远，适家下有事，亲友相招，遂同回去，前六七天始能抽暇服药。自称现有脓矣，请先生刺破，可早完功。细阅两肚角，脓实有皮尚厚，未便刺破，如欲破时，此间甚不方便，第一此间无闲房调养，其次汝无亲人偕来，我何敢妄施刺割？病者曰：此次我内弟同来，现住某栈，明日约彼同来，是否能行？予曰：事无不行，第恐在此刺割，偶有昏晕，颇觉不便。病者随曰：我请先生去看，实在无此力量。予曰无妨，汝给舆伕一吊余，不用你花费分文，写明住址，明日午刻准到。病者感谢不尽而去。次日午后头一家到其栈房，问明所寓号数，栈伙领进。见病人裸上体而卧，当即看其肿处，相继刺破。右边脓多，左边脓少，通计碗许。疮口均上八将散纸捻，膏罩，内服参芪、术、草、苓、苡、丹皮、甘草等，并与神仙矾蜡丸一包约二两，嘱其早午晚每次十四丸，饭汤送下。次日午后复看，脓出较稀，照昨不少。第三日又往看，病人大发寒热，且称心口疼，旧病复发，饮食不思，疮口仍插前捻，诊脉左手浮紧，右手沉弦，此必外感风寒，内伤饮食。询知昨晚腹饥，偶食隔夜卷子，温水送下，因而变病。遂用芪、党、神曲、炒麦芽、荆芥炭、柴胡、木香、姜枣等服一剂，次早热退身凉，居然复旧，惟心口作疼尚未之净。其用面卷子烧灰研细，红糖调服。午后往诊，诸病若失。予切嘱此后诸凡谨慎，不乱吃，不受寒凉，再不躁急，耐心调养，不久告痊。阅疮口脓水仍不见少，疮口改上升丹纸捻，内改服参芪膏，每早晚开水冲服各一两，并用矾蜡丸间进。如此十余日，脓水已净，疮口业将收敛，病者已下地行走如平人。予复切嘱：疮口未敛，新肉尚嫩，慎弗劳动。次日来就予诊，疮口毫无变故，已不用纸捻，惟掺海浮散少许，纸膏罩。病者临行谓予曰：我明后日意欲回去。予曰：病势如此，功亏一篑，何必急急回去。病者深以予言为是，多住十余日，疮口落痂而愈。病者急欲回去，予不便强留，临行谆谆诰诫：第一忌房事百日，其次勿劳动，弗嗔怒，饮食生冷俱要小心。病者口头禅挂匾上报，不能忘恩等语而去。越月余，其内弟带来土礼四色，询知业已全愈。嗣越半年，其旧店主告予张某前月死矣，予闻之诧异者再。

此病愈已半年，冒然而死，大都仍犯第一戒。凡外症愈后，须痛戒房事百日，犯之鲜有不死者，内外病一律。

附冤孽症二则

一常姓年不满四十，庄稼人，初秋左大腿冒然浮肿，刚三日即抬就予治。见其大腿肿如大冬瓜，忽上忽下，忽大忽小。知病自大前日早晨起至今早三昼夜整，躺则不能起，站起则不能躺卧。如是者三日两宵，不能合眼。痛时如刀乱戳，放声大嚷，痛或稍减，如不大嚷，痛势益凶，了无已时。昨晚拟就先生诊治，遂觉轻减，现在毫无痛楚。予命起来，病者即从箩篮爬起，站立不能坐下。予命之坐下，病者即坐下。诊其脉象忽大忽小，忽有忽无，知系冤孽病，无法可施。予对其同来人曰：此病须修心忏悔，非药饵可调。速抬回去，另行设法，予无能为力。病者闻予言，情急泣曰：我距先生十数里之远，慕名而来，先生不能设法救我，岂非白来一趟么？予谓：此病汝自已心中明白，并非真病，必平日有大亏心事，前后熟思，斯得之矣。病者病语塞，其同来者皆面面相觑，似乎各有会心。即命病人重人箩篮，方上肩时病自言自语：想不到果有今日，先生真神人也。嗣闻病人到家欲从箩篮爬起，谁知如绳束缚，手不能抬，足不能转。三四人搭至床上，嚷痛之声达于户外。于是昼夜疼痛，嚷不绝口。稍进饮食汤水疼痛益剧，如是者三昼夜。忽大腿肿如栲栳，冒然消释，比好腿更瘪。忽胸腹胀如五斗斛，俄胸腹见消，大腿肿势如旧，上下往还，日夜四五次。至临危，眼珠瞪出寸许，舌长六七寸，拖至胸前，忽大叫声：跟我速去！肚腹裂开，流出臭水数斗而殁。

一房姓，年五十左右，六七月间左胫骨无形酸痛，起旬余始就予诊治。细阅足上毫无痕迹，询其病状，自称站立行走无异。平时毫无痛楚，惟坐下片刻或躺卧多时则胫骨酸如灌醋，痛如针戳。初起三四日尚能忍受，现在坐则如有人用棍击之，卧则如有四五人抬手抬脚揪辫等恶剧。顷刻不安。若起身急走稍好，迟则如有人四围乱打一般。如此目不交睫者已六七日矣。昨晚与内人商议，今早必诣先生诊治，晚上安睡一宵，十成已去其九。诊其脉象忽大忽小，忽有忽无，面上神色与常人无异。细参脉象与自述前后情形，确系冤孽症。然不便明言，只可委婉盘诘，询其向来所作何事，平日与人往还，人与我吃亏处抑或我与人吃亏，何妨直言相告，或可代为斡旋。彼闻予言，踌躇至再，告予曰：我平日作事光明磊落，无一不可对人言也。予聆此言，不便过问。然其人獐头鼠目，鼻如鹰准，决非端士可知。勉拟独活寄生汤加减，嘱服两剂后再商。嗣从旁人探询，其人刻剥成家，平日不交寒士，不认宗亲，本无赖，现已置身通显，红其顶而花其翎也。越日又来就诊，据述日来病情较好，晚上仍难安睡。偶将合眼，不定何处痛如针刺，惟有起坐稍好，且必默念明日诣先生诊，顿觉平顺。诊其脉象与前无异，只照前方进退，嘱照服二三剂后有何情形再议。次日掌灯后遣价相邀，称家主有要言相商，务请同往才好。询其有何事相商，来人曰不知何事。予即随之同往，刚进庭堂，即闻上房高声大嚷，呼予号曰：

高某救我！予入房，病人双目直视，谓予曰：我去！予见其神识慌张，语言错乱，知系邪祟所凭。诊其脉象，两寸大如拇指，忽细若游丝，关尺状如偃刀，忽如鼎沸。病者两目合缝，似欲熟睡，稍停鼾声如雷。举家忻谓予曰：病已两旬，从未如今日之酣睡者，今晚应否服药？予曰：不必服药。旁有谓：先生一到病即见好，倘先生走后病又发作奈何？今晚不如请先生住下，未识先生肯否？予一再踌躇，如回寓不得此中真相，不如住下，可得其究竟。病者旁有短榻，予曰：在此榻可矣。于是安睡一宵。病人一夜毫无声息。次早病人见予在旁，谓家人曰：现已何时？先生来何如此之早？家人详告，病者方悟昨晚予未归也。病者自觉舒服异常，毫无痛楚。谓病已两旬，未有如昨晚之安睡，今晚务请先生住在此处，白天请先生来看我几趟。于是白天看三四次，晚上住下。一连三四日，病者觉不过意，谓予曰：贱恙已愈，今晚不必劳动。是晚予即不去。晚二钟，予正酣睡，忽闻敲门声甚急。予即披衣起，逆料房宅病必变，故速命家人启门。来人谓予曰：请先生速往。予曰：何故如此着急？来人曰：今晚八九点钟尚可稳睡，至十一二点钟左足跗至膝湾痛如刀绞。主人口诵先生名，似乎痛稍减，稍一合眼痛则如前。现在疼痛较往日十倍。现在大呼先生名，痛亦不解，举家惊惶无措，务求先生移玉一诊。予随之同往，病人见予至，两目圆睁，面带怒容谓予曰：汝来，我也不怕。给你面子，你不要装傻。予婉言劝解，病者疼痛稍减，遂告家人曰：汝等速去，先生一人在此足矣。予倦极，仍在短榻假寐。只听病人口诵佛号，或念阿弥陀佛，或曰观音菩萨救我，忽高忽低。予为病人扰乱，不能稳睡。至黎明似睡非睡，似有人拉住我手，一手紧握，一手乱摆，谓汝不必多管。予心知有异，至六点钟见病人依然口诵佛号。左足跗青紫一方，上延胫骨，宽二寸，长七寸，宛如蛇头。予立辞不治，另请高明。病家坚求设法，予曰：我实无法可施，心已尽到。嗣闻请西医刺割，延七八天而殁。

仆本不信阴阳，不信果报，今观此二症，前后合参，似不能不信果报阴阳也。

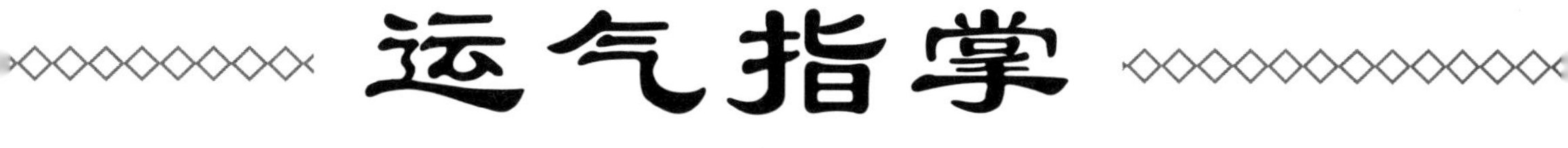
运气指掌

自 序

医家之读内、难，犹士子之读五经。士子不读五经，无以知天人之理，医家不明内、难，无以探阴阳之奥。医与儒分则二，而合则一也。夫所谓阴阳之奥者，何不外五运六气，五行生克之理。近之业医者类，皆谓运气不足凭，生克不必信，讲实验而废理想，甚至欲废五行、辟运气，不几将岐黄之道湮没无存乎？仆也幼未读书，学识浅陋，仅于外科一门一知半解，而于逐年运气时时体验，确有可凭而可信者。爰将运气编辑浅明歌括，并摘录六元正纪，逐年胜复，邪正对化，为之图说。大概以公诸同好，不敢谓有功于世，亦力挽狂澜，保存经训之愚意也。但期海内同道指我瑕疵，匡我不逮，则幸甚。

中华民国五年岁次丙辰十月朔日高思敬憩云氏序于半济医室之南窗下

要明五运六气，须知五行生克，干支化气，对化正化并主客气运。夫主气主运，每年一样，毫无变更，犹地方土著。然客气客运，逐年更换，与往来过客无异。每年三百六十天，分二十四节，每节十五天，以四节六十天为一气，分初、二、三、四、五、终，以木、火、相、土、金、水为六气。初气自大寒节头一天起，至惊蛰末日止；二气自春分头一天起，至立夏末日止；三气自小满头一天起，至小暑末日止；四气自大暑头一天起，至白露末日止；五气自秋分头一天起，至立冬末日止；终气自小雪头一天起，至小寒末日止。至五运以七十二天为一运，分木、火、土、金、水，亦自大寒头一天起，至春分十二天为初运终，自春分第十三天起，至芒种第九天为二运终，芒种第十天起，至处暑第六天为三运终，处暑第七天起，至立冬第三日为四运终，立冬第四日起，至小寒末日为五运终。此主气主运，周而复始，千古不移。若客气客运，运以天干为主，其间分阴阳太少。甲、丙、戊、庚、壬为太，为阳；乙、丁、己、辛、癸为阴，为少。且分五音，宫、商、羽、角、徽，五行土、金、水、木、火。如甲己化土，其年初运从土起，土生金，金生水，水生木，木生火，是为五运；乙庚化金从金起，丙辛化水从水起，丁壬化木从木起，戊癸化火从火起。客运如此，至客气以地支为主，子午为少阴君火，丑未为太阴湿土，寅申为少阳相火，卯酉为阳明燥金，辰戌为太阳寒水，巳亥为厥阴风木。厥阴名曰一阴，少阴名曰二阴，太阴名曰三阴，少阳名为一阳，阳明名为二阳，太阳名为三阳。假如子午年少阴君火司天，阳明燥金在泉，以二阴配二阳也；卯酉年阳明燥金司天，少阴君火在泉，以二阳合二阴也；丑未年太阴湿土司天，太阳寒水在泉，以三阴配三阳也；辰戌年太阳寒水司天，太阴湿土在泉，以三阳合三阴也；寅申年少阳相火司天，厥阴风木在泉，以一阳配一阴也；巳亥年厥阴风木司天，少阳相火在泉，以一阳合一阴也。至左右间气，均随地支为转移。如少阴司天，左间太阴，右间厥阴；太阴司天，左间少阳，右间少阴；少阳司天，左间阳明，右间太阴；阳明司天，左间太阳，右间少阳；太阳司天，左间厥阴，右间阳明；厥阴司天，左间少阴，右间太阳。且司天管上半年，在泉管下半年，在泉左右间气与司天同。司天在泉者为一岁之主气，故曰纪岁，间气者为分主四时之气，故曰纪步。初气至三气天气主之，胜之常也，故司天主前半岁；四气至终气，地气主之，复之常也，故在泉主后半岁。如上半岁木火胜，则下半岁金水复，胜即亢，则害；复为承，乃制，有胜则复，无复则否。又曰：半身以上天之分也，其气三，为胜气；身半以下，地之分也，其气三，为复气。天气三者，即司天及二间气也；地气三者，即在泉及二间气也，是三阴三阳。六客气旋转于三阴三阳，六主气上轮流主司，周而复始，循环无端。其六气司治，天时民病各有不同。惟少阳相火，客气加临之位，独应温热。又曰：时有常位，气无必然，故每岁又当以客运、中运参合之。客运者，即六客气之初气也；中运者，即天干之化气也。又言：六十年中运气上下临御则有相得，不相得者，不可不辨。凡司天生中运者谓之顺化，如癸巳、癸亥，木生火也，甲子、甲午、甲寅、甲申，火生土也，乙丑、乙未，土生金也，辛卯、辛酉，金生水也，壬辰、壬戌，水生木也。此十二年以上生下，故名顺化，为相得之岁，应和平。凡中运被天气克者，谓之天刑，如己巳、巳亥，木克土也，辛丑、辛未，土克水也，戊辰、戊戌，水克火也，庚子、庚午、庚寅、庚申，火克金也，丁卯、丁酉，金克木也。此十二年以上克下，故名天刑，为不相得之岁，应灾害。凡中运生天气者，谓之小逆，如癸丑、癸未，火生土也，壬子、壬午、壬寅、壬申，木生火也，辛巳、辛亥，水生木也，庚辰、庚戌，金生水也，己卯、己酉，土生金也。此十二年以下生上，虽曰相生，以子居母上，故为小逆，应微病。凡中运克司天者谓之不和，如乙巳、乙亥，金克木也，丙子、丙午、丙寅、丙申，水克火也，丁丑、丁未，木克土也，癸卯、癸酉，火克金也，甲辰、甲戌，土克水也。此十二年中运克天气，以下克上，故名不和，应病甚。凡中运与司天之气相同者，谓之天符，如丁巳、丁亥运气皆木，戊子、戊午、戊寅、戊申运气皆火，己丑、己未运气皆土，乙卯、乙酉运气皆金，丙辰丙戌运气皆水。此十二年运气相同，故名天符。凡中运临本支之位者，谓之岁会，如木运临卯，丁卯年也，火运临午，戊午年也，金运临酉，乙酉年也，水运临子，丙子年也。又为四正，甲辰、甲戌、己丑、己未，乃土运临四季，又为四维，共八年。凡天符又值岁会，是天气中运岁支三位俱同，谓之太乙天符，又谓之三合，如己丑、己未，中运之土与司天之土同气，又临土运，丑未也。凡此虽曰同气，不无偏胜亢害之灾。以上皆《内经》论运气最为精要，切于证治者也。其论南北二政，以甲己一运为南政，计十二年，以乙庚、丙辛、丁壬、戊癸四运俱为北政，计四十八年，虽不关于证治，然司天在泉，两寸尺脉相应相反以验死生等说，反覆详辨，亦穷究其当然之理而已。

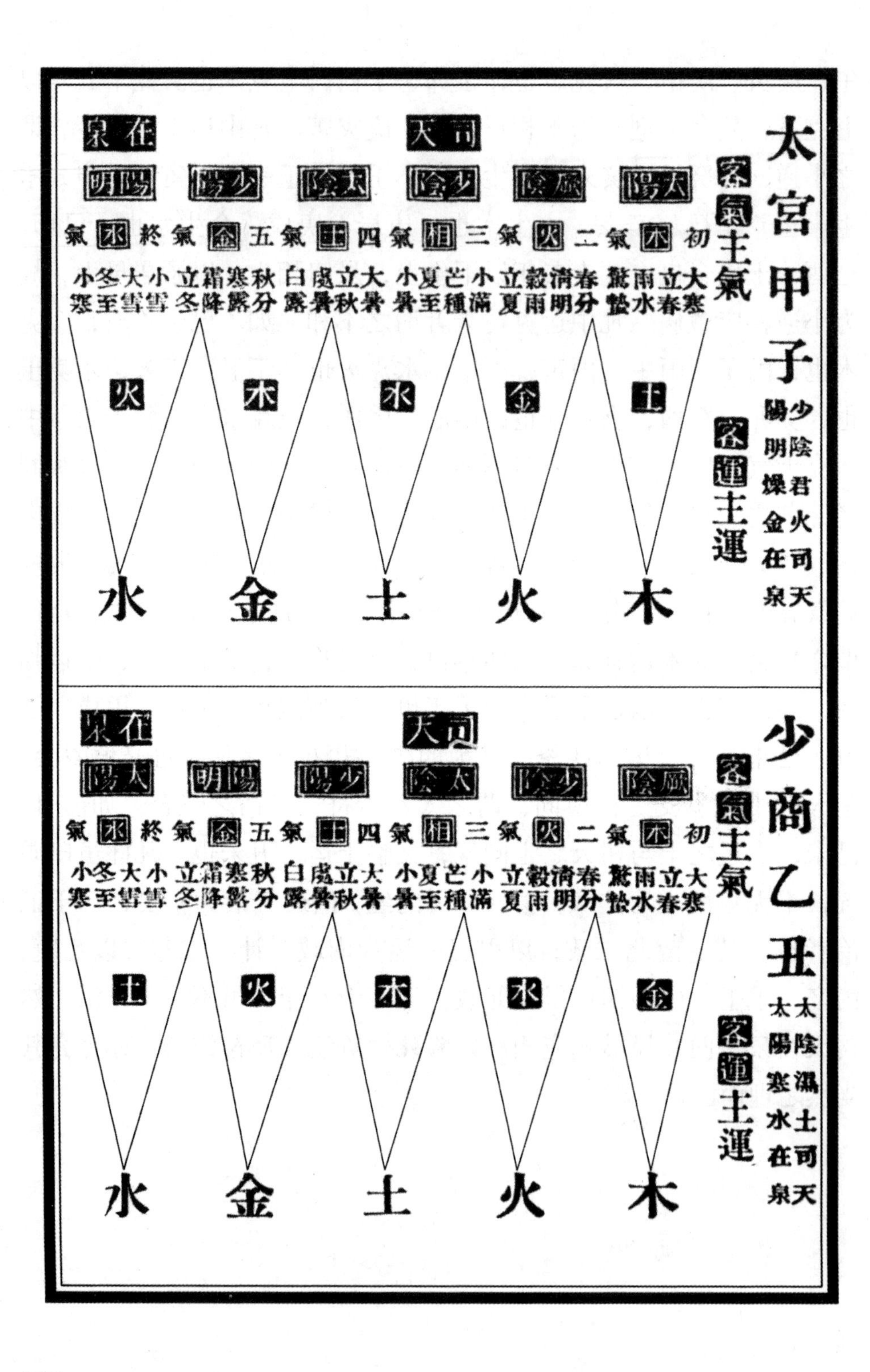
太宮甲子
少陰君火司天
陽明燥金在泉
客氣主氣
客運主運
司天
在泉
太陽 厥陰 少陰 太陰 少陽 陽明
初木氣 二火氣 三相氣 四土氣 五金氣 終水氣
大寒 立春 雨水 驚蟄 春分 清明 穀雨 立夏 小滿 芒種 夏至 小暑 大暑 立秋 處暑 白露 秋分 寒露 霜降 立冬 小雪 大雪 冬至 小寒
土 金 水 木 火
木 火 土 金 水
少商乙丑
太陰濕土司天
太陽寒水在泉
客氣主氣
客運主運
司天
在泉
厥陰 少陰 太陰 少陽 陽明 太陽
初木氣 二火氣 三相氣 四土氣 五金氣 終水氣
大寒 立春 雨水 驚蟄 春分 清明 穀雨 立夏 小滿 芒種 夏至 小暑 大暑 立秋 處暑 白露 秋分 寒露 霜降 立冬 小雪 大雪 冬至 小寒
金 水 木 火 土
木 火 土 金 水

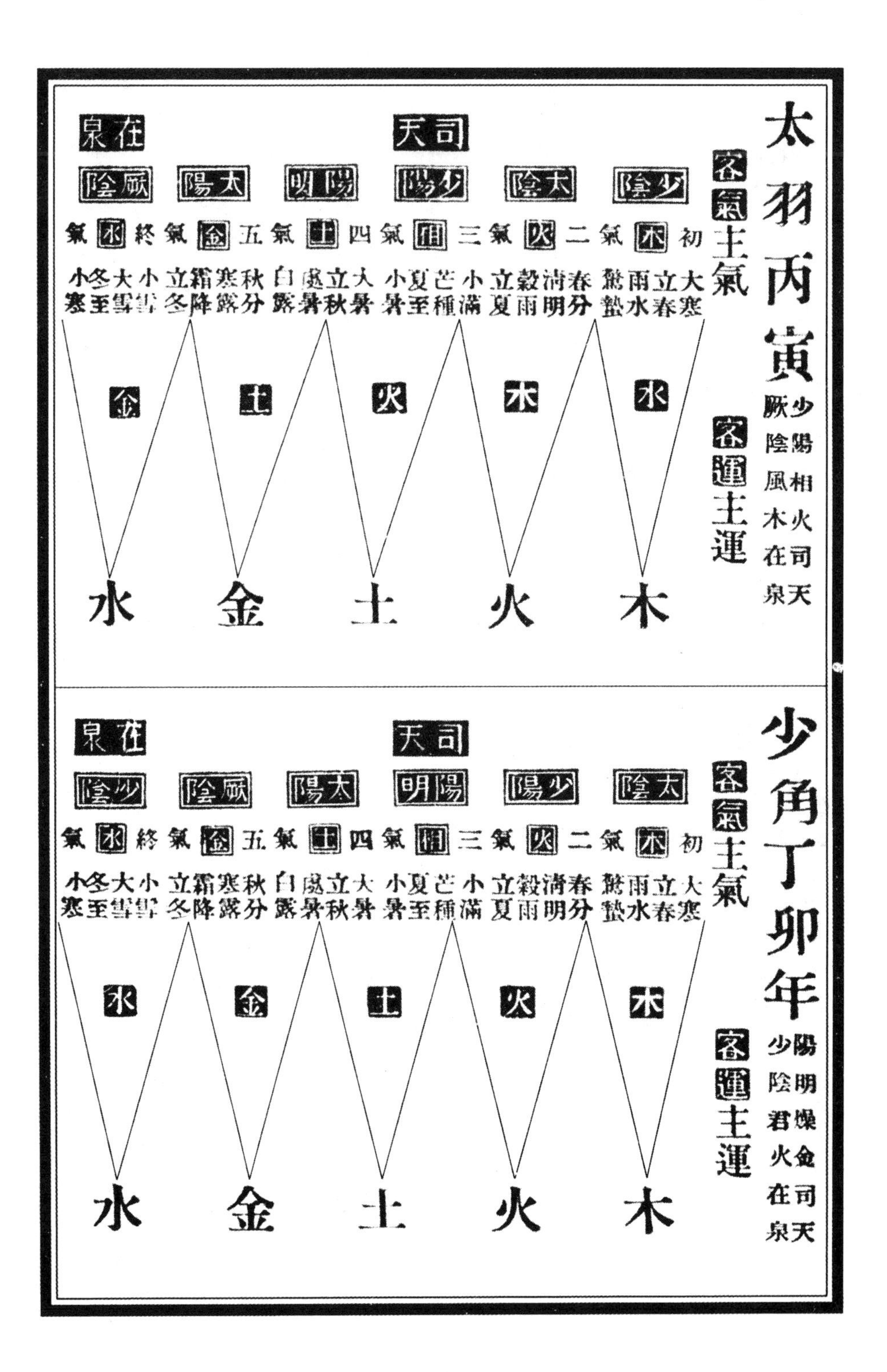
太羽丙寅
少陽相火司天
厥陰風木在泉
客氣主氣
司天
在泉
少陰 太陰 少陽 陽明 太陽 厥陰
初氣 木 二氣 火 三氣 相 四氣 土 五氣 金 終氣 水
大寒 立春 雨水 驚蟄 春分 清明 穀雨 立夏 小滿 芒種 夏至 小暑 大暑 立秋 處暑 白露 秋分 寒露 霜降 立冬 小雪 大雪 冬至 小寒
客運主運
水 木 火 土 金
木 火 土 金 水
少角丁卯年
陽明燥金司天
少陰君火在泉
客氣主氣
司天
在泉
太陰 少陽 陽明 太陽 厥陰 少陰
初氣 木 二氣 火 三氣 相 四氣 土 五氣 金 終氣 水
大寒 立春 雨水 驚蟄 春分 清明 穀雨 立夏 小滿 芒種 夏至 小暑 大暑 立秋 處暑 白露 秋分 寒露 霜降 立冬 小雪 大雪 冬至 小寒
客運主運
木 火 土 金 水
木 火 土 金 水

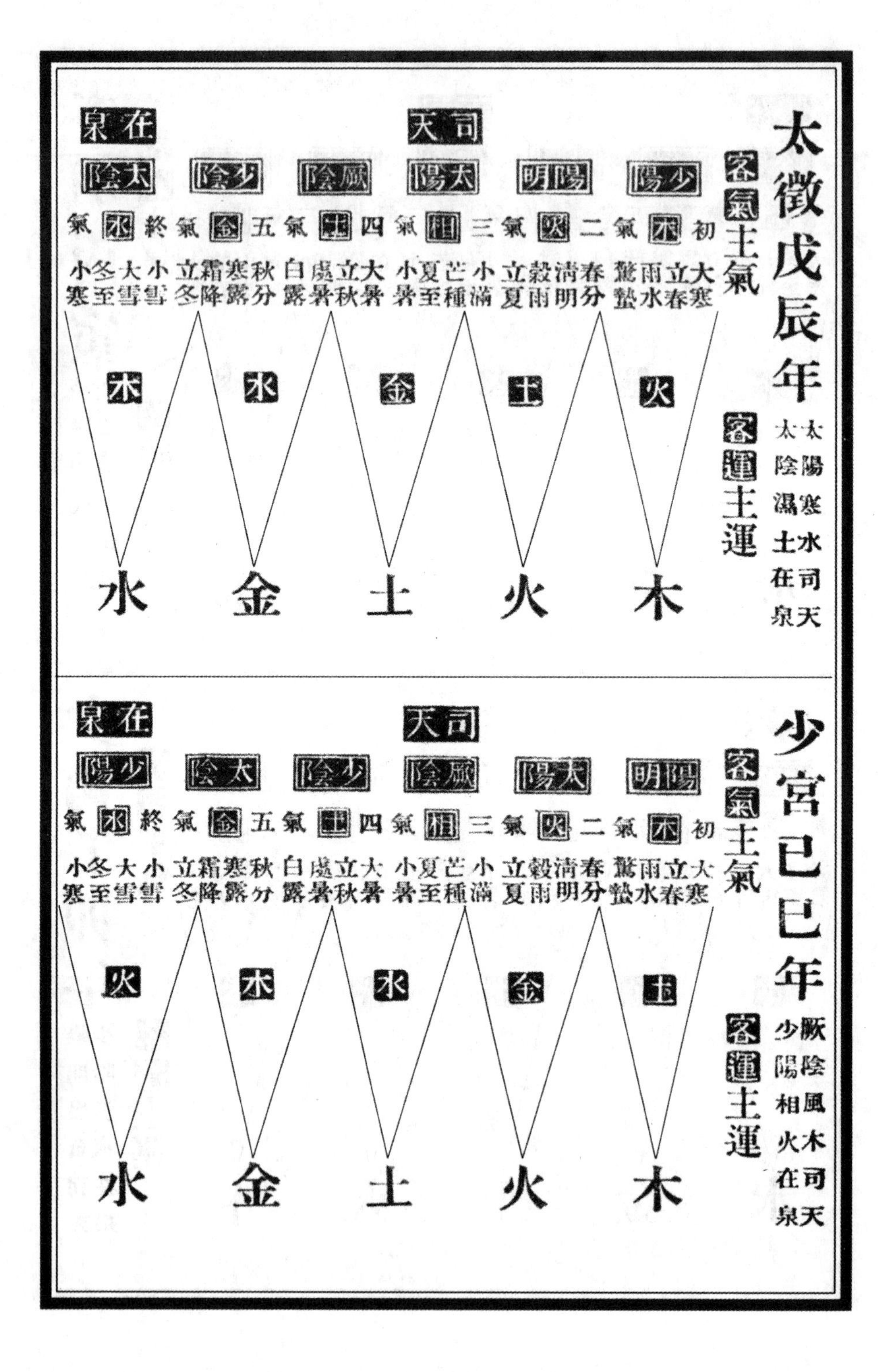
太徵戊辰年
太陽寒水司天
太陰濕土在泉
客氣主氣
客運主運
司天
在泉
少陽 陽明 太陽 厥陰 少陰 太陰
初 木 氣 二 火 氣 三 相 氣 四 土 氣 五 金 氣 終 水 氣
大寒 立春 雨水 驚蟄 春分 清明 穀雨 立夏 小滿 芒種 夏至 小暑 大暑 立秋 處暑 白露 秋分 寒露 霜降 立冬 小雪 大雪 冬至 小寒
火 土 金 水 木
木 火 土 金 水
少宮巳巳年
厥陰風木司天
少陽相火在泉
客氣主氣
客運主運
司天
在泉
陽明 太陽 厥陰 少陰 太陰 少陽
初 木 氣 二 火 氣 三 相 氣 四 土 氣 五 金 氣 終 水 氣
大寒 立春 雨水 驚蟄 春分 清明 穀雨 立夏 小滿 芒種 夏至 小暑 大暑 立秋 處暑 白露 秋分 寒露 霜降 立冬 小雪 大雪 冬至 小寒
土 金 水 木 火
木 火 土 金 水

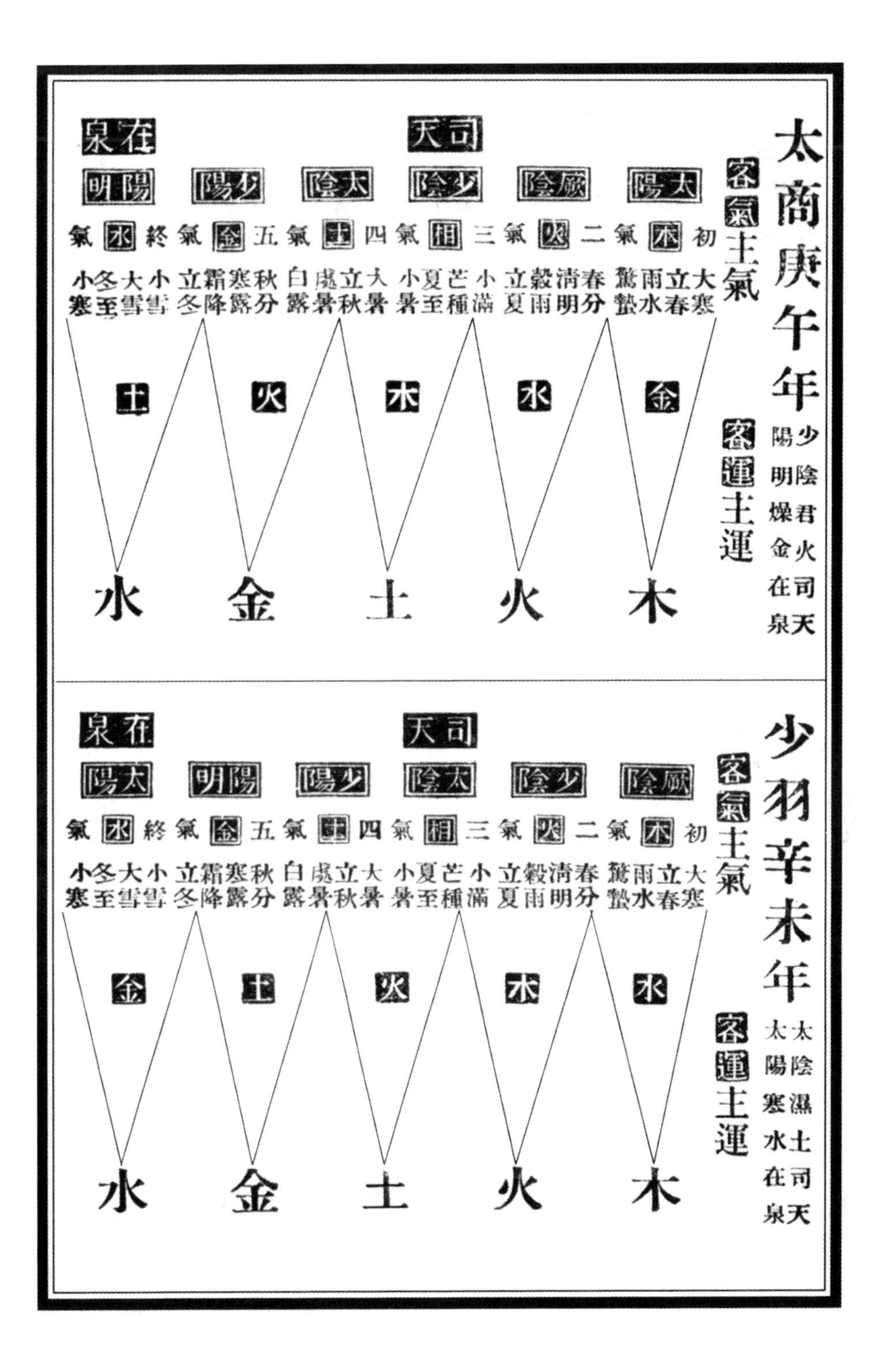
太商庚午年
少陰君火司天
陽明燥金在泉
客氣主氣
客運主運
司天
在泉
太陽 厥陰 少陰 太陰 少陽 陽明
初氣 二氣 三氣 四氣 五氣 終氣
大寒 立春 雨水 驚蟄 春分 清明 穀雨 立夏 小滿 芒種 夏至 小暑 大暑 立秋 處暑 白露 秋分 寒露 霜降 立冬 小雪 大雪 冬至 小寒
金 水 木 火 土
木 火 土 金 水
少羽辛未年
太陰濕土司天
太陽寒水在泉
客氣主氣
客運主運
司天
在泉
厥陰 少陰 太陰 少陽 陽明 太陽
初氣 二氣 三氣 四氣 五氣 終氣
大寒 立春 雨水 驚蟄 春分 清明 穀雨 立夏 小滿 芒種 夏至 小暑 大暑 立秋 處暑 白露 秋分 寒露 霜降 立冬 小雪 大雪 冬至 小寒
水 木 火 土 金
木 火 土 金 水

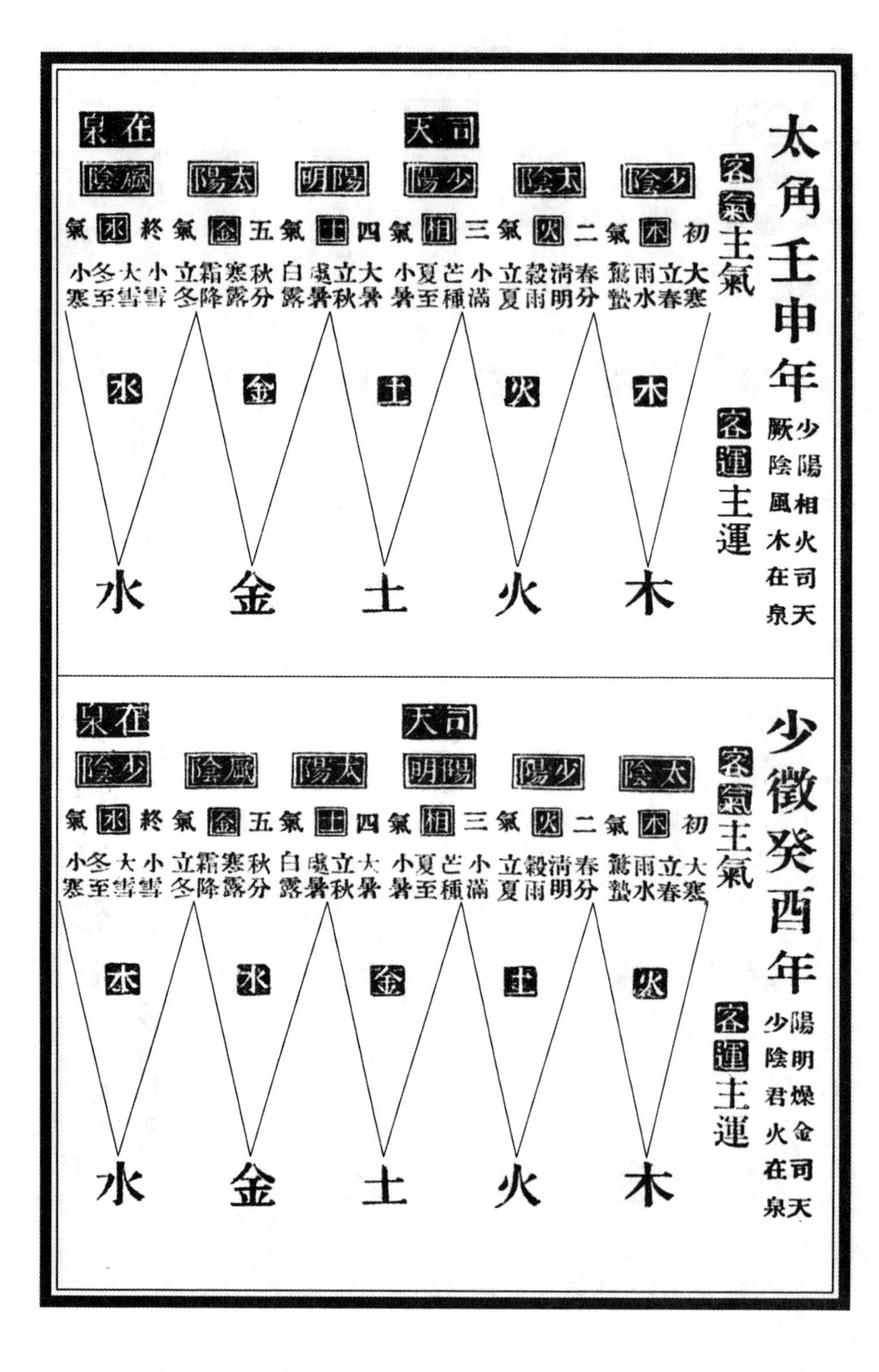
太角壬申年
少陽相火司天
厥陰風木在泉
客氣主氣
客運主運
司天
在泉
少陰
太陰
少陽
陽明
太陽
厥陰
初氣 木
二氣 火
三氣 相
四氣 土
五氣 金
終氣 水
大寒 立春 雨水 驚蟄
春分 清明 穀雨 立夏
小滿 芒種 夏至 小暑
大暑 立秋 處暑 白露
秋分 寒露 霜降 立冬
小雪 大雪 冬至 小寒
木 火 土 金 水
木 火 土 金 水
少徵癸酉年
陽明燥金司天
少陰君火在泉
客氣主氣
客運主運
司天
在泉
太陰
少陽
陽明
太陽
厥陰
少陰
初氣 木
二氣 火
三氣 相
四氣 土
五氣 金
終氣 水
大寒 立春 雨水 驚蟄
春分 清明 穀雨 立夏
小滿 芒種 夏至 小暑
大暑 立秋 處暑 白露
秋分 寒露 霜降 立冬
小雪 大雪 冬至 小寒
火 土 金 水 木
木 火 土 金 水

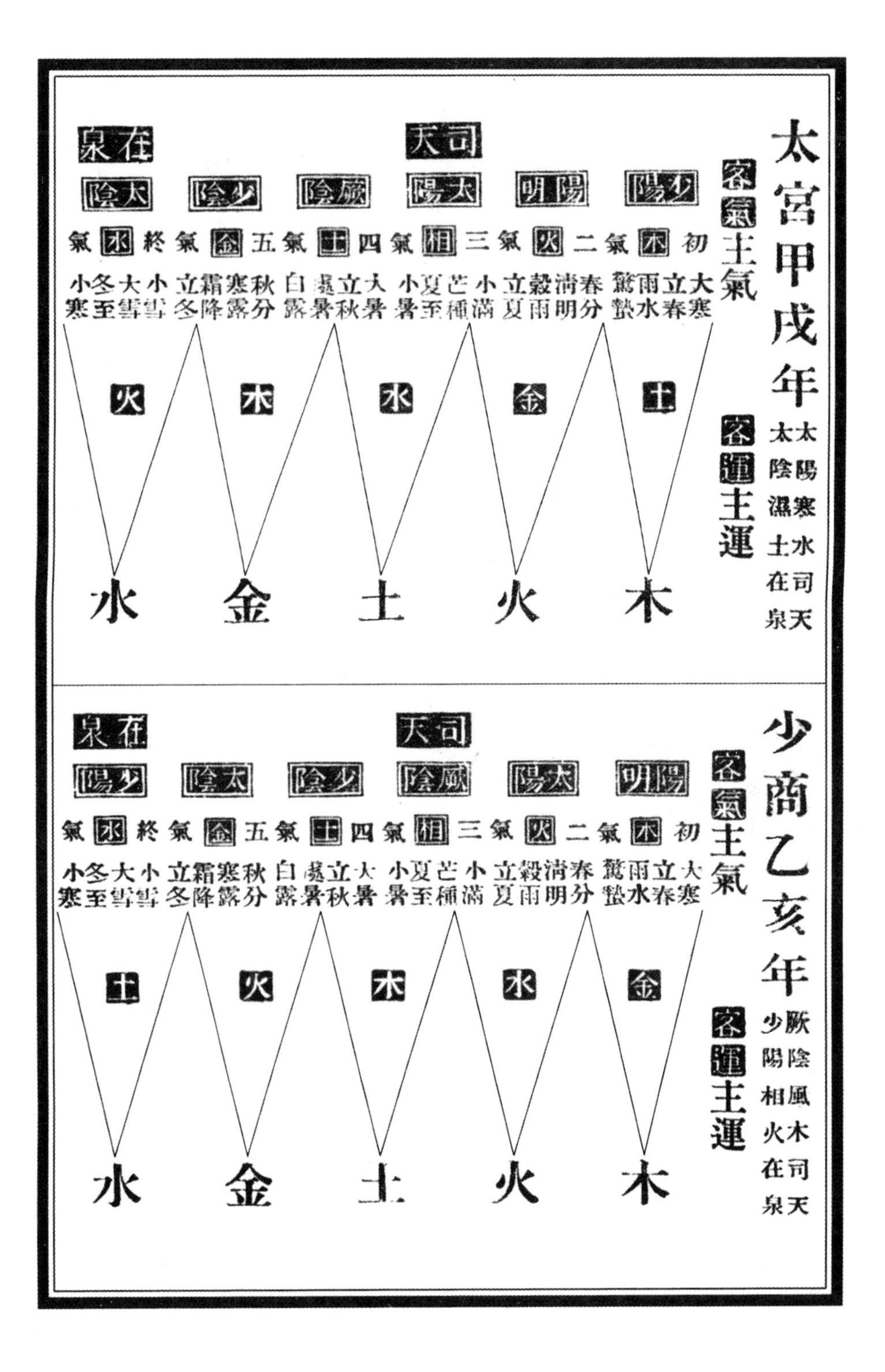
太宫甲戌年
太陽寒水司天
太陰濕土在泉
客氣主氣
客運主運
司天
在泉
少陽 陽明 太陽 厥陰 少陰 太陰
初 木 氣 二 火 氣 三 相 氣 四 土 氣 五 金 氣 終 水 氣
大寒 立春 雨水 驚蟄 春分 清明 穀雨 立夏 小滿 芒種 夏至 小暑 大暑 立秋 處暑 白露 秋分 寒露 霜降 立冬 小雪 大雪 冬至 小寒
土 金 水 木 火
木 火 土 金 水
少商乙亥年
厥陰風木司天
少陽相火在泉
客氣主氣
客運主運
司天
在泉
陽明 太陽 厥陰 少陰 太陰 少陽
初 木 氣 二 火 氣 三 相 氣 四 土 氣 五 金 氣 終 水 氣
大寒 立春 雨水 驚蟄 春分 清明 穀雨 立夏 小滿 芒種 夏至 小暑 大暑 立秋 處暑 白露 秋分 寒露 霜降 立冬 小雪 大雪 冬至 小寒
金 水 木 火 土
木 火 土 金 水

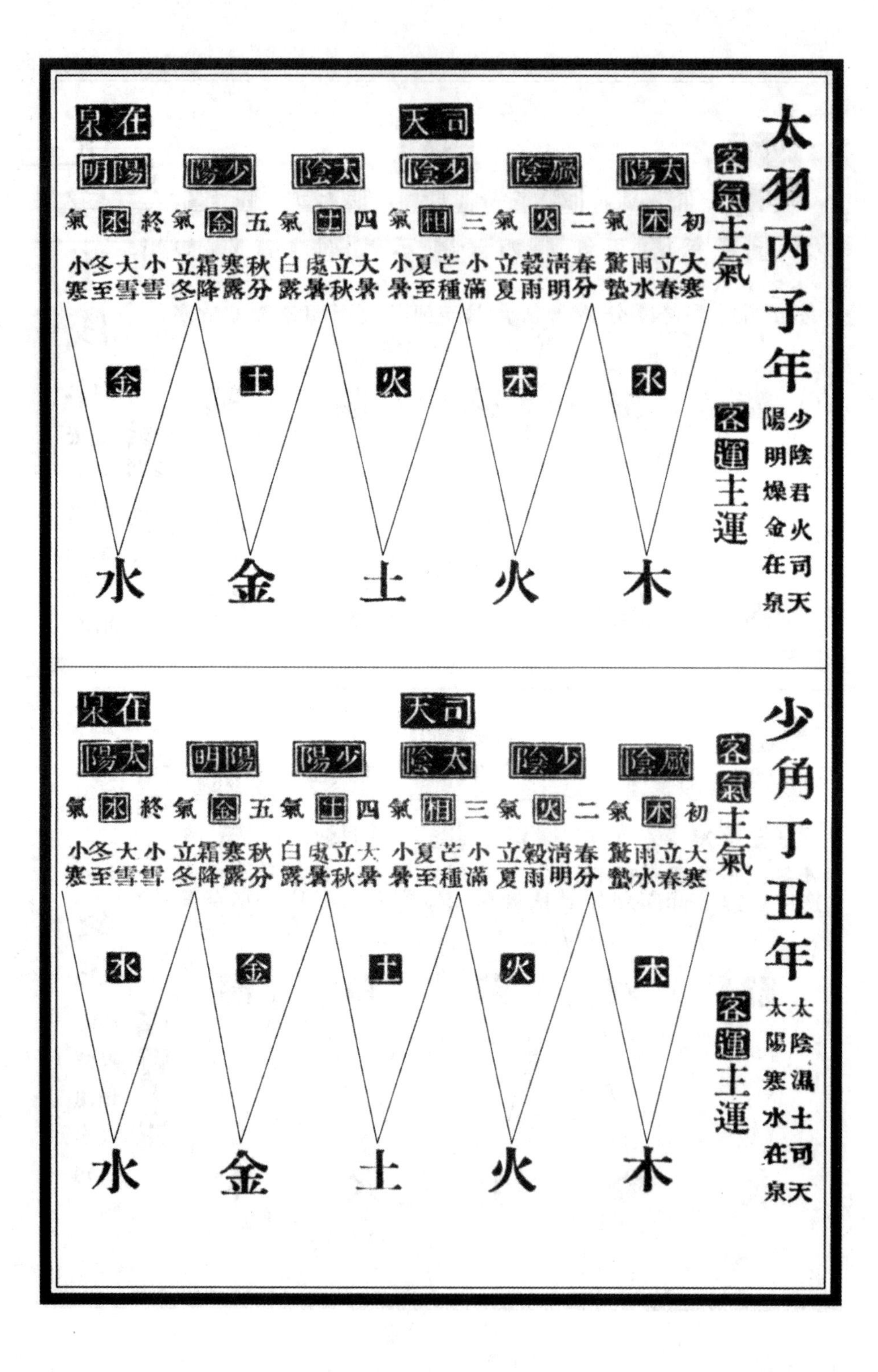
太羽丙子年
少陰君火司天
陽明燥金在泉
客氣主氣
客運主運
司天
在泉
太陽
厥陰
少陰
太陰
少陽
陽明
初氣 木
二氣 火
三氣 相
四氣 土
五氣 金
終氣 水
大寒 立春 雨水 驚蟄
春分 清明 穀雨 立夏
小滿 芒種 夏至 小暑
大暑 立秋 處暑 白露
秋分 寒露 霜降 立冬
小雪 大雪 冬至 小寒
水 木 火 土 金
木 火 土 金 水
少角丁丑年
太陰濕土司天
太陽寒水在泉
客氣主氣
客運主運
司天
在泉
厥陰
少陰
太陰
少陽
陽明
太陽
初氣 木
二氣 火
三氣 相
四氣 土
五氣 金
終氣 水
大寒 立春 雨水 驚蟄
春分 清明 穀雨 立夏
小滿 芒種 夏至 小暑
大暑 立秋 處暑 白露
秋分 寒露 霜降 立冬
小雪 大雪 冬至 小寒
木 火 土 金 水
木 火 土 金 水

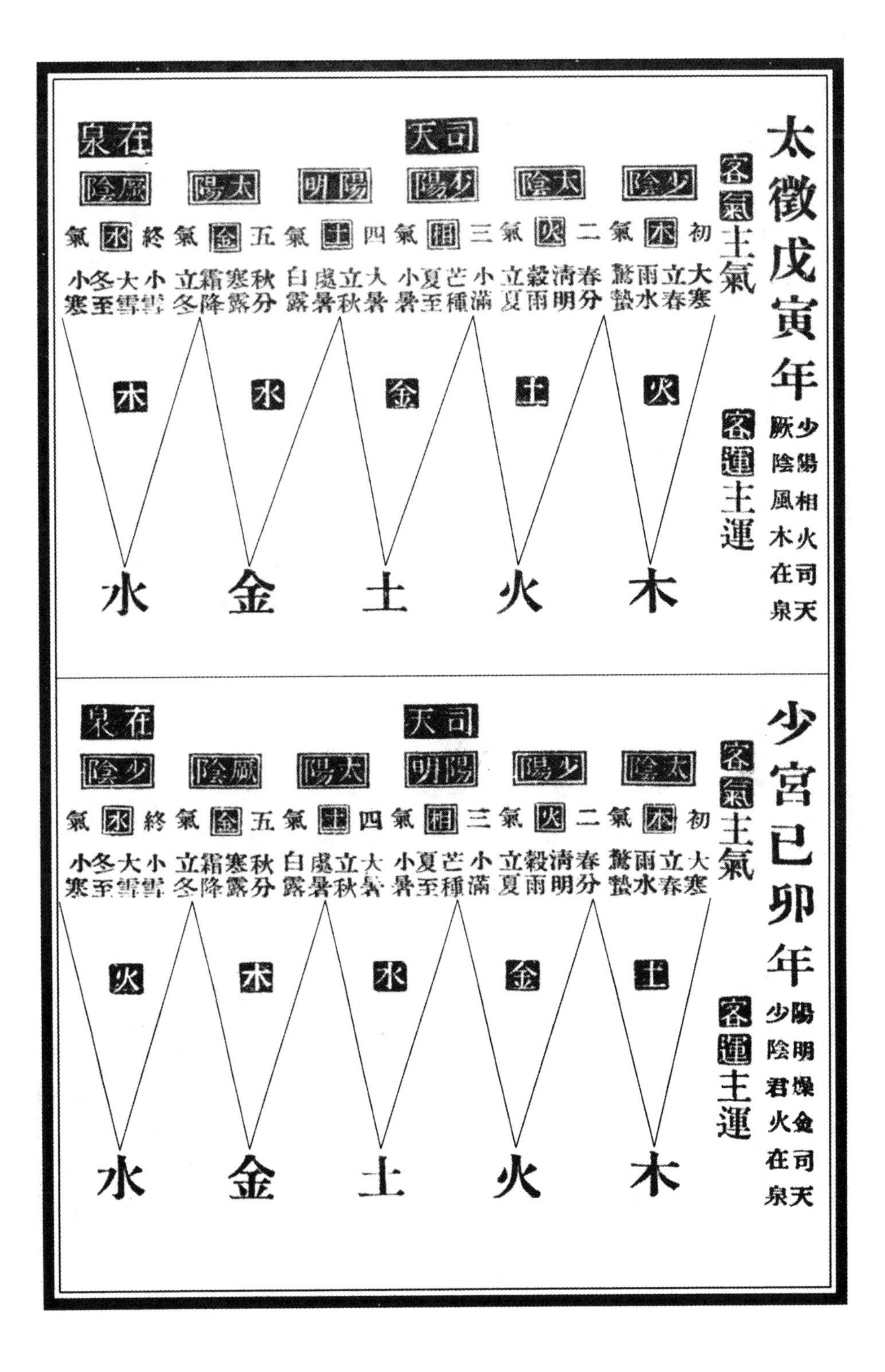
太徵戊寅年
少陽相火司天
厥陰風木在泉
客氣主氣
司天
在泉
少陰 太陰 少陽 陽明 太陽 厥陰
初氣 木 二氣 火 三氣 相 四氣 土 五氣 金 終氣 水
大寒 立春 雨水 驚蟄
春分 清明 穀雨 立夏
小滿 芒種 夏至 小暑
大暑 立秋 處暑 白露
秋分 寒露 霜降 立冬
小雪 大雪 冬至 小寒
客運主運
火 土 金 水 木
木 火 土 金 水
少宮己卯年
陽明燥金司天
少陰君火在泉
客氣主氣
司天
在泉
太陰 少陽 陽明 太陽 厥陰 少陰
初氣 木 二氣 火 三氣 相 四氣 土 五氣 金 終氣 水
大寒 立春 雨水 驚蟄
春分 清明 穀雨 立夏
小滿 芒種 夏至 小暑
大暑 立秋 處暑 白露
秋分 寒露 霜降 立冬
小雪 大雪 冬至 小寒
客運主運
土 金 水 木 火
木 火 土 金 水

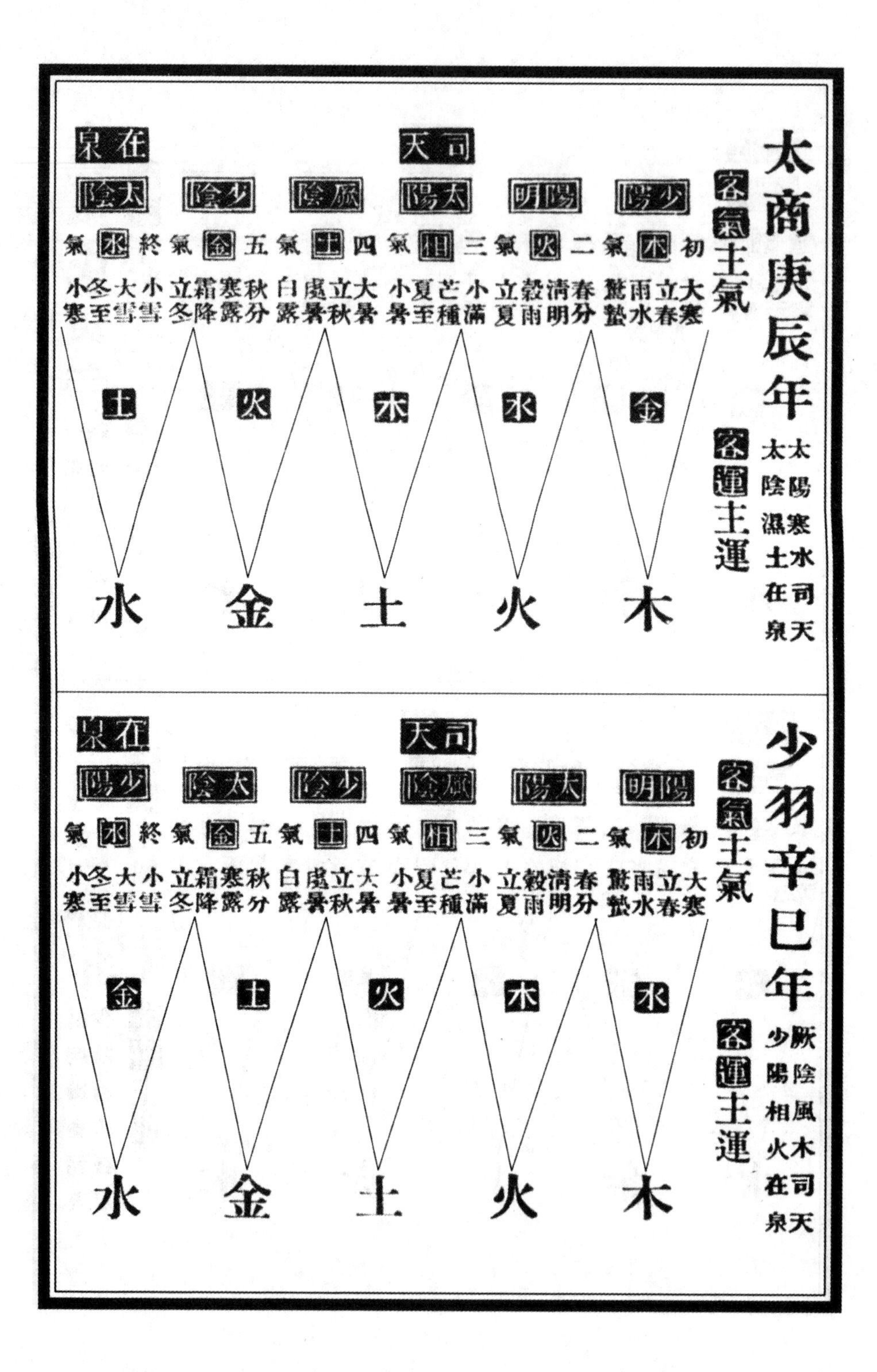
太商庚辰年
太陽寒水司天
太陰濕土在泉
客氣
主氣
客運
主運
司天
在泉
少陽
陽明
太陽
厥陰
少陰
太陰
初
木
氣
二
火
氣
三
相
氣
四
土
氣
五
金
氣
終
水
氣
大寒
立春
雨水
驚蟄
春分
清明
穀雨
立夏
小滿
芒種
夏至
小暑
大暑
立秋
處暑
白露
秋分
寒露
霜降
立冬
小雪
大雪
冬至
小寒
金
水
木
火
土
木
火
土
金
水
少羽辛巳年
厥陰風木司天
少陽相火在泉
客氣
主氣
客運
主運
司天
在泉
陽明
太陽
厥陰
少陰
太陰
少陽
初
木
氣
二
火
氣
三
相
氣
四
土
氣
五
金
氣
終
水
氣
大寒
立春
雨水
驚蟄
春分
清明
穀雨
立夏
小滿
芒種
夏至
小暑
大暑
立秋
處暑
白露
秋分
寒露
霜降
立冬
小雪
大雪
冬至
小寒
水
木
火
土
金
木
火
土
金
水

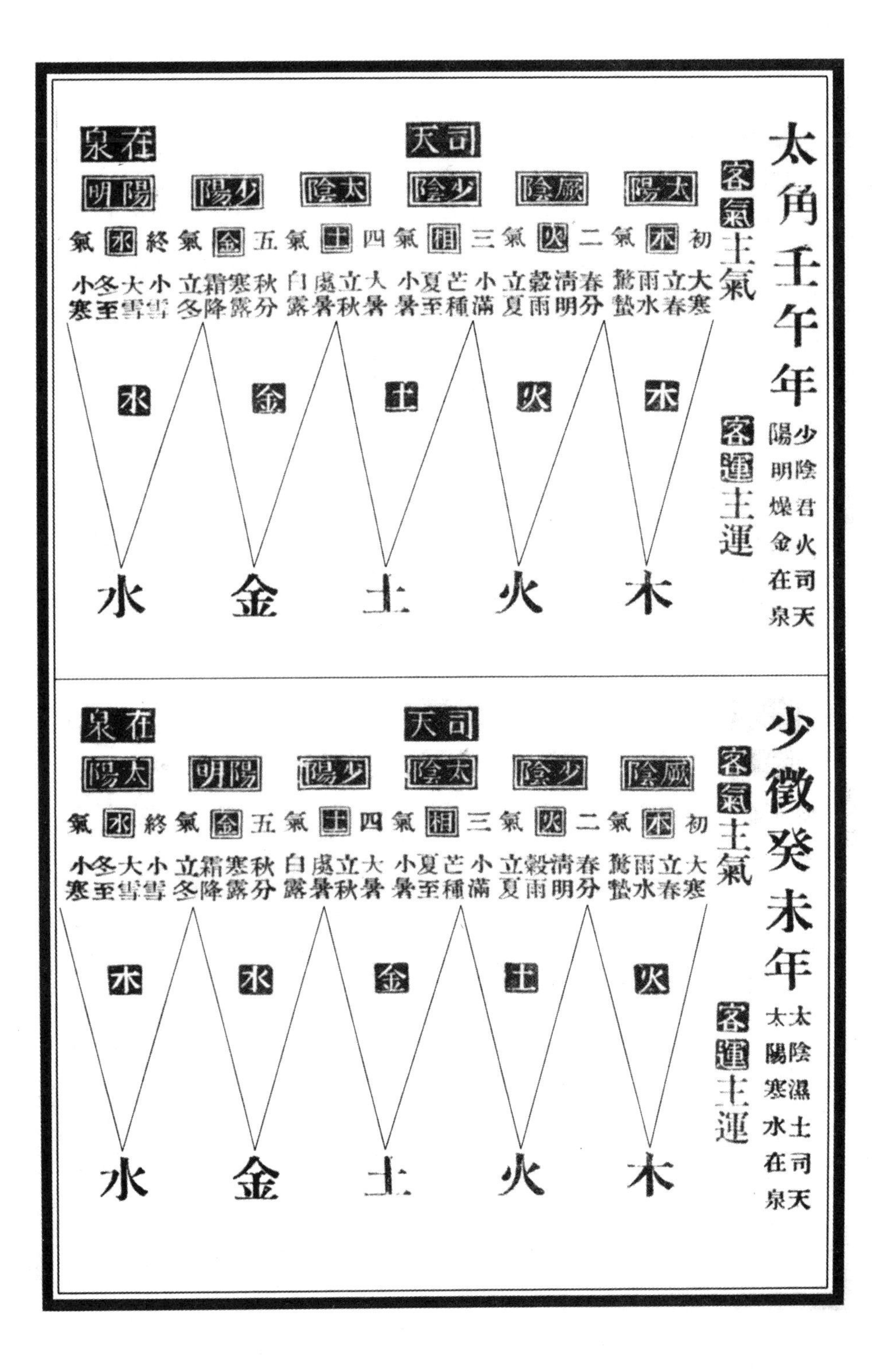

太角壬午年
少陰君火司天
陽明燥金在泉
客氣主氣
客運主運
司天
在泉
太陽 厥陰 少陰 太陰 少陽 陽明
初 木 氣 二 火 氣 三 相 氣 四 土 氣 五 金 氣 終 水 氣
大寒 立春 雨水 驚蟄 春分 清明 穀雨 立夏 小滿 芒種 夏至 小暑 大暑 立秋 處暑 白露 秋分 寒露 霜降 立冬 小雪 大雪 冬至 小寒
木 火 土 金 水
木 火 土 金 水
少徵癸未年
太陰濕土司天
太陽寒水在泉
客氣主氣
客運主運
司天
在泉
厥陰 少陰 太陰 少陽 陽明 太陽
初 木 氣 二 火 氣 三 相 氣 四 土 氣 五 金 氣 終 水 氣
大寒 立春 雨水 驚蟄 春分 清明 穀雨 立夏 小滿 芒種 夏至 小暑 大暑 立秋 處暑 白露 秋分 寒露 霜降 立冬 小雪 大雪 冬至 小寒
火 土 金 水 木
木 火 土 金 水

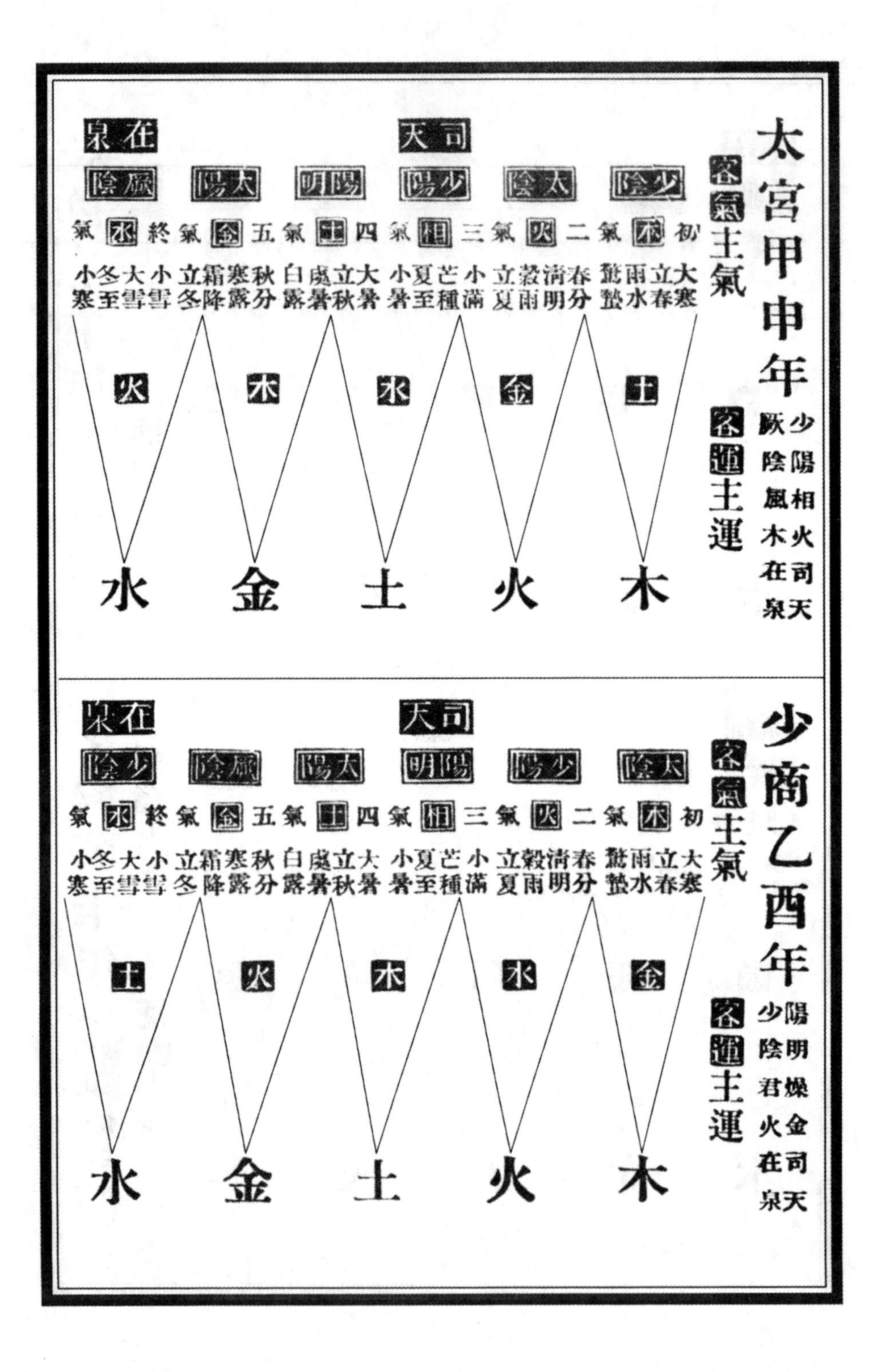

太宫甲申年
少陽相火司天
厥陰風木在泉
客氣主氣
客運主運
司天
在泉
少陰 太陰 少陽 陽明 太陽 厥陰
初氣 二氣 三氣 四氣 五氣 終氣
大寒 立春 雨水 驚蟄 春分 清明 穀雨 立夏 小滿 芒種 夏至 小暑 大暑 立秋 處暑 白露 秋分 寒露 霜降 立冬 小雪 大雪 冬至 小寒
土 金 水 木 火
木 火 土 金 水
少商乙酉年
陽明燥金司天
少陰君火在泉
客氣主氣
客運主運
司天
在泉
太陰 少陽 陽明 太陽 厥陰 少陰
初氣 二氣 三氣 四氣 五氣 終氣
大寒 立春 雨水 驚蟄 春分 清明 穀雨 立夏 小滿 芒種 夏至 小暑 大暑 立秋 處暑 白露 秋分 寒露 霜降 立冬 小雪 大雪 冬至 小寒
金 水 木 火 土
木 火 土 金 水

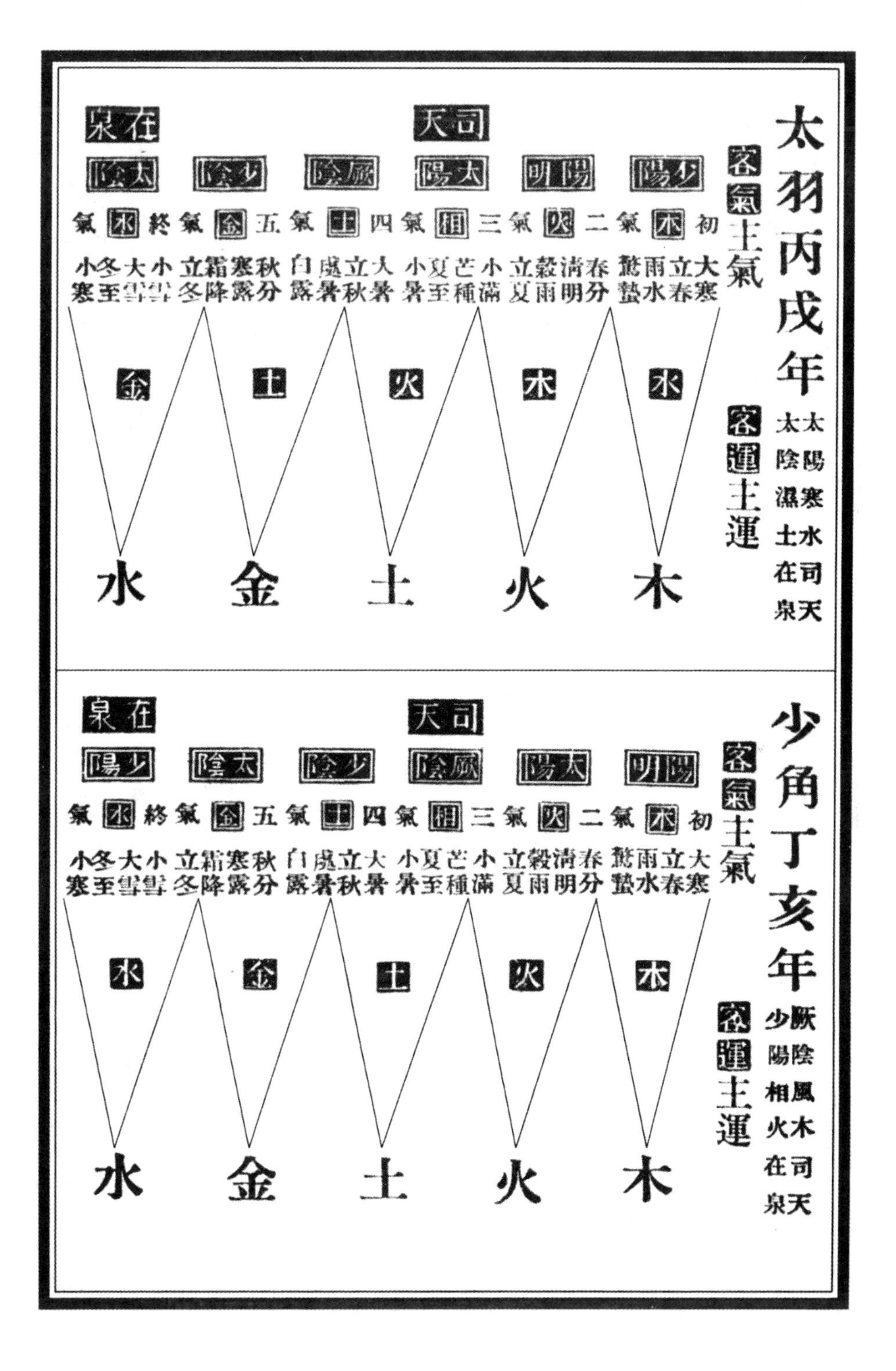

太羽丙戌年
太陽寒水司天
太陰濕土在泉
客氣
主氣
客運
主運
司天
在泉
少陽
陽明
太陽
厥陰
少陰
太陰
初氣 木
二氣 火
三氣 相
四氣 土
五氣 金
終氣 水
大寒 立春 雨水 驚蟄 春分 清明 穀雨 立夏 小滿 芒種 夏至 小暑 大暑 立秋 處暑 白露 秋分 寒露 霜降 立冬 小雪 大雪 冬至 小寒
水 木 火 土 金
木 火 土 金 水
少角丁亥年
厥陰風木司天
少陽相火在泉
客氣
主氣
客運
主運
司天
在泉
陽明
太陽
厥陰
少陰
太陰
少陽
初氣 木
二氣 火
三氣 相
四氣 土
五氣 金
終氣 水
大寒 立春 雨水 驚蟄 春分 清明 穀雨 立夏 小滿 芒種 夏至 小暑 大暑 立秋 處暑 白露 秋分 寒露 霜降 立冬 小雪 大雪 冬至 小寒
木 火 土 金 水
木 火 土 金 水

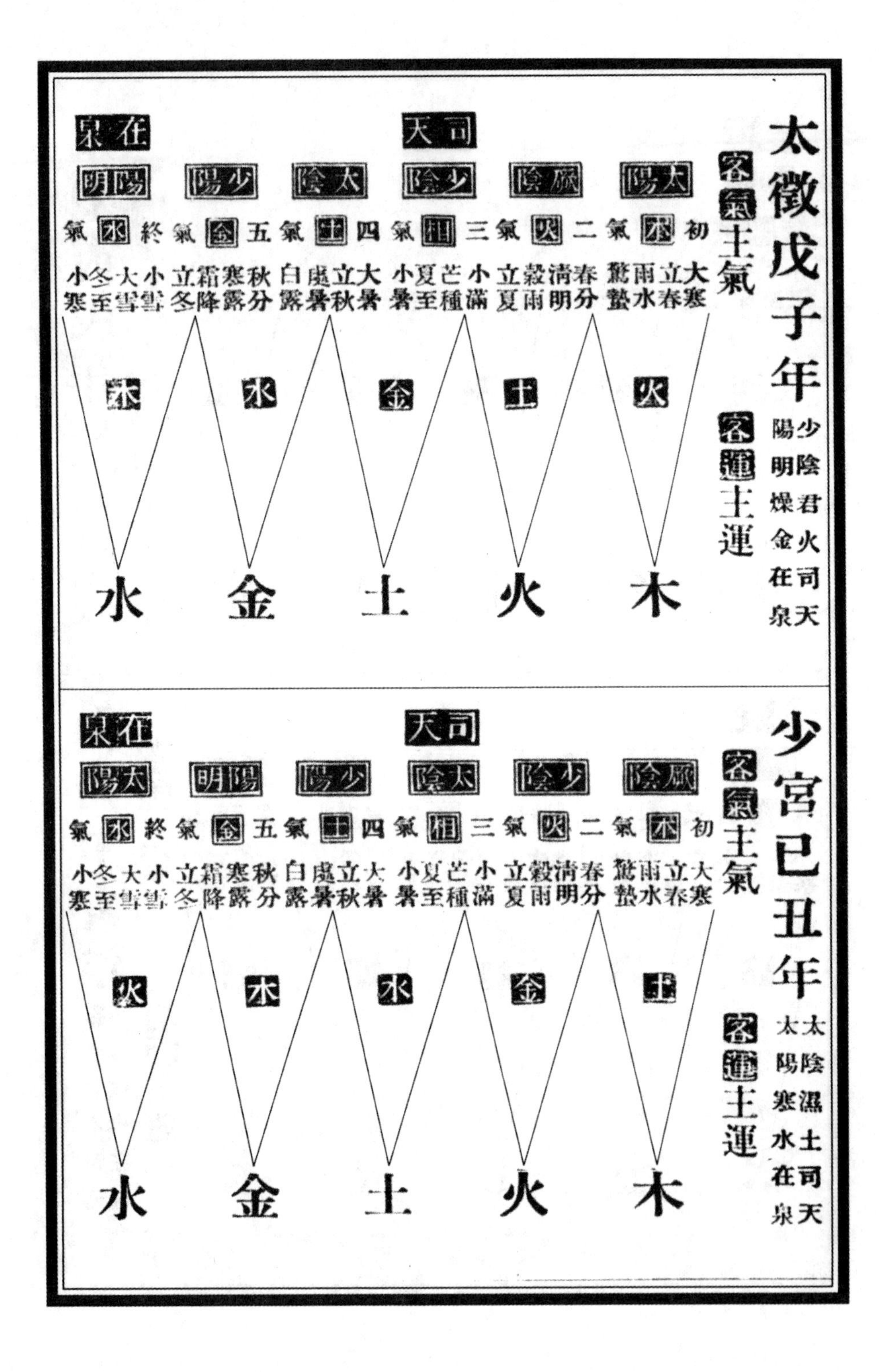
太徵戊子年
少陰君火司天
陽明燥金在泉
客氣主氣
客運主運
司天
在泉
太陽 厥陰 少陰 太陰 少陽 陽明
初 木 氣 二 火 氣 三 相 氣 四 土 氣 五 金 氣 終 水 氣
大寒 立春 雨水 驚蟄 春分 清明 穀雨 立夏 小滿 芒種 夏至 小暑 大暑 立秋 處暑 白露 秋分 寒露 霜降 立冬 小雪 大雪 冬至 小寒
火 土 金 水 木
木 火 土 金 水
少宮己丑年
太陰濕土司天
太陽寒水在泉
客氣主氣
客運主運
司天
在泉
厥陰 少陰 太陰 少陽 陽明 太陽
初 木 氣 二 火 氣 三 相 氣 四 土 氣 五 金 氣 終 水 氣
大寒 立春 雨水 驚蟄 春分 清明 穀雨 立夏 小滿 芒種 夏至 小暑 大暑 立秋 處暑 白露 秋分 寒露 霜降 立冬 小雪 大雪 冬至 小寒
土 金 水 木 火
木 火 土 金 水

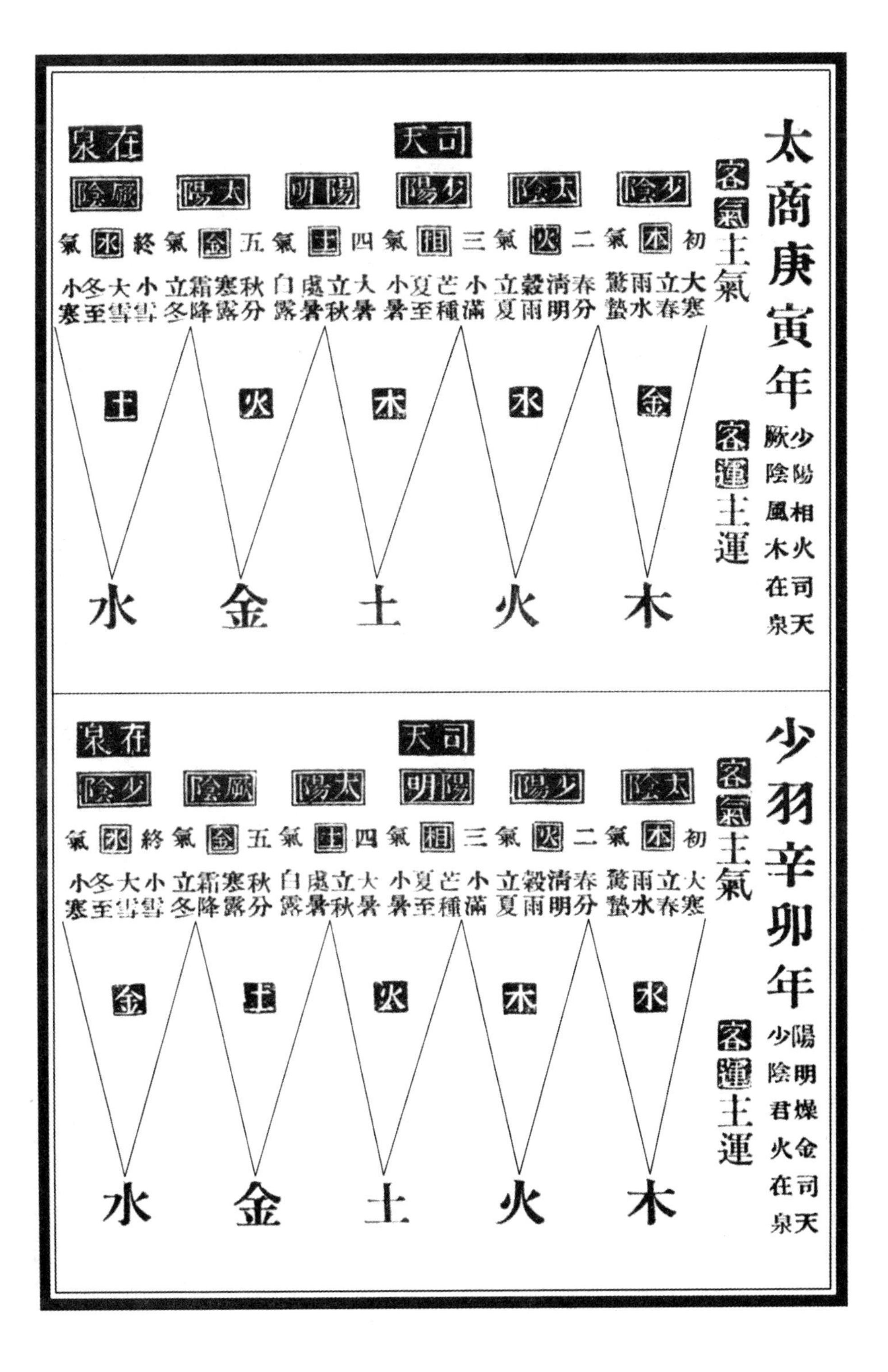
太商庚寅年
少陽相火司天
厥陰風木在泉
客氣主氣
客運主運
司天
在泉
少陰 太陰 少陽 陽明 太陽 厥陰
初氣 木 二氣 火 三氣 相 四氣 土 五氣 金 終氣 水
大寒 立春 雨水 驚蟄 春分 清明 穀雨 立夏 小滿 芒種 夏至 小暑 大暑 立秋 處暑 白露 秋分 寒露 霜降 立冬 小雪 大雪 冬至 小寒
金 水 木 火 土
木 火 土 金 水
少羽辛卯年
陽明燥金司天
少陰君火在泉
客氣主氣
客運主運
司天
在泉
太陰 少陽 陽明 太陽 厥陰 少陰
初氣 木 二氣 火 三氣 相 四氣 土 五氣 金 終氣 水
大寒 立春 雨水 驚蟄 春分 清明 穀雨 立夏 小滿 芒種 夏至 小暑 大暑 立秋 處暑 白露 秋分 寒露 霜降 立冬 小雪 大雪 冬至 小寒
水 木 火 土 金
木 火 土 金 水

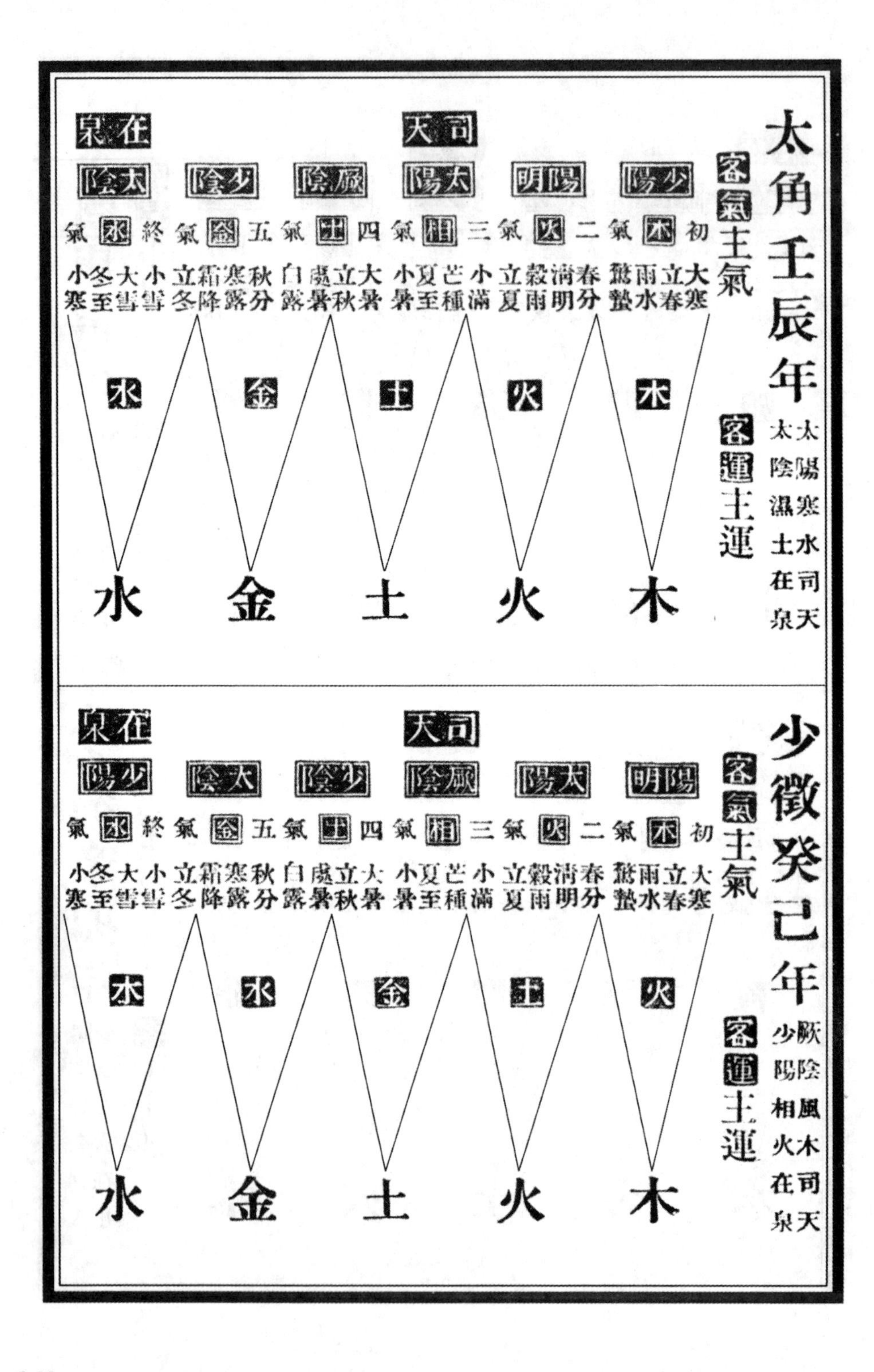
太角壬辰年
太陽寒水司天
太陰濕土在泉
客氣主氣
司天
在泉
少陽 陽明 太陽 厥陰 少陰 太陰
初氣 木 二氣 火 三氣 相 四氣 土 五氣 金 終氣 水
大寒 立春 雨水 驚蟄 春分 清明 穀雨 立夏 小滿 芒種 夏至 小暑 大暑 立秋 處暑 白露 秋分 寒露 霜降 立冬 小雪 大雪 冬至 小寒
客運主運
木 火 土 金 水
木 火 土 金 水
少徵癸巳年
厥陰風木司天
少陽相火在泉
客氣主氣
司天
在泉
陽明 太陽 厥陰 少陰 太陰 少陽
初氣 木 二氣 火 三氣 相 四氣 土 五氣 金 終氣 水
大寒 立春 雨水 驚蟄 春分 清明 穀雨 立夏 小滿 芒種 夏至 小暑 大暑 立秋 處暑 白露 秋分 寒露 霜降 立冬 小雪 大雪 冬至 小寒
客運主運
火 土 金 水 木
木 火 土 金 水

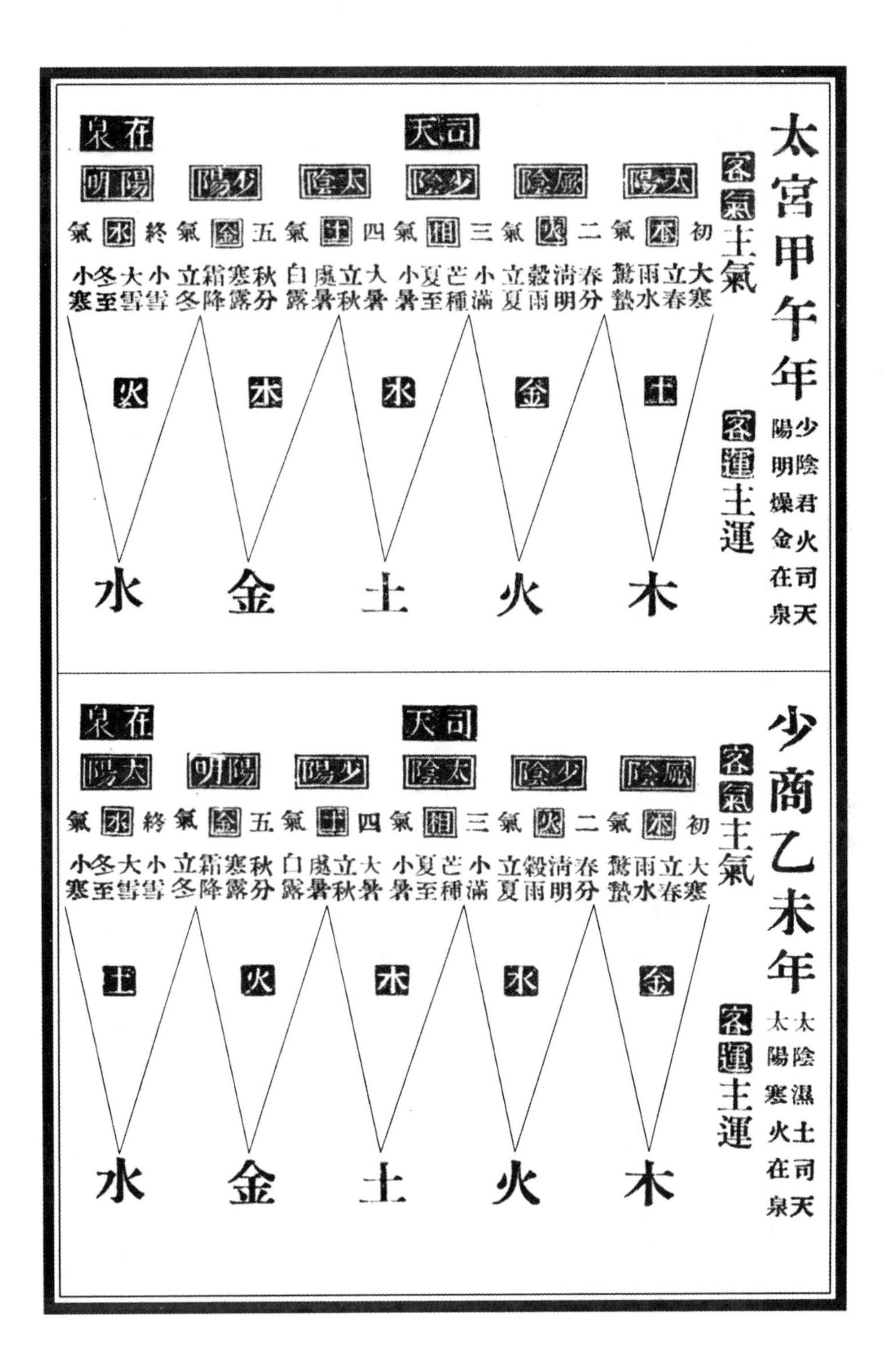
太宫甲午年
少阴君火司天
阳明燥金在泉
客气主气
客运主运
在泉
司天
阳明
少阳
太阴
少阴
厥阴
太阳
初 木 气
二 火 气
三 相 气
四 土 气
五 金 气
终 水 气
大寒 立春 雨水 惊蛰
春分 清明 谷雨 立夏
小满 芒种 夏至 小暑
大暑 立秋 处暑 白露
秋分 寒露 霜降 立冬
小雪 大雪 冬至 小寒
土 金 水 木 火
木 火 土 金 水
少商乙未年
太阴湿土司天
太阳寒火在泉
客气主气
客运主运
在泉
司天
太阳
阳明
少阳
太阴
少阴
厥阴
金 水 木 火 土
木 火 土 金 水

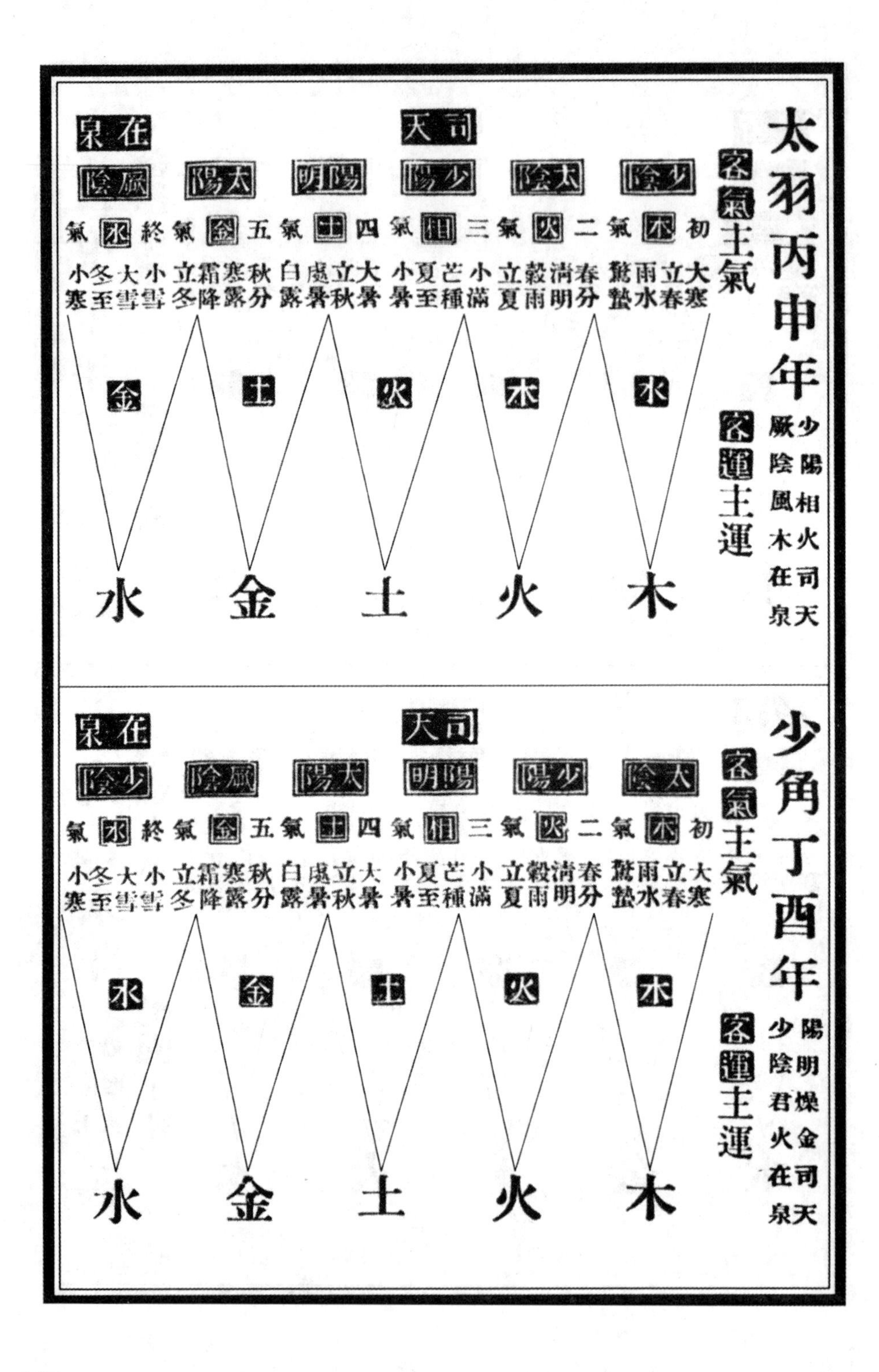

太羽丙申年
少陽相火司天
厥陰風木在泉
客氣主氣
司天
在泉
少陰
太陰
少陽
陽明
太陽
厥陰
初氣木
二氣火
三氣相
四氣土
五氣金
終氣水
大寒立春雨水驚蟄
春分清明穀雨立夏
小滿芒種夏至小暑
大暑立秋處暑白露
秋分寒露霜降立冬
小雪大雪冬至小寒
客運主運
水
木
火
土
金
木
火
土
金
水
少角丁酉年
陽明燥金司天
少陰君火在泉
客氣主氣
司天
在泉
太陰
少陽
陽明
太陽
厥陰
少陰
初氣木
二氣火
三氣相
四氣土
五氣金
終氣水
大寒立春雨水驚蟄
春分清明穀雨立夏
小滿芒種夏至小暑
大暑立秋處暑白露
秋分寒露霜降立冬
小雪大雪冬至小寒
客運主運
木
火
土
金
水
木
火
土
金
水

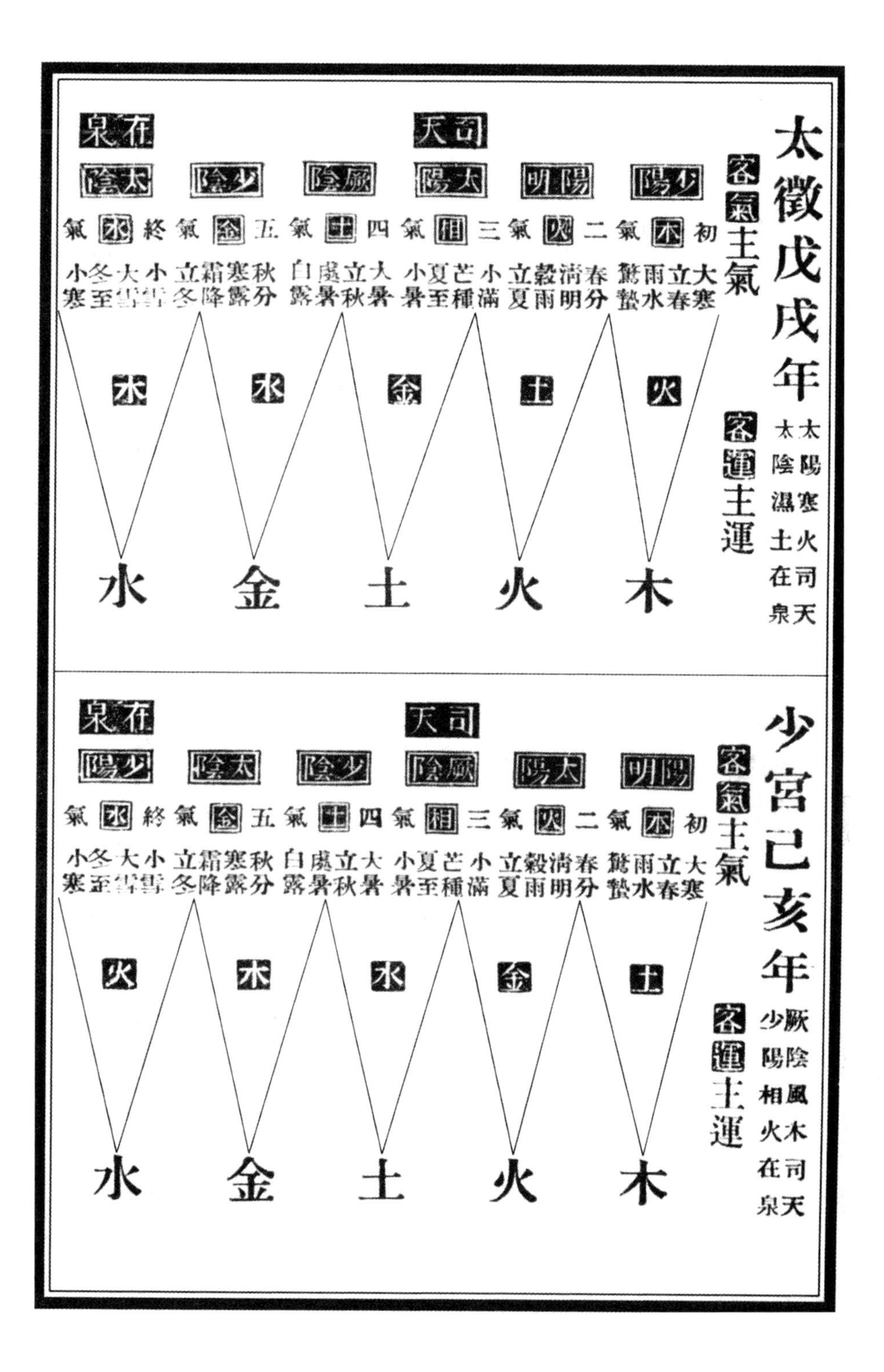
太徵戊戌年
太陽寒水司天
太陰濕土在泉
客氣主氣
司天
在泉
少陽
陽明
太陽
厥陰
少陰
太陰
初氣 木
二氣 火
三氣 相
四氣 土
五氣 金
終氣 水
大寒 立春 雨水 驚蟄
春分 清明 穀雨 立夏
小滿 芒種 夏至 小暑
大暑 立秋 處暑 白露
秋分 寒露 霜降 立冬
小雪 大雪 冬至 小寒
客運主運
火 土 金 水 木
木 火 土 金 水
少宫己亥年
厥陰風木司天
少陽相火在泉
客氣主氣
司天
在泉
陽明
太陽
厥陰
少陰
太陰
少陽
初氣 木
二氣 火
三氣 相
四氣 土
五氣 金
終氣 水
大寒 立春 雨水 驚蟄
春分 清明 穀雨 立夏
小滿 芒種 夏至 小暑
大暑 立秋 處暑 白露
秋分 寒露 霜降 立冬
小雪 大雪 冬至 小寒
客運主運
土 金 水 木 火
木 火 土 金 水

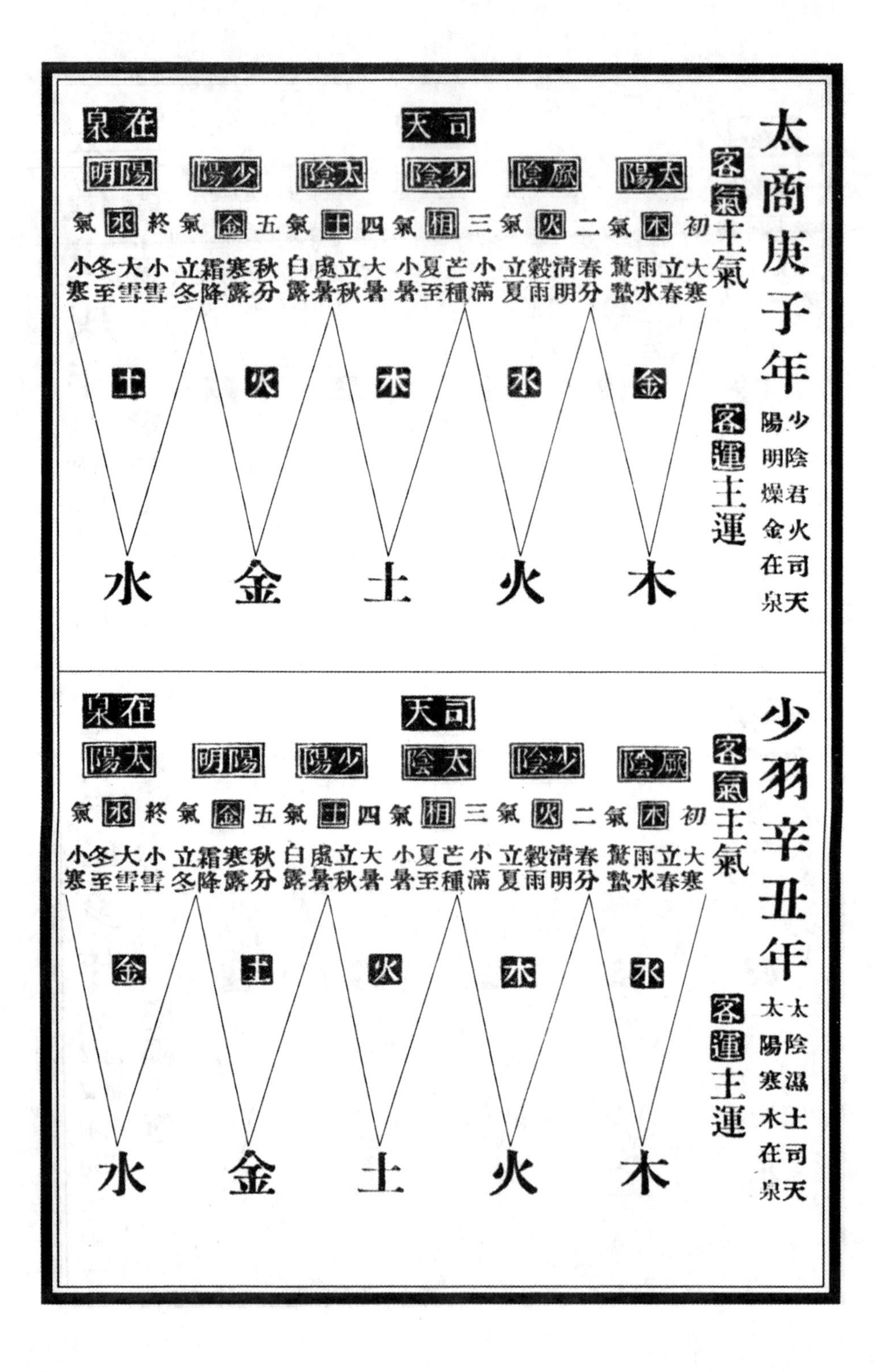
太商庚子年
少陰君火司天
陽明燥金在泉
客氣主氣
客運主運
司天
在泉
太陽
厥陰
少陰
太陰
少陽
陽明
初氣 木
二氣 火
三氣 相
四氣 土
五氣 金
終氣 水
大寒 立春 雨水 驚蟄
春分 清明 穀雨 立夏
小滿 芒種 夏至 小暑
大暑 立秋 處暑 白露
秋分 寒露 霜降 立冬
小雪 大雪 冬至 小寒
金 水 木 火 土
木 火 土 金 水
少羽辛丑年
太陰濕土司天
太陽寒水在泉
客氣主氣
客運主運
司天
在泉
厥陰
少陰
太陰
少陽
陽明
太陽
初氣 木
二氣 火
三氣 相
四氣 土
五氣 金
終氣 水
大寒 立春 雨水 驚蟄
春分 清明 穀雨 立夏
小滿 芒種 夏至 小暑
大暑 立秋 處暑 白露
秋分 寒露 霜降 立冬
小雪 大雪 冬至 小寒
水 木 火 土 金
木 火 土 金 水

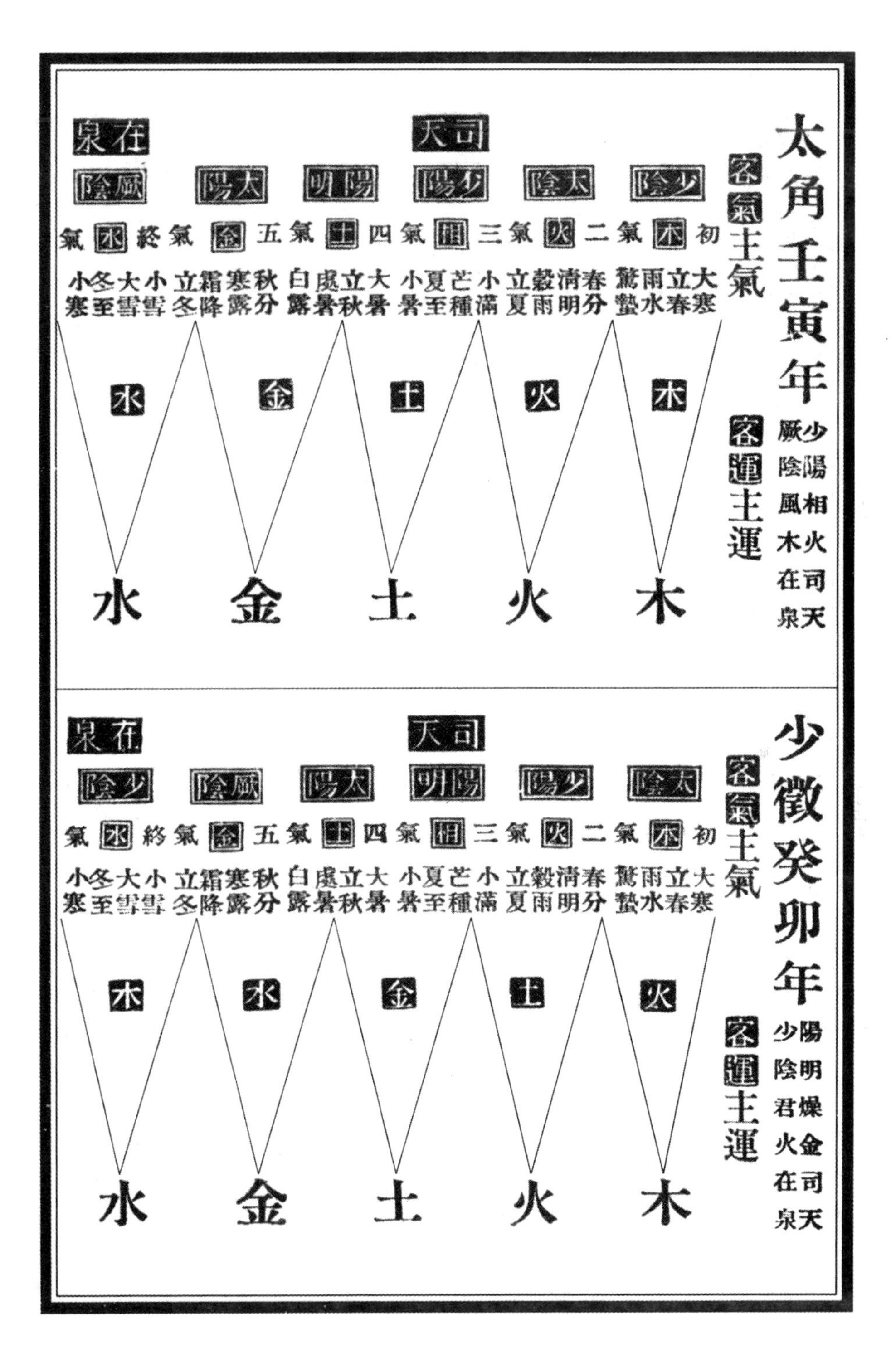

太角壬寅年
少陽相火司天
厥陰風木在泉
客氣主氣
司天
在泉
少陰 太陰 少陽 陽明 太陽 厥陰
初氣 木 二氣 火 三氣 相 四氣 土 五氣 金 終氣 水
大寒 立春 雨水 驚蟄 春分 清明 穀雨 立夏 小滿 芒種 夏至 小暑 大暑 立秋 處暑 白露 秋分 寒露 霜降 立冬 小雪 大雪 冬至 小寒
客運主運
木 火 土 金 水
木 火 土 金 水
少徵癸卯年
陽明燥金司天
少陰君火在泉
客氣主氣
司天
在泉
太陰 少陽 陽明 太陽 厥陰 少陰
初氣 木 二氣 火 三氣 相 四氣 土 五氣 金 終氣 水
大寒 立春 雨水 驚蟄 春分 清明 穀雨 立夏 小滿 芒種 夏至 小暑 大暑 立秋 處暑 白露 秋分 寒露 霜降 立冬 小雪 大雪 冬至 小寒
客運主運
火 土 金 水 木
木 火 土 金 水

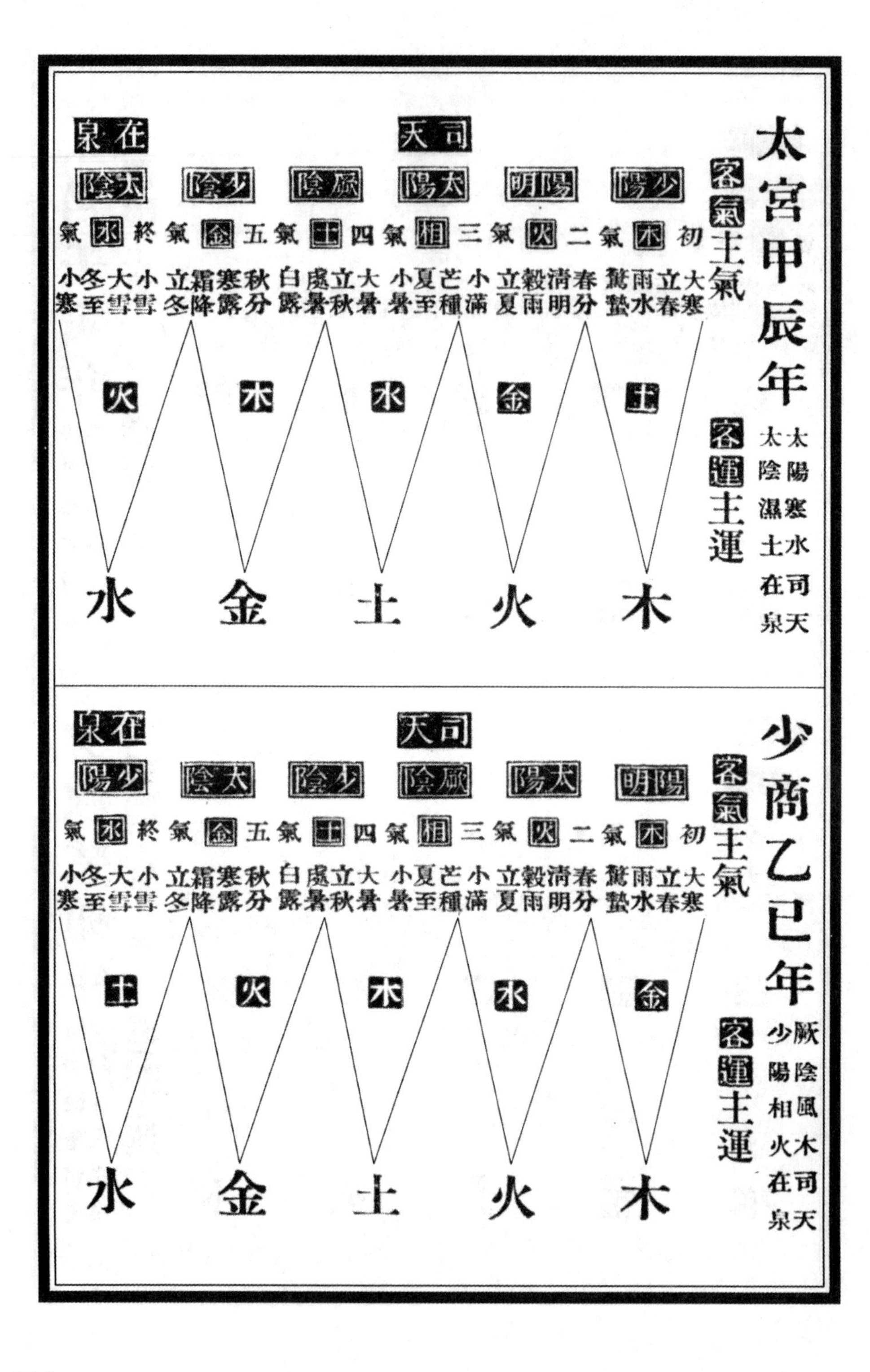
太宫甲辰年
太陽寒水司天
太陰濕土在泉
客氣主氣
客運主運
司天 在泉
少陽 陽明 太陽 厥陰 少陰 太陰
初 木 氣 二 火 氣 三 相 氣 四 土 氣 五 金 氣 終 水 氣
大寒 立春 雨水 驚蟄 春分 清明 穀雨 立夏 小滿 芒種 夏至 小暑 大暑 立秋 處暑 白露 秋分 寒露 霜降 立冬 小雪 大雪 冬至 小寒
土 金 水 木 火
木 火 土 金 水
少商乙巳年
厥陰風木司天
少陽相火在泉
客氣主氣
客運主運
司天 在泉
陽明 太陽 厥陰 少陰 太陰 少陽
初 木 氣 二 火 氣 三 相 氣 四 土 氣 五 金 氣 終 水 氣
大寒 立春 雨水 驚蟄 春分 清明 穀雨 立夏 小滿 芒種 夏至 小暑 大暑 立秋 處暑 白露 秋分 寒露 霜降 立冬 小雪 大雪 冬至 小寒
金 水 木 火 土
木 火 土 金 水

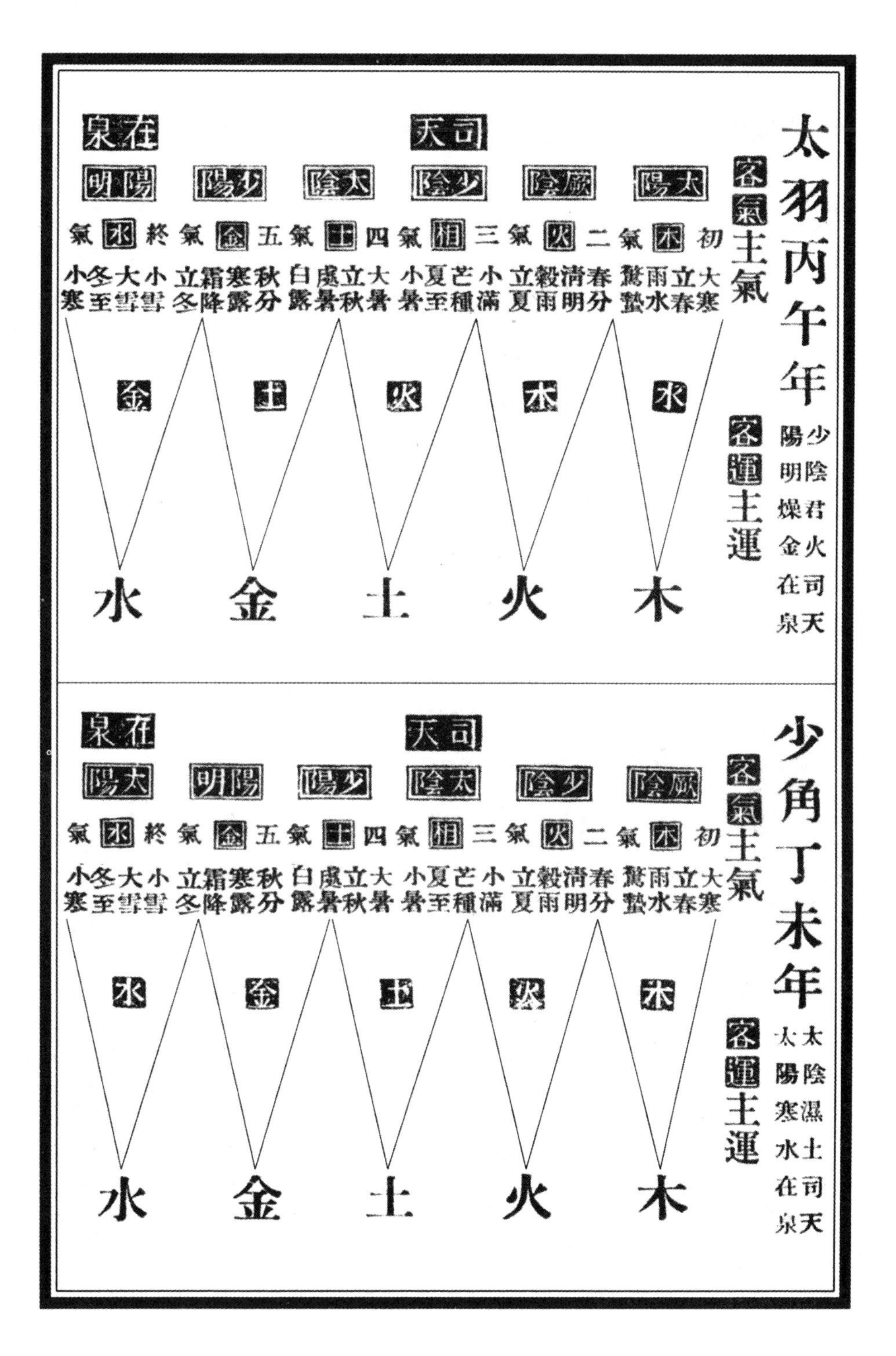

太羽丙午年
少陰君火司天
陽明燥金在泉
客氣主氣
客運主運
司天
在泉
太陽
厥陰
少陰
太陰
少陽
陽明
初氣 木
二氣 火
三氣 相
四氣 土
五氣 金
終氣 水
大寒 立春 雨水 驚蟄
春分 清明 穀雨 立夏
小滿 芒種 夏至 小暑
大暑 立秋 處暑 白露
秋分 寒露 霜降 立冬
小雪 大雪 冬至 小寒
水 木 火 土 金
木 火 土 金 水
少角丁未年
太陰濕土司天
太陽寒水在泉
客氣主氣
客運主運
司天
在泉
厥陰
少陰
太陰
少陽
陽明
太陽
初氣 木
二氣 火
三氣 相
四氣 土
五氣 金
終氣 水
大寒 立春 雨水 驚蟄
春分 清明 穀雨 立夏
小滿 芒種 夏至 小暑
大暑 立秋 處暑 白露
秋分 寒露 霜降 立冬
小雪 大雪 冬至 小寒
木 火 土 金 水
木 火 土 金 水

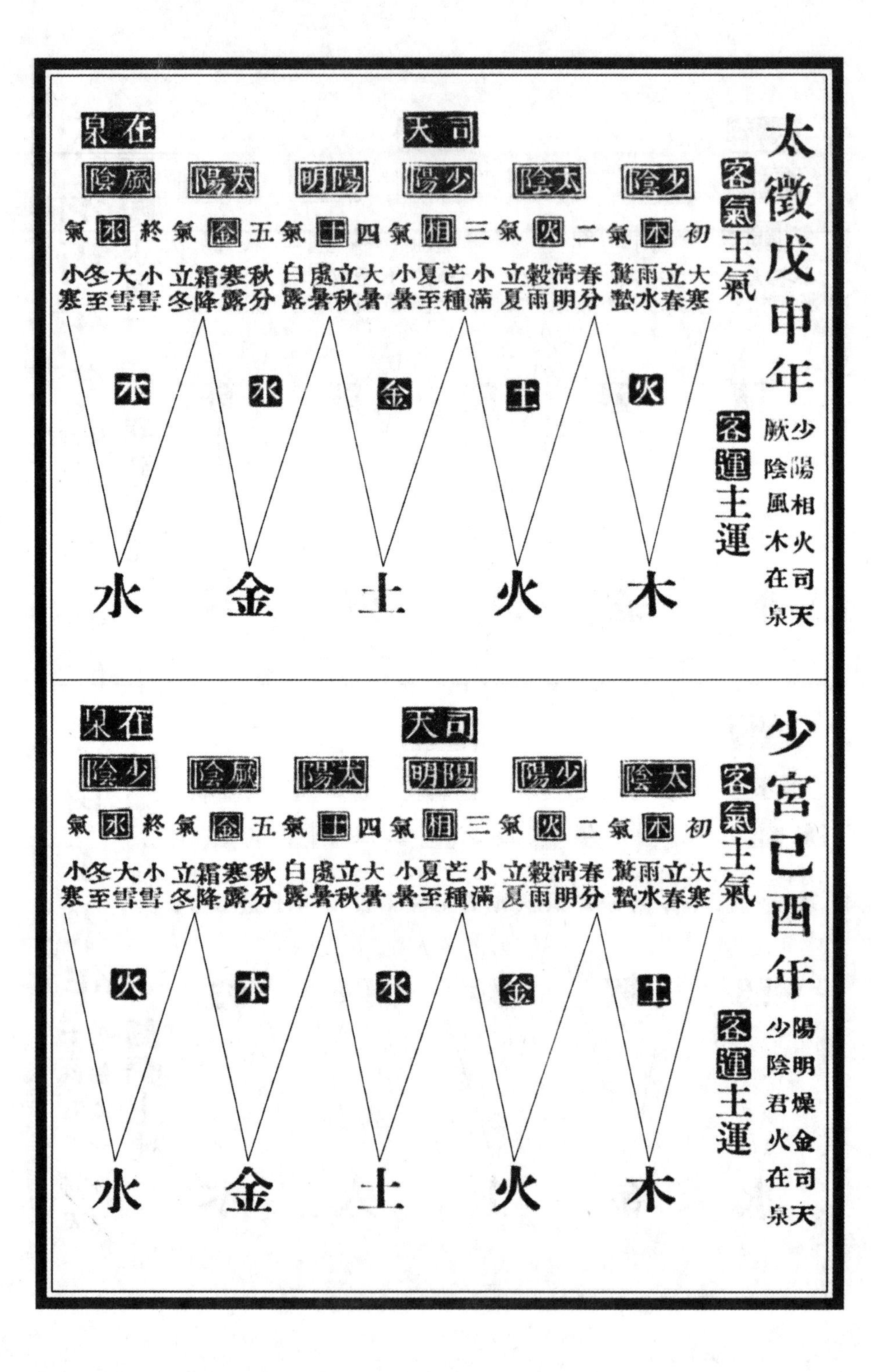

太徵戊申年
少陽相火司天
厥陰風木在泉
客氣主氣
客運主運
司天
在泉
少陰
太陰
少陽
陽明
太陽
厥陰
初氣 木
二氣 火
三氣 相
四氣 土
五氣 金
終氣 水
大寒 立春 雨水 驚蟄
春分 清明 穀雨 立夏
小滿 芒種 夏至 小暑
大暑 立秋 處暑 白露
秋分 寒露 霜降 立冬
小雪 大雪 冬至 小寒
火 土 金 水 木
木 火 土 金 水
少宮己酉年
陽明燥金司天
少陰君火在泉
客氣主氣
客運主運
司天
在泉
太陰
少陽
陽明
太陽
厥陰
少陰
初氣 木
二氣 火
三氣 相
四氣 土
五氣 金
終氣 水
大寒 立春 雨水 驚蟄
春分 清明 穀雨 立夏
小滿 芒種 夏至 小暑
大暑 立秋 處暑 白露
秋分 寒露 霜降 立冬
小雪 大雪 冬至 小寒
土 金 水 木 火
木 火 土 金 水

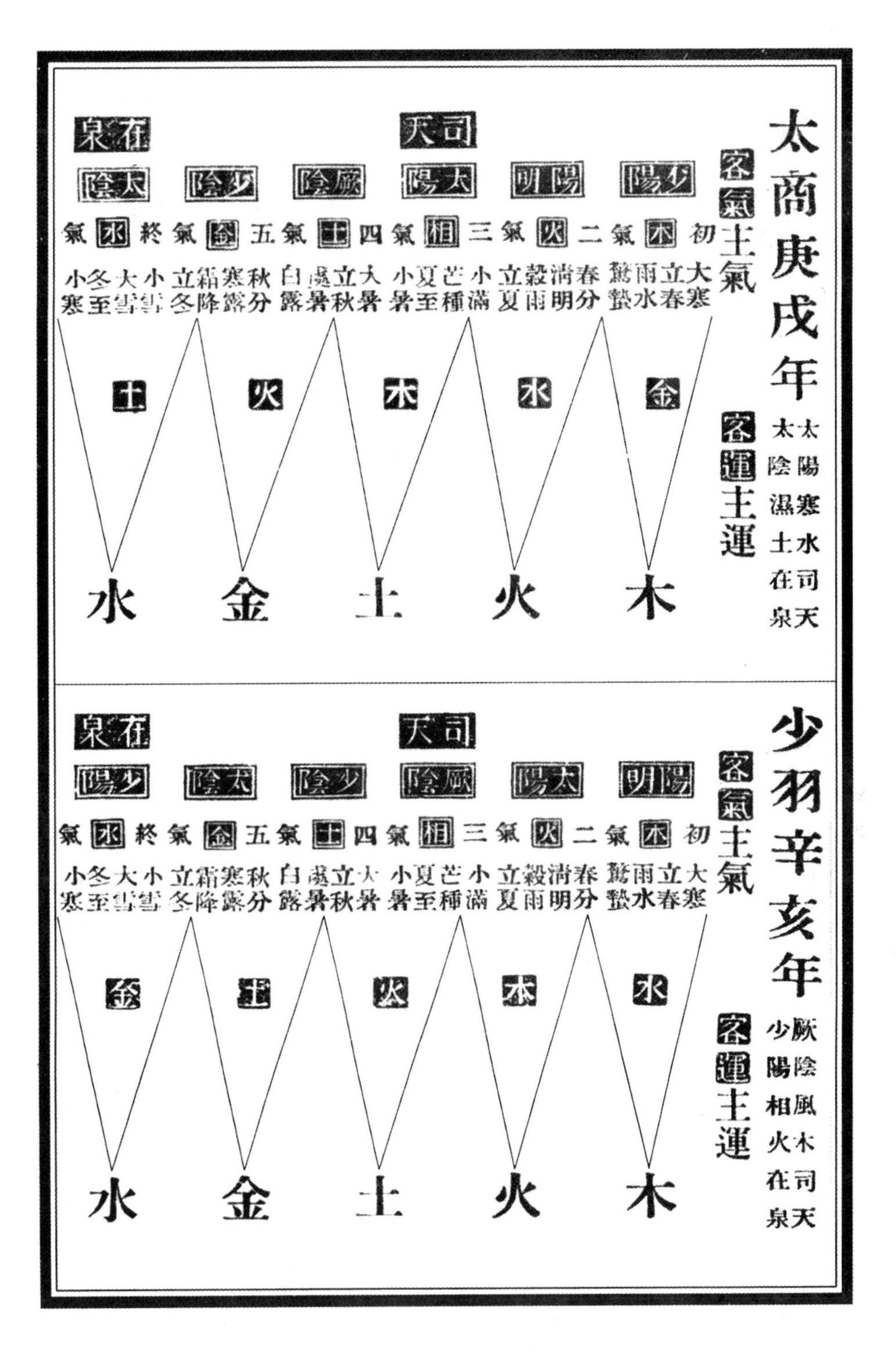
太商庚戌年
太陽寒水司天
太陰濕土在泉
客氣
主氣
客運
主運
司天
在泉
少陽
陽明
太陽
厥陰
少陰
太陰
初
木
氣
二
火
氣
三
相
氣
四
土
氣
五
金
氣
終
水
氣
大寒
立春
雨水
驚蟄
春分
清明
穀雨
立夏
小滿
芒種
夏至
小暑
大暑
立秋
處暑
白露
秋分
寒露
霜降
立冬
小雪
大雪
冬至
小寒
金
水
木
火
土
木
火
土
金
水
少羽辛亥年
厥陰風木司天
少陽相火在泉
客氣
主氣
客運
主運
司天
在泉
陽明
太陽
厥陰
少陰
太陰
少陽
初
木
氣
二
火
氣
三
相
氣
四
土
氣
五
金
氣
終
水
氣
大寒
立春
雨水
驚蟄
春分
清明
穀雨
立夏
小滿
芒種
夏至
小暑
大暑
立秋
處暑
白露
秋分
寒露
霜降
立冬
小雪
大雪
冬至
小寒
水
木
火
土
金
木
火
土
金
水

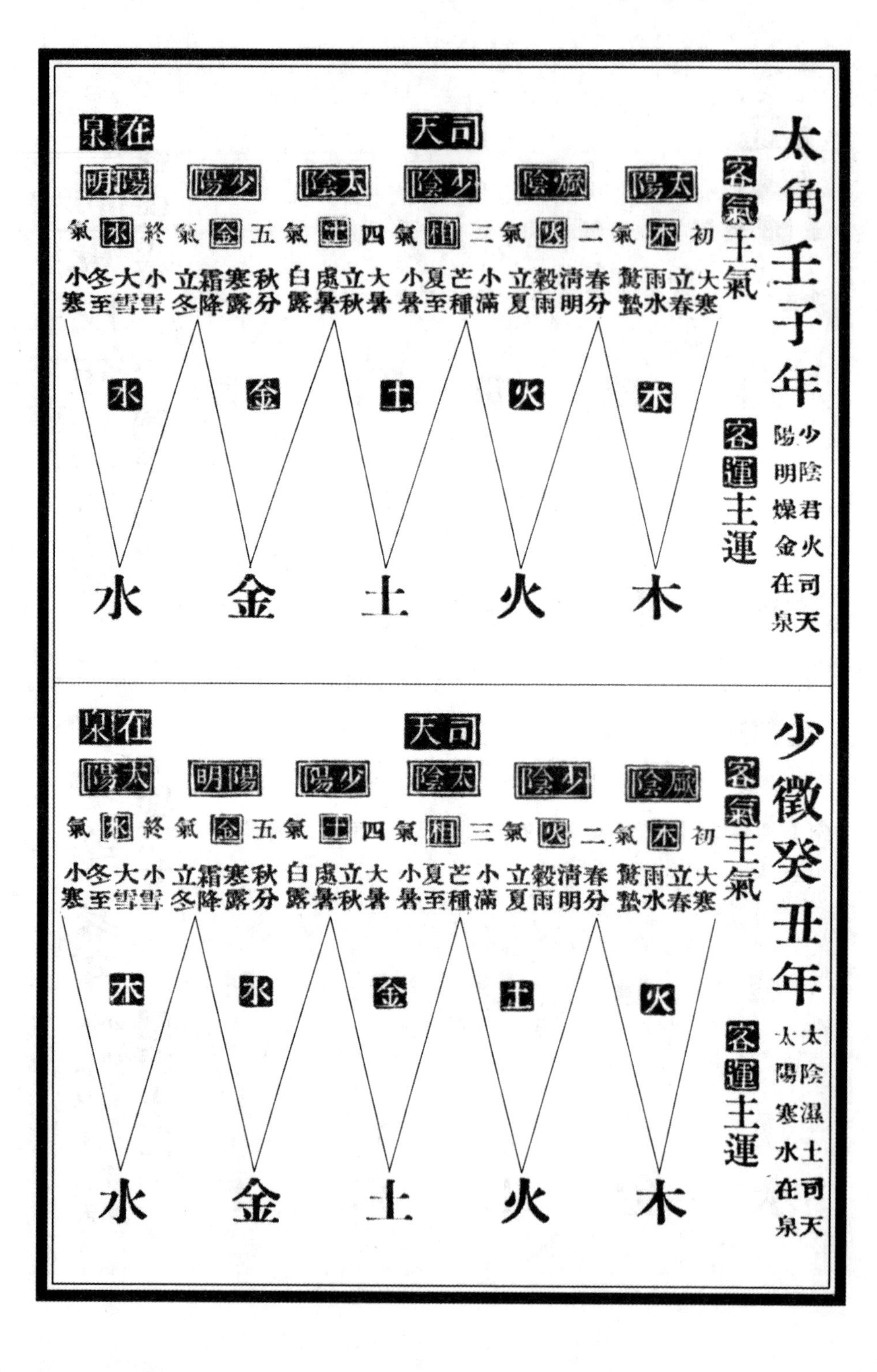
太角壬子年
少陰君火司天
陽明燥金在泉
客氣主氣
司天
在泉
太陽 厥陰 少陰 太陰 少陽 陽明
初氣 木 二氣 火 三氣 相 四氣 土 五氣 金 終氣 水
大寒 立春 雨水 驚蟄 春分 清明 穀雨 立夏 小滿 芒種 夏至 小暑 大暑 立秋 處暑 白露 秋分 寒露 霜降 立冬 小雪 大雪 冬至 小寒
客運主運
木 火 土 金 水
木 火 土 金 水
少徵癸丑年
太陰濕土司天
太陽寒水在泉
客氣主氣
司天
在泉
厥陰 少陰 太陰 少陽 陽明 太陽
初氣 木 二氣 火 三氣 相 四氣 土 五氣 金 終氣 水
大寒 立春 雨水 驚蟄 春分 清明 穀雨 立夏 小滿 芒種 夏至 小暑 大暑 立秋 處暑 白露 秋分 寒露 霜降 立冬 小雪 大雪 冬至 小寒
客運主運
火 土 金 水 木
木 火 土 金 水

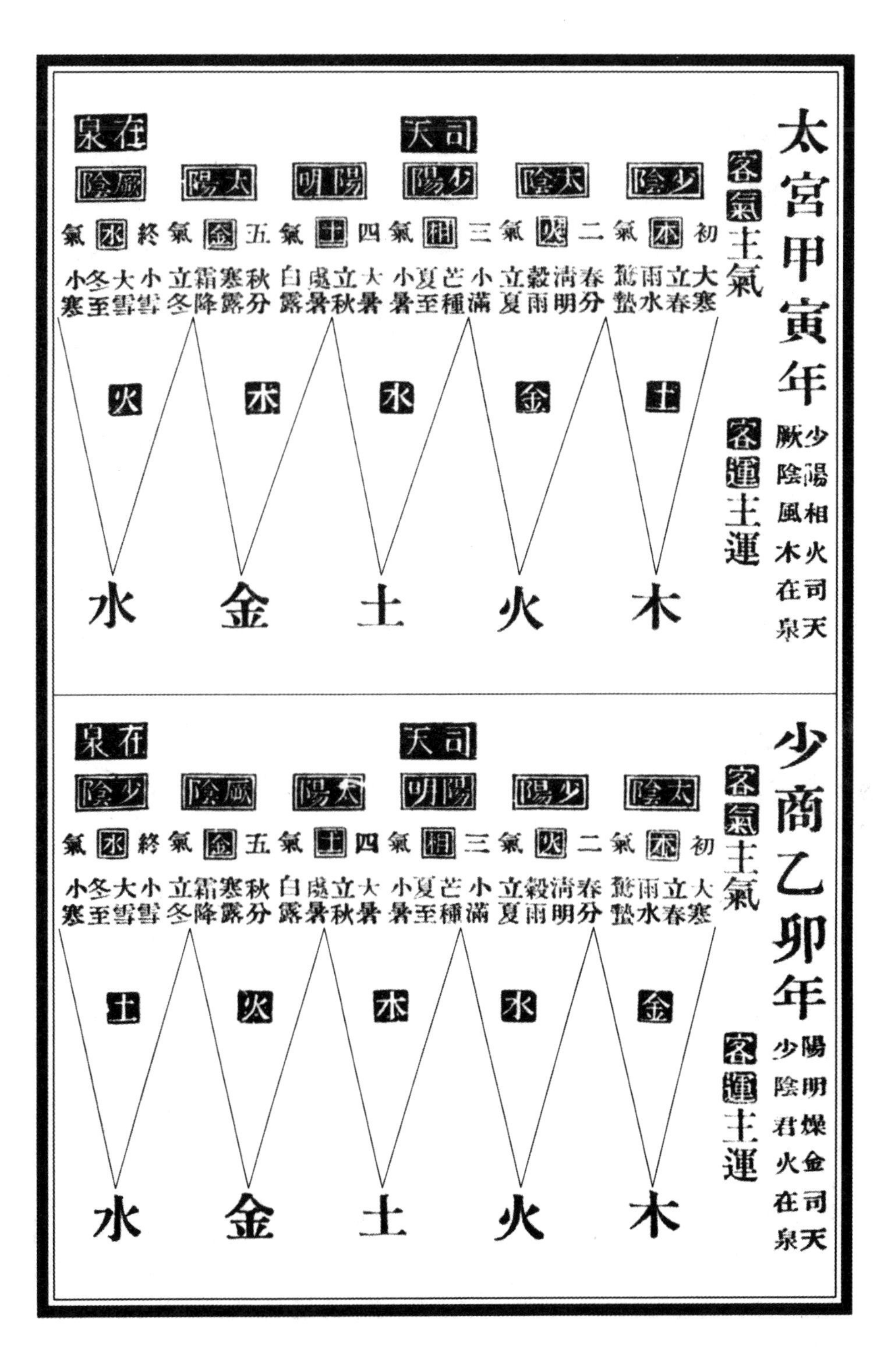
太宫甲寅年
客氣主氣
客運主運
少陽相火司天
厥陰風木在泉
司天
在泉
少陰 太陰 少陽 陽明 太陽 厥陰
初氣 木
二氣 火
三氣 相
四氣 土
五氣 金
終氣 水
大寒 立春 雨水 驚蟄
春分 清明 穀雨 立夏
小滿 芒種 夏至 小暑
大暑 立秋 處暑 白露
秋分 寒露 霜降 立冬
小雪 大雪 冬至 小寒
土 金 水 木 火
木 火 土 金 水
少商乙卯年
客氣主氣
客運主運
陽明燥金司天
少陰君火在泉
司天
在泉
太陰 少陽 陽明 太陽 厥陰 少陰
初氣 木
二氣 火
三氣 相
四氣 土
五氣 金
終氣 水
大寒 立春 雨水 驚蟄
春分 清明 穀雨 立夏
小滿 芒種 夏至 小暑
大暑 立秋 處暑 白露
秋分 寒露 霜降 立冬
小雪 大雪 冬至 小寒
金 水 木 火 土
木 火 土 金 水

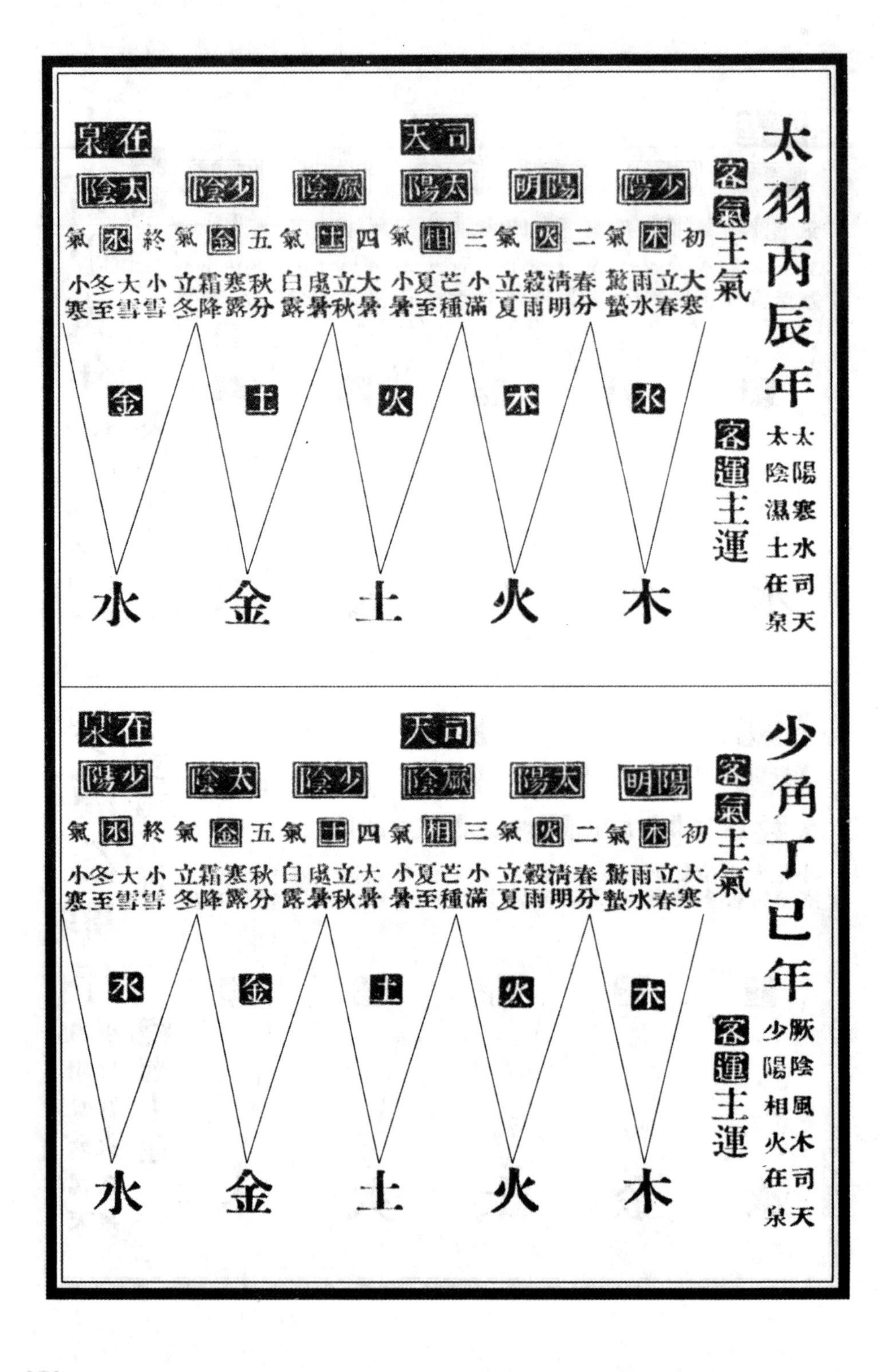
太羽丙辰年
太陽寒水司天
太陰濕土在泉
客氣主氣
司天
在泉
少陽
陽明
太陽
厥陰
少陰
太陰
初氣 木
二氣 火
三氣 相
四氣 土
五氣 金
終氣 水
大寒 立春 雨水 驚蟄
春分 清明 穀雨 立夏
小滿 芒種 夏至 小暑
大暑 立秋 處暑 白露
秋分 寒露 霜降 立冬
小雪 大雪 冬至 小寒
客運主運
水 木 火 土 金
木 火 土 金 水
少角丁巳年
厥陰風木司天
少陽相火在泉
客氣主氣
司天
在泉
陽明
太陽
厥陰
少陰
太陰
少陽
初氣 木
二氣 火
三氣 相
四氣 土
五氣 金
終氣 水
大寒 立春 雨水 驚蟄
春分 清明 穀雨 立夏
小滿 芒種 夏至 小暑
大暑 立秋 處暑 白露
秋分 寒露 霜降 立冬
小雪 大雪 冬至 小寒
客運主運
木 火 土 金 水
木 火 土 金 水

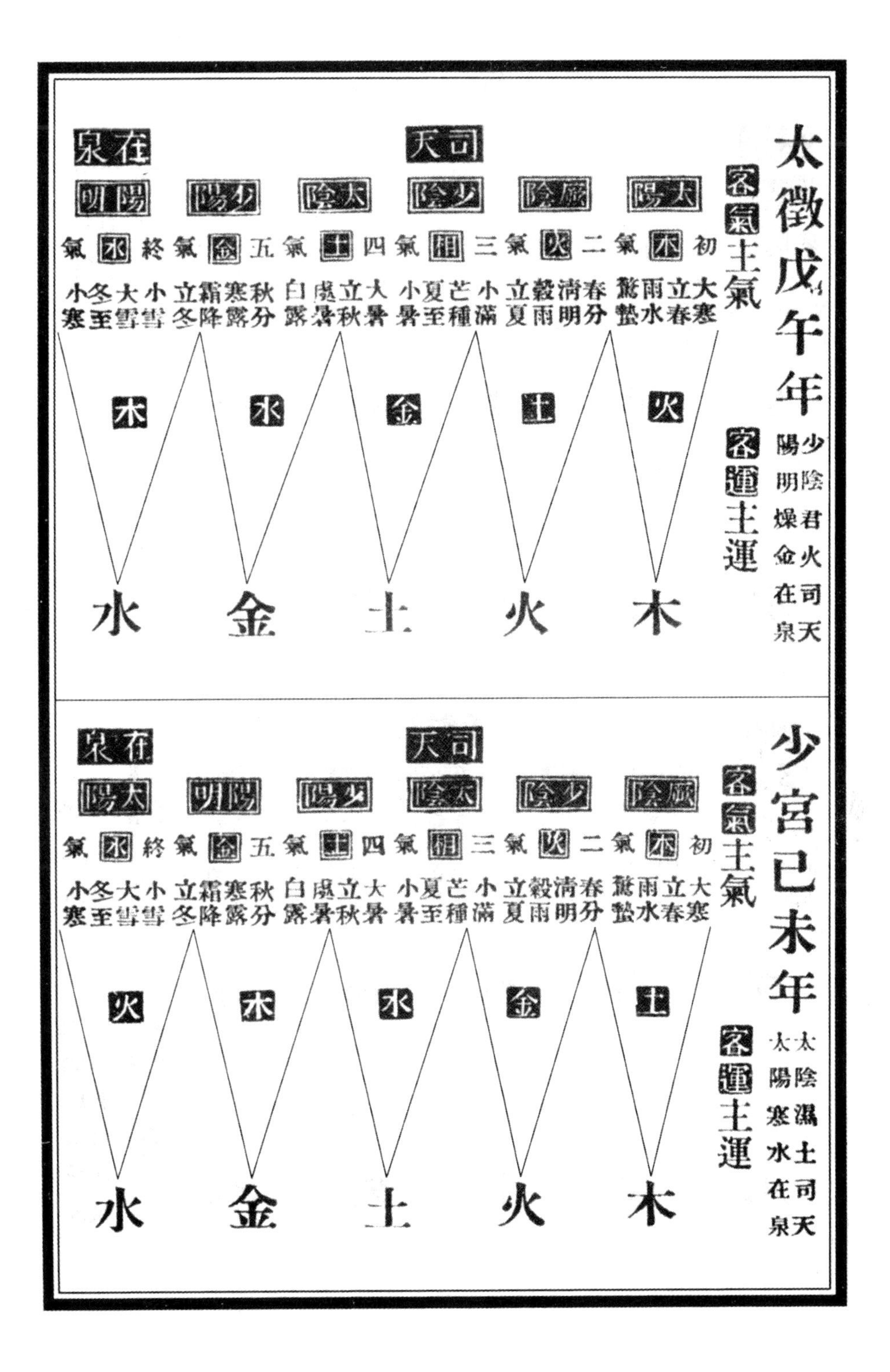

太徵戊午年
少陰君火司天
陽明燥金在泉
客氣
主氣
客運
主運
司天
在泉
太陽
厥陰
少陰
太陰
少陽
陽明
初氣 木
二氣 火
三氣 相
四氣 土
五氣 金
終氣 水
大寒 立春 雨水 驚蟄
春分 清明 穀雨 立夏
小滿 芒種 夏至 小暑
大暑 立秋 處暑 白露
秋分 寒露 霜降 立冬
小雪 大雪 冬至 小寒
火 土 金 水 木
木 火 土 金 水
少宮己未年
太陰濕土司天
太陽寒水在泉
客氣
主氣
客運
主運
司天
在泉
厥陰
少陰
太陰
少陽
陽明
太陽
初氣 木
二氣 火
三氣 相
四氣 土
五氣 金
終氣 水
大寒 立春 雨水 驚蟄
春分 清明 穀雨 立夏
小滿 芒種 夏至 小暑
大暑 立秋 處暑 白露
秋分 寒露 霜降 立冬
小雪 大雪 冬至 小寒
土 金 水 木 火
木 火 土 金 水

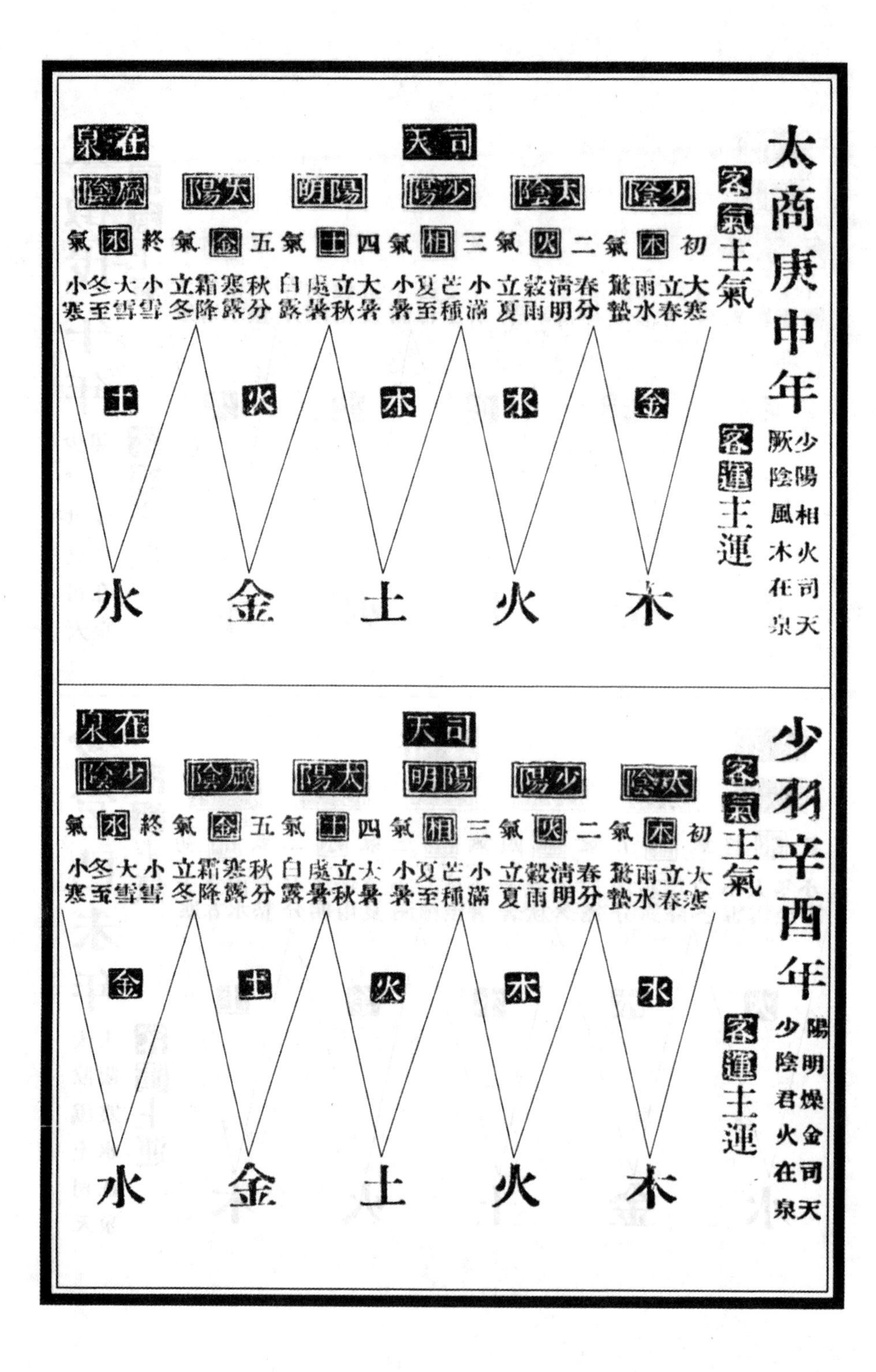

太商庚申年
少陽相火司天
厥陰風木在泉
客氣主氣
客運主運
司天
在泉
少陰
太陰
少陽
陽明
太陽
厥陰
初 木 氣
二 火 氣
三 相 氣
四 土 氣
五 金 氣
終 水 氣
大寒 立春 雨水 驚蟄
春分 清明 穀雨 立夏
小滿 芒種 夏至 小暑
大暑 立秋 處暑 白露
秋分 寒露 霜降 立冬
小雪 大雪 冬至 小寒
金 水 木 火 土
木 火 土 金 水
少羽辛酉年
陽明燥金司天
少陰君火在泉
客氣主氣
客運主運
司天
在泉
太陰
少陽
陽明
太陽
厥陰
少陰
初 木 氣
二 火 氣
三 相 氣
四 土 氣
五 金 氣
終 水 氣
大寒 立春 雨水 驚蟄
春分 清明 穀雨 立夏
小滿 芒種 夏至 小暑
大暑 立秋 處暑 白露
秋分 寒露 霜降 立冬
小雪 大雪 冬至 小寒
水 木 火 土 金
木 火 土 金 水

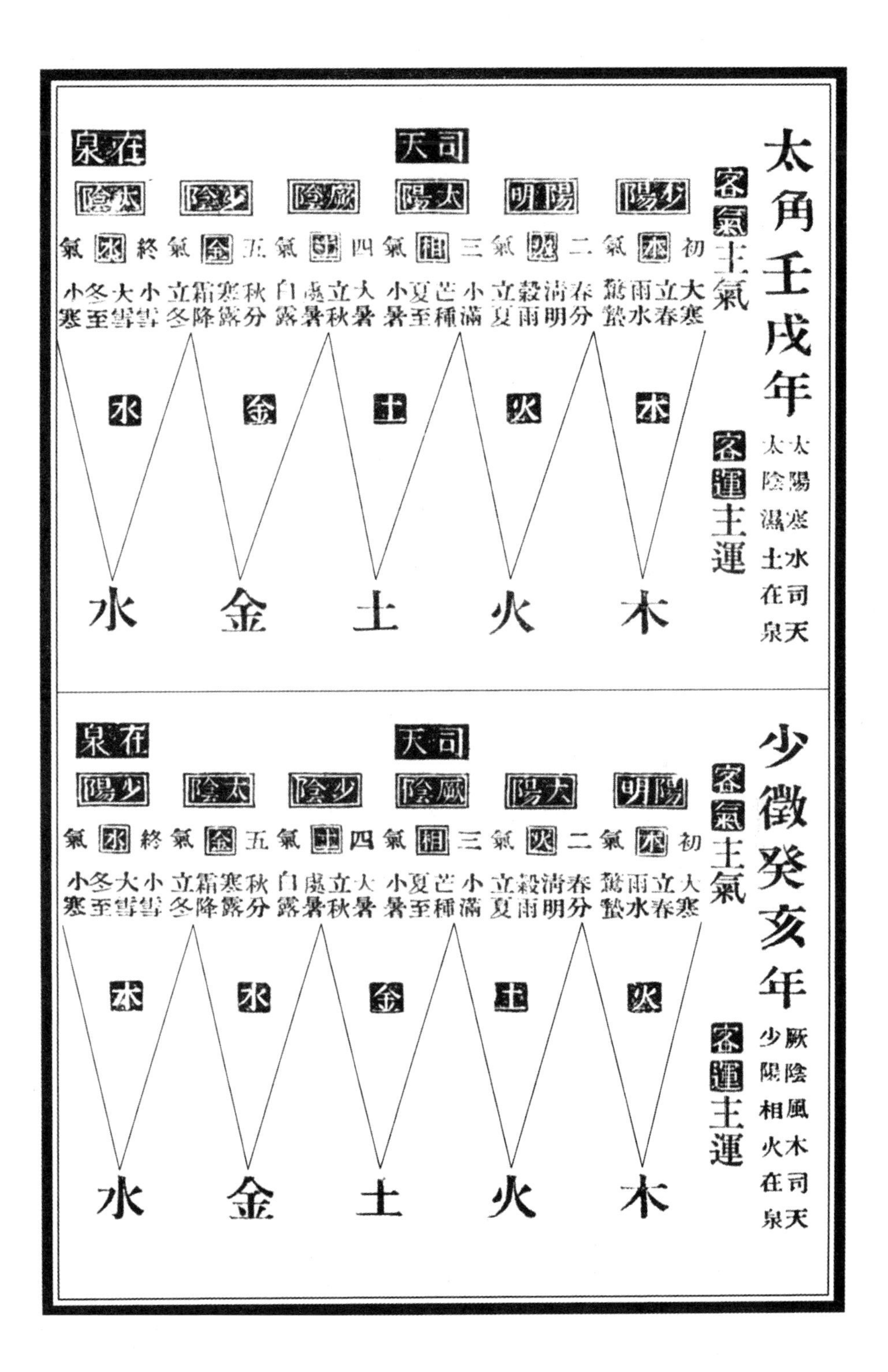

太角壬戌年
太陽寒水司天
太陰濕土在泉
客氣主氣
客運主運
司天
在泉
少陽
陽明
太陽
厥陰
少陰
太陰
初氣 木
二氣 火
三氣 相
四氣 土
五氣 金
終氣 水
大寒 立春 雨水 驚蟄
春分 清明 穀雨 立夏
小滿 芒種 夏至 小暑
大暑 立秋 處暑 白露
秋分 寒露 霜降 立冬
小雪 大雪 冬至 小寒
木 火 土 金 水
木 火 土 金 水
少徵癸亥年
厥陰風木司天
少陽相火在泉
客氣主氣
客運主運
司天
在泉
陽明
太陽
厥陰
少陰
太陰
少陽
初氣 木
二氣 火
三氣 相
四氣 土
五氣 金
終氣 水
大寒 立春 雨水 驚蟄
春分 清明 穀雨 立夏
小滿 芒種 夏至 小暑
大暑 立秋 處暑 白露
秋分 寒露 霜降 立冬
小雪 大雪 冬至 小寒
火 土 金 水 木
木 火 土 金 水

五行

木 火 土 金 水

五音

角 徵 宫 商 羽

五行相生

水生木 木生火 火生土 土生金 金生水

五行相克

木克土 土克水 水克火 火克金 金克木

一年二十四节

立春雨水正月节 惊蛰春分二月节

清明谷雨三月节 立夏小满四月节

芒种夏至五月节 小暑大暑六月节

立秋处暑七月节 白露秋分八月节

寒露霜降九月节 立冬小雪十月节

大雪冬至十一月节 小寒大寒十二月节

天干化气图

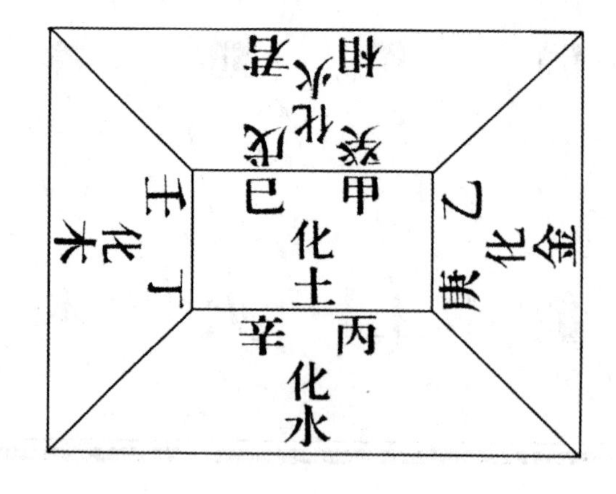

天干化气歌

甲己化土乙庚金，丙辛丁壬水木分。
戊癸化火判君相，相火用事君火尊。

地支化气图歌

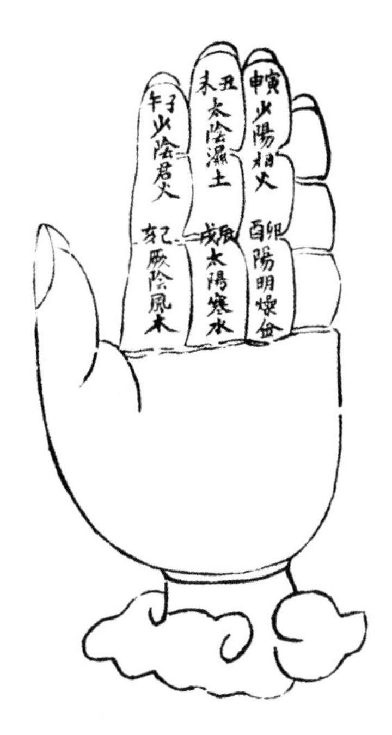

子午君火少阴阴，丑未湿土太阴寻。
少阳相火寅申是，卯酉阳明系燥金。
辰戌太阳为寒水，厥阴风木巳亥临。

五音建运之图

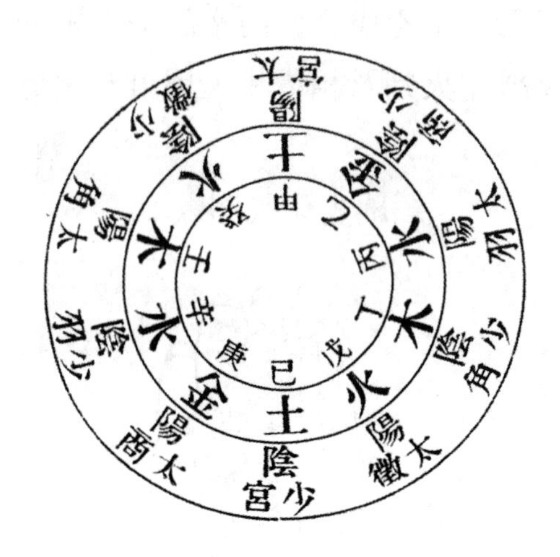

岁中五运之图

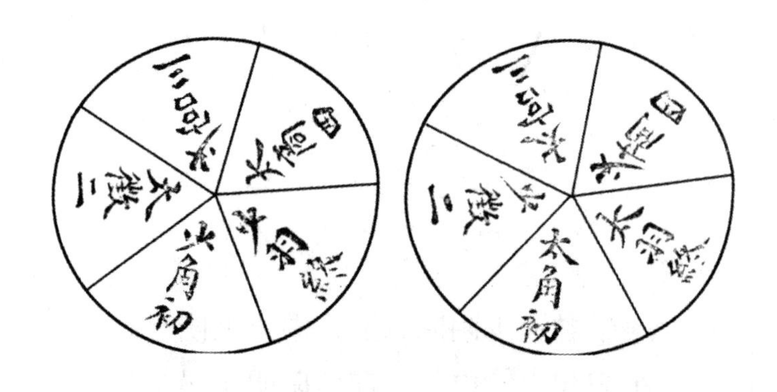

阴阳太少歌

甲丙戊更壬属阳，土水火金木须详。

宫羽徵商角配合，为阳为太法自良。

乙丁己辛癸阴象，金木土水火末方。

商角宫羽徵挨数，为阴为少切莫忘。

阳太阴少分明记，熟读何必费周章。

交六气时日图

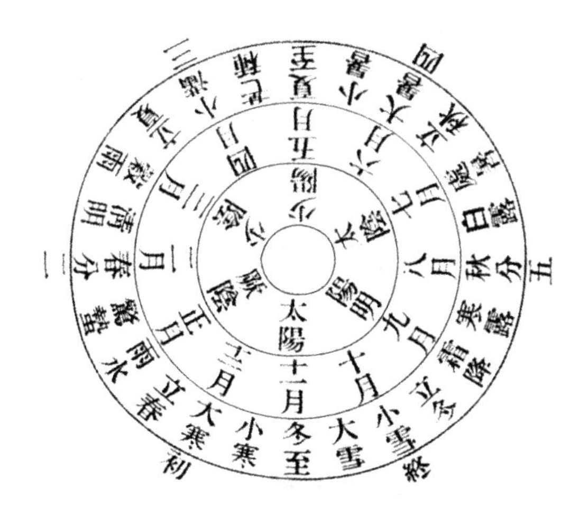

逐年主气起止歌

大寒一至初气生，直到立春雨水惊。

春分清明紧相接，谷雨立夏二气行。

三气小满与芒种，夏至小暑当详明。

大暑立秋与白露，此为四气要辨清。

秋分寒露同霜降，立冬五气不可更。

小雪大雪加冬至，再合小寒终气成。

逐年主运起止歌

大运大寒一日起，春分十二木运完。

第十三天火运起，芒种九天火运完。

由第十天起土运，处暑六天土运全。

其七天上起金运，立冬三日金运全。

立冬四日起水运，小寒末日水运全。

周而复始胸中记，每年主运照此安。

逐年主运歌

木为初运二为火，三土四金水居五。
逐年主运人当知，七十二天挨次数。

逐年主气图

初气	二气	三气	四气	五气	六气
木	火	相火	土	金	水

逐年主气六歌

木火相土金水六，初木二火三相火。
四土五金六是水，每气四节六旬足。

客运行法

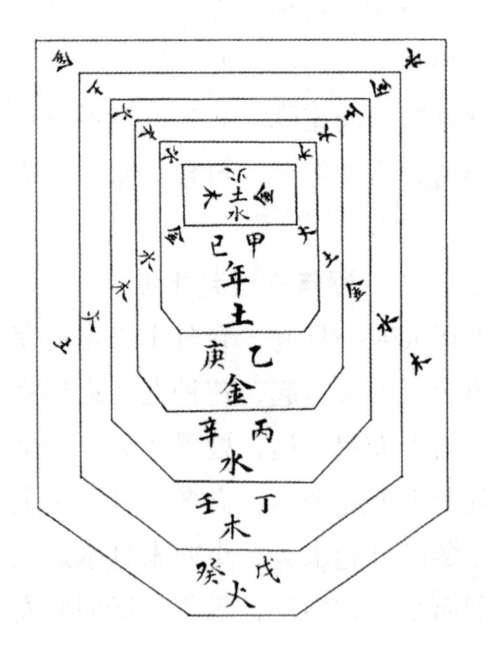

客运行法歌

甲己土金水木火，乙庚金水木火土。

丙辛水木火土金，丁壬木火土金水。

戊癸火土金水木，从此推求自无错。

客运歌

客运无非按五行，木火土金水相生。

丁壬化木从木起，戊癸化火顺火行。

甲己化土就土起，乙庚化金顺金行。

丙辛化水水上起，水能化木挨次行。

子午年间司天在泉间气图

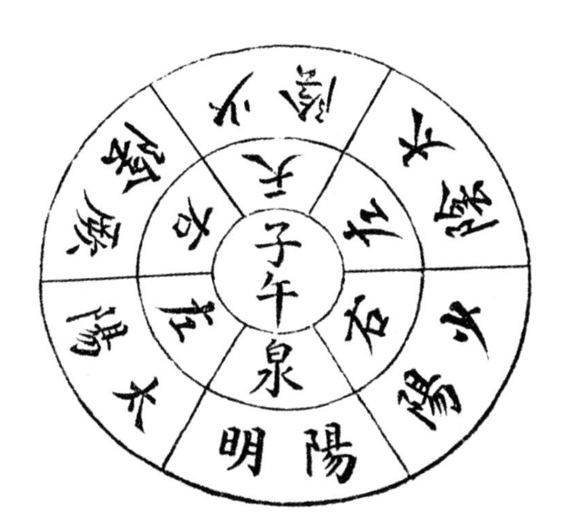

少阴君火司天 左太阴右厥阴 阳明燥金在泉 左太阳右少阳

卯酉年司天在泉间气图

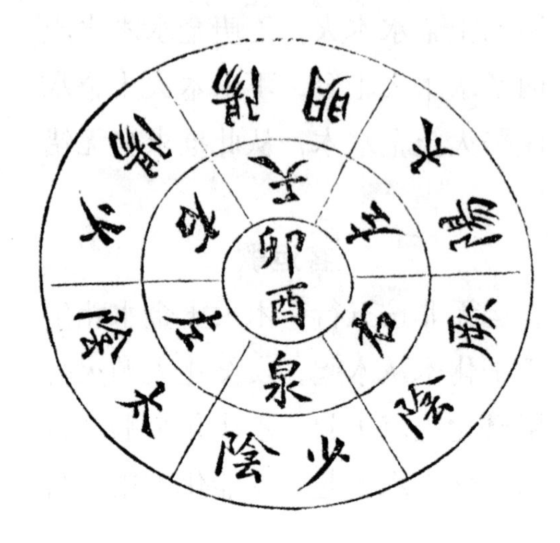

阳明燥金司天 左太阳右少阳 少阴君火在泉 左太阴右厥阴

丑未年司天在泉间气图

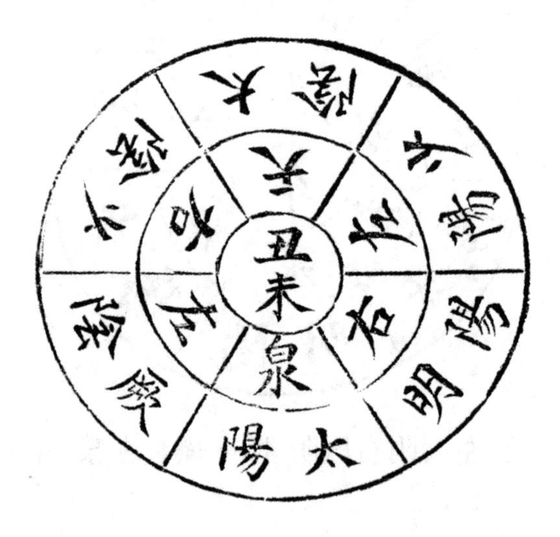

太阴湿土司天 左少阳右少阴 太阳寒水在泉 左厥阴右阳明

辰戌年司天在泉间气图

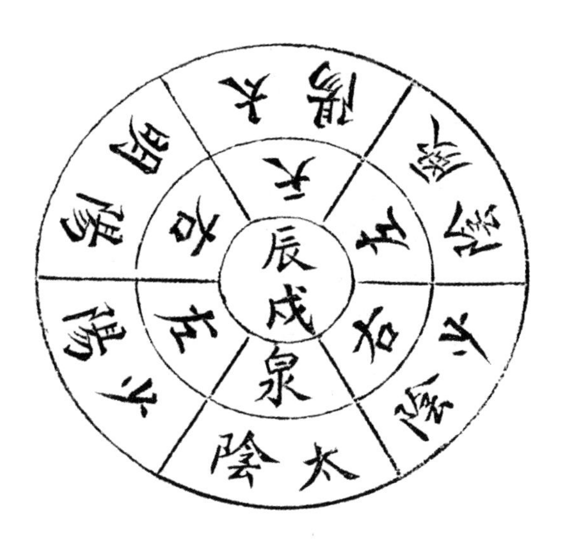

太阳寒水司天 左厥阴右阳明 太阴湿土在泉 左少阳右少阴

寅申年司天在泉间气图

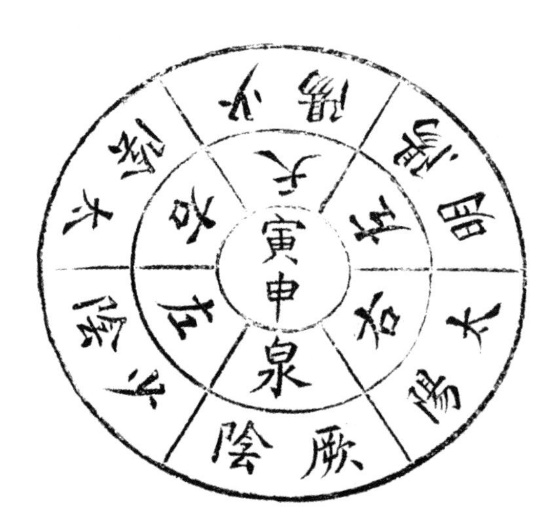

少阳相火司天 左阳明右太阴 厥阴风木在泉 左少阴右太阳

巳亥年司天在泉间气图

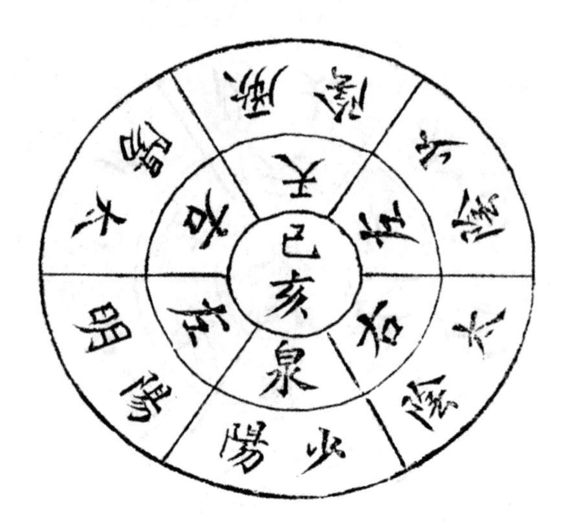

厥阴风木司天 左少阴右太阳 少阳相火在泉 左阳明右太阴

司天在泉歌

子午少阴君火天，阳明燥金属在泉。
丑未湿土司天是，太阳寒水为在泉。
寅申少阳司天位，厥阴风木系在泉。
卯酉辰戌与巳亥，颠倒司天与在泉。

司天在泉左右间气歌

少阴司天左太阴，右间一定厥阴寻。
太阴司天左少阳，右间自是少阴当。
少阳司天左阳明，右间须从太阴行。
阳明司天左太阳，右间少阳切莫忘。
太阳司天左厥阴，右间阳明却先临。
厥阴司天左少阴，右间太阳须留心。

此是司天左右间，在泉左右宜另辨。

又左右间气简便歌

四气乃为司天左，二气司天之右间。
在泉左间是初气，五气在泉算右间。

逐年手指定主气图

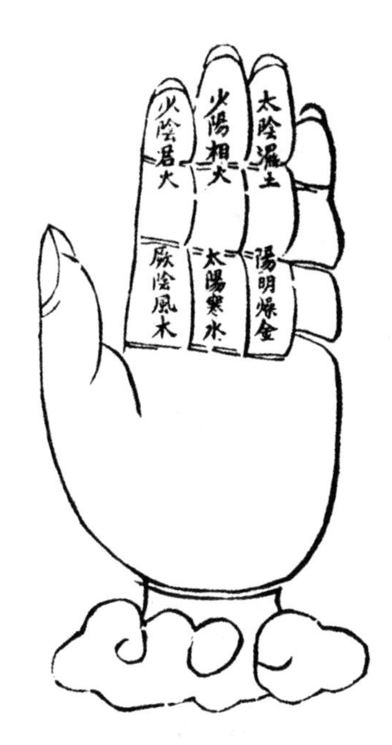

指掌图以左手食指三节纹上定初之气，厥阴风木之位，二节纹上定二之气，少阴君火之位，中指头节纹上定少阳相火之位，四指二节纹上定太阴湿土之位，三节纹上定阳明燥金之位，中指三节纹上定太阳寒水之位，是谓三阴阳六主气相生之定位也。

以上六圆图即三阴三阳六客分配十二支加临之法，按照年、地支如法加于指掌图六主气之上，则司天、在泉、间气、纪步暸然在握矣。

逐年三阴三阳客气图

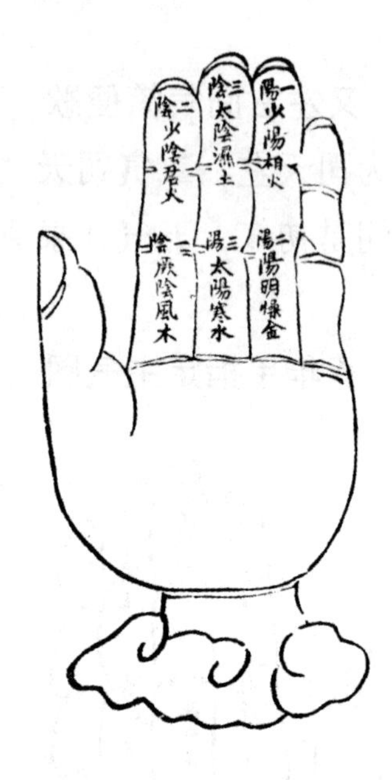

司天在泉初气图

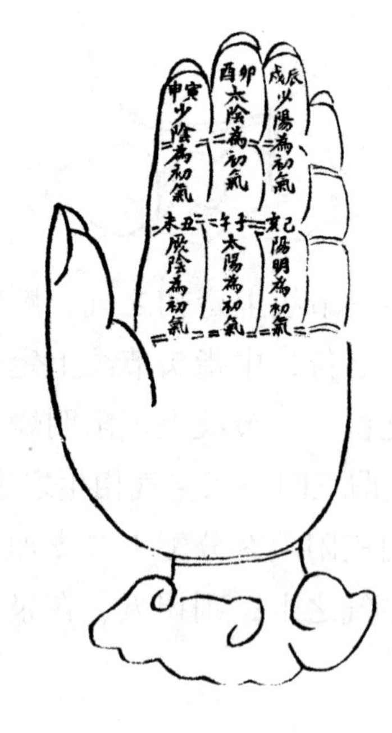

司天在泉初气歌

子午太阳为初气，丑未初气厥阴边。
少阳初气少阴是，阳明初气太阴连。
太阳初气即少阳，厥阴初在阳明安。
周而复始轮流转，三气司天六气泉。

逐年客气歌

每年退二是客乡，上临实数下临方。
初中六气排轮取，主客兴衰定弱强。

逐年客气司天在泉图

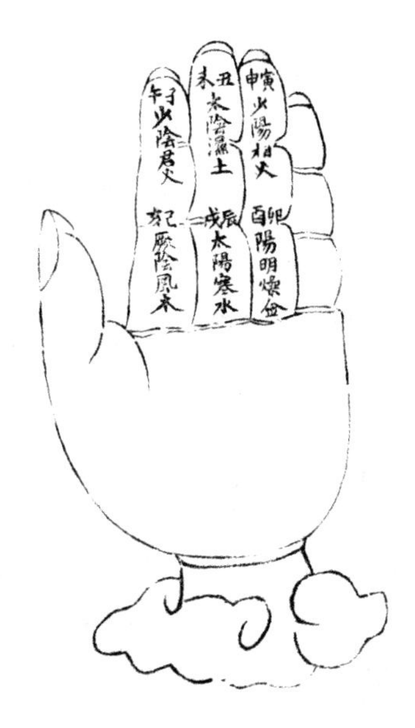

假如子年司天，后三辰戌是也。太阳寒水为初之气，客也，亥为二气，子为三气，丑为四气，寅为五气，卯为六气。假如丑年司天，后三位是亥。厥阴风木为初气，少阴君火为二气，太阴湿土为三气，少阳相火为四气，阳明燥金为五气，太阳寒水为终气。

生成数图

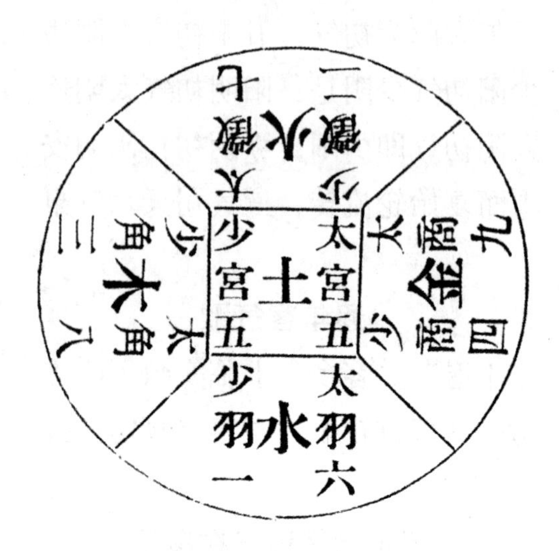

此言太过不及之岁，以生成为数也。太过之岁以成数数之，不及之岁以生数数之。其土年则以生数之，五为数也。易之系辞曰：天一生水，地六成之，地二生火，天七成之，天三生木，地八成之，地四生金，天九成之，天五生土，地十成之，此生成之数所以分也。

逐年客气对化图

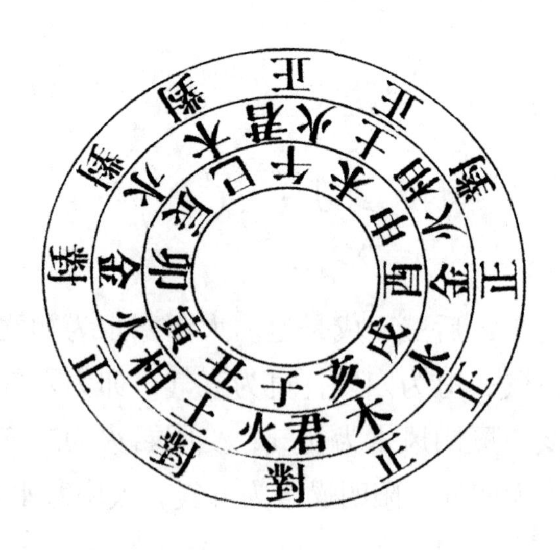

逐年客气正化对化歌

子丑卯辰巳对化，申年亦与对化同。

寅午未酉兼戌亥，此六年中正化伦。

运气全书云：六气分上下左右而行天令，十二支分节令时日而司地化，上下相召，而寒暑燥湿风火与四时之气不同者，有正对之化也。然厥阴司于巳亥者何也？谓厥阴木也，生于亥，故正化于亥，对化于巳也。虽有卯为正木之分，乃阳明金对化也，所以从生而顺于巳也。少阴所以司于子午者何也？谓少阴为君火尊位，所以正得南面离位，故正化于午，对化于子也。太阴所以司于丑未者何也？谓太阴属土，土属中宫，寄于坤位，西南居未分也，故正化于未，对化于丑也。少阳所以司于寅申者何也？谓少阳相火，位卑于君火也，虽有午位，君火居之，火生于寅，故正化于寅，对化于申也，阳明所以司于卯酉何也？谓阳明为金，酉为西方属金，故正化于酉，对化于卯也。太阳所以司于辰戌者何也？谓太阳为水，虽有子位，以居君火，对化辰戌，属土，水虽土用，水由地中行，水伏土中，即六戊天门戌是也，六己地户辰是也，故水虽土用，正化于戌，对化于辰也。

九宫分野所司之图

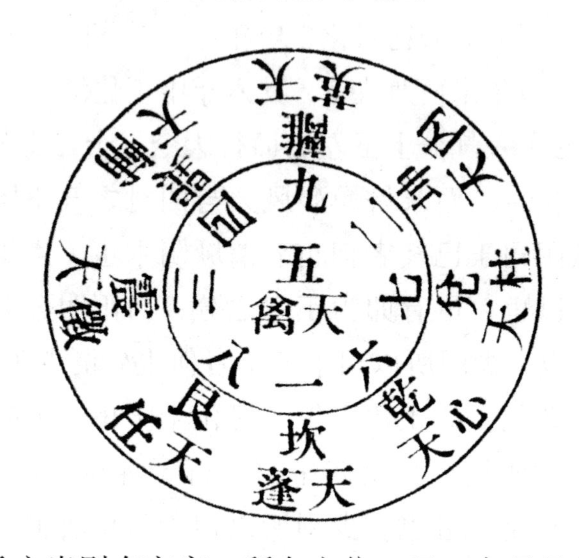

五运不及之岁则有灾宫。所向之位，经曰九星悬朗，七曜周旋者。乃天之九星所主分野，故少角岁云灾三宫，东室震位，天徵司也，少徵岁云灾九宫；南室离位，天英司也，少宫岁云灾五宫，中室，天禽司也，寄位二宫坤位，少商岁云灾七宫，西室兑位，天柱司也，少羽岁云灾一宫，北室坎位，天蓬司也，皆以运气不及之方言之。天元玉册云：天蓬一，水正之宫也；天内二，土神之应宫也；天徵三，木正之宫也；天辅四，木神之应宫也；天禽五，土正之宫也；天心六，金神之应宫也；天柱七，金正之宫也；天任八，火神之应宫也；天英九，火正之宫也。下以应九州之分野，谓冀、兖、青、徐、扬、荆、豫、梁、雍也。

南北政脉不应歌不应者，脉来沉细而伏，不应于指也

甲巳君土为南政，其余八年北政论。
南政子午南寸沉，丑未巳亥左右寻。
卯酉两尺寅申左，辰戌右尺真分明。

北政阳明沉两寸，太阴少阳左右应。
少阴两尺厥阴右，太阴右尺何须问。

此图者南政北政以手掌三指排十二支数。

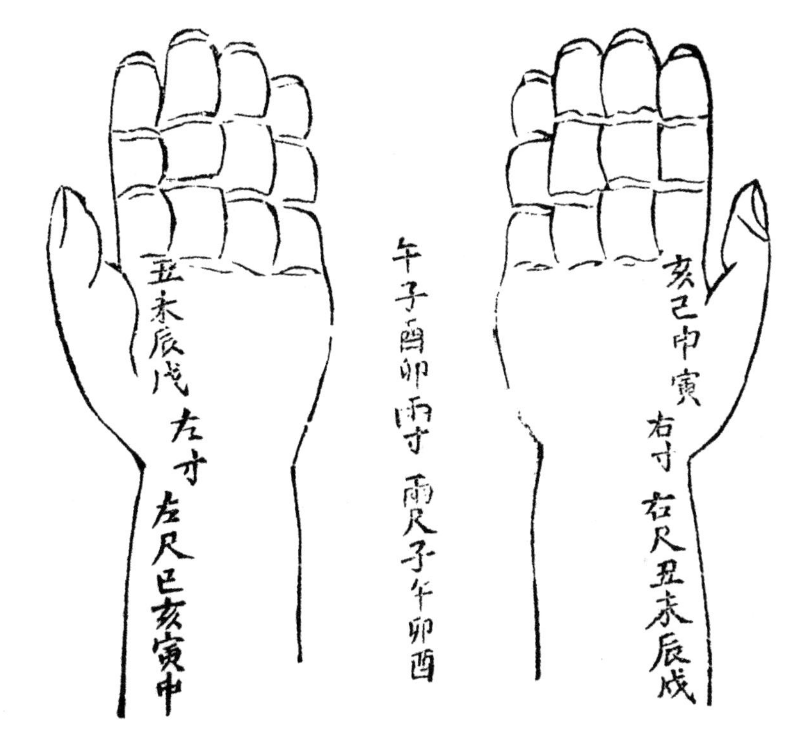

南政子起中指端，北政子起中指根，逆行数之，凡年辰所值之处，即其不应之位也。

三犯

犯天符病速而危 犯岁会病徐而持 犯太乙病暴而死

胜复主病

胜甚者复甚，胜微者复微 胜复之气猝不能据形于脉，当先以形症求之

侮克主病

所胜、来侮，其病微，所不胜、来克，其病甚

甲子　甲午岁　太官土运

上少阴火　子午少阴君火司天

中太宫土运　甲为土运为太宫

下阳明金　阳明燥金在泉

热化二　此言司天，少阴主热，正化从本生数，对化从标成数，则甲子之年属对化成数，主热化七，在泉亦主成数，主燥化九，甲午之年属正化生数，主热化二，其在泉亦主燥化四

雨化五　此言土运，土雨为，故雨化五，按本论后文云：太过者，其数成，不及者，其数生，土常以生也，今甲年土运太过，故言两化五,五土数

燥化四　此言在泉，义见上

所谓正化日也　详后文。有邪气化日，则凡正化日者，皆正气所化也，按太过之年止有正化日者，即如火主热，土主雨，金主燥，无胜无复，谓之正气所化之日，后凡不及之年有邪化日，又有正化日者，以有胜有复，谓之邪化之日，其正化日即如下节。乙丑年丑为湿，乙为清，乃正化之日也，此句结上热雨燥化三，句后仿此

其化上咸寒　此言司天宜用之药食也，盖太过之土胜水，故用咸寒以扶水，即所谓热淫所胜，平以咸寒也

中苦热　此言土运宜用之药食也

下酸热　此言在泉宜用之药食也，即所谓燥淫于内，治以苦温，此误言酸热

药食宜也　此句结上三句，后仿此

丙子　岁会。丙为水运，子为年辰，又为水，故曰岁会　**丙午岁　太羽水运**

上少阴火　子午为少阴君火司天

中太羽水运 丙为阳水，为太羽

下阳明金 燥金在泉

热化二 此言司天。丙子岁热化七，金之灾得其半，以运水太过，胜于天令，天令减半，丙午热化，二午为火，少阴君火同天运，虽水一，不能胜二火，故异于丙子岁

寒化六 此言水运太过者，其数成故寒化六

清化四 此言在泉，丙子燥化九，丙午燥化四

正化度也

其化上咸寒 此言司天宜用之药食

中咸热 此言水运宜用之药食

下酸温 此言在泉宜用之药食。《至真要大论》云：燥淫于内，治以酸温

药食宜也

戊子天符 **戊午**太乙天符 **太徵火运**

上少阴火 子午为少阴君火司天

中太徵火运 戊为阳火，为太徵

下阳明金 燥金在泉

热化七 此言运与司天俱火，故只言热化七。热化七者，太徵之运化也，若少阴司天之化，则戊子热化七，戊午热化二

清化九 此言在泉，详戊子清化九，戊午清化四

正化度也

其化上咸寒 此言司天宜用之药食

中甘寒 此言火运宜用之药食

下酸温 此言在泉宜用之药食。《至真要大论》云：燥淫于内，治以苦温

药食宜也

庚子同天符 **庚午**同天符 **太商金运**

上少阴火 子午为少阴君火司天

中太商金运　庚为阳金，为太商，庚午金令减半，以上见少阴君火，庚午年午亦为火故也。庚子年子是子水，金气相得，与庚午年又异

下阳明金　阳明燥金在泉

热化七　此言司天，庚午年属正化，从本，生数主热化二。庚子年属对化，从标，成数主热化七

清化四　此言金运，庚午年亦从正化，生数主清化四。庚子年亦从对化，成数主清化九

燥化九　此言在泉，庚午年燥化四，庚子年燥化九，义上同

所谓正化日也　正气所化

其化上咸寒　此言司天宜用之药食，《至真要大论》云：热淫所伤，治以咸寒

中辛温　此言金运宜用之药食

下酸温　此言在泉宜用之药食，《至真要大论》云：燥淫于内，治宜苦热

药食宜也

壬子　壬午岁　太角木运

上少阴火　子午为少阴君火司天

中太角木运　壬阳木为太角

下阳明金　燥金在泉

热化二　此言司天，壬午热化二，壬子热化七

风化八　此言木运太过者其数成

清化四　此言在泉，壬午燥化四，壬子燥化九

正化度也

其化上咸寒　此言司天宜用之药食

中酸凉　此言木运宜用之药食

下酸温　此言在泉宜用之药食

药食宜也

少阴司天		子午岁气
初气厥阴风木	二气少阴君火	三气少阳相火
太阳寒水加	厥阴风木加	少阴君火加
天时	天时	天时
地气迁，燥将去，寒乃始，蛰复藏，水乃冰，霜复降，风乃至，阳气郁，民反周密	阳气布，风乃行，春气以正，万物应荣，寒气时至，民乃和	天政布，大火行，庶类蕃鲜，寒气时至
民病	民病	民病
关节禁固、腰脽痛，炎暑将起，中外疮疡	其病淋，目瞑目赤，气郁于上而热	民病气厥心痛，寒热更作，咳喘目赤

热化之图		阳明在泉
四气太阴湿土	五气阳明燥金	终气太阳寒水
太阴湿土加	少阳相火加	阳明燥金加
天时	天时	天时
溽暑至，大雨时行，寒热互至	畏火临，暑反至，阳乃化，万物乃生乃长荣，民乃康	燥令行
民病	民病	民病
民病寒热嗌干，黄疸，鼽血饮发	其病瘟	余火内格，肿于上，咳喘，甚则血溢。寒气数举，则雾霜翳病生皮腠，内舍于胁下，连少腹而作寒中

乙丑　乙未岁　少商金运

上太阴土　丑未太阴湿土司天

中少商金运　乙为阴金为少商

下太阳水　太阳寒水在泉

热化寒化胜复同　热胜寒复

所谓邪气化日也　因胜而复，乃邪气所化之日

灾七宫

湿化五　此言司天，太阴正化于未，对化于丑，其化皆五，以生数也，后文云：上常以生也，不必分太过不及，而皆曰五也

清化四　此言金运也，金之气清，故言清化，不及者，其数生乙，为不及，故言生数四

寒化六　此言在泉，乙丑为对化，从标，为成数当为寒化六，乙未为正化，从本，生数当为寒化一

所谓正化日也　此皆正气所化之日也

其化上苦热　此言司天宜用之药食也，《至真要大论》云：湿淫所胜，平以苦热

中酸和　此言金运宜用之药食也，《玄珠》云：上酸平

下甘热　此言在泉宜用之药食也，《至真要大论》云：寒淫于内，治以甘热。《玄珠云》：下甘温

药食宜也

丁丑　丁未岁　少角木运

上太阴土　丑未为太阴湿土司天，木运平气上刑，天令减半

中少角木运　丁为阴木，为少角

下太阳水　太阳寒水在泉

清化热化胜复同　清胜热复

邪气化度也

灾三宫　三为木方

雨化五 此言司天，雨为湿土，五为土数

风化三 此言木运不及者，其数生，故风化三

寒化一 此言在泉，丁丑寒化六，丁未寒化一

正化度也

其化上苦温 此言司天宜用之药食，《至真要大论》云：湿淫所胜，平以苦热

中辛温 此言木运宜用之药食

下甘热 此言在泉宜用之药食，《至真要大论》云：寒淫于内，治以甘热

药食宜也

己丑 太乙天符 **己未岁** 太乙天符 **少宫土运**

上太阴土 丑未为太阴湿土司天

中少宫土运 己为阴土，为少宫，是岁木得初气而来胜，脾乃病久土，至危，金乃来复，至九月甲戌月，己得甲合，土还正宫

下太阳水 寒水在泉

风化清化胜复同 风胜清复

邪气化度也

灾五宫 土之方生数

雨化五 此言司天与运俱土，故只言雨化五

寒化一 此言在泉，己丑寒化六，己未寒化一

正化度也

其化上苦热 此言司天宜用之药食，《至真要大论》云：湿淫所胜，治以苦热

中甘和 此言土运宜用之药食

下甘热 此言在泉宜用之药食

药食宜也

辛丑 同岁会 **辛未** 同岁会 **少羽土运**

上太阴土 丑未太阴湿土司天

中为少羽水运 辛为阴水，为少羽，为水运，至七月丙申月水还正羽

下太阳水 太阳寒水在泉

雨化风化胜复同 风胜雨复

所谓邪气化日也 因胜而复，乃邪气所化之日

灾一宫 一宫北室坎位，天玄司

雨化五 此言司天之化，土常以生，故辛丑、辛未年皆主雨化五

寒化一 此言在泉，以运与在泉俱水，故只言寒化一，寒化一者，少羽之化气也，若太阳在泉之化，则辛丑寒化六，辛未寒化一

所谓正化日也 正气所化

其化上苦热 此言司天宜用之药食，《至真要大论》云：湿淫所胜，平以苦热

中苦和 此言运气宜用之药食

下苦热 此言在泉宜用之药食，《至真要大论》云：寒淫于内，治以甘热

药食宜也

癸丑 癸未岁 少徵火运

上太阴土 丑未为太阴湿土司天

中少徵火运 癸为阴火，为少徵，癸丑、癸未左右二火为间相佐，又五月戊午干德符，癸见戊而气全，水未行胜为正徵

下太阳水 寒水在泉

寒化雨化胜复同 寒胜雨复

邪气化度也

灾七宫 七为火之方

雨化五 此为司天，土之数五

火化二 此言火运不及者，其数生

寒化一 癸丑寒化六，癸未寒化一

正气化度也

其化上苦温 此言司天宜用之药食，《至真要大论》云：湿淫所胜，平以苦热

中咸温 此言火运宜用之药物

下甘热 此言在泉宜用之药食，《至真要大论》云：寒淫于内，治以甘热

药食宜也

太阴司天		丑未岁气
初气厥阴风木	二气少阴君火	三气少阳相火
厥阴风木加	少阴君火加	太阴湿土加
天时	天时	天时
地气迁，寒乃去，春气至，风乃来，生布万物以荣，民气调舒，风湿相薄，雨乃后	大火正，物承化，民乃和	天政布，湿气降，地气腾，雨乃时降，寒乃随之
民病	民病	民病
血溢，筋络拘强，关节不利，身重筋痿	瘟疫大行，远近咸若，湿蒸相薄，雨乃时降	感于寒湿，则民病身重胕肿，胸腹满

湿化之图		太阳在泉
四气太阴湿土	五气阳明燥金	终气太阳寒水
少阳相火加	阳明燥金加	太阳寒水加
天时	天时	天时
畏火临，溽蒸化，地气腾，天气否隔，寒风晓暮，蒸热相薄，草木凝烟，湿化不流，则白露阴布，以成秋令	惨令已行，寒露下，霜乃早降，草木黄落，寒气及体，君子周密	寒大举，湿大化，霜乃积，阴乃凝，水坚冰，阳光不治
民病	民病	民病
腠理热，血暴溢，疟，心腹满热，䐜胀，甚则胕肿	病在皮腠	感于寒，则民病关节禁固，腰脽痛

甲寅　甲申岁　太宫土运

上少阳相火　寅申为少阳相火司天

中太宫土运　甲为阳土，为太宫，甲寅之岁小异于甲申，以寅木可刑土气之平也

下厥阴木　风木在泉

火化二　此言司天，甲寅火化二，甲申火化七

雨化五　此言土运，土常以生

风化八　此言在泉，甲寅风化八，甲申风化三

正化度也

其化上咸寒　此言司天宜用之药食

中咸和　此言土运宜用之药食

下辛凉　此言在泉宜用之药食

药食宜也

丙寅　丙申岁　丙申之岁，申金生水，水化之令转盛，司天相火为病减半

太羽水运

上少阳相火　寅申少阳相火司天

中太羽水运　丙为阳水，为太羽

下厥阴　厥阴风木在泉

火化二　此言司天，丙寅为正化，从本，生数当为火化二，丙申为对化，从标，成数当为火化七

寒化六　此言水运太过，主成数，故寒化六

风化三　此言在泉，丙寅为正化，从本，生数当云风化三，丙申为对化，从标，成数当云风化八

所谓正化日也　非胜非复，正气所化之日

其化上咸寒　此言司天宜用之药食，《至真要大论》云：火淫所胜，平以咸冷

中咸温　此言水运宜用之药食

下辛凉　此言在泉宜用之药食，《至真要大论》云：风淫于内，治以辛凉

药食宜也

戊寅 天符 **戊申岁 太徵火运** 天符，火运上见少阳，火与司天相合，故曰天符，戊申年与戊寅年小异，申为金，佐于肺，肺受火刑，其气稍实，民病得半

上少阳相火 寅申为相火司天

中太徵火运 戊为阳火，为太徵

下厥阴木 厥阴风木在泉

火化七 此言司天与运合，故只言火化七，火化七者，太徵之运气也，若少阳司天之气则戊寅火化二，戊申火化七

风化三 此言在泉，戊寅风化八，戊申风化三

正化度也

其化上咸寒 此言司天宜用之药食

中甘和 此言火运宜用之药食

下辛凉 此言在泉宜用之药食

药食宜也

庚寅 庚申岁 太商金运

上少阳相火 寅申为少阳相火司天

中太商金运 庚为阳金，为太商，庚寅岁为正商，得平气，以上见少阳相火，下克于金运，不能太过，庚申之岁，申酉佐之，乃为太商

下厥阴木 风木在泉

火化七 此言司天，庚寅热化二，庚申热化七

清化九 此言金运太过以成数

风化三 此言在泉，庚寅风化八，庚申风化三

正化度也

其化上咸寒 此言司天宜用之药食

中辛温 此言金运宜用之药食

下辛凉 此言在泉宜用之药食

药食宜也

壬寅 同天符 **壬申岁** 同天符，盖木运太过，下加厥阴，即厥阴为 **太角木运**在泉也，故曰天符

上少阳相火 寅申为相火司天

中太角木运 壬为阳木为太角

下厥阴木 厥阴风木在泉

火化二 壬寅为正化，从本，生数当云火化二，壬申为对化，从标，成数当云火化七

风化八 此以运与在泉俱木，故只言风化八，风化八乃太角之运化也，若厥阴在泉之化则壬寅风化八，壬申风化三

所谓正化日也 正气所化

其化上咸寒 此言司天宜用之药食

中酸和 此言木运宜用之药食

下辛凉 此言在泉宜用之药食

药食宜也

少阳司天		寅申岁气
初气厥阴风木	二气少阴君火	三气少阳相火
少阴君火加	太阴湿土加	少阳相火加
天时	天时	天时
地气迁，风胜乃摇，寒乃去，候乃大温，草木早荣，寒来不杀	火反郁，白埃四起，云趋雨府，风不胜湿，雨乃零，民乃康	天政布，炎暑至，少阳临上，雨乃涯
民病	民病	民病
温病乃起，其病气怫于上，血溢，目赤，咳逆，头痛，血崩，胁满，肤腠中疮	热郁于上，咳逆呕吐，疮发于中，胸嗌不利，头痛，身热，昏愦，脓疮	热中，聋，瞑，血溢，脓疮，咳，呕，鼽衄，渴，嚏，欠，喉痹，目赤，善暴死

火化之图		厥阴在泉
四气太阴湿土	五气阳明燥金	终气太阳寒水
阳明燥金加	太阳寒水加	厥阴风木加
天时	天时	天时
凉乃至，炎暑间化，白露降，民气和平	阳乃去，寒乃来，雨乃降，气门乃闭，刚木早洌	地气正，风乃至，万物反生，霜雾以行
民病	民病	民病
病满身重	民避寒邪，君子周密	关闭不禁，心痛，阳气不藏而咳

乙卯 天符 **乙酉** 太乙天符 **少商金运**

上阳明金 卯酉为阳明燥金司天

中少商金运 乙为阴金，为少商，乙酉为正商，以酉金相佐，故得平气，乙卯之年，二之气，君火分中，火来行胜，水来行复，其气以平，以三月庚辰，乙得庚合，金运正商，其气乃平

下少阴火 少阴君火在泉

热化寒化胜复同 热胜寒复

邪气化度也

灾七宫 金之方

燥化四 此为司天，乙卯燥化九，乙酉燥化四

清化四 此言金运不及者，其数生

热化二 此言在泉，乙卯热化二，乙酉热化七

正化度也

其化上苦小温 此言司天宜用之药食

中苦和 此言金运宜用之药食

下咸寒 此言在泉宜用之药食

药食宜也

丁卯 岁会，丁为木运，卯之年，辰亦为木运，临卯故曰岁会

丁酉 丁卯，正月壬寅为干德符，便为平气，胜复不至，运同正角，金不胜木，木亦不灾土，又丁卯年得卯佐之，即上阳明，不能灾之

少角木运

上阳明金 卯酉阳明燥金司天

中少角木运 丁为阴木为少角

下少阴火 少阴君火在泉

清化热化胜复同 清胜热复

所谓邪化日也 因胜而复，乃邪气所化之日

灾三宫 以运之当方言

燥化九 此言司天，卯酉主燥，正化从本生数，对化从标成数，则丁卯之年属对化成数，主燥化九，丁酉之年属正化生数，主燥化四

风化三 此言木运不及，主生数，故风化三

热化七 此言在泉，丁卯对化当云热化七，丁酉正化当云热化二

所谓正化日也 乃正气所化之日

其化上苦小温 此言司天宜用之药食，即《至真要大论》：燥淫所胜，平以苦温，《玄珠》亦云：上苦温

中辛和 此言木运宜用之药食

下咸寒 此言在泉宜用之药食，《至真要大论》云：热淫于内，治以咸寒

药食宜也

己卯 己卯金与运土相得，子临父位为逆 **己酉岁 少宫土运**

上阳明金 阳明燥金司天

中少宫土运 己为阴土，为少宫，复罢土气未正，至九月甲戌月土还正宫，己酉之年，木胜火徵

下少阴火 少阴君火在泉

风化清化胜复同 木胜金复
邪气化度也
灾五宫 五为中土
清化九 此言司天，己卯燥化九，己酉燥化四
雨化五 此言土运
热化七 此言在泉，己卯热化二，己酉热化七
正化度也
其化上苦小温 此言司天宜用之药食
中甘和 此言土运宜用之药食
下咸寒 此言在泉宜用之药食
药食宜也

辛卯 辛酉岁 少羽水运

上阳明金 卯酉阳明燥金司天
中少羽水运 辛为阴水，为少羽，此年七月，丙申水还正羽
下少阴火 君火在泉
雨化风化胜复同 雨胜风复
邪气化度也
灾一宫 水之方
清化九 此言司天，辛卯燥化九，辛酉燥化四
寒化一 此言水运不及之生数
热化七 此言在泉，辛卯热化二，辛酉热化七
正化度也
其化上苦小温 此言司天宜用之药食
中苦和 此言水运宜用之药食
下咸寒 此言在泉宜用之药食
药食宜也

癸卯 同岁会 **癸酉岁** 同岁会，火运不及，下加少阴，以在泉为火，故曰同

岁会 **少徵火运**

上阳明金 阳明燥金司天

中少徵火运 癸为阴火，为少阴

下少阴火 少阴君火在泉

寒化雨化胜复同 寒胜雨复

所谓邪气化日也

灾九宫 九宫离位，南室天英司也

燥化九 癸卯燥化九，癸酉燥化四

热化二 此言运与在泉俱火，故只言热化二，热化二者，少徵之运化也，若少阴在泉之化，则癸卯热化二，癸酉热化七

所谓正化日也 正气所化

其化上苦小温 此言司天宜用之药食

中咸温 此言火运宜用之药食

下咸寒 此言在泉宜用之药食

药食宜也

阳明司天		卯酉岁气
初气厥阴风木	二气少阴君火	三气少阳相火
太阴湿土加	少阳相火加	阳明燥金加
天时	天时	天时
地气迁，阴始凝，气始肃，水乃冰，寒雨化	阳乃布，民乃舒，物乃生，灾厉大至	天政布，凉乃行，燥热交合，燥极而泽
民病	民病	民病
中热胀，面自浮肿，善眠，鼽衄，嚏欠呕，小便黄赤，甚则淋	民善暴死	病寒热

燥化之图		少阴在泉
四气太阴湿土	五气阳明燥金	终气太阳寒水
太阳寒水加	厥阴风木加	少阴君火加
天时	天时	天时
寒雨降	春令反行，草乃生荣	阳气布，候反温，蛰虫来见，流水不冰
民病	民病	民病
病暴仆，振慄谵妄，少气嗌干引饮，心痛、痈肿疮疡、寒疟，骨痿便血	民气和	民乃康平，其病温

甲辰 岁会，同天符 **甲戌** 岁会，同天符，运与年辰皆土，曰岁会，又 **太宫土运** 土运太过，下加太阴在泉，曰同天符

上太阳水 辰戌为太阳寒水司天

中太宫土运 甲为阳土，为太宫

下太阴土 湿土在泉

寒化六 甲辰对化从标，成数当云寒化六，甲戌正化从本，生数当云寒化一

湿化五 运与在泉俱土，故只言湿化五

正化日也

其化上苦热 此言司天宜用之药食，《至真要大论》云：寒淫所胜，平以辛热

中苦温 此言土运宜用之药食

下苦温 此言在泉宜用之药食，《至真要大论》云：湿淫于内，治以苦热

药食宜也

丙辰 天符 **丙戌岁** 天符 **太羽水运**

上太阳水 辰戌为太阳寒水司天

中太羽水运 丙为阳水，为太羽

下太阴土 湿土在泉

寒化六 运与司天俱水，故只言寒化六，寒化六者，太羽之运化，若太阳司天之化，则丙辰寒化六，丙戌寒化一

雨化五 此言在泉土生数

正化度也

其化上苦热 此言司天宜用之药食，《至真要大论》云：寒淫所胜，平以辛热

中咸温 此言水运宜用之药食

下甘热 此言在泉宜用之药食，《至真要大论》云：湿淫于内，治以苦热

药食宜也

戊辰 戊戌岁 太徵火运

上太阳水 辰戌太阳寒水司天

中太徵火运 戊为阳火，为太徵

下太阴土 太阴湿土在泉

寒化六 此言司天，戊辰对化从标，成数当云寒化六，戊戌正化从本，生数当云寒化一

热化七 此言火运，戊辰对化七，戊戌正化二

湿化五 此言在泉之化，所谓土常以生也

所谓正化日也 正气所化

其化上苦温 此言司天宜用之药食，《至真要大论》云：寒淫所胜，平以辛热

中甘和 此言火运宜用之药食

下甘温 此言在泉宜用之药食，《至真要大论》云：湿淫于内，治以苦热

药食宜也

庚辰 庚戌岁 太商金运

上太阳水 辰戌为太阳寒水司天

中太商金运 庚为阳金，为太商

下太阴土 湿土在泉

寒化一 此言司天，庚辰寒化六，庚戌寒化一

清化九 此言金运太过者，其数成

雨化五 此言在泉，五为土数

正化度也

其化上苦热 此言司天宜用之药食

中辛温 此言金运宜用之药食

下甘热 此言在泉宜用之药食

药食宜也

壬辰 壬戌岁 太角木运

上太阳水 辰戌为太阳寒水司天

中太角木运 壬为阳木，为太角

下太阴土 湿土在泉

寒化六 此言司天，壬辰寒化六，壬戌寒化一

风化八 此言木运太过之成数

雨化五 此言在泉，土常以生数

正化度也

其化上苦温 此言司天宜用之药食，《至真要大论》云：寒淫所胜，平以辛热

中酸和 此言木运宜用之药食

下甘温 此言在泉宜用之药食，《玄珠》云：下酸平，《至真要大论》云：湿淫于内，治以苦热

药食宜也

太阳司天		辰戌岁气
初气厥阴风木	二气少阴君火	三气少阳相火
少阳相火加	阳明燥金加	太阳寒水加
天时	天时	天时
地气迁，气乃大温，草乃早荣	大凉反至，民乃惨，草乃遇寒，火气遂抑	天政布，寒气行，雨乃降
民病	民病	民病
民乃厉，温病乃作，身热头痛呕吐，肌腠疮疡	气郁中伤，寒乃始	病寒，反热中，痈疽注下，心热瞀闷，不治者死

寒化之图		湿土在泉
四气太阴湿土	五气阳明燥金	终气太阳寒水
厥阴风木加	少阴君火加	太阴湿土加
天时	天时	天时
风湿交争，风化为雨，乃长乃化乃成	阳复化，草乃长，乃化乃成	地气正，湿令行，阴凝太虚，埃昏郊野
民病	民病	民病
大热少气，肌肉痿，足痿，痢下赤白	民乃舒	民乃惨凄，寒风以至，反者孕乃死

乙巳　乙亥岁　少商金运

上厥阴木　巳亥为厥阴风木司天

中少商金运　乙为阴金，为少商，乙巳岁火来小胜，巳为火佐于胜也，即于子月中气君火时化日，火来行胜，不待水复，遇三月，庚辰月乙见庚而气自全，金还正商，乙亥年三月，得庚辰月，早见干

德符，即气还正商，火未得王而先平，火不胜则水不复，又亥是水得力，故火不胜也

下少阳相火 相火在泉

热化寒化胜复同 热胜寒复

邪气化日也

灾四宫 四为金方

风化八 此言司天，乙巳对化，从标，成数当云风化八，乙亥正化，从本，生数当云风化三

清化九 此言金运，乙巳清化九，乙亥清化四

火化七 此言在泉，乙巳火化七，乙亥火化二

正化度也

其化上辛凉 此言司天宜用之药食

中酸和 此言金运宜用之药食

下咸寒 此言在泉宜用之药食

药食宜也

丁巳 丁亥岁 少角木运

上厥阴木 巳亥为厥阴风木司天

中少角木运 丁为阴木，为少角，丁年正月壬寅，丁得壬合为干德符，为正角平气

下少阳相火 相火在泉

清化热化胜复同 热胜清复

邪气化度也

灾三宫 木之方三

风化三 此言司天与运俱木，故只言风化三，风化三者，少角之运化也，若厥阴司天之化，则丁巳风化八，丁亥风化三

火化七 此言在泉，丁巳热化七，丁亥热化二

正化度也
其化上辛凉 此言司天宜用之药食
中辛和 此言木运宜用之药食
下咸寒 此言在泉宜用之药食
药食宜也

己巳 巳亥岁 少宫土运

上厥阴木 巳亥为厥阴风木司天
中少宫土运 己为阴土，为少宫，至九月甲戌月方还正宫
下少阳相火 少阳相火在泉
风化清化胜复同 风胜清复
所谓邪气化日也 因胜而复，邪气所化之日
灾五宫 土之方
风化八 此言司天，己巳对化从标，成数当云风化八，己亥正化从本，生数当云风化三
湿化五 此言土运
火化七 此言在泉，己巳属对化，从标，成数主热化七，己亥属正化，从本，生数主热化二
所谓正化日也 正气所化
其化上辛凉 此言司天宜用之药食，《至真要大论》云：风淫所胜，平以辛凉
中甘和 此言土运宜用之药食
下咸寒 此言在泉宜用之药食，《至真要大论》云：火淫于内，治以咸冷
药食宜也

辛巳 辛亥 少羽水运

上厥阴木 巳亥为厥阴风木司天
中少羽水运 辛为阴水，为少羽，辛巳年木复土罢，至七月丙申月水还正羽，辛亥年为水，平气以亥，为水相佐，为正羽，与辛巳年少异

下少阳相火 相火在泉

雨化风化胜复同 雨胜风复

邪气化度也

灾一宫 一为水之方

风化三 此言司天，辛巳风化三，辛亥风化八

寒化一 此言水运不及者，其数生

火化七 此言在泉，辛巳热化七，辛亥热化二

正化度也

其化上辛凉 此言司天宜用之药食

中苦和 此言水运宜用之药食

下咸寒 此言在泉宜用之药食

药食宜也

癸巳 同岁会 **癸亥** 同岁会 **少徵火运**

上厥阴木 巳亥为厥阴风木司天

中少徵火运 癸为阴火，为少徵，癸巳正徵火气平，一谓巳为火，亦名岁会，二谓水未得化，三谓五月戊午，癸得戊合，故得平气，癸亥之岁，亥为水，水得年力便来行胜，至五月戊午月，还正徵，其气始平

下少阳相火 相火在泉

寒化雨化胜复同 寒盛雨复

邪气化度也

灾二宫 火之方

风化八 此言司天，癸巳风化八，癸亥风化三

火化二 此言在泉，与运俱火，故只言火化二，火化二者，少徵火运之化也，若少阳在泉之化，则癸巳热化七，癸亥热化二

正化度也

其化上辛凉 此言司天宜用之药食
中咸和 此言火运宜用之药食
药食宜也

厥阴司天		巳亥岁气
初气厥阴风木	二气少阴君火	三气少阳相火
阳明燥金加	太阳寒水加	厥阴风木加
天时	天时	天时
寒始，肃杀气方至	寒不去，雪水冰，杀气施化，霜乃降，名草上焦，寒雨数至，阳复化	天政布，风乃时举
民病	民病	民病
民病寒于右之下	民病热于中	泣出，耳鸣，掉眩

风化之图		少阳在泉
四气太阴湿土	五气阳明燥金	终气太阳寒水
少阴君火加	太阴湿土加	少阳相火加
天时	天时	天时
溽暑湿热相薄，争于左之上	燥湿更胜，沉阴乃布，寒气及体，风雨乃行	畏火司令，阳乃大化，蛰虫出见，流水不冰，地气大发，草乃生，人乃舒
民病	民病	民病
黄瘅胕肿	肺受风，脾受湿，发为疟	温厉

仆编《运气指掌》，不过搜集群书，略参己意，仅知其当然而不知其以然，恒引为憾事。近于友人案头得悟虚子与客问难一段，论五行生克，干支化气，均有至理存焉，较他书迥别，有特录出附于卷末。

客曰：天生五材，非即所谓五行乎？

悟曰：然。

客曰：黄帝命大挠探五行情，情即生克之情乎？

悟曰：是也。

客曰：五行之生，淘沙而见金，雨露润草木，火用以薪传，烬尽而焦土乎？

悟曰：然。是用也，而非体也。

客又曰：金不过铜铁银锡之类，不知何以生水？吾惑焉。

曰：噫！客误矣。金银铜铁之类岂能生水耶？盖水之源出于西方，亘古东流而不竭。西方属金，故曰金能生水，流东有生木之义，故曰水生木。钻燧取火，春取榆柳之火，夏取枣杏之火，长夏取桑柘之火，秋取柞楢之火，冬取槐檀之火。而民方火食，故曰木生火。火有用而无体者也，旺于大夏，土得煖而万卉发荣，故曰火生土。五金皆生于山矿之间，故曰土生金。

客曰：五行所生既闻命矣，敢问所克？

悟曰：滔天之水，土能防之；燎原之火，水能灭之；顽钝之金，以火而销镕；盘错之木，以金而斫削；浊厚之土，以木而开辟。此五行克也。

客曰：吾闻火能化万物，而独言克金者何也？土能生万物，而独言生金者何也？木克土胡以藉金之钝？水生木何以藉土之功？

悟曰：火独言克金者，先坚也，其余不足论也；土独言生金者，先贵而有用也，其余则其次也；木克土而不言金者，先本而后末也；

土长木而言生者，滋润之功多也。

客曰：五行生克既教我矣，敢问支干相配何也？

悟曰：此康节所谓，天何依依于地，地何附附于天，天地自相依附，又何疑焉？

客曰：甲己何以化土？

悟曰：此逢辰，辰则化，取神龙变化之义。诸书已有之，而子之未见也。甲己还生甲，甲子、乙丑、丙寅、丁卯、戊辰，辰上生戊，属土，故曰化土；乙庚丙作初，丙子、丁丑、戊寅、己卯、庚辰，辰上是庚，属金，故曰化金；丙辛生戊子，戊子、己丑、庚寅、辛卯、壬辰，辰上是壬，属水，故曰化水；丁壬庚子居，庚子、辛丑、壬寅、癸卯、甲辰，辰上是甲，属木，故曰化木；戊癸推壬子，壬子、癸丑、甲寅、乙卯、丙辰，辰上是丙，属火，故曰化火。

客曰：天干戊己之土相连，地支辰戌丑未分四何也？

悟曰：此坤厚载物之义也。亥子之下有丑，水由地中行也，《中庸》所谓振河海而不泄亦此意。寅卯之下有辰，木长于地上也，《中庸》所谓草木生之亦此意。巳午之下有未，火居土上也，《易》云普明无所不照亦此意。申酉之下有戌，金行于土上也，《中庸》所谓宝藏兴焉亦此意。顺数之亥子生寅卯，寅卯生巳午，巳午生申酉，申酉生亥子。逆数之辰为水库，而生寅卯，木未为木库，而生巳午，火戌为火土库，而生申酉金，丑为金库，而生亥子水。

客曰：春何以见木旺？夏何以见火旺？秋何以见金旺？冬何以见水旺？

悟曰：木气融和，故曰春旺；火气炎热，故曰夏旺；金气清凉，故曰秋旺；水气寒冷，故曰冬旺。

客曰：土何以旺于四季？

悟曰；土有形无气者，木气融而土亦融，火气热而土亦热，金气凉而土亦凉，水气寒而土亦寒，随四时而旺，所谓坤顺而从也。

客曰：水多水涨，何以不言旺？

悟曰：此以水制火之义也。夏天炎甚，若不得水，土燥不能生物，则苗槁矣。此天地人物之功也。

五脏六腑图说

自　序

五脏六腑诸书言之详矣，大都陈陈相因，并无一人敢为新说，揆诸作者之意，以为采《内经》，集诸家，自必确有根据，以致后之阅者每多非议，谓其语多逆臆，渺茫无凭。盖缘我国无剖解之学，难免以讹传讹，遂失脏腑真象。自玉田王勋臣先生出，考验人身脏腑，绘具图像，煞费苦心。然未经实验，无从征信，及阅西医脏腑图说与勋臣所绘互相参观，始知古人脏腑图说纯为意造，未可为法。仆也不才，何敢妄议古人？爰取善善从长之意，特将《内经》、勋臣、西医三图逐一绘出，俾阅者细细考察，便知中西意解各自不同。然西医从剖解实验而得，固属确切不移，但中西风俗互异，我国人每多保惜尸体，是古人对于五脏六腑部位形象虽欲不尚理想得乎，故亦未可遽以为非也。惟中西人情风俗虽各不同，而脏腑形象要无区别，兹将中西脏象绘录并节录洪曼人脏腑能力功用遂条解说，以公同好。

目 录

脏腑图说

脏腑部位总说

今将五脏六腑的部位功能先说明白，再将生病的原故一一讲解出来。人的身子好比自鸣钟一般，外面的五官四肢是自鸣钟的时针、秒针，内面的脏腑是自鸣钟内里的轮盘、法条。内面的轮盘、法条活动，外面的针就能应时候不差，稍有不活动，外面的针就不能照常应候报时，这个比方却是丝毫不差的。脏腑的部位肺的位置最高，肺的下面就是心，心的外面有赤黄色脂膜裹着的，就是心包络，下有膈膜，与脊胁相联遮住，下面的浊气方不能上熏心肺，想就是膻中了。心的左边是肝，肝的短叶下面悬着的是胆，胃在心的右边，脾又在胃的右边稍下处。靠着脊下面第十三椎的地方，左右有两颗如豇豆形式是肾。再前面稍下处就是膀胱。小肠靠着脐上，从前面左边回转叠做十六曲，大肠也靠着脐上，却从右边回转叠做十六曲。只有三焦有部位没有形式，大约是一般真气通贯上中下三部。

肺　说

肺是手太阴经的脏部，主人一身的气分。肺管有九节，上接喉咙叫作喉管，又叫作气管，形象四面下垂，有六片大叶，两片小耳叶，中间有二十四个空窍分布散开，运动周身的气息。又有无数的细孔，叫作微气泡，凡人呼吸的空气就到这里。外面有一层薄膜，膜的外面又有无数的微丝血管。空气有二种，一种叫作养气，就是清气，是最好的，能补益人的；一种叫作炭气，就是浊气，是不好的，能毒害人。养气到了微气泡内可逼炭气，仍由呼出去。养气由微气泡透过薄膜到微丝血管，提净血质变腋成了赤色，就是血。血中的败质就由微丝血管透出汗孔到皮肤外面，肺主皮毛就是这个原故。肺的位分顶高，肺的功能顶大，药书中称他是各脏的长罩，在心的上面，又叫作心的盖子，就是饮食入胃，由脾运动变化，津液朝上蒸到肺内，再由肺变化血脉，流散到各脏腑经络，外润皮毛，内通水道，凡声音出入，呼吸流行，都是肺的功能。

心　说

心是手少阴经脏部，是人一身的主脑部位，在肺管的下面，隔膜的上面。凡人知觉运动的功能都是心作主，心的形式同莲花蕊头一样，心有一个大管子，三个小管子，大管子直接肺上，旁边三个小管子通脾、肝、肾三脏。

又有一说，心有周血、发血两个管子，一在心的左房，下面叫作总发血管，这总发血管分注到各小发血管，才散布人的周身；一在心的右房，上面叫作总回血管，也有无数的小回血管，这回血管才是吸聚发血管的，血转到回血管的里面，再回到心房，照这样一出一进，往来不息，这是它的功能。

肝 说

肝是足厥阴经的脏部，它的形式有七叶，左边三叶，右边四叶，主人一身的筋。人的运动都要他作主，有与胆合做一体，能生消化食物的汁水，帮助肠胃消化食物的力量，人的性急性慢皆是肝气强弱的原故，这是肝的功能。

脾 说

脾是足太阴经的脏部，它的形式像镰刀一样，与胃膜相连，这脾听了外面的响声就动，动后那胃内食物就被它磨荡消化起来。这是人的后天根本，脾受了命门真火，又能蒸化食物，变成津液，上转到肺内，再由肺的功能流散到脏腑，人的存活都靠这脾的功能最大。

胃 说

胃是足阳明经的腑部，形式同皮袋一样，它的上口叫作贲门，谷食都从这门进去，到胃的里面才能腐化，它的下口就接着小肠的上口，叫作幽门。《内经》说人能吃谷食的就能活，不能吃谷食的就不能活。这样讲来，胃的强弱不是人的生死相关了吗？但是胃的功能全靠著肺的津液、肝胆的汁水、脾的运动，它不过如街市一般，无论何等饮食，都要在它这地方经过，才能运到别脏去。

膀胱说

膀胱是足太阳经的腑部，叫作水府，因它是水液聚会的所在。水谷到了胃里，泌出汁水，从下焦渗到膀胱，化作尿从尿孔出去。凡存放货物地方都叫作府，这膀胱故叫作水府，人的津液存在这个里，首要肾气充足才能够化出，肾气不充足就不能化出。进去的气不化，这个水就进到大肠，变了水泻；出去的气不化，这个水就闭在下焦，变了尿撒不出去。小便能通不能通都是膀胱的原故，实在是肾气不足的原故，这是膀胱的功能。

胆　说

胆是足少阳经的腑部，同肝合作一体，内有汁水，主消化食物，与肝同助肠胃消化的力量，这个胆藏在肝的短叶，下面形如小瓶，部位在半表半里交界的地方，内经称它叫作中正官，相帮肝脏用事。它的性质又来得刚，又有决断，凡一切担任的事体都是胆的力量。然亦要本人的气血足胆才能壮大，气血不足就怯弱了。它的功能是这个样子。

大肠说

大肠是手阳明经的腑部，内经叫它是传道的官，怎么叫作传道？好比一件用物由这边传到那边的意思。这大肠的部位在小肠的底下，小肠泌别出的糟粕都要大肠传道出去，与肺金相表里，肺气不足，大肠就要朝下坠，人若无力气，大肠里面的津液就觉得有些干燥，鼻孔也觉得有些干得难过。大肠又实在是脾胃要紧的门户，大肠若不能尽传道的职司，各脏腑都要困乏了。这是大肠的功能。

小肠说

小肠是手太阳经的腑部，内经叫它是受盛的官，可以化水谷出去。因它的上口直朝着胃的下口，水谷由这个地方进去，它的下口就是大肠的上口，在这个地方泌别清浊，教水液流到膀胱去，渣滓归到大肠去，是极能分别清浊的，这是小肠的功能。

心包络说

心包络是手厥阴经脏部。战国时有个名医秦越人说：心包络无形。元朝时代又有个名医滑伯仁说：心包络叫作手心主，在心下横膜的上面，竖膜的底下，与横膜相粘。有黄脂裹着的是心，那脂膜的外面有细筋膜如丝，与心肺相连的就是心包络。这句话不错。那说它无形的恐怕有错了。

又考《灵兰秘典论》中说，十二官独少心包络一官，却多了膻中一官，细察膻中的部位功能与心包络部位功能一样，想起来心包络就是膻中了。

肾 说

肾是足少阴经的脏部，肾形有两颗，像豇豆式并排生在脊骨的两旁，相离各一寸五分地步，外面有黄脂包裹，各有带两条，上一条系在心的小管上，下一条系脊下，中间一个穴孔就是肾带经过的地方，是人先天的根本。凡人寿高，耐劳，多儿女都是肾气坚，肾水充足的功能。

三焦说

三焦是手少阳经的腑部，这个三焦各书只说它的功能部位，未有说它形像的。上焦出胃口上脘，主进不主出；中焦在胃的中脘，凡水谷到这里全靠它的气化腐熟，蒸了津液，变化精微，上注到肺里，变化血液，才能奉养人的身体；下焦起阑门下面，专主出不主进的。大约三焦是人三元的真气，统领五脏六腑，营卫经络，内外左右上下的气，三焦通泰，内外左右上下都好，一有阻隔，就周身不舒畅了。这是三焦的功能。

內經
臟腑的部位形式

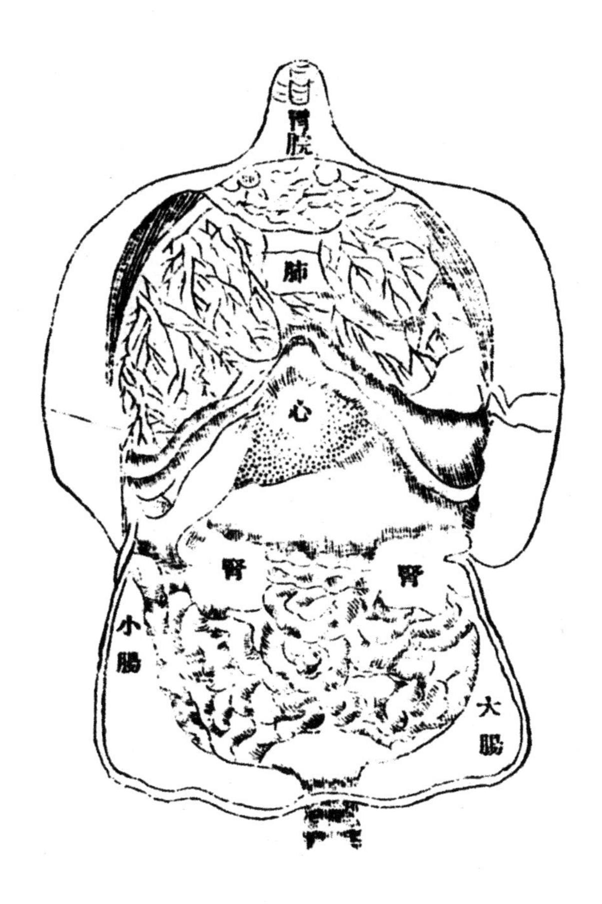

《内经》脏腑的部位形式

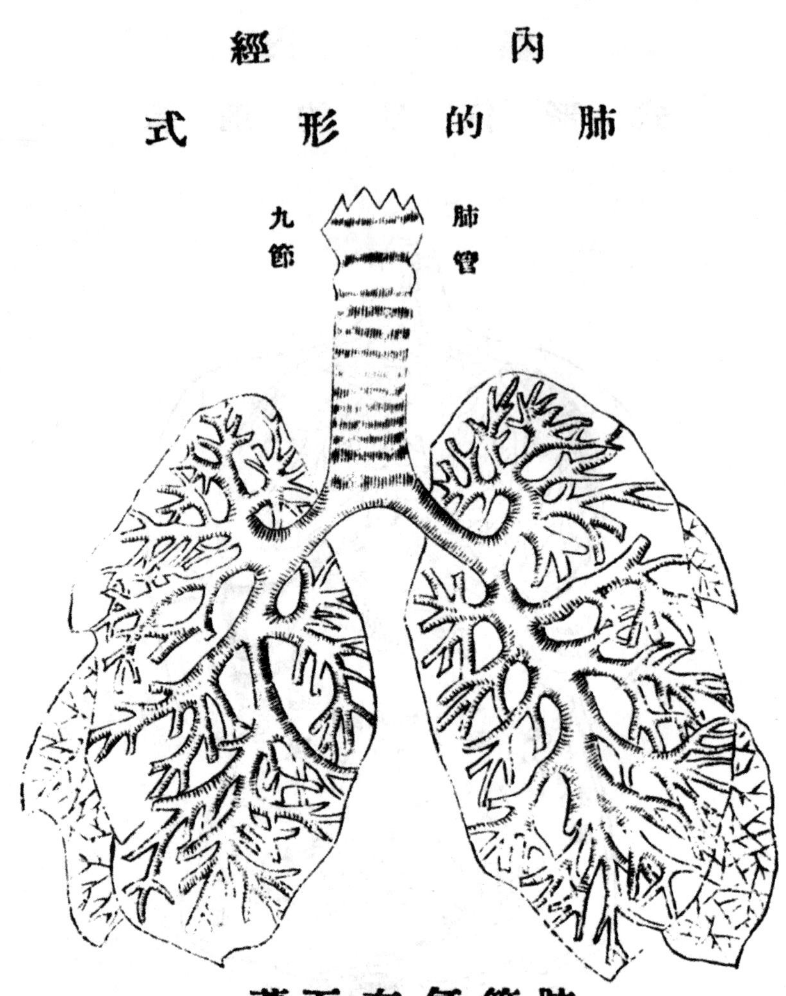

肺共有八葉管人一身的氣。座位最高。在各臟的上面。又叫做華蓋

《内经》肺的形式

肺共有八叶，管人一身的气，座位最高，在各脏的上面，又叫作华盖。

內經

心的形式

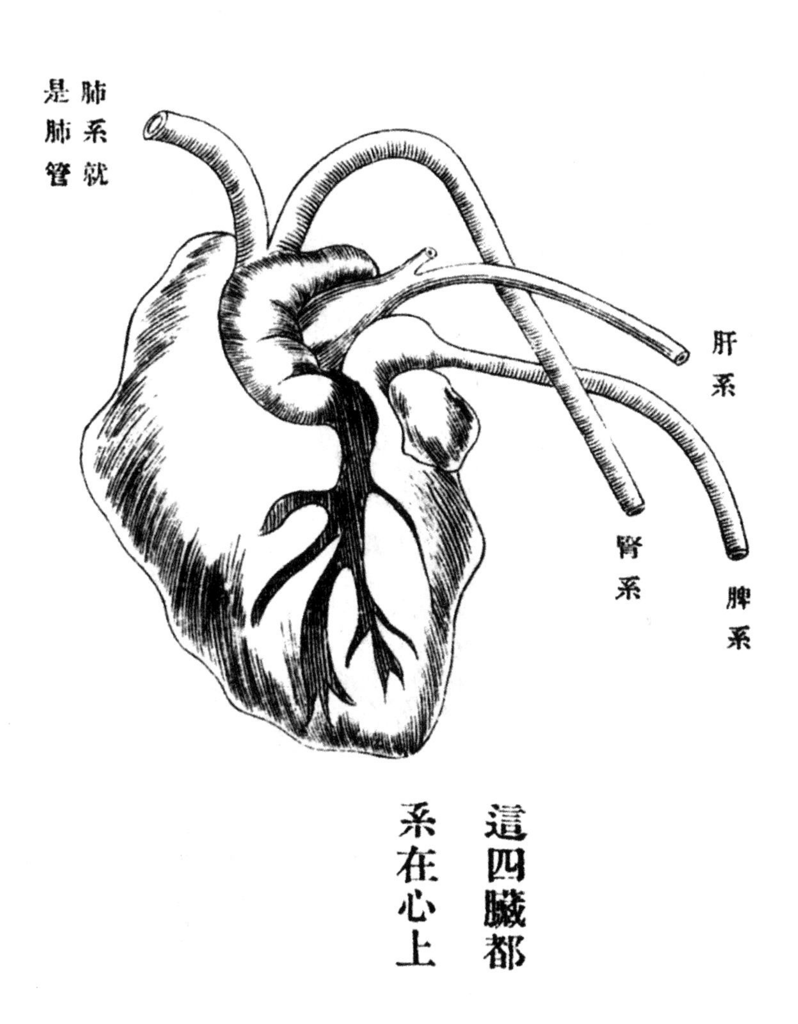

《内心》心的形式

这四脏都系在心上。

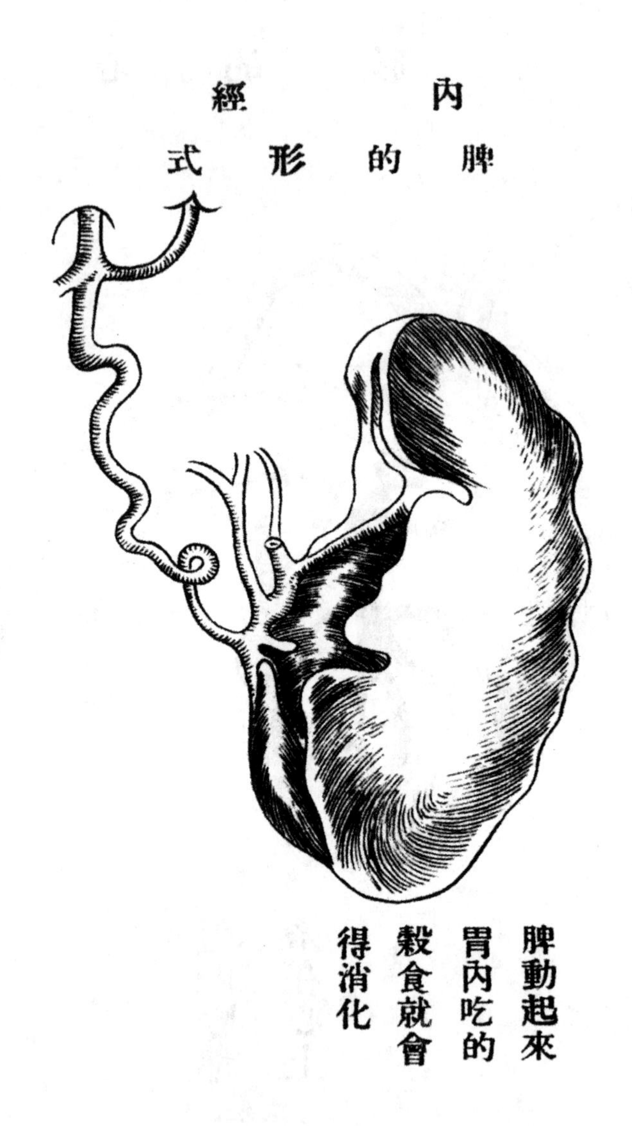

《内经》脾的形式

脾动起来，胃内吃的谷食就会得消化。

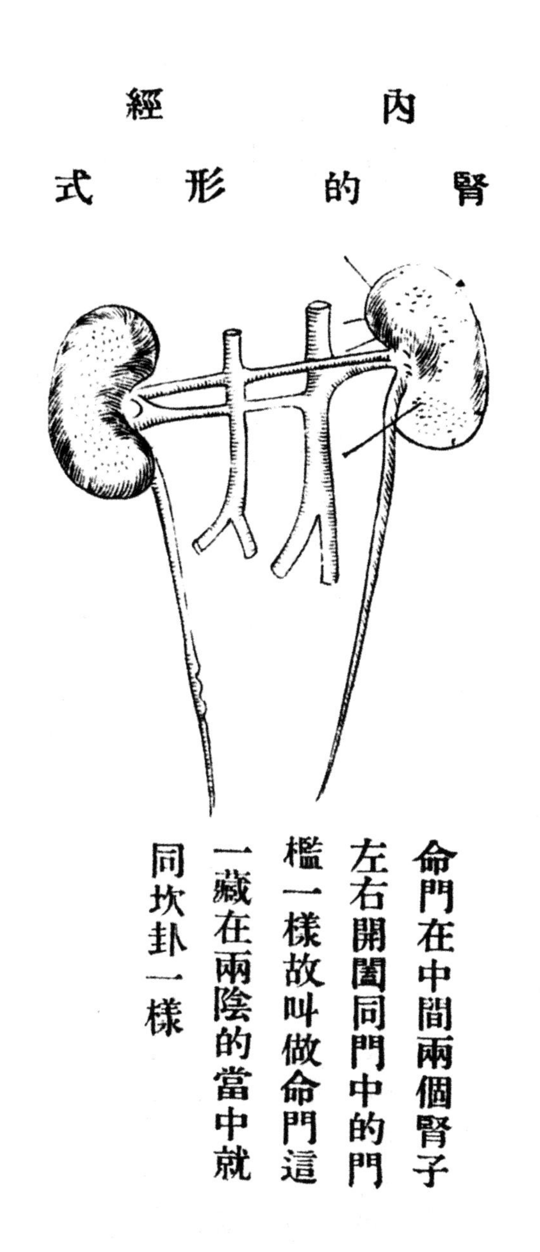

《内经》肾的形式

命门在中间，两个肾子左右，开合同门中的门槛一样，故叫作命门。这一脏在两阴的当中，就同坎卦一样。

內經

肝的形式

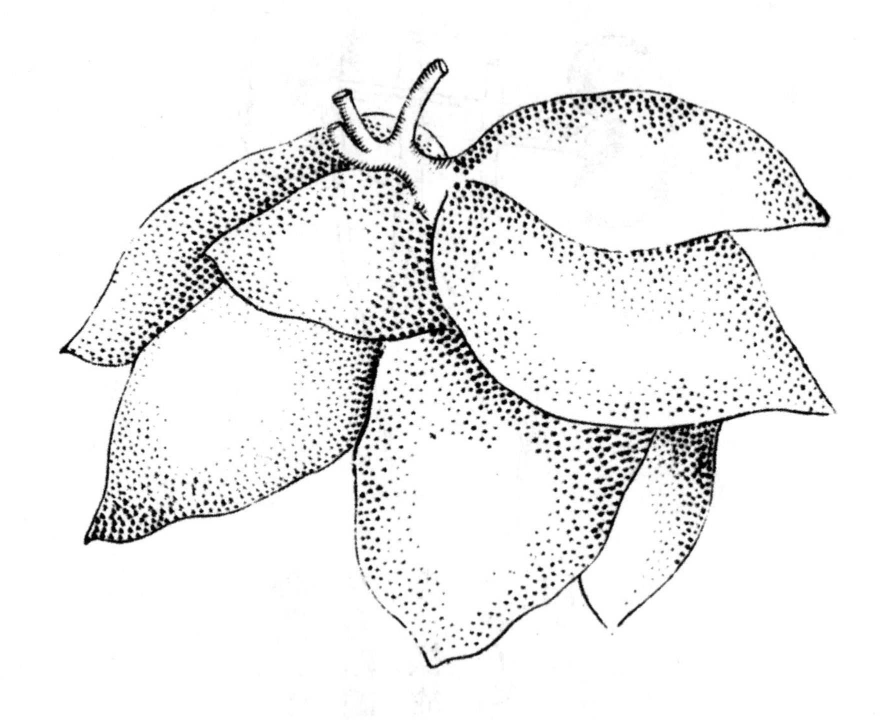

肝共有七葉左三葉右四葉管人一身的經絡爪甲

《内经》肝的形式

肝共有七叶，左三叶右四叶，管人一身的经络爪甲。

內經

胃的形式

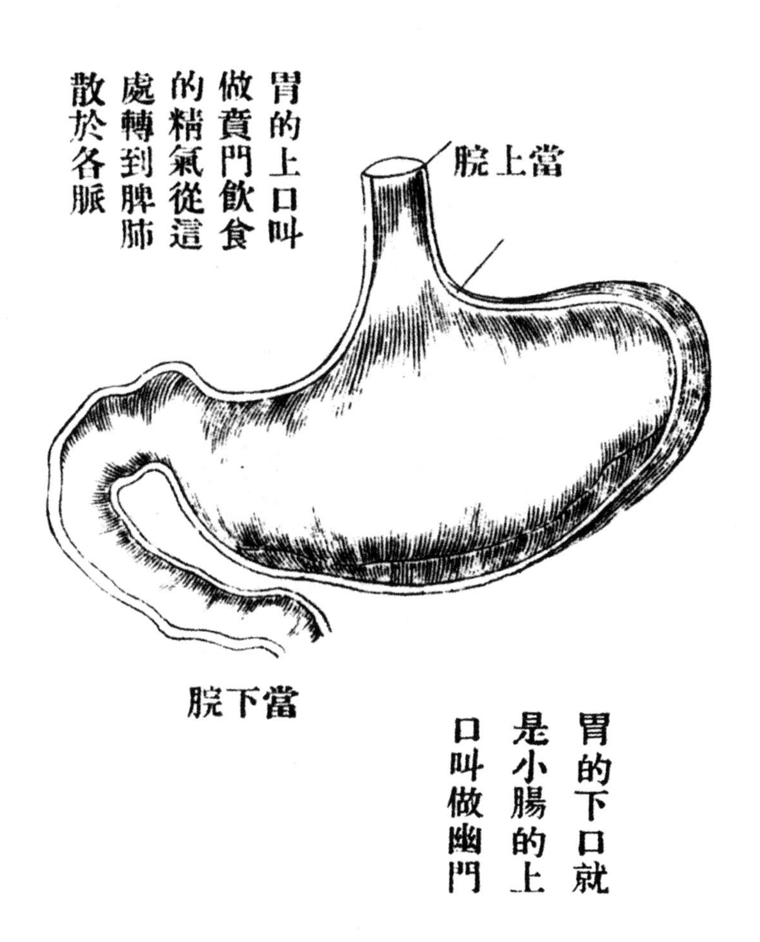

《内经》胃的形式

胃的上口叫作贲门，饮食的精气从这处转到脾肺，散于各脉。胃的下口就是小肠的上口，叫作幽门。

內經

膀胱的形式

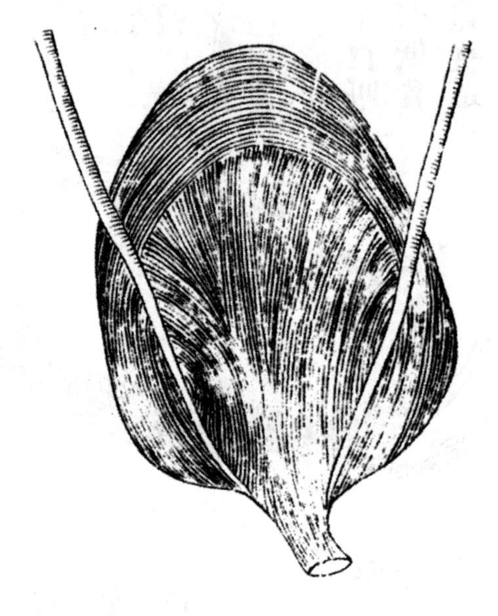

下底與前面撤尿的管子相聯尿就從這裏撤出去

《内经》膀胱的形式

下底与前面撤尿的管子相连，尿就从这里撤出去。

內經

膽的形式

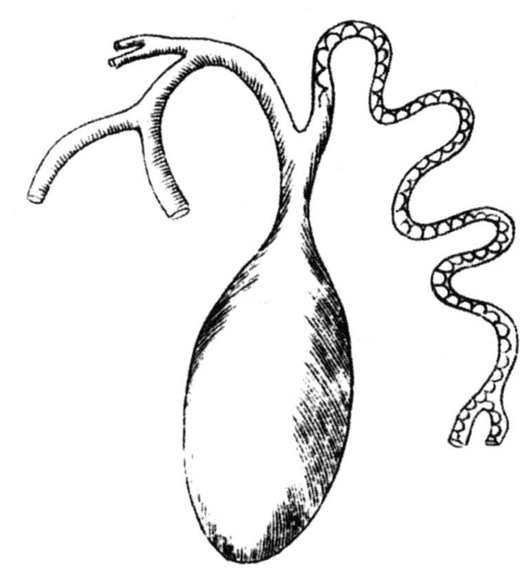

膽在肝的短葉中間凡十一藏都要取決在這個膽

《内经》胆的形式

胆在肝的短叶中间，凡十一脏都要取决在这个胆。

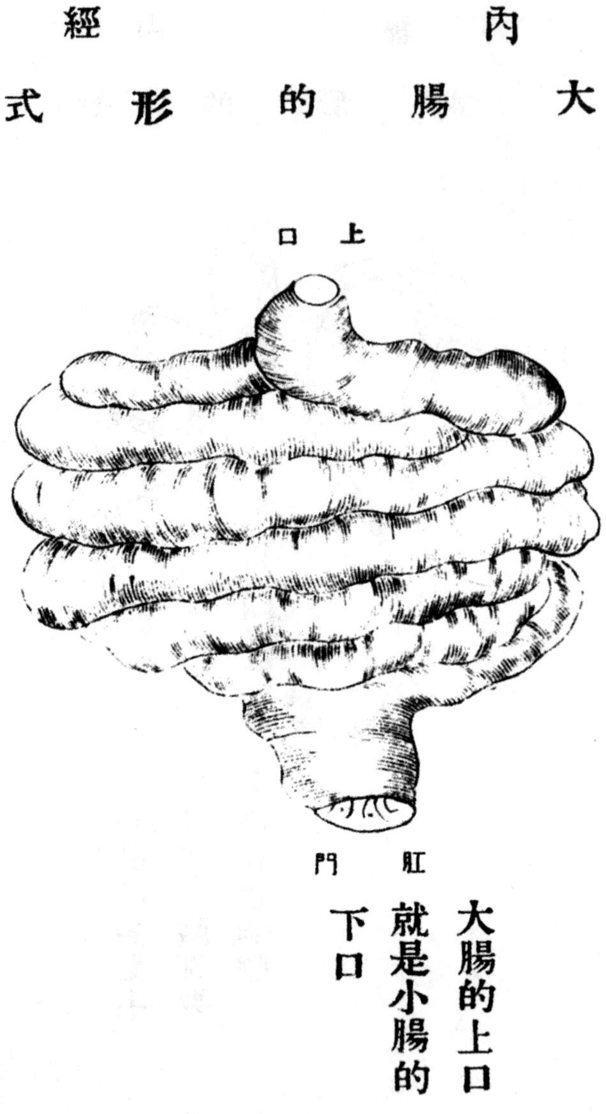

內經
大腸的形式

上口

肛門

大腸的上口就是小腸的下口

《内经》大肠的形式

大肠的上口就是小肠的下口。

內經 小腸的形式

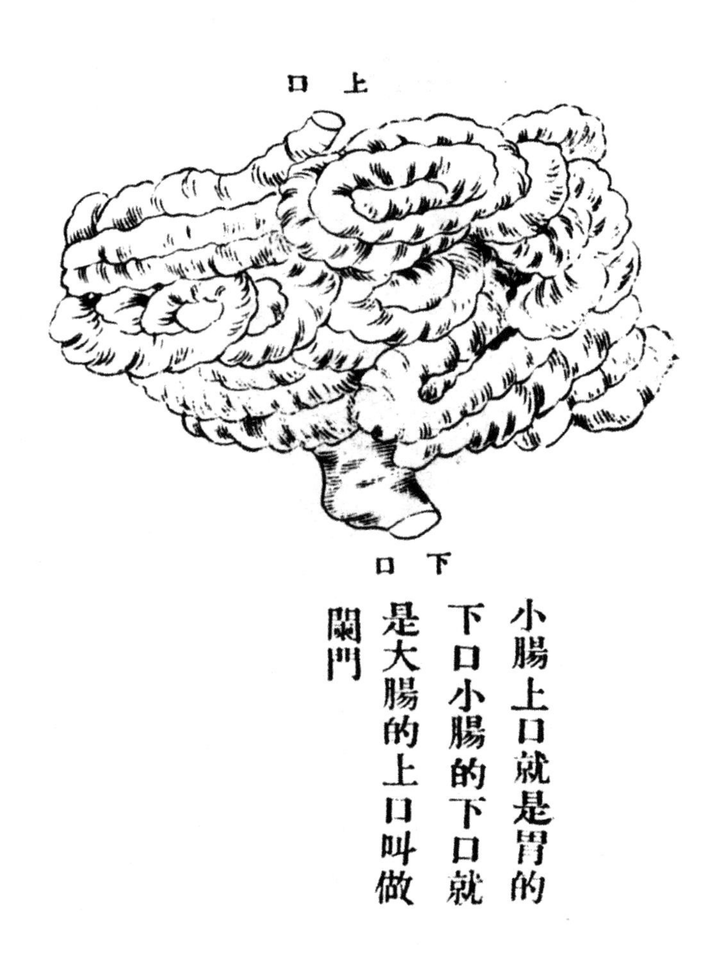

《内经》小肠的形式

小肠上口就是胃的下口，小肠的下口就是大肠的上口，叫做阑门。

內經

心包絡的形式

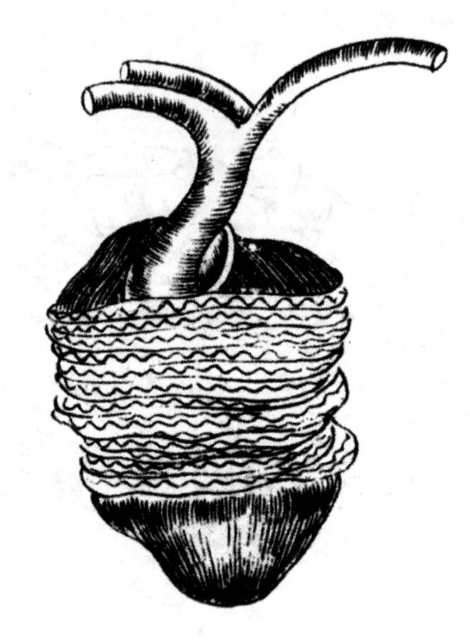

外面一輪輪的就是黃脂膜

今攷心包絡一藏在膈上就是膻中的部位想就是膻中

《内经》心包络的形式

外面一轮轮的就是黄脂膜。

今考心包络一脏在膈上，就是膻中的部位，想就是膻中。

內經

三焦的形式

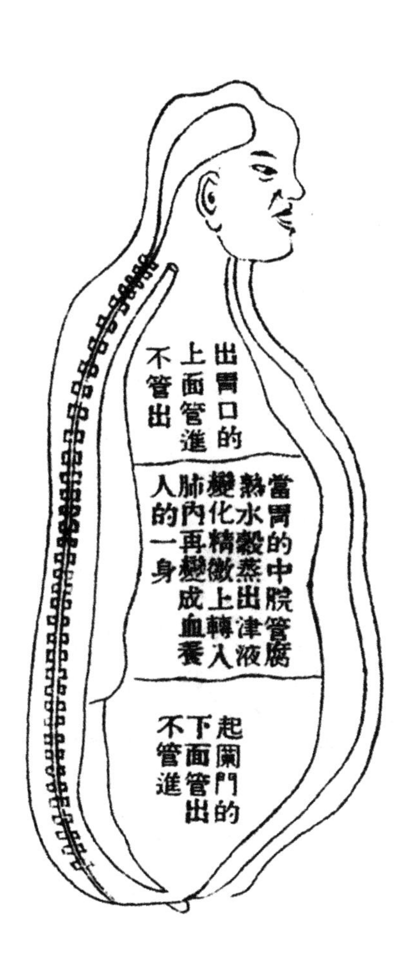

《内经》三焦的形式

西醫正面臟腑部位圖

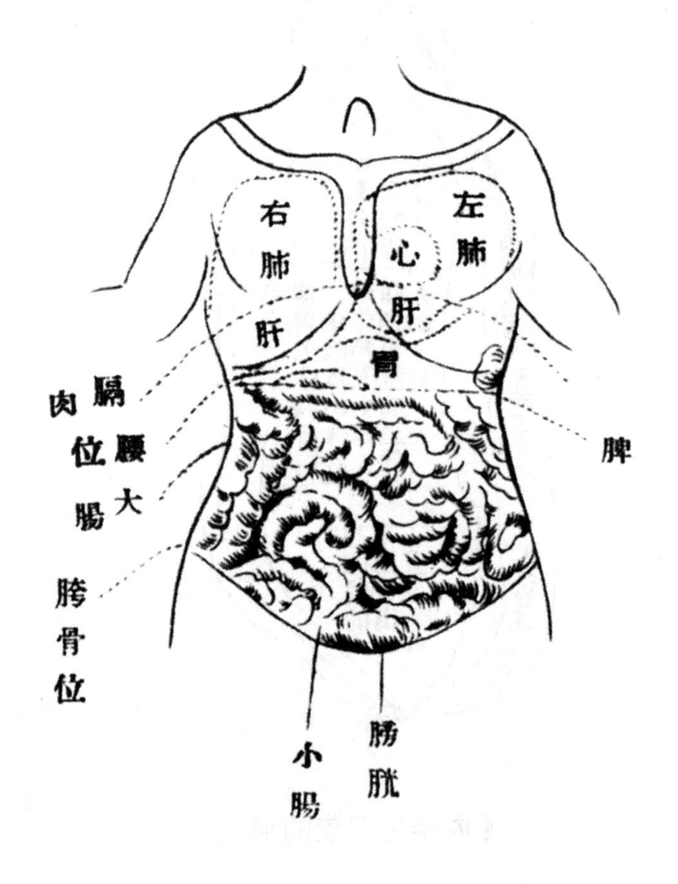

西医正面脏腑部位图

西醫

背面臟腑部位圖

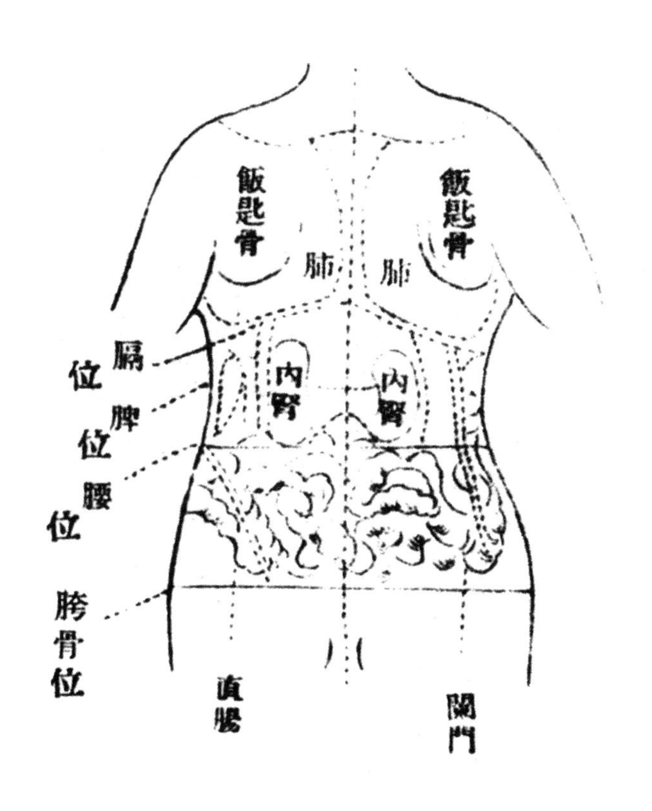

西医背面脏腑部位图

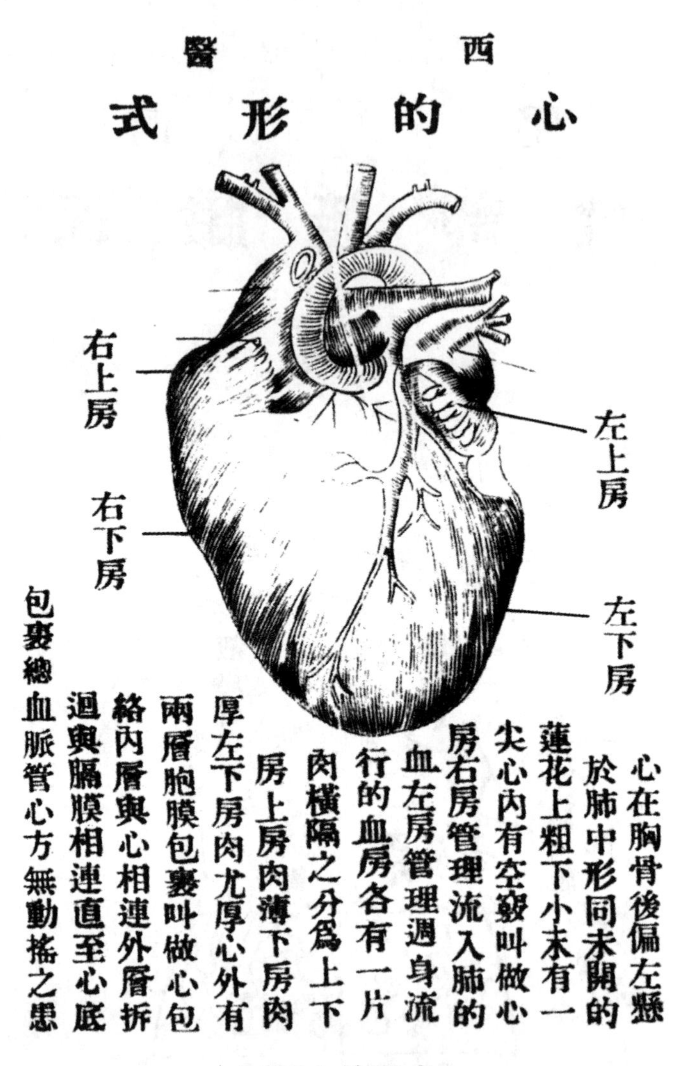

西医心的形式

心在胸骨后偏左，悬于肺中，形同未开的莲花，上粗下小，末有一尖，心内有空窍，叫作心房，右房管理流入肺的血，左房管理周身流行的血，房各有一片肉横隔之，分为上、下房，上房肉薄，下房肉厚，左下房肉尤厚。心外有两层胞膜包裹，叫作心包络，内层与心相连，外层拆回与膈膜相连，直至心底，包裹总血脉管，心方无动摇之患。

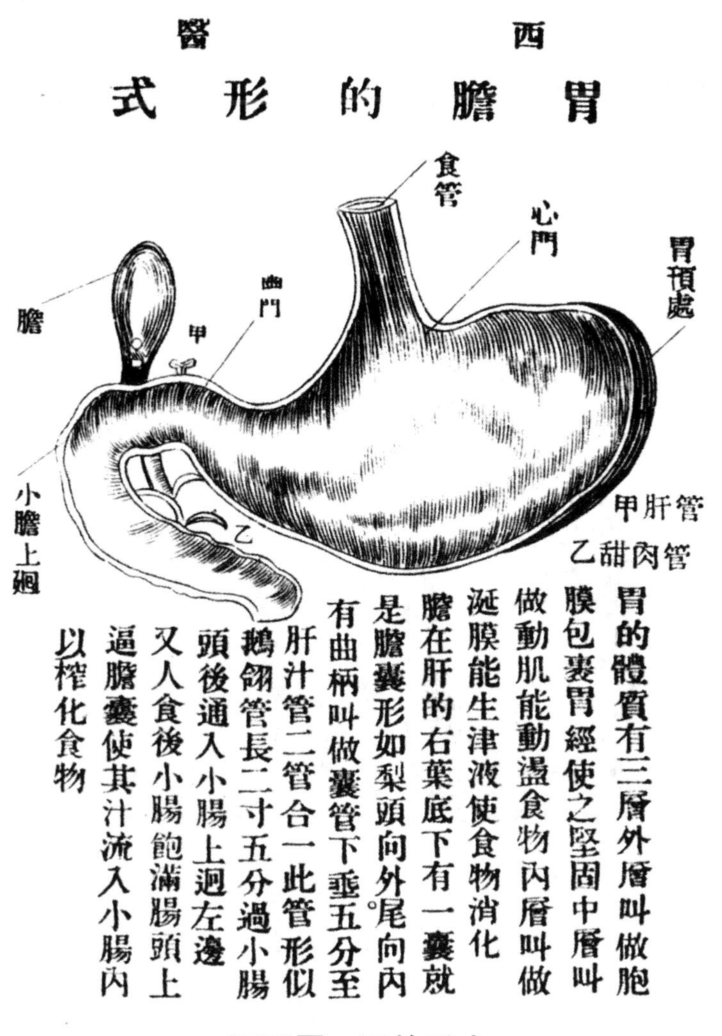

西医胃、胆的形式

胃的体质有三层，外层叫作胞膜，包裹胃经，使之坚固；中层叫作动肌，能动荡食物；内层叫作涎膜，能生津液，使食物消化。

胆在肝的右叶底下，有一囊就是胆囊，形如梨，头向外，尾向内，有曲柄叫作囊管，下垂五分至肝汁管，二管合一。此管形似鹅翎，管长二寸五分，过小肠头后通人小肠上回左边。又人食后小肠饱满，肠头上逼胆囊，使其汁流入小肠内以榨化食物。

西醫

肺的兩樣形式

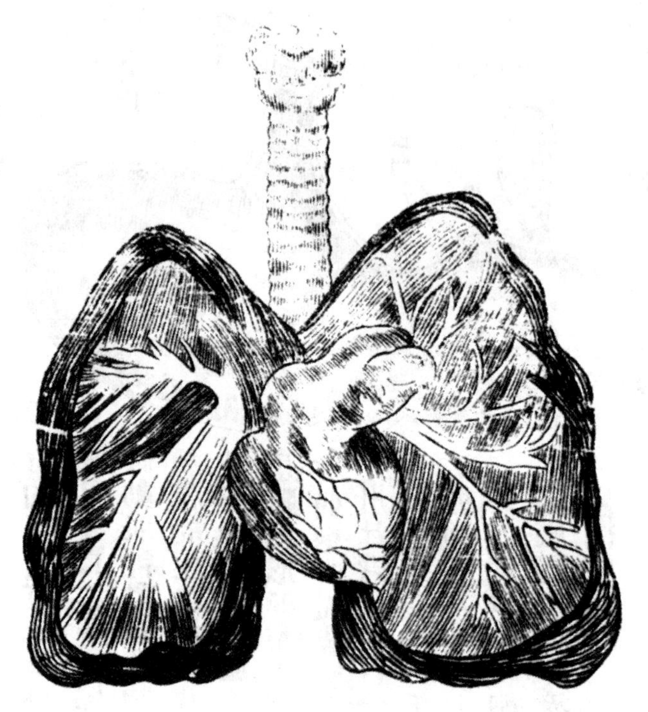

肺經主呼吸位在諸臟上面色粉紅窩內中央有心管週圍有夾膜包裹形同懸磬右有三葉左有二葉形皆下垂肺有氣管

西医肺的两样形式

肺经主呼吸，位在诸脏上面，色粉红，窝内中央有心管，周围有夹膜包裹，形同悬磬，右有三叶，左有二叶，形皆下垂，肺有气管。

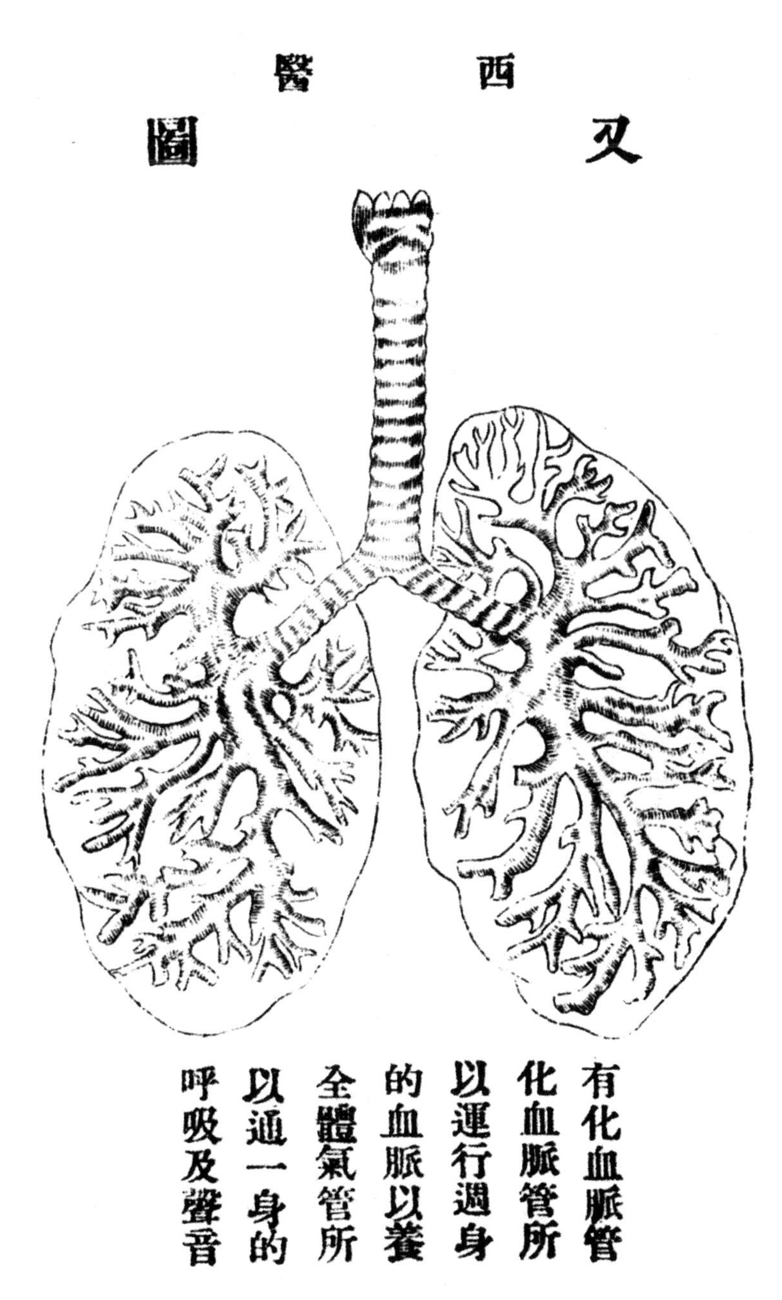

西医（肺）又图

有化血脉管，化血脉管所以运行周身的血脉以养全体气管，所以通一身的呼吸及声音。

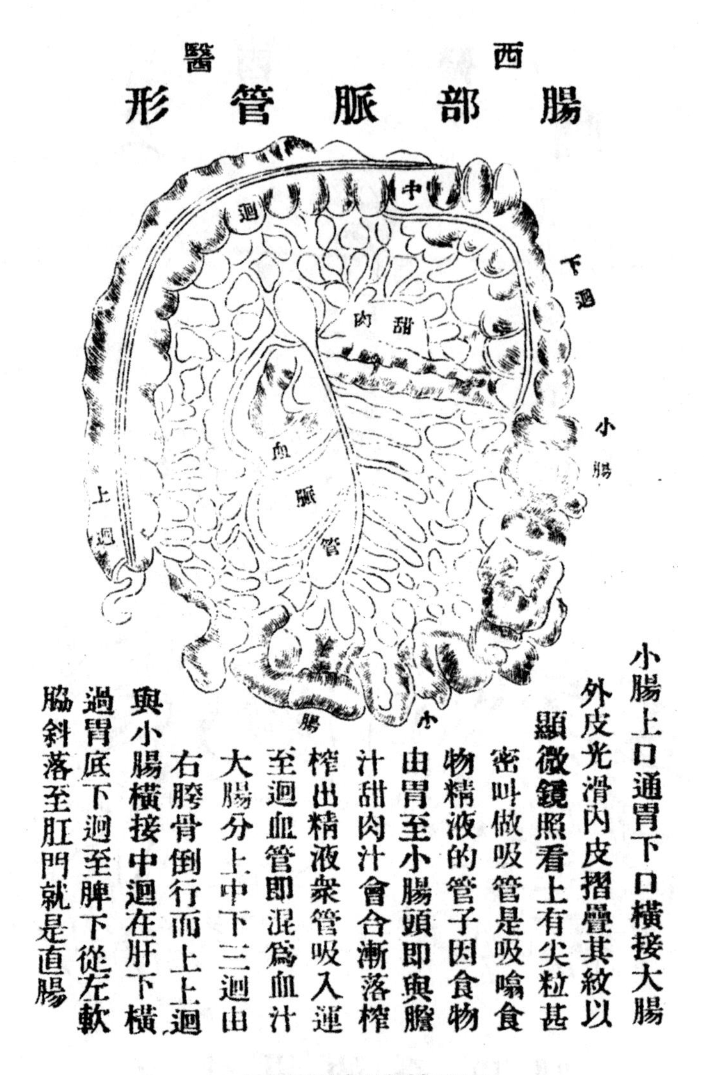

西医肠部脉管形

小肠上口通胃下口，横接大肠，外皮光滑，内皮折叠，其纹以显微镜照看，上有尖粒甚密，叫作吸管，是吸噏食物精液的管子，因食物由胃至小肠头，即与胆汁甜肉汁会合渐落榨，榨出精液，众管吸入，运至回血管，即混为血汁。大肠分上中下三回，由右胯骨倒行而上，上回与小肠横接，中回在肝下横过胃底，下回至脾下，从左软胁斜落至肛门就是直肠。

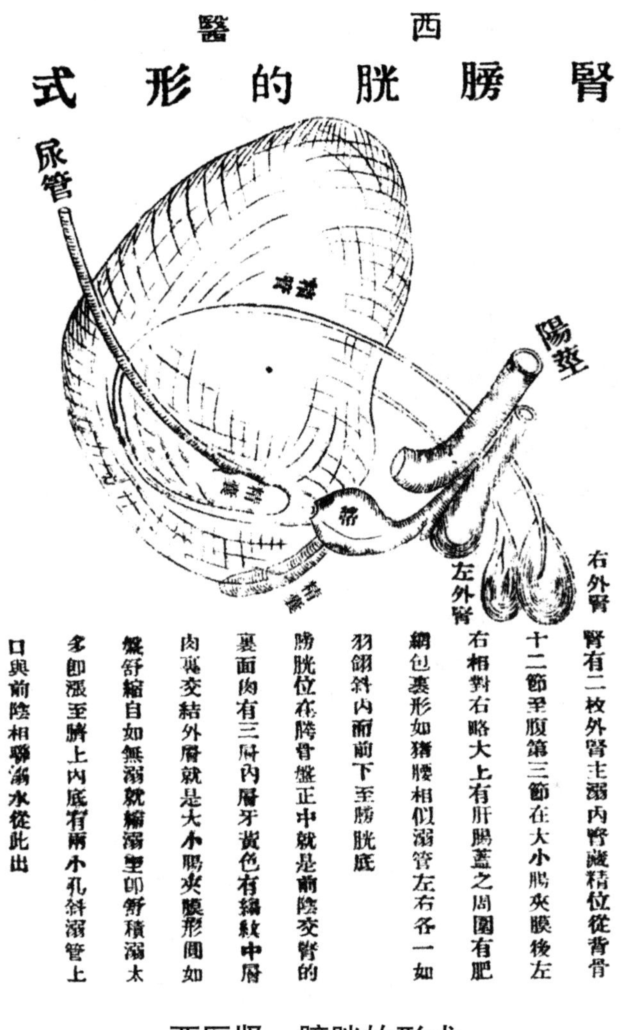

西医肾、膀胱的形式

肾有二枚，外肾主溺，内肾藏精，位从背骨十二节至腹第三节，在大小肠夹膜后，左右相对，右略大，上有肝肠盖之，周围有肥网包裹，形如猪腰相似，溺管左右各一，如羽翎斜内面前下至膀胱底。

膀胱位在胯骨盘正中，就是前阴，交肾的里面，肉有三层，内层牙黄色，有皱纹，中层肉里交结，外层就是大小肠夹膜，形圆如盘，舒缩自如，无溺就缩，溺至即舒，积溺太多即涨至脐上，内底有两小孔斜溺管上口，与前阴相联，溺水从此出。

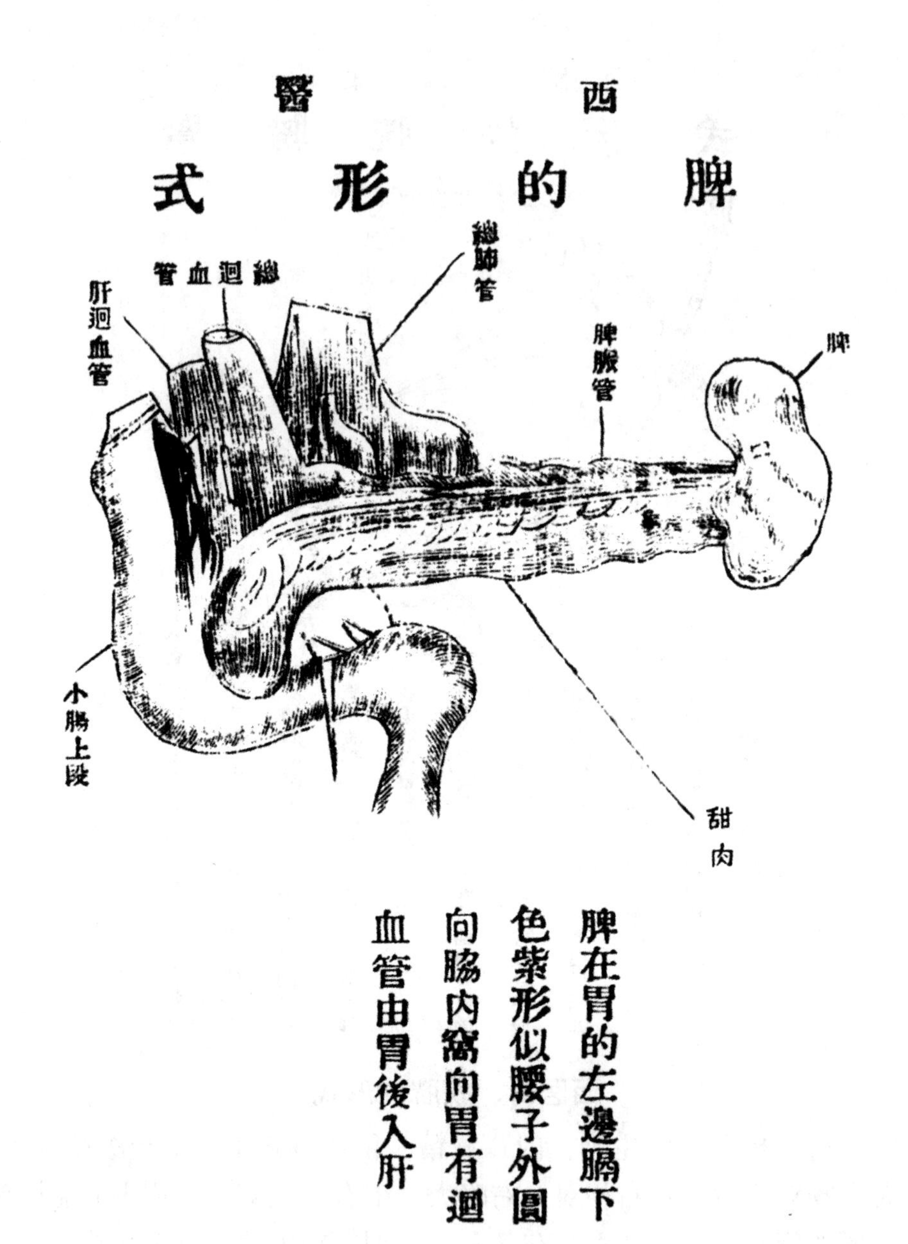

西医脾的形式

脾在胃的左边膈下，色紫，形似腰子，外圆，向胁内窝向胃，有回血管由胃后入肝。

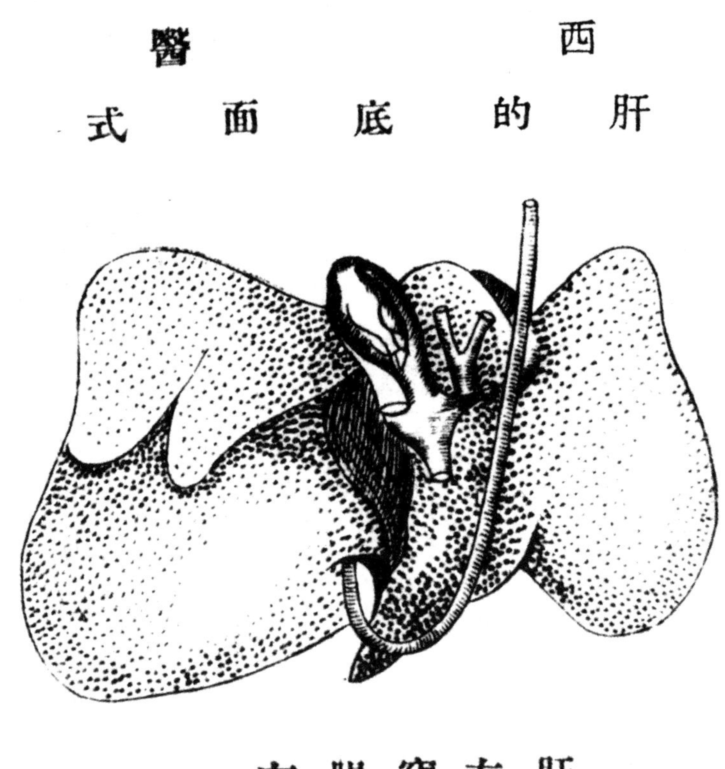

肝在膈肉的右邊有兩葉左大右小右靠腎左靠胃窩內横隙透入脾胃大小腸迴血合管以生膽汁另有膽管二支一透小腸頭一透膽囊

西医肝的底面式

肝在膈肉的右边，有两叶，左大右小，右靠肾，左靠胃窝内，横隙透入脾胃大小肠，回血合管以生胆汁，另有胆管二支，一透小肠头，一透胆囊。

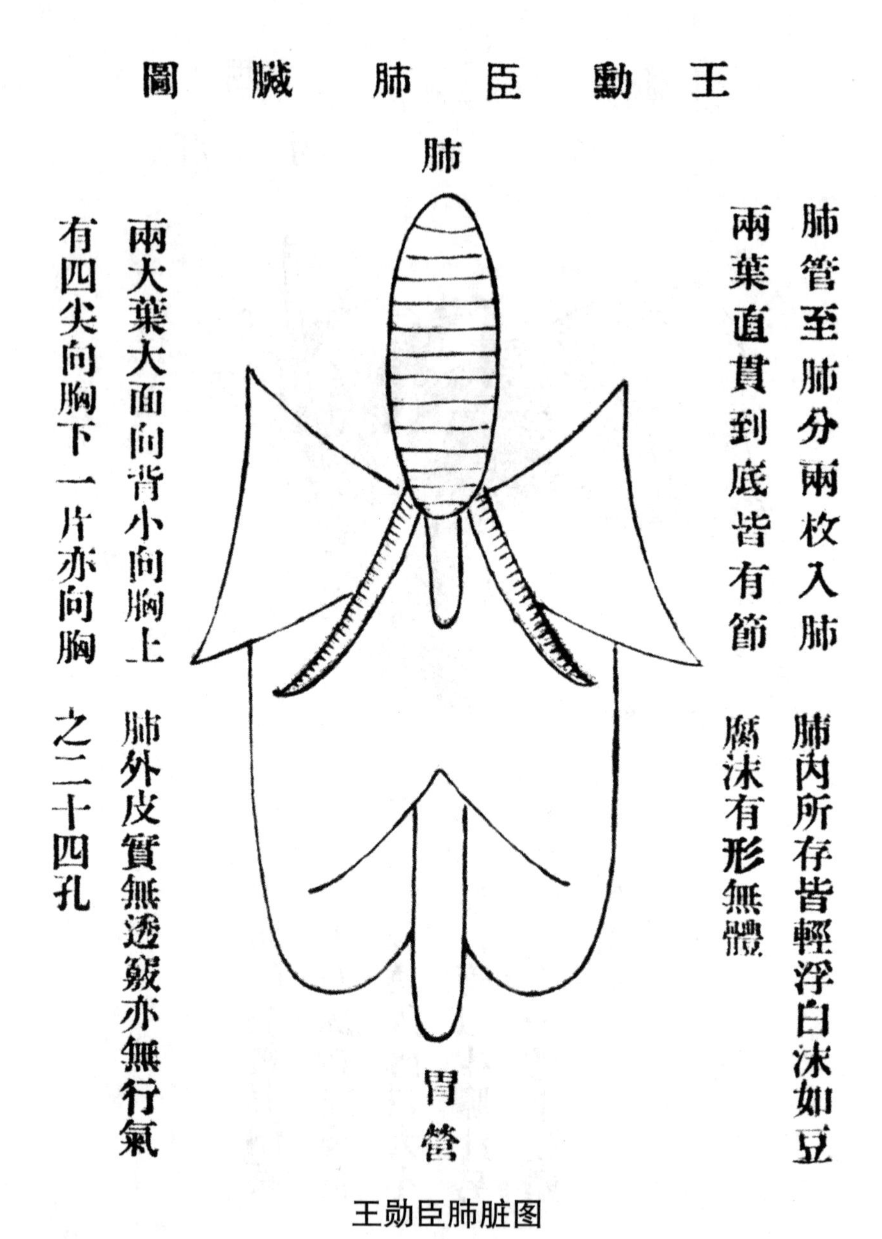

王勋臣肺脏图

肺管至肺分两枚入肺，两叶直贯到底，皆有节。

两大叶大面向背，小向胸上，有四尖向胸，下一片亦向胸。

肺内所存皆轻浮白沫如豆腐沫，有形无体。

肺外皮实无透窍，亦无行气之二十四孔。

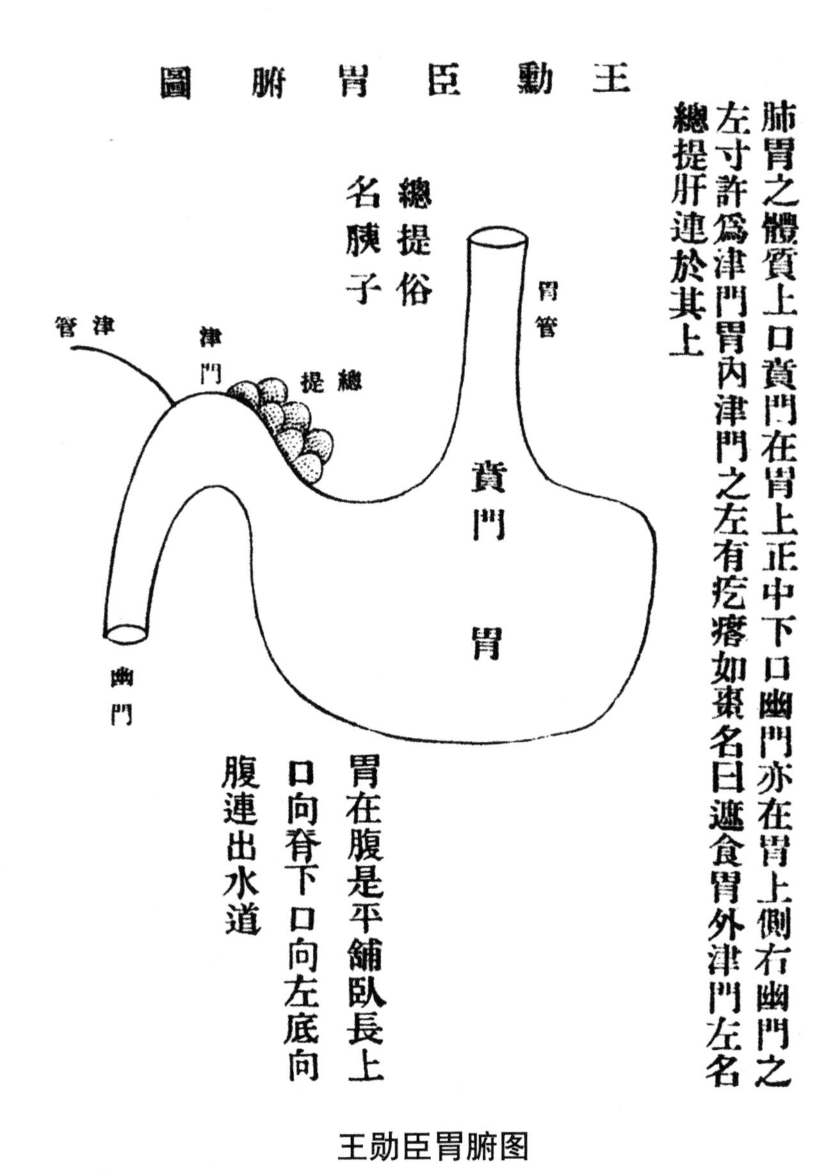

王勋臣胃腑图

肺胃之体质，上口贲门，在胃上正中，下口幽门，亦在胃上侧右，幽门之左寸许为津门，胃内津门之左有疙瘩如枣，名曰遮食，胃外津门左名总提，肝连于其上。

总提俗名胰子。

胃在腹是平铺卧长，上口向脊，下口向左，底向腹连出水道。

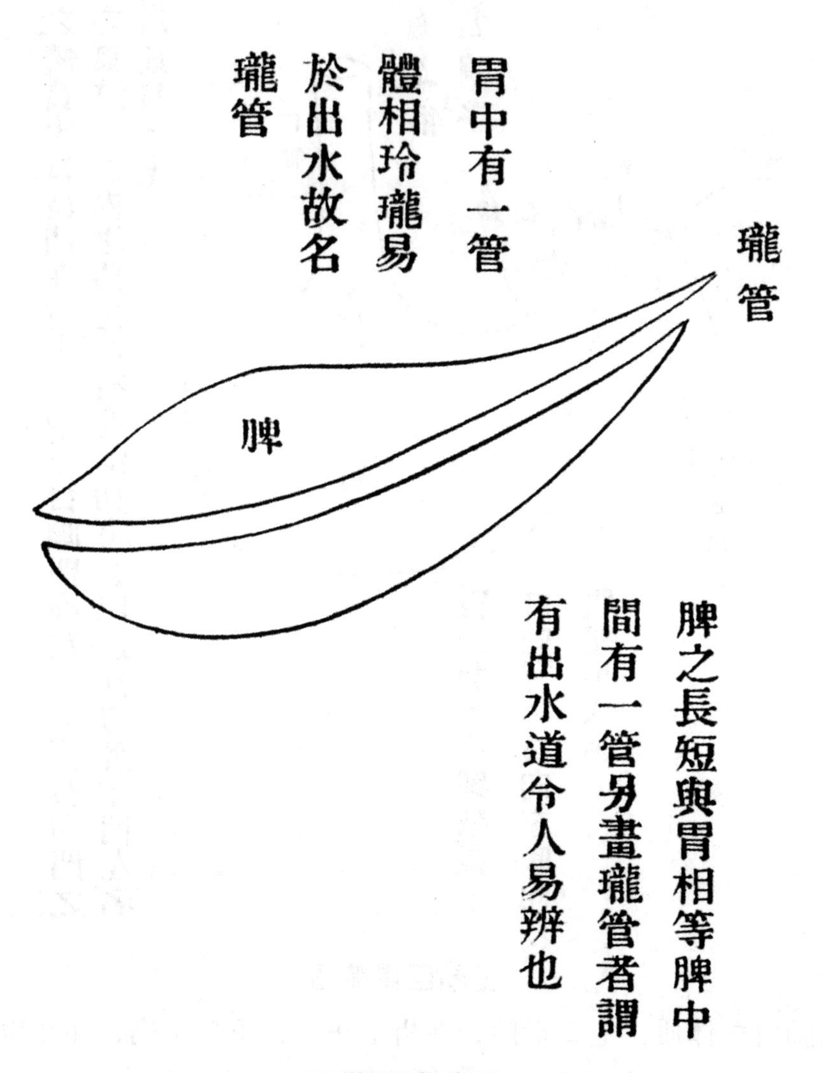

王勋臣脾脏图

胃中有一管，体相玲珑，易于出水，故名珑管。

脾之长短与胃相等，脾中间有一管，另画珑管者，谓有出水道令人易辨也。

王勳臣心臟圖

左氣門右氣門兩管歸一管入心由心左轉出橫行後接衛總管

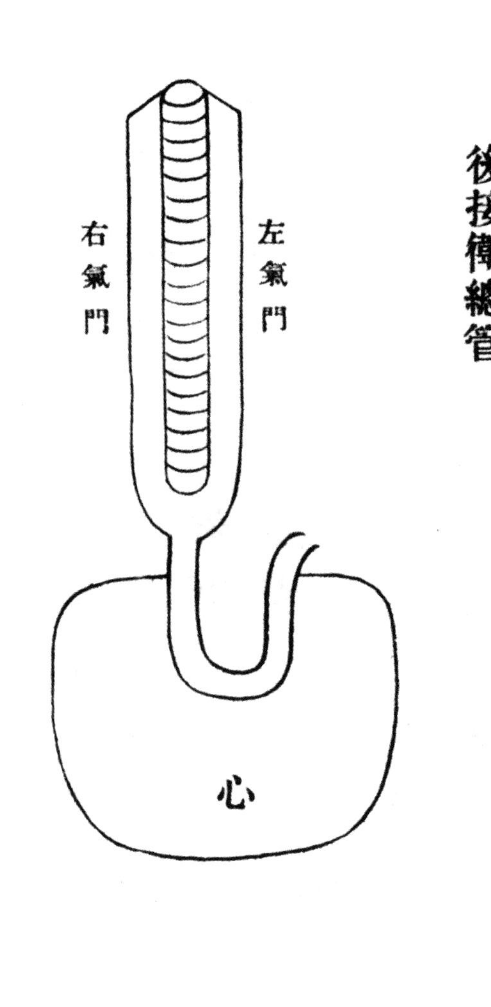

心長在氣管之下非在肺管之下心與肺葉上棱齊

王勋臣心脏图

左气门、右气门两管归一管入心，由心左转出，横行后接卫总管。

心长在气管之下，非在肺管之下，心与肺叶上棱齐。

王勳臣膈膜圖

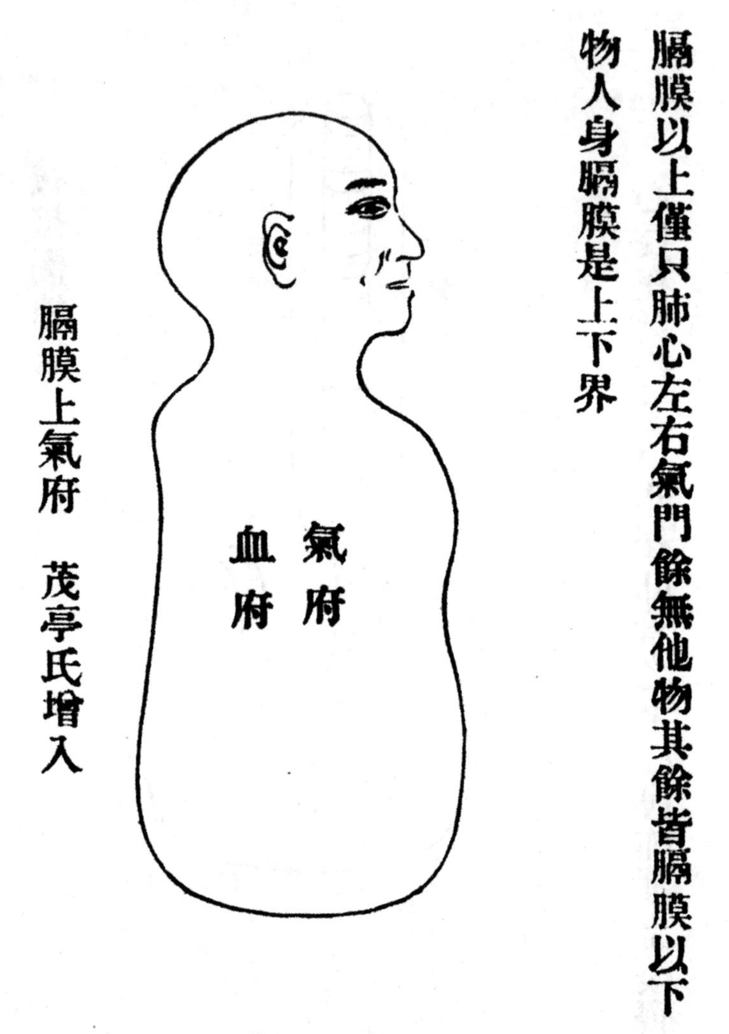

王勋臣膈膜图

膈膜以上仅只肺、心、左右气门，余无他物，其余皆膈膜以下物，人身膈膜是上下界。

膈膜上气府，茂亭氏增人。

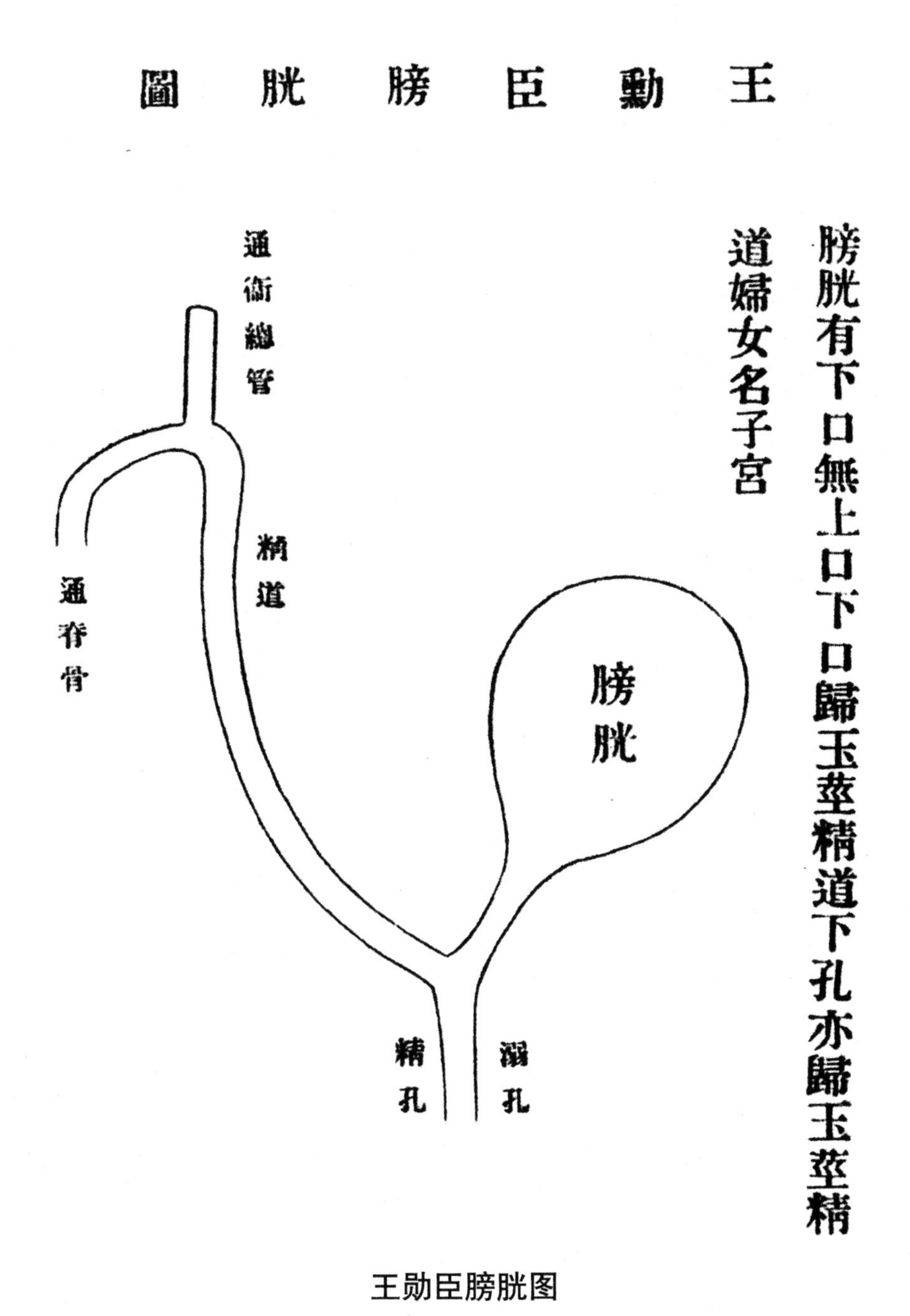

王勋臣膀胱图

膀胱有下口无上口，下口归玉茎，精道下孔亦归玉茎。精道，妇女名子宫。

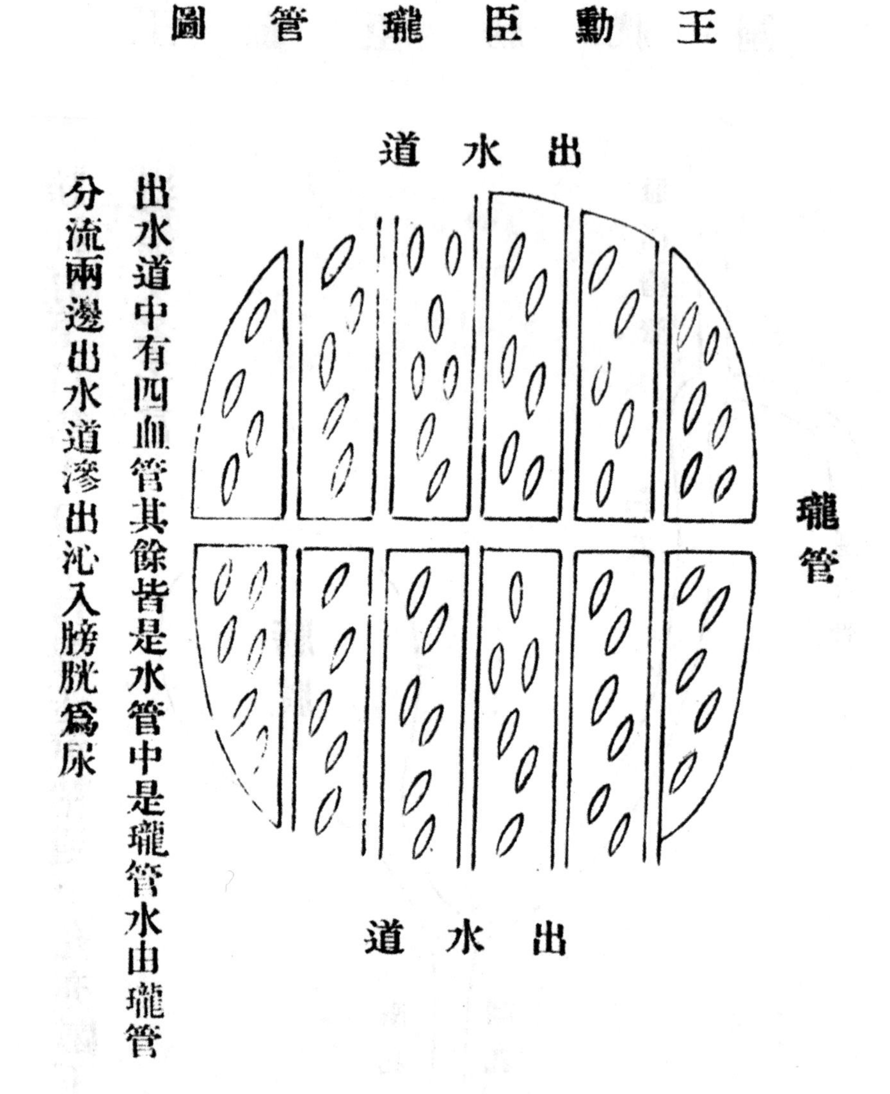

王勋臣珑管图

出水道中有四血管，其余皆是水管，中是珑管，水由珑管分流两边出水道渗出，沁入膀胱为尿。

王勳臣肝膽圖

肝四葉膽附於肝右邊第二葉

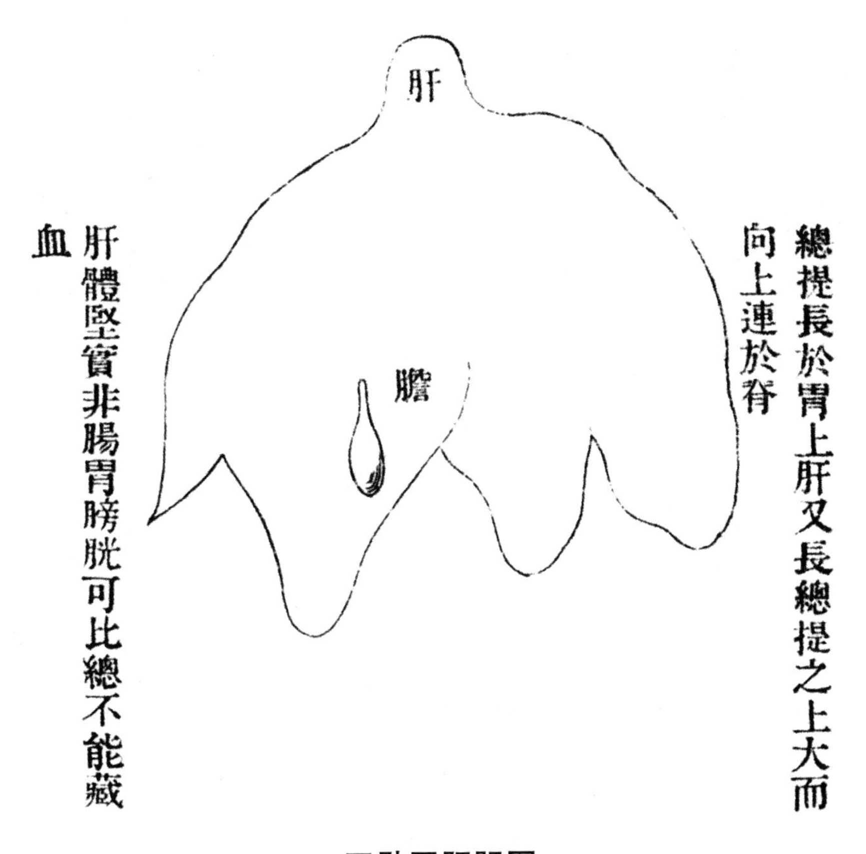

王勋臣肝胆图

肝四叶，胆附于肝右边第二叶。

总提长于胃上，肝又长总提之上，大而向上连于脊。

肝体坚实，非肠胃膀胱可比，总不能藏血。

王勳臣氣府圖

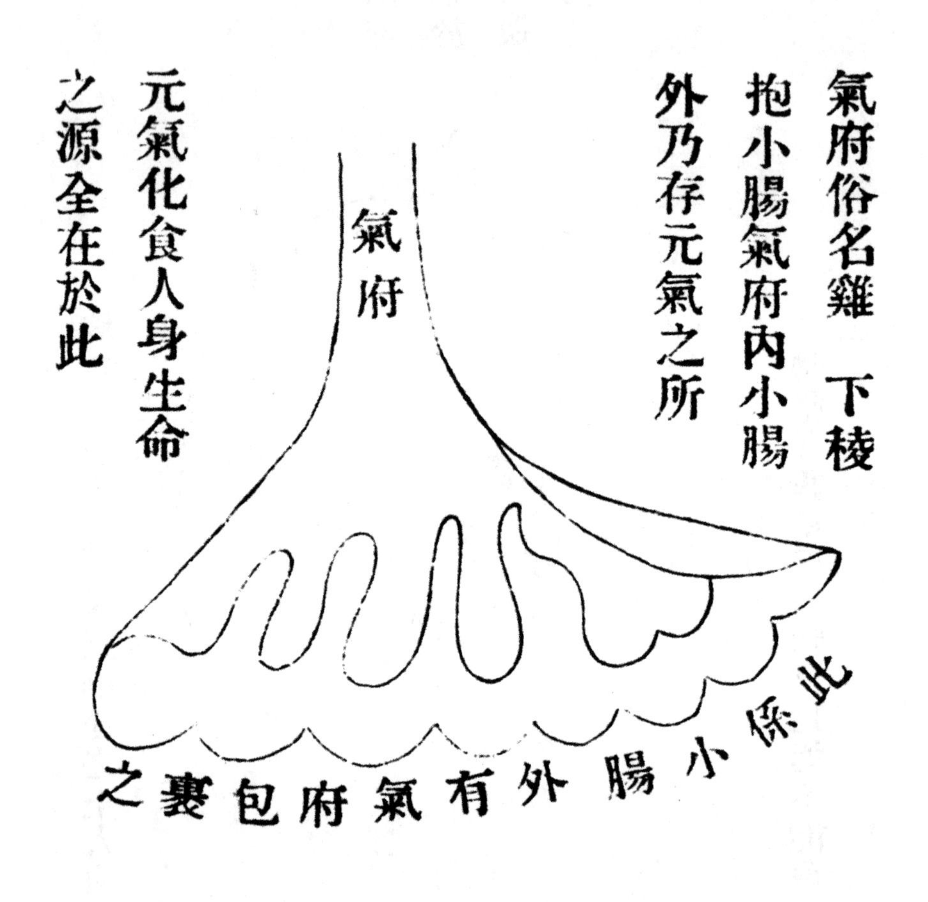

王勋臣气府图

气府俗名鸡，下棱抱小肠，气府内、小肠外乃存元气之所。元气化食，人身生命之源全在于此。

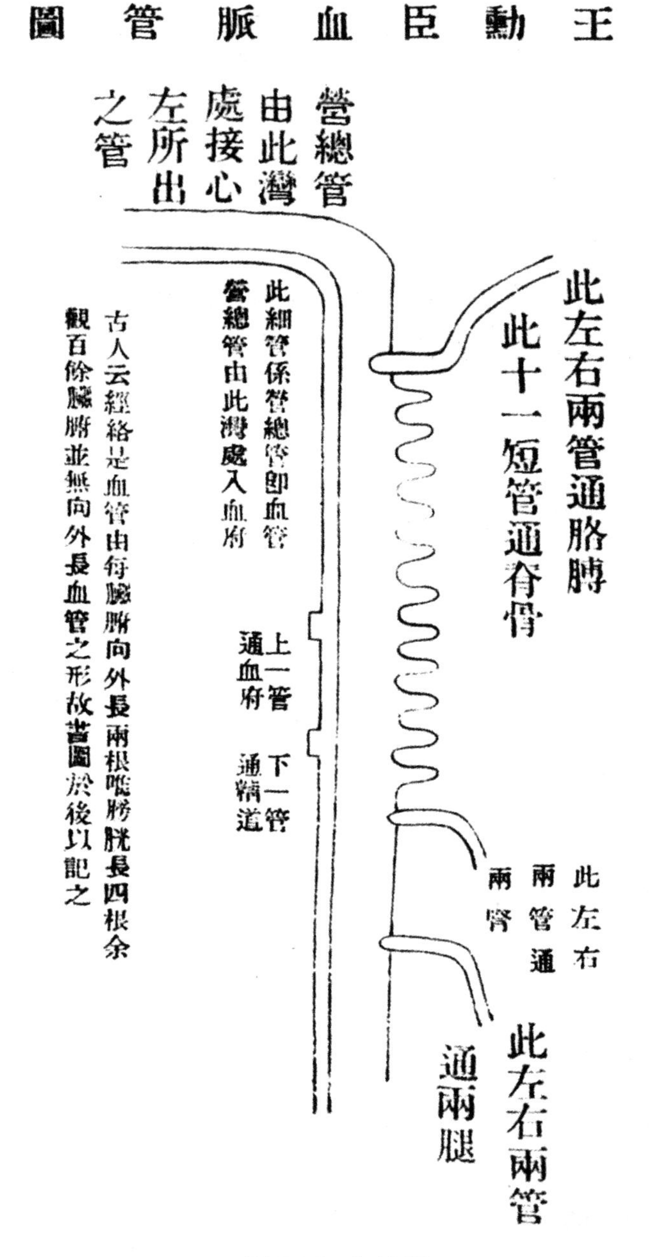

王勋臣血脉管图

古人云：经络是血管由每脏腑向外长两根，唯膀胱长四根。余观百余脏腑，并无向外长血管之形，故书图于后以记之。

五脏补泻温凉药性歌

心经补药歌

手少阴脉主心经，补用麦冬酸枣仁。柏子当归生地共，人参圆眼与茯神。远志山药石连肉，更有红蓝补剂成。

心经泻药歌

泻剂枳实兼郁金，黄连天竺与赤苓。木香贝母延胡索，以上八味皆泻心。

心经温药歌

若论温须麻桂枝，沉香藿香石菖蒲。

心经凉药歌

朱砂连翘皆凉味，犀角牛黄及山栀。石莲丹参俱一例，热病逢之酌量施。

心引经药歌

至若引经须独活，细辛圆眼并灯心。

心包络经补药歌

厥阴心包补剂何，肉桂参芪破故多。菟丝沉香皆可入，临症权衡自无讹。

心包络经泻药歌

泻法应知何物灵，硝黄乌药共栀仁。

心包络经温药歌

温经附桂姜乌药，芎蔻沉香柏子寻。

心包络经凉药歌

凉性专推栀薄荷，连丹滑石及柴胡。

心包络引经药歌

引经柴胡为主药，川芎青皮上下图。

小肠经补药歌

太阳小肠补草稍，牡蛎石斛不相淆。

小肠经泻药歌

泻用木通瞿麦穗，赤苓苏叶力偏饶。槟榔大黄西羌活，藁本参之效果超。

小肠经温药歌

温有茴香乌药共，戟天益智及砂仁。

小肠经凉药歌

凉宜泽泻车前子，栀子芒硝童木通。滑石猪苓最贴切，更有茅根用益宏。

小肠引经药歌

羌活引经为主药，藁本黄柏亦同功。

肝经补药歌

厥阴肝经补喜甘，酸枣当归熟地参。薏米阿胶菟丝子，沙参枸杞蒺藜探。山萸白术湖莲肉，甘草木瓜味带酸。

肝经泻药歌

泻用前柴赤白芍，羌桃益母黛青皮。再加龙胆夏枯草，肝火上升泻热宜。

肝经温药歌

惟有温药紫玉桂，香附木香吴茱萸。

肝经凉药歌

地榆牛黄皆凉性，车前甘草细追寻。

肝引经药歌

引经柴胡乌梅佐，川芎青皮上下行。

胆经补药歌

少阳胆经半表里，多气少血认仔细。补藉当归酸枣仁，山萸肉同北五味。

胆经泻药歌

泻芎柴芍与青皮，天竺钩藤连贝宜。

胆经温药歌

温用干姜并肉桂，陈皮半夏四般需。

胆经凉药歌

芩连竹茹柴甘草，胆经凉药酌进之。

胆引经药歌

若论引经无别味，法与肝经一体施。

脾经补药歌

脾经补枣术参芪，苓草归陈薏蒺藜。白芍山药莲扁豆，木瓜芡实桂圆齐。

脾经泻药歌

泻用麦芽榔枳实，腹皮神曲楂南星。稜半升麻防菔子，延胡桑寄滑猪苓。

脾经温药歌

温有藿砂姜附桂，吴萸肉桂木瓜丁。苍术蔻苏破故纸，温药十三牢记清。

脾经凉药歌

凉连竹沥元明粉，大黄连翘功不轻。

脾引经药歌

引经麻黄加大枣，白芍湖莲斟酌明。

胃经补药歌

胃经足明湿土阳，芪术人参补剂良。石斛山药莲薏米，糯米芡实白糖勴。

胃经泻药歌

泻棱莪腹槟榔朴，礞石前膏枳大黄。

胃经温药歌

温砂芎蔻姜半桂，肉果木香藿附苍。

胃经凉药歌

凉葛胡连知滑石，竹茹石连栀子勷。

胃引经药歌

引经升麻并白芷，葛根参入甚相当。

肺经补药歌

肺经本属手太阴，补知胶苑麦参苓。五味木瓜山百部，冬花芪贝蒺藜亲。

肺经泻药歌

羌活苏梗前膏芥，鼠粘葶苈薄荷荆。姜苏子与延胡索，杏仁枳实橘南星。莱菔蒿蒌兼桑白，此皆泻药须辩明。

肺经温药歌

温干姜并老生姜，半夏砂仁藿木香。豆蔻桂麻兼香附，肺经温药此为良。

肺经凉药歌（并引经药）

凉芩竹沥加童便，天冬竹叶共羚羊。马兜铃与元明粉，地骨山栀桔梗勦。枇杷藕节皆凉药，引经升芷葱生姜。

大肠补药歌

大肠补用白砂糖，肉果木香牡蛎藏。薏仁莲肉兼龙骨，粟壳糯米用皆良。

大肠泻药歌

枳实硝黄皆主泻，麻仁葱白桃槟榔。

大肠温药歌

温药独重人参桂，吴萸半夏及干姜。

大肠凉药歌

凉芩膏翘胡连等，槐榆秦艽并大黄。

大肠引经药歌

引经升麻兼葛根，白芷参入极相当。

肾经补药歌

肾经补有廿七般，白术人参龟板专。五味膝杞茸韭子，苁蓉熟地首乌干。

淫羊石斛山茱戟，菟丝山药仲藜参。牡蛎龙骨归续断，覆盆鹿胶破故探。

肾经泻药歌

泻猪知草延胡索，苓泻木通共七般。

肾经温药歌

温需破故黑姜桂，沉附仙茅砂米缠。

肾经凉药歌

凉栀地骨丹知柏，元参竹沥天门冬。

肾引经药歌

引经独活牛膝桂，盐水稍加非不干。

膀胱补药歌

膀胱补药川续断，龙骨橘核益智仁。

膀胱泻药歌

泻猪茯苓滑泽泻，车前瞿麦木通均。

膀胱温药歌

温有苁蓉姜桂附，吴萸益智小茴香。

膀胱凉药歌

凉性专推龙胆草，蔓荆羌活柏茵陈。防风大黄石莲子，葶苈石膏自不纷。

膀胱引经药歌

引经藁本西羌活，黄柏量加用益神。

三焦补药歌

少阳三焦补最真，藿香芪术与人参。

三焦泻药歌

泻用慈菇兼枳实，青皮枳壳柴胡神。

三焦温药歌

温经只有四般药，附子厚朴及姜沉。

三焦凉药歌

凉惟地骨无他异，胆草连翘滑石匀。

三焦引经药歌

引经柴胡为主药，川芎青皮上下循。

凡药之性轻虚者，诸脏腑皆能发散，是以不属经络也，以下十九味是。

散品之药本轻虚，藏腑发散络无与。漏芦灵脂兼蝉蜕，葱白麻黄并夏枯。羌独荆防大力子，升麻藁本及香薷。秦艽射干木防己，山豆青蒿料量需。

凡药之体重浊者，诸藏皆能走泻，是以不属经络也，以下十六味是。

走品藏腑皆走泻，体味重浊不须多，威灵莪术茄巴豆，桑寄常山川草乌。葶苈川芎棱海藻，穿山益母黛昆布。以上通计十六味，不走经络细磋磨。

三百六十穴歌（附图）

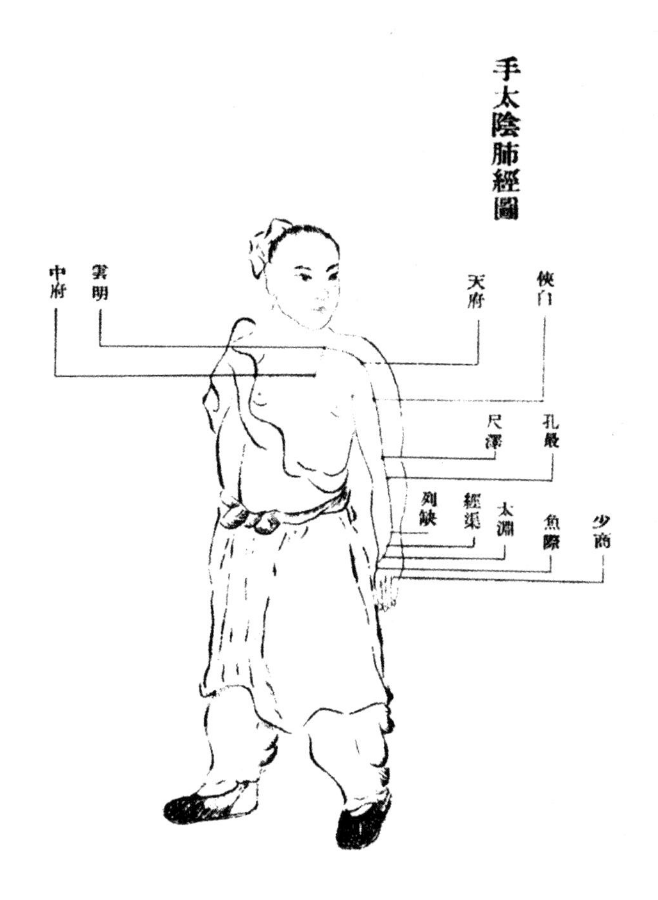

肺经诸穴歌

手太阴肺十一穴，中府云门天府列。侠白下尺泽，孔最见列缺，经渠太渊下鱼际，抵指少商如韭叶。

手太阴肺尺寸歌

手太阴肺一十一，中府三肋动脉寻。

上行云门寸六许，云在璇玑[任脉穴]旁六寸。

大肠巨骨下二骨，天府腋三动脉求。
侠白肘上五寸主，尺泽肘中约纹是。
孔最腕上七寸拟，列缺腕上一寸半。
经渠寸口陷中取，太渊掌后横纹头。
鱼际节后散脉里，少商大指端内侧。

大肠经诸穴歌

手阳明念穴名，循商阳二间三间而行，历合谷之俞，过偏历、温溜之滨，下廉、上廉、三里而近，曲池、肘缪、五里之程，臂臑、肩髃上于巨骨，天鼎纡乎扶突、禾髎，唇连迎香鼻迫。

大肠经穴尺寸歌

手阳明兮穴念间，商阳食指侧内边。
二间来寻本节前，三间节后陷中取。
合谷虎口歧骨间，阳溪上侧腕中陷。
偏历腕后三寸安，温溜腕后取五寸。
池前五寸下廉看，池前三寸上廉中。
池前二寸三里逢，曲池屈肘纹头尽。
肘髎上臑外廉陷，大筋中央寻五厘。
肘上三寸行向里，臂臑肘上七寸量。
肩髃肩端举臂取，巨骨肩尖端上行。
天鼎喉旁四寸真，扶突天突旁三寸。
禾髎水沟旁五分，迎香禾髎上一寸。
以上共计二十穴，大肠经穴自分明。

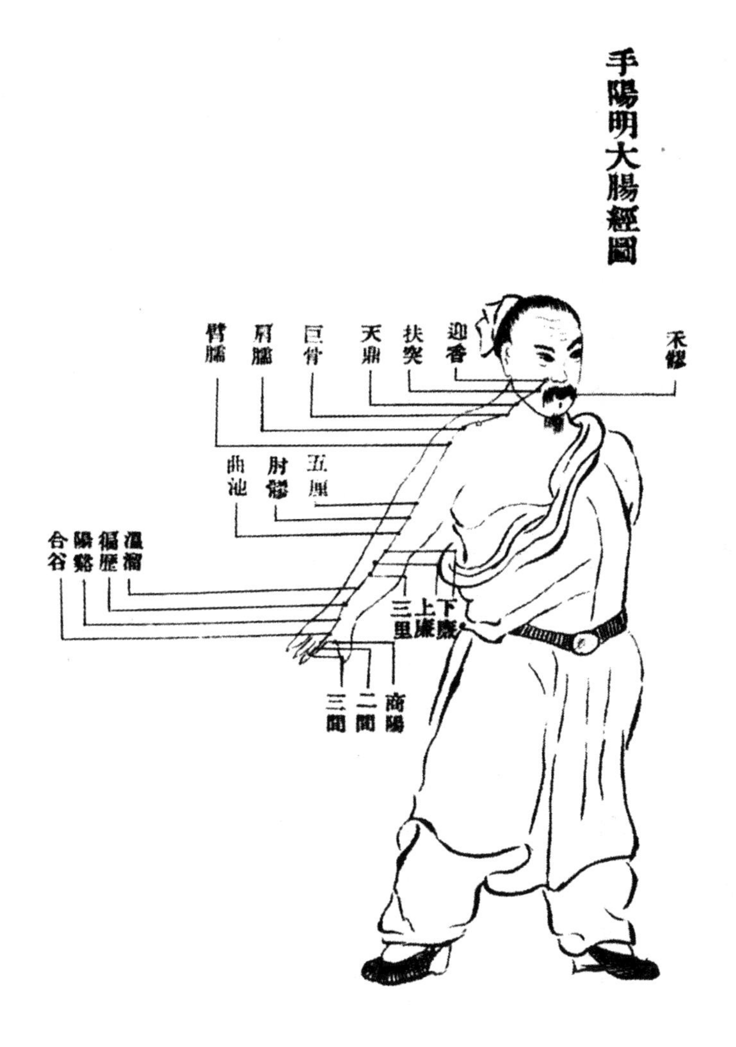

足阳明胃经诸穴歌

足阳明胃四十五，从承泣四白而数。

巨髎有地仓之积，大迎乘颊车之辅。

下关头维及人迎，水突气舍与缺盆。

气户兮库房屋翳，膺窗兮乳中乳根。

不容承满梁门，关门太乙滑肉门，天枢外陵大巨从，水道归来气冲。

入髀关之境，伏兔、阴市、梁丘、犊鼻自三里而行，上廉虚兮条口，下廉兮丰隆，解溪冲阳入陷谷，下内庭历兑而终。

足阳明胃经诸穴尺寸歌

足阳明兮四十五，承泣目下七分府。
再下三兮名四白，巨髎鼻孔旁八分。
地仓侠吻四分近，大迎颔下寸二中。
颊车耳下八分陷，下关耳前动脉行。
头维神庭旁四五，人迎喉旁寸五真。
水突筋前人迎下，气舍喉下一寸乘。
缺盆舍旁横骨陷，气户下行一寸明。
库房下行一寸六，屋翳膺窗乳中根。
俱是寸六旁四寸，不容巨阙任脉旁二寸。
一寸承满与梁门，关门太乙滑肉门。
天枢脐旁二寸寻，枢下一寸外陵穴。
陵下一寸大巨陈，巨下三寸水道穴。
水下二寸归来存，气冲归来下一寸。
共去中行二寸匀，髀关膝上尺二许。
伏兔髀下六寸是，阴市伏兔下三寸。
梁丘市下一寸记，犊鼻膝髌陷中取。
膝下三寸下三里，里下三寸上廉穴。
廉下二寸条口举，再下二寸下廉穴。
复上外踝上八寸，却是丰隆穴当记。
解溪则从丰降下，内循足腕上陷中。
冲阳解下高骨动，陷骨冲下二寸名。
内庭次指外歧骨，厉兑大次之端中。

足陽明胃經諸穴圖

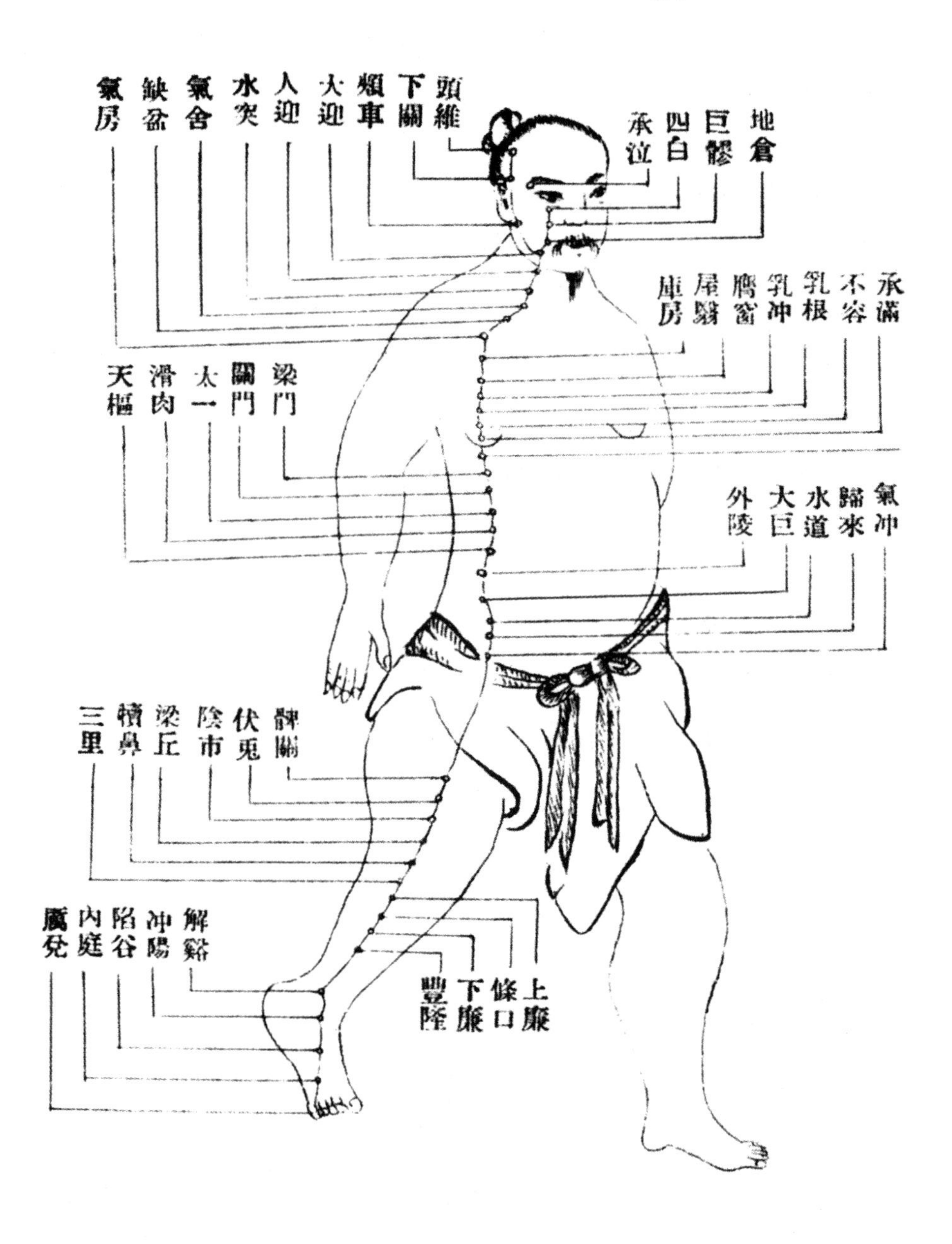

頭維
下關
頰車
大迎
人迎
水突
氣舍
缺盆
氣房
地倉
巨髎
四白
承泣
承滿
不容
乳根
乳冲
膺窗
屋翳
庫房
梁門
關門
太一
滑肉
天樞
氣冲
歸來
水道
大巨
外陵
髀關
伏兎
陰市
梁丘
犢鼻
三里
上廉
條口
下廉
豐隆
解谿
冲陽
陷谷
內庭
厲兌

脾经诸穴歌

足太阴脾中州，二十一穴隐白游，赴太都兮瞻太白，历公孙兮至商丘，越三阴之交，而漏谷、地机可接，步阴陵之泉，而血海、箕门是求，入冲门兮府舍轩豁，解腹结兮太横，优游腹哀、食窦兮接天溪，而同派胸乡、周荣兮，缀大包而如钩。

足太阴脾经穴尺寸歌

足太阴脾二十一，隐白大指端内侧。
节后陷中求太都，太白内侧核骨下。
节后一寸公孙呼，商丘内踝微前陷。
踝上三寸三阴交，再上三寸漏谷是。
膝下五寸地机朝，膝下内侧阴陵泉。
血海膝髌上内廉，箕门穴在鱼腹上。
动脉应手越筋间，冲门横骨两端动。
府舍上行一寸看，腹结上行三寸八。
大横上行一寸三，腹哀上行三寸半。
各取中行四寸半，食窦上行三寸间。
天溪上行一寸六，胸乡周荣亦同然。
外斜腋下六寸许，大包九肋季胁端。

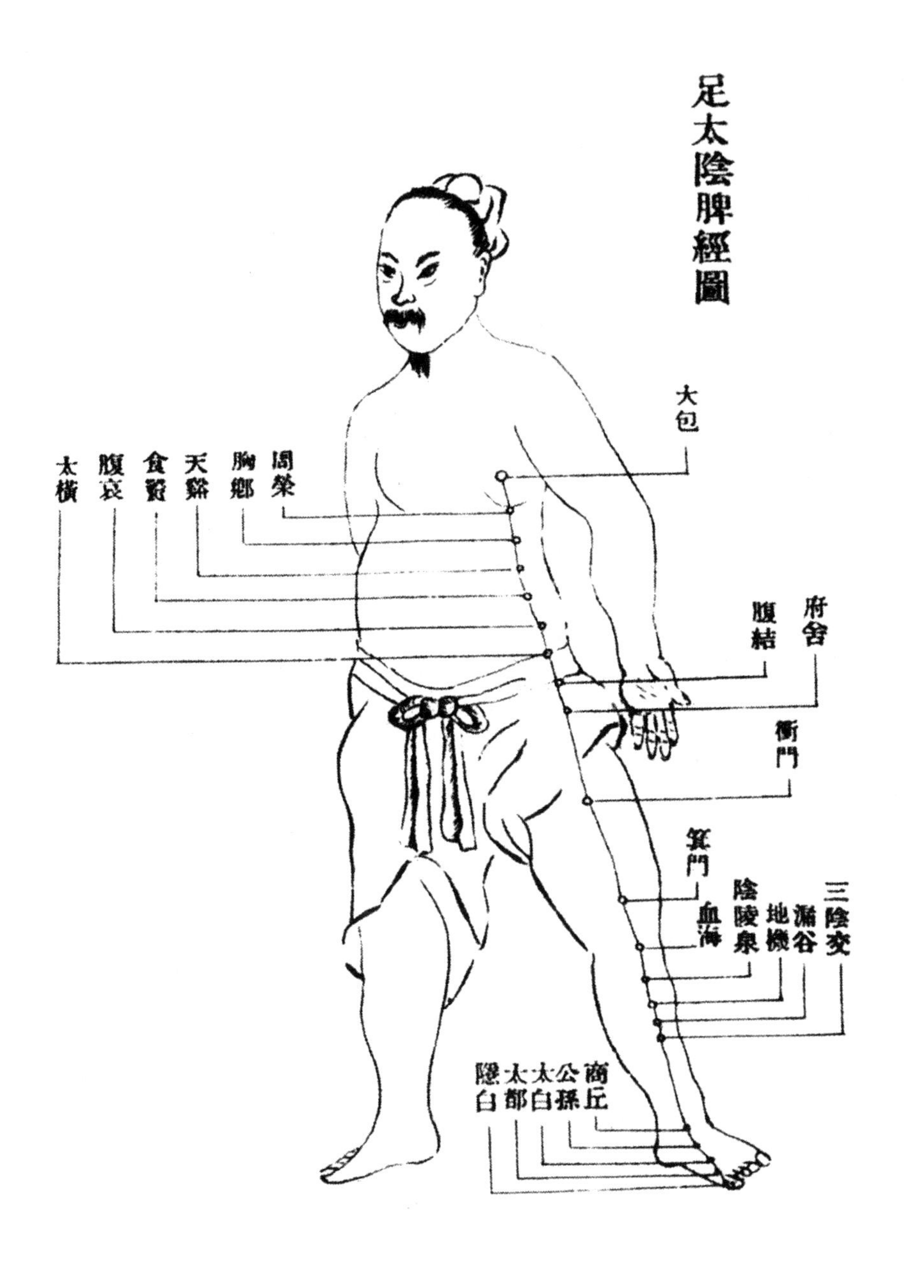
足太陰脾經圖
大包
周榮
胸鄉
天谿
食竇
腹哀
太横
府舍
腹結
衝門
箕門
血海
陰陵泉
地機
漏谷
三陰交
商丘
公孫
太白
太都
隱白

手少阴心诸穴歌

手少阴心九穴成，极泉青灵少海行。自灵道、通里而达，遇阴郗、神门而迎，抵于少府、少冲可寻。

手少阴心诸穴尺寸歌

手少阴心九穴通，循行脉起极泉中。

腋下筋间动引胸，青灵肘上三寸取。

少海肘后端五分，灵道掌后一寸半。

通里肘后一寸同，阴郗腕后内半寸。

神门掌后脱骨隆，少府小指本节末，小指内侧取少冲。

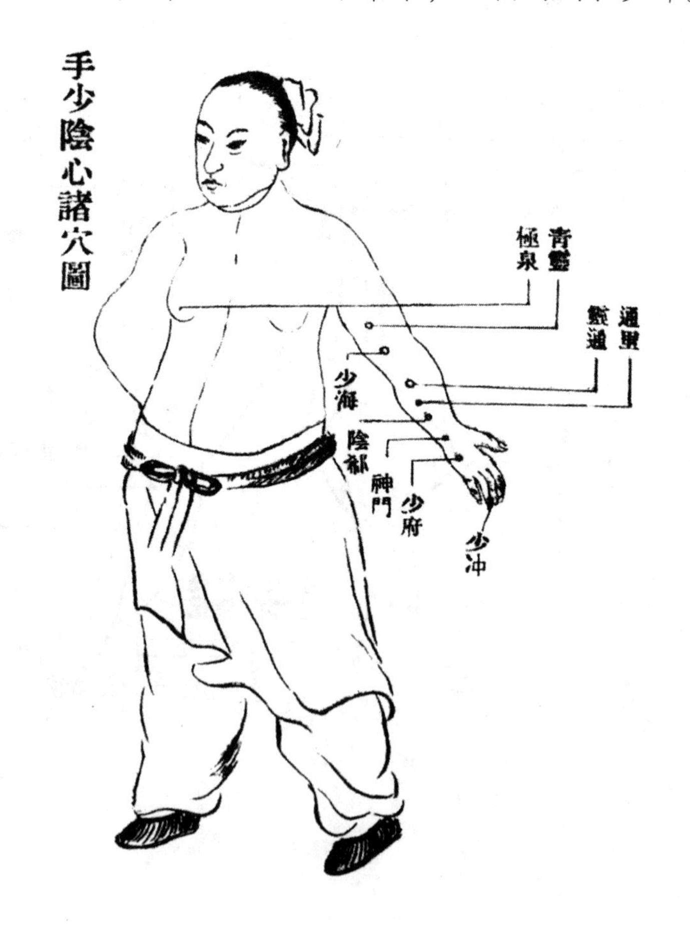

手太阳小肠诸穴歌

小肠穴十九，中路从少泽步前谷、后溪之隆道，逢腕骨观阳谷、养老之崇，得支正于小海，遂肩贞以相从，值臑俞兮遇天宗，乘秉风兮曲垣，中肩外俞兮肩中俞，启天窗兮见天容，匪由颧髎曷进听宫。

手太阳小肠诸穴尺寸歌

太阳小肠十九穴，少泽小指外侧端。
前谷本节前外侧，节后横纹取后溪。
腕骨腕前骨陷侧，阳谷锐骨下陷中。
腕上一寸名养老，支正外侧上四寸。
小海肘端五分好，肩贞肩髃后陷中。
臑俞肩髎骨陷考，天宗肩骨下陷中。
秉风肩上小髃空，曲垣肩中曲胛陷。
外俞上胛三寸行，中俞大椎二寸旁。
天窗曲颊动陷详，天容耳下曲颊后。
颧髎面鸠锐骨量，听宫耳中珠子上。
此为小肠手太阳。

手太陽小腸諸穴圖

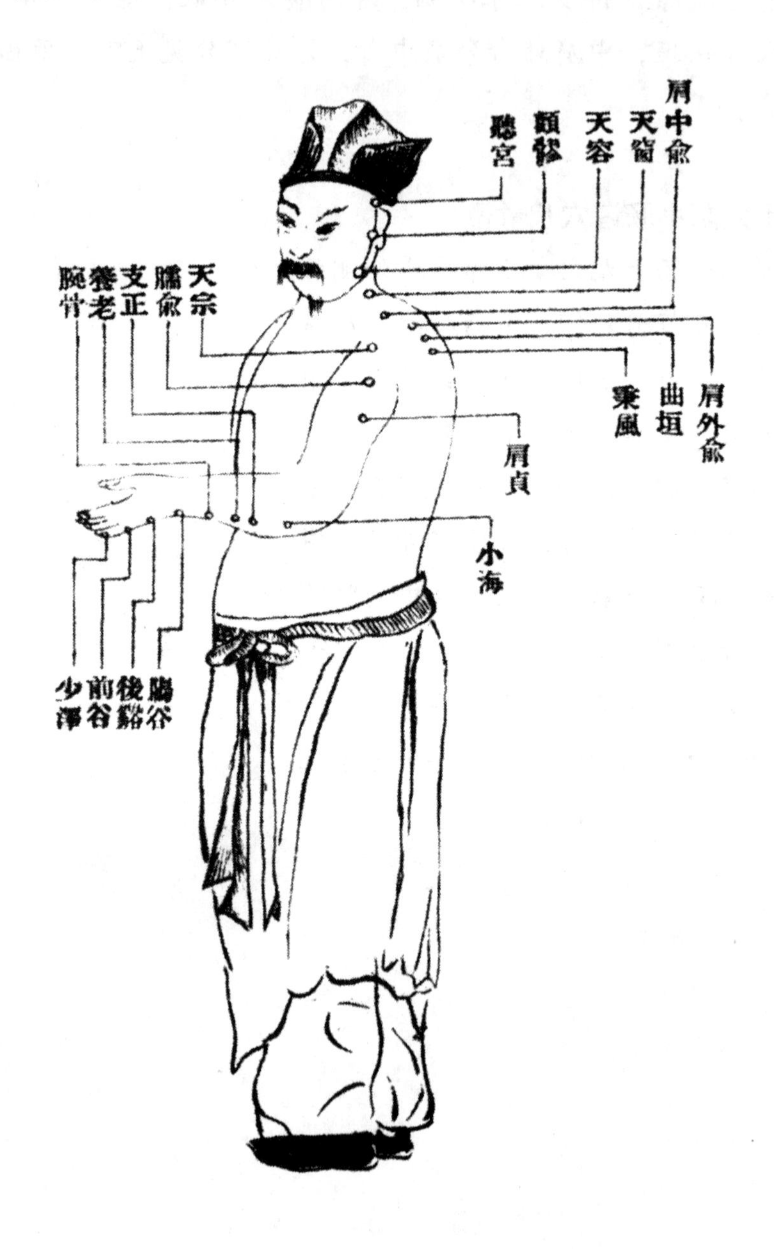

足少阴肾经诸穴歌

足少阴肾二十七，涌泉流于然谷、太溪，太冲兮水泉缘照海，复溜兮交信，续从筑宾兮上阴谷，撩横骨兮大赫麓，气穴四满兮中注，肓俞上通于商曲，守石关兮阴都宁闭，通谷兮幽门肃，步廊神封而灵墟存，神藏彧中而俞府足。

足少阴肾经诸穴尺寸歌

足少阴肾念七全，脚掌中心是涌泉。
然谷内踝一寸前，大溪踝后跟骨上。
太钟跟后踵中边，水泉溪下一寸觅。
照海踝下四分真，复溜踝后上二寸。
交信后上二寸连，二穴只隔筋前后，
太阴之后少阴前，筑宾内粿上腨分。
阴谷膝下曲骨间，横骨大赫并气穴。
四满中注亦相连，五穴上行皆一寸。
共取中行一寸匀，肓俞上行亦一寸。
但在脐旁一寸间，商曲石关阴都穴。
通谷幽门五穴连，五穴上行一寸取。
各开中行寸五前，步廊神封灵墟穴。
神藏彧中俞府安，上行寸六旁二寸，俞府璇玑二寸观。

足少陰腎經諸穴圖

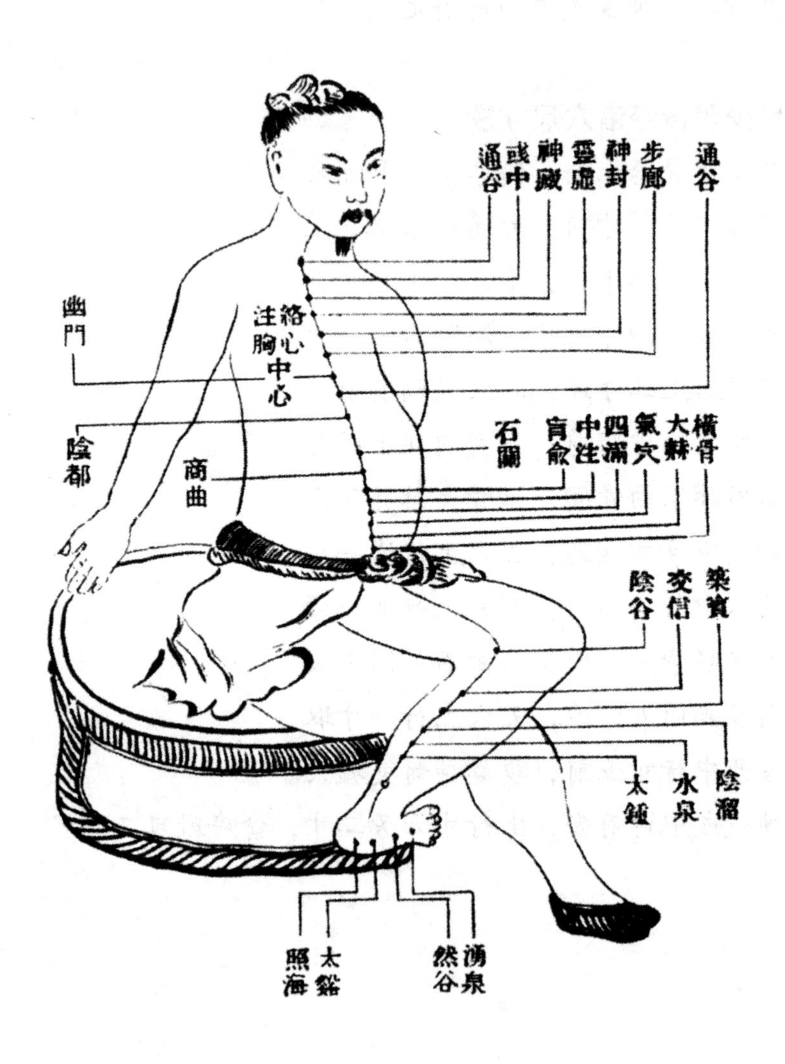

通谷
彧中
神藏
靈墟
神封
步廊
通谷
幽門
絡心
注胸
中心
陰都
商曲
石關
肓俞
中注
四滿
氣穴
大赫
橫骨
築賓
交信
陰谷
太鍾
水泉
陰溜
照海
太谿
然谷
湧泉

足太阳膀胱诸穴歌

足太阳六十七，睛明攒竹与眉冲，诣曲差五处之乡，承光、通天见，络郄玉枕之行，天柱高兮大杼低，风门开兮肺俞，当厥阴、心、鬲督俞肝胆脾肺之藏，三焦肾兮，气海、大肠、关元、小肠、中膂、白环自从大抒至此去脊中寸半之旁，又有上次中下四髎在腰四空，以相将会阳居尻尾之侧始了，背中二行仍由肩胛而下附分，二椎魄户四椎膏肓神堂，噫嘻兮鬲关，魂门兮阳纲，意舍兮胃仓，肓门、志室、秩边、胞肓、承扶、浮郄与委阳、殷门、委中而合阳，承筋、承山到飞扬、辅阳、昆仑，至仆参、申脉、金门，探京骨之场，束骨、通谷抵至阴小指之旁。

足太阳膀胱寸尺歌

太阳膀胱六十七，目内眦角始睛明。
眉冲陷中攒竹取，曲差神庭旁寸五。
五处直行后五分，承通络郄玉枕穴。
天柱项后发陷内，大筋外廉之陷中。
自此脊中开二寸，第一大抒二风门。
三椎肺俞厥阴四，心五督六鬲七伦。
肝九胆十脾十一，胃俞十二椎下寻。
十三三焦十四肾，气海俞在十五椎。
大肠十六小十八，膀胱俞穴十九椎。
中膂内腧二十下，白环俞穴念一椎。
腰空上次中下髎，会阳阴尾尻骨旁。
背开二寸二行了，别从脊中三寸半。
第二椎下为附分，三椎魄户四膏肓。
第五椎下神堂尊，第六噫嘻隔关七。

第九魂门阳纲十，十一意舍之穴存。
十二胃仓穴已分，十三肓门端正在。
十四志室不须论，十九胞肓念秩边。
背开三行股下寻，承扶臀下股上约。
下行六寸是殷门，从殷外斜上一寸。
曲膝得之浮郄寻，委阳承扶下六寸。
从郄内斜并殷门，委中膝胭约纹里。
此下三寸寻合阳，承筋脚跟上七寸。
穴在腨腓之中央，承山腿肚分肉间。
外踝七寸上飞扬，附阳外踝上三寸。
昆仑外跟陷中央，仆参以上跟骨下。
申脉踝下五分张，金门申脉下一寸。
京骨外侧大骨当，束骨本节后陷中。
通谷节前陷中量，至阴小指外侧端，
取爪甲之韭叶方。

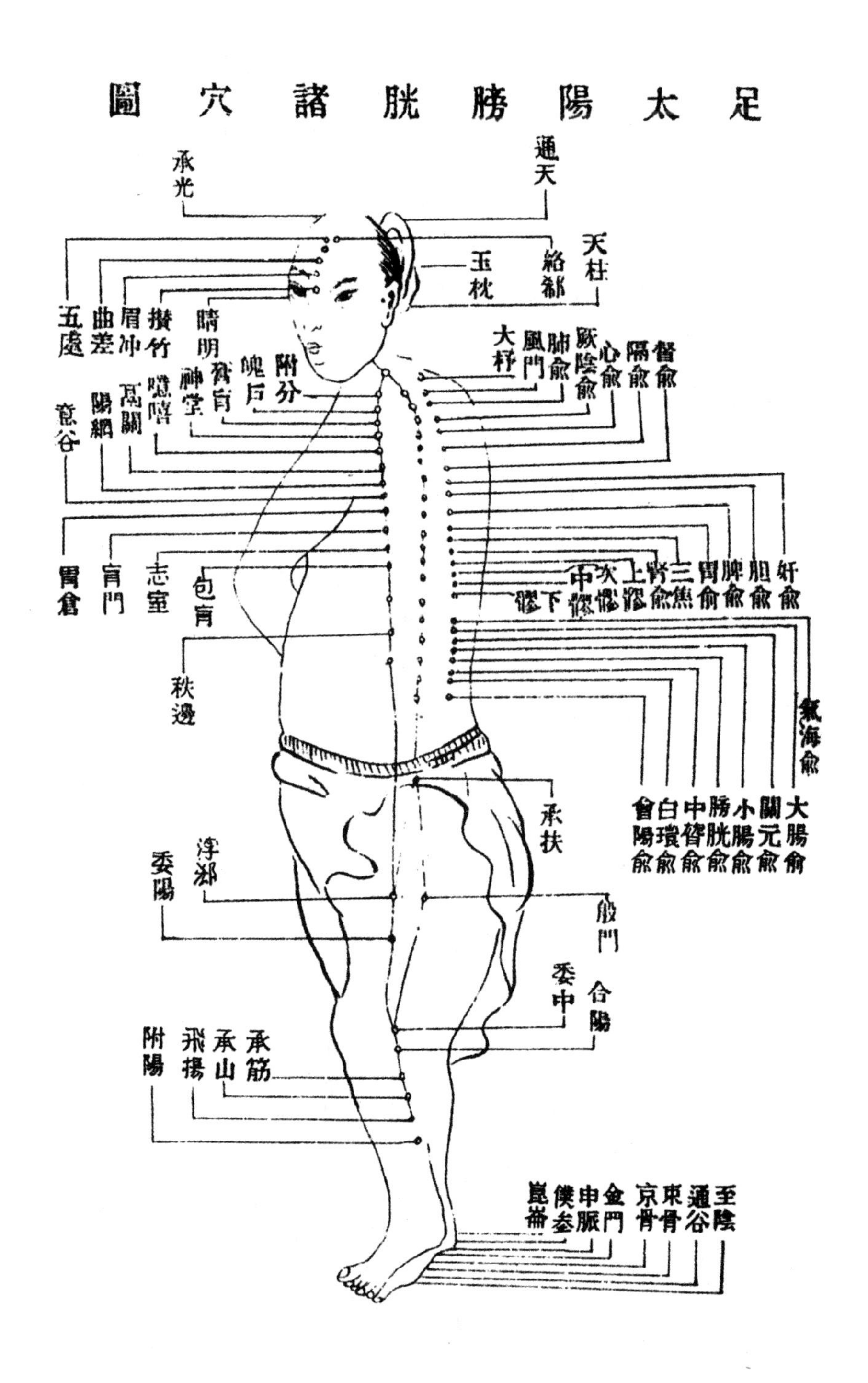
足太陽膀胱諸穴圖
承光
通天
天柱
絡郤
玉枕
五處
曲差
眉冲
攢竹
睛明
大杼
風門
肺俞
厥陰俞
心俞
膈俞
督俞
附分
魄戶
膏肓
神堂
譩譆
膈關
陽綱
意谷
胃倉
肓門
志室
包肓
秩邊
肝俞
胆俞
脾俞
胃俞
三焦
腎俞
上髎
次髎
中髎
下髎
氣海俞
大腸俞
關元俞
小腸俞
膀胱俞
中膂俞
白環俞
會陽俞
承扶
浮郄
委陽
殷門
委中
合陽
承筋
承山
飛揚
附陽
至陰
通谷
束骨
京骨
金門
申脈
僕参
崑崙

手厥阴心包诸穴歌

手厥阴心包之脉，计有九穴而终，自天池天泉为始曲，曲泽郄而通间使，行于内关、大陵近乎劳宫，既由掌握抵于中冲。

心包诸穴尺寸歌

心包起自天池间，乳后一寸腋下三。

天泉曲腋下二寸，曲泽屈肘在中央。

郄门去腕方五寸，间使腕后三寸量。

内关去腕止二寸，大陵掌后两筋间。

劳宫屈中名指取，中指之末中冲量。

手厥陰心包絡圖穴

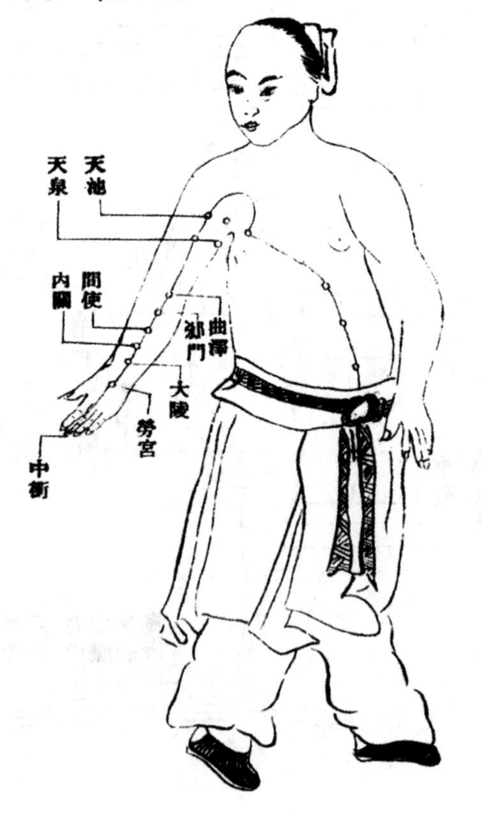

手少阳三焦诸穴歌

手少阳三焦之脉二十三穴之间，关冲、液门、中渚、阳池、外关通连支沟、会宗、三阳络、四渎、天井、清冷渊、消泺、臑会、肩髎相连，天髎处天牖之下，翳风让瘈脉居先，颅息定而角孙近耳丝竹空，而禾髎接焉耳门毕，而经穴已全。

手少阳三焦诸穴尺寸歌

手少阳兮三焦经，二十三穴要分行。
外侧无名取关冲，液门小次指陷中。
中渚液门上一寸，阳池腕上表陷中。
外关腕后二寸陷，关上一寸支沟名。
外关一寸会宗并，斜上一寸三阳络。
肘上五寸四渎称，天井肘外大骨后。
肘上一寸骨罅中，井上一寸清冷渊。
消泺臂肘分肉端，臑会肩端前二寸。
肩髎臑上陷中看，天髎肩井后一寸。
天牖耳下一寸间，翳风耳后尖角陷。
瘈脉耳后青脉看，颅息青络脉之上。
角孙耳上发下间，耳门耳前缺陷处。
禾髎横动脉耳前，欲觅丝竹空何在，眉后陷中仔细看。

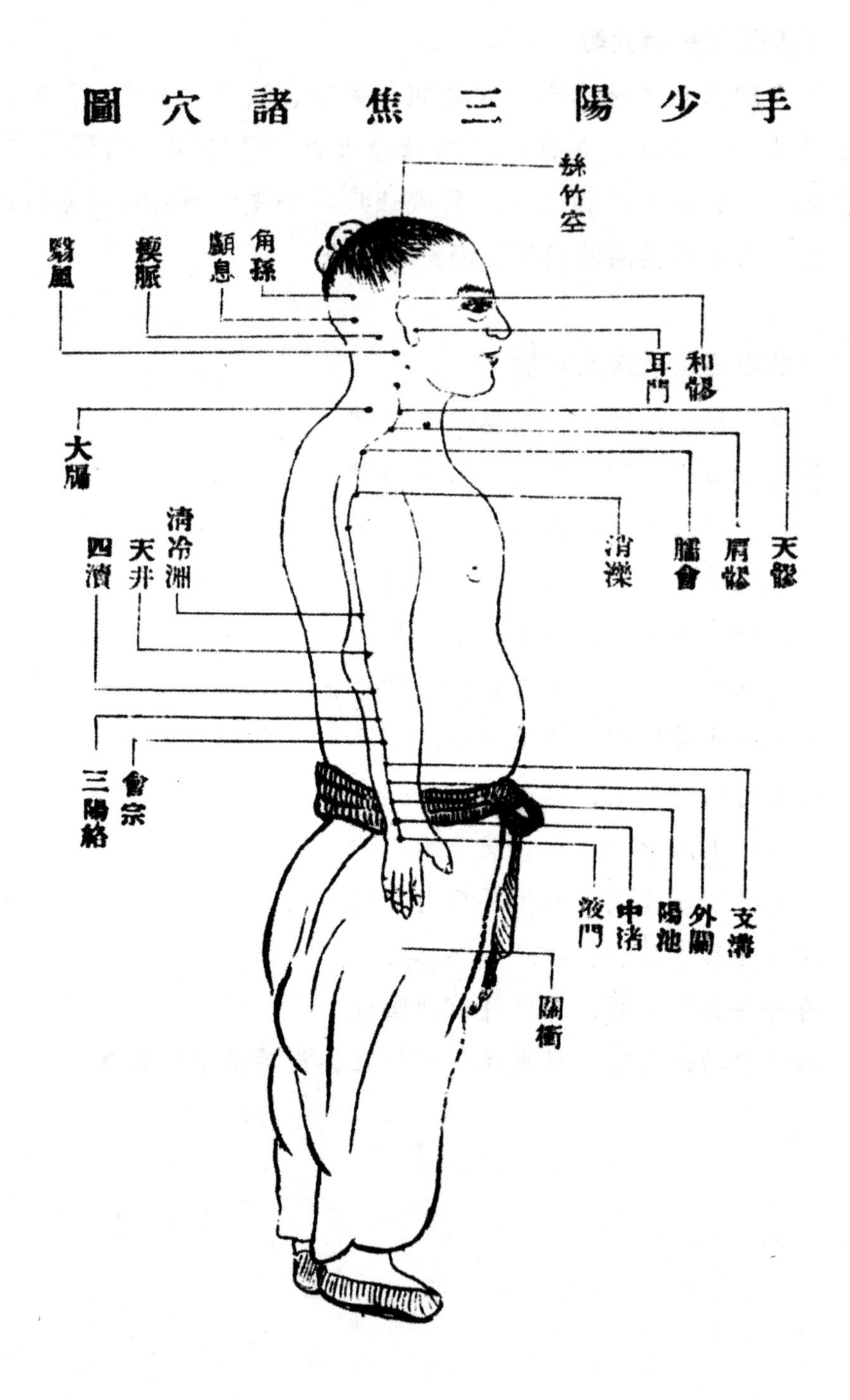
手少陽三焦諸穴圖
絲竹空
角孫
顱息
瘈脈
翳風
和髎
耳門
大膈
天髎
肩髎
臑會
消濼
清冷淵
天井
四瀆
會宗
三陽絡
支溝
外關
陽池
中渚
液門
關衝

足少阳胆经诸穴歌

足少阳兮四十四，瞳子髎焉近听会，客主人穴在颔厌悬颅，厘曲鬓前率谷，天冲见浮白、窍阴、完骨、本神连阳白、临泣、目窗，近正营、承灵、脑空焉，风池、肩井、渊液、辄筋、日月、京门连带脉、五枢，胁下维道、居髎相沿，环跳、风市抵中渎、阳关之下，阳陵泉、阳交、外丘、光明穴、阳辅、悬钟穴可瞻，邱墟、临泣、地五位，侠溪、窍阴胆经全。

足少阳胆经诸穴尺寸歌

足少阳胆四十四，头上念穴分三折。
起自瞳子止风池，积数陈之依次第。
外眦五分瞳子髎，耳前陷中寻听会。
上行一寸客主人，内斜曲角上颔厌。
后行颅中厘下穴，曲鬓耳前上发际。
率谷入发寸半安，天冲耳后斜二寸。
浮白下行一寸间，窍阴穴在枕骨下。
完骨耳后入发际，量得四分须用记。
本神神庭旁三寸，入发四分耳上系。
阳白眉上一寸许，上行五分是临泣。
临后寸半目窗穴，正营承灵及脑空。
后行相去一寸五，风池耳后发陷中。
肩井肩上陷中取，大骨之前寸半明。
渊液腋下行三寸，辄筋复前一寸行。
日月乳下二肋逢，下行五分是穴名。
脐上五分旁九五，季胁夹脊是京门。
季下寸八寻带脉，带下三寸穴五枢。
维道章门五三定，维下三寸居髎名。
环跳髀枢宛中陷，风市垂手中指中。

膝上五寸中渎穴，膝上二寸阳关寻。
阳陵膝上一寸住，阳交外踝上七寸。
外丘外踝七寸同，此系斜属三阳分。
踝上五寸定光明，踝上四寸阳辅穴。
踝上三寸是悬钟，丘墟踝前陷中取。
丘下三寸临泣存，临下五分地五位。
位下一寸侠溪轮，欲觅窍阴穴何在，小指次指外侧端。

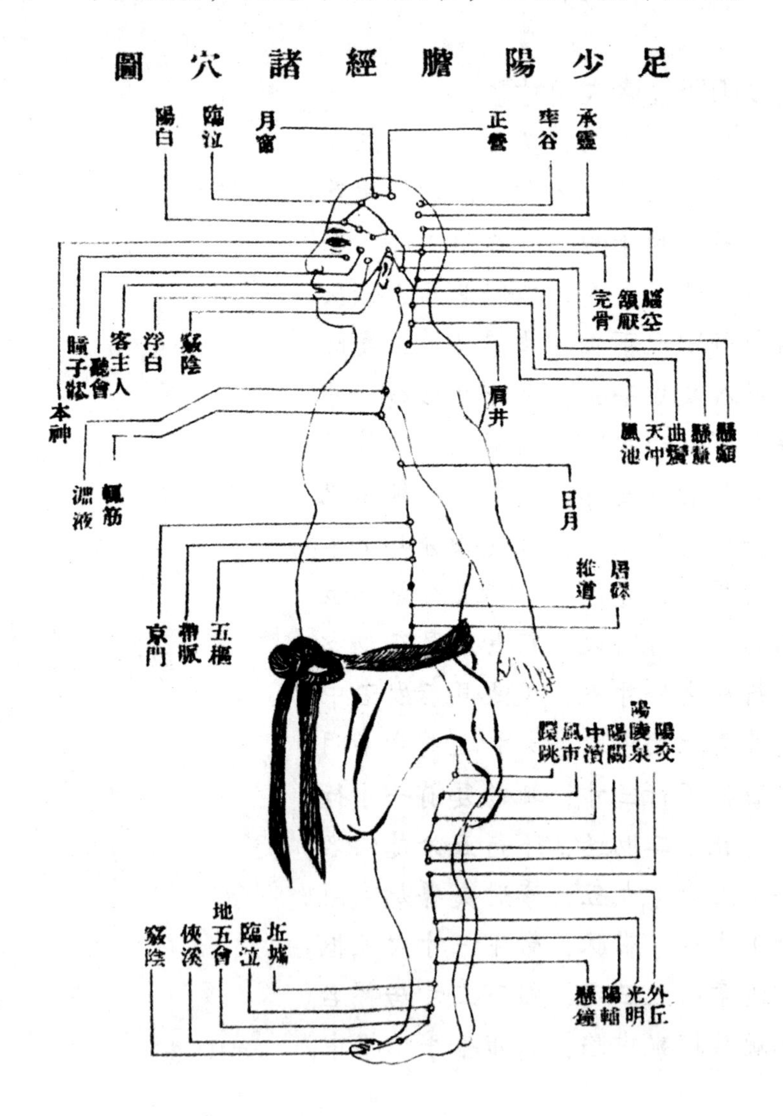

足厥阴肝经诸穴歌

足厥阴一十三穴，始起大敦，于行问循太冲，于中封、蠡沟、中都之会膝关、曲泉之宫，袭阴包于五里、阴廉，乃发寻羊矢于章门、期门可决。

足厥阴肝经诸穴尺寸歌

足大指端名大敦，行间大指缝中存。
太冲本节后二寸，踉前一寸号中封。
蠡沟踝上五寸是，中都上行二寸中。
膝关犊鼻下二寸，曲泉曲膝尽头纹。
阴包膝上行四寸，气冲三寸下五里。
阴廉气冲下二寸，急脉毛际旁二五。
厥阴大络系睾丸，章门脐上二旁六。
期门从章斜行乳，直乳三肋端缝已。

足厥陰肝經諸穴圖

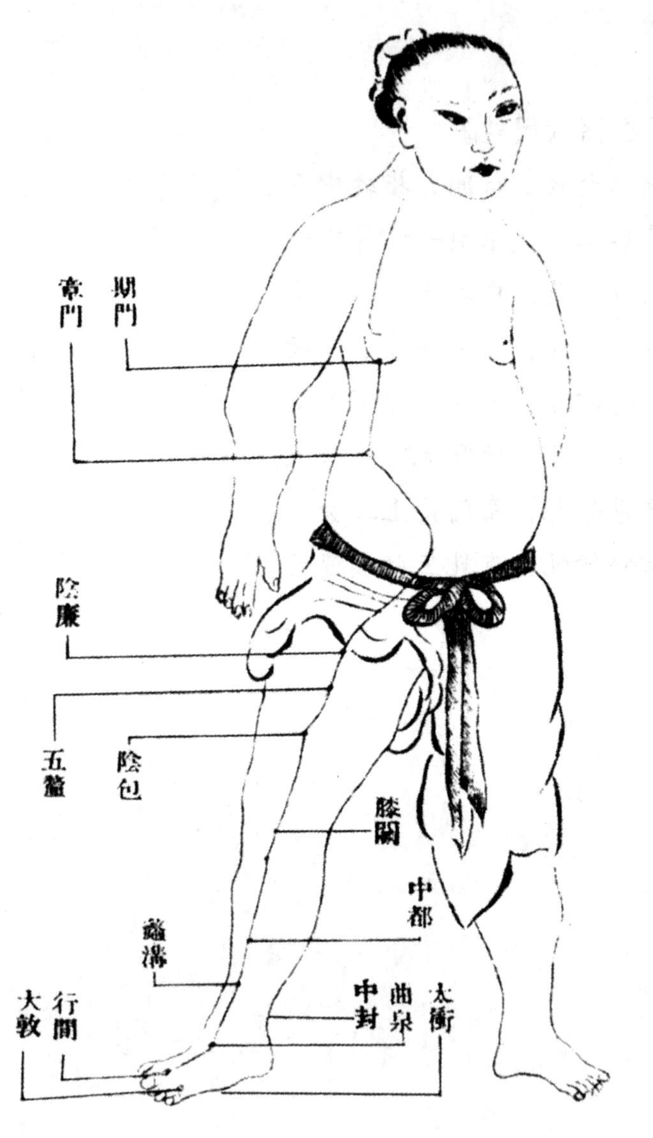

督脉经诸穴歌

督脉在背之中行，二十七穴始长强。舞腰俞兮歌阳关，入命门兮悬枢当。脊中筋束造至阳，灵台神道身柱彰。陶道大椎至哑门，风府脑户强间上。后顶百会兮前颅，囟会上星兮神庭。素髎水沟鼻准上下，兑端、龈交唇内外方。

督脉经诸穴分寸歌

督脉龈交唇内乡，兑端正在唇中央。
水沟鼻下沟中索，素髎宜向鼻尖详。
头形北高面南下，先以前后发际量。
分为一尺有二寸，发上五分神庭当。
发上一寸上星位，发上二寸囟会量。
前顶发上三寸半，百会发上五分央。
会后寸半即后顶，会后三寸强间明。
会后脑户四寸半，后发八寸风府行。
发上五分哑门在，神庭至此十穴真。
自此项骨下脊骶，分为二十有四椎。
大椎上有项骨在，约计三椎莫算之。
尾有长强亦不算，中间廿一可排椎。
大椎大骨为第一，二椎节后陶道知。
第三椎间身柱在，第五神道不须疑。
第六灵台至阳七，第九身内筋束思。
十一脊中之穴生，十二悬枢之穴奇。
十四命门肾俞并，十六阳关自可知。
二十一椎即腰俞，脊尾骨头长强随。

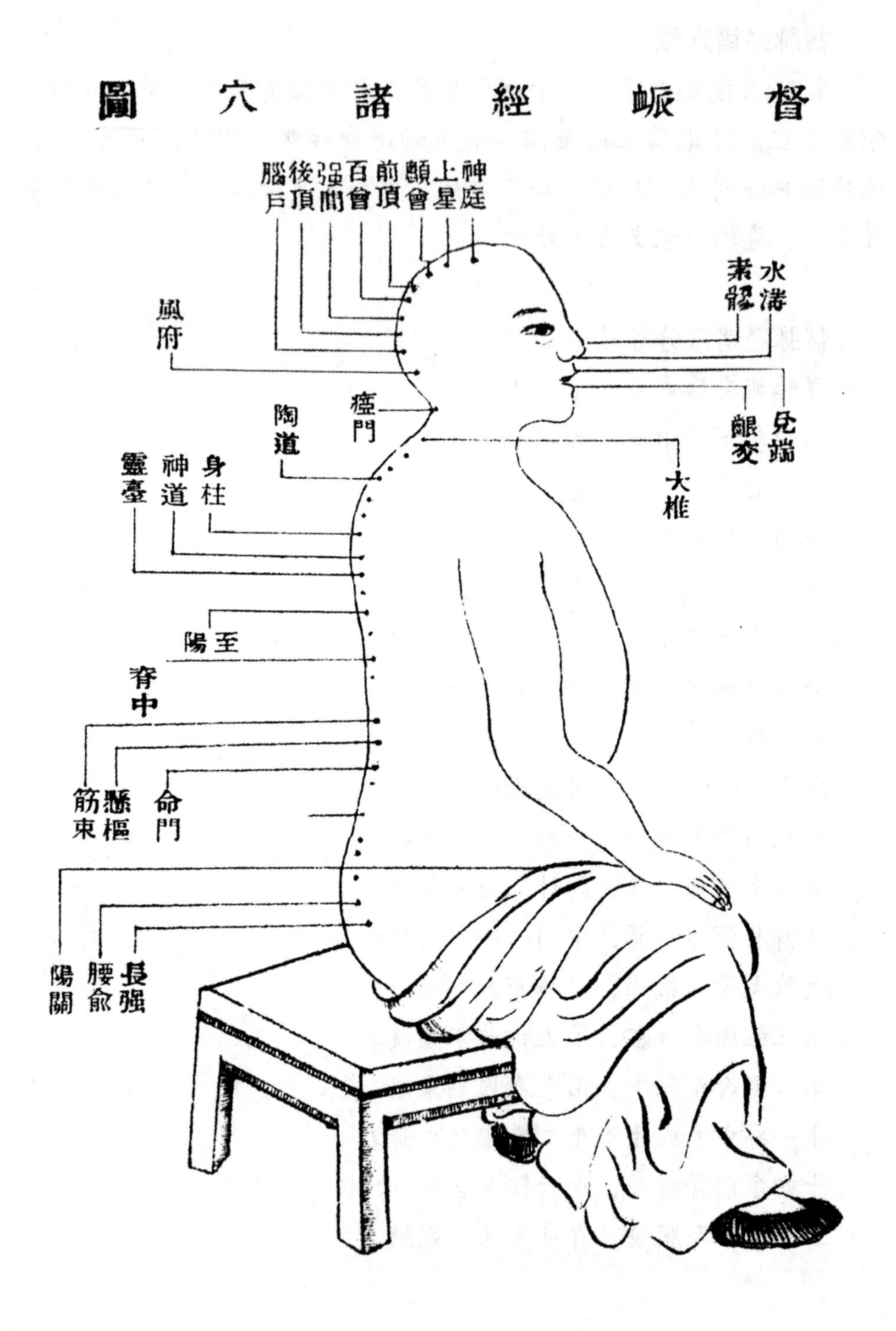
督脈經諸穴圖
神庭
上星
顖會
前頂
百會
强間
後頂
腦戸
風府
瘂門
陶道
身柱
神道
靈臺
至陽
脊中
命門
懸樞
筋束
長强
腰俞
陽關
水溝
素髎
兌端
齦交
大椎

任脉经诸穴歌

任脉二十四穴行腹与胸，会阴始兮曲骨，从中极、关元、石门通气海，阴交会神阙，水分逢下脘，建里兮中脘、上脘、巨阙，鸠尾兮中庭、膻中，玉堂上子宫、华盖，璇玑上天突之宫，饮彼廉泉、承浆味融。

任脉诸穴尺寸歌

任脉会阴两阴间，曲骨毛际陷中安。
中极脐下四寸取，关元脐下三寸连。
脐下二寸石门穴，脐下寸半气海全。
脐下一寸阴交穴，脐之中央号神阙。
脐上一寸为水分，脐上二寸下脘列。
脐上三寸建里名，中脘脐上四寸许。
脐上五寸上脘在，巨阙脐上六寸五。
鸠尾蔽骨下五分，中庭膻中寸六取。
膻中却在两乳间，膻上寸六玉堂主。
膻上紫宫三寸二，膻上华盖四八举。
膻上璇玑五寸八，玑上一寸天突起。
天突喉下约四寸，廉泉颔下骨尖上。
承浆颐前唇棱下，任脉中央行腹里。

任脈經諸穴圖

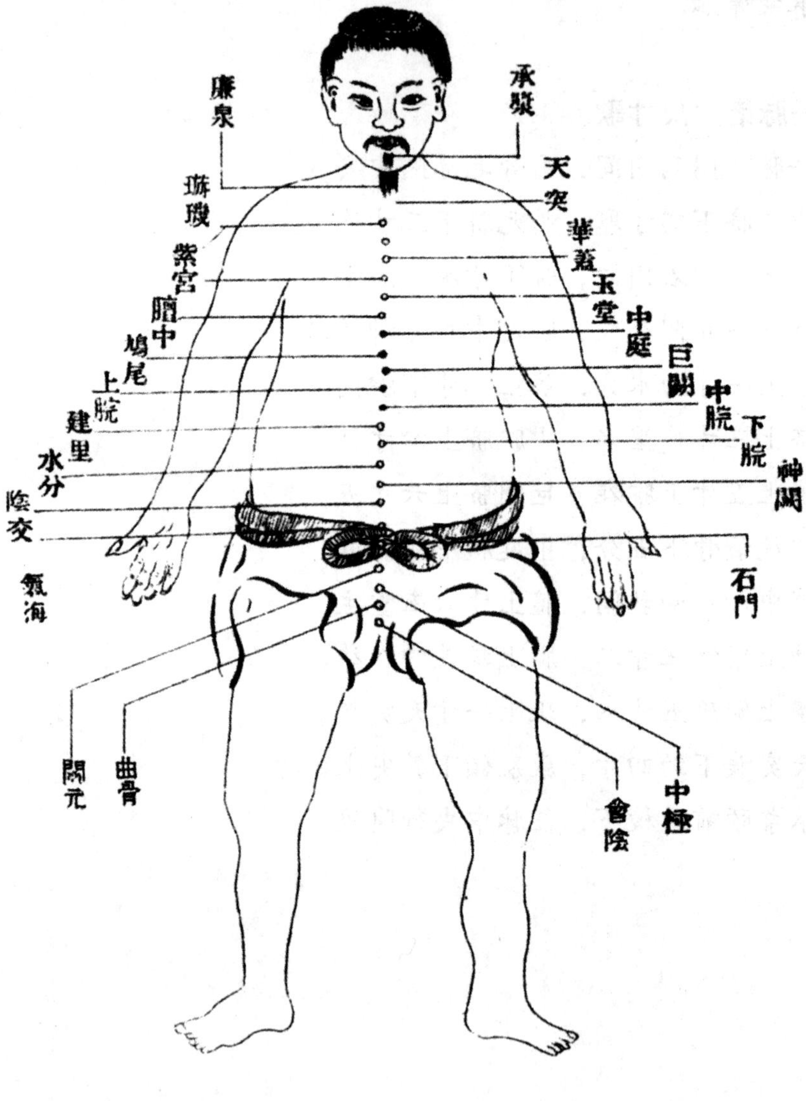

廉泉
承漿
天突
璇璣
華蓋
紫宫
玉堂
膻中
中庭
鳩尾
巨闕
上脘
中脘
建里
下脘
水分
神闕
陰交
石門
氣海
關元
曲骨
會陰
中極

头前正面经络图说

头之正面分为五路，其中路上嘴唇以上属督脉，下嘴唇以下属任脉，此中路脉络也。其第二路目内眦旁上属足太阳经，鼻孔下绕齿属手阳明经，此为第三路也。其第四路两颧骨外旁属手太阳经，头侧上属足少阳经，绕耳前后属手少阳经，此为第四路也。其第五路由山根鼻额下绕齿环唇，属足阳明经，此第五路脉络也。

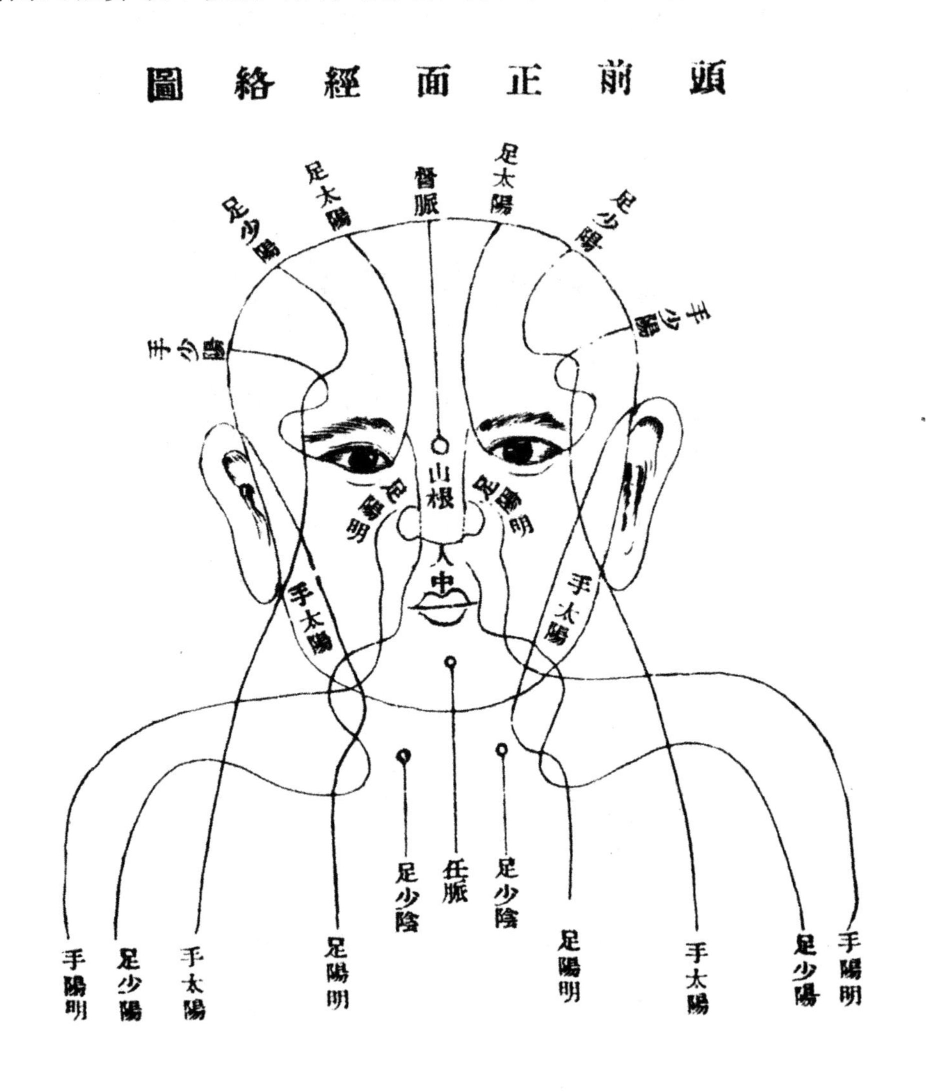

头后项颈经络图说

头后项颈分为七路，其中路属督脉，惟两旁第二路属足太阳经，其余第三路、四路、五路皆属足少阳经，颈前中路属任脉，二路属足阳明经，三路属手阳明经，四路属手太阳经，五路属足少阳经，六路属手少阳经，七路属足太阳经，项后中路属督脉经也。

頭後項頸經絡圖

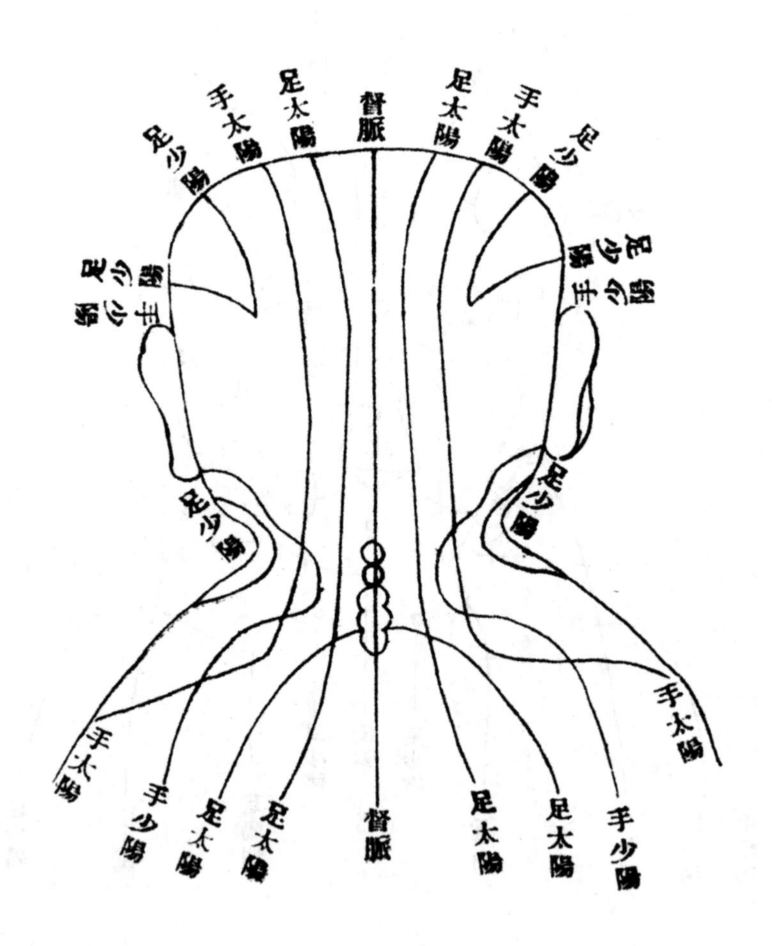

胸腹经络说

胸腹之中路属任脉，两旁第二路属足少阴肾经，第三路属阳明胃经，第四路属足太阴脾经，乳下、胁上第五路属足厥阴肝经，胁后第六路属足少阳胆经，此胸腹之经络也。

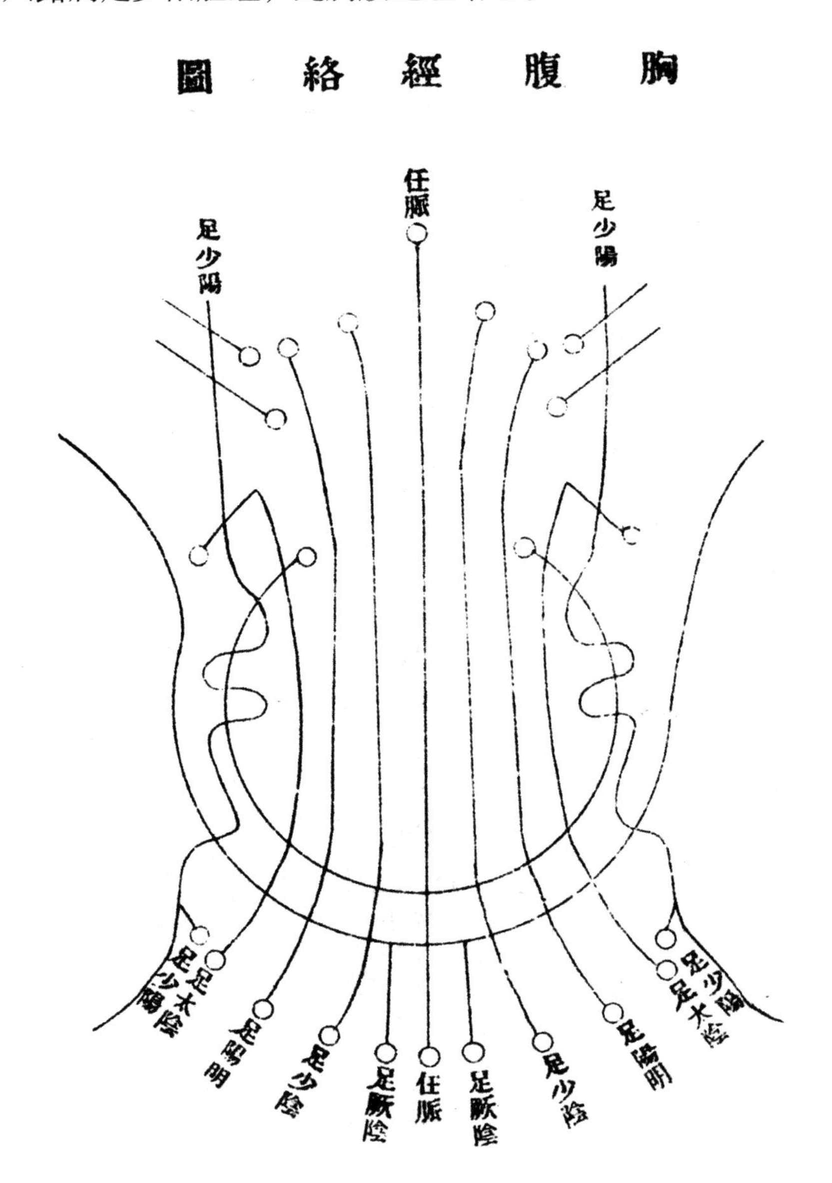

脊背经络说

脊之中路属督脉经，脊之两旁第二行属足太阳膀胱经，第三行分属手太阳小肠经，以脉络相连也，至络络之位，则第二行、第三行俱属足太阳膀胱经，以手太阳之脉起于手而终于耳也。

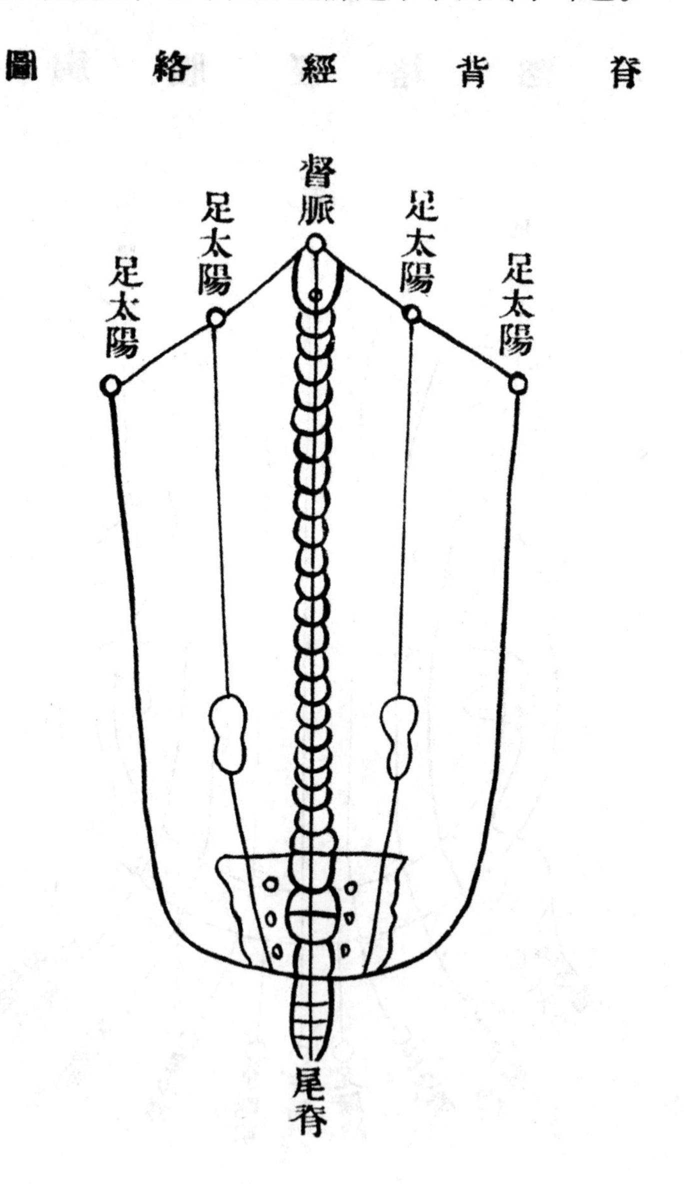

手膊臂外经络说

手太阳之脉，起于手小指次指之间，即无名指也，手阳明之脉，起于手次指内侧，均由手臂外侧上肘，此手三阳之脉络也。

手膊臂外經絡圖

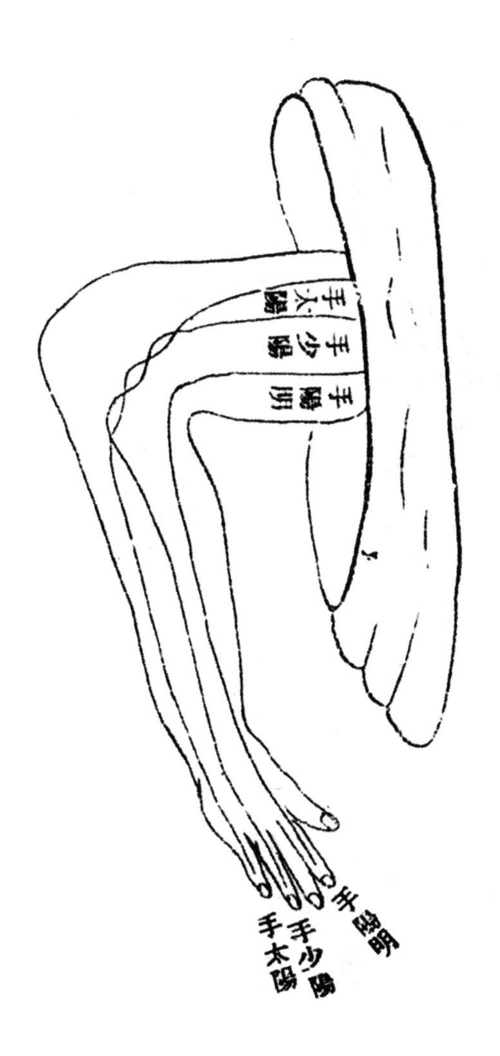

手膊臂内经络说

手太阴之脉，起于中焦，终于大指内侧爪甲根，起于阴经，终于手小指。手厥阴之脉，起于膻中，终于手中指，均由肘下手臂内侧。此三阴之脉络也。

手膊臂內經絡圖

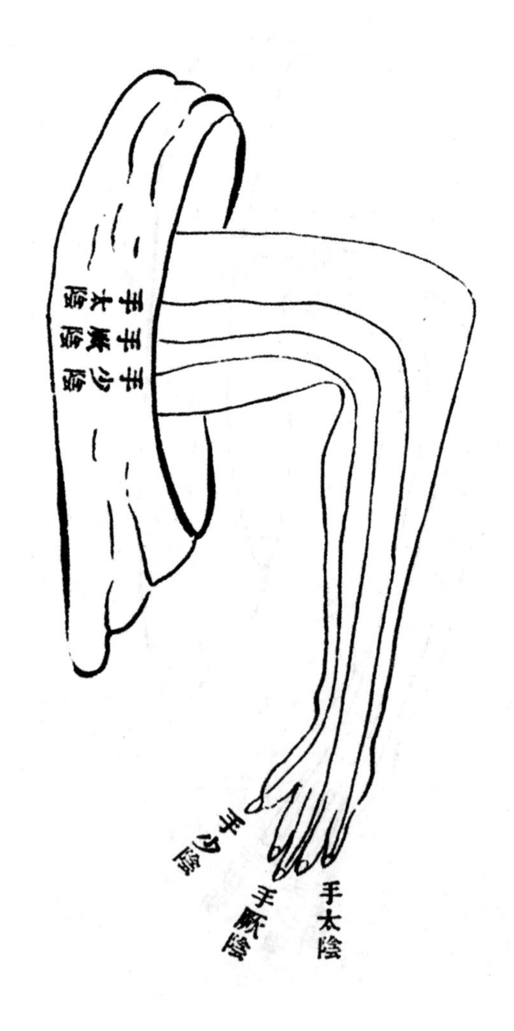

足膝外经络说

足太阳之脉，起于目内眦，终于足小指外侧。足阳明之脉，起于鼻额山根处，终于足大指。足少阳之脉，起于目锐眦边，终于足小指次指之间。均由腰胁、胸腹下行出膝外，贯足指，此足三阳经脉络行之部位也。

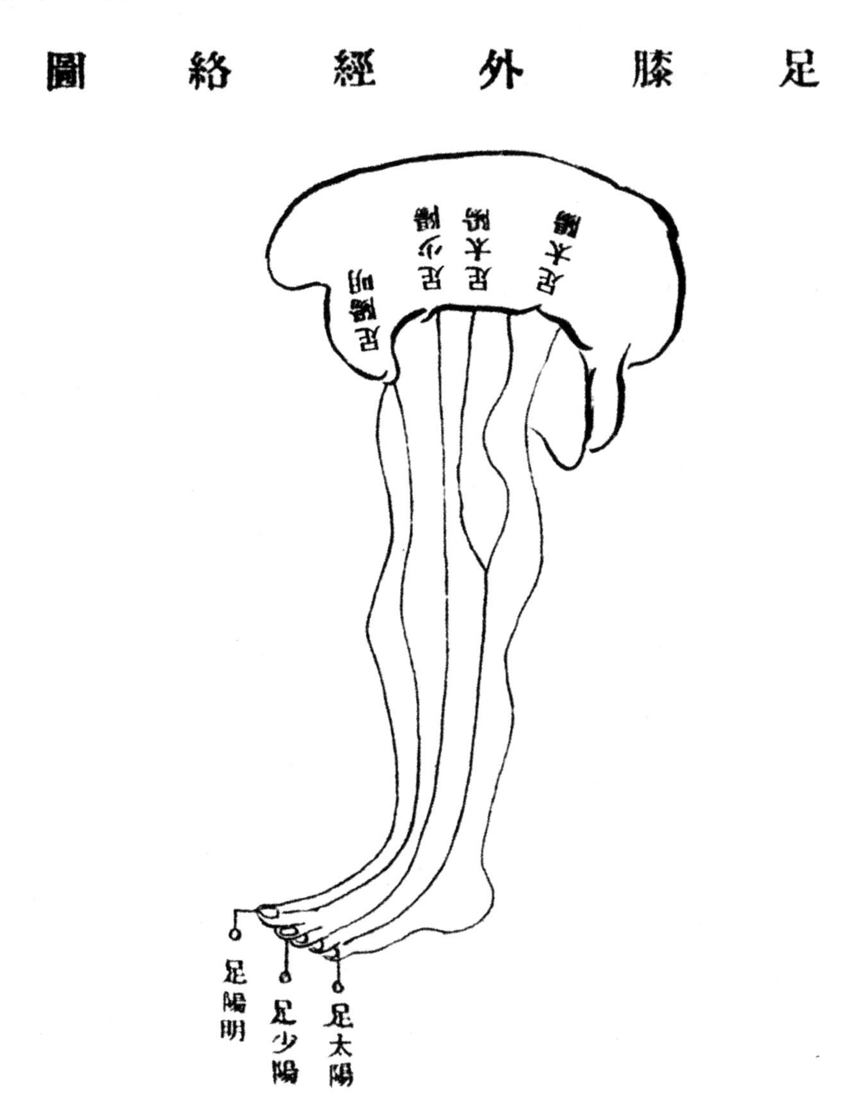

足膝内经络说

足太阴之脉，起于足大指，终于舌根下。足少阴之脉，起于足小指，由足心而上行。足厥阴之脉，起于足大指之端，终于中焦，太阴则由足大指外侧行股内，少阴则绕行膝后，厥阴则由大指外侧之前行股内之中。此足三阴之脉络也。

足膝內經絡圖

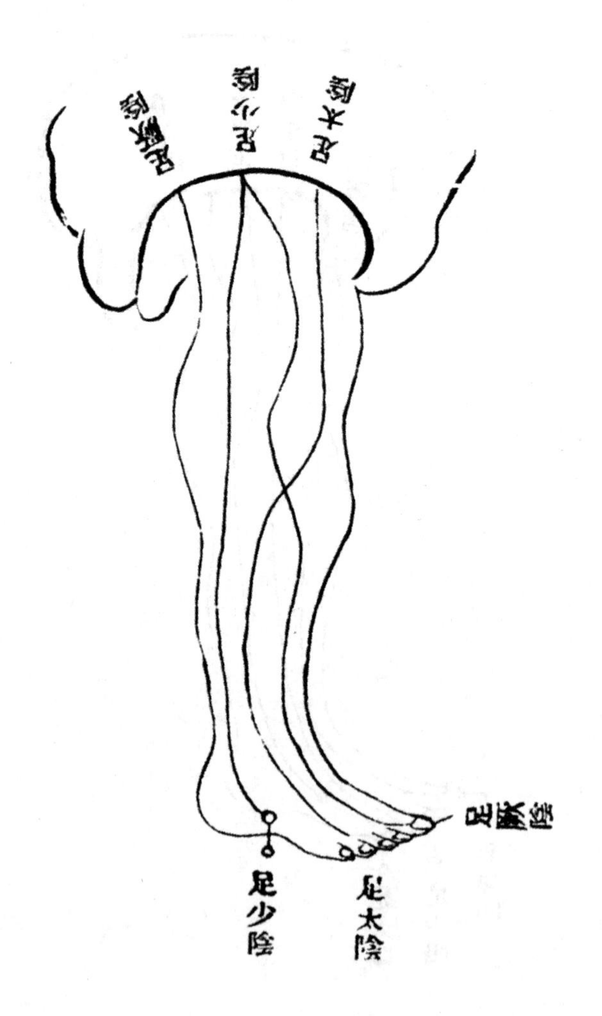

正面诸经起止全图

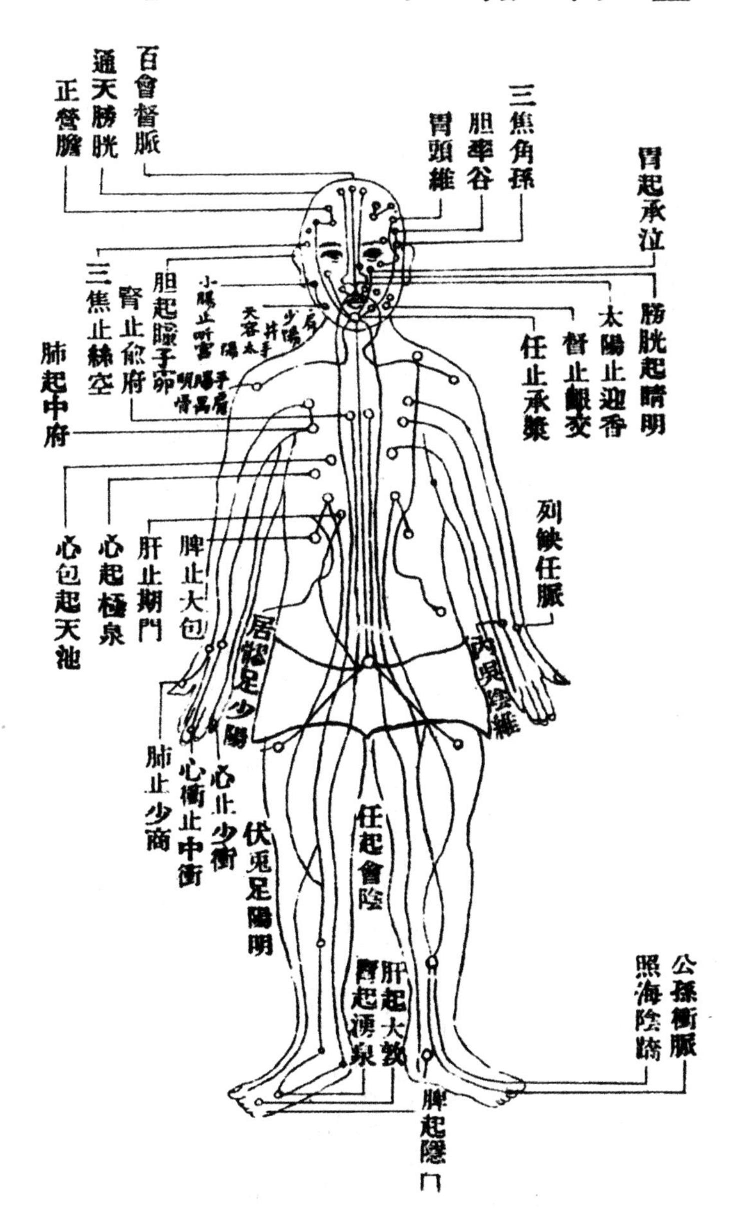

圖全止起經諸面正
百會督脈
通天膀胱
正營膽
三焦角孫
胆率谷
胃頭維
胃起承泣
膀胱起睛明
太陽止迎香
督止齦交
任止承漿
三焦止絲空
腎止俞府
胆起瞳子髎
小腸止聽宮
肺起中府
心包起天池
心起極泉
肝止期門
脾止大包
列缺任脈
居髎足少陽
內關陰維
肺止少商
心止少衝
伏兎足陽明
任起會陰
肝起大敦
腎起湧泉
脾起隱
公孫衝脈
照海陰蹻

背面诸经起止全图

背面諸經起止全圖

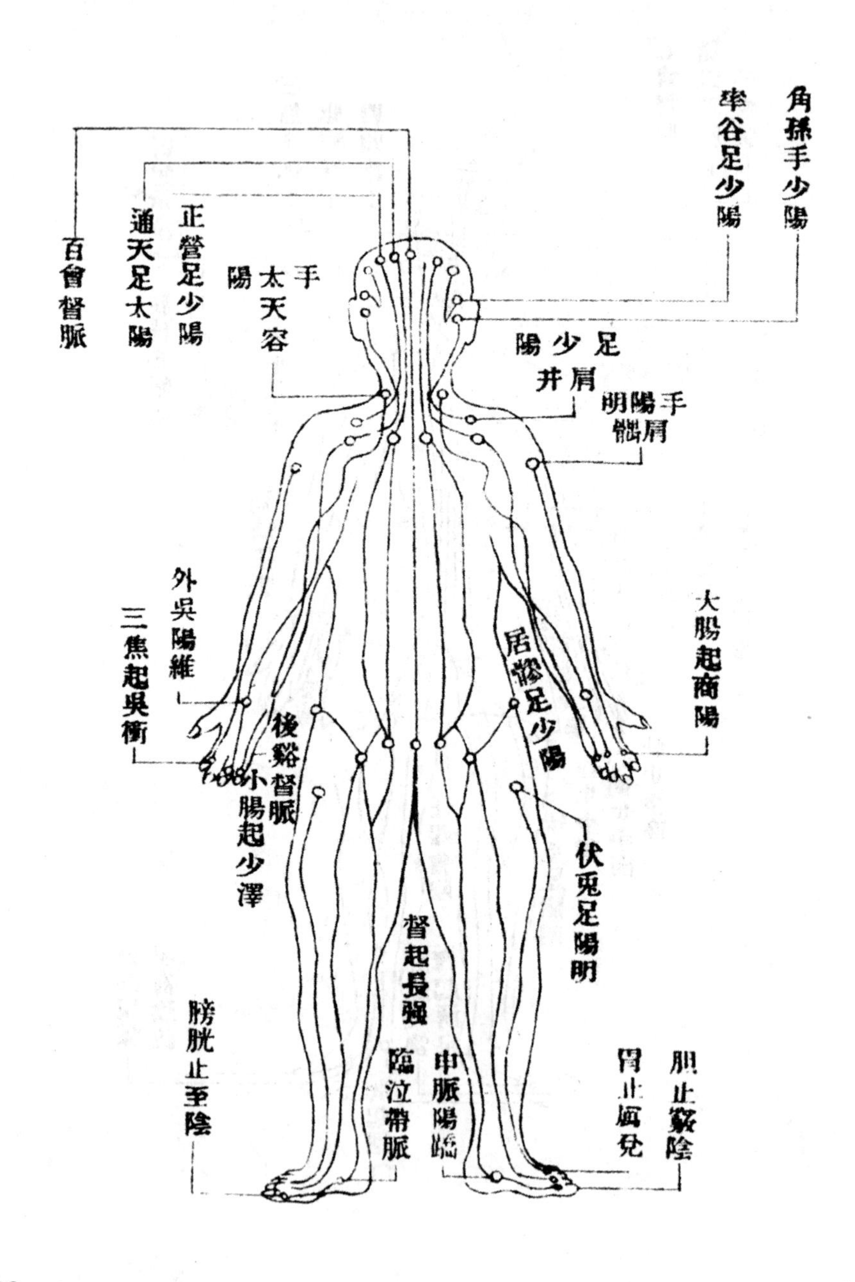

正面骨度部位图

正面骨度部位圖

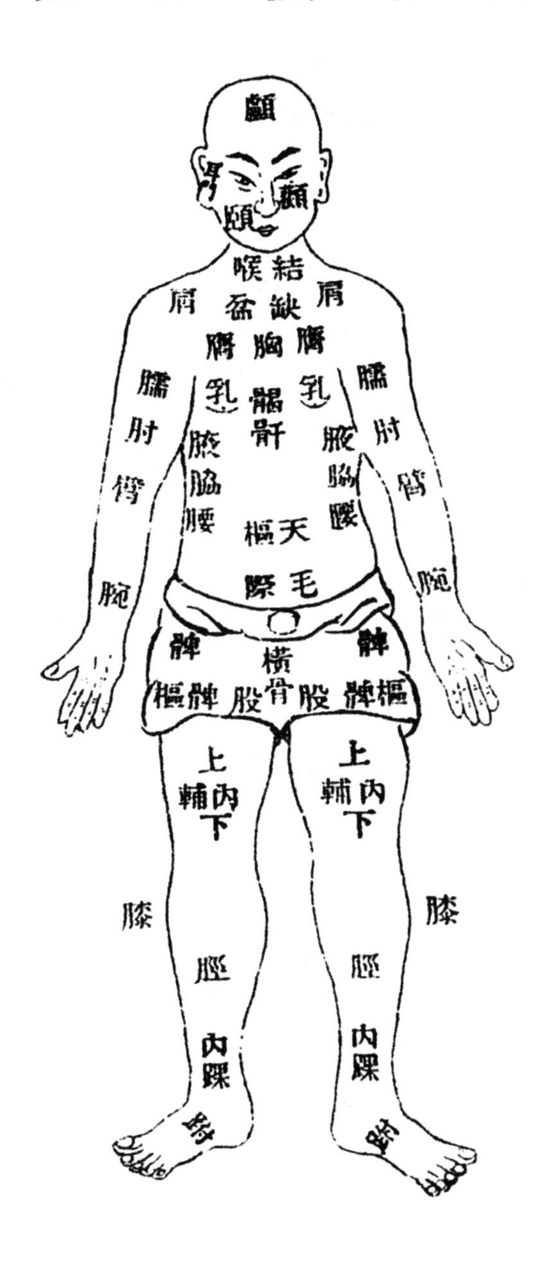

背面骨度部位图

背面骨度部位圖

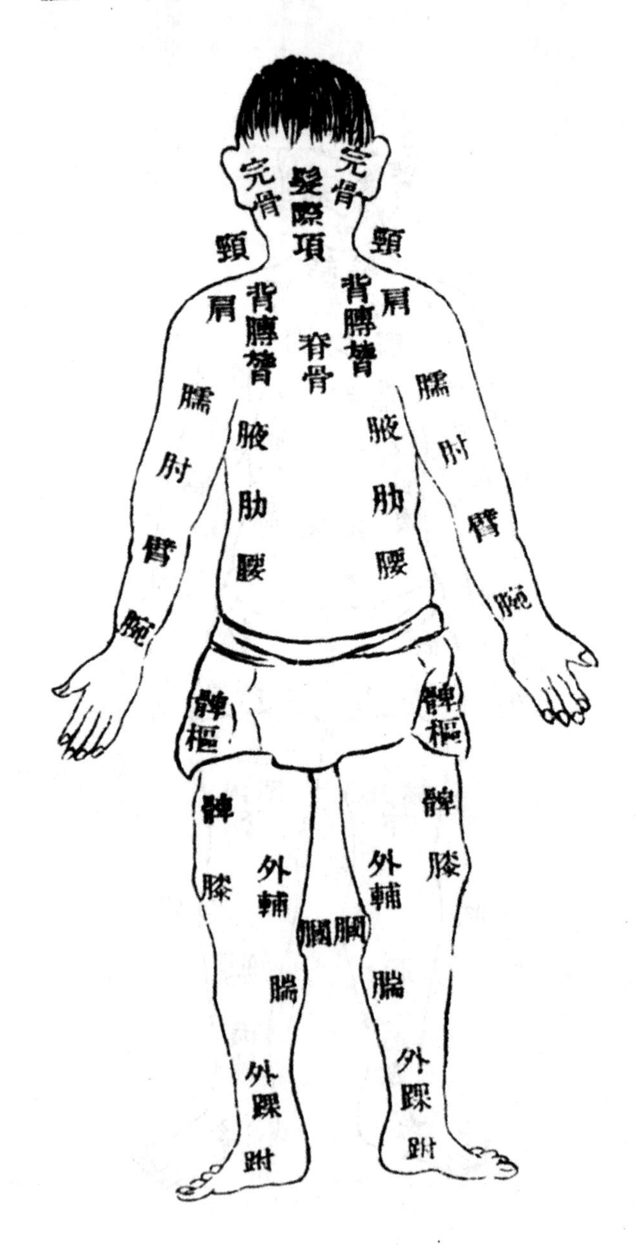

十二经起止歌

肺起中府止少商，大肠商阳止迎香。胃起临泣经厉兑，脾起隐白大包乡。

心起极泉少冲止，小肠少泽止听宫。膀胱睛明止至阴，肾起涌泉俞府终。

包络天池中冲止，三焦关冲止竹空。胆瞳子髎止窍阴，肝起大敦止期门。

五脏井荥俞经合歌木火土金水

少商鱼际与太渊，经渠尺泽肺相连。隐白太都太白脾，商丘阴陵泉要知。

少冲少府属于心，神门灵道少海寻。涌泉然谷与太溪，复溜阴谷肾所宜。

中冲劳宫心包络，大陵间使传曲泽。大敦行间太冲看，中封曲泉属于肝。

五藏井荥俞经合，按照穴名次第看。

六腑井荥俞经合原歌金水木火土

商阳二三间阳溪，曲池合谷大肠宜。厉兑内庭陷谷胃，解溪三里冲阳提。

少泽前谷后溪小，阳谷小海腕骨齐。至阴通谷膀束骨，昆仑委中京骨毗。

关冲液门中渚焦，支沟天井阳池里。窍阴侠溪临泣胆，阳辅阳陵坵墟比。

井荣俞经与合原，每腑穴穴挨次看。